EJERCICIO para POBLACIONES ESPECIALES

Peggie L. Williamson, SPT, MS, CHES, CPT, CFT

2.ª Edición

Professor
Anatomy and Physiology and Nutrition
Department of Science
Central Texas College
Killeen, Texas

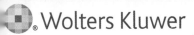. Wolters Kluwer

Philadelphia • Baltimore • New York • London
Buenos Aires • Hong Kong • Sydney • Tokyo

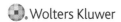

Av. Carrilet, 3, 9.ª planta – Edificio D
Ciutat de la Justícia
08902 L'Hospitalet de Llobregat
Barcelona (España)
Tel.: 93 344 47 18
Fax: 93 344 47 16
e-mail: lwwespanol@wolterskluwer.com

Traducción
Dra. Diana Jiménez González
Especialista en Ginecología y Obstetricia, Subespecialista en Medicina Materno-Fetal.
Hospital Médica Sur Lomas

Revisión científica
Prof. Dr. Marcelo Milano
Especialista en Medicina del Deporte. Licenciado en Kinesiología (UBA) – Prof. Nac. Ed. Física
Posgrado en Farmacología, Nutrición y Suplementación en el Deporte (Universidad de Barcelona)
Prof. Universitario - Farmacología

Dirección editorial: Carlos Mendoza
Editora de desarrollo: Núria Llavina
Gerente de mercadotecnia: Simon Kears
Cuidado de la edición: Isabel Vehil Riera
Composición: Sonia Wendy Chávez N./Alfonso Romero López
Diseño de portada: Jesús Esteban Mendoza Murillo
Impresión: R.R. Donnelley Shenzhen/Impreso en China

ISBN edición en español: 978-84-17949-10-5
Depósito legal: M-1651-2020

Edición en español de la obra original en lengua inglesa *Exercise for special populations*, *2nd edition*, de Peggie L. Williamson, publicada por Wolters Kluwer

Copyright © 2020 Wolters Kluwer
Two Commerce Square
2001 Market Street
Philadelphia, PA 19103
ISBN edición original: 978-1496389-01-5

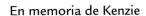

En memoria de Kenzie

In memoria de Kenzia

PREFACIO

En el pasado, los expertos consideraban que el ejercicio estaba contraindicado para las poblaciones especiales: grupos de individuos con condiciones médicas que perjudican la salud y la capacidad funcional. Muchos pensaron que el esfuerzo adicional de la actividad física organizada perjudicaría aún más a los que ya estaban intentando manejar condiciones fisiológicamente desafiantes. Por otra parte, puesto que ciertas afecciones preexistentes aumentan el riesgo de complicaciones o lesiones durante el esfuerzo, estos expertos asumieron que el ejercicio rutinario haría más daño que bien. Por tanto, para evitar mayor disminución de la capacidad funcional, los médicos y otros profesionales de atención médica desaconsejaron que los grupos con necesidades especiales realizaran ejercicio estructurado.

Sin embargo, la investigación indica que el ejercicio es beneficioso para la mayoría de las poblaciones. De hecho, los profesionales sanitarios actualmente creen que la actividad física no solo reduce el riesgo de enfermedades crónicas sino que también promueve la salud y el bienestar de quienes ya afrontan problemas de salud a largo plazo. Claramente, cada persona, esté saludable o no, requiere una prescripción de ejercicio individualizada. Sin embargo, los expertos pueden clasificar a las personas con síntomas similares en poblaciones especiales específicas y considerar las guías *generales* de ejercicio apropiadas para cada grupo.

En este libro, las poblaciones especiales fueron elegidas con base en la gran cantidad de evidencia basada en la investigación que respalda la seguridad y la eficacia del ejercicio en una población particular y la disponibilidad de guías de ejercicio estandarizadas. No se dirige a las poblaciones para las cuales los síntomas, la capacidad funcional y las adaptaciones necesarias son demasiado variadas y complejas para establecer guías generales. Además, ya que está más allá del alcance de cualquier libro abordar las necesidades especiales de cada población, este se dirige a los grupos que frecuentemente buscan los servicios de los profesionales de entrenamiento físico y la salud.

Cuando se trabaja con personas que padecen múltiples afecciones, estos profesionales deben considerar las limitaciones acumulativas impuestas por cada afección y, en consecuencia, ajustar la prescripción de ejercicio. La buena noticia es que aquellos con necesidades especiales no tienen que evitar el ejercicio; en cambio, pueden hacerlo de manera segura siempre que reciban modificaciones especiales, orientación e instrucción. La opinión de médicos y otros profesionales de la atención médica cualificados es crucial para minimizar el riesgo y optimizar los beneficios. Dado que a las personas con condiciones especiales ahora se les anima a hacer ejercicio, los entrenadores personales y otros profesionales de la salud y el entrenamiento físico deben estar preparados para abordar sus necesidades. Esta obra servirá como complemento completo del curso y guía de recursos para los entrenadores personales, los estudiantes matriculados en programas de entrenamiento personal y estudiantes que buscan títulos profesionales de salud y entrenamiento físico.

ORGANIZACIÓN

El capítulo 1 analiza las variables que contribuyen a la salud y al estado físico general. También resume las recomendaciones de ejercicio para la población general, ya que varias poblaciones especiales pueden seguir estas mismas guías básicas. El capítulo 2 proporciona una revisión completa de la anatomía y fisiología para los lectores que desean volver a repasar los 11 sistemas corporales diferentes. Está diseñado para promover la comprensión de los cambios anatómicos y fisiológicos que causan las condiciones presentadas. Los capítulos 3 a 14 ofrecen información general sobre varias poblaciones especiales que con frecuencia buscan los servicios de los profesionales de la salud y de entrenamiento físico. Cada capítulo describe los cambios típicos asociados con la enfermedad, precauciones importantes durante el ejercicio, expectativas razonables sobre los resultados, recomendaciones generales del ejercicio y consideraciones nutricionales básicas.

Los capítulos individuales están pensados para ser independientes, de manera que este libro pueda servir como referencia rápida para los profesionales que trabajan con el grupo específico al que se refiere el capítulo. Por consiguiente, cierta información puede repetirse en dos o más capítulos. Este formato minimiza la cantidad de tiempo necesario para una comprensión completa de cada población especial. Los términos «entrenador», «instructor», «profesional de entrenamiento físico» y «profesional de la salud/forma física» se usan indistintamente para referirse a cualquiera que desarrolle programas de ejercicios para personas con necesidades especiales.

CARACTERÍSTICAS

Ejercicio para poblaciones especiales se ha diseñado para ayudar a los lectores a acceder fácilmente y utilizar la información presentada. Las **referencias rápidas** son pequeños cuadros ubicados a lo largo del texto que enfatizan los hechos interesantes, consejos sobre los ejercicios y otra información importante. Los **destacados** aportan información adicional sobre temas relacionados con el capítulo. Los **cuadros de definición** explican algunas terminologías más difíciles. Las **secciones de ejercicios** proporcionan ejemplos adecuados para una población específica, presentan imágenes de las posiciones inicial y final, y proporcionan instrucciones paso a paso para hacer el ejercicio. Los **estudios de casos** son escenarios breves reales con preguntas que requieren que los lectores asimilen la información del texto. Finalmente, las **preguntas de pensamiento crítico** están diseñadas para estimular el pensamiento y evaluar la comprensión básica de los puntos clave en el capítulo.

En esta edición se añaden los **consejos de cambio del estilo de vida** que ofrecen sugerencias sobre cambios simples en el estilo de vida o el comportamiento diseñados para mejorar la calidad de vida. Estos consejos son generales y se aplican a las personas de cada población. Después de todo, ¿quién no se beneficiaría de transformar los hábitos diarios menos saludables en opciones de estilo de vida saludables, conscientes y duraderas? Por tanto, el lector interesado debe consultar los consejos útiles en todos los capítulos. También se incluyen varias imágenes nuevas, referencias rápidas, destacados y estudios de casos.

RECURSOS COMPLEMENTARIOS

Ejercicio para poblaciones especiales incluye recursos adicionales, en inglés, para los instructores y sus estudiantes. Están disponibles en el sitio web complementario del libro en http://thepoint.lww.com/espanol-Williamson2e.

Los instructores aprobados tendrán acceso a presentaciones en PowerPoint para cada capítulo, preguntas del banco de exámenes, respuestas a los casos de estudio y a las preguntas de pensamiento crítico, folletos sobre el ejercicio y un banco de imágenes. Los estudiantes que han adquirido este libro tienen acceso a los ejercicios y apéndices.

Este libro está diseñado para cualquier persona que atienda el bienestar físico de las poblaciones especiales presentadas en este texto. En general, proporciona a los lectores información, principios y guías diseñadas para hacer que el ejercicio con las poblaciones especiales sea más fácil, más agradable y más productivo para los profesionales de la salud y sus deportistas. Su información no pretende sustituir la orientación, consejo o prescripción médica. Las personas, especialmente aquellas con necesidades especiales, deben buscar el consentimiento médico antes de iniciar cualquier tipo de actividad física y durante toda la duración del programa de ejercicios.

Peggie Williamson

AGRADECIMIENTOS

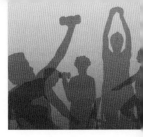

Cualquier libro o manual de instrucciones de este tipo es el resultado de un esfuerzo de equipo. Un número de personas en Wolters Kluwer fueron indispensables para la redacción y publicación de esta 2.ª edición. Quisiera agradecer especialmente a Michael Nobel, Executive Editor for Health Professions, por su confianza en este proyecto y por darme la oportunidad de proporcionar a los lectores lo que realmente creo que es la información importante. Su aportación ha sido inestimable para crear el mejor producto posible. Ha sido un placer trabajar con él. Además, quiero agradecer a Amy Millholen, Senior Product Development Editor, cuyas habilidades de organización y control del tiempo han garantizado una revisión oportuna y me han dado los recursos necesarios para hacer cambios importantes en el contenido.

Por último, me gustaría agradecer a mi madre, a mi padre y a otros seres queridos por su inspiración y apoyo a lo largo de este y muchos otros viajes de la vida. Su confianza, ánimo y fe en mis habilidades me ha inspirado. Son realmente la razón por la que sonrío.

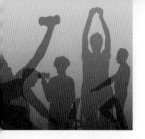

ÍNDICE DE CAPÍTULOS

PARTE I: FUNDAMENTOS CIENTÍFICOS

1 EL IMPACTO DEL EJERCICIO Y LA NUTRICIÓN EN LA SALUD Y LA CONDICIÓN FÍSICA

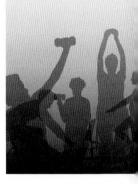

Numerosas variables contribuyen a la salud y a la condición física en general. Los *factores no modificables* como la edad y los antecedentes familiares están programados en los genes y, por tanto, no pueden cambiarse. Sin embargo, otros factores como la dieta, el nivel de actividad, el consumo de cigarrillos, el consumo de alcohol y la exposición a las toxinas pueden controlarse. La manipulación adecuada de estas variables *modificables* puede mejorar la calidad y la cantidad de vida. Este capítulo se centra en dos factores de riesgo modificables: el ejercicio y la dieta.

BENEFICIOS DEL EJERCICIO

Años de investigación han demostrado que un estilo de vida físicamente activo mejora la **salud** y mantiene la **condición física.** Aunque a menudo se utilizan de forma indistinta, las palabras «salud» y «condición física» en realidad tienen diferentes significados. La salud es la capacidad de realizar actividades de la vida diaria (AVD) normales sin estrés fisiológico o emocional. Por otro lado, la condición física sugiere un alto nivel de actividad, por tanto, los requisitos para optimizarlo son ligeramente más extenuantes que aquellos para mejorar la salud. La diferencia entre la actividad para lograr buena salud y la actividad para estar en forma es la razón por la que estas recomendaciones, particularmente las sugerencias para hacer ejercicio, son tan confusas. Por ejemplo, un experto podría recomendar 60 min de actividad física *continuada* durante 3-5 días por semana. Sin embargo, otro podría sugerir acumular 30-45 min de actividad *no continuada* la mayor parte de la semana, tal vez en tres sesiones separadas de ejercicio de 10-15 min al día. ¿Cuál de estas sugerencias es la más beneficiosa? Bien, ambas mejoran la salud y reducen el riesgo de enfermedades cardiovasculares, accidentes cerebrovasculares, diabetes y muchas otras enfermedades. Sin embargo, la actividad continuada más larga y de mayor intensidad desarrolla el rendimiento y la condición física más que la actividad intermitente, menos intensa y de menor duración. Consúltese la figura 1-1 para ver cómo se superponen los componentes de la salud y la condición física[1-4].

Los cinco componentes medibles de la condición física son fuerza muscular, resistencia muscular, resistencia del sistema cardiovascular, flexibilidad y constitución corporal. Los profesionales primero evalúan cada uno de estos componentes en sus nuevos clientes para establecer los datos iniciales con los que se compararán las mediciones futuras. A medida que sus clientes continúan haciendo ejercicio y mejoran, el experto supervisa y documenta los avances en cada una de estas áreas.

> **Salud:** capacidad para realizar AVD normales sin estrés fisiológico o emocional. Una buena salud disminuye el riesgo de enfermedades crónicas, como enfermedad coronaria, diabetes, hipertensión, osteoporosis y obesidad.
>
> **Condición física:** características que permiten el óptimo funcionamiento del cuerpo. Mejora y mantiene el equilibrio, la agilidad, la velocidad, la potencia, la fuerza y la resistencia muscular, la actividad cardiovascular, la flexibilidad y la composición corporal.

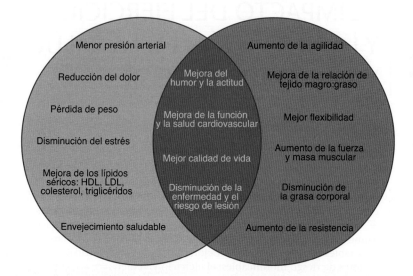

Menor presión arterial

Reducción del dolor

Mejora del humor y la actitud

Pérdida de peso

Disminución del estrés

Mejora de la función y la salud cardiovascular

Mejor calidad de vida

Mejora de los lípidos séricos: HDL, LDL, colesterol, triglicéridos

Disminución de la enfermedad y el riesgo de lesión

Envejecimiento saludable

Aumento de la agilidad

Mejora de la relación de tejido magro:graso

Mejor flexibilidad

Aumento de la fuerza y masa muscular

Disminución de la grasa corporal

Aumento de la resistencia

FIGURA 1-1 ■ Salud frente a condición física. Obsérvese que los componentes de la salud *(círculo claro)* y los de la condición física *(círculo oscuro)* se superponen.

REFERENCIA RÁPIDA

Según el U.S. Department of Health and Human Services, las personas que realizan al menos 150 min de ejercicio de intensidad moderada a la semana experimentan los mayores beneficios para la salud[4].

DESARROLLO DE LA FUERZA Y LA RESISTENCIA MUSCULAR

Cuando los músculos se enfrentan a cargas de trabajo progresivas (como ocurre durante el entrenamiento con resistencia progresiva), estos se desarrollan a medida que aprenden a superar una mayor cantidad de carga. Aunque el entrenamiento de fuerza afecta a todos los tipos de fibras musculares, tiene mayor influencia en las fibras de contracción rápida. Estas fibras aumentan de tamaño sobre todo porque la cantidad de miofibrillas aumenta. Un incremento del número de miofibrillas se traduce en un área transversal más grande, mayor fuerza de contracción y, finalmente, mayor fuerza, potencia y velocidad. Además, la fibra muscular entrenada almacena mayor cantidad de **glucosa** y calcio, sustancias esenciales para la contracción muscular. Con la fácil disponibilidad de estos productos, la fibra muscular siempre está preparada para la acción. Asimismo, el entrenamiento mejora la **capacidad de reclutamiento,** que se refiere a la capacidad del sistema nervioso para comunicarse con los músculos. De hecho, la adaptación neuromuscular es un factor importante para la ganancia de fuerza observada durante las primeras semanas de entrenamiento con ejercicios de fuerza. En esencia, a medida que el cuerpo se acostumbra a una nueva actividad y carga, mejora la comunicación entre el sistema nervioso y el sistema muscular, lo que significa mejor control neuromuscular y mayor fuerza durante el esfuerzo máximo. Por último, el aumento de fuerza también mejora la estabilidad articular, un factor que puede reducir el riesgo de lesión articular (tabla 1-1).

Al igual que el entrenamiento de fuerza, el ejercicio cardiovascular afecta a todos los tipos de fibra; sin embargo, tiene un efecto más intenso en las fibras oxidativas lentas (fibras rojas). Con el entrenamiento aeróbico se desarrollan fibras de contracción lenta, más capilares, **mioglobina** y **mitocondrias,** que son estructuras que promueven la contracción prolongada. Las redes capilares

TABLA 1-1. Entrenamiento de fuerza y resistencia muscular

- Aumenta la cantidad de miofibrillas
- Mejora la capacidad de almacenar glucosa y calcio
- Mejora la capacidad de reclutamiento
- Aumenta la cantidad de mioglobina, mitocondrias y capilares
- Aumenta el umbral de ácido láctico

en expansión permiten que el corazón suministre más glucosa, grasa y oxígeno a los músculos que trabajan. Un mayor contenido de mioglobina garantiza un suministro de oxígeno fácilmente disponible en los músculos esqueléticos para mejorar la síntesis aeróbica de trifosfato de adenosina (ATP). El mayor número de mitocondrias facilita la producción de ATP porque la síntesis aeróbica de ATP se produce en este orgánulo. Por último, con el ejercicio aeróbico continuado, el **umbral de ácido láctico** aumenta, lo que significa que las fibras musculares pueden producir ATP de forma aeróbica durante más tiempo antes de tener que optar por la glucólisis anaeróbica. Todos estos cambios tienen un metabolismo muscular más eficiente, aumento de la resistencia y mayor resistencia a la fatiga.

REFERENCIA RÁPIDA

Las causas exactas de la fatiga muscular se desconocen; sin embargo, es probable que se deba a factores psicológicos (perder las ganas de continuar una actividad) y fisiológicos (la incapacidad de un músculo para contraerse aunque haya un estímulo presente). Alguna vez los expertos creyeron que la acumulación de ácido láctico en un músculo en actividad era la principal causa de la fatiga fisiológica; sin embargo, una investigación reciente sugiere que los desequilibrios iónicos dentro del propio músculo son la causa más probable. Estos desequilibrios se producen cuando el ejercicio enérgico y sostenido provoca pequeños desgarros en el retículo sarcoplásmico de la fibra muscular (v. cap. 2 para más información sobre la estructura de la fibra muscular). Esto permite que el calcio se filtre al sarcoplasma. El exceso de calcio desensibiliza al músculo y lo hace menos receptivo a la estimulación[5]. Además, la pérdida de potasio dentro de una fibra muscular también podría inhibir la contracción a pesar de la estimulación continua del sistema nervioso.

Glucosa: monosacárido usado para producir ATP en las fibras musculares. La forma de almacenamiento de la glucosa es el glucógeno. El hígado guarda un tercio del glucógeno total del cuerpo, mientras que el músculo esquelético los dos tercios restantes.

Capacidad de reclutamiento: cantidad de fibras musculares estimuladas para contraerse durante el esfuerzo máximo. Cuanto mayor es la capacidad de reclutamiento, mayor será la fuerza. La capacidad de reclutamiento promedio en una persona no entrenada es del 50%. En un atleta entrenado alcanza el 90% o más.

Mioglobina: proteína pequeña que se encuentra exclusivamente en las fibras musculares, que se une y almacena oxígeno para ser utilizado por las fibras musculares durante la producción aeróbica de ATP.

Mitocondrias: denominadas las «usinas» de las células porque es donde se produce gran cantidad de ATP. Las fibras musculares de contracción lenta contienen muchas mitocondrias.

Umbral de ácido láctico: también conocido como el comienzo de la acumulación del lactato sanguíneo. El ácido láctico es un subproducto natural de la glucólisis anaeróbica que produce pequeñas cantidades de ATP para apoyar la actividad de alta intensidad a corto plazo. El sistema cardiovascular transporta la mayor parte del ácido láctico al hígado, donde se convierte de nuevo en glucosa. Sin embargo, durante la actividad prolongada, la producción de ácido láctico excede la capacidad del hígado para reciclarlo, por lo que comienza a acumularse. A medida que este ácido se acumula, altera el pH muscular. El pH óptimo del músculo es de aproximadamente 7,1, nivel al cual los músculos se contraen de forma más eficiente. A medida que aumentan las concentraciones de ácido láctico, el pH cambia a 6,5, momento en el que se estimulan los receptores del dolor local y comienza el dolor. En general, el ácido láctico se elimina 1 h después de suspender el ejercicio.

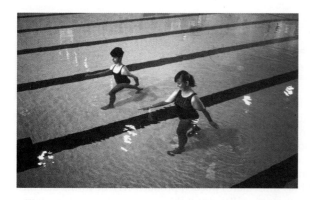

FIGURA 1-2 ■ Los ejercicios aeróbicos acuáticos mejoran la salud cardiorrespiratoria.

MEJORÍA DE LA SALUD CARDIORRESPIRATORIA

El sistema cardiorrespiratorio, que incluye corazón, sangre, vasos sanguíneos y pulmones, funciona mejor con el entrenamiento aeróbico constante (fig. 1-2). El ejercicio rutinario se asocia con presión arterial más baja, disminución de la frecuencia del pulso en reposo, mejor relación de los niveles de **lipoproteínas de baja densidad (LDL)** y **lipoproteínas de alta densidad (HDL),** y menores reservas de grasa central, lo que reduce el riesgo de enfermedad cardiovascular. Además, el cuerpo desarrolla más capilares, glóbulos rojos y hemoglobina, que en conjunto mejoran la eficiencia con la que el sistema cardiovascular suministra oxígeno a las células del cuerpo. Al igual que las fibras musculares esqueléticas, las células del músculo cardíaco se adaptan a las cargas de trabajo progresivas y pueden manejar mayores demandas sin estrés excesivo. El volumen corriente y el $VO_{2máx}$ también aumentan con el ejercicio, y la eficiencia del intercambio de gases a través de los **alvéolos** mejora. En general, estos cambios disminuyen el riesgo de enfermedades cardiovasculares potencialmente mortales, ya sea en reposo o durante el esfuerzo (tabla 1-2)[2,6-8].

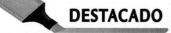

DESTACADO   LDL y HDL

Contrariamente a la creencia popular, solo hay un tipo de colesterol en el cuerpo. El colesterol se transporta principalmente por dos tipos diferentes de transportadores: LDL y HDL[1]. Un nivel sérico elevado de LDL se asocia con un mayor riesgo de enfermedad cardiovascular. Esto no se debe a que el colesterol que contienen las LDL sea diferente de cualquier otro colesterol en el cuerpo, sino a su *estructura,* que es la razón principal por la que los altos niveles son tan peligrosos. Es posible imaginar la LDL como un carro de heno con fondo plano y barandillas pero abierto por arriba, y en lugar de llevar heno transporta colesterol, pero este no está asegurado dentro de la molécula de LDL. Por tanto, a medida que se transporta por los vasos sanguíneos, el colesterol se derrama fuera de la LDL y puede acumularse en las paredes arteriales. A medida que se acumula, atrapa otras sustancias y comienza a impedir el flujo sanguíneo.

Las moléculas de HDL en realidad disminuyen el riesgo de enfermedad cardiovascular. De nuevo, esto no tiene nada que ver con el colesterol que transporta HDL, ya que todo el colesterol del cuerpo es el mismo. En cambio, un alto nivel de HDL es saludable debido a su estructura; en otras palabras, HDL fija el colesterol sin derramarlo. Se puede imaginar la HDL como una aspiradora cuyo contenido está firmemente adherido y no puede salir, y que la manguera o boquilla de la aspiradora succiona el colesterol perdido por las LDL. En esencia, la HDL limpia el colesterol depositado por la LDL. ¿Qué hace la HDL con todo este colesterol? Transporta el colesterol al hígado, donde lo descompone y lo utiliza para formar bilis u otras sustancias. Por tanto, un alto nivel de HDL realmente reduce el riesgo de enfermedad cardiovascular y se considera un factor protector.

TABLA 1-2. Entrenamiento cardiovascular

- Disminuye la presión arterial y la frecuencia cardíaca en reposo
- Aumenta el número de glóbulos rojos y hemoglobina
- Aumenta las lipoproteínas de alta densidad
- Disminuye las lipoproteínas de baja densidad
- Mejora el volumen corriente y el $VO_{2máx}$

AUMENTO DE LA FLEXIBILIDAD

Las articulaciones flexibles son necesarias para realizar tareas habituales, como agacharse para atarse un zapato, alcanzar una copa o abrocharse el cinturón de seguridad. Algunos expertos también creen que estas articulaciones disminuyen el riesgo de lesiones durante las AVD normales y durante el esfuerzo. Debido a que la flexibilidad articular disminuye significativamente con la inactividad, los ejercicios que mueven las articulaciones en un rango de movimiento completo ayudan a mantener la **flexibilidad** de los músculos y tejidos conectivos que forman la articulación. Por tanto, los ejercicios aeróbicos, de fuerza y de estiramiento influyen de forma positiva en la función articular[2].

MEJORA DE LA CONSTITUCIÓN CORPORAL

Un cuerpo sano consta de masa grasa y magra. La grasa almacenada aísla, rodea y protege muchos órganos internos del cuerpo, además de ser una fuente concentrada de energía para apoyar el metabolismo. Por tanto, es fundamental mantener las reservas adecuadas de grasa. Sin embargo, el individuo promedio almacena mucha más grasa de lo necesario, y ese exceso es peligroso porque se correlaciona fuertemente con varias condiciones crónicas.

Una mayor proporción de masa magra (que incluye tejido muscular y óseo) promueve la salud general y el bienestar, además de reducir el riesgo de varias enfermedades crónicas como la diabetes y la enfermedad cardíaca. El entrenamiento de fuerza es la mejor manera de aumentar la masa muscular y la densidad ósea porque aplica cargas cada vez mayores que estimulan el desarrollo del tejido. Ya que el músculo es metabólicamente activo, una persona con más masa muscular quema más kilocalorías que una con menos masa muscular. A medida que aumenta el metabolismo, las reservas corporales de grasa disminuyen, sobre todo en el área abdominal. Dado que el exceso de grasa abdominal se correlaciona con un mayor riesgo de enfermedades crónicas, la pérdida de grasa central reduce el riesgo global.

El entrenamiento aeróbico también mejora la constitución corporal. A medida que aumenta la frecuencia, la duración y/o intensidad del ejercicio aeróbico, el cuerpo pierde el exceso de grasa al quemar un mayor número de kilocalorías totales.

A pesar de los beneficios conocidos de la actividad física, solo el 50 % de los adultos realizan la cantidad mínima recomendada de ejercicio aeróbico, mientras que el 30 % únicamente lleva a cabo el entrenamiento de fuerza mínimo recomendado. Con estos y otros datos, los Centers for Disease Control (CDC) estiman que solo el 20 % de los adultos estadounidenses cumplen con las recomendaciones de ejercicio aeróbico y fortalecimiento muscular combinado propuestas por el gobierno. Aunque estos porcentajes son más altos que hace una década, todavía hay mucho margen para mejorar[3].

Lipoproteína de baja densidad (LDL): transportador que lleva el colesterol a través de todo el cuerpo.
Lipoproteína de alta densidad (HDL): transportador que lleva el colesterol al hígado.
Alvéolos: sacos microscópicos de aire en los pulmones donde se intercambian oxígeno y dióxido de carbono. Cada pulmón tiene millones de alvéolos.
Flexibilidad: capacidad elástica para doblarse.

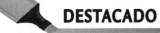

DESTACADO | Índice de masa corporal

El índice de masa corporal, o IMC, es una medida de peso relacionada con la estatura. Es una herramienta fiable para evaluar el riesgo de enfermedad y se ha convertido en el método preferido para definir el peso normal, el sobrepeso y la obesidad. Sin embargo, es importante considerar que el IMC *no* refleja el porcentaje de grasa corporal ni da información alguna sobre la distribución de la grasa. Al ser barato y fácil de usar, muchos profesionales de la salud lo utilizan para determinar el estado de salud de su paciente.

En la mayoría de casos, estos profesionales obtienen información adicional, como la historia clínica, el nivel de actividad, la medición de la cintura y del espesor de los pliegues cutáneos, etc., para obtener una evaluación completa de la salud general del paciente.

Los valores de IMC se pueden determinar utilizando medidas métricas o estándar. Las fórmulas son las siguientes:

$$IMC = \frac{kg}{m^2} \quad o \quad IMC = \frac{lb \times 703}{pulg^2}$$

Ejemplo del cálculo de la muestra utilizando medidas métricas:
Un hombre de 6′2″ pesa 220 libras. ¿Cuál es su IMC?

Se divide el peso en libras por 2,2 para convertirlo a kg:
220 ÷ 2,2 = 100 kg

Convertir la altura en pies y pulgadas a pulgadas:
6′2″ = 74″

Se dividen las pulgadas por 39,37 para convertirlas a metros (39,37 es una constante):
74 ÷ 39,37 = 1,88

Se obtiene el cuadrado de los metros:
1,88 × 1,88 = 3,53

Se divide el peso en kg por altura en m² para obtener el IMC:
IMC = 100 ÷ 3,53 = 28,3

Ejemplo del cálculo utilizando medidas estándar:
Una mujer de 5′9″ pesa 145 libras. ¿Cuál es su IMC?

Se multiplica el peso en libras por 703:
145 × 703 = 101 935

Se convierte la altura en pies y pulgadas a pulgadas:
5′9″ = 69″

Se obtiene el cuadrado de las pulgadas:
69 × 69 = 4 761

Se divide para determinar el IMC:
IMC = 101 935 ÷ 4 761 = 21,4

Como se ha mencionado, el IMC *no* es una medida del porcentaje de grasa corporal. En cambio, sí es una relación del peso con la estatura y sirve como un *indicador* de los riesgos potenciales para la salud. Utiliza la siguiente guía para determinar el riesgo global de la enfermedad crónica:

IMC	Clasificación
< 18,5	Bajo peso
18,5–24,9	Peso normal
25,0–29,9	Sobrepeso
30,0–34,9	Obesidad de clase 1 (riesgo bajo)
35,0–39,9	Obesidad de clase 2 (riesgo moderado)
≥ 40,0	Obesidad de clase 3 (riesgo alto)

Según los CDC, se puede usar la misma fórmula en los adultos y los niños para calcular el IMC. Para las personas de 20 años o más, el cuadro de clasificación es el mismo que para todas las edades y en ambos sexos[9].

Para los menores de 20 años, el IMC es específico para la edad y el sexo. Por tanto, el IMC de acuerdo con los percentiles de edad para niños y niñas, de 2-20 años, muestra cómo la medida de un niño se compara con la de otro niño de la misma edad y sexo. Como ejemplo, un IMC para la edad en el percentil del 91 % significa que el peso del niño es mayor que el del 91 % del resto de los niños de la misma edad y sexo[9].

Esta medida sugiere que el niño tiene sobrepeso y el potencial de volverse obeso más adelante en la vida. Por consiguiente, se deben tomar medidas para minimizar la ganancia de peso y aumentar el nivel de actividad. Sin embargo, los padres con niños con sobrepeso u obesidad nunca deben hacer que sus hijos hagan dietas para perder peso sin consultar a un médico[9]. Véase el apéndice B para consultar el IMC para los percentiles de edad de los CDC en niños y niñas de 2-20 años.

Bajo peso	< Percentil 5
Peso saludable	Percentil 5 a 85
Sobrepeso	Percentil 85 a < percentil 95
Obeso	≥ Percentil 95

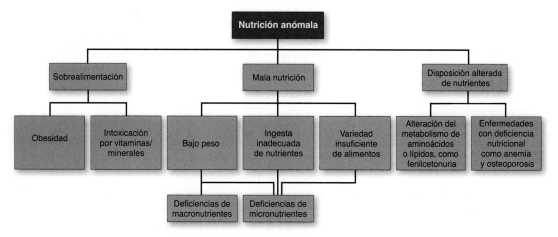

FIGURA 1-3 ■ La nutrición adecuada puede ayudar a reducir el riesgo de enfermedad crónica.

BENEFICIOS DE LA NUTRICIÓN

A lo largo de los años, el objetivo de la investigación nutricional ha cambiado de la prevención de las deficiencias de nutrientes a la prevención de **enfermedades crónicas.** Estas enfermedades evolucionan lentamente con el tiempo y suelen persistir. Su probabilidad de desarrollarse está directamente relacionada con los **factores de riesgo.** Debido a que el número de factores de riesgo suele aumentar con el tiempo, la mayoría de las personas desarrolla enfermedades crónicas conforme aumenta la edad. De hecho, casi el 80% de los estadounidenses mayores de 65 años tienen *al menos* una enfermedad crónica. Aunque la dieta tiene poco o ningún impacto en ciertas afecciones crónicas, está directamente relacionada con la presencia (o ausencia) de otras (fig. 1-3).

REFERENCIA RÁPIDA

Las enfermedades como escorbuto, pelagra, raquitismo y beriberi se asocian con deficiencias nutricionales. El escorbuto se manifiesta debido a una cantidad insuficiente de vitamina C, la pelagra por la falta de niacina, el raquitismo por una cantidad inadecuada de vitamina D durante la infancia, y el beriberi por deficiencia de tiamina. Afortunadamente, las enfermedades por deficiencia de nutrientes ya no son habituales en EE.UU. Sin embargo, su incidencia, a menudo asociada con el exceso de grasa saturada, colesterol, grasas trans y kilocalorías, está aumentando.

Enfermedad crónica: afección que se desarrolla gradual y lentamente a largo plazo. Las enfermedades crónicas son ahora las principales causas de muerte en EE.UU. e incluyen enfermedades cardíacas, cáncer, accidente cerebrovascular, trastornos pulmonares crónicos, diabetes y artritis.

Factor de riesgo: comportamiento o condición que aumenta la probabilidad de desarrollar una enfermedad crónica. Aunque los factores de riesgo no son causales, están fuertemente correlacionados con el desarrollo de la enfermedad. El principal factor de riesgo modificable para las enfermedades crónicas es fumar cigarrillos. Otros factores de riesgo modificables son la dieta, el ejercicio y el consumo de alcohol.

Fenilcetonuria: trastorno que permite que el aminoácido fenilalanina se acumule, a menudo a niveles tóxicos.

La presencia de factores de riesgo no garantiza el desarrollo de una enfermedad crónica, pero su ausencia tampoco asegura que no haya enfermedad. Sin embargo, las personas con más factores de riesgo son mucho más propensas a desarrollar enfermedades crónicas que aquellas con menos. Varios factores de riesgo para una enfermedad crónica están relacionados con la dieta. Estos incluyen la ingesta de colesterol, fibra y kilocalorías totales, así como las proporciones relativas de los ácidos grasos saturados, trans y omega 3.

REFERENCIA RÁPIDA

El principal factor de riesgo modificable para las enfermedades crónicas es fumar cigarrillos.

Para sobrevivir, el cuerpo humano necesita carbohidratos, proteínas, grasas, vitaminas, minerales y agua. Los carbohidratos y las grasas son nutrientes energéticos importantes que pueden usarse de inmediato o almacenarse para un futuro. La grasa excesiva de la dieta se almacena fácilmente como **tejido adiposo.** Por otra parte, el exceso de carbohidratos llena primero las reservas de glucógeno en el hígado y los músculos; luego forman tejido adiposo. A pesar de que las proteínas también proporcionan energía, son moléculas energéticas relativamente insignificantes en comparación con los carbohidratos y las grasas porque dichas moléculas se reservan para realizar varias funciones corporales que solo estas pueden llevar a cabo. Además de formar estructuras corporales, transportan sustancias en los líquidos corporales, mantienen el equilibrio ácido-base, regulan el movimiento del agua, catalizan las reacciones, funcionan como anticuerpos y forman la base de algunas hormonas. Cuando se consumen demasiado y superan las necesidades energéticas, el exceso de proteínas se almacena como grasa, no como proteínas.

REFERENCIA RÁPIDA

El exceso de kilocalorías, ya sea de carbohidratos, proteínas o grasas, se almacena como tejido adiposo en el cuerpo.

Las vitaminas y los minerales son cruciales para el metabolismo. Aunque ellos mismos no aportan energía, facilitan las reacciones metabólicas que liberan energía de los carbohidratos, grasas y proteínas. Muchas vitaminas actúan como **coenzimas** en estas reacciones químicas, mientras que varios minerales lo hacen como **cofactores.** Además, las vitaminas y minerales transportan sustancias, forman estructuras y mantienen la distribución de agua a través de las membranas celulares.

El agua, que constituye el 60% del cuerpo adulto promedio, es una parte de casi todas las reacciones que ocurren en el cuerpo. Si no es un producto o un reactivo, es el medio en el que se producen estas reacciones. También es importante para mantener la temperatura corporal normal porque tiene una alta **capacidad calorífica** y un alto **calor de vaporización.** A medida que aumenta la temperatura corporal, el agua se evapora de la superficie de la piel en forma de sudor y lleva consigo una gran cantidad de calor corporal.

Con el tiempo, la ingesta adecuada de los seis nutrientes garantiza el funcionamiento óptimo de los sistemas corporales. Aunque todas las personas requieren los mismos nutrientes, las cantidades necesarias para mantener la salud difieren según la condición física general del cuerpo. Los capítulos siguientes describen las necesidades específicas y los nutrientes necesarios para las poblaciones especiales.

Las leyes estatales regulan detenidamente la difusión de la información nutricional y en la mayoría de los casos restringen el asesoramiento nutricional a los dietistas colegiados (DC). Un DC tiene una licenciatura o posgrado en nutrición, ha completado un programa de prácticas aprobado por la

Academy of Nutrition and Dietetics, ha aprobado un examen nacional para la licencia y acumula créditos de educación continua para mantener su licencia. Debido a estas estrictas regulaciones, los entrenadores personales y otros profesionales de la salud deben ser cautelosos al ofrecer consejos de nutrición a sus clientes o pacientes. Aunque las personas sin licencia suelen tener prohibido hacer prescripciones específicas de nutrición a sus clientes, sigue siendo importante que comprendan los requisitos nutricionales únicos de cada persona. ¿Por qué? La nutrición es importante para cualquier persona que intente mantener o mejorar su salud, y los deportistas deben equilibrar su nivel de actividad con opciones de alimentos saludables y una ingesta adecuada de energía. Debido a que las personas suelen solicitar consejos de nutrición a sus entrenadores, estos deben estar preparados para ofrecer comentarios generales sobre la calidad de la dieta. Además, deben ser capaces de discernir si es necesario derivar a sus clientes con un DC. Cuantos más conocimientos de nutrición tengan, mejor equipados estarán para derivar a sus clientes a los expertos apropiados.

GUÍAS ACTUALES PARA EL EJERCICIO GENERAL

Diferentes organizaciones proporcionan recomendaciones relacionadas con la frecuencia, la intensidad, la duración y el tipo de actividad para fomentar la salud y la condición física en la población general. Por ejemplo, el U.S. Department of Health and Human Services sugiere que todos los adultos de 18-64 años de edad participen en una actividad aeróbica de intensidad moderada durante por lo menos 150 min (2,5 h) por semana y hagan ejercicios de fortalecimiento muscular 2 días o más por semana. Para obtener resultados aún mejores, este grupo de edad puede aumentar su actividad aeróbica a 300 min (5 h) por semana. Quienes tienen entre 6 y 17 años deben acumular al menos 60 min de actividad física al día, que incluye actividades de fortalecimiento muscular y óseo. Las personas mayores de 65 años deben seguir las guías para los adultos más jóvenes si es posible; si no, deberían ser lo más activos posible. Este grupo de edad también se beneficiará de ejercicios de equilibrio que pueden ayudar a reducir el riesgo de caídas. Por supuesto, se recomienda tener precaución al empezar un programa de ejercicios.

Los principiantes deben comenzar con 5-10 min de ejercicio durante cada sesión y progresar lentamente a episodios más largos a medida que desarrollen acondicionamiento[3]. En general, cierta actividad es mejor que ninguna, y la mejoría en la salud y la condición física suelen aumentar conforme aumenta la frecuencia, la intensidad y la duración de la actividad[10].

El American College of Sports Medicine (ACSM), que establece los estándares más aceptados para las pruebas y la prescripción de ejercicio, y la American Heart Association (AHA) ofrecen sugerencias para el entrenamiento cardiorrespiratorio, de fuerza y flexibilidad[1,11,12]. El ejercicio de fuerza debe realizarse de forma controlada, con un rango completo de movimiento al menos 2-3 días por semana, con al menos 48 h entre las sesiones de entrenamiento para el mismo grupo muscular. La intensidad óptima varía para diferentes personas, pero debería estimular el aumento de la fuerza. Un objetivo general sería un total de 2-4 series de 8-12 repeticiones por serie, para un total de 8-10 ejercicios que involucren a todos los grupos musculares principales. Los intervalos de descanso de 2-3 min entre las

---

Tejido adiposo: tipo de tejido conectivo que almacena el exceso de grasa.

Coenzima: cofactor orgánico con frecuencia formado por vitaminas. Los ejemplos incluyen dinucleótido de nicotinamida y adenina (NAD) y dinucleótido de flavina y adenina (FAD), necesarios para la respiración celular. El NAD transporta iones de hidrógeno y sus electrones a la cadena de transporte de electrones. Requiere de la vitamina B niacina. El FAD transporta iones de hidrógeno y sus electrones a la cadena de transporte de electrones. Requiere de la vitamina B riboflavina.

Cofactor: molécula no proteica que permite que una enzima funcione; puede ser un ion metálico (como potasio o calcio) o una coenzima orgánica (como niacina o ácido pantoténico).

Capacidad calorífica: cantidad de calor necesaria para elevar la temperatura de 1 mol o 1 g de una sustancia, en este caso agua, en 1 °C.

Calor de vaporización: cantidad de calor necesaria para convertir un líquido en gas.

DESTACADO   La vitamina D: ¿un trabajador milagroso?

Los científicos saben desde hace mucho tiempo lo importante que es la vitamina D para la salud ósea. Esta vitamina se encuentra en los huevos, el pescado y la leche enriquecida, y es necesaria para la absorción de calcio en el intestino delgado. Sin ella, el calcio pasa a través del tracto gastrointestinal (GI) sin ser absorbido. Debido a que es el principal componente de la matriz ósea, la capacidad de mantener la salud del tejido óseo está supeditada a la ingesta y a la biodisponibilidad del calcio (la medida en que el cuerpo puede absorber este nutriente).

El 99% del calcio total del cuerpo se encuentra en los huesos y los dientes; de hecho, endurece y fortalece estos tejidos. Sin embargo, es aún más importante para procesos como la contracción muscular y el funcionamiento neuronal; por tanto, aunque solo el 1% del suministro de calcio del cuerpo está en la sangre, el cuerpo mantiene este nivel de calcio en la sangre incluso si debe destruir los huesos para hacerlo. En otras palabras, si el consumo de calcio en la dieta es bajo, el cuerpo lo extrae de su enorme reserva en el esqueleto. Después de todo, una persona puede vivir con hueso desmineralizado pero no sin la contracción muscular y el funcionamiento neuronal. Por desgracia, no es suficiente ingerir las cantidades recomendadas de calcio. Para garantizar que el calcio de la dieta sea absorbido realmente por el cuerpo, también deben mantenerse los niveles de vitamina D.

Investigaciones recientes sugieren que la vitamina D, que tiene efectos antiinflamatorios e inmunomoduladores, también podría proteger contra enfermedades como el cáncer, la hipertensión y varios trastornos autoinmunes[13-20]. Sin embargo, la cantidad necesaria para reducir el riesgo de estos trastornos es mucho mayor de lo que la persona promedio podría obtener solo de la dieta. Por tanto, los suplementos de vitamina D pueden ser necesarios para aumentar la vitamina D sérica a un nivel que realmente reduzca el riesgo.

¿Qué sugiere exactamente la investigación del cáncer? Un estudio descubrió que los suplementos diarios de 1 000 UI de vitamina D disminuyeron de forma significativa el riesgo de todos los cánceres en mujeres mayores de 55 años[14]. Otro estudio encontró una ligera disminución del riesgo de cáncer de mama entre un gran grupo de mujeres posmenopáusicas que tomaron un suplemento diario de al menos 800 UI[16]. Según un metaanálisis sobre la investigación existente, una ingesta diaria de al menos 1 000-2 000 UI de vitamina D se asoció con una menor incidencia de cáncer colorrectal[13,21], mientras que los suplementos en dosis más bajas, de 400 UI por día,

no redujeron significativamente el riesgo de cáncer[18]. Es probable que los beneficios de la vitamina D estén relacionados con la diferenciación[20] y el crecimiento celular y requieren suplementación.

Algunos datos sugieren un vínculo entre la deficiencia de vitamina D y la enfermedad cardiovascular. Los pacientes del estudio de Framingham Offspring Cohort con niveles séricos bajos de vitamina D experimentaron hipertensión, infarto de miocardio, angina, accidente cerebrovascular y ataques isquémicos transitorios con más frecuencia que los que tenían niveles normales. Sin embargo, aún no se sabe si la suplementación dietética con vitamina D reduce el riesgo. Se necesita investigar más antes de hacer recomendaciones.

Muchos estudios observaron que los sujetos con niveles más altos de vitamina D tenían un riesgo más bajo de desarrollar diabetes tipo 1 y 2. Esto fue así en niños y adultos. La diabetes aumenta la concentración de glucosa sérica porque el cuerpo es incapaz de transportar esta glucosa a las células. Parece que los niveles apropiados de calcio y vitamina D ayudan a optimizar la capacidad del cuerpo para metabolizar la glucosa y, por tanto, podrían normalizar los niveles séricos de glucosa[22]. El mecanismo exacto no está bien establecido, pero los efectos beneficiosos pueden explicarse por los efectos de la vitamina D en la secreción de insulina, la acción de la insulina y la regulación de las citocinas[20].

Los estudios epidemiológicos sugieren una correlación entre los niveles de vitamina D y las enfermedades autoinmunes. Por ejemplo, el desarrollo de la esclerosis múltiple, un trastorno neurodegenerativo progresivo que daña parte de las neuronas, está estrechamente asociado con niveles séricos bajos de vitamina D. Es posible que esto ocurra por el efecto de la vitamina D sobre el crecimiento y la diferenciación de macrófagos, células dendríticas, linfocitos B y T[20]. En el capítulo 12 se habla de la esclerosis múltiple con más detalle.

Las encuestas indican que la ingesta de vitamina D en EE.UU. está muy por debajo de los niveles recomendados. De hecho, casi la mitad de todos los adultos de mediana edad y ancianos tiene deficiencia de vitamina D[23]. Según investigaciones recientes, algunos expertos sugieren que los estadounidenses aumenten su ingesta dietética de vitamina D y añadan suplementos de esta vitamina para disminuir el riesgo de mortalidad y lograr los beneficios potenciales de los niveles séricos elevados[20].

Además de la ingesta, la exposición a la luz solar puede aumentar los niveles séricos de esta vitamina. Una forma

DESTACADO | La vitamina D: ¿un trabajador milagroso? *(cont.)*

inactiva de la vitamina D se almacena en los vasos dérmicos y puede activarse tras la exposición a la radiación de los rayos UV. Tan solo 10-15 min de luz solar 2-3 días por semana permite que el cuerpo produzca suficiente vitamina D para satisfacer las necesidades fisiológicas básicas. Hay que tener en cuenta que el protector solar, que ayuda a proteger el cuerpo de la radiación UV dañina, en realidad interfiere con la capacidad del cuerpo para activar la vitamina D. En otras palabras, reduce la cantidad de la vitamina producida por la exposición solar. Sin embargo, debido a que el riesgo de cáncer de piel aumenta proporcionalmente con la exposición de la piel sin protección a la radiación UV, lo mejor es usar suficiente protector solar para protegerse contra los efectos dañinos de los rayos UV.

series pueden ayudar a mejorar la tolerancia. Los principiantes y los adultos mayores es probable que experimenten mejorías significativas con solo una serie de 10-15 repeticiones por grupo muscular, pero una serie puede completarse de manera segura y efectiva según la tolerancia. El entrenamiento de fuerza eficaz incorpora actividades de una y varias articulaciones, y se pueden usar bandas, pesas libres, pelotas de estabilidad, máquinas de pesas o ejercicios que emplean peso corporal (como las barras o dominadas y flexiones de brazos).

El entrenamiento cardiovascular, también denominado aeróbico, incluye la actividad aeróbica continua que utiliza grandes grupos musculares. Ejemplos de actividades aeróbicas son correr, ir en bicicleta, entrenamiento en elíptica, natación, clases de ejercicios aeróbicos en grupo, aeróbicos acuáticos, tenis y voleibol. Por otro lado, el entrenamiento de fuerza muscular se enfoca en la cantidad máxima de fuerza que un músculo determinado puede vencer. Implica someter a los músculos a cargas ligeramente mayores de forma constante y gradual para forzarlos a adaptarse. Los ejemplos incluyen el levantamiento de pesas tradicional, el ejercicio con banda de resistencia, Pilates y otros métodos.

El ejercicio de resistencia muscular aumenta la capacidad de un músculo o grupo muscular para contraerse de forma repetida durante más y más tiempo antes de la fatiga. Los ejemplos incluyen dominadas, saltos y flexiones con los brazos. El entrenamiento de flexibilidad o el estiramiento ayudan a mejorar o mantener el rango de movimiento y la capacidad de realizar las AVD. Los ejemplos incluyen **estiramiento estático, estiramiento dinámico, facilitación neuromuscular propioceptiva,** yoga y tai chi[1,11,12].

De acuerdo con el ACSM y la AHA, todas las personas de 18-65 años deben seguir las siguientes directrices generales para realizar actividad física:
- Comenzar cada sesión de ejercicios con un calentamiento de 5-10 min y seguir con ejercicios de enfriamiento 5-10 min.
- Realizar un mínimo 30 min de actividad aeróbica de intensidad moderada al menos 5 días por semana o un mínimo de 20 min de actividad enérgica al menos 3 días a la semana. Alternativamente, combinar la actividad moderada y enérgica para cumplir con la cantidad mínima recomendada.
- Dividir un mínimo de 30 min en tres sesiones de 10 min si es necesario.

Estiramiento estático: estiramiento lento y controlado que se mantiene durante un período determinado.

Estiramiento dinámico: estiramiento activo que usa el impulso para estirar una parte del cuerpo.

Facilitación neuromuscular propioceptiva: forma avanzada de estiramiento que implica contraer y estirar un músculo específico. Hacer un ligero calentamiento para preparar los músculos para este estiramiento intenso. Para empezar hay que adoptar la posición para el estiramiento. Tener una pareja que estire ligeramente el músculo deseado. Luego contraer este grupo muscular contra una resistencia inmóvil creada por la pareja (o una toalla). Contraer 5-6 s. Relajarse. Pedir a la pareja que estire el grupo muscular durante unos 30 s. Relajar completamente el grupo muscular durante 30 s para permitir la recuperación. Repetir las fases de contracción y estiramiento 2-4 veces.

REFERENCIA RÁPIDA

El ACSM sugiere que la mayoría de los adultos participe en un entrenamiento de fuerza al menos 2-3 días por semana con una intensidad que permita 2-4 series de 8-12 repeticiones de ejercicios dirigidos a los grupos musculares principales (pecho, hombros, abdomen, espalda, caderas, piernas y brazos). También recomienda realizar al menos 30-60 min de actividad aeróbica moderada (40-59 % VO_2R) al menos 5 días por semana, o 20-60 min de actividad aeróbica enérgica (60-89 % VO_2R) al menos 3 días por semana, o una combinación de actividad moderada y enérgica para cumplir con esta duración prevista al menos 3-5 días por semana. La intensidad ligera a moderada (30-39 % VO_2R) puede ser más segura y apropiada para los individuos sin buena forma física. El tiempo total puede dividirse en períodos de 10 min si es necesario. Además, el ACSM aconseja que toda la población participe en entrenamientos de flexibilidad dirigidos a todas las articulaciones principales (hombro, pecho, cuello, tronco, espalda baja, caderas, muslos y piernas anteriores/posteriores y tobillos) al menos 2-3 días por semana para cumplir con un tiempo total de 60 s de ejercicio de flexibilidad por articulación. La facilitación neuromuscular estática, dinámica o propioceptiva (FNP) mejora la flexibilidad. Se deben mantener los estiramientos estáticos durante 10-30 s. Durante la FNP hay que realizar una secuencia de contracción de 3-6 s seguida por un estiramiento asistido de 10-30 s[1].

- Realizar actividades que mantengan o aumenten la fuerza y la resistencia muscular al menos 2 días por semana.
- Realizar ejercicios de estiramiento dirigidos a todos los grupos musculares principales 2-3 días por semana con 4 o más repeticiones por grupo muscular.

Como se describe en la 10.ª edición de las guías para la prueba y prescripción de ejercicios, el ACSM ha desarrollado recientemente un modelo basado en la evidencia para la evaluación de salud previa al ejercicio, que recomienda la autorización médica basada en las siguientes características individuales:
- Nivel de actividad actual.
- Signos o síntomas y/o enfermedad cardiovascular, metabólica o renal conocida.
- Intensidad del ejercicio (anticipada o deseada)[1].

En otras palabras, no todos los individuos que comienzan a hacer ejercicio están obligados automáticamente a someterse a evaluaciones médicas previas y pruebas para realizar ejercicio. En cambio, es decisión del profesional de la salud o del entrenador decidir si estas pruebas están indicadas con base en el juicio clínico, la prudencia y la historia de enfermedad, la participación actual en el ejercicio, la intensidad deseada y los signos y síntomas[1]. Para obtener información adicional sobre estos y otros cambios, consúltese el capítulo 2 en las guías para las pruebas y prescripción de ejercicios del ACSM, 10.ª edición.

BENEFICIOS DEL EJERCICIO EN POBLACIONES ESPECIALES

Las poblaciones especiales incluyen un amplio y diverso grupo de personas que tienen afecciones y necesidades diferentes a la población general. En algunos casos, una persona pertenece a una población especial durante un tiempo limitado. Las mujeres embarazadas, por ejemplo, tienen consideraciones dietéticas y de ejercicio especiales durante la gestación y la lactancia para garantizar la salud materna y el desarrollo fetal óptimos. Sin embargo, estos requisitos particulares son innecesarios una vez que nace el bebé o se ha suspendido la lactancia. En la mayoría de los otros casos, sin embargo, los desafíos continúan durante toda la vida.

REFERENCIA RÁPIDA

La actividad física regular proporciona beneficios para la salud para la mayoría de las poblaciones especiales, incluyendo adultos mayores, jóvenes y personas con discapacidades[4].

TABLA 1-3. Beneficios del ejercicio para la salud según los Centers for Disease Control

- Reducción del riesgo de enfermedad cardiovascular
- Reducción del riesgo de desarrollar diabetes tipo 2 y síndrome metabólico
- Mejora de la fuerza de los músculos y los huesos
- Mantenimiento del rango de movimiento articular indoloro
- Reducción del riesgo de algunos tipos de cáncer
- Mantenimiento de un peso saludable
- Disminución de la grasa corporal
- Mejora de la salud mental y el estado de ánimo
- Reducción del riesgo de caídas
- Mejora de la capacidad para realizar actividades de la vida diaria

La mayoría de las autoridades ahora reconocen que las poblaciones especiales reciben los mismos beneficios del ejercicio rutinario que la población general (v. tabla 1-1). De hecho, el cirujano general sugiere que las personas con afecciones cardíacas, diabetes u obesidad comiencen a hacer ejercicio una vez que reciban la autorización del médico. Con el ejercicio regular, los participantes pueden mejorar la capacidad funcional y su estado de salud futuro, y mientras sigan las pautas de seguridad, los beneficios superan los riesgos (tabla 1-3).

VO$_2$R: reserva del consumo de oxígeno; diferencia entre VO$_{2máx}$ en reposo y máximo.

RESUMEN

La evidencia sugiere que la combinación de una mayor actividad física y las mejoras en la ingesta nutricional mejoran el crecimiento y el desarrollo en todas las poblaciones. Además, minimiza la velocidad del declive corporal en prácticamente todas las personas, independientemente de su estado de salud actual. Por tanto, es importante desafiar a los órganos como el corazón, los músculos y los huesos durante la vida para fomentar el funcionamiento óptimo de cada sistema corporal y para tratar o reducir el riesgo de enfermedad crónica en etapas posteriores de la vida. Aunque una población especial podría responder al ejercicio de manera diferente que otra, cada una puede obtener muchos beneficios.

Los entrenadores, terapeutas, profesionales de la salud y cualquier otra persona involucrada en el diseño de programas de ejercicios deben adaptarlos para cumplir con las necesidades individuales. La actividad no solo influye en el estado de salud actual, sino que también mejora la autoimagen, el estado de ánimo, la constitución corporal y la autoeficacia. Al seguir las directrices presentadas a lo largo de este libro, los profesionales pueden garantizar que sus clientes participen en programas de ejercicios seguros que pueden continuar durante toda su vida.

PENSAMIENTO CRÍTICO

1. Explicar la diferencia entre el ejercicio para mantener la salud y el ejercicio para estar en forma. Describir brevemente una rutina de ejercicios dentro de cada categoría.
2. ¿Cómo cambia la capacidad de reclutamiento después de hacer un entrenamiento de fuerza?
3. Describir algunos de los cambios fisiológicos con el entrenamiento cardiovascular continuo.
4. Explicar la diferencia entre la estructura y la función del LDL y el HDL.
5. Explicar la relación entre las enfermedades crónicas y los factores de riesgo.
6. Nombrar las seis categorías de nutrientes y explicar la importancia de cada una.
7. ¿Quién puede prescribir recetas nutricionales de forma legal? Explicar el papel del entrenador en relación con la nutrición.
8. Explicar las diferencias entre una «población general» y una «población especial».
9. Explicar algunos de los beneficios del ejercicio en poblaciones generales y especiales.

BIBLIOGRAFÍA

1. American College of Sports Medicine. ACSM's Guidelines for Exercise Testing and Prescription. 10th Ed. Philadelphia: Wolters Kluwer, 2018.
2. Harvard Health Letter. The best prescription money can't buy, January 2006. http://www.healthy.harvard.edu
3. Centers for Disease Control. Physical Activity: Data and Statistics. https://www.cdc.gov/physicalactivity/data/index.html
4. United States Department of Health and Human Services. 2015–2020 Physical Activity Guidelines for Americans. https://health.gov/dietaryguidelines/2015/guidelines/appendix-1/
5. Bellinger AM, Reiken S, Dura M, et al. Remodeling of ryanodine receptor complex causes "leaky" channels: a molecular mechanism for decreased exercise capacity. *Proc Natl Acad Sci U S A* 2008;105(6):2197–2202.
6. Barlow CE, LaMonte MJ, Fitzgerald SJ, et al. Cardiorespiratory fitness is an independent predictor of hypertension incidence among initially normotensive healthy women. *Am J Epidemiol* 2006;163(2):142–150.
7. Lee IM, Sesso H, Oguma Y, et al. Relative intensity of physical activity and risk of coronary heart disease. *Circulation* 2003;107:1110–1116.
8. Tanasescu M, Leitzmann MF, Rimm E, et al. Exercise type and intensity in relation to coronary heart disease in men. *JAMA* 2002;288:1994–2000.
9. Centers for Disease Control. www.cdc.gov
10. Healthy People 2020: Understanding and Improving Health. U.S. Department of Health and Human Services. http://www.healthypeople.gov/
11. American Heart Association. www.americanheart.org
12. Haskell WL, Lee IM, Pate R, et al. Physical activity and public health updated recommendations for adults from the American College of Sports Medicine and the American Heart Association. *Circulation* 2007;116:1081–1093.
13. Gorham E, Garland C, Garland F, et al. Optimal vitamin D status for colorectal cancer prevention: a quantitative meta analysis. *Am J Prev Med* 2007;32(3):210–216.
14. Lappe J, Travers-Gustafson D, Davies KM, et al. Vitamin D and calcium supplementation reduces cancer risk: results of a randomized trial. *Am J Clin Nutr* 2007;85(6): 1586–1591.
15. Pittas A, Lau J, Dawson-Hughes B, et al. The role of vitamin D and calcium in type 2 diabetes. A systematic review and meta-analysis. *J Clin Endocrinol Metabol* 2007;92(6):2017–2029.
16. Robien K, Cutler G, Virnig B, et al. Vitamin D intake and breast cancer risk in postmenopausal women: the Iowa Women's Health Study. *Cancer Causes Control* 2007; 18(7):775–782.
17. Schumann S, Evigman B. Double-dose vitamin D lowers cancer risk in women over 55. *J Fam Pract* 2007;56(11): 907–910.
18. Wactawski-Wende J, Kotchen J, Anderson GL. Calcium plus vitamin D supplementation and the risk of colorectal cancer. *N Engl J Med* 2006;354(7):684–696.
19. Lind L, Wengle B. Reduction of blood pressure during long-term treatment with active vitamin D (alphacalcidol) is dependent on plasma renin activity and calcium status. A double blind, placebo-controlled study. *Am J Hypertens* 1989;2(1):20–25.
20. Kulie T, Groff A, Redmer J. Vitamin D: an evidence-based review. *J Am Board Fam Med* 2009;22(6):698–706.
21. Garland C, Garland F, Gorham D. The role of vitamin D in cancer prevention. *Am J Public Health* 2006;96(2):252–261.
22. Mathieu C, Gysemans C, Bouillon R. Vitamin D and diabetes. *Diabetologia* 2005;48(7):1247–1257.
23. Crawford-Faucher A. Commentary: does vitamin D deficiency increase risk of cardiovascular disease? *Am Fam Physician* 2008;78(8):1.

LECTURAS SUGERIDAS

American College of Sports Medicine. http://www.acsm.org
Healthy People 2020: Physical Activity. http://www.healthypeople.gov

2 ANATOMÍA Y FISIOLOGÍA DE LOS SISTEMAS CORPORALES

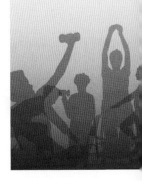

Cada uno de los 11 sistemas corporales consta de dos o más órganos que cooperan para lograr un propósito común. Por ejemplo, el sistema digestivo incluye la boca, el esófago, el estómago y el intestino delgado, que trabajan juntos para descomponer los alimentos, absorber los nutrientes y eliminar los residuos. El sistema urinario, formado por los riñones, los uréteres y la uretra, procesa sistemáticamente la sangre para formar la orina y liberar al cuerpo de los residuos metabólicos.

Aunque los profesionales del entrenamiento físico pueden crear con éxito programas de ejercicio para sus clientes sin conocer a fondo cada sistema corporal, es útil el conocimiento general de la organización y función global (tabla 2-1), particularmente cuando se trabaja con poblaciones especiales. Comprender cómo *deberían* funcionar los sistemas proporciona la base para entender lo que no funciona en personas con afecciones especiales. Este capítulo es para lectores que necesitan un repaso de los sistemas corporales antes de atender las necesidades específicas de poblaciones especiales.

SISTEMA TEGUMENTARIO

El sistema tegumentario incluye epidermis, dermis, hipodermis, pelo, folículos pilosos, uñas, lechos ungueales, **glándulas sebáceas, glándulas sudoríparas** y terminaciones nerviosas. En general, mantiene las sustancias nocivas fuera del cuerpo, regula la temperatura corporal interna, produce una forma de vitamina D disponible para usar en presencia de la radiación ultravioleta (UV), y se encarga de las **sensaciones cutáneas.**

REFERENCIA RÁPIDA

El término *piel* se refiere a la epidermis y a la dermis; no incluye la hipodermis, también conocida como la capa subcutánea o fascia superficial.

Glándulas sebáceas: también conocidas como glándulas oleosas. Producen y liberan sebo, una mezcla aceitosa compuesta de proteínas, lípidos y fragmentos celulares. La mayoría de ellas se adhieren a los folículos pilosos y liberan sebo en el folículo donde se hidrata y protege el cabello de la rotura.

Glándulas sudoríparas: hay dos tipos, las *glándulas sudoríparas ecrinas* son más habituales y están activas durante toda la vida. Regulan la temperatura liberando sudor, una mezcla de agua y sustancias disueltas, cuando la temperatura corporal aumenta, y las *glándulas sudoríparas apocrinas* se activan en la pubertad y liberan una combinación de agua y lípidos en momentos de miedo, estrés o excitación sexual. Cuando las bacterias en la superficie de la piel metabolizan este producto, generan el olor corporal.

Sensación cutánea: percepciones sensoriales en la piel como calor, frío, presión, tacto, cosquillas, etc.

TABLA 2-1. Sistemas corporales principales

Sistema corporal	Función
Tegumentario	Protege; regula la temperatura corporal; contiene los receptores sensoriales; elimina residuos; ayuda a producir vitamina D
Esquelético	Proporciona estructura corporal; protege los tejidos blandos; facilita la inserción para los músculos; produce las células hemáticas; almacena minerales
Muscular	Permite el movimiento; mantiene la postura; produce calor
Cardiovascular	El corazón provee la fuerza para mover la sangre a través de los vasos sanguíneos; los componentes sanguíneos transportan oxígeno y nutrientes, y ayuda a proteger contra la enfermedad
Respiratorio	Permite la inspiración y espiración; proporciona oxígeno y elimina el dióxido de carbono; regula el equilibrio del pH; produce sonido
Endocrino	Regula las actividades corporales produciendo y liberando hormonas
Nervioso	Regula las actividades corporales iniciando y propagando los impulsos nerviosos que controlan los músculos y las glándulas; detecta, interpreta y responde a estímulos
Digestivo	Recibe, digiere y absorbe los componentes de los alimentos; elimina residuos
Linfático/inmunitario	Devuelve el exceso de líquido intersticial a la sangre; transporta grasas del tracto digestivo al sistema venoso; protege contra la enfermedad
Urinario	Filtra la sangre para formar la orina; elimina residuos; mantiene el equilibrio de agua y electrólitos; regula el pH; almacena y transporta orina
Reproductivo	Produce y mantiene los gametos; produce y libera hormonas sexuales

La piel intacta tiene baja permeabilidad, por lo que muchas sustancias extrañas no pueden pasar a través de ella para entrar en los tejidos más profundos. Varios factores contribuyen a esta baja permeabilidad. Primero, la epidermis está formada por múltiples capas que bloquean físicamente la entrada. En segundo lugar, las células en las capas más externas de la epidermis contienen queratina, una proteína que endurece la piel. En conjunto, las múltiples capas y la queratina evitan la entrada de **microbios** y protegen los tejidos subyacentes de las sustancias químicas dañinas. Si un **patógeno** entra a través de una herida en la piel, una célula dendrítica (denominada **célula de Langerhans**) ubicada en las capas epidérmicas más profundas, usualmente lo fagocita y lo destruye antes de que cause daños. También hay **melanina,** un pigmento que protege el ADN epidérmico de la radiación UV. Las células epidérmicas profundas producen melanina y la transfieren a las células circundantes donde se acumula en el lado expuesto del núcleo y protege el ADN de los rayos UV. Por último, en las capas epidérmicas más superficiales, los glucolípidos llenan los espacios entre las células y, por tanto, evitan la pérdida excesiva de líquidos corporales.

Las reacciones metabólicas normales producen de forma continua calor como un subproducto; por tanto, los órganos metabólicamente activos liberan grandes cantidades de calor que pueden amenazar la homeostasis de la temperatura corporal. Para evitar un aumento peligroso de la temperatura corporal, por ejemplo, por el aumento de la contracción del músculo esquelético durante el ejercicio, el cuerpo activa las glándulas sudoríparas y dilata los vasos sanguíneos superficiales. Cuando se activan, las glándulas sudoríparas ecrinas liberan sudor en la superficie corporal. A medida que el sudor se evapora de la superficie de la piel, transporta grandes cantidades de calor y permite que la temperatura corporal vuelva a la normalidad. A través de un proceso llamado retroalimentación negativa, la actividad de las glándulas sudoríparas disminuye mientras que la temperatura corporal se normaliza. La dilatación de los vasos sanguíneos reduce la temperatura interna del cuerpo al permitir una mayor cantidad de radiación de calor. A pesar de que la epidermis es **avascular,** la dermis contiene una red elaborada de vasos sanguíneos. A medida que aumenta la temperatura corporal, estos vasos dérmicos se dilatan. El flujo sanguíneo a los vasos dilatados se incrementa, lo que significa que el flujo sanguíneo a los vasos más profundos disminuye. Esto proporciona sangre caliente de los tejidos profundos más cerca de la superficie de la piel donde el calor se irradia al entorno circundante. A medida que la temperatura baja, el diámetro del vaso vuelve a la normalidad, el flujo sanguíneo a la superficie de la piel disminuye, al igual que la pérdida de calor.

La hipodermis, que es la tercera capa del tegumento, también influye en la temperatura corporal. Esta capa contiene tejido adiposo, que aísla y protege contra la pérdida de calor.

REFERENCIA RÁPIDA

El agua tiene una alta capacidad calorífica y calor de vaporización; esto significa que se requiere una gran cantidad de calor para cambiar su temperatura y convertirla de líquido a gas. Debido a que el cuerpo humano contiene una cantidad significativa de agua, los cambios extremos de temperatura son raros, y la temperatura corporal permanece relativamente estable.

La función metabólica principal de la piel es formar vitamina D activa. Las células dentro del intestino delgado convierten parte del colesterol de la dieta en 7-dehidrocolesterol, o provitamina D. Esta forma inactiva de vitamina D se almacena en los vasos sanguíneos dérmicos. La exposición a la radiación UV activa la provitamina D al convertir las moléculas de colesterol modificado en los vasos sanguíneos de la dermis en calcitriol, la forma más activa de vitamina D en el cuerpo. Esta vitamina estimula la formación de transportadores de calcio en el tracto digestivo para permitir que el cuerpo absorba el calcio de la dieta. Sin vitamina D, las células no pueden absorber calcio.

REFERENCIA RÁPIDA

La vitamina D es necesaria para la absorción de calcio en la dieta. Viaja en la sangre hasta el intestino delgado donde estimula la producción de una proteína fijadora de calcio necesaria para el movimiento de calcio del tracto digestivo hacia las células del cuerpo.

Una función final del sistema integumentario es transmitir información sensorial del ambiente externo al sistema nervioso central (SNC). Cada capa está llena de receptores sensoriales que detectan dolor, presión, tacto, calor y frío, lo que ayuda a protegerla de la exposición prolongada a estímulos potencialmente dañinos.

Microbios: organismos microscópicos como bacterias, hongos, protozoos o virus. Muchos son patógenos o causantes de enfermedades.

Patógeno: agente que causa enfermedad; en general se refiere a un organismo infeccioso como una bacteria, virus u hongo.

Célula de Langerhans: tipo de glóbulo blanco que envuelve, desensambla e inactiva partículas extrañas que entran por la piel. La radiación UV destruye fácilmente las células de Langerhans; estas células son fagocitos, que se analizan con más detalle en la sección del sistema linfático/inmunitario.

Melanina: pigmento producido por los melanocitos en la capa más profunda de la epidermis. Contribuye al color de la piel. Los melanocitos producen melanina a partir del aminoácido tirosina y la transfieren a las células circundantes, donde se acumula en la superficie expuesta del núcleo; allí absorbe la radiación UV para prevenir mutaciones en el ADN.

Avascular: ausencia de vasos sanguíneos.

SISTEMA ESQUELÉTICO

El sistema esquelético está compuesto de huesos, cartílago y ligamentos. Proporciona un marco estructural que soporta el resto del cuerpo, puntos de sujeción para los músculos y tendones, protege los órganos internos y otros tejidos blandos, sirve como un sistema de palanca que permite a los músculos actuar a través de las articulaciones, almacena y libera minerales si los niveles séricos fluctúan, y alberga la médula ósea roja, donde se produce la **hematopoyesis.**

Los dos tipos de tejido óseo son el hueso compacto y el hueso esponjoso. El hueso compacto es el tipo principal de tejido óseo en huesos largos como el fémur, la tibia, el húmero y el radio. También forma la capa más externa de todos los huesos. Se compone esencialmente de anillos de matriz calcificados con muy poco espacio interior. El hueso esponjoso, que se localiza en los extremos de los huesos largos y en el centro de los huesos planos, irregulares, cortos y sesamoideos, está formado por **trabéculas,** ramas de tejido óseo rodeadas por espacios rellenos de médula ósea roja. Debido a que el hueso esponjoso tiene mucho espacio interno, es más ligero que el hueso compacto.

Aunque pueda causar sorpresa, el hueso no es un tejido inerte. En cambio, el tejido óseo viejo se reemplaza de manera continua con nuevo tejido óseo a través de un proceso llamado remodelación. Para facilitar este recambio continuo, el hueso tiene una gran red de vasos sanguíneos que le aporta oxígeno y nutrientes. Los dos tipos principales de células involucradas en la remodelación son los osteoblastos y los osteoclastos. Los **osteoblastos** son formadores óseos que depositan tejido óseo en respuesta al estrés mecánico. También inician la calcificación, o el endurecimiento óseo, a medida que se depositan las sales minerales. Los **osteoclastos** son destructores óseos que atacan y rompen el tejido óseo viejo para permitir el crecimiento óseo nuevo. Además, su acción permite que los huesos sean un reservorio de calcio para garantizar los niveles séricos óptimos de calcio. Evidentemente, el equilibrio entre las actividades de los osteoblastos y los osteoclastos es fundamental para que la masa ósea se mantenga estable.

Diferentes hormonas influyen en la velocidad y el grado de remodelación ósea. Por ejemplo, la calcitonina y la hormona paratiroidea (PTH) afectan drásticamente a la masa ósea. Aunque su función principal es mantener los niveles séricos de calcio, de forma indirecta afecta a la densidad ósea al garantizar los niveles séricos adecuados. La glándula tiroides libera calcitonina en respuesta al exceso de calcio sérico en la sangre (que se produce después de consumir alimentos ricos en calcio). La calcitonina inhibe los osteoclastos y estimula los osteoblastos, factores que aumentan el depósito de calcio en los huesos. Cuando los niveles de calcio sérico disminuyen, las glándulas paratiroides liberan PTH

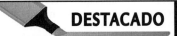

DESTACADO   La importancia del calcio

Además de formar la estructura básica del tejido óseo, el calcio cumple otras funciones cruciales en el cuerpo. Por ejemplo, las células nerviosas, llamadas neuronas, requieren calcio para liberar los neurotransmisores, que son importantes medios de comunicación entre las neuronas y sus efectores (que incluyen el tejido muscular y glandular). Si esta comunicación se interrumpe, el efector no puede responder. Esto puede alterar la homeostasis. Además, el calcio es esencial para la contracción muscular. Cuando sus niveles son demasiado altos o demasiado bajos, las fibras musculares no generan una fuerza normal. El calcio también es necesario para la coagulación sanguínea

normal. Su deficiencia retrasa la coagulación sanguínea y aumenta el riesgo de hemorragia.

Debido a las funciones críticas del calcio, el cuerpo mantiene los niveles séricos de calcio dentro de un margen estrecho. Si la ingesta dietética es insuficiente para satisfacer las demandas, el sistema esquelético sacrifica sus reservas de calcio para que los niveles séricos vuelvan a la normalidad. En consecuencia, las personas deben consumir a conciencia alimentos ricos en calcio para preservar el tejido óseo y disminuir la pérdida ósea. El agotamiento excesivo del calcio de los huesos disminuye la masa ósea, lo que aumenta el riesgo de fractura ósea.

TABLA 2-2. Hormonas que influyen en la remodelación ósea

Hormona	Efecto de la hormona
Calcitonina	Liberada por la glándula tiroides cuando aumentan los niveles séricos de calcio. Inhibe los osteoclastos y estimula los osteoblastos, aumentando así el depósito de calcio en el hueso; el papel exacto en los humanos aún es incierto
Hormona paratiroidea	Liberada por las glándulas paratiroides cuando disminuyen los niveles séricos de calcio. Estimula los osteoclastos, inhibe los osteoblastos, retrasa la eliminación del calcio urinario y estimula los riñones para activar más vitamina D
Estrógeno/testosterona	Ambos estimulan la actividad de los osteoblastos y, por tanto, aumentan el depósito de calcio en el hueso
Hormona del crecimiento humano	Estimula el alargamiento de los huesos largos al actuar sobre la placa epifisaria. A medida que esta placa crece y va cambiando, el hueso se alarga

para estimular los osteoclastos e inhibir los osteoblastos. La PTH también retrasa la eliminación de calcio urinario mientras estimula los riñones para que activen más vitamina D. Luego, la vitamina D promueve la absorción de calcio en el intestino delgado (tabla 2-2).

Nota: aunque la investigación ha demostrado el papel antes mencionado de la calcitonina en modelos animales, no se conoce con seguridad su función en el cuerpo humano. Algunos expertos afirman que la calcitonina ejerce poca influencia en los niveles séricos de calcio en los humanos. En cambio, el aumento y la disminución de los niveles de PTH en realidad regulan los niveles séricos de calcio. Para entender esto, se puede pensar en los frenos y el acelerador de un automóvil. Obviamente, se puede reducir la velocidad de un automóvil presionando el freno; sin embargo, también se puede reducir levantando el pie del acelerador sin presionar el freno. En este caso, la calcitonina es el freno, mientras que la PTH es el acelerador. La simple disminución de los niveles de PTH puede promover el almacenamiento de calcio, mientras que el aumento puede promover la liberación de calcio.

El estrógeno y la testosterona también afectan a la remodelación al estimular la actividad de los osteoblastos y el depósito de calcio en los huesos. Además, la hormona del crecimiento humano (hGH) promueve el alargamiento de los huesos largos actuando sobre la **placa epifisaria.** Así como el cartílago crece y va cambiando en la placa epifisaria, el hueso se alarga. La tiroxina de la glándula

REFERENCIA RÁPIDA

Debido a la remodelación, la mayoría de los huesos esponjosos del cuerpo se reemplazan por completo cada 3-4 años, mientras que el hueso más compacto tarda casi 10 años en ser reemplazado. Sin embargo, la tasa de remodelación varía en diferentes huesos.

Hematopoyesis (hemopoyesis): formación de células sanguíneas.

Trabéculas: ramas de tejido óseo rodeadas por grandes cavidades que contienen médula ósea roja. La matriz del hueso esponjoso está dispuesta en trabéculas.

Osteoblastos: células formadoras de hueso que secretan la matriz donde se depositan sales de calcio.

Osteoclastos: células destructoras de hueso que liberan ácido y enzimas para disolver la matriz ósea.

Placa epifisaria (placa de crecimiento): se encuentra en los extremos de huesos largos como el fémur y el húmero; está compuesta de cartílago hialino; permanece hasta los 19-25 años. La longitud del hueso sigue aumentando siempre y cuando la placa epifisaria esté presente, y deja de aumentar cuando esta capa de cartílago se osifica en la línea epifisaria.

tiroides estimula la glándula hipófisis para liberar hGH adicional, por lo que la tiroxina también promueve el alargamiento de los huesos largos. Sin embargo, debido a que la tiroxina estimula la osificación de la placa epifisaria, finalmente inhibe el alargamiento óseo.

Las placas epifisarias, que permiten el crecimiento de la longitud ósea, se suelen osificar alrededor de los 19-25 años. Una vez que esto sucede, un hueso ya no puede alargarse. Ya que el ensancha-miento óseo no depende de una placa de cartílago, los huesos hipotéticamente pueden seguir cre-ciendo a lo ancho siempre que el estrés mecánico estimule la actividad de los osteoblastos.

La ingesta dietética y el ejercicio afectan drásticamente a la calidad de la remodelación ósea. El tejido óseo sano se forma cuando se aplican fuerzas mecánicas en el hueso y hay cantidades adecua-das de calcio, vitamina D, proteínas y otros nutrientes. Los ejercicios con pesas, además de caminar, correr y el entrenamiento de fuerza, estimulan la actividad de los osteoblastos a lo largo de las líneas de estrés mecánico. Al final, los osteoblastos depositan el tejido óseo para soportar estas nuevas fuerzas.

Las articulaciones se forman en la unión de dos huesos, por lo que técnicamente forman parte del sistema esquelético. Aunque algunas articulaciones son inmóviles o solo ligeramente movibles, las móviles son las más importantes en el ejercicio (fig. 2-1).

Una serie de estructuras están asociadas con las articulaciones de movimiento libre. El cartílago articular, una capa de cartílago hialino que se encuentra en las superficies articulares del hueso, resiste esencialmente el desgaste y el desgarro del tejido óseo, y actúa como un amortiguador para evitar que los huesos articulados se colapsen durante el impacto. Una cápsula articular de doble capa rodea las articulaciones móviles; consiste en una cápsula externa fibrosa, lo suficientemente fuerte como

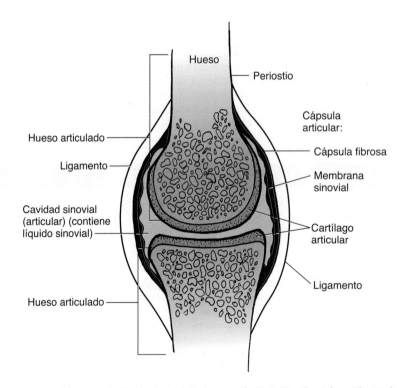

FIGURA 2-1 ■ Estructura general de una articulación sinovial. (Reimpreso de Oatis CA. Kinesiology. The Mechanics and Pathomechanics of Human Movement. Baltimore: Lippincott Williams & Wilkins, 2003; Fig. 5-1, con autorización.)

para resistir las fuerzas de tracción pero lo suficientemente flexible para permitir el movimiento, y una membrana sinovial interna que produce líquido sinovial. El líquido sinovial no solo reduce la fricción entre dos extremos óseos, sino que también suministra nutrientes para el cartílago articular y contiene células que eliminan los residuos y microbios dentro de la cavidad sinovial. En una articulación activa es una textura similar a las claras de huevo. Sin embargo, cuando las articulaciones están inmóviles, el líquido sinovial se vuelve casi gelatinoso, lo que limita la movilidad articular. Cualquier persona que haya experimentado rigidez articular matutina al levantarse de la cama sabe lo que se siente. Con la actividad, el líquido sinovial se adelgaza y se calienta, y así mejora la movilidad de las articulaciones.

Varias estructuras adicionales ayudan a estabilizar las articulaciones, como los tendones, ligamentos, meniscos, bolsas y vainas tendinosas. Los *tendones* unen los huesos a los músculos y, por tanto, permiten las contracciones musculares de bajo nivel para estabilizar y fortalecer las articulaciones. De hecho, esta contracción de bajo nivel, denominada tono muscular, es la que contribuye principalmente a la estabilidad articular. Los *ligamentos* unen los huesos entre sí y estabilizan las articulaciones. Suelen adherirse firmemente al revestimiento externo del hueso y evitan los movimientos excesivos que puedan dañar el tejido articular. Los *meniscos* son almohadillas de cartílago que se encuentran entre las superficies articulares de algunos huesos. Por ejemplo, los meniscos de la rodilla aumentan la estabilidad creando un buen ajuste entre el fémur del muslo y la tibia de la pierna. Las *bolsas* (bursas) son simplemente bolsas de lubricante que actúan como cojinetes para reducir la fricción en articulaciones como el hombro y la rodilla. Las *vainas tendinosas* tienen una estructura similar a las bolsas; sin embargo, envuelven los tendones en las áreas propensas al estrés, como la muñeca y el tobillo.

El rango de movimiento, o la flexibilidad permitida por una articulación, es el rango con el que los huesos de una articulación pueden moverse. La flexibilidad y la estabilidad están inversamente relacionadas. A medida que aumenta la estabilidad, la flexibilidad tiende a disminuir, y viceversa. Los factores que afectan el rango de movimiento en una articulación incluyen la estructura o la forma de las superficies articuladas, la tensión de los ligamentos asociados, la disposición de los músculos que actúan sobre la articulación y la frecuencia del uso articular.

Como se ha mencionado, cuanto más estrecho es el ajuste entre dos huesos, la articulación es más estable pero menos móvil. Considerar dos articulaciones esféricas (enartrosis). La articulación del hombro, formada entre el húmero y la escápula, es la más flexible porque la cabeza del húmero encaja libremente en la cavidad glenoidea superficial de la escápula. Sin embargo, a causa de este amplio rango de movimiento, esta articulación no es muy estable y es propensa a lesiones. Por otro lado, la articulación de la cadera formada por la articulación de la cabeza del fémur con el acetábulo profundo del hueso coxal, es mucho más estable. Esta estabilidad adicional altera el rango de movimiento porque los dos huesos encajan a la perfección. Aunque todavía se puede mover libremente, la articulación de la cadera es menos flexible que la del hombro.

La tensión dentro de los ligamentos asociados también afecta al rango de movimiento. Los ligamentos son tensos en ciertas posiciones y flexibles cuando las articulaciones están en otras posiciones. Considerar el ligamento cruzado anterior de la articulación de la rodilla. Cuando la rodilla está flexionada, el ligamento cruzado anterior está tenso y más restringido; sin embargo, cuando la rodilla está extendida, está suelto y menos restrictivo.

La tensión muscular también afecta a la flexibilidad de una articulación. Por ejemplo, la extensión de la rodilla limita la flexión de la cadera a medida que se alargan los músculos isquiotibiales y se contraen los del cuádriceps femoral. Por otro lado, la flexión de la rodilla mejora la flexión de la cadera a medida que los isquiotibiales se contraen y el cuádriceps femoral se relaja.

Por último, cuanto más frecuente sea el uso de una articulación y se mueva en todo su rango de movimiento, quedará más móvil. De hecho, el uso constante mantiene los músculos, tendones y ligamentos **plegables** y promueve la producción de líquido sinovial.

SISTEMA MUSCULAR

Las funciones principales del músculo esquelético son mantener la postura, proporcionar estabilidad en las articulaciones, permitir la locomoción y mantener la temperatura corporal. Las características que le permiten realizar estas funciones incluyen excitabilidad, extensibilidad, elasticidad y contractilidad. La *excitabilidad* o capacidad de respuesta es la capacidad de una fibra muscular para recibir y responder a los **estímulos.** El estímulo puede ser químico (como un neurotransmisor liberado por una neurona) o mecánico (como cuando los tendones están sobrecargados). La *extensibilidad* se refiere a la capacidad de una fibra muscular para estirarse hasta tres veces su longitud normal *sin romperse.* Otros tipos de células se rompen cuando se someten a tal fuerza. La *elasticidad* se refiere a la capacidad de la fibra muscular para retroceder, o volver a su longitud normal, después de la extensión o contracción. La *contractilidad* es la capacidad de la fibra muscular para generar fuerza. Una contracción isotónica ocurre cuando un músculo genera suficiente fuerza para controlar el movimiento de una resistencia a través del espacio. La *fase concéntrica* de una contracción isotónica es la fase positiva donde todo el músculo se acorta a medida que su fuerza excede la fuerza de la resistencia. La *fase excéntrica*, o fase negativa, se produce cuando el mismo músculo se alarga a medida que la resistencia comienza a exceder la fuerza muscular; esto ocurre a medida que disminuye el peso de manera controlada. Considerar un banco de *press* plano. La fase concéntrica de la contracción se da cuando el peso es empujado hacia arriba; la fase excéntrica ocurre a medida que se baja el peso. Cuando un músculo genera fuerza, pero es insuficiente para superar la resistencia, el músculo sufre una contracción isométrica. En las contracciones isométricas no se acorta el músculo entero a pesar de que se desarrolla fuerza.

Los músculos esqueléticos se componen de estructuras tubulares largas denominadas fascículos que están separadas entre sí por una capa de tejido conectivo llamada perimisio (fig. 2-2). Dentro de cada fascículo hay 10-100 células alargadas llamadas fibras musculares. Cada fibra muscular individual está rodeada por una capa de tejido conectivo con el nombre de endomisio, que envuelve el **sarcolema** (fig. 2-3). Las fibras están llenas de núcleos, **mitocondrias, mioglobina** y **glicosomas.** También contienen **miofibrillas,** que están formadas por varias proteínas, incluyendo actina, miosina, tropomiosina y troponina. La actina y la miosina son proteínas contráctiles que permiten que las fibras musculares generen fuerza.

Sorprendentemente, las personas nacen con el número máximo de fibras musculares que tendrán. Esto significa que el crecimiento y el desarrollo no son causados por **hiperplasia** o el aumento del número total de fibras musculares. En cambio, las fibras musculares crecen por el proceso de **hipertrofia**, que aumenta el área de sección transversal de las fibras musculares individuales. Por ejemplo, las fibras rápidas desarrollan más glicosomas y miofibrillas cuando se someten a sobrecargas progresivas que fuerzan las fibras para actuar a mayores intensidades. Un aumento de las miofibrillas se traduce en una fibra muscular de mayor diámetro y aumento de la fuerza, potencia y velocidad muscular. Por otro lado, las fibras lentas tienen una capacidad limitada para crecer, desarrollar más vasos sanguíneos, mioglobina y mitocondrias con el entrenamiento aeróbico a largo plazo. Aunque estos factores no aumentan de forma significativa la potencia, velocidad o fuerza, permiten que las fibras lentas se contraigan sin fatigarse durante un período más prolongado. Por tanto, diferentes métodos de entrenamiento benefician a diferentes tipos de fibras musculares.

SISTEMAS NERVIOSO Y ENDOCRINO: LOS SISTEMAS REGULATORIOS

Los sistemas nervioso y endocrino regulan todos los otros sistemas corporales. El primero controla las actividades corporales propagando los impulsos nerviosos, mientras que el segundo ejerce su influencia al liberar hormonas. Los efectos provocados por el sistema nervioso se producen inmediatamente y se detienen bastante rápido. Por otro lado, los efectos provocados por el sistema endocrino suelen tardar varios minutos, horas o incluso días en desarrollarse, pero suelen durar más tiempo.

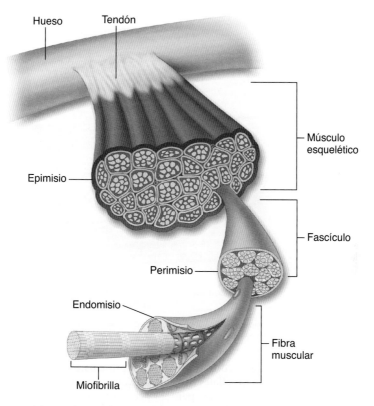

Hueso   Tendón

Músculo esquelético

Epimisio

Fascículo

Perimisio

Endomisio

Fibra muscular

Miofibrilla

FIGURA 2-2 ■ Estructura del músculo esquelético. (Reimpreso de McArdle WD, Katch FI, Katch VL. Essentials of Exercise Physiology. 8th Ed. Baltimore: Lippincott Williams & Wilkins, 2014; Fig. 18-1, con autorización.)

Plegable: flexible.

Estímulo: cambio en el ambiente interno o externo que inicia una respuesta por parte del sistema nervioso o muscular.

Sarcolema: membrana celular de una fibra muscular; la estructura que separa el interior de la fibra muscular del exterior.

Mitocondria: central eléctrica de una célula; lugar donde se realiza el ciclo de Krebs y la cadena de transporte de electrones que completa la oxidación de glucosa para producir grandes cantidades de ATP. Las mitocondrias son abundantes en fibras de contracción lenta.

Mioglobina: proteína con pigmento rojo que almacena oxígeno. Se encuentra solo en el tejido muscular; abundante en las fibras de contracción lenta.

Glicosomas: orgánulos que almacenan glucógeno. Abundante en fibras de contracción rápida.

Miofibrillas: orgánulos tubulares en los que los filamentos de actina y miosina están dispuestos en sarcómeros, que son las unidades contráctiles de las fibras musculares.

Hiperplasia: aumento del número de células. Las células grasas aumentan en número y las musculares no.

Disipar: disminuir al esparcirse; para distribuirse.

Neurona motora: neurona que transporta información del SNC a las fibras del músculo esquelético; controla las fibras musculares esqueléticas.

Hipertrofia: aumento en el área de sección transversal de una fibra muscular a medida que aumenta el número de miofibrillas. Las fibras de músculo esquelético y los adipocitos sufren hipertrofia.

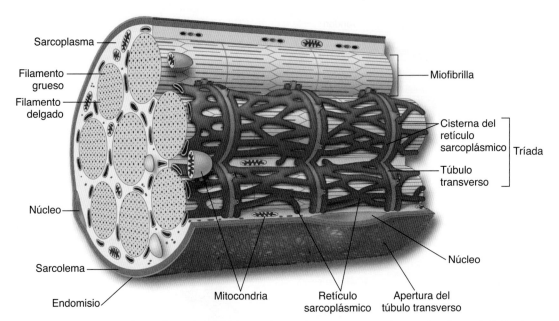

FIGURA 2-3 ■ Estructura de una fibra individual del músculo esquelético. (Reimpreso de McArdle WD, Katch FI, Katch VL. Essentials of Exercise Physiology. 8th Ed. Baltimore: Lippincott Williams & Wilkins, 2014; Fig. 18-1, con autorización.)

La neuroglia y las neuronas son los dos tipos de células principales que se encuentran en el sistema nervioso. Seis tipos de células neurogliales ayudan activamente a las neuronas. Las células neurogliales tienen formas y funciones variadas, pero en general suministran nutrientes a las neuronas, proporcionan apoyo estructural, mantienen el ambiente químico apropiado para la actividad de las neuronas, eliminan los desechos, aumentan la velocidad de propagación de los impulsos y regulan lo que realmente entra en el SNC. Aunque no propagan los impulsos por sí mismas, las células neurogliales son esenciales para el funcionamiento de las neuronas. Las neuronas son las células generadoras de impulsos del sistema nervioso. Responden a los estímulos, convierten los estímulos en impulsos, controlan los efectores como los músculos y las glándulas, y permiten que las personas sientan, piensen, recuerden y tengan emociones.

Las dos principales divisiones estructurales del sistema nervioso son el SNC y el sistema nervioso periférico (SNP). El SNC incluye el cerebro y la médula espinal, dos órganos conectados físicamente y muy vinculados entre sí. El SNP incluye todo el tejido nervioso fuera del SNC, como los nervios craneales, los nervios espinales y los órganos sensoriales especializados como el ojo y el oído. Los tejidos del cerebro y la médula espinal son algo frágiles, por lo que estos órganos están protegidos por las meninges, el líquido cefalorraquídeo (LCR) y el hueso. Las meninges están formadas por tres capas de tejido conectivo que rodean y protegen el SNC. El LCR, que se encuentra entre dos capas de meninges y en los espacios dentro del cerebro y la médula espinal, se forma a medida que las células neurogliales filtran la sangre. Permite que estos órganos floten para prevenir la compresión del tejido nervioso contra el hueso y actúa como un amortiguador para ayudar a **disipar** la fuerza. Los huesos del cráneo proporcionan protección adicional al actuar como barreras físicas para el cerebro, mientras que las vértebras protegen físicamente la médula espinal.

Aunque hay diferentes tipos de neuronas, cada uno tiene tres partes básicas: dendritas, un cuerpo celular y un axón (fig. 2-4). Las dendritas son las porciones receptoras de la neurona, pues detectan estímulos. El cuerpo de la célula recibe e integra la información entrante y luego decide si la almacena o responde al estímulo. El axón es la parte de la neurona por la que viaja un impulso. Un impulso

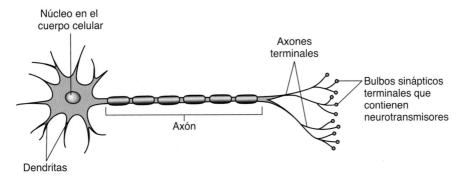

FIGURA 2-4 ■ Estructura de una neurona multipolar básica.

consiste en una serie de potenciales de acción que se mueven a lo largo de pequeños segmentos de la neurona hasta que alcanzan las terminales del axón al final de este. Una vez que el impulso llega a la terminal del axón, estimula la liberación de neurotransmisores de las vesículas. Los neurotransmisores son sustancias químicas utilizadas por las neuronas para comunicarse con los efectores. Si se libera suficiente neurotransmisor, el efector se estimula o inhibe (la acción final depende de varios factores, incluyendo el tipo de receptor presente). En el caso del músculo esquelético, el efecto de la liberación adecuada de neurotransmisores es siempre la contracción de la fibra muscular esquelética. En consecuencia, si se libera el neurotransmisor adecuado en la unión entre una fibra del músculo esquelético y una **neurona motora,** se produce la contracción.

El sistema endocrino trabaja con el sistema nervioso para controlar todas las actividades corporales. Los órganos del sistema endocrino son glándulas y colecciones de tejido glandular ubicadas en todo el cuerpo. En consecuencia, este sistema participa en diversas actividades: mantiene la química del medio interno, controla las reacciones metabólicas, establece el reloj biológico, influye en la contracción del músculo liso y cardíaco, y regula el crecimiento y el desarrollo.

Las glándulas liberan **hormonas** que finalmente entran en los vasos sanguíneos y viajan a todas las áreas del cuerpo. Aunque están expuestas a todas las células, las hormonas solo afectan a las **células diana** o a las que tienen receptores específicos para ellas. Una pequeña cantidad de hormona puede tener efectos enormes debido a la amplificación, un proceso donde una molécula de hormona desencadena la acción de miles de enzimas. Mientras la hormona esté presente, se produce el efecto. Sin embargo, las enzimas del cuerpo eventualmente descomponen las hormonas para limitar su acción.

SISTEMAS CARDIOVASCULAR Y RESPIRATORIO

Los sistemas cardiovascular y respiratorio trabajan juntos para garantizar un suministro de oxígeno adecuado y la eliminación de dióxido de carbono de las células del cuerpo. En el sistema cardiovascular, el corazón es la bomba que impulsa la sangre oxigenada a través de los vasos sanguíneos. Además de oxígeno, también transporta nutrientes y residuos.

Hormonas: suelen ser moléculas de esteroides o proteínas que ejercen un efecto sobre las células diana; las células diana tienen receptores que se unen específicamente a una hormona determinada. Después las hormonas alteran los procesos metabólicos de una célula cambiando la actividad de una enzima o alterando la velocidad de transporte de sustancias específicas en una célula.

Células diana: células en todo el cuerpo que tienen receptores para una hormona determinada.

La sangre consiste en plasma y elementos formes. El plasma es la porción líquida de la sangre que contiene agua y sustancias disueltas como iones, glucosa, hormonas y gases. Los elementos formes incluyen eritrocitos, leucocitos y plaquetas. Los eritrocitos contienen hemoglobina, una molécula que se une al oxígeno. Su forma de disco bicóncavo les confiere un área de superficie extensa, un factor que facilita el intercambio de oxígeno y dióxido de carbono. Los leucocitos están involucrados sobre todo con la inmunidad. Algunos viajan a través de la sangre y la linfa, mientras que otros residen en el tejido linfático. Las plaquetas son en realidad fragmentos celulares que participan en la coagulación. Son importantes para prevenir la hemorragia.

Un corazón sano eyecta suficiente sangre para suministrar oxígeno y nutrientes a los tejidos. Se adapta fácilmente a las crecientes demandas que resultan de un mayor esfuerzo. El **gasto cardíaco** mide la cantidad de sangre bombeada por minuto; es el producto de la **frecuencia cardíaca** multiplicada por el **volumen sistólico**. En general, un corazón sano tiene un gasto cardíaco alto a consecuencia de un gran volumen sistólico, lo que explica por qué la frecuencia cardíaca disminuye a medida que mejora la salud cardiovascular. En otras palabras, un corazón más saludable no tiene que trabajar tan duro como un corazón que no lo está para suministrar oxígeno y nutrientes a los tejidos activos.

El sistema respiratorio incluye: cavidad nasal, faringe, tráquea, pulmones, bronquios y bronquiolos. La tráquea se ramifica en los bronquios primarios izquierdo y derecho, que se dirigen a cada pulmón y luego se dividen muchas veces para finalmente formar los **bronquiolos terminales.** Al final de cada bronquiolo terminal hay un pequeño saco de aire llamado **alvéolo.** Numerosos capilares pulmonares rodean cada alvéolo, de manera que los pulmones están ricamente provistos de vasos sanguíneos. En esencia, esta relación íntima entre los alvéolos y sus capilares facilita el intercambio de gases. Por tanto, el tejido pulmonar se compone de alvéolos, vasos sanguíneos y ramas de los bronquios, que le confieren una textura bastante esponjosa.

La función principal del sistema respiratorio es la respiración o ventilación, proceso que repone la sangre venosa con oxígeno a la vez que elimina el dióxido de carbono acumulado. Varias estructuras y órganos permiten la respiración normal, como los músculos intercostales internos y externos, el diafragma, las fibras elásticas en los pulmones, el esternón y las costillas.

La respiración comprende la ventilación, respiración externa, respiración interna y *respiración celular*. Esta última se produce a nivel celular dentro de las mitocondrias. Esto requiere oxígeno y produce dióxido de carbono como subproducto. En la mitocondria, los enlaces químicos de los carbohidratos, triglicéridos y proteínas se rompen completamente para producir grandes cantidades de **ATP.** Se requiere oxígeno porque actúa como aceptor de electrones al final de la cadena de transporte de electrones. Si no hay suficiente oxígeno disponible, la producción aeróbica de ATP se ralentiza. Por tanto, las células metabólicamente activas requieren un suministro continuo de oxígeno para cumplir con las demandas energéticas.

La *respiración interna* implica el intercambio de oxígeno y dióxido de carbono entre las células del cuerpo y los eritrocitos. El oxígeno se une a la hemoglobina en los eritrocitos, viaja a través de los vasos sanguíneos y se difunde con facilidad en las células corporales metabólicamente activas. Como se ha mencionado, el dióxido de carbono es un subproducto de la respiración celular; por tanto, a medida que las células producen ATP, este se acumula. Sin embargo, el dióxido de carbono se difunde fácilmente de las células corporales a la sangre, mientras que el oxígeno se difunde desde la sangre a las células del cuerpo. Este intercambio de oxígeno por dióxido de carbono se llama respiración interna.

Dado que el exceso de dióxido de carbono altera el pH de la sangre, el sistema respiratorio lo elimina continuamente. Los vasos sanguíneos facilitan esta eliminación al transportar el dióxido de carbono a los pulmones donde se difunde con facilidad de la sangre a los alvéolos pulmonares, mientras que el oxígeno de los alvéolos se difunde en la sangre. Este proceso se llama *respiración externa*.

La *ventilación* es simplemente el movimiento de aire dentro y fuera de los pulmones: el proceso que asegura la disponibilidad de oxígeno y la eliminación de dióxido de carbono, comprende tanto la inspiración como la espiración. La inspiración es un proceso activo que requiere la contracción de varios músculos, incluido el diafragma y los intercostales externos. Entender la estructura básica de la pleura, una membrana protectora que rodea cada pulmón, ayuda a explicar el proceso de inspiración. La membrana pleural es una estructura de doble capa que rodea y apoya a cada pulmón en su correspondiente cavidad pleural. La capa interna se adhiere con firmeza a la superficie de los pulmones, mientras que la capa exterior a las estructuras circundantes, como el diafragma, el esternón, las costillas y los músculos intercostales. Entre estas dos capas hay líquido seroso que hace que la capa interna se adhiera a la capa externa. Debido a esta disposición general, cualquier cosa que mueva el diafragma o la caja torácica también expande los pulmones.

Cuando está relajado, el diafragma es un músculo en forma de cúpula que separa la cavidad torácica de la abdominal. Si el diafragma permanece relajado, la presión dentro de los pulmones iguala la presión atmosférica, por lo que no hay movimiento neto de aire dentro o fuera de estos. Sin embargo, cuando el diafragma se contrae, se aplana a medida que se mueve hacia los órganos abdominales. Dado que la capa externa de la membrana pleural se adhiere al diafragma y al moverse tira de esta capa, los pulmones se expanden a medida que el diafragma se contrae. Al mismo tiempo, los intercostales externos se contraen y elevan el esternón y las costillas. Dado que los intercostales externos, el esternón y las costillas también se adhieren firmemente a la capa externa de los pulmones, la contracción de los intercostales externos también expande los pulmones. A medida se expanden, la presión dentro de la cavidad torácica disminuye, creando así un gradiente de presión. El aire del exterior del cuerpo se mueve desde un área de mayor presión (en la atmósfera) a un área de menor presión (dentro de los pulmones). Dado que este proceso requiere la contracción muscular, y que esta contracción requiere energía, la inspiración es un *proceso activo*.

Por otro lado, la espiración normal es un *proceso pasivo*. Mientras el tejido pulmonar permanezca elástico y el músculo se contraiga normalmente, la espiración se produce cuando el diafragma y los intercostales externos se relajan y el tejido pulmonar elástico retrocede. La presión elevada resultante dentro de los pulmones obliga al aire a pasar desde el espacio pulmonar (un área que ahora tiene una presión más alta) al exterior (un área de presión relativamente baja).

Gran parte del sistema respiratorio está revestido con un tipo de tejido que secreta moco y tiene cilios. El moco atrapa partículas potencialmente peligrosas, mientras que los cilios se mueven al unísono para desplazar las partículas atrapadas y el moco lejos de los pulmones, hacia la boca, donde se pueden tragar o escupir. Así, el moco y los cilios trabajan juntos para proteger el tejido pulmonar. La nicotina en los cigarrillos paraliza los cilios. Como resultado, los fumadores desarrollan tos crónica que esencialmente suple el trabajo de los cilios: mueve el moco y las partículas atrapadas lejos de los pulmones.

Gasto cardíaco: FC × VS; es igual a la cantidad de sangre que el corazón bombea por minuto.

Frecuencia cardíaca (FC): cantidad de veces que el corazón late por minuto.

Volumen sistólico (VS): cantidad de sangre bombeada fuera del ventrículo izquierdo por latido cardíaco.

Bronquiolos terminales: ramas del tracto respiratorio que terminan en alvéolos. La tráquea se ramifica en los bronquios primarios derecho e izquierdo; cada bronquio primario se ramifica en bronquios secundarios derecho e izquierdo, que se ramifican en bronquios terciarios, etc. A medida que las paredes de las vías respiratorias se adelgazan, se forman los bronquiolos y terminan en alvéolos.

Alvéolos: sacos de aire microscópicos de pared delgada ubicados en los pulmones. Son los lugares de intercambio gaseoso en los pulmones. Cada pulmón contiene millones de alvéolos.

Trifosfato de adenosina (ATP): molécula de alta energía que alimenta a la mayor parte de la actividad celular. Sin embargo, el ATP no es la única molécula de alta energía en el cuerpo.

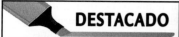

DESTACADO   Deterioro del tejido pulmonar

En los casos de daño en el tejido pulmonar, la espiración se convierte en un proceso activo. Cuando este tejido pierde su elasticidad, los pulmones suelen permanecer muy inflados, un trastorno que empuja la pared torácica, desplaza el diafragma y las costillas, estira el tejido pulmonar por encima de su límite normal e interfiere con el funcionamiento de los músculos sinérgicos. Todos estos factores alteran la respiración. Para contrarrestar algunos de estos efectos, los intercostales internos se contraen para deprimir el esternón y la caja torácica para expulsar el aire. En el transcurso de 10-20 años las articulaciones en la caja torácica se vuelven rígidas con el desarrollo del tejido fibroso, un trastorno que altera el rango de movimiento de la caja torácica. El resultado es una respiración rápida y superficial. Con el tiempo, esto compromete a los músculos respiratorios accesorios ubicados en la parte superior del tórax que en general solo se utilizan en urgencias respiratorias. El aumento de la respiración torácica superior acoplado con la disminución de la respiración torácica inferior produce un movimiento torácico exagerado alternante en sentido superior e inferior, que se asocia con enfisema y otros trastornos pulmonares obstructivos crónicos. También fomenta el desarrollo de tórax en forma de barril habitual en pacientes con enfermedad pulmonar obstructiva crónica.

SISTEMAS LINFÁTICO E INMUNITARIO

El sistema linfático consiste en un grupo de vasos cerrados que transportan **linfa,** un líquido claro que tiene una composición similar a la sangre. Aunque contiene agua y electrólitos, carece de eritrocitos y en general contiene pocas proteínas. Sus principales funciones son regresar el líquido intersticial a la sangre, transportar sustancias liposolubles lejos del tracto digestivo y participar en la vigilancia inmunitaria.

FORMACIÓN Y ELIMINACIÓN DEL LÍQUIDO INTERSTICIAL

La **presión hidrostática** y la **presión osmótica** son responsables de gran parte del movimiento de sustancias entre las células en las paredes capilares. La acción de bombeo del corazón mueve la sangre de las grandes arterias hacia las más pequeñas y las arteriolas. Las arteriolas finalmente se ramifican en capilares, que son vasos porosos que impregnan la mayoría de los tejidos corporales. La fuerza ejercida por la sangre contra las paredes de los vasos sanguíneos se llama presión hidrostática; disminuye a medida que la sangre se aleja cada vez más del corazón.

Aunque la presión hidrostática disminuye a medida que la sangre se aleja del corazón, permanece lo suficientemente alta en el extremo arteriolar del capilar como para forzar muchos componentes plasmáticos a través de las paredes capilares permeables hacia el **espacio intersticial.** Cualquier sustancia lo suficientemente pequeña como para salir de la pared capilar se convierte en parte del líquido intersticial, como agua, oxígeno, dióxido de carbono, glucosa, pequeños aminoácidos, ácidos grasos, hormonas y sales. Si se dejara acumular en el espacio intersticial, el volumen sanguíneo disminuiría y el líquido intersticial se acumularía, aunque esto es poco probable por las razones explicadas a continuación.

En general, las fuerzas opuestas de la presión hidrostática y osmótica actúan constantemente sobre el capilar y determinan el movimiento neto de líquidos. La presión osmótica dentro de los vasos sanguíneos permanece constante, ya que depende de la presencia de proteínas séricas y las proteínas son demasiado grandes para filtrarse a través de las membranas capilares. Sin embargo, la presión hidrostática disminuye a lo largo de los vasos sanguíneos. En el extremo arteriolar del capilar, la presión hidrostática supera la presión osmótica; por tanto, hay un movimiento neto de sustancias fuera de los capilares. En el extremo venular del capilar, la presión hidrostática disminuye mientras que la osmótica sigue siendo la misma. En última instancia, la presión osmótica supera la hidrostática,

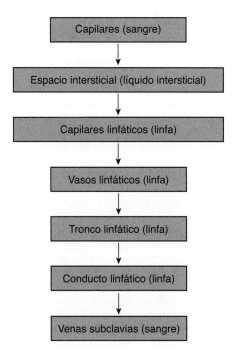

FIGURA 2-5 ■ Flujo general de líquido.

por lo que transporta agua y solutos de vuelta a los vasos sanguíneos. Sin embargo, esta diferencia de presión es insuficiente para absorber todo el líquido intersticial de vuelta, por lo que, a medida que el corazón continúa bombeando, el líquido intersticial continúa acumulándose. Si se deja acumular en el espacio intersticial, se desarrolla **edema,** que sin embargo se previene en gran parte por el sistema linfático. Conforme el líquido tisular se acumula, ejerce presión sobre los vasos circundantes, muchos de los cuales son capilares linfáticos. La estructura de los capilares linfáticos les permite permanecer abiertos incluso cuando la presión contra sus paredes extremadamente delgadas es alta. En lugar de causar el colapso de los capilares linfáticos, la acumulación de presión los obliga a abrirse para que el líquido pueda entrar. Una vez que el líquido intersticial entra en los capilares linfáticos, no puede volver al espacio intersticial. En cambio, este líquido ahora llamado linfa, viaja hacia el corazón, pasando por los nódulos linfáticos a lo largo del camino. Por último, la linfa pasa a uno de los dos conductos linfáticos principales y regresa a los vasos sanguíneos en dos puntos cerca de las clavículas. Una vez que vuelve a entrar en los vasos sanguíneos, el líquido se llama sangre de nuevo (fig. 2-5).

Linfa: líquido transportado por el sistema linfático. Incluye exceso de líquido intersticial, leucocitos y sustancias liposolubles absorbidas en el intestino delgado.

Presión hidrostática: presión ejercida por la sangre contra la pared de los vasos sanguíneos.

Presión osmótica: presión ejercida por las partículas de soluto en el lado de la membrana permeable al agua pero impermeable al soluto. El agua se mueve a través de la membrana semipermeable a un área con menor cantidad de agua y mayor concentración de soluto como resultado del movimiento de solutos.

Espacio intersticial: espacio extracelular ubicado entre las células. Contiene el líquido intersticial.

Edema: acumulación de exceso de líquido en el espacio intersticial. El exceso de líquido tisular produce enrojecimiento, hinchazón, dolor y algunas veces prurito.

TRANSPORTE DE SUSTANCIAS LIPOSOLUBLES DEL TRACTO GASTROINTESTINAL

Durante la digestión, las partículas grandes de alimentos se descomponen en pequeños componentes que pasan a través del epitelio del tracto digestivo. El principal lugar de absorción es el intestino delgado, que tiene una gran cantidad de capilares sanguíneos y vasos quilíferos (capilares linfáticos especializados). Las sustancias hidrosolubles, como aminoácidos, glucosa, minerales y la mayoría de las vitaminas pasan a los capilares sanguíneos. Sin embargo, los ácidos grasos de cadena media a larga y las vitaminas liposolubles no entran en los capilares sanguíneos. En su lugar, inicialmente entran en los quilíferos y viajan a través del sistema linfático hasta llegar por último a la sangre.

VIGILANCIA INMUNITARIA

Los órganos del sistema linfático incluyen la médula ósea roja, la glándula del timo, los nódulos linfáticos y el bazo. La *médula ósea roja* es donde se forman los eritrocitos y leucocitos. Varios tipos de leucocitos protegen el cuerpo de los patógenos. Los linfocitos B y T son dos tipos de leucocitos intrincadamente involucrados con la inmunidad. Después de formarse, los linfocitos B permanecen en la médula ósea roja para madurar. Una vez maduros, viajan en los líquidos corporales o residen en los nódulos linfáticos o el bazo. Los linfocitos T inmaduros viajan al *timo*, donde maduran, aprenden autotolerancia y se vuelven capaces de reconocer partículas invasoras extrañas. Una vez maduros, abandonan el timo y viajan a través de los líquidos corporales o residen en los nódulos linfáticos o el bazo. Otro tipo de leucocito importante en el funcionamiento del sistema inmunitario son los **macrófagos,** que son **fagocitos** activos que engullen y destruyen los patógenos antes de que puedan causar daño. Los fagocitos también viajan a través de los líquidos corporales y residen en el tejido linfático.

Los principales órganos linfáticos son los nódulos linfáticos. Más de 600 de estos órganos con forma de judía se agrupan cerca de la superficie del cuerpo donde los vasos linfáticos forman troncos. Son particularmente abundantes en las áreas cervical, axilar, mamaria e inguinal. Los nódulos linfáticos contienen macrófagos que filtran la linfa, destruyen los microbios y eliminan los residuos celulares antes de devolver el líquido de nuevo a la sangre. Esto limita la propagación de agentes potencialmente dañinos. Además, los linfocitos T y B locales monitorizan la linfa, organizan el ataque contra patógenos y activan el sistema inmunitario para destruir de manera efectiva y eficiente a los invasores dañinos.

A diferencia de los nódulos linfáticos, el bazo filtra la sangre en lugar de la linfa. Contiene dos tipos de tejido, la pulpa blanca y la roja, que le permiten funcionar. En la pulpa blanca del bazo residen macrófagos, linfocitos B y T, los cuales monitorizan la presencia de patógenos en la sangre. Por otro lado, la pulpa roja contiene grandes venas llenas de sangre. En esta, los macrófagos destruyen los glóbulos rojos desgastados, mientras que los linfocitos B y T destruyen a los patógenos. Juntos, los linfocitos B y T desmontan de forma efectiva a la mayoría de los invasores. Debido a que hay muchos linfocitos B y T en el tejido linfático, el sistema linfático es un componente crucial de la inmunidad.

El sistema inmunitario confiere resistencia inespecífica (innata) y específica (adaptativa). Los componentes de la resistencia inespecífica proporcionan protección *inmediata* y *general* contra diversos patógenos y está formada por **barreras mecánicas** diseñadas para evitar la entrada de microbios; **barreras químicas,** para debilitar o destruir efectivamente los patógenos (tabla 2-3); reflejos para retirar o expulsar con rapidez los patógenos antes de que entren en los tejidos más profundos, y componentes adicionales para inmovilizar a los patógenos que realmente entran en el cuerpo.

Las barreras mecánicas incluyen la piel intacta y las membranas mucosas, que son los principales elementos que evitan la entrada de microbios. Las características generales de la piel la convierten en una barrera física formidable. Como se mencionó antes, la piel está formada por múltiples capas que protegen los tejidos más profundos del ambiente externo. Las células de la capa externa de la piel también están llenas de queratina y rodeadas por glucolípidos. La queratina la hace más resistente a

TABLA 2-3. Barreras mecánicas y químicas para los patógenos

Barreras mecánicas	Barreras químicas
• Múltiples capas en la epidermis y la dermis	• Lágrimas y saliva que contienen lisozima, una sustancia que elimina los patógenos
• Células firmemente empaquetadas en la epidermis	• Sebo que contiene bactericida
• Queratina en la epidermis	• Moco que atrapa partículas extrañas para evitar la entrada a los tejidos profundos
• Melanina en la epidermis	
• Glucolípidos entre las células epidérmicas	
• Desprendimiento de la capa superficial de la epidermis	

las lesiones y a la penetración, mientras que los glucolípidos la hacen impermeable. Además, la piel contiene melanina, una proteína pigmentada que protege el ADN celular de la radiación UV. Por último, a medida que el sudor gotea de la piel y se desprenden las capas externas, los patógenos de la superficie corporal son eliminados antes de que puedan causar daño.

Las barreras químicas están formadas por sustancias celulares que forman las barreras mecánicas. Las lágrimas y la saliva contienen **lisozima,** una enzima que destruye los patógenos. La transpiración, el jugo gástrico y las secreciones vaginales tienen un pH bajo, y como algunos patógenos no pueden reproducirse en un ambiente ácido estas secreciones inhiben eficazmente la proliferación de patógenos. El **sebo** de las glándulas sebáceas (aceite) contiene una toxina que mata directamente ciertas bacterias. El moco producido por las membranas mucosas atrapa partículas extrañas, mientras que los cilios asociados se mueven al unísono para desplazar el moco y sus partículas atrapadas lejos de los tejidos más profundos (tabla 2-3).

Los reflejos son tos, estornudos, vómito y diarrea, que de forma rápida y eficiente expulsan las partículas potencialmente dañinas para evitar su entrada a los tejidos u órganos más profundos. Los componentes adicionales inespecíficos que se activan si un patógeno infringe una de las barreras antes mencionadas son *fagocitos, inflamación, fiebre, linfocitos citolíticos naturales* y *proteínas protectoras.*

Como se ha definido, los *fagocitos* son leucocitos que engullen sustancias extrañas y las eliminan antes de que dañen el cuerpo. Los neutrófilos y macrófagos son los fagocitos más activos. A menudo viajan a través de la sangre y la linfa, pero algunos se estacionan en tejidos específicos para controlar las condiciones locales.

Aunque a veces se considera peligrosa, la *inflamación* es en realidad un proceso normal, natural y útil. Se desencadena por infecciones virales, micóticas o bacterianas; por traumatismos físicos como resultado de fricción excesiva, calor o frío, o por exposición a sustancias químicas irritantes como ácidos o bases. El enrojecimiento, el calor, la hinchazón y el dolor localizados se deben sobre

Macrófago: tipo de leucocito involucrado en la defensa específica e inespecífica. Los macrófagos son fagocitos importantes.

Fagocito: célula que engulle y destruye sustancias potencialmente dañinas como microorganismos, partículas extrañas, residuos celulares y células envejecidas. Después de ingerir su presa, los fagocitos liberan poderosas enzimas que digieren la sustancia extraña.

Barrera mecánica: obstrucción física para la entrada; incluye la piel intacta y las membranas mucosas.

Barrera química: incluye sustancias como lágrimas, saliva, sebo y moco que son producidas por células que forman las barreras mecánicas.

Lisozima: enzima contenida en lágrimas y saliva que digiere y destruye los patógenos.

Sebo: producto oleoso producido por las glándulas sebáceas (aceite). Lubrica el cabello y la piel para evitar grietas o roturas. También contiene una sustancia tóxica para las bacterias.

todo al aumento del flujo sanguíneo y a la permeabilidad capilar en la zona afectada, a lo que contribuyen varios factores. Las células dañadas liberan histamina, cininas, prostaglandinas y otras sustancias que dilatan los vasos sanguíneos a nivel local para albergar el aumento del flujo sanguíneo, lo que permite que la sangre se desplace hacia el espacio intersticial. A medida que la sangre se acumula, el área se vuelve roja. La hinchazón local en realidad ayuda a diluir sustancias nocivas, pero también crea una presión que estimula los receptores locales de dolor. El área se calienta porque la sangre de los tejidos más profundos se desvía al área de infección. Además, en la sangre viajan macrófagos y neutrófilos adicionales que son enviados para eliminar los agentes dañinos. A medida que engullen patógenos y residuos celulares, mueren y se convierten en parte del pus que comienza a formarse. En consecuencia, el pus, que es una parte normal del proceso de curación, contiene patógenos, fagocitos muertos y células muertas. En general, la inflamación aísla el área de infección para evitar la propagación de agentes dañinos, eliminar los residuos celulares que resultan de la muerte celular y facilitar el suministro de los componentes necesarios para la reparación una vez que se controla la infección.

Cuando un virus o una bacteria invaden los leucocitos, estos liberan sustancias químicas conocidas como pirógenos (o interleucina 1), que actúan sobre el **hipotálamo,** una pequeña parte del cerebro que establece el punto fijo de la temperatura corporal. Bajo la influencia de los pirógenos, el hipotálamo aumenta el punto fijo para la temperatura corporal, lo que produce *fiebre*. La fiebre en los niños y la fiebre alta en los adultos son peligrosas porque **desnaturalizan** las proteínas del cuerpo e interfieren en sus acciones. Sin embargo, las fiebres leves a moderadas en adultos parecen aumentar la capacidad del cuerpo para inactivar a los invasores. ¿Cómo? El aumento de la temperatura corporal estimula la intensidad de la fagocitosis; acelera los procesos metabólicos para incluir a aquellos involucrados en la reparación de tejidos, y hace que el hígado **secuestre** al hierro, mineral necesario para que las bacterias y los hongos se multipliquen. Sin la cantidad adecuada de hierro la reproducción bacteriana disminuye y puede cesar por completo.

Los *linfocitos citolíticos naturales* son tipos especiales de linfocitos que viajan a través de la sangre y la linfa. Estas células están involucradas en la resistencia inespecífica y no son fagocíticas. En su lugar, liberan **perforinas,** sustancias citolíticas que esencialmente hacen que el cáncer y las células infectadas por virus se desintegren. Además, estos linfocitos liberan sustancias químicas potentes que promueven y estimulan la respuesta inflamatoria.

Varias *proteínas protectoras* aumentan la resistencia inespecífica, de manera directa o indirecta. Los **interferones** son proteínas producidas por ciertos linfocitos y fibroblastos infectados por virus. Aunque la célula infectada no puede hacer nada para salvarse, puede ayudar a proteger las células cercanas liberando interferón, que se une a las células no invadidas y las estimula para producir proteínas que interfieren con la replicación viral. Esto disminuye seriamente el daño viral. Además, los interferones aumentan la resistencia al estimular la fagocitosis y movilizar a los linfocitos citolíticos naturales.

Las **proteínas del complemento** incluyen un grupo de más de 20 proteínas que suelen circular en los líquidos corporales de forma inactiva. Una vez activadas, estas proteínas se agrupan en un área infectada, lisan las membranas celulares bacterianas, desactivan los virus al alterar su estructura molecular, promueven la fagocitosis con la aglomeración de antígenos y amplifican la inflamación para inhibir la propagación de la infección. La vía del complemento es crítica para superar a los patógenos. Véase la tabla 2-4 para obtener un resumen de la resistencia inespecífica.

La resistencia adaptativa reacciona más lentamente ante un encuentro inicial con un **antígeno** particular y presenta cuatro características distintivas principales: *especificidad* o capacidad de reconocer y responder a antígenos particulares; *acción sistémica,* efectos generalizados más que locales; *memoria,* la capacidad de «recordar» un encuentro inicial, de manera que los futuros encuentros con el mismo antígeno estimulen una respuesta inmune más rápida e intensa, y el *reconocimiento de lo propio/ajeno,* o la capacidad de distinguir entre células normales del cuerpo y agentes potencialmente dañinos. La resistencia adaptativa depende sobre todo de los linfocitos B, T y las células presentadoras de antígenos (CPA).

TABLA 2-4. Resistencia inespecífica proporcionada por barreras mecánicas, barreras químicas, reflejos y componentes adicionales

Resistencia	Función
Barreras mecánicas	Diseñadas para mantener los patógenos fuera del cuerpo
Barreras químicas	Producidas por las células que forman las barreras mecánicas; su objetivo es destruir los patógenos antes de que entren en el organismo
Reflejos	Destinados a expulsar a los patógenos mientras intentan entrar en los tejidos más profundos del cuerpo
Componentes adicionales • Fagocitos • Inflamación • Fiebre • Linfocitos citolíticos naturales • Proteínas protectoras	Atacan a los patógenos una vez que han entrado en el cuerpo. Siguen siendo una defensa inmediata e inespecífica contra varios patógenos

Los linfocitos B y T tienen diferentes mecanismos de acción. Hay dos tipos de linfocitos B: los *linfocitos B plasmáticos* y de memoria. Los primeros son fábricas productoras de anticuerpos que responden a patógenos nocivos mediante la producción de anticuerpos específicos para el invasor. Los anticuerpos tienen varios mecanismos de acción; por ejemplo, pueden neutralizar, precipitar o aglutinar patógenos haciéndolos inertes (ineficaces) y más vulnerables a los macrófagos. Además, los anticuerpos juegan un papel importante en la activación de la vía del complemento comentada anteriormente. Los segundos, los *linfocitos B de memoria,* permanecen después del encuentro inicial con un antígeno determinado. Aunque están latentes en un encuentro inicial, proliferan justo después de la exposición posterior al mismo antígeno. Esto se traduce en una producción más rápida de anticuerpos y una respuesta más intensa a la invasión.

El sistema inmunitario produce cuatro tipos generales de linfocitos T: T citotóxicos, T colaboradores, T reguladores (o supresores) y linfocitos T de memoria. A diferencia del mecanismo de acción indirecto de los linfocitos B plasmáticos, los *linfocitos T citotóxicos* atacan y destruyen directamente a las células infectadas por el virus y las células tumorales. Por ejemplo, cuando los linfocitos T

Hipotálamo: área pequeña en el cerebro con importantes responsabilidades. Además de establecer el punto fijo para la temperatura corporal, contiene los centros del hambre, la sed y la saciedad. También regula la liberación de muchas hormonas.

Desnaturalización: cambio de la forma y la función subsiguiente de una molécula. A menudo ocurre cuando una molécula es sometida a calor extremo, agitación o sustancias químicas.

Secuestro: separación de la sangre; para «apartarlas».

Perforinas: grupo de proteínas que causan lisis celular (o estallido celular). Operan causando la formación e inserción de tubos en la membrana de una célula infectada, lo que permite que las sustancias pasen a través de la membrana.

Interferones: grupo de proteínas producidas por células corporales infectadas por virus. Literalmente «interfieren» en la capacidad de un virus para replicarse en las células corporales cercanas.

Granulisina: función similar a la de las perforinas.

Proteínas del complemento: grupo de proteínas que circulan a través de los líquidos corporales de forma inactiva. Se activan por una de dos vías y mejoran significativamente la resistencia inespecífica y específica.

Antígeno: sustancia que inicia una respuesta inmune al entrar en el cuerpo. Estimula la producción de anticuerpos. Los antígenos incluyen bacterias, virus, toxinas y tejidos u órganos extraños.

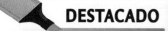

DESTACADO   Linfocitos T colaboradores y VIH

Los linfocitos T colaboradores maduros (junto con algunas otras células) expresan una proteína superficial llamada CD4. El virus de la inmunodeficiencia humana (VIH), que causa el síndrome de inmunodeficiencia adquirida (SIDA), ataca este receptor CD4 e interfiere en el funcionamiento de estos linfocitos. Para entender la importancia de los linfocitos T colaboradores hay que considerar lo que sucede con el sistema inmunitario en las personas con SIDA. Este sistema es incapaz de luchar contra los antígenos que un sistema inmunitario saludable podría manejar fácilmente porque los linfocitos T colaboradores no estimulan la actividad de los linfocitos B y T.

citotóxicos reconocen una célula infectada, liberan sustancias llamadas perforinas y **granulisina.** Estas sustancias forman aberturas tubulares en la membrana de la célula infectada: una condición que permite que las sustancias extracelulares entren en el medio interno. Finalmente, a medida que el líquido extracelular se acumula dentro del compartimento intracelular, la célula sufre **lisis.** A diferencia de los linfocitos T citotóxicos, los *linfocitos T colaboradores* no destruyen los patógenos. En cambio, mejoran la respuesta inmune mediante la liberación de sustancias químicas que estimulan la proliferación de linfocitos B y T. A pesar de que los linfocitos T colaboradores no protegen de forma directa contra los antígenos, el sistema inmunitario sería ineficaz sin ellos. Por tanto, en ausencia de estos linfocitos, el cuerpo sufre y sucumbe a la invasión.

Los *linfocitos T reguladores* esencialmente modulan la respuesta inmune apagando la actividad de los linfocitos T cuando ya no son necesarios. Proporcionan una importante «autocomprobación» que restringe o controla la respuesta inmune. Los *linfocitos T de memoria*, como los linfocitos B de memoria, permanecen inactivos durante un ataque inicial. Sin embargo, se movilizan y proliferan con rapidez durante los ataques subsiguientes de los mismos antígenos y, por tanto, permiten una defensa más fuerte y más rápida durante una invasión secundaria.

Las CPA activan los linfocitos B y T, lo que causa una rápida proliferación y diferenciación de las **células primitivas.** Además, los linfocitos T colaboradores se estimulan después de encontrar a una CPA.

SISTEMA DIGESTIVO

La función principal del sistema digestivo es convertir los alimentos en productos que puedan ser absorbidos en los vasos del sistema cardiovascular o linfático, mientras que el material no digerido se desecha en forma de heces. Durante el proceso de descomposición de los alimentos, los órganos digestivos liberan muchas secreciones. Los productos finales de la digestión, junto con el agua y otros materiales, son absorbidos mientras que las heces se compactan y almacenan antes de la defecación.

La comida pasa a través de una serie de órganos llamados **canal alimentario** o tracto digestivo, formado por la boca, la faringe, el esófago, el estómago, el intestino delgado y el intestino grueso. Además del canal alimentario, varios órganos accesorios participan en la digestión, como las glándulas salivales grandes, que se vacían en la boca, y el páncreas, la vesícula biliar y el hígado, que se vacían en el duodeno del intestino delgado.

La ingestión de alimentos se produce en la boca. La lengua manipula la comida, la mezcla con las secreciones de las glándulas salivales y, por último, ayuda a convertir los alimentos en una masa semisólida llamada bolo. La superficie de la lengua tiene numerosas papilas, algunas de las cuales contienen papilas gustativas. Una tira de tejido llamado frenillo lingual conecta la lengua con el suelo de la boca para evitar que esta se caiga y bloquee la apertura de la tráquea. El límite entre la cavidad oral y la cavidad nasal es el paladar. La parte frontal del paladar está formada de hueso y se denomina paladar duro. La porción posterior, paladar blando, está compuesta de músculo esquelé-

TABLA 2-5. Funciones del estómago

- Actúa como un tanque de almacenamiento temporal para los alimentos ingeridos
- Se somete a agitación para mezclar el bolo con las secreciones estomacales
- Descompone químicamente las proteínas
- Convierte el bolo semisólido en quimo semilíquido
- Absorbe agua, iones, alcohol y drogas

tico. Una proyección llamada úvula cuelga del borde posterior del paladar blando. Durante la deglución, el paladar blando y la úvula se elevan para bloquear la cavidad nasal y canalizar el bolo hacia la faringe.

Las principales glándulas salivales se conectan a la boca por los conductos y producen una mezcla de agua, moco y enzimas. La saliva, con el 99,5 % de agua y solo el 0,5 % de solutos, mantiene las membranas mucosas de la boca y faringe húmedas, limpia la boca y los dientes, lubrica y disuelve los alimentos para poder degustarlos y comienza la descomposición química de los carbohidratos.

El alimento pasa de la boca a la faringe. Las masas de tejido linfático denominadas amígdalas se ubican en la pared posterior de la faringe. Al igual que otros tejidos linfáticos, las amígdalas ayudan a proteger al cuerpo de la infección. En general, el papel principal de la faringe es transportar los alimentos de la boca al esófago.

Durante la deglución, la epiglotis cubre la abertura de la tráquea a medida que el hueso hioides eleva la laringe. Al mismo tiempo, el esfínter esofágico superior se relaja para permitir la entrada del bolo en el esófago. Para transportar el bolo al estómago, el esófago debe pasar por una abertura en el diafragma. Una vez que pasa por esta abertura, entra en el estómago a medida que el esfínter del cardias, o esfínter esofágico inferior, se relaja.

REFERENCIA RÁPIDA

Los esfínteres, formados por músculo liso dispuesto alrededor de una **luz,** tienen un papel importante en muchos sistemas corporales. En el sistema digestivo se localizan en las uniones entre muchos órganos del tracto gastrointestinal. Cuando un esfínter se contrae, cierra la luz y evita la entrada o salida de una sustancia. Cuando se relaja, permite que una sustancia se mueva a otro órgano o segmento.

El estómago es un saco agrandado en forma de J, donde comienza la primera actividad digestiva importante (tabla 2-5). Dos esfínteres (uno ubicado en cada extremo del estómago) regulan el flujo de sustancias dentro y fuera del órgano. Uno de estos esfínteres, el esfínter del cardias, se ha mencionado antes. El otro, el esfínter pilórico, está en la porción terminal del estómago en una región llamada píloro. Juntos, estos esfínteres aseguran que el bolo alimenticio permanezca en el estómago el tiempo suficiente para que las tres capas musculares en la pared del estómago se mezclen activamente con

Lisis: muerte de una célula por hinchazón y explosión.

Células primitivas: linfocitos B y T inactivos; estos linfocitos deben activarse antes de que se dividan y produzcan células adicionales.

Canal alimentario: también conocido como tracto digestivo; incluye todos los órganos digestivos que se ponen en contacto con los alimentos y sus productos de descomposición. Las partículas de alimento pasan a través de la abertura en el centro llamada luz.

Luz: espacio interior o cavidad de un órgano tubular como el esófago, el estómago o los vasos sanguíneos.

ácido clorhídrico (HCl) y la enzima pepsina que digiere las proteínas. Este proceso de mezcla se llama batido; convierte el bolo semisólido en quimo semilíquido. La comida suele permanecer en el estómago durante 2-6 h según su cantidad y composición. Periódicamente, el esfínter pilórico se relaja para permitir que pequeñas cantidades de quimo entren en el duodeno del intestino delgado. La tasa de liberación de quimo en el intestino delgado está estrechamente regulada para garantizar que el intestino delgado tenga el tiempo adecuado para completar la digestión y comenzar la absorción de todos los macronutrientes antes de que entre quimo adicional. El estómago es capaz de contener una gran cantidad debido a su forma y a la presencia de pliegues grandes llamados arrugas en su superficie interna. Las arrugas permiten que el estómago se expanda para albergar mucha comida.

Como se ha mencionado, el quimo ácido en el estómago pasa de forma gradual al intestino delgado. Los primeros 25 cm del intestino delgado son el duodeno, donde los productos del hígado y el páncreas se combinan con las secreciones del intestino delgado para neutralizar y desintegrar químicamente el quimo ácido que acaba de entrar por el estómago. Juntas, las secreciones liberadas en el duodeno realizan la mayoría de las digestiones químicas. La digestión y la absorción continúan en el yeyuno e íleon, los dos segmentos finales del intestino delgado.

El intestino delgado tiene un diámetro pequeño, pero es bastante largo; de promedio mide 3 m en una persona viva. Presenta varias adaptaciones que le permiten realizar sus funciones de manera eficaz. Por ejemplo, el revestimiento interior forma pliegues circulares denominados plicas circulares que hacen girar el quimo a medida que pasa a través de la luz. En efecto, esto ralentiza el movimiento de quimo y da tiempo a las enzimas digestivas para descomponer las macromoléculas. Además, una serie de estructuras digitiformes llamadas vellosidades se proyectan desde las plicas circulares. Cada vellosidad está cubierta con pequeñas extensiones de membrana denominadas microvellosidades. Juntas, las vellosidades y las microvellosidades aumentan el área de superficie de absorción. Las microvellosidades también contienen diversas enzimas intestinales necesarias para la digestión. En esencia, la longitud del intestino delgado junto con la presencia de pliegues circulares, vellosidades y microvellosidades facilitan la digestión y absorción en este órgano.

Las células exocrinas del páncreas secretan jugo pancreático, una mezcla de agua, sales, bicarbonato de sodio y enzimas, que pasan al conducto pancreático antes de entrar en el intestino delgado. El bicarbonato de sodio neutraliza el quimo ácido que acaba de salir del estómago. Esto permite que las enzimas, como peptidasas, lipasa y amilasa, desintegren químicamente la mayoría de los carbohidratos, triglicéridos y proteínas consumidas.

El hígado es la glándula más grande del cuerpo. Tiene muchas funciones relacionadas con la homeostasis sanguínea, desintoxicación y conversiones de nutrientes. Sin embargo, su función digestiva principal es producir y secretar **bilis**, un **emulsionante de grasa** que descompone grandes glóbulos de grasa en partículas más pequeñas que son más vulnerables a las enzimas. La bilis también contiene pigmentos producidos a partir de la degradación de eritrocitos viejos.

La bilis producida por el hígado lo abandona a través del conducto hepático común y regresa al conducto cístico para entrar en la vesícula biliar. La vesícula biliar, una pequeña estructura en forma de saco situada en la superficie posterior del hígado, almacena la bilis hasta que el quimo cargado de grasa entra en el intestino delgado. Cuando las células del intestino delgado detectan la presencia de grasa, liberan una hormona que estimula la contracción de la vesícula biliar para que libere bilis.

Como se ha mencionado, la mayor parte de la digestión y la absorción se producen en el duodeno del intestino delgado a medida que la bilis y el líquido pancreático se mezclan con el quimo del estómago. El resto de la digestión y la absorción se produce en el yeyuno y el íleon. Los productos que no se absorben en el duodeno, el yeyuno o el íleon pasan al colon donde se produce mayor absorción de agua. El íleon se conecta con el colon en el lado inferior derecho de la cavidad abdominopélvica, donde el esfínter ileocecal controla el movimiento del quimo. El ciego es una parte del intestino grueso que se proyecta por debajo de esta unión y se inserta en el apéndice, que contiene una pequeña cantidad de tejido linfático que puede atrapar patógenos.

El colon, o intestino grueso, es la porción terminal del tracto digestivo. Aunque tiene menor longitud que el intestino delgado, tiene un diámetro mucho más grande. El quimo entra en el colon y lo

REFERENCIA RÁPIDA

Si el apéndice se infecta y luego se rompe, el agujero creado en la pared del ciego permite que el contenido del colon entre en la cavidad abdominal y cause una afección llamada peritonitis.

La peritonitis se refiere a la inflamación del peritoneo, una membrana serosa extensa que rodea muchos órganos digestivos. Al igual que el pericardio y las membranas pleurales, el peritoneo es una estructura de doble capa que protege los órganos subyacentes. A diferencia del pericardio y las membranas pleurales, el peritoneo es extremadamente grande y se mete dentro y fuera de sus órganos. En consecuencia, la peritonitis es una condición potencialmente mortal, ya que la infección puede propagarse con rapidez por toda la membrana. No está contenida o localizada.

que deja son las heces. El colon tiene una serie de sacos llamados haustras, que albergan su contenido. El movimiento de las haustras manipula su contenido y permite que las células del intestino grueso absorban la mayor parte del agua restante antes de la defecación.

La peristalsis es la contracción y relajación alternantes del revestimiento de músculo liso que se encuentra en el tracto digestivo; impulsa los contenidos a lo largo del tracto digestivo. El movimiento a través del canal alimentario debe ser lo suficientemente lento para que las enzimas descompongan las moléculas más grandes en otras más pequeñas, pero no tan lento como para que el exceso de agua se absorba en los intestinos delgado y grueso. Si la peristalsis es demasiado rápida, queda demasiada agua en las heces, una condición que promueve la diarrea. Si es demasiado lenta, se absorbe demasiada agua y se produce estreñimiento.

SISTEMA URINARIO

El sistema urinario filtra la sangre para formar la orina y luego la transporta y la almacena antes de eliminarla. En general, el objetivo es eliminar los residuos mientras se mantiene el equilibrio entre los líquidos y los electrólitos. Los riñones son el caballo de batalla del sistema urinario; eliminan los productos de desecho nitrogenado, exceso de sales, exceso de agua, algunos medicamentos y otros compuestos tóxicos de la sangre. Estos productos de desecho, denominados orina, finalmente abandonan los riñones, pasan a través de tubos llamados uréteres, y entran en la vejiga urinaria. Esta almacena y luego expulsa la orina cuando el revestimiento del músculo liso se contrae. Después la orina sale del cuerpo por el orificio uretral externo.

Cada riñón contiene más de 1 millón de centros de procesamiento y filtrado llamados **nefronas** (fig. 2-6). Una nefrona está formada por un corpúsculo renal y un túbulo renal. Las nefronas ajustan la composición de la sangre a través de tres procesos: **filtración, reabsorción** y **secreción.** La sangre se *filtra* en la región de la nefrona denominada corpúsculo renal, que está formada por el glomérulo y la cápsula glomerular (de Bowman). Para comprender la estructura del corpúsculo renal hay que tener en cuenta que una arteria renal se ramifica muchas veces después de entrar en el riñón y finalmente forma una arteriola aferente individual para irrigar cada nefrona en cada riñón. Cada arteriola aferente irriga un glomérulo, una bola de capilares rodeada por un espacio llamado cápsula

Bilis: mezcla que contiene sales biliares que se usan para emulsionar la grasa en el intestino delgado.

Emulsificación de grasa: proceso que descompone físicamente los grandes glóbulos grasos en glóbulos más pequeños.

Nefronas: unidades de filtración microscópicas que se encuentran en los riñones. Cada riñón tiene más de 1 millón de nefronas que procesan la sangre para formar la orina.

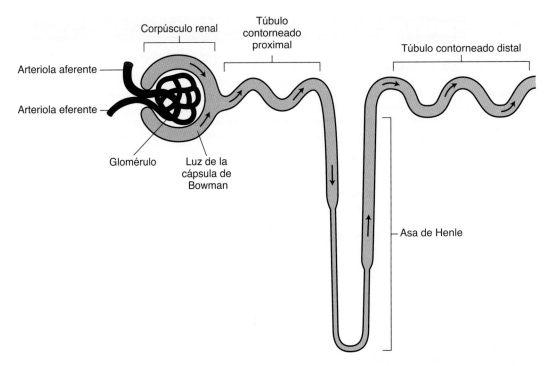

FIGURA 2-6 ■ Estructura de una nefrona. Las *flechas* indican el flujo de filtrado. La filtración ocurre en el corpúsculo renal. La reabsorción y la secreción se producen a lo largo del túbulo renal.

glomerular (de Bowman). La presión arterial en la arteriola aferente es alta, por lo que los componentes sanguíneos pequeños son forzados (filtrados) del glomérulo a la cápsula glomerular. El líquido resultante es un filtrado. Una arteriola eferente transporta el plasma no filtrado y otros componentes lejos del glomérulo.

El túbulo renal consta de tres segmentos: el túbulo contorneado proximal, el asa de Henle (o asa de la nefrona) y el túbulo contorneado distal. Los túbulos contorneados distales de muchas nefronas se vacían en un conducto colector que finalmente se vacía en una estructura llamada pelvis renal. Desde la pelvis renal, la orina pasa a través de un uréter hasta la vejiga urinaria. El filtrado que entra en el túbulo contorneado proximal tiene una composición diferente de la orina que entra en la pelvis renal. Esta diferencia existe debido a los procesos de *reabsorción* y *secreción* que ocurren a lo largo del túbulo contorneado proximal, el asa de Henle, el túbulo contorneado distal y las regiones superiores del conducto colector. La reabsorción devuelve agua, sales, glucosa, aminoácidos y otros materiales útiles a la sangre. La secreción moviliza **productos de desecho nitrogenados** adicionales, exceso de sales, exceso de iones de hidrógeno, medicamentos y algunos materiales tóxicos en el túbulo renal. En general, la composición de la orina varía según la ingesta relativa de agua y sal frente a la pérdida por la digestión, la respiración y la transpiración.

SISTEMA REPRODUCTOR

El propósito de los sistemas reproductores masculino y femenino es producir **gametos,** transportar espermatozoides al ovocito para la fertilización y apoyar y nutrir un embrión/feto en crecimiento. Asimismo, producen hormonas que finalmente afectan a la salud de los músculos y los huesos.

SISTEMA REPRODUCTOR MASCULINO

Además de producir los gametos masculinos o espermatozoides, los testículos también contienen células que producen y liberan testosterona, la hormona que mantiene la producción de los espermatozoides, el funcionamiento de la glándula y las características sexuales secundarias, que incluyen el vello facial denso y grueso, aumento del vello en pecho y axilas, mayor masa y fuerza muscular, menor grasa corporal en general, cintura estrecha, aumento del tamaño de la laringe y voz más profunda, aumento del metabolismo y de los eritrocitos y huesos más densos.

SISTEMA REPRODUCTOR FEMENINO

Las gónadas en el sistema reproductor femenino son los ovarios, que producen el gameto femenino u ovocito, que inicialmente se localiza en una estructura llamada folículo. Una mujer nace con el número máximo de folículos y ovocitos que tendrá durante toda su vida. Es interesante mencionar que la mayoría de los ovocitos presentes al nacer en realidad mueren antes de que la mujer alcance la pubertad. Cada mes después de la pubertad varios folículos crecen a medida que se desarrollan sus ovocitos. Por lo general, cada mes un folículo domina y se hace más grande que cualquier otro folículo. El ovocito dentro de este folículo maduro es el que será ovulado. A medida que los folículos crecen, producen y liberan más y más estrógeno, lo que se discute en la siguiente sección. Por último, la ovulación se produce cuando el folículo explota y libera su ovocito en la cavidad abdominopélvica. Luego, el folículo se colapsa hacia dentro y comienza a producir progesterona.

El estrógeno y la progesterona mantienen ciclos mensuales normales y preparan el revestimiento uterino para la implantación de un embrión si se produce la fecundación. En una mujer no embarazada las principales fuentes de estas hormonas son el folículo y el cuerpo lúteo, estructuras que se localizan en los ovarios. El folículo se desarrolla como se indica en el párrafo anterior. El cuerpo lúteo se forma cuando el folículo colapsa hacia dentro tras la ovulación; produce y libera progesterona durante al menos 2 semanas después de la estimulación para mantener el revestimiento uterino en caso de que se produzca la implantación.

Además de mantener las características sexuales secundarias femeninas, los diferentes tipos de estrógeno contribuyen a la fuerza tisular y a la elasticidad en todo el cuerpo. Esto es evidente al considerar el envejecimiento de la piel que se arruga a medida que disminuyen los niveles de estrógeno. Asimismo, los niveles bajos de estrógeno inflaman las encías, aflojan los dientes y causan sequedad de garganta, ronquera y cambios sutiles en el tono de la voz. El estrógeno y la progesterona también son necesarios para preservar el tejido óseo. Estimulan la actividad de los osteoblastos y el depósito de calcio, e inhiben la actividad de los osteoclastos. Además, la progesterona normaliza los niveles séricos de glucosa, ayuda a eliminar el exceso de líquido corporal que a menudo se acumula debido a los estrógenos y promueve el uso de grasas para obtener energía.

Filtración: proceso de forzar ciertos componentes de la sangre a través de una serie de membranas para eliminar el agua y los solutos pequeños. Las sustancias eliminadas se filtran. La filtración se produce en el corpúsculo renal de la nefrona.

Reabsorción: proceso que devuelve ciertas sustancias como el agua, la glucosa y las sales a los vasos sanguíneos después de haber sido filtrados.

Secreción: proceso que elimina los residuos adicionales, incluidos la urea, los medicamentos y los iones de hidrógeno sérico. Las sustancias eliminadas se convierten en parte del filtrado (que eventualmente se convierte en orina).

Productos de desecho nitrogenados: residuos que contienen nitrógeno, como la urea, el amoníaco, el ácido úrico y la creatinina.

Gametos: el gameto femenino es el ovocito; el gameto masculino es el espermatozoide.

RESUMEN

Este capítulo presenta una descripción básica de cada sistema corporal para aclarar cómo los procesos fisiológicos actúan en una persona sana. Así, los profesionales de la salud y de entrenamiento físico tendrán una mejor comprensión de las condiciones y las enfermedades que ocurren en su población especial de pacientes o clientes. Como se mencionó antes, los entrenadores pueden diseñar programas de ejercicios exitosos para los clientes sin entender a fondo cada sistema corporal; sin embargo, pueden ser capaces de crear sesiones de ejercicio aún más efectivas después de conocer este material de referencia. Por tanto, este capítulo es para aquellos lectores que quieren saber no solo *qué* modificaciones son importantes para ciertas poblaciones especiales, sino también *por qué* son necesarias.

PENSAMIENTO CRÍTICO

1. Considerar las funciones del sistema tegumentario. Seleccionar tres y explicar su importancia en el ejercicio.
2. Definir la remodelación ósea. Explicar cómo el ejercicio promueve la remodelación ósea saludable.
3. Explicar cómo el estrógeno y la testosterona influyen en la salud ósea.
4. ¿A través de qué proceso crecen los músculos? Explicar por qué el ejercicio estimula el crecimiento muscular aunque las personas nacen con el máximo número de fibras musculares.
5. ¿Qué dos sistemas corporales regulan todos los otros sistemas? Explicar cómo realizan esta tarea.
6. Describir la relación intrincada entre el sistema cardiovascular y el respiratorio.
7. Explicar qué sucede a una persona que suspende bruscamente el entrenamiento cardiovascular intenso sin enfriarse primero.
8. Definir edema y explicar cómo se desarrolla.
9. Por orden, enumerar los órganos por los que pasan los alimentos en el tracto digestivo. Explicar brevemente el papel de cada uno. ¿Dónde se produce gran parte de la digestión y la absorción? Especificar.
10. ¿Qué tres procesos convierten la sangre en orina? Explicar brevemente cada uno indicando dónde ocurre o predomina.

3 EJERCICIO DURANTE EL EMBARAZO

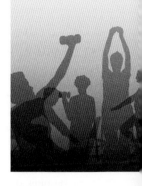

Las ventajas e inconvenientes del ejercicio durante el embarazo son temas que deben comentarse. Aunque el ejercicio de rutina parece mejorar la salud durante el embarazo, existe la preocupación de que pueda interferir con el crecimiento y desarrollo fetal. En consecuencia, los investigadores continúan indagando el impacto de la actividad física en el desarrollo fetal.

La mayoría de los estudios consideran que el ejercicio, en algún momento contraindicado durante el embarazo, suele ser seguro para la mujer embarazada y su feto. Por supuesto, *hay* riesgos potenciales cuando una embarazada hace ejercicio; sin embargo, las mejoras psicológicas y fisiológicas parecen ser mayores que los aspectos negativos en la mayoría de los embarazos normales.

Una mujer que hace ejercicio con regularidad antes de quedarse embarazada, en general puede continuar su actividad de manera segura durante el embarazo; aunque es probable que necesite ajustar la frecuencia, duración, intensidad y tipo de actividad en la que participa, su cuerpo entrenado ya es capaz de manejar el estrés relacionado con el entrenamiento físico. Modificar sus hábitos para mantener el embarazo debería ser relativamente sencillo. Incluso una embarazada antes sedentaria puede comenzar un programa de ejercicio moderado siempre que esté sana y tenga autorización médica. Mejorar drásticamente su rendimiento o perder una cantidad sustancial de peso no deberían ser los objetivos durante esta etapa. En cambio, las mujeres embarazadas deberían centrarse en desarrollar fuerza y resistencia muscular para aliviar algunas de las molestias asociadas con el embarazo, el trabajo de parto y el nacimiento. A pesar de que el ejercicio no puede garantizar un embarazo o parto más fácil para *todas* las mujeres, probablemente ayude a controlar la incomodidad.

Este capítulo explora los cambios fisiológicos que ocurren durante un embarazo normal y ofrece sugerencias sobre cómo satisfacer las necesidades del feto en desarrollo mientras la paciente continúa obteniendo los beneficios de la actividad física. No solo proporciona recomendaciones sobre el ejercicio, también explora las necesidades nutricionales resultantes de las demandas combinadas tanto del embarazo como del ejercicio.

CAMBIOS ANATÓMICOS Y FISIOLÓGICOS DURANTE EL EMBARAZO

Para proporcionar un ambiente apropiado para el feto en desarrollo, el cuerpo de una mujer experimenta cambios drásticos a medida que el embarazo progresa durante un promedio de 38-40 semanas de gestación.

En general, el embarazo se divide en tres intervalos de 3 meses llamados trimestres. A pesar de que los cambios ocurren de forma gradual a lo largo de los trimestres, los ajustes más significativos son evidentes en las primeras semanas posteriores a la concepción.

Después de una breve discusión sobre las hormonas, esta parte analiza los cambios específicos en el cuerpo de una mujer, así como los episodios que se dan en el feto en desarrollo en cada trimestre.

EL PAPEL DE LAS HORMONAS

El estrógeno y la progesterona son dos hormonas que tienen un papel crucial en la preparación del endometrio para la implantación de un **blastocisto,** la estructura que finalmente formará el embrión y las membranas embrionarias (fig. 3-1). La fuente principal de estrógeno en una mujer no embarazada es una estructura ovárica llamada **folículo.** Antes de la ovulación, el folículo contiene una célula denominada **ovocito secundario,** más conocida como óvulo, que se ovula cada mes después de la pubertad. Este ovocito puede ser fecundado por un espermatozoide. Después de la ovulación, el folículo ovárico se colapsa internamente para formar una estructura llamada **cuerpo lúteo,** que produce pequeñas cantidades de estrógeno y grandes cantidades de progesterona para mantener el endometrio uterino durante mínimo 14 días después de la ovulación. Si la fecundación y la implantación no se producen, el cuerpo lúteo degenera y los niveles de progesterona disminuyen. Si se produce la fecundación, el cuerpo lúteo continúa produciendo estrógeno y progesterona hasta que la placenta asume este papel durante el tercer mes de embarazo.

En una mujer no embarazada que tiene un ciclo menstrual normal, el endometrio se desprende cada mes a medida que disminuyen los niveles de estrógeno y progesterona. Sin embargo, poco después de la ovulación los niveles de estrógeno y progesterona aumentan bajo la influencia del cuerpo lúteo. En particular, el estrógeno promueve la reparación del endometrio, ya sea que una mujer quede embarazada o no. Al restaurar el endometrio, el estrógeno también estimula la formación de vasos sanguíneos y linfáticos a través de diversos tejidos del cuerpo. En particular, los vasos que irrigan el útero aumentan para transportar más sangre, oxígeno y nutrientes a las células recién formadas. Como resultado, el flujo sanguíneo real al útero aumenta de 50 ml/min a las 10 semanas de gestación a 500 ml/min a las 38 semanas. Si ocurre la fecundación, los niveles de estrógeno permanecen eleva-

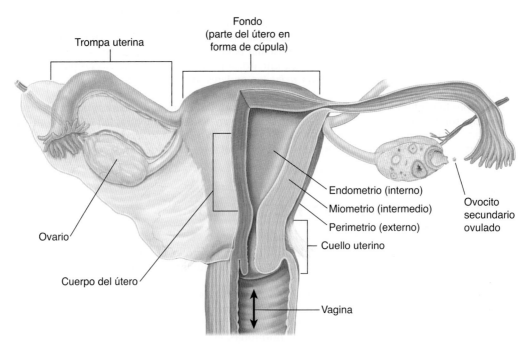

FIGURA 3-1 ■ El útero y otros órganos reproductivos femeninos. (Adaptado de The Anatomical Chart Company. Atlas of Anatomy Female Reproductive Organs Chart. Baltimore: Lippincott Williams & Wilkins, 2009; Fig. 3-1.)

dos y estimulan el crecimiento uterino hasta 20 veces su peso antes del embarazo. El estrógeno también ayuda a mantener un equilibrio de nitrógeno materno positivo para que las proteínas corporales estén disponibles para la formación de tejidos fetales y estructuras asociadas. Por último, el estrógeno aumenta el volumen sanguíneo al hacer que los conductos y túbulos renales retengan más sodio. A medida que se reabsorbe el sodio, atrae agua. Luego el agua entra en los vasos sanguíneos y, por tanto, aumenta el volumen sanguíneo. El aumento del volumen sanguíneo puede causar **edema** porque el peso adicional asociado con el embarazo interfiere con el movimiento de líquido intersticial en los vasos linfáticos. Véase el capítulo 2 para obtener más información. El edema a menudo es evidente en cara, manos, piernas y pies. A medida que el volumen sanguíneo sigue aumentando (hasta un 50 % por encima de lo normal al final del embarazo) para satisfacer las necesidades del feto, el **gasto cardíaco** aumenta. Esto a menudo produce un pulso más rápido en reposo y durante el ejercicio.

Al igual que el estrógeno, los niveles de progesterona aumentan después de la ovulación y permanecen elevados durante mínimo 14 días independientemente de si la mujer queda embarazada o no. Sin progesterona, el endometrio se desprende y no puede mantener a un feto en crecimiento. La progesterona no solo mantiene el engrosamiento del endometrio, también aumenta sus secreciones. Estas secreciones nutren el blastocisto en desarrollo cuando entra en la cavidad uterina y se prepara para implantarse. La progesterona, junto con el estrógeno, estimula el tejido mamario pero evita la lactancia hasta después del nacimiento. Además, relaja el revestimiento del músculo liso uterino para evitar la contracción y el desalojo del blastocisto. Al mismo tiempo, la progesterona relaja otros tejidos compuestos de músculo liso en el cuerpo, incluida la capa muscular del tracto digestivo. Esto disminuye el **peristaltismo,** o el movimiento de partículas alimenticias a través del tracto digestivo, y permite que el intestino delgado absorba más nutrientes para el crecimiento fetal. Por desgracia, una peristalsis más lenta también permite que el intestino grueso absorba una mayor cantidad de agua. Esto compacta las heces y puede causar estreñimiento. Finalmente, la progesterona también causa cefalea, visión borrosa, sensibilidad mamaria y acidez estomacal, lo cual complica un estilo de vida activo. A medida que avanza el embarazo, los niveles de progesterona disminuyen para que la capa muscular del útero pueda contraerse cuando el feto esté listo para nacer.

La relaxina es otra hormona importante que afecta a la estabilidad articular. Al principio del embarazo, el cuerpo lúteo la libera para limitar la actividad uterina y los movimientos naturales, y ablandar el cuello uterino en preparación para el parto. Sin embargo, las acciones de la relaxina no se limitan al útero. En cambio, esta hormona relaja todas las articulaciones en todo el cuerpo, lo que promueve la inestabilidad articular durante todo el embarazo.

Una vez que el blastocisto se implanta unos 6 o 7 días después de la fecundación, las membranas embrionarias comienzan a liberar una hormona llamada gonadotropina coriónica humana (hGC). A medida que se produce la hGC, entra en los líquidos corporales y se detecta en la sangre

---

Blastocisto: nombre de la estructura que se implanta en el endometrio uterino; se convierte en el embrión y las membranas embrionarias.

Folículo: estructura ovárica en la que se desarrolla el gameto femenino.

Ovocito secundario: célula liberada por un ovario cada mes después de la pubertad. Esta es la célula que se fusiona con un espermatozoide si se produce la fecundación.

Cuerpo lúteo: estructura ovárica formada a partir de los restos del folículo después de la ovulación; libera hormonas, sobre todo estrógeno y progesterona.

Edema: acumulación de líquido en los espacios entre las células.

Gasto cardíaco: cantidad de sangre bombeada por el corazón por minuto; se suele medir en litros por minuto. GC = VS × FC, donde GC es gasto cardíaco, VS es volumen sistólico y FC la frecuencia cardíaca.

Peristalsis: contracciones rítmicas alternantes del revestimiento del músculo liso en el aparato digestivo que impulsan el contenido interno. Debe ocurrir a una velocidad adecuada para permitir la absorción de nutrientes.

TABLA 3-1. Hormonas principales involucradas en el embarazo

Hormona	Acción hormonal en el cuerpo
Estrógeno	Repara el endometrio uterino después del ciclo menstrual. Promueve el crecimiento de las mamas durante el embarazo y las prepara para la lactancia. Ayuda a regular los niveles de progesterona durante el embarazo
Progesterona	Mantiene el revestimiento endometrial durante el embarazo. Limita los movimientos naturales del útero al inicio del embarazo para prevenir las contracciones
Gonadotropina coriónica humana	Producida por el corion, una membrana que comienza a formarse alrededor del embrión en desarrollo el día 12 después de la fecundación. Mantiene el cuerpo lúteo para que continúe produciendo progesterona hasta que la placenta esté completamente desarrollada. Esta es la hormona detectada por las pruebas de embarazo
Relaxina	Es una hormona liberada al inicio del embarazo para limitar las contracciones uterinas. También suaviza el cuello uterino en preparación para el parto. Afecta a las articulaciones del cuerpo, haciéndolas más flexibles y menos estables
Prolactina	No se produce durante el embarazo porque los altos niveles de estrógeno y progesterona limitan su producción por la glándula hipófisis anterior. A medida que los niveles de estrógeno y progesterona disminuyen después del parto, se libera prolactina y estimula la producción de leche en las glándulas mamarias
Oxitocina	La hormona que estimula las contracciones uterinas en el parto. También estimula la eyección y la bajada de la leche

y la orina en las 2 semanas posteriores a la ovulación. De hecho, la hGC es la hormona detectada por las pruebas de embarazo. En general, el nivel de hGC aumenta drásticamente en las primeras semanas de embarazo, alcanza su punto máximo a los 2 meses y luego disminuye. La función de la hCG es garantizar que el cuerpo lúteo continúe liberando estrógenos y progesterona hasta que la placenta asuma este papel al final del tercer mes de embarazo. Se cree que algunos de los síntomas notables asociados con el embarazo temprano como náuseas, vómito y fatiga son el resultado de la presencia de hCG.

Las hormonas adicionales tienen una función, ya sea durante el embarazo o justo después del nacimiento (tabla 3-1). La prolactina, producida por la glándula hipófisis anterior, se libera hacia el final del embarazo a medida que disminuyen los niveles de estrógeno y progesterona (fig. 3-2). Esta hormona estimula las glándulas mamarias para producir leche en preparación para la lactancia. La oxitocina, liberada en grandes cantidades por la glándula hipófisis posterior a medida que se acerca el parto, estimula potentes contracciones uterinas que ayudan a expulsar a un feto durante el parto. También estimula la bajada de la leche, o la eyección, en respuesta a un lactante.

Dado que tanto la mujer embarazada como el feto sufren cambios drásticos durante el embarazo (tabla 3-2), los profesionales del ejercicio que trabajan con embarazadas deben comprender estos cambios y evaluar su impacto en el ejercicio. Los siguientes párrafos presentan los cambios que ocurren tanto en la madre como en el feto durante cada trimestre del embarazo.

PRIMER TRIMESTRE

Los cambios y las fluctuaciones hormonales más drásticos se dan durante los primeros 3 meses de embarazo. Esto a menudo hace que una embarazada se sienta letárgica y con náuseas, síntomas que en conjunto se conocen como náuseas matutinas. Debido a la fatiga extrema experimentada durante este período, las mujeres embarazadas a menudo carecen de la energía para hacer ejercicio. Sin embargo, si son capaces de superar esta fatiga, descubren que el ejercicio en realidad alivia las molestias de estas náuseas. Además de las náuseas, el estrógeno y la progesterona causan sensibilidad mamaria, aumento de las secreciones vaginales y transpiración corporal. El aumento de las secre-

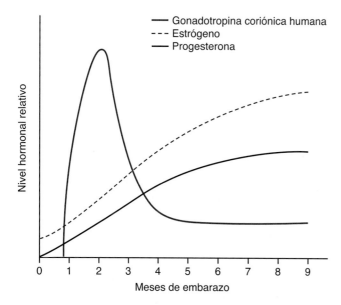

FIGURA 3-2 ■ Concentraciones relativas de estrógeno, progesterona y hGC durante los 9 meses de embarazo.

ciones vaginales prepara el canal vaginal para el parto, mientras que el aumento de la transpiración elimina el calor excesivo del cuerpo a medida que aumenta el metabolismo. Por último, el útero, ubicado sobre la vejiga urinaria, también comienza a crecer a medida que el feto crece, por lo que presiona la vejiga urinaria y aumenta la frecuencia de micción.

El primer trimestre es el momento en que los sistemas de órganos fetales comienzan a desarrollarse. Es importante notar que cada sistema tiene un «**período crítico**» específico y único, un tiempo durante el cual ocurre la división y el crecimiento celular rápido dentro de un sistema orgá-

TABLA 3-2. Cambios que ocurren en una embarazada durante cada trimestre

Primer trimestre	Los niveles hormonales del primer trimestre fluctúan drásticamente promoviendo las náuseas. Las mamas se hinchan y se vuelven sensibles. La transpiración aumenta. El feto crece y ejerce presión sobre la vejiga urinaria, lo que aumenta la frecuencia de micción
Segundo trimestre	El cuerpo se ajusta a los niveles hormonales, por lo que las náuseas disminuyen. El crecimiento del feto promueve el dolor de espalda y cambia el centro del equilibrio. Las articulaciones se vuelven menos estables. El reflujo se desarrolla a medida que el útero y el feto se desplazan fuera de la pelvis. Las mamas continúan hinchándose y se vuelven sensibles. Se desarrolla edema
Tercer trimestre	El feto continúa creciendo y desplazando a los órganos maternos. Como consecuencia la micción frecuente continúa y se desarrolla estreñimiento. El aumento de peso deforma el corazón y los pulmones de la mujer, por lo que se produce fatiga. Pueden presentarse contracciones de Braxton Hicks

Período crítico: período finito durante el cual un sistema orgánico crece con rapidez. Un sistema orgánico es particularmente vulnerable a condiciones dañinas como deficiencias de nutrientes o exposición a toxinas durante su período crítico. Por tanto, para garantizar un desarrollo óptimo, las embarazadas deben evitar conductas nocivas desde el momento de la concepción hasta el parto. Aquellas pacientes que desean la planificación del embarazo deben hacerlo antes de la concepción.

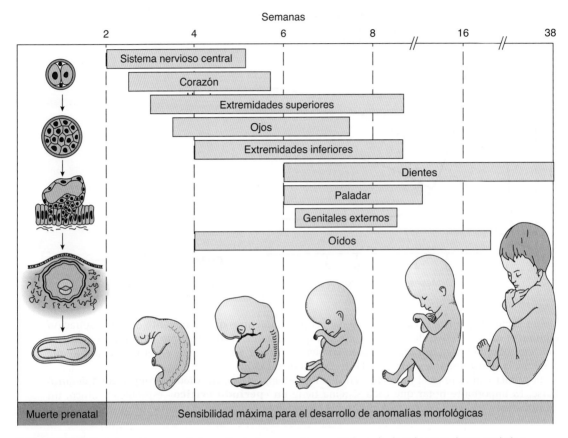

Semanas

FIGURA 3-3 ■ Períodos críticos para el desarrollo de órganos y sistemas. (Adaptado de Rubin E, Farber JL. Pathology. 3rd Ed. Philadelphia: Lippincott Williams & Wilkins, 1999 and Pillitteri A. Maternal and Child Nursing. 4th Ed. Philadelphia: Lippincott Williams & Wilkins, 2003.)

nico específico (fig. 3-3). Para algunos sistemas orgánicos este período de intensa actividad celular se concentra en 2 o 3 días; para otros sistemas se extiende durante varios meses. En cualquier caso, un sistema orgánico es particularmente vulnerable al daño por toxinas, deficiencias nutricionales o traumatismos durante su período crítico, por tanto se recomienda tener precaución adicional al entrenar durante el primer trimestre. Debido a que el período crítico para un sistema difiere de otro, no todos los sistemas orgánicos son susceptibles a daños al mismo tiempo. Considerar como un ejemplo el desarrollo del tubo neural; el defecto de esta estructura suele ocurrir el día 28 de desarrollo si hay algún factor que interrumpa el proceso que permite que una capa de tejido embrionario particular pueda plegarse en el tubo neural (una estructura que luego forma el sistema nervioso central [SNC]). Si la interrupción resulta de una deficiencia nutricional o de algún tipo de traumatismo, el tubo neural permanece abierto si las condiciones no son ideales durante este tiempo. Por desgracia, el período crítico para el SNC ocurre al inicio del embarazo, a menudo antes de que una mujer sepa que está embarazada. En consecuencia, muchas mujeres participan en conductas nocivas antes de descubrir que están embarazadas, lo que finalmente interrumpe la capacidad del feto para desarrollarse.

Al final del primer trimestre, el feto mide aproximadamente 10 cm de largo y pesa unos 28 g. Los ojos y las orejas comienzan a formarse, y son evidentes pequeños brotes que eventualmente se convierten en brazos y piernas. Al final de la cuarta semana, el corazón está latiendo de verdad. Los sistemas circulatorio, digestivo, urinario, esquelético y nervioso continúan formándose a medida que el feto adquiere una apariencia humana con una cabeza inusualmente grande en relación con el tamaño de su cuerpo.

SEGUNDO TRIMESTRE

Al comienzo del segundo trimestre, la placenta está en pleno funcionamiento. No solo produce las principales hormonas mencionadas antes, sino también actúa como el sitio de intercambio de nutrientes, oxígeno y residuos entre la madre y el feto. En este punto, el cuerpo de la mujer generalmente se ha ajustado a los niveles hormonales elevados y gran parte de la fatiga y las náuseas disminuyen. Otras molestias, como la congestión nasal y las hemorragias nasales frecuentes pueden deberse a altos niveles de estrógeno y progesterona. El abdomen crece a medida que lo hace el feto, lo que altera el centro de equilibrio y, a menudo, causa dolor de espalda. La inestabilidad creada por el exceso de peso junto con la laxitud articular de la hormona relaxina aumentan el riesgo de caídas y lesiones articulares. El **esfínter del cardias** permanece relajado, por lo que el reflujo empeora a medida que el útero se desplaza hacia arriba y hacia fuera de la pelvis. A medida que pasan las semanas, las mamas continúan aumentando para prepararse para la lactancia. Con el fin de suministrar sangre de forma más eficiente, los vasos sanguíneos se dilatan, lo que hace que la piel se vea enrojecida. Además, la pigmentación de la piel en la cara y el abdomen pueden oscurecerse. Los largos períodos de pie causan edema en las piernas: una afección dolorosa que ocurre cuando el peso extra del embarazo interfiere con el retorno del líquido intersticial a la sangre. Luego, este aumento de presión deteriora el funcionamiento de la válvula venosa y causa incómodas venas varicosas o hemorroides dolorosas. El ejercicio parece aliviar los síntomas del edema y proporciona otros beneficios fisiológicos así como psicológicos.

Durante el segundo trimestre todos los sistemas orgánicos principales han comenzado a desarrollarse, y el feto aumenta de tamaño y peso. Al final de los 6 meses, el feto tiene de promedio de 35-40 cm de largo y pesa cerca de 1 400 g. Al nacer, su peso aumenta más de siete veces. El feto también desarrolla genitales externos y se vuelve notablemente activo. En este momento, el feto oye la voz de su madre y responde a ciertos estímulos. El cerebro experimenta el desarrollo más sustancial durante el quinto mes a medida que el tejido nervioso adquiere sus funciones especializadas. El feto traga, chupa, duerme, se despierta y comienza a abrir los ojos. El lanugo, un vello suave, aparece en la superficie de la piel y se desarrolla un *vernix* blanco ceroso para proteger la piel.

Debido a los avances tecnológicos y al rápido crecimiento y desarrollo fetal durante el segundo trimestre, un feto nacido al final de los 6 meses suele sobrevivir si se le traslada a una unidad de cuidados intensivos neonatales.

Consejo de cambio del estilo de vida: ¡Moverse más! Todo el libro se centra en cómo el ejercicio estructurado ayuda a mejorar la calidad de vida. Sin embargo, simplemente moverse más durante el día promueve la salud y el bienestar. Hay que animar a los clientes a estar más activos durante el día. Sugerirles que obtengan un podómetro o un reloj inteligente para monitorizar los pasos que caminaron. Tener una meta y ver si es posible alcanzarla. ¡Se sorprenderán de lo bien que se sienten!

> **Esfínter del cardias:** también denominado esfínter esofágico inferior. Regula el paso de sustancias alimenticias desde el esófago hasta el estómago. Un esfínter del cardias debilitado a menudo causa reflujo o el retorno del contenido del estómago hacia el esófago. Debido a que el contenido del estómago es ácido, el reflujo provoca quemaduras y posibles daños en el revestimiento esofágico.

TERCER TRIMESTRE

A medida que el feto crece, ejerce más presión sobre los órganos y estructuras circundantes de la madre. La micción frecuente y el estreñimiento continúan. El riesgo de hemorroides y venas varicosas persiste a medida que se gana más peso. Este exceso de peso deforma el corazón y los pulmones de la mujer y causa mayor fatiga e incomodidad. La piel continúa oscureciéndose mientras el abdomen se vuelve pruriginoso y la piel se estira. Las mujeres a menudo experimentan contracciones de parto falsas llamadas **contracciones de Braxton Hicks.** Si están presentes, esto ocurre a intervalos irregulares antes del parto.

En el feto, los sistemas orgánicos continúan madurando y el sistema respiratorio es el último en lograr el desarrollo completo. Hacia el final del tercer trimestre, el feto mide 48-53 cm de largo y pesa 2 700-4 000 g.

En resumen, se producen cambios significativos en el cuerpo de una mujer embarazada a medida que el feto crece y se desarrolla durante los 9 meses de embarazo. Estos cambios ayudan a satisfacer el aumento de las demandas metabólicas del feto y proporcionan los componentes básicos para el crecimiento fetal. Como se mencionó, el volumen sanguíneo comienza a aumentar durante el primer trimestre y alcanza el 150 % del volumen sanguíneo normal a las 36 semanas. El gasto cardíaco aumenta durante los primeros 8 meses de embarazo tanto como el 50 % para garantizar un suministro adecuado a todos los tejidos del cuerpo, incluida la placenta. Esto pone una carga extra sobre el corazón materno, que a veces responde creciendo un poco más de lo normal. Durante el último mes de embarazo, el gasto cardíaco suele disminuir un 10-30 %, pero el **volumen sistólico** permanece alto para satisfacer las necesidades fetales. La frecuencia del pulso aumenta de forma gradual hasta llegar a unos 10-15 latidos por encima de lo normal. La presión arterial fluctúa más de lo habitual, especialmente en respuesta a los cambios en la posición del cuerpo. Debido al aumento de su metabolismo, una mujer requiere más oxígeno. Como el volumen sanguíneo y el gasto cardíaco aumentan, ella tiene mayor capacidad para suministrar oxígeno a las células del cuerpo. Además, una embarazada tiene un mayor **volumen corriente** y **alvéolos** más eficientes, los cuales garantizan un suministro adecuado de oxígeno. Curiosamente, la frecuencia respiratoria aumenta solo un poco (unas dos respiraciones por minuto; fig. 3-4)[1,2].

La composición sanguínea también cambia durante el embarazo. Los triglicéridos y ácidos grasos séricos aumentan para satisfacer las crecientes demandas de energía. Los niveles séricos de colesterol también aumentan porque el cuerpo de la embarazada lo necesita para sintetizar estrógeno y progesterona[3]. Por último, las proteínas están más disponibles en la sangre para asegurar que hay material adecuado para la formación de tejido fetal.

PRECAUCIONES DURANTE EL EJERCICIO

Debido a que el embarazo genera un tremendo estrés en el cuerpo de una mujer, cualquier estrés adicional a causa del ejercicio puede ser peligroso si este no se controla y ajusta para garantizar su seguridad. De forma hipotética, el ejercicio podría aumentar la temperatura central del feto a un nivel peligrosamente alto, reducir el flujo sanguíneo al útero y provocar un suministro insuficiente de oxígeno, ser causa de recién nacidos con bajo peso al nacer o aumentar el riesgo de lesiones musculoesqueléticas durante el embarazo (tabla 3-3). Este apartado explora estas posibilidades.

AUMENTO DE LA TEMPERATURA CORPORAL CENTRAL

Las proteínas existen en varias formas y realizan diversas funciones en el cuerpo. Por ejemplo:
- Forman estructuras corporales básicas.
- Transportan materiales en líquidos y a través de las membranas celulares.
- Ayudan a mantener el equilibrio del pH y la distribución adecuada de líquidos.
- Actúan como enzimas.

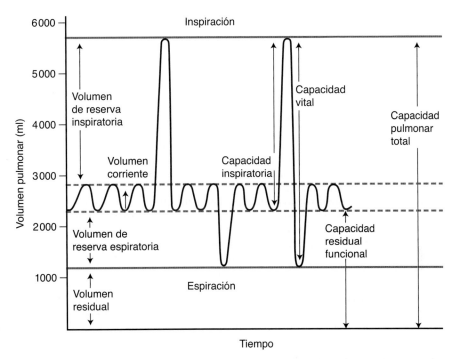

FIGURA 3-4 ■ Cambios respiratorios durante el embarazo. (Reimpreso de Beckmann CRB, Ling FW, Laube DW, et al. Obstetrics and Gynecology. 4th Ed. Baltimore: Lippincott Williams & Wilkins, 2002; Fig. 16-1, con autorización.)

TABLA 3-3. Riesgos potenciales del ejercicio

Aumento de la temperatura corporal central	La temperatura elevada extrema y prolongada aumenta el riesgo de defectos del tubo neural porque altera la forma y el funcionamiento de las proteínas corporales
Interrupción del flujo sanguíneo hacia el feto	Los músculos activos exigen un mayor flujo sanguíneo. La sangre puede desviarse del feto para suministrar oxígeno y nutrientes a los músculos esqueléticos maternos. Esto podría restringir su disponibilidad a los tejidos fetales
Disminución del suministro de oxígeno al feto	Las células maternas requieren más oxígeno cuando se esfuerzan por el ejercicio. Esto podría privar a las células fetales de oxígeno e interferir con el crecimiento y el desarrollo
Bajo peso al nacer	Una madre que hace ejercicio requiere kilocalorías adicionales para mantener la actividad. Los nutrientes, en particular los carbohidratos, podrían suministrarse preferentemente a los tejidos maternos, lo que podría causar problemas de crecimiento fetal

Contracciones de Braxton Hicks: contracciones uterinas irregulares que generalmente comienzan a la mitad del embarazo y persisten durante todo el embarazo. A menudo se producen cuando hay mayor actividad física. No suelen ser intensas pero sí bastante incómodas.

Volumen sistólico: cantidad de sangre bombeada por el ventrículo izquierdo con un latido cardíaco. Suele expresarse en mililitros.

Volumen corriente: cantidad de aire inspirado o espirado durante la respiración normal.

Alvéolos: diminutos sacos de aire en los pulmones a través de los cuales se intercambian gases. Cada pulmón contiene millones de alvéolos.

Debido a que las proteínas son responsables de la mayor parte del funcionamiento celular, las células a menudo mueren si estas se dañan o no están disponibles.

La forma tridimensional de una proteína determina su función. Algunas proteínas son largas y filamentosas; otras se pliegan en formas globulares; otras tienen sitios activos con una configuración única que permite que la proteína se una a sustancias específicas. La forma no es arbitraria; en cambio, está diseñada para permitir que una proteína realice una función específica. La **desnaturalización** es el proceso que altera la forma de la proteína y finalmente interfiere en su función. El pH anormal, la agitación excesiva, la exposición a productos químicos y el *calor extremo* pueden desnaturalizar las proteínas. Así, el principal problema con el aumento de la temperatura central es que una temperatura extrema desnaturaliza las proteínas y las hace incapaces de cumplir con sus funciones previstas. Dado que el calor es un subproducto del metabolismo normal, cualquier cosa que incremente el metabolismo también aumenta la producción de calor, que a su vez eleva la temperatura corporal central. Por tanto, una mujer que hace ejercicio embarazada debe ser cautelosa. Durante el embarazo, los **procesos anabólicos** ocurren a un ritmo más rápido de lo normal para permitir que las estructuras fetales se desarrollen. El ejercicio, por supuesto, también estimula el anabolismo y el **catabolismo** a medida que el cuerpo se adapta a las nuevas demandas. Parece razonable suponer que el efecto combinado del embarazo y el ejercicio hipotéticamente podría aumentar la temperatura corporal central a niveles peligrosos.

La evidencia actual sugiere que la temperatura corporal materna superior a 39,2 °C podría ser mortal para un feto, sobre todo durante el primer trimestre. Los estudios en animales indican que la temperatura elevada en general no produce la muerte, pero perjudica al crecimiento y al desarrollo del SNC. De hecho, la **hipertermia** está fuertemente correlacionada con el defecto del tubo neural. Sin embargo, el ejercicio no parece aumentar la temperatura central a tales extremos siempre y cuando la mujer que hace ejercicio embarazada beba mucha agua o zumos fríos, evite hacer ejercicio al aire libre en lugares cálidos o húmedos, hagan ejercicio en lugares cubiertos durante la parte más calurosa del día y en intervalos más cortos a intensidades más bajas de lo normal. Además, debe usar ropa ligera para facilitar el enfriamiento por evaporación. Curiosamente, el cuerpo de la embarazada debe «aprender» a sudar a una temperatura corporal progresivamente menor a medida que avanza el embarazo para garantizar la disipación adecuada del calor a medida que aumenta el metabolismo[1-7].

FLUJO SANGUÍNEO FETAL

El flujo sanguíneo a la placenta es esencial porque la sangre materna es la fuente de oxígeno y nutrientes para el feto. Algunas investigaciones sugieren que el daño fetal ocurre cuando el flujo sanguíneo placentario disminuye un 50%. Dado que la sangre se desvía de los órganos maternos profundos a los músculos activos durante el ejercicio, existe el temor de que los períodos de ejercicio podrían privar al feto de estas sustancias esenciales. En la actualidad, los resultados de la investigación son contradictorios, por lo que son necesarios estudios futuros para determinar los efectos reales de la disminución del flujo sanguíneo a la placenta durante el ejercicio. Sin embargo, hay que considerar que durante el embarazo el volumen sanguíneo, el número de eritrocitos y la resistencia vascular cambian de tal manera que beneficia al feto. El aumento del volumen sanguíneo y del número de eritrocitos, junto con el aumento del gasto cardíaco y de la **frecuencia cardíaca,** mejoran el suministro de sangre a la placenta. En consecuencia, el flujo sanguíneo probablemente sigue siendo adecuado durante el esfuerzo físico[1,4,7-9].

SUMINISTRO DE OXÍGENO AL FETO

La demanda de oxígeno aumenta durante el ejercicio y el desarrollo fetal. Cuando una mujer está embarazada y en reposo, el volumen corriente y el consumo de oxígeno aumentan para satisfacer las crecientes necesidades fetales; sin embargo, la frecuencia respiratoria (también conocida como tasa respiratoria) no se ve afectada. En las etapas iniciales del ejercicio leve, la frecuencia respiratoria aumenta hasta cierto punto para satisfacer el aumento de la demanda. Sin embargo, a medida que la intensidad alcanza niveles moderados a máximos, la frecuencia respiratoria, el volumen corriente y el consumo de oxígeno tienden a disminuir. Esta disminución probablemente ocurre porque el feto en crecimiento limita la capacidad del diafragma para contraerse por completo. Cuando esto sucede, la embarazada no puede tolerar la mayor intensidad y debe disminuirla. Aunque faltan estudios en esta área, parece que las mujeres embarazadas disminuyen de forma voluntaria el esfuerzo al hacer ejercicio, lo que ayuda a contrarrestar los efectos sobre el suministro de oxígeno fetal. Como se ha mencionado, el volumen sanguíneo y el número de eritrocitos aumentan durante el embarazo. Ya que estos valores también aumentan con el entrenamiento, un cuerpo en forma es más capaz de suministrar sangre oxigenada a los tejidos. La placenta también experimenta un aumento de la capacidad para suministrar oxígeno y eliminar desechos de los tejidos fetales, por lo que transporta más oxígeno para satisfacer la creciente demanda[1,4,5].

BAJO PESO AL NACER

La investigación actual indica que las mujeres que hacen ejercicio embarazadas tienen más probabilidades de tener un bebé con bajo peso al nacer que las menos activas. De hecho, en un estudio de 750 mujeres que hacen ejercicio embarazadas de bajo riesgo, los bebés eran unos 86,5 g más ligeros que los del grupo control. Sin embargo, se desconoce si este peso menor es perjudicial. Básicamente, los investigadores concluyeron que el menor peso fue causado por las reservas de grasa limitadas y no por los músculos subdesarrollados u otros tejidos. Aunque alguna vez se pensó que afectaba a la capacidad de un recién nacido para mantener la temperatura corporal central, la disminución de las reservas de grasa en realidad no promueve la disminución de la temperatura corporal. Por tanto, los expertos creen que los bebés con menos peso no sufren complicaciones como resultado de la disminución de las reservas de grasa. Por el contrario, podrían tener menos probabilidades de volverse obesos a medida que envejecen[1,10].

¿Por qué las deportistas a veces tienen bebés con bajo peso al nacer? Puede ser porque la disponibilidad de los carbohidratos para el feto disminuye ligeramente durante y justo después del ejercicio. Esto ocurre porque los músculos activos tienen una alta demanda de carbohidratos, de manera que gran parte de los carbohidratos activos de la madre se transportan a sus músculos y no al feto. Sin embargo, la evidencia sugiere que, mientras la madre consuma las kilocalorías y carbohidratos adecuados, no hay efectos nocivos en el feto porque el metabolismo de glucosa cambia durante el embarazo para favorecer el desarrollo fetal. La placenta se vuelve más eficiente en el suministro de nutrientes al feto a medida que el embarazo continúa, y aunque la madre tiene mayor riesgo de hipoglucemia durante el ejercicio de más de 45 min, el feto suele recibir una nutrición adecuada. Por supuesto, también debe considerarse la frecuencia, la intensidad y el tipo de ejercicio, pero siempre que la ingesta de energía sea suficiente, el feto recibe los nutrientes adecuados para su desarrollo[4,9,10].

CAMBIOS MUSCULOESQUELÉTICOS

A medida que avanza el embarazo, el peso corporal de una mujer aumenta, su centro de gravedad cambia y sus articulaciones se vuelven menos estables bajo la influencia de la relaxina. Todo esto

---

Desnaturalización: proceso que altera la forma tridimensional de una proteína. Dado que la forma determina la función, una proteína desnaturalizada a menudo es inerte. La desnaturalización está causada por calor extremo, agitación o exposición a ácidos o bases fuertes.

Procesos anabólicos (anabolismo): procesos metabólicos que construyen sustancias más complejas a partir de sustancias más simples. Una reacción en la que dos moléculas o estructuras más pequeñas se combinan para formar una molécula o estructura más grande.

Procesos catabólicos (catabolismo): procesos metabólicos que descomponen sustancias complejas en sustancias más simples. Una reacción en la que una molécula o estructura grande se descompone en dos o más moléculas o estructuras más pequeñas.

Hipertermia: condición con la temperatura corporal más alta de lo normal.

Frecuencia cardíaca: cantidad de veces que el corazón late en 1 min.

causa dificultades en el equilibrio, la estabilidad y el control sobre los movimientos corporales, por lo que los profesionales del entrenamiento físico deben ser cautelosos al diseñar programas de ejercicio para esta población. El levantamiento de peso puede causar torceduras, esguinces y presión arterial peligrosamente alta. El entrenamiento aeróbico que requiere cambios frecuentes en la dirección o movimientos laterales excesivos podría promover la caída.

Curiosamente, los estudios reales no han logrado mostrar una mayor incidencia de lesiones musculoesqueléticas en mujeres embarazadas físicamente activas. Quizás esto se deba a que las embarazadas de forma consciente evitan los deportes de contacto y las actividades que requieren movimientos rápidos o de alto impacto. En general, los profesionales del entrenamiento físico deben considerar los cambios musculoesqueléticos significativos que se desarrollan en esta población y diseñar programas de ejercicios que minimicen el riesgo[4].

BENEFICIOS DEL EJERCICIO

Aunque es mejor que una mujer comience un programa de ejercicios antes de quedarse embarazada, la evidencia sugiere que iniciar la actividad física después de quedar embarazada todavía es seguro para la madre y el feto. Cuanto antes comience a hacer ejercicio una futura madre, mejor será el resultado. El siguiente apartado analiza algunos de los beneficios específicos que experimentan las mujeres que hacen ejercicio embarazadas.

GANANCIA DE PESO SALUDABLE

Antes de considerar el aumento de peso durante el embarazo, hay que entender que el sobrepeso, la obesidad o un peso bajo antes de la concepción se asocia a mayor dificultad para concebir y a un mayor riesgo de complicaciones durante el embarazo. Las mujeres obesas suelen tener una gestación prolongada, de forma que sus bebés a menudo pesan más de 4 kg, lo que conduce a un parto y nacimiento más difíciles con mayor probabilidad de cesárea. Además, una embarazada con sobrepeso tiene mayor riesgo de **diabetes gestacional,** hipertensión y **preeclampsia,** con un riesgo directamente proporcional al aumento del **índice de masa corporal** (IMC). Esto significa que cuanto mayor sea el peso, más complicado será el embarazo. Aún más desconcertante que los efectos de la obesidad en el peso al nacer es la mayor incidencia de defectos congénitos en recién nacidos de madres con sobrepeso. La obesidad duplica el riesgo de defectos del tubo neural (discutido brevemente) y aumenta de forma significativa el riesgo de anomalías cardíacas. Como las autoridades no recomiendan hacer dieta durante el embarazo, es mejor si una mujer alcanza un peso saludable antes de concebir y luego lo mantiene[1,4,11].

Las mujeres con bajo peso que se quedan embarazadas también tienen dificultades durante el embarazo y el parto. Sus recién nacidos a menudo nacen prematuros y es probable que tengan bajo peso al nacer. Dado que el peso al nacer es el indicador más fiable de la salud infantil, los recién nacidos con bajo peso al nacer están en desventaja. Tienen mayor riesgo de muerte y de desarrollar enfermedades degenerativas.

Un aumento de peso saludable durante el embarazo es de 11-16 kg a lo largo de 9 meses, suponiendo que el peso antes del embarazo estuviera dentro de los límites normales. Las mujeres con bajo peso necesitan aumentar un poco más (13-18 kg), mientras que las mujeres con sobrepeso necesitan aumentar un poco menos (7-11 kg). Las mujeres con embarazo múltiple necesitan aumentar 16-20 kg para satisfacer sus demandas. La mujer promedio debe aumentar alrededor de 1,5 kg durante el primer trimestre y luego 0,5 kg por semana a partir de entonces. Cualquier ganancia rápida de peso durante un período corto debe alertar al médico para abordar el problema.

Como se ha mencionado, el peso al nacer es el mayor predictor de la salud infantil. Debido a que el peso al nacer se correlaciona de forma positiva con el aumento de peso materno, una embarazada y su médico deben controlar los cambios de peso durante el embarazo. Aunque las cantidades exactas varían un poco entre mujeres diferentes, el peso extra suele distribuirse de la siguiente manera:

DESTACADO Diabetes gestacional y ejercicio

Según los Centers for Disease Control (CDC), la diabetes gestacional (DG) es una condición que se desarrolla en un 9,2 % de las mujeres embarazadas en EE.UU. Las mujeres con DG presentan mayor riesgo de embarazo y parto complicados y son siete veces más propensas a desarrollar diabetes tipo 2 durante los 5-10 años posteriores al embarazo.

Las causas exactas de la DG no están claras. Los profesionales sanitarios saben que la placenta produce las hormonas destinadas a promover el crecimiento y el desarrollo fetal. Sin embargo, las hormonas también interfieren en la acción de la insulina materna en sus propias células. En esencia, las células maternas se vuelven resistentes a la insulina. En respuesta, el páncreas materno produce insulina adicional, pero por desgracia los niveles séricos de glucosa continúan aumentando. La propia insulina no atraviesa la placenta, pero la glucosa sí. En consecuencia, todo el exceso de glucosa está disponible para el feto y en general se almacena como grasa fetal. En consecuencia, la mayoría de los recién nacidos de madres con DG tienen sobrepeso con grasa excesiva. Adicionalmente, tienen mayor riesgo de desarrollar problemas respiratorios, obesidad y diabetes tipo 2 más adelante en la vida.

Debido a que la DG es perjudicial para una embarazada y su feto, se usan medicamentos, dieta y ejercicio para prevenir la afección antes de que se desarrolle o se administran una vez que ocurre. Por desgracia, actualmente no hay pautas para el ejercicio en la DG; sin embargo, la investigación sugiere que tanto el entrenamiento aeróbico como el de resistencia son seguros a una intensidad moderada, de tres o más veces por semana con una duración de 30-60 min. En general, las precauciones son similares para las embarazadas con y sin DG; sin embargo, aquellas con DG deberían medir su glucosa sérica antes del ejercicio. Si la glucosa sérica es ≤ 4,0 mmol/l, el ejercicio debe posponerse hasta consumir alimentos que contengan glucosa.

- 3 400 g: peso promedio del recién nacido.
- 3 100 g: proteínas, grasas y otros nutrientes extra almacenados.
- 1 800 g: sangre extra.
- 1 800 g: líquidos corporales adicionales.
- 900 g: aumento del tamaño mamario.
- 900 g: aumento del tamaño del útero y los músculos de soporte.
- 900 g: líquido amniótico que rodea al feto.
- 680 g: placenta.

En general, los estudios muestran que el aumento del gasto energético por el ejercicio modera la ganancia de peso y reduce el aumento total de la grasa corporal durante el embarazo. Las mujeres que hacen ejercicio embarazadas todavía son capaces de lograr el aumento de peso recomendado por el médico, siempre que este se encuentre dentro de los límites saludables. Aunque la pérdida de peso tras el parto se asocia más con el ejercicio en el puerperio que durante el embarazo, aquellas que hacen ejercicio constantemente durante el embarazo tienen más probabilidades de continuar haciéndolo después.

Diabetes gestacional: tipo de intolerancia a la glucosa que se desarrolla durante el embarazo. Afecta al 9 % de todos los embarazos.

Preeclampsia: enfermedad que afecta tanto a la madre como al feto. Se caracteriza por hipertensión, hinchazón persistente y exceso de proteínas en la orina. La preeclampsia es más habitual durante el primer embarazo. El riesgo es mayor para aquellas con embarazo múltiple, menores de 20 años, mayores de 40 años, con hipertensión preexistente o enfermedad renal, y con antecedentes familiares. La causa exacta se desconoce.

Índice de masa corporal: medida del peso en relación con la estatura; indica un riesgo general de enfermedad crónica; no mide el porcentaje de grasa corporal ni indica la distribución de grasa corporal.

MEJORÍA DE LA CIRCULACIÓN

La ganancia continua de peso durante el embarazo afecta negativamente a la circulación y promueve el edema. Debido a que el ejercicio aumenta el volumen sanguíneo, el gasto cardíaco y la cantidad de vasos sanguíneos, mejora la circulación y previene la hinchazón dolorosa e incómoda. Además, el ejercicio mejora la eficiencia del sistema linfático al promover el retorno del líquido intersticial acumulado en la sangre. Asimismo, mejora el suministro de nutrientes y oxígeno que están más disponibles para los tejidos maternos y fetales. En general, hacer ejercicio durante el embarazo mejora la composición y la circulación sanguínea, lo que aumenta la tolerancia de la mujer a los cambios anatómicos[1,4,6].

REDUCCIÓN DEL MALESTAR GENERAL Y MEJORA DEL HUMOR

El ejercicio alivia algunas molestias asociadas con el embarazo, incluyendo dolor lumbar, edema de las extremidades inferiores, rigidez articular, estreñimiento, inflamación e insomnio. El ejercicio que incluye todas las articulaciones principales mantiene el funcionamiento normal y el rango de movimiento. Además, mantiene la masa muscular y aumenta la fuerza, que podría traducirse en el aumento de los niveles de energía. Por último, la actividad regular mejora el sueño, otro factor que afecta positivamente el nivel de energía[2].

Pocos estudios se han centrado en los efectos psicológicos de la actividad física durante el embarazo. Sin embargo, en los estudios disponibles, las mujeres que hacen ejercicio embarazadas se sienten más felices y complacidas en los tres trimestres en comparación con sus homólogas sedentarias, tal vez porque el ejercicio estimula la liberación de sustancias químicas que mejoran el estado de ánimo. Además de mejorar el estado de ánimo, la participación en programas de ejercicio estructurado también parece disminuir la incidencia de depresión de acuerdo con un estudio que utilizó una escala popular de depresión para medir la disposición psicológica[1,12]. Otro estudio indicó que las mujeres que hacen ejercicio embarazadas que participaron en programas diseñados mejoraron considerablemente su autoimagen. Esto es significativo, ya que una imagen corporal negativa durante el embarazo a veces promueve prácticas como dietas estrictas o incluso purgas, conductas poco saludables durante el embarazo[13]. Estas conductas se han asociado a un aumento de peso inadecuado, parto prematuro, bajo peso al nacer y retraso en el desarrollo del niño más adelante en la vida.

Consejo de cambio del estilo de vida: ¡Mantenerse hidratado! Todos conocen la importancia del agua, pero muchos beben cantidades inadecuadas. La cantidad de agua requerida variará, pero motiva a las embarazadas a prestar atención a su consumo. El Institute of Medicine sugiere un *mínimo diario* de 3 l (13 tazas) para los hombres y 2,2 l (9 tazas) para las mujeres. Además, hay que beber al menos ½ l (2 tazas) antes del ejercicio y 150 ml (un poco más de ½ taza) cada 15 min durante el ejercicio.

LA MEJORÍA DEL FUNCIONAMIENTO CARDIORRESPIRATORIO Y MUSCULAR FACILITA EL EMBARAZO, EL TRABAJO DE PARTO Y EL NACIMIENTO

El ejercicio aeróbico afecta profundamente al funcionamiento cardiorrespiratorio. Además del aumento del volumen sanguíneo y el número de eritrocitos circulantes, la capacidad de unión al oxígeno de la hemoglobina aumenta durante y después del ejercicio. En consecuencia, más oxígeno viaja en las células maternas y fetales. Por último, esto ejerce menos estrés en el corazón materno y mejora la resistencia durante el embarazo[1,14]. Además, el acondicionamiento aeróbico mejora tanto la resistencia que alivia la carga cardiorrespiratoria asociada al parto y reduce la duración real de este[2].

Debido a que el ejercicio de resistencia que cumple con las recomendaciones actuales fortalece los músculos esqueléticos involucrados en el parto, muchas mujeres que realizan entrenamiento de fortalecimiento durante el embarazo afirman que experimentan menos dolor y sensibilidad durante y después del parto. Sus músculos se han adaptado a los desafíos y, en consecuencia, están en mejores condiciones para manejar el estrés del parto. La investigación muestra que las mujeres que realizaron un entrenamiento de fortalecimiento durante los tres trimestres requirieron menos medicamentos para el dolor y, en general, tuvieron partos más saludables que las que no lo hicieron. Además, la mayoría de las deportistas no tuvieron que someterse a un parto inducido ni a ningún otro tipo de intervención médica, por ejemplo una cesárea[1,14].

DISMINUCIÓN DEL RIESGO DE PREECLAMPSIA

Según la Preeclampsia Foundation, la preeclampsia ocurre en el 5-8% de todos los embarazos y se caracteriza por hipertensión arterial y proteinuria, y afecta tanto a la madre como al feto. Esta afección progresa rápidamente y se sospecha cuando una embarazada experimenta aumento repentino de peso, cefalea y edema inusual. Una embarazada que nota alguno de estos síntomas debe buscar atención médica de inmediato. Nuevos estudios sugieren que el ejercicio cardiovascular moderado ayuda a prevenir la preeclampsia y sus efectos nocivos sobre los resultados del embarazo. Además, el ejercicio reduce de forma efectiva los niveles de colesterol sérico durante el embarazo. La disminución del nivel de colesterol sérico está asociada con un menor riesgo de DG y preeclampsia durante el embarazo[10].

RECOMENDACIONES

Hace años, los médicos notaron que las mujeres que realizaban trabajos físicamente exigentes tenían partos prematuros y bebés con bajo peso al nacer, por lo que desaconsejaban mucho la actividad física durante el embarazo. Desde entonces, los estudios controlados han indicado que es más probable que el ejercicio cause *beneficios* en lugar de dañar al feto en desarrollo, por lo que ya no se desaconseja el ejercicio durante el embarazo[2].

Como se ha mencionado, dado que tanto el embarazo como el ejercicio causan estrés en el cuerpo, las guías deben considerar los posibles efectos adversos del estrés adicional en el feto.

PRUEBA DE EJERCICIO

De acuerdo con el American College of Sports Medicine (ACSM), las mujeres embarazadas sin contraindicaciones (tabla 3-4) deben continuar haciendo ejercicio durante todo el embarazo. Deben someterse a pruebas de ejercicio máximo solo si es médicamente necesario y solo bajo supervisión médica. La mayoría de las mujeres embarazadas pueden someterse con seguridad a pruebas de ejercicio submáximo (< 75% de la reserva de frecuencia cardíaca) para predecir el consumo máximo de oxígeno con el fin de mejorar el diseño del programa.

PRESCRIPCIÓN DE EJERCICIO

La información disponible sugiere que el entrenamiento de fuerza y el cardiovascular son seguros y beneficiosos para las mujeres con embarazos de bajo riesgo[15,16]. De acuerdo con la literatura existente y las pautas del American College of Obstetricians and Gynecologists (ACOG), las siguientes recomendaciones se consideran seguras para embarazadas sanas sin complicaciones[14,17-19].

- Las mujeres antes sedentarias, o las que experimentan cualquiera de las contraindicaciones enumeradas en la tabla 3-4, deben recibir la autorización de un médico antes de comenzar un programa de entrenamiento físico. Si un médico lo autoriza, el ejercicio puede ser un complemento saludable del embarazo.
- El ACSM sugiere que todas las embarazadas sean examinadas con la prueba PARmed-X para el embarazo *(Physical Activity Readiness Medical Examination)* antes de hacer ejercicio[20]. Está disponible en línea en: csep.ca/cmfiles/publications/parq/parmed-xpreg.pdf

TABLA 3-4. Contraindicaciones para el ejercicio aeróbico durante el embarazo de acuerdo con la ACOG

Relativas	Absolutas
• Anemia severa • Arritmia cardíaca materna no evaluada • Bronquitis crónica • Diabetes tipo I mal controlada • Obesidad mórbida extrema • Bajo peso extremo (IMC < 12) • Estilo de vida extremadamente sedentario • Restricción del crecimiento intrauterino en el embarazo actual • Hipertensión mal controlada • Limitaciones ortopédicas • Trastorno convulsivo mal controlado • Hipertiroidismo mal controlado • Tabaquismo extremo	• Enfermedad cardíaca hemodinámicamente significativa • Enfermedad pulmonar restrictiva • Cuello uterino incompetente/cerclaje • Gestación múltiple en riesgo de parto prematuro • Sangrado persistente en el segundo o tercer trimestre • Placenta previa después de 26 semanas de gestación • Parto prematuro durante el embarazo actual • Rotura de membranas • Preeclampsia/hipertensión inducida por el embarazo

IMC, índice de masa corporal.
De: American College of Obstetricians and Gynecologists. ACOG Committee Opinion No. 267, January 2002: Exercise during pregnancy and the postpartum period. *Obstet Gynecol* 2002;99:171-173.

- Iniciar cualquier ejercicio con un calentamiento de bajo impacto y baja intensidad de al menos 5-10 min, como caminar o pedalear en bicicleta fija (fig. 3-5). Al igual que en todos los deportistas, el calentamiento prepara las articulaciones y los músculos para el movimiento al aumentar el flujo sanguíneo y la frecuencia cardíaca. Hay que finalizar cada entrenamiento con 5-10 min de ejercicios suaves («enfriamiento») para volver a los niveles normales de frecuencia cardíaca y flujo sanguíneo. Realizar ejercicios de estiramiento *tras* el calentamiento o el enfriamiento.
- Aunque no hay recomendaciones específicas sobre la frecuencia del ejercicio, las mujeres previamente sedentarias deben esforzarse por hacer ejercicio aeróbico regular, tal vez comenzando con 15 min al día 3 días a la semana, progresando a 30 min o más la mayoría de los días de la semana. El tiempo total se puede acumular en series más breves con segmentos de 10-15 min (para un total de 150 min de actividad a la semana). Consúltese la tabla 3-5 para conocer los rangos de frecuencia cardíaca recomendados para mujeres embarazadas. Considerar utilizar la «prueba de la conversación» o la calificación de la escala de esfuerzo percibido para monitorizar la intensidad, ya que la frecuencia cardíaca está elevada durante el reposo y el esfuerzo en esta población. Para pasar la prueba, una mujer debería ser capaz de mantener una simple conversación durante el ejercicio. Si se queda sin aliento cuando habla, debe disminuir su intensidad. Si puede recitar un monólogo de 20 min, debe aumentar la intensidad. Si utiliza la escala de esfuerzo percibido de Borg de 6 a 20 (v. apéndice A), una calificación de 12 a 14 se clasifica como moderada.
- Los ejercicios de Kegel fortalecen los músculos del suelo pélvico para controlar la incontinencia urinaria.
- En general, una mujer embarazada debe evitar el ejercicio hasta el agotamiento y debe dejar de hacer ejercicio si está severamente fatigada.
- Evitar los deportes de contacto y otras actividades que tengan un alto riesgo de caídas o traumatismos abdominales. Por ejemplo, deben evitarse el fútbol, el baloncesto y la equitación.
- En general, se prefiere el ejercicio de bajo impacto, como la bicicleta fija (Fig. 3-6) o la natación, en lugar de actividades de alto impacto como correr, saltar y rebotar. Además, hay que evitar los cambios rápidos en la dirección para reducir el traumatismo del feto, las lesiones en las articulaciones y el riesgo de caídas. Recordar: el centro de gravedad de una mujer embarazada cambia.
- Se recomienda el entrenamiento de fuerza, sobre todo para los músculos abdominales, los de la espalda y los del suelo pélvico. Entrenar estos músculos hace que sea más fácil soportar el peso del feto en crecimiento; ayuda a la embarazada a empujar de forma más efectiva durante la última fase

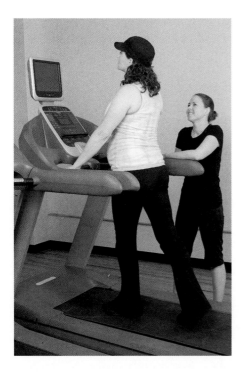

FIGURA 3-5 ■ Iniciar cualquier ejercicio con un calentamiento de 5-10 min que incluya una actividad de bajo impacto y baja intensidad, como caminar.

TABLA 3-5. Rangos de frecuencia cardíaca recomendados para las mujeres embarazadas

IMC previo al embarazo < 25 kg/m²	
Edad (años)	**Rango de frecuencia cardíaca (lpm)**
<20	140-155

20-29
  Sedentaria
  Activa
  En forma
	
	129-144
	135-150
	145-160

30-39
  Sedentaria
  Activa
  En forma
	
	128-144
	130-145
	140-156

IMC previo al embarazo ≥ 25 kg/m²	
Edad (años)	**Rango de frecuencia cardíaca (lpm)**
20-29	102-124
30-39	101-120

Nota: sedentaria corresponde al percentil 25 inferior del $VO_{2máx}$; activa corresponde al percentil 50 del $VO_{2máx}$, y en forma corresponde al percentil 25 superior del $VO_{2máx}$.

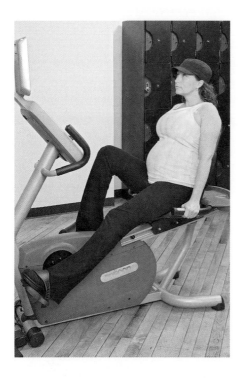

FIGURA 3-6 ■ Las actividades de bajo impacto como la bicicleta fija o la natación son las preferidas para las mujeres que hacen ejercicio embarazadas.

del parto; mantiene la postura y reduce el dolor lumbar, y previene problemas urinarios después del nacimiento. La relaxina afecta no solo a las articulaciones involucradas en el parto sino también a cada articulación del cuerpo. Por tanto, se desaconseja la flexión o extensión articular profunda a causa de la inestabilidad articular. Animar a las mujeres que hacen ejercicio embarazadas a que realicen todos los movimientos de forma lenta y controlada para evitar lesiones. Prestar atención a la mecánica corporal y garantizar una alineación articular neutral. Animar a las participantes a espirar durante el esfuerzo e inspirar durante la fase de retorno. Esto evita el aturdimiento y el aumento inseguro de la presión arterial. Asegurarse de que la participante no tome las pesas o mancuernas con demasiada fuerza, pues un agarre fuerte puede provocar un aumento peligroso de la presión arterial. El entrenamiento de fortalecimiento de todos los grupos musculares principales debe realizarse con una intensidad que permita 12-15 repeticiones. Evitar los ejercicios isométricos y la maniobra de Valsalva.

- Evitar los abdominales completos durante el embarazo. Después de la semana 16 de embarazo hay que evitar cualquier ejercicio en posición supina (acostado sobre la espalda), ya que esta posición disminuye el gasto cardíaco, la presión arterial y posiblemente el flujo de oxígeno al feto. Además, evitar cualquier actividad donde la paciente deba estar de pie e inmóvil durante mucho tiempo, ya que esta posición interfiere con el retorno de sangre desoxigenada al corazón y por tanto promueve la acumulación de sangre.
- Evitar el ejercicio extenuante durante el primer trimestre, que es cuando la mayoría de los sistemas orgánicos principales se desarrollan, de modo que el feto es particularmente vulnerable en este momento.
- Evitar el ejercicio extenuante en los climas cálidos y húmedos. Una embarazada ya tiene una tasa metabólica alta (lo que significa que produce más calor de lo normal) y, aunque su cuerpo se ha adaptado para iniciar la sudoración a una temperatura más baja, el calor excesivo puede ser amenazante para el feto. El ejercicio en el interior permite un mayor control de la temperatura ambiental.

- Se recomienda beber muchos líquidos antes, durante y después del ejercicio para mantener la temperatura corporal normal. Consumir dos vasos de agua adicionales de 240 ml por cada hora de ejercicio.
- No se sugiere el ejercicio si la paciente está muy fatigada, especialmente durante el tercer trimestre. Esto puede estresar tanto a la madre como al feto.
- Evitar el ejercicio en altitudes superiores a 1 800 m, ya que esto aumenta el riesgo de parto prematuro y sangrado vaginal. *Nota:* las embarazadas no necesitan evitar altitudes superiores a 1 800 m, solo necesitan evitar el esfuerzo físico a este nivel si no están acostumbradas.
- Reanudar el ejercicio de forma gradual 4-6 semanas después del parto vaginal normal o 8-10 semanas tras una cesárea (con consentimiento médico). Las personas que hicieron ejercicio antes y durante el embarazo podrían reanudar el ejercicio antes.
- Las necesidades energéticas aumentan *levemente* durante el embarazo, por lo que las mujeres que hacen ejercicio embarazadas deben consumir suficientes kilocalorías para compensar las demandas combinadas del embarazo *y* el ejercicio. Las mujeres necesitan unas 300 kcal adicionales al día para mantener el embarazo; hacer ajustes adicionales de acuerdo con el nivel de actividad.

Una embarazada debe detener toda actividad y buscar atención médica inmediata si experimenta cualquiera de los siguientes síntomas durante el ejercicio:

- Falta de aliento.
- Sangrado vaginal.
- Mareos.
- Cefalea.
- Dolor de pecho.
- Fuga de líquido amniótico.
- Disminución del movimiento fetal.
- Dolor significativo en la pantorrilla, hinchazón o debilidad muscular, ya que estos son signos de trombosis venosa profunda.

Además, las mujeres que hacen ejercicio embarazadas previamente sedentarias podrían tolerar mejor el ejercicio al inicio del segundo trimestre, pues la fatiga severa, las náuseas y los vómitos a menudo se presentan en los primeros 3 meses del embarazo. Inicialmente deben elegir una actividad de baja intensidad y bajo impacto solo durante 3 días a la semana unos 15 min cada vez. Esto permite que sus cuerpos no acondicionados se adapten gradualmente a la actividad y disminuye el riesgo de lesiones. En última instancia, la mujer embarazada antes sedentaria debe esforzarse por hacer 30 min de actividad moderada la mayoría de los días de la semana. Los ejercicios de bajo impacto como nadar, caminar o aeróbicos acuáticos son los más seguros y tolerables, pero la bicicleta fija y otras máquinas de ejercicios aeróbicos de bajo impacto también son buenas opciones.

Si una mujer activa queda embarazada, generalmente puede continuar con su rutina de ejercicio regular en su embarazo. El rendimiento suele disminuir a medida que avanza el embarazo, por lo que estas mujeres deben ajustar la intensidad de acuerdo a su comodidad física. Algunos estudios han investigado los efectos de actividades de alta intensidad en el feto; la mayoría no ha encontrado complicaciones o efectos nocivos aparte del bajo peso al nacer. Sin embargo, se recomienda tener precaución.

Todas las mujeres embarazadas deben evitar estar de pie e inmóviles durante períodos prolongados porque esto interfiere con el retorno sanguíneo al corazón. También aumenta la probabilidad de desarrollar **venas varicosas.** El ejercicio extenuante durante el tercer trimestre puede predisponer a la embarazada a la hipoglucemia, posiblemente porque tanto las células fetales como

---

Venas varicosas: venas visibles, dilatadas y abultadas cerca de la superficie de la piel. Aparecen cuando las válvulas venosas funcionan incorrectamente y la sangre se acumula en una pequeña sección de la vena; generalmente se presentan en la parte inferior de las piernas.

las maternas aumentan su demanda de glucosa y las reservas hepáticas de glucógeno de la madre disminuyen. El consumo de 30-50 g de carbohidratos antes de hacer ejercicio minimiza el riesgo de hipoglucemia.

El entrenamiento con peso libre puede ser peligroso para una embarazada debido a la inestabilidad articular. Si es posible, usar las máquinas de pesas, pues tienen una protección incorporada y un rango de movimiento limitado para disminuir el riesgo de lesión articular. Después de 5-10 min de calentamiento, comenzar el entrenamiento de fuerza. La mayoría de los ejercicios de resistencia que se realizan antes del embarazo son seguros durante el embarazo siempre que se sigan las directrices anteriores.

REFERENCIA RÁPIDA

En la mayoría de los casos una mujer que realiza un entrenamiento de fortalecimiento antes de quedarse embarazada puede continuar con esta actividad durante el embarazo. Ella debe ajustar la intensidad según el nivel de comodidad y evitar las series de esfuerzo máximo. El objetivo durante el embarazo debe ser mantener la fuerza, no hacer mejoras sustanciales.

El ejercicio en el puerperio ayuda al cuerpo de la embarazada a volver a las condiciones previas al embarazo; sin embargo, es habitual que una mujer sienta los efectos fisiológicos asociados con el embarazo hasta 6 semanas después del parto. El aumento en la duración, la intensidad y la frecuencia del ejercicio deberían ser graduales y basados en la condición individual. En otras palabras, la mujer que se somete a una cesárea necesita más tiempo de recuperación que la que tiene un parto natural. La mayoría de los expertos afirman que las mujeres que amamantan a sus bebés no deben preocuparse por la interferencia del ejercicio en la calidad de la leche. La composición y el volumen de la leche no parecen verse afectados por el aumento de la actividad y cualquier pérdida de peso que a menudo acompaña al ejercicio.

REFERENCIA RÁPIDA

Una mujer previamente sedentaria que se queda embarazada puede hacer un entrenamiento de fortalecimiento con la aprobación de un médico. El objetivo debe ser preparar el cuerpo para las demandas del embarazo y el parto, no perder peso o hacer mejoras significativas en la masa muscular y la composición corporal.

EJERCICIOS

Calentamiento

Calentar 5-10 min en una cinta rodante. Incluir movimientos de calentamiento de las extremidades superiores, pero evitar mantener las manos sobre la cabeza por un período prolongado (esto aumenta la presión sanguínea). Estirar levemente hombros, espalda, pecho, bíceps, tríceps, flexores de la cadera, cuádriceps e isquiotibiales tras el calentamiento.

Ejercicios de la parte superior del cuerpo

El fortalecimiento de la parte superior del cuerpo ayuda a mantener la postura y permite controlar el peso ganado durante el embarazo. Mantener la alineación neutral del cuerpo en cada ejercicio.

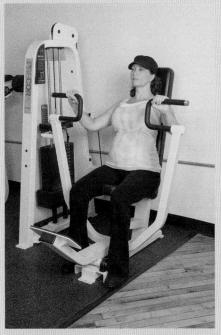
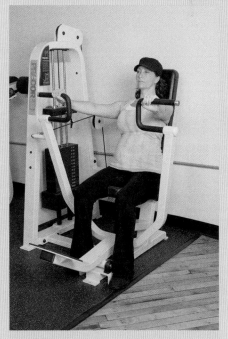

■ Prensa de pecho sentada (fig. 3-7)

Colocarse en una máquina de prensa de pecho sentada y agarrar las empuñaduras. Con una resistencia ligera, hacer el ejercicio como cualquier otra persona: empujar las empuñaduras hacia delante hasta que los brazos estén rectos pero no bloqueados. Hacer una pausa. Regresar a la posición inicial. Repetir 12 a 15 veces. Es preferible una máquina de prensa de pecho sentada a una recostada. El tórax también se puede trabajar usando bandas elásticas o haciendo flexoextensiones de brazos contra la pared.

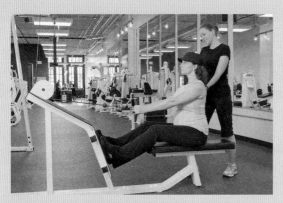
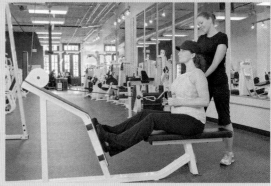

■ **Remo sentado** (fig. 3-8)

Sentarse en una máquina de remo sentado con la columna neutra; evitar arquear la espalda y mantener un centro estable. Después de configurar la máquina con un peso ligero, agarrar las empuñaduras y tirar de los codos hacia atrás. Hacer una pausa. Regresar a la posición inicial. Hacer 12 a 15 repeticiones. Asegurarse de que la mujer esté espirando durante el esfuerzo e inspirando durante la fase de retorno. Este ejercicio también puede hacerse con bandas elásticas.

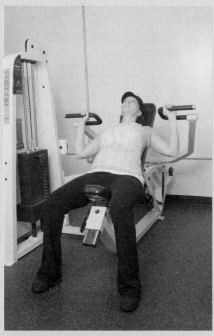
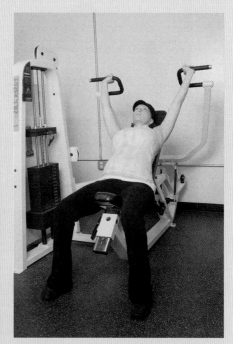

■ **Prensa de hombros sentada** (fig. 3-9)

Sentarse en una máquina de prensa de hombros. Ajustar el asiento de modo que los brazos queden paralelos al suelo con las empuñaduras a nivel de la oreja. Sujetar las empuñaduras y empujar hacia arriba hasta que los brazos estén completamente extendidos pero no bloqueados. Hacer una pausa. Volver a la posición inicial. Hacer 12 a 15 repeticiones. Este ejercicio puede hacerse usando un equipo de resistencia, bandas o mancuernas ligeras. Asegurarse de tener una alineación neutra y realizar movimientos suaves. Es preferible una máquina más vertical, especialmente a medida que avanza el embarazo.

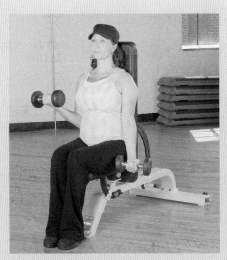
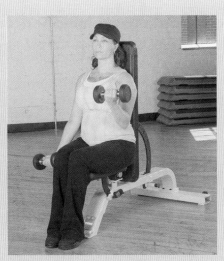

■ Flexión de bíceps (fig. 3-10)

Sentarse en un banco con una mancuerna ligera en cada mano. Flexionar el codo derecho mientras se lleva el peso hacia el hombro. Hacer una pausa. Volver el brazo derecho a la posición inicial. Repetir en el lado izquierdo. Alternar entre derecho e izquierdo y hacer 12 a 15 repeticiones de cada lado. Este ejercicio puede hacerse con equipos de resistencia, bandas o mancuernas ligeras. Evitar la hiperextensión en el codo, pero realizar un rango completo de movimiento.

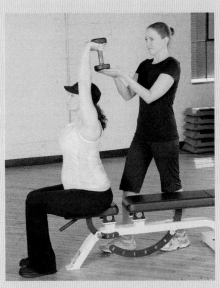
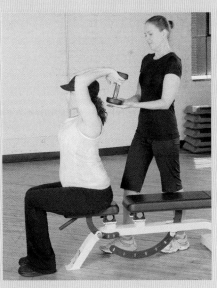

■ Extensión del tríceps en posición sentada (fig. 3-11)

Seleccionar una mancuerna con un peso que pueda sostener sobre su cabeza con ambas manos. Sentarse en un banco con la columna neutra y los pies planos en el suelo (si es posible, elegir un banco con respaldo). Agarrar la mancuerna alrededor del cabezal y elevarla sobre la cabeza. Bajar el peso de forma controlada hasta que los antebrazos queden paralelos al suelo. Hacer una pausa. Volver a la posición inicial. Repetir 12 a 15 veces. Evitar la hiperextensión del codo. Puede ser difícil usar el equipo de resistencia dirigido al tríceps a medida que el abdomen crece. Alternativamente, se pueden utilizar tubos elásticos.

Ejercicios de la parte inferior del cuerpo

El fortalecimiento de la parte inferior del cuerpo mejora el equilibrio, aumenta el soporte de la pelvis y ayuda al nacimiento. Mantener una alineación neutra del cuerpo durante cada ejercicio.

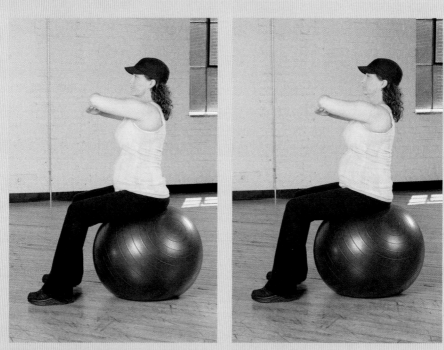

■ Inclinación pélvica en posición sentada (fig. 3-12)

Este ejercicio aumenta la fuerza central al dirigirse a los abdominales, las nalgas y los músculos del suelo pélvico. Sentarse en una pelota de estabilidad con los pies separados a la anchura de los hombros y los brazos cruzados y elevados a nivel del hombro. Contraer lentamente los abdominales, las nalgas y los músculos del suelo pélvico (inclinando ligeramente la pelvis). Relajar y hacer 12 a 15 repeticiones. Hacer un ligero movimiento; evitar el balanceo. Este ejercicio también se puede realizar de pie o sentada en una silla o banco estable.

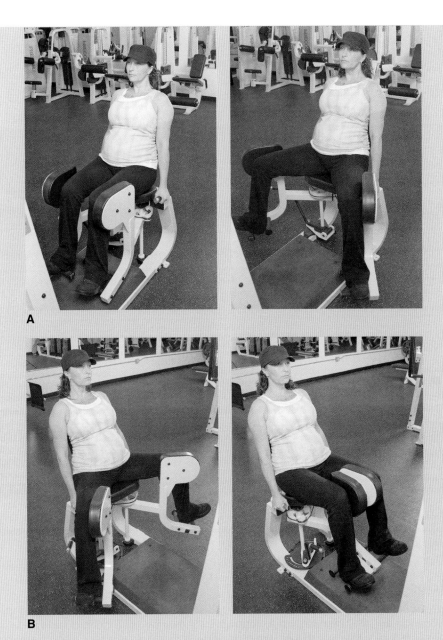

A

B

■ **Abducción** (fig. 3-13 A) **y aducción de los muslos** (fig. 3-13 B)

Los ejercicios de abducción (fig. 3-13 A) y aducción (fig. 3-13 B) de los muslos se pueden realizar con un equipo de levantamiento de pesas de resistencia ligera. También es posible hacerlos en una posición lateral con el peso corporal como resistencia (la posición ideal para las embarazadas previamente sedentarias). La posición en cuatro puntos debe evitarse durante el tercer trimestre. Evitar la posición supina después del tercer mes de embarazo. Cuando se usa un equipo de resistencia, hay que seguir las instrucciones del fabricante. Evitar estirar demasiado las articulaciones de la cadera.

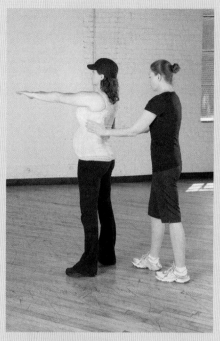
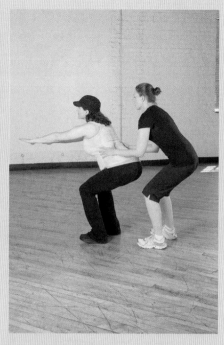

■ Sentadilla (fig. 3-14)

Ponerse de pie con los pies ligeramente más separados que el ancho de los hombros y la espalda neutra. Contraer los músculos abdominales y doblar las rodillas hasta que las caderas queden paralelas al suelo. Las rodillas deben quedarse sobre o detrás de una línea vertical imaginaria dibujada desde los dedos de los pies hasta el techo. Volver lentamente a una posición erguida sin bloquear las rodillas. Espirar mientras se bajan las caderas; inspirar al volver a la posición de pie. Para lograr mayor resistencia, sostener una mancuerna con cada mano o usar una barra corporal y una sentadilla. *Nota:* la sentadilla podría ser difícil durante el tercer trimestre (y tal vez al final del segundo). La sentadilla con una sola pierna en posición fija también es efectiva. La prensa de piernas es otra alternativa que entrena eficazmente las nalgas y los isquiotibiales. Debe hacerse con una resistencia ligera. Sentarse apoyando la espalda y la cabeza en la parte acolchada. Separar los pies a una distancia igual al ancho de las caderas. Asegurarse de mantener los talones en posición plana. Las caderas y las rodillas deben estar en un ángulo de 90°. Sujetar las empuñaduras, mantener las rodillas alineadas con los pies y empujar con las piernas.

Ejercicios de Kegel

Los ejercicios de Kegel fortalecen los músculos del suelo pélvico para prevenir el prolapso uterino y la incontinencia urinaria. Para realizarlos, contraer los músculos que forman el suelo de la cavidad pélvica durante 5-10 s. Relajarse. Hacer 10 repeticiones. Realizar solo una serie a la vez; sin embargo, se pueden hacer varias series si se fraccionan a lo largo del día (hasta 100 repeticiones por día). La contracción del suelo pélvico es muy leve. Evitar comprometer los músculos abdominales mientras se hace este ejercicio.

CONSIDERACIONES NUTRICIONALES

Las personas en todas las etapas de la vida requieren los mismos nutrientes básicos. Lo que difiere es la cantidad necesaria para apoyar el crecimiento y el desarrollo. Durante la división celular rápida y formación de tejidos, las necesidades nutricionales aumentan. Esto es exactamente lo que sucede durante el embarazo. El cuerpo de la mujer embarazada desarrolla tejidos para mantener al feto en crecimiento y proporciona los nutrientes para el desarrollo del tejido fetal. Esto significa que la dieta de la embarazada debe proporcionar suficientes kilocalorías y nutrientes para apoyar el aumento del metabolismo.

En el mejor de los casos, una mujer debería luchar por el bienestar físico, mental y emocional óptimo antes de concebir. Esto prepara al cuerpo para el estrés del embarazo y ayuda a garantizar un resultado favorable. Aunque la sangre materna y fetal nunca se mezclan, los vasos sanguíneos maternos y fetales tienen una conexión estrecha, por tanto una embarazada debe evitar consumir cualquier cosa que pueda afectar negativamente al feto. Esto incluye ciertos medicamentos de venta libre y por receta, alcohol, suplementos nutricionales sin receta, suplementos herbales y cualquier otra cosa potencialmente peligrosa. De hecho, una embarazada debe consultar con su médico antes de ingerir cualquier suplemento o medicamento.

La nutrición materna en el momento de la concepción afecta en gran medida al crecimiento y al desarrollo fetal. En consecuencia, todas las mujeres en edad fértil deben consumir una dieta adecuada y equilibrada para evitar la desnutrición. Hay que recordar que los períodos críticos en el desarrollo fetal ocurren durante el primer trimestre. Estos son períodos de división celular rápida donde comienza el desarrollo de la mayoría de los órganos y sistemas. Debido a que una mujer a menudo no sabe que está embarazada en las primeras semanas del embarazo, podría dañar inadvertidamente al feto si está desnutrida. Los siguientes apartados hablan de los nutrientes particulares de interés antes y durante el embarazo[21,22].

NUTRIENTES QUE APORTAN ENERGÍA: CARBOHIDRATOS, PROTEÍNAS Y GRASAS

Aunque las mujeres embarazadas necesitan aumentar la ingesta energética por su mayor metabolismo, en la actualidad los expertos reconocen que técnicamente no están «comiendo por dos». En el segundo trimestre, las necesidades energéticas aumentan unas 340 kcal/día. Durante el tercer trimestre aumentan a 450 kcal/día. Considerando el hecho de que las necesidades energéticas no aumentan durante el primer trimestre, esto será un promedio extra de 300 kcal/día en el transcurso del embarazo. ¡Así es! Esta energía extra mantiene el aumento de la carga de los sistemas cardiovascular y respiratorio; el crecimiento de tejido mamario y del músculo uterino, y la formación y el funcionamiento de la placenta y los tejidos fetales. Al consumir **alimentos ricos en nutrientes,** que tienen un alto contenido nutricional en relación con el número total de kilocalorías, una embarazada puede garantizar una nutrición adecuada sin un aumento de peso excesivo e innecesario (tabla 3-6). *Nota:* una mujer embarazada físicamente activa deberá considerar su gasto energético durante el ejercicio. Es posible que deba aumentar la ingesta energética para evitar la pérdida de peso.

La ingesta de carbohidratos debe ser de promedio un mínimo de 175 g/día (o al menos 50-65 % de la ingesta total de kilocalorías) para garantizar el metabolismo, economizar proteínas de la dieta y el cuerpo, y tener glucosa para alimentar el cerebro fetal. Para satisfacer esta necesidad, las embarazadas deben incluir en su dieta pan integral y cereales, vegetales de color verde oscuro, frutas frescas y productos lácteos bajos en grasa.

Alimentos ricos en nutrientes: alimentos con alto contenido de nutrientes en relación con su contenido de kilocalorías.

TABLA 3-6. Resumen de las necesidades de nutrientes que producen energía

Carbohidratos	El 50-65% de la ingesta total de kilocalorías; no < 175 g/día de promedio para la mujer embarazada
Proteínas	La mujer embarazada requiere 25 g/día más que la no embarazada. Evitar los suplementos de proteínas
Grasas	Obtener ~13 g de ácidos grasos omega 6 al día y 1,4 g de ácidos grasos omega 3 al día

REFERENCIA RÁPIDA

Las mujeres que hacen ejercicio embarazadas tienen mayor riesgo de hipoglucemia durante el ejercicio, especialmente durante las últimas semanas de embarazo. La ingesta adecuada de carbohidratos lo evita.

Las mujeres embarazadas necesitan unos 25 g más de proteína al día que las que no lo están (para un total de ~71 g/día). Para garantizar la suficiencia de proteínas, las futuras madres deben elegir cortes magros de carne, pollo y pescado. Además, la leche, otros productos lácteos, las legumbres y los cereales enteros contienen una cantidad considerable de proteínas. Dado que los suplementos ricos en proteínas pueden dañar al feto en desarrollo, las mujeres deben evitarlos durante el embarazo.

La grasa, el tercer nutriente que produce energía, también es una parte saludable de la dieta de una embarazada. En primer lugar, proporciona una fuente concentrada de energía que ayuda a cumplir con los requerimientos energéticos ligeramente más altos. En segundo lugar, es la única fuente de los dos ácidos grasos esenciales: ácido linoleico (ácido graso omega 6) y ácido linolénico (ácido graso omega 3). Estos ácidos grasos, que realizan varias funciones cruciales dentro del cuerpo, deben obtenerse de fuentes alimenticias porque el cuerpo humano no puede producirlos por sí solo. Sin ellos, las membranas celulares no se forman de manera adecuada; los eicosanoides (sustancias que regulan ciertas funciones corporales) serían escasos, y el sistema nervioso no se desarrollaría adecuadamente. En la actualidad, las recomendaciones sugieren que las mujeres embarazadas consuman 13 g de ácidos grasos omega 6 y 1,4 g de ácidos grasos omega 3 al día.

Las fuentes de ácidos grasos omega 6 incluyen aceite de cártamo, semillas de girasol, aceite de maíz, aceite de soja, piñones, nueces, aceite de sésamo y grasa de pollo. Las fuentes de ácidos grasos omega 3 incluyen aceite de linaza, nueces, aceite de colza, aceite de soja y pescado graso. Aunque los pescados grasos son las mejores fuentes de ácidos grasos omega 3, también pueden contener una gran cantidad de contaminantes. Una mujer embarazada debe ser consciente de ello y evitar consumir cantidades excesivas de pescado graso. Además, no debe ingerir suplementos de aceite de pescado porque potencialmente contienen altos niveles de contaminantes que pueden dañar de forma grave al feto.

VITAMINAS Y MINERALES

El folato, la vitamina B_{12}, el hierro, el calcio y la vitamina D son especialmente preocupantes durante el embarazo (tabla 3-7). A lo largo de los años, los estudios han confirmado la importancia del ácido fólico en la prevención de los defectos del tubo neural, que es una estructura que se desarrolla en el SNC (a menudo el día 28 de la gestación, antes de que una mujer sepa que está embarazada), por lo que la ingesta de ácido fólico es importante *antes* de la concepción, así como durante el embarazo. Los tipos más habituales de defectos del tubo neural son anencefalia y espina bífida.

La **anencefalia,** una palabra que literalmente significa «sin cerebro», es una condición poco común que ocurre si el extremo superior del tubo neural no se cierra. Esto provoca una disminución grave de desarrollo cerebral o, en algunos casos, la ausencia total del cerebro. La mayoría de los casos

TABLA 3-7. Vitaminas y minerales importantes durante el embarazo

Vitamina/mineral	Importancia	Cantidad diaria requerida
Folato	Necesario para prevenir defectos del tubo neural. Las fuentes alimenticias significativas incluyen cereales enriquecidos, verduras de hoja verde, legumbres, semillas e hígado	600 µg
Vitamina B_{12}	Ayuda a mantener las células nerviosas. El cuerpo necesita vitamina B_{12} para poder usar folato. Las fuentes de alimentos importantes incluyen carne, pescado, aves, huevos y cereales enriquecidos	2,6 µg
Hierro	Es el componente que liga al oxígeno en la hemoglobina. Las fuentes alimenticias significativas incluyen carnes rojas, aves, pescado, huevos, frutos secos y legumbres	27 mg
Calcio	Necesario para la contracción muscular y la propagación del impulso nervioso. Forma la estructura de huesos y dientes. Las fuentes alimenticias significativas incluyen leche, tofu, brócoli y legumbres	1 000 mg
Vitamina D	Necesaria para la absorción de calcio en el tracto gastrointestinal. Las fuentes alimenticias significativas incluyen carne, huevos, leche enriquecida, mantequilla y cereales	5 µg

de anencefalia se aborta al inicio del embarazo, otros llegan a término, pero el feto nace muerto o lo hace poco después.

La **espina bífida** es una condición más habitual que ocurre cuando la columna vertebral no se cierra por completo. La médula espinal, cubierta por membranas protectoras llamadas meninges, sobresale, una afección que podría ser mortal. La espina bífida tiene una gravedad variable y causa una amplia gama de discapacidades físicas, incluida la parálisis. Además, quienes sufren espina bífida a menudo experimentan pie zambo, debilidad muscular, deficiencias mentales y trastornos renales.

Para prevenir los defectos del tubo neural, las mujeres deben consumir 600 µg de ácido fólico al día, con 400 µg de alimentos enriquecidos o suplementos y los 200 µg adicionales de frutas y vegetales. Para asegurar una ingesta adecuada, en EE.UU. todos los productos con cereales están enriquecidos con folato, una práctica que ha mejorado el resultado en los casos de embarazo no planificado. No hay límite superior cuando el folato proviene estrictamente de fuentes dietéticas; sin embargo, hay un límite superior de 1 000 µg/día para el folato suplementario. El folato excesivo puede enmascarar los signos de deficiencia de vitamina B_{12}, que puede tener efectos devastadores en la madre y el feto. Sin embargo, bajo la supervisión médica, las mujeres que tuvieron un niño con defecto del tubo neural deben tomar un suplemento de 4 000 µg de ácido fólico para evitar la recurrencia. Los suplementos de venta libre contienen 400 µg de ácido fólico, mientras que los suplementos prenatales contienen al menos 800 µg. *Nota:* tomar suplementos de folato *después* de la concepción no beneficiará al feto si la mujer tiene deficiencias antes de la concepción.

La vitamina B_{12}, que es abundante en alimentos de origen animal como carne, pescado, huevos y productos lácteos, juega un papel importante en la activación de la enzima necesaria para el uso de folato en el cuerpo. También se añade a muchos productos enriquecidos como la leche de soja para evitar la disminución permanente de la función neurológica asociada con la deficiencia de vitamina B_{12}. Las embarazadas necesitan 2,6 µg de vitamina B_{12} al día, mientras que las lactantes necesitan 2,8 µg al día.

Anencefalia: significa «sin cerebro». Un defecto congénito grave representado por la ausencia de todo o parte del cerebro y/o cráneo.

Espina bífida: significa «columna abierta o seccionada». Un defecto congénito grave que expone parte de la médula espinal haciéndola vulnerable a lesiones.

DESTACADO   El vínculo íntimo entre la madre y el feto

La sangre materna y fetal por lo general nunca se mezclan de forma directa; sin embargo, la placenta representa una conexión íntima entre los dos. La placenta se desarrolla a medida que una de las membranas embrionarias fetales crece en el endometrio uterino. Una membrana permeable permanece entre ambos, pero muchas sustancias la atraviesan con facilidad. Por ejemplo, el oxígeno y los nutrientes de la sangre materna se difunden a través de la placenta para entrar en los vasos sanguíneos fetales, mientras que el dióxido de carbono y otros residuos se difunden de los vasos sanguíneos fetales a la sangre materna. Esto permite que la madre proporcione los elementos para el desarrollo fetal, oxígeno para la respiración celular y eliminar los residuos de subproductos metabólicos para evitar la acumulación peligrosa en la sangre fetal*.

Por desgracia, varias sustancias potencialmente peligrosas aprovechan esta conexión íntima, por lo que deben evitarse. Estas sustancias nocivas incluyen o están asociadas con el alcohol, el humo de tabaco, algunas drogas, *Listeria monocytogenes* y cafeína.

Alcohol: el consumo de alcohol no es compatible con un embarazo saludable. De hecho, pone al feto directamente en peligro. El alcohol atraviesa con facilidad la placenta para entrar en la circulación fetal. Una vez dentro causa estragos en el crecimiento y el desarrollo, en particular en el SNC, porque el hígado fetal inmaduro no puede catabolizarlo. Aunque los expertos aún no saben la cantidad precisa que puede perjudicar al feto, una mujer embarazada que consume cualquier cantidad de alcohol aumenta el riesgo de que el bebé padezca defectos cardíacos, paladar hendido, problemas del sistema urinario, rasgos faciales anormales, retraso del crecimiento, malas habilidades motoras, hiperactividad, falta de coordinación y mal funcionamiento del SNC. En conjunto, estos impedimentos se denominan síndrome de alcoholismo fetal (SAF). Lamentablemente, estos síntomas son irreversibles una vez que se desarrollan. Es alentador saber que el SAF es 100% prevenible, basta solo con evitar el alcohol antes de la concepción y durante el embarazo[17,23,24].

Humo de cigarrillo: la exposición al humo, incluso el humo de segunda mano, disminuye drásticamente la disponibilidad de oxígeno y nutrientes para un feto en desarrollo porque los cigarrillos contienen sustancias nocivas

que reducen los niveles de oxígeno en la sangre y constriñen los vasos sanguíneos que transportan oxígeno a las células. Por tanto, las embarazadas no deben fumar. Las que fuman a menudo experimentan abortos espontáneos, sangrado vaginal excesivo, desprendimiento placentario, nacimientos prematuros, parto prolongado y difícil, y nacimientos de bajo peso. Algunas veces los recién nacidos sufren síndrome de muerte súbita infantil, retraso mental, asma y problemas cardíacos. Aunque es peligroso en todas las etapas del embarazo, el humo es particularmente dañino durante las primeras 8 semanas del desarrollo embrionario, pues se forman los sistemas orgánicos principales. Lo ideal en cualquier mujer que esté planeando concebir es que deje de fumar; sin embargo, hacerlo después de la concepción, o incluso disminuir la cantidad de cigarrillos durante el embarazo, beneficia significativamente al feto[15,21].

Drogas: ya sean ilegales, recetadas o sin receta, son peligrosas para las mujeres embarazadas, porque a menudo pueden cruzar la placenta. En el menor de los casos pueden dañar el crecimiento fetal, promover partos prematuros, bajo peso al nacer y causar síntomas leves o graves de abstinencia fetal. Si esos efectos secundarios no son lo suficientemente graves, las drogas también pueden causar retraso mental, frecuencia cardíaca fetal acelerada, defectos congénitos, irritabilidad, hemorragia intracraneal y sepsis. Por tanto, las embarazadas deben buscar atención médica cuando están considerando el uso de drogas o medicamentos[17,23].

Listeria: *Listeria monocytogenes* es una bacteria que se halla en algunos quesos blandos, leche no pasteurizada, charcutería, carnes crudas, aves o mariscos poco cocidos. Si se consumen, a menudo causan vómitos severos y diarrea que puede dejar a la paciente deshidratada y letárgica. También puede causar fiebre, escalofríos y dolor muscular, síntomas similares a la gripe. Por desgracia, cruza fácilmente la placenta y puede causar aborto espontáneo o muerte fetal, de manera que las mujeres embarazadas deben limitar su exposición. Durante el embarazo, estas deben evitar los quesos blandos como el brie, Camembert y roquefort. Asimismo, deben consumir charcutería con precaución. Recalentar las carnes frías y los perritos calientes hasta que estén humeantes para destruir cualquier bacteria existente. Además, cocine bien toda la carne, pescado y aves, y lave las frutas y verduras antes de consumirlas[17].

Cafeína: la ingesta de cafeína durante el embarazo no parece aumentar el riesgo de defectos congénitos; sin embargo, cruza la placenta y finalmente eleva la frecuencia cardíaca y la frecuencia respiratoria fetal. Algunas investigaciones sugieren que la cafeína aumenta el riesgo de

---

*La placenta también tiene funciones adicionales. Sintetiza varias hormonas como la progesterona, que mantiene la decidua uterina durante el embarazo y es utilizada por las glándulas suprarrenales fetales para sintetizar estrógeno, que influye en el desarrollo de los órganos fetales, el desarrollo mamario de la madre y los cambios en el útero materno.

| DESTACADO | El vínculo íntimo entre la madre y el feto *(cont.)* |

aborto espontáneo, parto prematuro, bajo peso al nacer y síntomas de abstinencia en recién nacidos, pero la asociación March of Dimes sostiene que las mujeres embarazadas, o aquellas que tratan de concebir, pueden consumir 200 mg de cafeína al día (el equivalente a una taza de café al día) sin tener efectos secundarios. Las que consumen más de 200 mg al día tienen una probabilidad dos veces mayor de experimentar un aborto espontáneo que aquellas que no consumen cafeína[17,23,25,26].

En parte, debido a la expansión del volumen sanguíneo y al aumento de eritrocitos durante el embarazo, las necesidades de hierro de una mujer embarazada aumentan de forma sustancial; de promedio, necesita unos 1 000 mg más de hierro durante la gestación que la no embarazada. El feto y la placenta usan 300 mg, se pierden 250 mg en el parto y 450 mg se deben al aumento del volumen sanguíneo. Debido a que la mayoría de las mujeres tienen dificultades para mantener los niveles normales de hierro en el cuerpo, muchas inician el embarazo por debajo de los niveles óptimos. Esto puede ser peligroso porque una mujer con anemia por ferropenia al inicio del embarazo tiene un riesgo tres veces mayor de parto prematuro y bajo peso al nacer en el momento del parto. La anemia también se asocia con alteraciones del desarrollo cognitivo y una función motora deficiente más adelante en la vida. Aunque se desconocen las razones exactas de estas alteraciones, los expertos creen que tiene que ver con la disponibilidad y el transporte inadecuado de oxígeno al feto. El hierro es un componente necesario de la hemoglobina, una molécula que fija y transporta oxígeno a todo el cuerpo. Como el metabolismo aumenta para favorecer el crecimiento fetal, la necesidad de oxígeno aumenta, al igual que la de hierro. Si la disponibilidad de hierro es limitada, el suministro de oxígeno disminuye. Para evitar esto, la mayoría de las mujeres embarazadas deben tomar un suplemento prenatal diario que contenga de 30-60 mg de hierro. Hay que tener en cuenta que la absorción de un suplemento multivitamínico con minerales es mucho menor que la de un suplemento de hierro. Para mejorar la absorción de hierro se sugiere tomar el suplemento de hierro en ayunas, pero hay que tener en cuenta que a menudo provoca náuseas. El calcio, el café, y el té en realidad inhiben la absorción de hierro, por lo que no se deben tomar suplementos con estos líquidos. Por otro lado, la vitamina C mejora la absorción de hierro de los alimentos, por lo que podría ser beneficioso consumir zumo de naranja junto con una comida rica en hierro. Sin embargo, la vitamina C no tiene efecto sobre la absorción de hierro en los suplementos, ya que esta presentación es la forma disponible que más se absorbe. Por suerte, la absorción de hierro aumenta a medida que los niveles de hierro disminuyen, por lo que el hierro está más **biodisponible** ante una mayor demanda.

El calcio, el fósforo, el magnesio y la vitamina D son necesarios para el desarrollo adecuado de los huesos y los dientes fetales durante el embarazo. Aunque el calcio, el fósforo *y* el magnesio forman la estructura del tejido óseo, se necesita calcio en mayor cantidad. ¿Cómo maneja el cuerpo el calcio durante el embarazo? La absorción de calcio en el tracto digestivo aumenta significativamente porque las demandas fetales también aumentan. Al mismo tiempo, la excreción de calcio en el sistema urinario disminuye. En condiciones normales, el objetivo del cuerpo es mantener los niveles séricos de calcio dentro de un margen muy estrecho para garantizar la disponibilidad de calcio para la contracción muscular y la conducción del impulso nervioso. Durante el embarazo, el cuerpo tiene el objetivo adicional de mantener cantidades adecuadas para el desarrollo del esqueleto fetal. Si la ingesta dietética es baja, el cuerpo de la madre sacrifica su propio tejido óseo para asegurar que haya suficiente calcio

Biodisponibilidad: grado y velocidad a la que una sustancia se absorbe en las células del cuerpo.

disponible para el desarrollo del esqueleto fetal. Para satisfacer estas necesidades y evitar la destrucción indeseable del hueso materno, los expertos recomiendan que una mujer embarazada tome calcio adicional consumiendo tres tazas adicionales de productos lácteos sin grasa o bajos en grasa a diario. Solo en pocos casos se sugiere tomar un suplemento de 600 mg de calcio al día.

La vitamina D promueve la absorción de calcio y limita su excreción, por lo que ayuda a garantizar que haya sustento suficiente para la formación ósea. Ya que la vitamina D es liposoluble y puede alcanzar niveles tóxicos en el cuerpo, no se recomiendan los suplementos. En cambio, una mujer embarazada debe consumir una cantidad adecuada de productos lácteos (tres tazas diarias de leche enriquecida con vitamina D, lo que ayuda a suministrar los 5 µg necesarios al día).

La vitamina A tiene un papel importante en la diferenciación celular, por lo que una ingesta adecuada es crucial durante el desarrollo fetal. Su deficiencia es rara; sin embargo, es posible la intoxicación si se toman suplementos o si se usan tratamientos tópicos con retinol o ácido retinoico para el acné y las arrugas (estos tratamientos tópicos son formas sintéticas de vitamina A «turbocargadas» que estimulan el crecimiento rápido de la piel). En exceso produce malformaciones en los oídos, ausencia de canales auditivos, malformaciones cerebrales y defectos cardíacos en el recién nacido. Debido a estos trágicos efectos secundarios, las mujeres no deben consumir más de 5 000 UI de vitamina A en forma de suplementos.

Las embarazadas suelen consumir cantidades de zinc inferiores a las recomendadas, pero en la mayoría de los casos no se recomiendan los suplementos de zinc. Los estudios en animales sugieren que la deficiencia de zinc se correlaciona con un crecimiento corporal limitado y el desarrollo de malformaciones, aunque no se ha demostrado un efecto claro en los humanos. Los investigadores han encontrado un riesgo ligeramente mayor de parto prematuro, infecciones y trabajo de parto prolongado en los humanos cuando los niveles de zinc son bajos. Sin embargo, al igual que con el hierro, la absorción de zinc en realidad aumenta en respuesta a la disminución de la reserva. La única ocasión en la que podría ser necesario un suplemento es cuando una embarazada toma un suplemento de hierro en dosis altas. Esto ocurre porque tanto el hierro como el zinc compiten por los mismos transportadores séricos y el hierro recibe el «tratamiento preferencial».

Las mujeres que siguen dietas vegetarianas a veces se preguntan si pueden nutrir de forma adecuada al feto. Una regla general es que cuanto más inclusiva sea la dieta, más nutrientes tendrá, por lo que los vegetarianos que consumen varios alimentos como productos lácteos y pescado rara vez tienen deficiencias. Por otro lado, los veganos excluyen todos los productos de origen animal y son más vulnerables a una deficiencia de kilocalorías, proteínas, vitamina B_{12}, vitamina D, calcio, zinc, ácidos grasos omega 3 y riboflavina. Esto se debe a que la mayoría de estos nutrientes de buena calidad provienen de fuentes de origen animal. Por tanto, el vegano consciente debe tener cuidado con sus alimentos, eligiendo fuentes de **proteínas complementarias** y productos veganos enriquecidos para prevenir deficiencias nocivas para el desarrollo, crecimiento y funcionamiento del cerebro fetal. Existen excelentes fuentes vegetarianas de proteínas, hierro y zinc como el tofu, otros productos de soja, frijoles, garbanzos, semillas de calabaza secas, semillas de girasol, nueces de la india, cereales instantáneos y avena. Las fuentes de calcio, vitamina D y riboflavina son el yogur de soja enriquecido, tofu, leche de soja fortificada, frijoles negros, almendras, espinacas, brócoli y cereales enriquecidos. Las de vitamina B_{12} son los cereales enriquecidos, las carnes de soja y la leche de soja. Por último, las nueces, el aceite de linaza, el aceite de colza, el germen de trigo y el aceite de soja son buenas fuentes de ácidos grasos omega 3.

Las mujeres en edad fértil, así como las embarazadas, deben seleccionar alimentos saludables que contengan una amplia gama de nutrientes, especialmente calcio, vitamina D, hierro, proteínas, carbohidratos complejos y ácidos grasos esenciales. La dieta de la mujer embarazada debe contener suficientes kilocalorías para satisfacer el aumento de su metabolismo, pero no lo suficiente para provocar un aumento excesivo de peso. También debe mantenerse hidratada consumiendo a diario aproximadamente nueve tazas de agua, zumo diluido u otras bebidas sin alcohol y sin cafeína. En ciertos casos se recomiendan vitaminas/minerales prenatales para reducir el riesgo de parto prematuro, bajo peso al nacer y anormalidades congénitas. Sin embargo, el único suplemento a menudo sugerido es el hierro.

> **Proteínas complementarias:** dos o más proteínas de la dieta cuyos aminoácidos se complementan entre sí de tal manera que los aminoácidos esenciales que faltan en uno son suministrados por el otro. Por ejemplo, los cereales suelen tener gran cantidad de metionina y triptófano pero menor de isoleucina y lisina. Por otro lado, las legumbres son ricas en isoleucina y lisina pero bajas en metionina y triptófano. Al combinarse, los cereales y las legumbres aportan una cantidad adecuada de estos cuatro aminoácidos esenciales (que son los aminoácidos cuya deficiencia es más frecuente en una dieta vegana).

RESUMEN

La evidencia existente sugiere que el ejercicio durante un embarazo de bajo riesgo aumenta y mejora los resultados del embarazo para la madre sin estresar demasiado al feto. Lo ideal es que una mujer comience a hacer ejercicio antes de quedarse embarazada para permitir que su cuerpo se adapte al esfuerzo del ejercicio antes de añadir el estrés del embarazo; sin embargo, incluso si la mujer era sedentaria antes de quedar embarazada, todavía puede beneficiarse de forma segura al comenzar un programa de ejercicios de baja intensidad y bajo impacto al principio de su embarazo, *siempre que su médico lo autorice*. Sin importar si están en forma, las mujeres embarazadas deben ajustar la intensidad en función de sus síntomas con el esfuerzo.

Los entrenadores físicos profesionales deben adaptar sus programas para satisfacer las necesidades de las mujeres que hacen ejercicio embarazadas de acuerdo con la recomendación médica. Estas mujeres tienen mejor imagen de sí mismas, menor incidencia de depresión, mejor control de peso, menos molestias generales y una mejoría general de la experiencia del embarazo en comparación con las mujeres que no hacen ejercicio. Al seguir las directrices de seguridad presentadas en este capítulo, los profesionales de la salud pueden asegurarse de que las embarazadas continúen haciendo ejercicio con un riesgo mínimo durante la gestación.

ESTUDIO DEL CASO 1

Marcy es una mujer que era sedentaria y que quiere empezar un programa de ejercicios el primer trimestre del embarazo. Tiene 26 años, mantiene un peso saludable y no presenta antecedentes médicos importantes. Su estatura es de 1,68 m, pesa 72 kg y menciona que es vegana.
- Como entrenador físico, describa cómo manejaría esta situación. ¿Qué programa de ejercicio recomendaría?
- ¿Qué tipo de consejo nutricional ofrecería?
- Calcular su IMC. ¿Cuál es su clasificación según la tabla de IMC?

ESTUDIO DEL CASO 2

Jill es una fisioterapeuta de 37 años que acaba de saber que tiene 5 semanas de embarazo. Ella y su marido realizan *cross fitness* y han estado entrenando 5 días a la semana durante casi una década. Habían tratado de tener un hijo durante más de 5 años sin éxito y están realmente preocupados porque no saben si ella debería continuar entrenando con esta intensidad. Además, la hermana y la madre de Jill tuvieron diabetes gestacional (DG) en cada uno de sus embarazos, por lo que ella está muy preocupada.
- ¿Qué es la DG y por qué debería preocuparse Jill al respecto? ¿Debería o no preocuparse?
- ¿Es seguro para Jill continuar con el entrenamiento de alta intensidad? ¿Por qué sí o por qué no?
- ¿Cuáles son las recomendaciones específicas para su entrenamiento?
- ¿Qué signos o síntomas debe vigilar Jill para dejar de hacer ejercicio?

PENSAMIENTO CRÍTICO

1. Describir algunos de los cambios que sufre el cuerpo de una mujer en cada trimestre del embarazo. ¿Cómo afectan estos cambios a su capacidad para hacer ejercicio?

2. Si una mujer activa pregunta cómo debería modificar su programa de ejercicios con 2 meses de embarazo, ¿qué se le diría? Explicar detalladamente.

3. ¿Cómo ayuda el ejercicio a aliviar algunas de las molestias del embarazo?

4. Definir el «período crítico» y explicar su importancia.

5. Identificar las actividades y los ejercicios que una mujer embarazada debe evitar. ¿Por qué es peligroso? Explicar cómo la diabetes gestacional podría afectar al ejercicio.

6. Explicar la importancia de la hidratación para una mujer que hace ejercicio embarazada.

7. Enumerar y explicar varias contraindicaciones para hacer ejercicio en esta población.

8. ¿Cuáles son algunas de las preocupaciones nutricionales durante el embarazo? ¿Cómo afecta el ejercicio a la nutrición y exacerba estas preocupaciones?

9. Explicar el desarrollo de los defectos del tubo neural. Dar dos ejemplos.

10. ¿Qué nutrientes son de particular importancia para una vegana embarazada?

BIBLIOGRAFÍA

1. Clapp JF. The effects of maternal exercise on fetal oxygenation and feto-placental growth. *Eur J Obstet Gynecol Reprod Biol* 2003;110(1):S80–S85.
2. Wang T, Apgar B. Exercise during pregnancy. *Am Fam Physician* 1998;57(8):1846–1852.
3. Horton MJ. Stay active for healthier cholesterol. *Prevention* 2005;57(3):129.
4. Artal R, Sherman C. Exercise during pregnancy. *Phys Sportsmed* 1999;27(8):51–60.
5. Berk B. Recommending exercise during and after pregnancy: what the evidence says. *Int J Childbirth Educ* 2004;19(2):18–22.
6. Larsson L, Lindqvist PG. Low-impact exercise during pregnancy—a study of safety. *Acta Obstet Gynecol Scand* 2005;84:34–38.
7. McArdle W, Katch F, Katch V. Exercise Physiology. 8th Ed. Philadelphia: Lippincott Williams & Wilkins, 2014:193–194,491–495.
8. Walsh N. Prenatal exercise cuts preeclampsia risk by 34% during first 20 weeks of pregnancy. OB/GYN News March 15, 2002.
9. Wolfe LA, Weissgerber TL. Clinical physiology of exercise in pregnancy: a literature review. *J Obstet Gynaecol Can* 2003;25(6):473–483.
10. Walling AD. Exercise during pregnancy is associated with thinner babies. *Am Fam Physician* 2002;65(10):2156.
11. Jeffreys R, Nordahl K. Preconception, prenatal, and postpartum exercise. *Healthy Weight J* 2002;16 (3):36–39.
12. Polman R, Kaiseler M, Borkoles E. Effect of a single bout of exercise on the mood of pregnant women. *J Sports Med Phys Fitness* 2007;47(1):103–111.
13. Boscaglia N, Skouteris H, Wertheim EH. Changes in body image satisfaction during pregnancy: a comparison of high exercising and low exercising women. *Aust N Z J Obstet Gynaecol* 2003;43(1):41–45.
14. Kramer MS, McDonald SW. Aerobic exercise for women during pregnancy. Cochrane Database Syst Rev 2006;(3):Cochrane AN: CD000180.
15. Horton MJ. Basic training. Fit Pregnancy 2003/2004; 10(5):74.
16. Weiss A, Harmon K, Rubin A. Practical exercise advice during pregnancy: guidelines for active and inactive women. *Phys Sportsmed* 2005;33(6): 24–30, 47–48.
17. American College of Obstetricians and Gynecology. American College of Obstetricians and Gynecology (ACOG) Education Pamphlet. 2005. Online. http://www.acog.org/publications/patient_education
18. American College of Obstetricians and Gynecology. ACOG guidelines. *J Obstet Gynecol* 2002;99:171–173.
19. American College of Sports Medicine. ACSM's Guidelines for Exercise Testing and Prescription. 10th Ed. Philadelphia: Lippincott Williams & Wilkins, 2014: 195–202.
20. http://uwfitness.uwaterloo.ca/PDF/parmed-xpreg_000.pdf
21. Ladipo O. Nutrition in pregnancy: mineral and vitamin supplements. Presented at Iron and Maternal Mortality in Developing World Conference in Washington DC, July 6–7, 1998.
22. Whitney E, Rolfes S. Understanding Nutrition. 11th Ed. Belmont: Thomson Wadsworth, 2008:509–545.
23. March of Dimes. www.marchofdimes.com

24. American Pregnancy Association. www.americanpregnancy.org
25. Chiaffarino F, Parazzini F, Chatenoud L, et al. Coffee drinking and risk of preterm birth. *Eur J Clin Nutr* 2006;60:610–613.
26. Nobuo M, Tinney J, Liu L, et al. Modest maternal caffeine exposure affects developing embryonic cardiovascular function and growth. *Am J Physiol Heart Circ Physiol* 2008;294(5):H2248.
27. Padayachee C, Coombes J. Exercise guidelines for gestational diabetes mellitus. *World J Diabetes* 2015; 6(8):1033–1044.

LECTURAS SUGERIDAS

Howley ET, Franks BD. Fitness Professionals Handbook. 5th Ed. Champaign, IL: Human Kinetics, 2007.

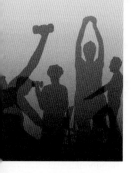

4 | EJERCICIO PARA JÓVENES

La investigación confirma que los adultos que hacen ejercicio regularmente mejoran su salud general y reducen el riesgo de enfermedades crónicas como enfermedades cardiovasculares, diabetes y accidente cerebrovascular. Por tanto, una conclusión lógica es que la actividad física regular también puede mejorar el estado de salud de los niños y adolescentes, y posiblemente previene el desarrollo de enfermedades crónicas.

REFERENCIA RÁPIDA

El American College of Sports Medicine (ACSM) designa a los menores de 13 años como «niños» y aquellos entre 13 y 18 años como «adolescentes».

Por desgracia, los niños y adolescentes en EE.UU. son menos activos de lo recomendado. De hecho, las estadísticas muestran que un tercio de los estadounidenses menores de 18 años están físicamente desacondicionados de acuerdo con las mediciones del **consumo máximo de oxígeno**, o $VO_{2máx}$. Sin embargo, hay diferencias entre hombres y mujeres. Los datos de los estudios que comparan niños y niñas sugieren que los niños entre 12 y 19 años están en mejor forma que las niñas en el mismo rango de edad. Además, los niños logran mejor forma física a medida que crecen, mientras que las niñas tienden a estar en menor forma física. Como es esperable, los adolescentes con sobrepeso y obesidad están en la peor forma en general y tienen mayor riesgo de desarrollar enfermedades crónicas[1]. Debido a que los factores de riesgo tienden a persistir durante toda la vida, los niños y adolescentes con alto riesgo suelen continuar en riesgo a medida que envejecen.

En general, solo el 26,6% de aquellos de entre 6 y 12 años y el 39% de entre 13 y 17 años participan en la actividad física enérgica regular (fig. 4-1). En parte, esto se debe a que muchas escuelas ya no ofrecen clases diarias de educación física (EF). De hecho, actualmente en EE.UU., solo seis estados (Illinois, Hawaii, Massachusetts, Mississippi, New York y Vermont) tienen educación física regular en primaria y secundaria[2]. Para algunos niños y adolescentes, la EF es el único momento de actividad; por tanto, la disminución del tiempo destinado a la EF en la escuela predispone a los estudiantes a un estilo de vida sedentario. Además, todos los grupos de edad dedican una cantidad importante de tiempo a mirar la televisión. El Pediatric Council on Fitness, Sports, and Nutrition estima que de promedio un niño ve 7 h y media de televisión al día. Eso deja poco tiempo para la actividad física. Desafortunadamente, los niños, en especial los hombres, que acumulan tanto tiempo frente a la pan-

REFERENCIA RÁPIDA

De acuerdo con la American Academy of Pediatrics, los niños de 6 años o más deben acumular 60 min de actividad física de moderada a vigorosa al día para fortalecer el corazón, los músculos y los huesos.

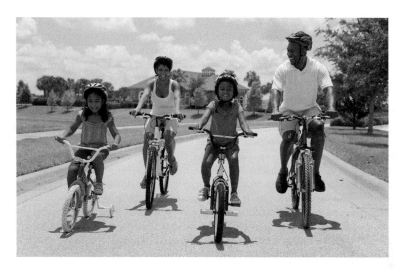

FIGURA 4-1 ■ Familia haciendo ejercicio juntos.

talla tienen una probabilidad dos veces mayor de tener sobrepeso que los que no. El sobrepeso en la infancia inicia un círculo vicioso de inactividad y propensión para ganar peso de forma progresiva[3].

DIFERENCIAS ANATÓMICAS Y FISIOLÓGICAS ENTRE ADULTOS Y JÓVENES

CRECIMIENTO Y DESARROLLO

Los huesos, músculos y articulaciones de los niños y adolescentes crecen y se desarrollan a gran velocidad. Los huesos largos crecen en longitud debido a la presencia de la **placa epifisaria.** Los músculos aumentan de tamaño a medida que se forman las miofibrillas y llenan las fibras musculares individuales. Las articulaciones desarrollan estabilidad y flexibilidad así que aumenta la fuerza muscular y mejora el rango de movimiento.

REFERENCIA RÁPIDA

La masa muscular en un recién nacido constituye el 25% del peso corporal total. La masa muscular en un adulto puede representar el 45% o más del peso corporal total.

Consumo máximo de oxígeno: cantidad máxima de oxígeno que el cuerpo puede captar y usar. Mejora con el entrenamiento de resistencia. Un $VO_{2máx}$ elevado se correlaciona con un bajo riesgo de enfermedad crónica, mientras que un $VO_{2máx}$ bajo se correlaciona con un riesgo elevado.
Placa epifisaria: capa de cartílago conocida también como placa de crecimiento. Se encuentra en los extremos de los huesos largos como el fémur y el húmero. El hueso continúa creciendo en longitud, mientras la placa epifisaria está presente, y deja de crecer cuando esta capa de cartílago es reemplazada por hueso.

El crecimiento y el desarrollo no son procesos fáciles y continuos; en cambio, el tamaño del cuerpo y las proporciones cambian durante los brotes de crecimiento, que ocurren en respuesta al aumento de los niveles hormonales. Estos brotes de crecimiento provocan aumento del peso y la estatura y alteración del centro de equilibrio, que pueden interferir con las propiedades biomecánicas[4]. Finalmente, esto puede afectar al rendimiento en la actividad física y los deportes.

CONTROL NEUROMUSCULAR

El sistema nervioso controla el sistema muscular; por tanto, la comunicación entre los dos es esencial para un rendimiento óptimo. Una célula nerviosa llamada **neurona** motora se extiende desde el **sistema nervioso central** a una o más fibras musculares dentro de un músculo concreto. Aunque la neurona motora y la fibra del músculo esquelético no se tocan, están situadas una cerca de otra en un lugar llamado unión neuromuscular. El espacio entre las dos células es la hendidura sináptica. Cuando un impulso que viaja a lo largo de la neurona motora alcanza la porción terminal de la neurona, estimula la liberación del comunicador químico (llamado neurotransmisor) en la hendidura sináptica. Dicho comunicador, en este caso acetilcolina (ACh), se une a receptores en la superficie de la fibra muscular e inicia un impulso en la membrana celular de la fibra muscular. En última instancia, el impulso hace que los filamentos de actina y miosina se deslicen entre sí y generen fuerza.

Durante el crecimiento y el desarrollo, la comunicación entre las neuronas motoras y sus fibras musculares mejora gradualmente. Las neuronas se ramifican y sintetizan neurotransmisores de manera más eficiente, lo que significa que ejercen un mejor control sobre las fibras musculares. Los impulsos se propagan con más rapidez a lo largo de la neurona a medida que se desarrolla la **vaina de mielina.** En general, estos cambios mejoran el funcionamiento neuromuscular a medida que los lactantes, niños y adolescentes jóvenes maduran. Además, la capacidad de concentrarse, recordar y aprender nuevas habilidades continúa desarrollándose a medida que el sistema nervioso madura, lo que aumenta la capacidad de atención y permite que los niños en crecimiento dominen tareas difíciles.

RESPUESTA AL EJERCICIO

Los niños y adolescentes tienen una respuesta fisiológica diferente al ejercicio que los adultos. Por ejemplo, requieren de un 20-30 % más de oxígeno por unidad de masa corporal cuando corren a un ritmo determinado[5]. Esto significa que su gasto energético y su $VO_{2máx}$ son mayores durante las actividades de resistencia como correr o caminar. Es probable que su respiración menos eficiente se deba a un ciclo respiratorio más corto causado por el aumento de la frecuencia respiratoria, que también aumenta el **volumen minuto**[4,6].

Los niños y niñas pequeños tienen valores similares de $VO_{2máx}$, y aunque el $VO_{2máx}$ tiende a permanecer constante en los niños a medida que crecen, disminuye constantemente en las niñas hasta los 16 años. Aunque el $VO_{2máx}$ de un niño mejora un poco con el entrenamiento, las mejorías son mínimas. Precisamente, aún se desconoce por qué estas mejoras no son tan pronunciadas como en los adultos. Puede deberse a las fluctuaciones hormonales que ocurren en la pubertad.

En comparación con los adultos, los niños tienen un volumen sistólico más bajo en reposo y durante el esfuerzo, lo que probablemente explica la disminución general del gasto cardíaco (que es 1-3 l/min menor que el de un adulto). Además, en este grupo, la frecuencia cardíaca suele ser mayor en reposo y durante el ejercicio; por tanto, la frecuencia cardíaca máxima no se puede determinar con precisión restando la edad de 220 en cualquier persona menor de 16 años[7]. De hecho, los estudios muestran que la frecuencia cardíaca durante el entrenamiento en este grupo debe alcanzar 170-180 lpm para lograr incluso mejoras leves en el funcionamiento cardiorrespiratorio[7].

Por último, la presión arterial en reposo y durante el esfuerzo es menor en los niños debido a su menor área de superficie. La presión arterial sistólica promedio con el esfuerzo máximo es de unos 140 mm Hg en un niño con una superficie pequeña (1,25 m^2), mientras que es de 160 mm Hg en alguien con mayor superficie (1,75 m^2)[7]. Además, la presión arterial y la frecuencia cardíaca de un niño vuelven a los niveles de reposo después del esfuerzo mucho más rápido que las de los adultos[7].

REGULACIÓN DE LA TEMPERATURA CORPORAL

Todos los procesos metabólicos producen calor; por tanto, cualquier cosa que incremente el metabolismo aumenta la producción de calor. Por último, el cuerpo debe disipar el calor para evitar aumentos peligrosos en la temperatura corporal central. El sistema tegumentario, que incluye la epidermis, la dermis, la hipodermis y las glándulas, ayuda a regular la temperatura corporal.

Las glándulas sudoríparas tienen un papel crucial para mantener la temperatura corporal. A medida que aumenta la temperatura corporal interna, las glándulas sudoríparas se vuelven más activas. El sudor contiene una gran cantidad de agua, que lleva consigo grandes cantidades de calor a medida que se evapora de la superficie de la piel. Por suerte, el cuerpo humano contiene una cantidad significativa de agua, de manera que los cambios extremos de la temperatura son poco frecuentes y las variaciones extremas son raras.

Los niños producen más calor por kilogramo de peso corporal durante la actividad que los adultos; sin embargo, no sudan tan eficientemente. Tienen más glándulas sudoríparas que los adultos, pero están subdesarrolladas y no son tan activas como las glándulas maduras. Además, su mecanismo de sudoración no se activa hasta que alcanzan una temperatura corporal central mucho más alta que los adultos. En general, estos factores hacen mucho más difícil que los niños disipen el calor y mantengan la temperatura corporal normal durante la actividad.

Además del enfriamiento por evaporación, que ocurre cuando el sudor se evapora de la superficie de la piel, el enfriamiento por radiación permite que el calor se irradie hacia el ambiente circundante a medida que la sangre se desvía de los vasos más profundos a los más superficiales. Aunque la epidermis es **avascular,** la dermis contiene un rico suministro de vasos sanguíneos. A medida que aumenta la temperatura corporal interna, estos vasos dérmicos se dilatan. El flujo sanguíneo a los vasos dilatados aumenta, lo que significa que la sangre viaja desde los vasos profundos a los más superficiales. A medida que la sangre pasa a través de los vasos cerca de la superficie del cuerpo, el calor se irradia hacia el ambiente circundante. A medida que la temperatura corporal vuelve a la normalidad, los vasos dérmicos vuelven a su estado normal, lo que disminuye el flujo sanguíneo y el enfriamiento por radiación. Esto se denomina retroalimentación negativa; mantiene la temperatura corporal a niveles homeostáticos. La figura 4-2 muestra un diagrama de este ciclo de retroalimentación negativa.

La hipodermis, la capa más profunda del sistema tegumentario, también participa en el control de la temperatura corporal. Esta capa contiene tejido **adiposo,** que aísla y protege al cuerpo de la pérdida excesiva de calor. Los niños suelen ser más vulnerables a la deshidratación que los adultos. Cuando están deshidratados, el cuerpo tiene dificultades para eliminar el calor corporal y, por tanto, son propensos a las enfermedades por calor, especialmente durante la actividad intermitente, un tipo de actividad frecuente en esta población. Si los niños hacen ejercicio durante un período prolongado, hay que asegurarse de que tomen líquidos cada 15-20 min para facilitar la disipación eficiente del calor y un mejor rendimiento[4].

Neurona: célula nerviosa que propaga impulsos.

Sistema nervioso central: parte del sistema nervioso formada por el cerebro y la médula espinal; es responsable de mantener la homeostasis mediante la coordinación de las actividades de todo el sistema nervioso.

Vaina de mielina: cubierta rica en lípidos que se encuentra en los axones de muchas neuronas. Aumenta la velocidad de propagación del impulso a lo largo del axón.

Volumen minuto respiratorio: cantidad de gas por minuto; es el producto del volumen corriente y la frecuencia respiratoria

Avascular: ausencia de vasos sanguíneos.

Adiposo: tipo de tejido conectivo que almacena el exceso de grasa.

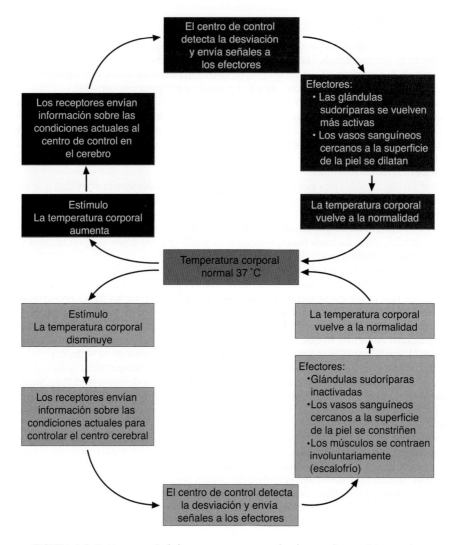

FIGURA 4-2 ■ Homeostasis de la temperatura corporal en la retroalimentación negativa.

SOBREPESO Y OBESIDAD EN LOS NIÑOS

El sobrepeso y la obesidad son problemas serios para los jóvenes de hoy en día[8,9]. De acuerdo con los Centers for Disease Control (CDC), el 20,5 % de los niños de 12-19 años y el 17,5 % de los de 6-11 años tienen sobrepeso u obesidad[10,11]. El exceso de peso también tiende a ser más habitual en niñas que en niños, y es más frecuente en afroamericanos e hispanos que entre caucásicos no hispanos[10,12,13]. Por desgracia, aquellos con sobrepeso tienen mayor riesgo de intolerancia a la glucosa, resistencia a la insulina y aumento de los niveles séricos de insulina. Estas condiciones los predisponen a la diabetes tipo 2, una enfermedad crónica que antes afectaba casi exclusivamente a los adultos[11]. La prevalencia de la diabetes tipo 2 entre los jóvenes ha aumentado de forma drástica en las últimas tres décadas, junto con la prevalencia de sobrepeso y obesidad[8,14,15]. El exceso de peso a una edad temprana promueve las mismas consecuencias que a una edad avanzada: aumenta la probabilidad de hipertensión arterial, niveles elevados de colesterol, enfermedad cardíaca y trastornos articulares. Curiosamente, cuando se preguntó a niños y adolescentes cuáles eran las consecuencias más graves del sobrepeso o la obesidad estos mencionaron la baja autoestima, mayor aislamiento social y dificultades con las relaciones interpersonales. No es sorprendente que estos factores psicosociales sean más importantes para los niños y adolescentes que las consecuencias sanitarias del exceso de peso[2].

Lamentablemente, más del 70% de los adolescentes con sobrepeso siguen teniendo sobrepeso o se vuelven obesos en la edad adulta. Esta tasa aumenta hasta el 80% en aquellos con un padre con sobrepeso u obesidad[2,14]. En el capítulo 7 se habla de la hipertensión, la diabetes tipo 2 y las enfermedades cardiovasculares, problemas de salud asociados al sobrepeso en los adultos.

Niños e índice de masa corporal

El índice de masa corporal (IMC) es el método más utilizado para clasificar a los niños y adolescentes con sobrepeso, riesgo de sobrepeso o peso normal[16]. El IMC para esta población especial se calcula utilizando la misma fórmula que en los adultos. Es igual al peso corporal en kilogramos dividido por la estatura en metros cuadrados. Es imprescindible determinar el peso y la estatura correctos para garantizar un valor de IMC preciso. Sin embargo, los rangos de IMC saludables no están disponibles para los niños como para los adultos (fig. 4-3) porque los rangos saludables aumentan a medida que aumenta la estatura. Además, los valores varían considerablemente con cada mes de edad y según el sexo[9,16]. En consecuencia, los CDC establecieron tablas de crecimiento del IMC de acuerdo con la edad (v. apéndice B). Tras calcular el IMC, hay que compararlo con las tablas de crecimiento del IMC para la edad. Adviértase que el IMC para niños y adolescentes es específico según la edad y el sexo, a diferencia de los adultos, porque el contenido de grasa corporal cambia de forma sustancial a medida que los niños crecen y varía significativamente entre niños y niñas. De acuerdo con los CDC, aquellos menores del percentil 5 tienen bajo peso, los de percentil 5-85 tienen un peso saludable, aquellos con un percentil 85-94 se consideran con sobrepeso, mientras que los de percentil ≥ 95 son obesos. Las personas con sobrepeso u obesas necesitan más evaluaciones médicas para determinar su riesgo de enfermedad crónica.

Aunque es fácil de usar, económico e informativo, el IMC no indica nada sobre el porcentaje o distribución de la grasa corporal. A menudo, la distribución de la grasa corporal es aún más fiable para evaluar el riesgo de afecciones como enfermedades cardíacas. Los niños y adolescentes que almacenan grasa en el área abdominal consistentemente tienen niveles más altos de colesterol, triglicéridos e insulina sérica junto con valores más bajos de HDL (lo que se conoce como **perfil de lípidos séricos**). Además, suelen tener una presión arterial más elevada, que los predispone a la ateroesclerosis[5]. Esto es cierto también para los adultos y enfatiza la importancia de usar múltiples medidas para determinar el estado de salud.

Crecimiento de células grasas

Las células grasas, también llamadas **adipocitos,** experimentan dos procesos de crecimiento. Se produce **hipertrofia** cuando los adipocitos existentes se llenan de grasa y crecen. Una vez que alcanzan cierta capacidad, estas células se dividen mediante un proceso denominado **hiperplasia,** para producir dos células hijas que continúan llenándose de grasa hasta que alcanzan su capacidad; luego

---

Perfil de lípidos séricos: incluye el valor de colesterol total, lipoproteínas de alta densidad (HDL), triglicéridos y lipoproteínas de baja densidad (LDL).

Adipocitos: células grasas que se agrupan para formar tejido adiposo.

Hipertrofia: incremento en el área transversal de una célula que aumenta el tamaño total.

Hiperplasia: aumento del número de células.

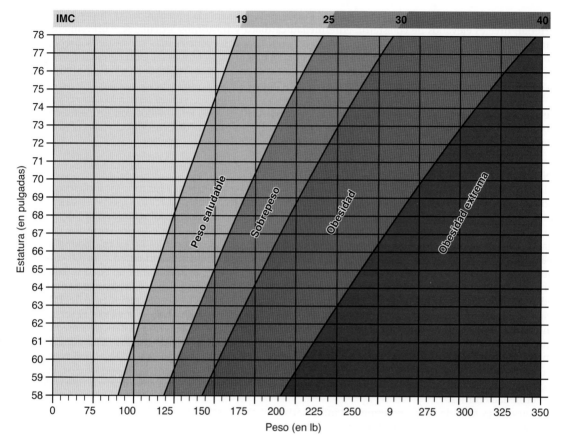

FIGURA 4-3 ■ El índice de masa corporal (IMC) clasifica el riesgo en los adultos. (Reimpreso de Anatomical Chart Company. Risks of Obesity Anatomical Chart. Baltimore: Lippincott Williams & Wilkins, 2004, con autorización.)

se dividen para formar dos células hijas adicionales, cada una de las cuales puede almacenar tanta grasa como la célula original (fig. 4-4). De hecho, cada vez que la ingesta de kilocalorías excede la producción, el exceso de energía se almacena como tejido adiposo. Esto ocurre a una velocidad rápida durante el crecimiento y el desarrollo, pero continúa hasta la edad adulta si el aporte de energía excede a la demanda. Desafortunadamente, la cantidad de células grasas nunca disminuye, incluso con la pérdida de peso. Cuando una persona pierde peso, los adipocitos disminuyen de tamaño, pero el número total permanece constante. Esto significa que cualquier persona que alguna vez haya tenido sobrepeso tiene la capacidad de almacenamiento para acumular más grasa que alguien que nunca ha tenido sobrepeso. Esta es una razón por la que es difícil mantener la pérdida de peso y es necesario un equilibrio estricto entre la ingesta y el gasto de energía. Además, el exceso de grasa en la dieta no es el único nutriente que se almacena como grasa. El exceso de kilocalorías en forma de carbohidratos, proteínas o grasas se almacena como tejido adiposo. Por tanto, el aumento de peso ocurre cada vez que el individuo consume energía excedente, sin importar la fuente. Además, ya que los adipocitos son particularmente propensos a la hipertrofia e hiperplasia durante la adolescencia, es crucial lograr y mantener un peso saludable durante este tiempo para prevenir el sobrepeso y la obesidad en la edad adulta.

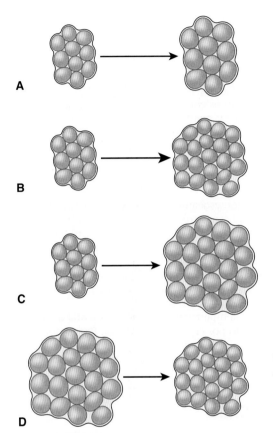

FIGURA 4-4 ■ Crecimiento de las células grasas.
A. Hipertrofia de los adipocitos durante el crecimiento y el desarrollo. **B.** Hiperplasia de los adipocitos durante el crecimiento y el desarrollo. **C.** Hipertrofia e hiperplasia de los adipocitos por la ingesta energética excesiva. **D.** Atrofia de los adipocitos con la pérdida de peso.

REFERENCIA RÁPIDA

Para mantener el peso, hay que asegurarse de que la ingesta energética sea igual al gasto energético. Para perder peso la ingesta energética debe ser menor que el gasto y para aumentarlo, la ingesta energética debe ser mayor que el gasto.

Factores que contribuyen al sobrepeso y a la obesidad

Tanto los factores genéticos como los ambientales contribuyen a la prevalencia del sobrepeso y a la obesidad en niños y adolescentes. Por ejemplo, los genes, las unidades que contienen características hereditarias, se transmiten de padres a hijos para determinar la tasa metabólica del cuerpo. En otras palabras, influyen en la forma en que el cuerpo almacena y usa la grasa como combustible. Como los niños reciben el ADN de sus padres biológicos, tienden a procesar la energía como ellos. De hecho, la investigación en gemelos adoptados apoya un vínculo genético como lo indica el hecho de que estos suelen tener pesos corporales similares a los de sus padres biológicos, pero no a los de sus padres adoptivos. Si los padres biológicos tienen peso normal, sus hijos tendrán un riesgo solo del 14% de tener sobrepeso. Si uno de ellos es obeso, el riesgo será del 40%, y si ambos padres son obesos, el niño tendrá un 80% de posibilidades de volverse obeso[11,17].

Los factores ambientales, como el estilo de vida sedentario y el consumo excesivo de energía, probablemente tienen mayor influencia en la prevalencia de sobrepeso y obesidad entre los niños en edad escolar. Como se ha mencionado, los niños y adolescentes no son tan activos hoy como lo fueron en el pasado, pues pasan cada vez más tiempo delante del televisor y jugando en el ordenador, y menos tiempo realizando actividad al aire libre. Lamentablemente, las encuestas sugieren que los jóvenes sedentarios son mucho más propensos a la obesidad que los activos[13].

Si consideramos el consumo excesivo de energía, los niños consumen grandes cantidades de alimentos ricos en kilocalorías con alto contenido en grasa[18] y menos frutas y verduras[13]. Esto podría deberse a que muchos de los padres tienen menos tiempo para preparar comida en casa; en cambio, van a restaurantes de comida rápida o convencionales donde el tamaño de las porciones suelen ser dos a tres veces mayor que hace dos décadas.

Mayor riesgo de hipertensión arterial

El número de adolescentes diagnosticados con hipertensión está aumentando, y parece estar relacionado con la inactividad y el exceso de peso[11,19]. Un estudio mostró que el 60% de los niños y adolescentes de 5-18 años diagnosticados con hipertensión tenía un IMC mayor al percentil 95[11]. Otro estudio sugirió que los adolescentes obesos tienen un riesgo tres veces mayor de hipertensión que los de peso normal[11,20]. En un momento dado, los expertos creyeron que la hipertensión solo se daba en niños con **comorbilidades** como la enfermedad renal. Ahora saben que muchos niños, especialmente aquellos con sobrepeso, experimentan **hipertensión primaria (o esencial)** que ocurre en ausencia de comorbilidades.

De acuerdo con la American Heart Association (AHA), la hipertensión tiende a aumentar a medida que el niño crece (fig. 4-5), pero el grado está influenciado por el sexo y la estatura. Por tanto, recomienda una evaluación completa antes de clasificar a un niño o adolescente como hipertenso. En muchos casos, una dieta y ejercicio rutinario cuidadosos controlan de forma efectiva la presión arterial en este grupo particular.

PRECAUCIONES DURANTE EL EJERCICIO

Debido a que los cuerpos de los niños y adolescentes no están desarrollados por completo, deben tener cuidado al hacer ejercicio. Hipotéticamente, el ejercicio podría aumentar la temperatura central a un nivel peligrosamente alto; podría aumentar el riesgo de lesiones musculoesqueléticas; podría causar hipotermia en climas fríos, o provocar insuficiencia cardíaca mortal en ciertos atletas jóvenes.

AUMENTO DE LA TEMPERATURA CENTRAL

Como se ha mencionado, los niños y adolescentes tienen dificultades para disipar el calor; por tanto, deben tener cuidado al hacer ejercicio durante períodos prolongados en condiciones extremas de calor y humedad. El capítulo 3 proporciona más detalles sobre los peligros asociados al aumento de la temperatura corporal. En general, las temperaturas extremas desnaturalizan las proteínas y después interfieren con la mayoría de los procesos corporales, ya que las proteínas están involucradas en casi todas las funciones del cuerpo. Asegurando una hidratación adecuada y promoviendo los descansos apropiados se minimiza el riesgo.

AUMENTO DEL RIESGO DE LESIONES MUSCULOESQUELÉTICAS

Debido a que los huesos y los músculos de los niños y adolescentes todavía están creciendo, la actividad física excesiva posiblemente podría interferir con su desarrollo. El sistema esquelético es propenso al daño en la placa epifisaria y a la rotura del disco intervertebral con las cargas excesivas durante el entrenamiento de fuerza[5]. El daño en la placa epifisaria es problemático porque estimula la osificación. El hueso afectado deja de crecer en longitud y nunca alcanza su máximo potencial.

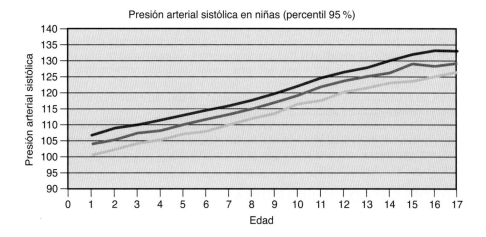

Presión arterial sistólica en niñas (percentil 95 %)

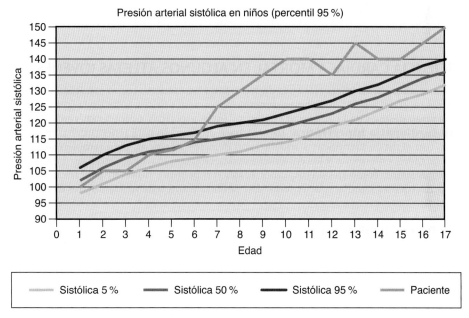

Presión arterial sistólica en niños (percentil 95 %)

Sistólica 5 %   Sistólica 50 %   Sistólica 95 %   Paciente

FIGURA 4-5 ■ Hipertensión desde la infancia hasta la adolescencia. (Reimpreso de Bickley LS, Szilagyi P. Bates' Guide to Physical Examination and History Taking. 8th Ed. Philadelphia: Lippincott Williams & Wilkins, 2003, con autorización.)

Comorbilidad: presencia de dos o más afecciones médicas relacionadas.
Hipertensión primaria (esencial): forma más frecuente de hipertensión. Ninguna causa médica conocida explica su presencia. La hipertensión arterial secundaria se debe a otra afección; por ejemplo, una enfermedad renal.

Los problemas a largo plazo dependen del hueso fracturado. Hay que imaginar las complicaciones causadas por daños en la placa de crecimiento del fémur. Una pierna puede crecer más que la otra, una condición que altera la marcha, desvía el centro de equilibrio y aumenta el riesgo de curvaturas espinales anormales como la **escoliosis.** Las cargas excesivas acompañadas de una técnica de levantamiento inadecuado también pueden provocar una hernia de disco intervertebral seguida de problemas de espalda que duran toda la vida. Además, debido a que los músculos no están desarrollados por completo, las articulaciones móviles en todo el cuerpo no son tan estables como deberían ser, lo que aumenta la probabilidad de lesiones articulares.

Como se ha mencionado, el crecimiento suele producirse en brotes, por lo que la respuesta y el rendimiento pueden ser impredecibles. Además, los niveles hormonales (especialmente los niveles de testosterona) son variables e inconsistentes; por tanto, los resultados del entrenamiento de fortalecimiento podrían no ser los esperados[5].

AUMENTO DEL RIESGO DE HIPOTERMIA

Debido a que los niños tienen una gran área de superficie en relación con su masa corporal, pierden grandes cantidades de calor cuando hacen ejercicio en el agua. De hecho, pierden calor tan rápidamente cuando juegan en el agua que son propensos a la hipotermia. Hay que animarles a salir de forma regular del agua cada vez que están en una piscina, lago o río durante períodos prolongados[2].

INSUFICIENCIA CARDÍACA MORTAL EN ALGUNOS ATLETAS JÓVENES

En los últimos años varios atletas jóvenes de secundaria han muerto como resultado de enfermedades cardíacas mortales a pesar de haberse sometido a exámenes físicos antes de la competición. Estas muertes ocurren después de la actividad enérgica y están asociadas a problemas cardíacos genéticos como **miocardiopatía hipertrófica.** La AHA hace un llamado para tener pruebas más intensivas y sensibles con el fin de identificar a aquellos con defectos genéticos, pero también sugiere que los padres, encargados, enfermeras y los entrenadores detecten con mayor seriedad las señales que sugieren problemas serios, como desmayos, dolor torácico repentino, hipertensión, frecuencia cardíaca irregular, antecedentes familiares de enfermedad cardíaca y antecedentes familiares de muerte súbita inexplicable[2].

LÍMITES PARA EL EJERCICIO

Como con la mayoría de las poblaciones, la falta de tiempo es el límite número uno para hacer ejercicio, particularmente para las niñas. Los estudiantes explican que algunos días pasan 4 h o más haciendo deberes. Muchos tienen trabajos a tiempo parcial los fines de semana y otros tienen obligaciones familiares. Estas responsabilidades a menudo interfieren con la actividad[21].

La autoconciencia sobre los atributos físicos y la competencia en la actividad tienden a ser las principales barreras para los niños. Si sienten que son demasiado jóvenes, pequeños, gordos o que carecen de habilidades para una actividad en particular, suelen evitarla[22,23]. Algunos temen al fracaso y dejarán pasar las oportunidades en lugar de arriesgarse a ser ridiculizados por sus compañeros[22].

Muchos adolescentes prefieren jugar videojuegos o ver la televisión en lugar de hacer una actividad física. Por tanto, *eligen* pasar el tiempo haciendo actividades sedentarias relacionadas con la tecnología[21,22] sin darse cuenta de lo poco saludable que son.

La presión de sus compañeros influye mucho en esta población, por lo que es probable que también afecte a la participación en la actividad física. A los adolescentes les gusta ser parte de un grupo, así que si sus amigos practican deportes, ellos también lo harán. Sin embargo, si sus amigos juegan videojuegos o salen de fiestas, ellos harán lo mismo[21].

Otro límite para el ejercicio es la inaccesibilidad. Muchos barrios carecen de centros recreativos, instalaciones deportivas o programas deportivos después de la escuela, mientras que los programas deportivos escolares a menudo solo están disponibles para un pequeño número de estudiantes con capacidad atlética evidente. Esto limita las opciones para aquellos que no cuentan con transporte a las instalaciones, programas o eventos fuera de su localidad[21,22].

Estos son solo algunos de los límites al ejercicio percibidos por esta población especial. Los profesionales sanitarios y entrenadores deben ser conscientes de esto cuando diseñan programas que sean agradables, accesibles y asequibles. Hay que ofrecer algunas actividades que sean competitivas y otras que no. Desafiar a los jóvenes y ayudarles a desarrollar nuevas habilidades que fomenten la confianza y mejoren su autoestima[21-23].

Consejo de cambio del estilo de vida: alentar a los clientes de todas las edades elogiando sus logros. Estos logros pueden ser específicos del ejercicio o simplemente el hecho de que la persona se ha levantado de la cama cuando lo que quería era quedarse debajo de las sábanas. Reconocer conductas positivas puede mejorar su seguridad en sus propias habilidades.

BENEFICIOS DEL EJERCICIO

DISMINUCIÓN DEL RIESGO DE OBESIDAD

Dado que un estilo de vida sedentario está vinculado al aumento de peso excesivo en niños y adolescentes[2,15,23,24], parece razonable suponer que el ejercicio regular podría reducir el sobrepeso y la obesidad en esta población. Aunque todavía es incierto si el sobrepeso/obesidad conduce a un bajo rendimiento físico, o viceversa[25], la evidencia sugiere que los jóvenes inactivos tienen mayor cantidad de grasa corporal que los activos[2,24,26]. Por tanto, aumentar el esfuerzo físico de los jóvenes probablemente disminuye la prevalencia de obesidad. Dado que el sobrepeso durante la infancia es un fuerte predictor de sobrepeso y obesidad en la edad adulta, los niños, incluso muy pequeños, deben ser animados a aumentar la actividad diaria[17,26].

AUMENTO DE LA FUERZA MUSCULAR Y LA DENSIDAD ÓSEA

Las autoridades creían que el entrenamiento de fuerza en los niños antes de la pubertad no tenía sentido debido a sus bajos niveles de testosterona. Además, se ha considerado que levantar pesas puede ser demasiado peligroso durante el crecimiento y el desarrollo[7]. Sin embargo, investigaciones recientes sugieren que el entrenamiento de fuerza no solo es seguro para la mayoría de los niños, sino que también es beneficioso. De hecho, los niños y niñas prepuberales que realizan un entrenamiento de fortalecimiento a menudo experimentan un aumento de la fuerza muscular del 15-30 %[2,27]. Aunque su fuerza mejora (comparado con la resistencia[27]), no experimentan el aumento correspondiente en el tamaño muscular[2]. Es probable que el aumento de la fuerza sea secundario a la mejoría del funcionamiento neuromuscular y a una mejor comunicación entre las neuronas motoras y las fibras musculares, factores que mejoran el desarrollo motor[25].

Escoliosis: curvatura espinal lateral anormal. En lugar de parecer recta desde una vista anterior o posterior, la columna tiene una forma de S.

Miocardiopatía hipertrófica: trastorno genético caracterizado por engrosamiento de la pared ventricular izquierda. Es la causa número uno de muerte en atletas jóvenes de élite y puede ocurrir en cualquier momento.

Aunque mejora la comunicación entre los sistemas nervioso y muscular, el ejercicio también afecta al sistema esquelético[27]. De hecho, el ejercicio promueve una masa ósea máxima más alta que reduce el riesgo de osteoporosis más adelante en la vida. En general, los efectos a largo plazo del entrenamiento de fuerza también mejoran la composición corporal y reducen el riesgo de lesiones en otras actividades[27].

MEJORÍA DEL RENDIMIENTO CARDIORRESPIRATORIO

Los estudios indican que el ejercicio regular mejora la resistencia y la aptitud cardiorrespiratoria en los niños y adolescentes[1,28]. Aunque las ganancias no son tan significativas como en los adultos, siguen siendo considerables[2,29]. Además, la mejoría de la aptitud cardiorrespiratoria en la juventud se asocia con la disminución de la grasa subcutánea corporal, en particular en el área abdominal. Dado que la grasa intraabdominal está fuertemente correlacionada con la enfermedad cardiovascular, esta población debe esforzarse por incorporar la actividad aeróbica regular en sus rutinas diarias[28,30].

MEJORÍA DE LOS FACTORES PSICOLÓGICOS

Como se podría esperar, los niños y adolescentes que hacen ejercicio regular tienen mejor humor, confianza en sí mismos y autoestima. También afrontan menos ansiedad, estrés y depresión que sus compañeros inactivos[10,19,31-33]. En general, los niños activos tienen más energía, son capaces de realizar más actividades con sus compañeros y suelen tener un peso más saludable, factores que influyen positivamente en el bienestar mental.

DISMINUCIÓN DEL RIESGO DE ENFERMEDAD CRÓNICA

Los niños inactivos tienen mayor riesgo de desarrollar ciertas afecciones crónicas como diabetes tipo 2, **síndrome metabólico,** hipertensión, ateroesclerosis y **dislipidemia**[19,34,35]. Algunas fuentes estiman que la incidencia de diabetes tipo 2 es 20 veces mayor que hace dos décadas, sobre todo en las poblaciones minoritarias. Además, los niños y los adolescentes sedentarios desarrollan resistencia a la insulina e intolerancia a la glucosa, predictores tempranos de diabetes y síndrome metabólico[34,36]. El síndrome metabólico, una vez considerado una afección exclusiva de los adultos, se está volviendo más habitual en adolescentes[37]. Se caracteriza por un grupo de factores que aumentan significativamente el riesgo de enfermedad cardíaca, accidente cerebrovascular y diabetes. El National Cholesterol Education Program establece que el síndrome metabólico se diagnostica con tres o más de los siguientes factores: exceso de peso almacenado en el área abdominal, aumento del nivel de triglicéridos séricos, nivel bajo de HDL, hipertensión y elevación de la glucosa sérica en ayunas. Consúltese el capítulo 6 para obtener más detalles sobre el diagnóstico del síndrome metabólico. Los estudios confirman que el ejercicio rutinario disminuye el riesgo de desarrollar síndrome metabólico en niños y adolescentes[37].

La hipertensión se está volviendo mucho más habitual entre los jóvenes de hoy, en particular en los adolescentes[38]. Dado que la actividad física se asocia con la disminución de la presión arterial en todas las edades[38,39], puede ayudar a prevenir el desarrollo de hipertensión crónica. Si la presión arterial es normal, los vasos sanguíneos suelen ser más saludables; por tanto, es menos probable que se desarrolle la ateroesclerosis (v. cap. 7). Debido a que las estrías grasas que preceden a la ateroesclerosis comienzan a aparecer a los 10 años de edad y que la ateroesclerosis aumenta el riesgo de un episodio cardíaco, la mayoría de las autoridades están de acuerdo en que los pasos preventivos deben comenzar al inicio de la vida. El aumento de la actividad física en niños y adolescentes es un paso hacia la disminución del riesgo en el futuro[19,34,35,39,40].

La dislipidemia, o niveles séricos anormales de colesterol, LDL, HDL y triglicéridos, es peligrosa porque aumenta el riesgo de enfermedad cardiovascular. Los estudios en niños con dislipidemia indican que una dieta saludable y la actividad física regular normalizan los niveles de lípidos. Dado que esta población particular se adhiere mejor al aumento de la actividad física que a los cambios dietéticos, los profesionales del entrenamiento físico deben centrarse principalmente en el ejercicio[37].

En general, el riesgo de enfermedades crónicas en jóvenes con sobrepeso u obesidad puede minimizarse con la pérdida de peso. La actividad física aumenta el gasto energético, la pérdida de peso y probablemente mejora los niveles de glucosa sérica y la sensibilidad a la insulina, factores que protegen frente al desarrollo de diabetes tipo 2, síndrome metabólico, hipertensión y dislipidemia.

RECOMENDACIONES PARA EL EJERCICIO

Debido a las diferencias anatómicas y fisiológicas entre jóvenes y adultos, las guías del ejercicio para la población más joven difieren de las de los adultos.

PRUEBA DE EJERCICIO

Según Skinner, las pruebas de ejercicio en niños, como en adultos, se realizan para determinar el nivel de condición física, indicar el pronóstico de un niño que padece una afección crónica, revelar la necesidad de una evaluación adicional cuando la respuesta al ejercicio es mala, determinar la efectividad de un determinado programa de ejercicios al proporcionar datos de referencia con los que se pueden comparar las mediciones futuras y confirmar la seguridad del ejercicio en los casos cuestionables[4]. En la mayoría de los casos, las guías básicas sobre las pruebas de ejercicio en los adultos se aplican a niños y adolescentes sanos, aunque la respuesta al ejercicio es distinta[7]. Por ejemplo, justo después del ejercicio, un niño tiene una captación absoluta de oxígeno, gasto cardíaco, volumen sistólico, presión arterial, volumen corriente y ventilación-minuto más bajos que un adulto. Además, un niño experimenta una captación relativa de oxígeno y frecuencias cardíaca y respiratoria mayores que un adulto.

De acuerdo con el ACSM, las pruebas de ejercicio no suelen ser necesarias para niños y adolescentes siempre que estén sanos y no tengan problemas de salud especiales. Sin embargo, cuando se requiere la prueba de ejercicio, es necesario familiarizar al niño anticipadamente con el protocolo de prueba para aliviar sus temores y garantizar mediciones precisas[7]. La prueba en la cinta rodante es fácil de explicar y las personas con tamaños de cuerpo distintos la pueden realizar, por lo que podría ser la prueba de ejercicio más apropiada para niños pequeños (fig. 4-6). Muchos profesionales del entrenamiento físico utilizan el protocolo de la cinta rodante de Bruce, modificado en etapas de ejercicio de 2 min. El cicloergómetro también es útil, pero está diseñado para un cuerpo adulto y puede que no se «ajuste» al cuerpo de un niño si mide menos de 127 cm. Además, el cicloergómetro generalmente requiere mantener un cadencia particular, lo que a veces es difícil para los niños pequeños. Consúltense las guías *ACSM's Guidelines for Exercise Testing and Prescription*, 10.ª ed., para conocer los diferentes tipos de pruebas[7].

Durante las pruebas de ejercicio hay que tener en cuenta que la frecuencia cardíaca en reposo es más alta en los niños que en los adultos, aunque disminuye gradualmente a medida que los niños crecen, a pesar de que la frecuencia cardíaca máxima no cambia. Las frecuencias cardíacas máximas durante la prueba de cinta o en el cicloergómetro por lo general son de 185-225 lpm, pero pueden variar. La resistencia cardiovascular y muscular mejora de forma gradual con la edad, así que los niños

---

Síndrome metabólico: también conocido como síndrome de resistencia a la insulina o síndrome X. Aumenta el riesgo de enfermedad cardiovascular, accidente cerebrovascular y diabetes.

Dislipidemia: trastorno de los lípidos séricos caracterizado por aumento de los niveles de colesterol y LDL, niveles bajos de HDL e incremento de los triglicéridos. Este trastorno aumenta el riesgo de enfermedad cardiovascular.

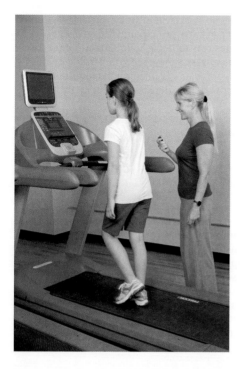

FIGURA 4-6 ■ Niña sometida a pruebas de condición física en una cinta rodante.

REFERENCIA RÁPIDA

Los profesionales del entrenamiento físico pueden usar la batería de pruebas FITNESSGRAM para evaluar los componentes del entrenamiento físico en los jóvenes fuera del entorno clínico[6,7,41,42].

pequeños a menudo no resisten las pruebas de ejercicio tanto como los adultos[7]. La poca atención, la falta de disfrute y la inexperiencia pueden dificultar las pruebas.

La mayoría de las clases de EF en las escuelas utilizan pruebas de campo simples para evaluar el estado físico de los estudiantes. Para valorar la aptitud cardiorrespiratoria, se realiza la carrera de 1,5 km (1 milla); para la aptitud muscular, las pruebas de abdominales y de dominadas o de flexión de codos; para la flexibilidad, se usa la prueba de sentarse y estirar, y para la constitución corporal se toman medidas de los pliegues cutáneos. Además, se calcula el IMC como indicador de sobrepeso u obesidad.

REFERENCIA RÁPIDA

La fórmula general utilizada para determinar la frecuencia cardíaca máxima en un adulto (220 – edad) no es apropiada para los menores de 16 años[7].

PRESCRIPCIÓN DE EJERCICIO

Reglas generales

- Con el fin de preparar el cuerpo para la actividad, se inicia con unos 5 min de actividad ligera, como caminar, zancadas laterales y estiramientos antes de aumentar la intensidad. Además, se incluye un enfriamiento de 5 min al final de la actividad para que el cuerpo vuelva a su estado de reposo. Este grupo de edad necesita aprender la importancia de las sesiones de calentamiento y enfriamiento.

- Grupos como la AHA y ACSM sugieren que todos los niños mayores de 2 años hagan 60 min o más de actividad física aeróbica de intensidad moderada a enérgica a diario. La actividad debe ser agradable y variada, pero no necesariamente tiene que ser continua. De hecho, los menores de 12 años suelen cumplir mejor con las actividades intermitentes que cambian de una intensidad enérgica a moderada y de nuevo a una intensidad vigorosa[7,14,19,40,43].

- La tabla 4-1 enumera las recomendaciones de la National Association for Sport and Physical Education (NASPE). En general, sugiere que los padres disuadan de los períodos prolongados de inactividad en los niños pequeños. A menos que estén durmiendo, no se les debe permitir ser sedentarios durante más de 1-2 h continuas. Hay que hacer un horario que incorpore la actividad en la rutina diaria y planifique «sesiones de ejercicio» agradables donde participen los niños. Desalentarles a ver ociosamente la televisión y limitárselas a no más de 2 h al día. Y lo que es más importante, los adultos deben ser ejemplos positivos para los niños al mostrar entusiasmo y compromiso al hacer ejercicio con regularidad, para que estos imiten este estilo de vida saludable.

- Para garantizar el cumplimiento, hacer las actividades divertidas, apropiadas para el desarrollo, que no sean amenazantes ni embarazosas. Ofrecer palabras de aliento y apoyo. Obtener apoyo familiar.

- El consenso para el entrenamiento de fuerza es: «entrenamiento de fuerza supervisado usando... repeticiones relativamente frecuentes con poco peso mejoran significativamente la fuerza muscular sin efectos adversos en los huesos, los músculos o el tejido conectivo»[5]. Véase la tabla 4-2 para obtener recomendaciones de acuerdo con la edad.

- Animar a los niños a beber uno o dos vasos de agua de 250 ml antes de la actividad y permitir que beban agua durante la actividad para evitar la deshidratación.

REFERENCIA RÁPIDA

Fomentar el juego activo diario en lugar del ejercicio estructurado en los niños de 2-6 años.

TABLA 4-1. Guías de la National Association for Sport and Physical Education

Edad	Actividad diaria mínima
Lactantes	No hay mínimo, fomentar la actividad para el desarrollo de habilidades motoras
Bebés	1,5 h; fomentar 30 min de actividad organizada más 60 min o más de actividad no estructurada; promover las habilidades básicas de movimiento que mejorarán futuras tareas complejas
Preescolares	2 h; fomentar 60 min de actividad organizada más 60 min o más de actividad no estructurada
Escolares	≥ 1 h; fomentar episodios de actividad que duren 15 min o más

TABLA 4-2. Guías para el entrenamiento de fuerza

Edad (años)	Recomendaciones
7 o menos	Enseñar al niño ejercicios básicos con peso bajo o nulo; desarrollar el concepto de una sesión de entrenamiento; enseñar técnicas de ejercicio; progresar en los ejercicios de peso corporal (calistenia), en parejas y con resistencia ligera; mantener el volumen bajo
8-10	Aumentar gradualmente el número de ejercicios; practicar técnicas de ejercicio con diferentes pesos; iniciar los ejercicios de carga progresiva y gradual; mantener el ejercicio simple; aumentar gradualmente el volumen de entrenamiento; vigilar con cuidado la tolerancia al estrés del ejercicio
11-13	Enseñar todas las técnicas básicas de ejercicio; continuar con la carga progresiva en cada ejercicio; enfatizar en las técnicas de ejercicio; introducir el ejercicio más avanzado con poca o ninguna resistencia
14-15	Progresar a programas juveniles más avanzados con ejercicios de fuerza; añadir componentes deportivos específicos; enfatizar en las técnicas de ejercicio; aumentar el volumen
16 años o más	Cambiar a los niños a programas para adultos de nivel básico tras dominar todos los conocimientos previos y adquirir el nivel básico de experiencia en capacitación

Si un niño de cualquier edad empieza un programa sin experiencia previa, hay que comenzar con los niveles más bajos y avanzar hasta los más avanzados si la tolerancia al ejercicio, la habilidad, la cantidad de tiempo de entrenamiento y la comprensión lo permiten.
De: Kraemer WJ, Fleck SJ. Strength Training for Young Athletes. Champaign, IL: Human Kinetics, 2005.

Consejos para el ejercicio cardiovascular[7]

- Como se ha mencionado, los niños y adolescentes deben hacer 60 min de actividad moderada a vigorosa a diario[7]. Incluir actividad vigorosa al menos 3 días por semana. Sin embargo, los niños con sobrepeso inicialmente no pueden hacer 60 min de actividad diaria. Hay que empezar lentamente y aumentar la duración y la frecuencia de forma progresiva hasta lograr las recomendaciones mínimas.
- Hacer ejercicio en un ambiente fresco. Los niños y adolescentes tienen sistemas de termorregulación inmadura, por lo que pueden sobrecalentarse con rapidez. Animarlos a beber una cantidad adecuada de agua para ayudar a reducir el riesgo de sobrecalentamiento.

Consejos para el ejercicio de fuerza[7]

- En general, las guías para adultos se aplican a los niños.
- Recordar que la mayoría de los equipos están diseñados para «adaptarse» a los cuerpos de los adultos. Es probable que se deban ajustar cuando se trabaja con niños.
- Monitorizar de cerca cualquier programa de entrenamiento de fuerza para asegurar la alineación neutra del cuerpo y una técnica adecuada. Enfatizar la sobrecarga progresiva gradual y desarrollar un programa que mejore las habilidades motoras junto con el nivel de condición física. Realizar al menos 3 días a la semana.
- Usar el peso corporal o pesas ligeras con un mayor número de repeticiones. Hacer que el niño lleve a cabo 8-15 repeticiones para moderar la fatiga y no aumentar la intensidad hasta que sea capaz de hacer un número específico de repeticiones de forma adecuada. Reducir el peso si no se pueden ejecutar un mínimo de 8 repeticiones con alineación neutra del cuerpo. Evitar el entrenamiento máximo hasta alcanzar la madurez física.
- Fomentar la carrera, el salto y otras actividades que promuevan el fortalecimiento óseo.

Consejo de cambio del estilo de vida: sin importar si los clientes son jóvenes o mayores, hay que sugerirles que programen tareas o eventos agradables a lo largo del día. Si disfrutan de las caminatas, deben hacerlas como algo adicional tras terminar una tarea habitual. Si les gusta leer, deben permitirse un tiempo adicional para hacerlo tras su sesión de ejercicio. Si les gusta escuchar música, ¿por qué no hacerlo mientras limpian?

EJERCICIOS

La mayoría de los niños y adolescentes pueden realizar de forma segura los mismos ejercicios sugeridos para adultos. Sin embargo, son necesarias las modificaciones de acuerdo con el tamaño, la coordinación, el desarrollo y la madurez. Para mejorar el sistema cardiovascular, hay que fomentar actividades como la natación, el ciclismo y los deportes. Para la salud ósea, las actividades que soportan peso, como correr y saltar a la cuerda. Para mejorar la fuerza muscular, hacer que los niños levanten o muevan objetos, o que realicen actividades donde apoyen su propio peso corporal. Para programas más estructurados, alentarlos a hacer abdominales, flexiones, dominadas, zancadas, levantamiento de talones, flexiones de bíceps con pesas ligeras, rebotes de tríceps (planchas), elevaciones laterales de los hombros y cualquier otro ejercicio que disfruten y sean capaces de ejecutar correctamente. Observar la alineación corporal y garantizar un rango completo de movimiento.

Calentamiento

Un entrenamiento divertido para jóvenes de todas las edades es un programa de circuito. Comenzar con movimientos de calentamiento y algunos estiramientos dinámicos básicos. Los niños tienden a disfrutar de música alegre apropiada para su edad, así que hay que subir el volumen y animarles al baile o a moverse para comenzar el entrenamiento. A los jóvenes les gusta que sus instructores les indiquen los movimientos, así que el entrenador puede unirse a la diversión. Alternativamente, calentar con marcha básica, trote, saltos, saltos con un pie, saltos laterales, rebotes, levantamientos de rodillas o cualquier otro movimiento familiar.

Ejercicios

Organizar el circuito con antelación y ajustar el número de posiciones según el número de participantes. La mayoría de los niños prefieren trabajar en parejas, así que prepare ocho posiciones para 16 niños. Alternar una posición para la parte superior del cuerpo y otra para la inferior con el fin de mantener alto el nivel de energía en cada posición. Demostrar la actividad en cada posición antes de esperar que los participantes actúen. Poner un letrero descriptivo del ejercicio en cada posición para facilitar su memoria. Permitir una participación de 45-60 s en cada posición con un descanso activo de 20-30 s.

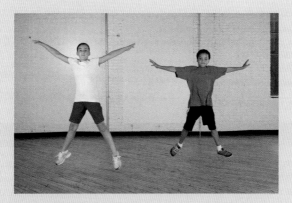

■ Posición 1: saltos en estrella (fig. 4-7)

Saltar alto desde el suelo mientras se abduce y luego aducir los hombros y las caderas.

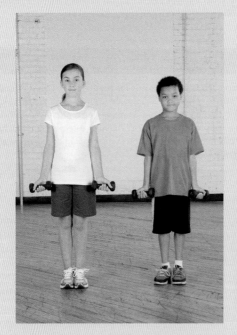

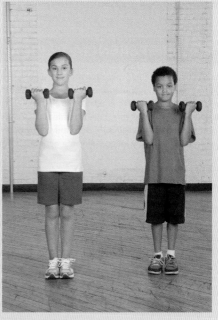

■ Posición 2: flexiones de bíceps (fig. 4-8)

Usar pesas ligeras. Mantener los codos hacia dentro pero no fijos a los lados. Controlar el movimiento. Flexionar ambos codos para levantar las pesas lentamente. Volver a la posición inicial.

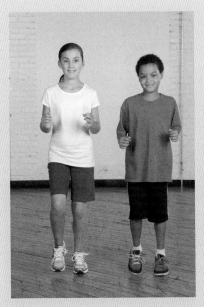
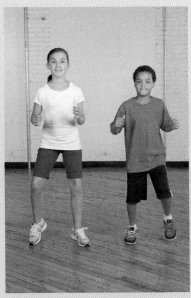

■ **Posición 3: pies de fútbol** (fig. 4-9)

Enseñar a los niños esta postura a una velocidad normal. Ir aumentando la velocidad hasta que muevan sus pies lo más rápido posible. Aterrizarán sobre las puntas de los pies, no en todo el pie. Comenzar con los pies separados como el ancho de los hombros; moverlos hacia dentro y afuera; moverlos de nuevo al centro, y repetir.

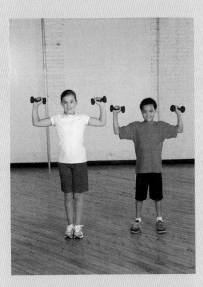
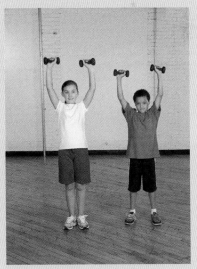

■ **Posición 4: prensa de hombros** (fig. 4-10)

Usar pesas ligeras. Comenzar con pesas a la altura de las orejas y los brazos paralelos al suelo. Empujar hacia arriba. Volver al inicio. Controlar el movimiento.

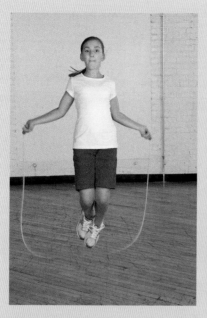
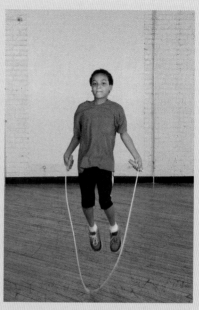

■ Posición 5: salto de cuerda (fig. 4-11)

Puede hacerse con o sin una cuerda de saltar. Mantener la cuerda en su lugar hasta que dé la orden de empezar.

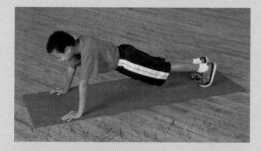
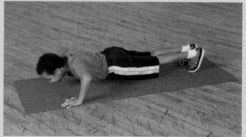

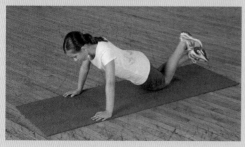
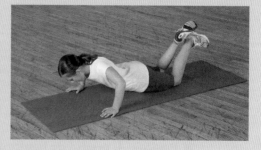

■ Posición 6: flexiones (fig. 4-12)

Probar hacer flexiones con todo el cuerpo y apoyando las rodillas. Mantener la columna neutra.

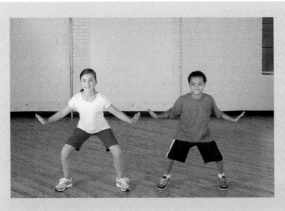

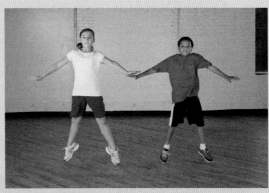

■ **Posición 7: sentadillas enérgicas** (fig. 4-13)

Comenzar con los pies separados hasta el ancho de los hombros. Hacer una sentadilla. Empujar hacia arriba y saltar desde esta posición. Repetir.

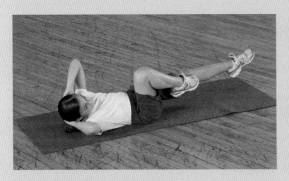

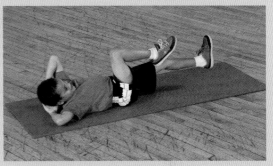

■ **Posición 8: bicicleta** (fig. 4-14)

Recostarse en el suelo con las manos detrás de la cabeza. Doblar las rodillas y levantar los pies. Levantar la cabeza, el cuello y los hombros del suelo. Llevar el hombro derecho a la rodilla izquierda y luego el hombro izquierdo a la rodilla derecha. Continuar realizando el ejercicio de bicicleta hasta lograr el tiempo deseado.

REFERENCIA RÁPIDA

A la mayoría de los niños les gusta participar en actividades de grupo, por lo que los relevos son divertidos y efectivos para fomentar la participación. Instalar colchonetas en un extremo de la habitación, o simplemente usar cinta adhesiva para marcar una cierta distancia en el suelo. Formar grupos de 3 o 4 niños y hacer que los miembros de cada grupo se alineen en un extremo de la habitación. Al sonar un silbato, pedir a la primera persona de cada fila que corra hacia la colchoneta o la cinta en el extremo de la sala y haga un ejercicio específico (p. ej., 10 saltos laterales o 5 flexiones). Cuando hayan terminado, deben volver corriendo a la fila, tocar a la siguiente persona y sentarse al final de la fila. La siguiente persona debe correr al otro extremo de la habitación, realizar el ejercicio y volver. Continuar hasta que todos los miembros del grupo estén sentados. En lugar de solo correr hacia el extremo de la habitación, hacer que esquiven un obstáculo, salten, reboten una pelota, lancen o hagan cualquier otro movimiento especificado por el instructor.

CONSIDERACIONES NUTRICIONALES

Las necesidades nutricionales de esta población particular varían según la edad porque la tasa de crecimiento y desarrollo, y posteriormente la tasa metabólica basal, se desacelera de forma gradual a medida que los **lactantes, niños pequeños, niños** y **adolescentes** se hacen mayores. La tasa de crecimiento más rápida ocurre durante los primeros 12 meses de vida en los que se triplica el peso de un bebé. A los 2 años las necesidades de crecimiento y energía disminuyen un poco, pero siguen siendo altas durante la adolescencia a medida que aumenta la densidad y la masa de los huesos y los músculos. Durante la adolescencia, el crecimiento se da en estirones hasta que se alcanza la madurez física[44].

REFERENCIA RÁPIDA

Consultar la página www.choosemyplate.gov/ con el fin de diseñar una dieta saludable para cualquier persona. Es divertido y gratuito.

LACTANTES, NIÑOS PEQUEÑOS Y PREESCOLARES

Necesidades energéticas

Hasta los 5 años, los niños realmente autorregulan la ingesta de alimentos para cumplir con los requisitos energéticos[45]. Aunque la ingesta diaria varía significativamente, el consumo promedio de energía semanal en niños pequeños y **preescolares** tiende a estar bastante cerca de lo que necesitan sus cuerpos. Por desgracia, esta capacidad innata de ajustar la ingesta energética no permite a este grupo de edad seleccionar una dieta nutricionalmente adecuada, por lo que los padres deben proporcionar opciones saludables para garantizar una buena nutrición. Además, este mecanismo autorregulador de la ingesta energética realmente falla cuando los padres obligan a los niños a comer sin tener hambre, lo que les predispone a problemas alimentarios a largo plazo.

Los cuidadores son importantes modelos para una alimentación saludable a lo largo de la vida porque los hábitos alimentarios y las preferencias alimentarias comienzan a desarrollarse entre los 2 y 5 años. Por tanto, los cuidadores necesitan establecer hábitos saludables al inicio de la vida de sus hijos para evitar problemas alimentarios en el futuro.

REFERENCIA RÁPIDA

Los padres deben ofrecer con frecuencia varias opciones de alimentos saludables a los niños pequeños y preescolares. Además, no deben limitar los alimentos, usarlos como recompensa por una buena conducta[44,46,47] ni forzarles a ser miembros del «club de los platos limpios».

¿Cuántas kilocalorías son apropiadas para este grupo de edad? Para calcular las necesidades energéticas de los niños de entre 13 y 35 meses, hay que utilizar la siguiente fórmula: (89 × peso en kg) – 100 + 20. Para las necesidades energéticas estimadas en niños mayores de 1 año véase la tabla 4-3. Para guías más específicas basadas en la edad, el sexo, el peso y la estatura, consultar la Food and Nutrition Board (Institute of Medicine) en www.ods.od.nih.gov/Health_Information/Dietary_Reference_Intakes.aspx. La tabla 4-4 contiene consejos adicionales sobre la nutrición infantil.

TABLA 4-3. Necesidades energéticas estimadas para niños y niñas de acuerdo con la ingesta dietética de referencia

Edad	Necesidades energéticas (kcal/día) según el nivel de actividad
Niños	
2	1 000
3	1 000-1 400
4-5	1 200-1 600
6-8	1 400-2 000
9-10	1 600-2 200
11-13	1 800-2 600
14-18	2 000-3 200
Niñas	
2	1 000
3-4	1 000-1 400
5-6	1 200-1 600
7-8	1 200-1 800
9-11	1 400-2 000
12-13	1 600-2 200
14-18	1 800-2 400

Adaptado de *Dietary Guidelines for Americans, 2015-2020*. 8th Ed. Disponible en: http://health.gov/dietaryguidelines/2015/resources/2015-2020_Dietary_Guidelines.pdf

Vitaminas y minerales

Una dieta variada que cumple con las necesidades energéticas mínimas suele ser rica en vitaminas y minerales. Por tanto, los niños pequeños deben consumir mucha leche, carnes magras, cereales enriquecidos con hierro, pan de cereales integrales, frutas y verduras[19]. El apetito a menudo disminuye o comienza a fluctuar a la edad de 1 año, por lo que no siempre es consistente de una comida a la siguiente. Esto es saludable mientras el consumo energético promedio del niño cumpla con los requisitos mínimos.

TABLA 4-4. Consejos para niños pequeños

- Ofrecer varias opciones de alimentos, de diferentes colores, texturas y sabores
- Proporcionar pequeñas cantidades de comida, pues su estómago es pequeño
- Incluir varios tentempiés. Estos niños suelen obtener el 25% de su ingesta de kilocalorías totales de los tentempiés
- Si tienen poco apetito, tener precaución con los líquidos, porque llenan
- Limitar el consumo de sal
- Estos niños necesitan grasas en su dieta para el desarrollo adecuado del sistema nervioso; asegurar el consumo de grasas monoinsaturadas y limitar las grasas saturadas y trans

Lactantes: grupo de edad entre el nacimiento y los 12 meses.
Niños pequeños: grupo de edad entre el primer y el segundo año.
Niños: el grupo de edad entre los 3 y 11 años.
Preescolares: grupo de edad entre los 3 y 5 años.
Adolescentes: grupo de edad entre los 11 y 21 años.

TABLA 4-5. Ingesta recomendada de vitaminas y minerales para varios grupos de edad

	Vitaminas recomendadas							
	Tiamina (mg/día)	Riboflavina (mg/día)	Niacina (mg/día)	Biotina (µg/día)	Folato (µg/día)	Vitamina C (mg/día)	Vitamina A (µg/día)	Vitamina D (µg/día)
Niños								
1-3	0,5	0,5	6	8	150	15	300	5
4-8	0,6	0,6	8	12	200	25	400	5
9-13	0,9	0,9	12	20	300	45	600	5
14-18	1,2	1,3	16	25	400	75	900	5
Niñas								
1-3	0,5	0,5	6	8	150	15	300	5
4-8	0,6	0,6	8	12	200	25	400	5
9-13	0,9	0,9	12	20	300	45	600	5
14-18	1,0	1,0	14	25	400	65	700	5
	Minerales							
	Sodio (mg/día)	Cloruro (mg/día)	Potasio (mg/día)	Calcio (mg/día)	Fósforo (mg/día)	Hierro (mg/día)	Zinc (mg/día)	Fluoruro (mg/día)
Niños								
1-3	1 000	1 500	3 000	500	460	7	3	0,7
4-8	1 200	1 900	3 800	800	500	10	5	1,0
9-13	1 500	2 300	4 500	1 300	1 250	8	8	2
14-18	1 500	2 300	4 700	1 300	1 250	11	11	3
Niñas								
1-3	1 000	1 500	3 000	500	460	7	3	0,7
4-8	1 200	1 900	3 800	800	500	10	5	1,0
9-13	1 500	2 300	4 500	1 300	1 250	8	8	2,0
14-18	1 500	2 300	4 700	1 300	1 250	15	9	3,0

Adaptado de *Dietary Guidelines for Americans, 2015-2020*. 8th Ed. Disponible en: http://health.gov/dietaryguidelines/2015/resources/2015-2020_Dietary_Guidelines.pdf

El hierro merece especial atención porque a menudo es deficiente en este grupo de edad. De hecho, la anemia por deficiencia de hierro es bastante frecuente en los niños pequeños y lactantes cuando cambian de fórmulas y alimentos infantiles enriquecidos con hierro a «alimentos para adultos» y leche de vaca (notoriamente baja en hierro. Para garantizar un crecimiento y desarrollo normales hay que asegurarse que reciban 7-10 mg de hierro al día, incluyendo alimentos ricos en hierro en cada comida. La tabla 4-5 proporciona sugerencias específicas sobre otras vitaminas y minerales[46].

NIÑOS EN EDAD ESCOLAR

Durante la infancia y la preadolescencia, los niños continúan creciendo, pero crecen a un ritmo ligeramente más lento que cuando eran más jóvenes. Varios alimentos y una ingesta energética adecuada siguen siendo importantes para garantizar la disponibilidad de nutrientes para los estirones de crecimiento rápido asociados a la pubertad. Las fluctuaciones en el apetito y el peso suelen corresponder al crecimiento acelerado, por lo que se espera que los niños coman más y aumenten de peso justo antes de un estirón de crecimiento. Esto es normal, así que no hay que restringir mucho las kilocalorías cuando esto ocurra. Esperar que el peso se normalice a medida que la estatura aumenta. Sin embargo, los niños de este grupo de edad deben aprender a equilibrar la actividad con la ingesta dietética para mantener un peso saludable. Es durante este momento que los niños son propensos a presentar problemas de imagen corporal y tener prácticas dietéticas poco saludables, así que hay que mantenerse alerta.

Necesidades energéticas

Las necesidades energéticas diarias totales varían según la edad, el tamaño y el nivel de actividad. La ingesta de kilocalorías tiende a aumentar a medida que aumenta el tamaño, pero la necesidad real por kilogramo de peso corporal disminuye lentamente[46]. Esto se debe en parte a que el crecimiento y el desarrollo se ralentizan, pero también ocurre porque los niveles de actividad disminuyen con la edad, tanto en niños como en niñas, aunque es mucho más pronunciado en las niñas. Para garantizar el equilibrio energético, hay que fomentar mayor actividad y disuadir de las actividades sedentarias. Consúltese la tabla 4-3 para recomendaciones energéticas en diferentes edades.

Carbohidratos, proteínas y grasas

La dosis diaria recomendada (DDR) de carbohidratos es de 130 g/día, la misma cantidad que para los adultos. Esto es debido a que las recomendaciones se basan en las necesidades cerebrales de glucosa, que se estabilizan después del primer año. Los niños activos pueden requerir mayor ingesta de carbohidratos para satisfacer las demandas de una mayor actividad. La tabla 4-6 muestra las recomendaciones de fibra dietética para los diferentes grupos de edad.

Las necesidades de proteínas varían y en realidad disminuyen ligeramente con la edad. La DDR sugiere 1,05 g/kg/día para niños de 1-3 años; 0,95 g/kg/día para aquellos de entre 4 y 13 años, y 0,85 g/kg/día para los de edades de entre 14 y 18. De acuerdo con BuildHealthyKids.com, una estimación fácil y rápida de las necesidades de proteínas es dividir el peso de un niño entre 2; estos son los gramos de proteínas diarias requeridas. No hay una DDR para la grasa total; sin embargo, los niños de 1-3 años deben consumir 30-40% de las kilocalorías diarias totales en forma de grasa. Aquellos con 4-18 años deben consumir el 25-35% de su ingesta diaria total de kilocalorías en forma de grasa. Restringir mucho la grasa en la dieta provoca deficiencias de vitaminas liposolubles y ácidos grasos esenciales (ácidos grasos linoleico y linolénico; tabla 4-7).

Vitaminas y minerales

De acuerdo con el International Food Information Council y la American Heart Association, los niños necesitan diferentes cereales ricos en carbohidratos, vegetales y frutas para obtener las cantidades adecuadas de vitaminas, minerales y fibra para una salud óptima (tabla 4-5). También requieren productos lácteos, carnes magras y pescado para apoyar el crecimiento y el desarrollo[19,48].

TABLA 4-6. Recomendaciones de fibra para los niños

Edad (años)	Ingesta adecuada (g/día)
1-3	14
4-8 (niños)	19,6
4-8 (niñas)	16,8
9-13 (niños)	25,2
9-13 (niñas)	22,4
14-18 (niños)	30,8
14-18 (niñas)	25,2

Adaptado de *Dietary Guidelines for Americans, 2015-2020*. 8th Ed. Disponible en: http://health.gov/dietaryguidelines/2015/resources/2015-2020_Dietary_Guidelines.pdf.

TABLA 4-7. Ingestas recomendadas para ácidos linoleicos y linolénicos

	Ácido linoleico (g/día)	Ácido linolénico (g/día)
Niños		
1-3 años	7	0,7
4-8 años	10	0,9
9-13 años	12	1,2
14-18 años	16	1,6
Niñas		
1-3 años	7	0,7
4-8 años	10	0,9
9-13 años	10	1,0
14-18 años	11	1,1

Adaptado de *Dietary Guidelines for Americans, 2015-2020.* 8th Ed. Disponible en: http://health.gov/dietaryguidelines/2015/resources/2015-2020_Dietary_Guidelines.pdf

ADOLESCENTES

En comparación con los niños, los adolescentes están mucho más interesados e involucrados con sus opciones alimentarias. También están muy influenciados por la presión de sus compañeros. Desean encajar, por lo que a menudo se ajustan a las conductas alimentarias de sus amigos. Por tanto, podrían comenzar a comer grandes cantidades de comida basura o practicar dietas restrictivas. Estos son dos extremos opuestos, pero ninguno es saludable.

Necesidades energéticas

Las necesidades de energía durante la adolescencia aumentan debido a los estirones de crecimiento, que ocurren por el cambio en los niveles hormonales asociados con la pubertad. En las niñas, los estirones comienzan a los 10 años, alcanzan su máximo a los 12 años y disminuyen a los 15 años. En los niños comienzan a los 12 años, alcanzan su máximo a los 14 años y duran hasta los 19 años. Se espera que las necesidades energéticas aumenten justo antes de cada brote de crecimiento[48].

En general, las necesidades exactas de los adolescentes varían según el género, la composición corporal y el nivel de actividad. Los niños suelen requerir más energía porque desarrollan mayor masa muscular y son más activos que las niñas. Las niñas, por otro lado, necesitan aumentar su nivel de actividad diaria para evitar el sobrepeso o la obesidad.

REFERENCIA RÁPIDA

Antes de la pubertad, la constitución corporal de los niños y niñas tiende a ser bastante similar. Sin embargo, tras la pubertad, las niñas desarrollan más grasa, mientras que los niños más masa muscular y ósea[46].

Vitaminas y minerales

Los adolescentes deben tener una dieta variada que incluya cereales enteros, vegetales, frutas, productos lácteos bajos en grasas, carnes magras y aves de corral para satisfacer sus necesidades crecientes. El calcio, la vitamina D y el hierro son motivo de gran preocupación[48].

El calcio es un componente integral del tejido óseo. Su deficiencia altera el crecimiento en los niños más jóvenes, interfiere con la masa ósea máxima en adolescentes y predispone a la osteoporosis durante

DESTACADO   Abuso de esteroides por niños y adolescentes

Los esteroides y otros fármacos que mejoran el rendimiento se han utilizado durante años, así que la mayoría de los estadounidenses saben que se usan para promover el tamaño y la fuerza muscular. De hecho, numerosos deportistas profesionales, ciclistas y atletas olímpicos experimentaron serias repercusiones después de que se descubrió que estaban usando esteroides de forma inapropiada. Aunque es legal que los médicos prescriban esteroides a pacientes con osteoporosis, cáncer mamario, desgaste muscular severo y otras enfermedades, la *Anabolic Steroid Control Act* de 1990 prohibió el uso de esteroides *sin receta*. Actualmente es ilegal poseer esteroides sin receta o distribuirlos sin una licencia médica[5].

El uso de esteroides causa varios efectos secundarios. Los usuarios tienen mayor riesgo de infarto de miocardio temprano, accidente cerebrovascular, cáncer hepático e insuficiencia renal, además de mayor incidencia de problemas psiquiátricos como ira y agresión severas[49]. También tienen más riesgo de contraer VIH, hepatitis B, hepatitis C y otras enfermedades de transmisión por vía hematógena porque muchos comparten agujas[5,49]. El uso de esteroides tiene un efecto masculinizante en las usuarias y a menudo produce disminución del tamaño mamario, pérdida de grasa corporal, voz grave, aumento del vello corporal y pérdida de cabello[49]. Tienen un efecto feminizante en el hombre y causan la contracción de los testículos, desarrollo mamario (a veces acompañado de galactorrea) y calvicie con patrón masculino[5,49]. Muchos de los efectos adversos son irreversibles y probablemente ocurren debido a las dosis demasiado altas que suelen tomar los usua-

rios. Los usuarios ilegales a menudo toman cantidades de 10-100 veces superiores a las utilizadas con fines médicos[49]. Además de los efectos secundarios ya mencionados, los esteroides estimulan la osificación de la placa epifisaria de los huesos largos. Por tanto, los usuarios jóvenes dejan de crecer prematuramente y son más bajos de lo esperado.

Debido a que muchos atletas, que son modelos a seguir para los niños y adolescentes, admiten que usan esteroides, los adolescentes ahora están experimentando con estos potenciadores del rendimiento. De acuerdo con la Food and Drug Administration de EE.UU., el 4,9% de los hombres adolescentes y el 2,4% de las mujeres adolescentes han probado esteroides al menos una vez en su vida. Esta tasa está en aumento y actualmente es mucho más alta que nunca. ¿Por qué los adolescentes usan esteroides? Estos señalan mejor apariencia y aumento subsecuente de su autoconfianza como las razones principales para usarlos. Una razón secundaria es mejorar el rendimiento en los deportes.

Para evitar que los tomen, los padres y entrenadores deben discutir los peligros asociados con el uso de esteroides y proporcionar sugerencias para rechazar los ofrecimientos de sus amigos y compañeros de equipo. Hay que ofrecer alternativas a los esteroides como guías para el entrenamiento de fortalecimiento seguro y efectivo y una nutrición adecuada. Los estudios muestran que el uso de esteroides disminuye hasta en un 50% cuando los padres y maestros se involucran activamente con los adolescentes[49].

la edad adulta[46]. Desafortunadamente, el 90% de las niñas y el 70% de los niños de entre 12 y 19 años no reciben suficiente calcio para mantener la salud ósea. Por tanto, los adolescentes deben aumentar conscientemente la ingesta diaria de calcio. La leche, otros productos lácteos, los peces pequeños con espinas, el tofu enriquecido con calcio, el brócoli y las legumbres son buenas fuentes de este nutriente. La vitamina D es necesaria para la absorción de calcio porque estimula la síntesis de canales de calcio en el revestimiento de la pared del intestino delgado. Sin vitamina D, el intestino delgado es incapaz de transportar calcio de la dieta al cuerpo. El cuerpo puede fabricar suficiente vitamina D, siempre que la piel esté expuesta a la luz solar durante 10-15 min, 2-3 días por semana. Sin embargo, no se encuentra de forma natural en muchos alimentos. Algunas buenas fuentes incluyen leche, margarina, mantequilla y cereales enriquecidos con vitamina D. Además, las yemas de huevo, la carne de vaca, el hígado y el pescado graso también contienen vitamina D. La deficiencia de vitamina D produce una afección con huesos blandos y gomosos denominada raquitismo en los niños y osteomalacia en los adultos.

Las necesidades de hierro aumentan durante la adolescencia. El hierro es un componente esencial de la hemoglobina, la molécula en los eritrocitos que se une al oxígeno a medida que se transporta a las células del cuerpo (v. cap. 7 para obtener más información sobre la importancia del oxígeno). Los hombres adolescentes necesitan hierro adicional para apoyar el crecimiento muscular y sus necesidades aumentan justo antes del estirón de crecimiento. Más específicamente, necesitan 2,9 mg/día más que la DDR durante el estirón de crecimiento. Las adolescentes necesitan 1,1 mg/día adicionales a la DDR antes del estirón de crecimiento. Sin embargo, las niñas que comienzan su ciclo mensual antes de los 14 años requieren 2,5 mg/día adicionales a la DDR para compensar las pérdidas de hierro durante la menstruación. Las fuentes buenas de hierro son las carnes rojas, pescados, aves, huevos, legumbres y frutos secos. La baja ingesta de hierro que produce anemia provoca debilidad, fatiga, cefalea, inmunidad alterada y disminución del funcionamiento cognitivo.

SUPLEMENTOS

En general, la American Academy of Pediatrics (AAP) sugiere que los niños y adolescentes tengan una nutrición adecuada mediante la ingesta dietética y no con suplementos. Aún así, más del 30% toman multivitamínicos/multiminerales. Los niños de entre 4 y 8 años tienen la mayor tasa de uso: casi el 50% en este grupo de edad toma un suplemento diario. Los nutrientes que se ingieren más a menudo son retinol, vitamina C, vitamina D, calcio y hierro. El calcio suplementario, la vitamina D y el hierro probablemente son seguros porque la dieta estadounidense típica es baja en estos nutrientes[50]. De hecho, el raquitismo por deficiencia de vitamina D sigue siendo una preocupación en EE.UU.; por tanto, se recomiendan suplementos que contienen 400 UI de vitamina D[51].

Además, los expertos aconsejan fluoruro suplementario en áreas donde el agua potable pública no contiene las cantidades adecuadas de flúor. Los niños diagnosticados con deficiencias específicas pueden requerir suplementos adicionales, pero debe indicarlos un médico.

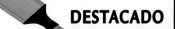

DESTACADO   Trastornos alimentarios

Los trastornos alimentarios implican conductas alimentarias inusuales que a menudo ponen en peligro la salud mental y física. Afectan tanto a hombres como a mujeres, niños y niñas, pero son más habituales entre las adolescentes y mujeres jóvenes. Aún así, casi el 10% de los enfermos son hombres[52]. Los trastornos alimentarios son más que una simple obsesión con la comida o la pérdida de peso. De hecho, múltiples factores sociológicos, culturales, psicológicos y fisiológicos contribuyen a su desarrollo. Aquellos con trastornos alimentarios tienen una relación de amor/odio con la comida, pues luchan contra sentimientos negativos sobre sus cuerpos, y son extremadamente críticos de sí mismos y de sus capacidades. Las personas con trastornos alimentarios suelen esconder a su familia y amigos sus hábitos alimentarios, pues saben que su conducta no es «normal». En consecuencia, los trastornos alimentarios generalmente son difíciles de diagnosticar en las primeras etapas. Cuanto antes se diagnostiquen, mejor pronóstico tendrán.

De acuerdo con la National Eating Disorders Association, unos 8 millones de estadounidenses tienen algún tipo de trastorno alimentario[53]. Los ejemplos de trastornos incluyen anorexia nerviosa, bulimia nerviosa, trastorno por atracón y dismorfia muscular.

La anorexia nerviosa se caracteriza por la inanición y la incapacidad de mantener un peso mínimo saludable.

De hecho, un criterio importante para el diagnóstico es un peso corporal menor del 85% de lo que se considera saludable[52]. Hay dos subtipos reconocidos de anorexia. La anorexia «restrictiva» en general limita la ingesta de alimentos, pero rara vez practica la purga. La anorexia de «atracones/purgas» restringe la ingesta de alimentos pero regularmente tiene episodios de atracones y purgas (mediante vómitos, abuso de laxantes o ejercicio excesivo). Los anoréxicos suelen tener una imagen corporal muy distorsionada: pueden tener una estatura de 1,73 m y pesar solo 41 kg, pero cuando se miran en un espejo ven reflejada a una persona gorda. Curiosamente, las mujeres jóvenes con anorexia mencionan de forma constante que las personas con peso normal se ven bien, aunque evidentemente pesen más que la propia anoréxica. Esto sugiere que el problema es realmente de autopercepción. Los anoréxicos rara vez admiten que tienen un problema, pero a menudo usan ropa holgada y comen en privado para evitar que su familia y amigos descubran su conducta. También tienen miedo intenso y profundo a aumentar de peso. A medida que disminuyen los niveles de grasa corporal, suelen desarrollar amenorrea. La amenorrea se diagnostica cuando una mujer joven no comienza a menstruar a los 16 años o deja de menstruar durante 3-6 meses consecutivos después de que se ha establecido un ciclo normal. La amenorrea es peligrosa porque se relaciona con la

DESTACADO Trastornos alimentarios *(cont.)*

disminución de estrógeno sérico, una hormona necesaria para la construcción ósea. La pérdida ósea por amenorrea puede ser significativa y a menudo promueve el desarrollo temprano de la osteoporosis. Otras complicaciones relacionadas con la anorexia nerviosa son las deficiencias proteicas, desnutrición, disminución del crecimiento y desarrollo, desgaste muscular, atrofia cardíaca, hipotensión y desequilibrio electrolítico. De hecho, las personas que padecen este trastorno pierden tejido cerebral, desarrollan anemia y tienen alteraciones en la inmunidad. A menudo surgen problemas digestivos, los niveles de lípidos séricos se vuelven poco saludables y la piel se seca[46,53].

La bulimia nerviosa, que es mucho más frecuente que la anorexia nerviosa, se caracteriza por «episodios repetidos de atracones, generalmente seguidos de vómitos autoinducidos, uso indebido de laxantes o diuréticos, ayuno o ejercicio excesivo»[46]. Los bulímicos suelen tener un peso corporal de unos 5 kg menos del peso normal y saludable, por lo que es difícil diagnosticarlos. Sin embargo, las opiniones sobre sí mismos se rigen por su peso y su apariencia general. Durante un atracón, pierden el control e ingieren una cantidad excesiva de alimentos, a veces miles y miles de kilocalorías en el transcurso de 1-2 h. Son reservados sobre estos atracones, por lo que en general comen solos por la noche cuando los demás están dormidos, o pueden comer en sitios donde nadie les conoce. Después de un atracón se sienten culpables y tratan de compensarlo purgando el exceso de kilocalorías. El vómito es un medio frecuente para eliminarlas, pero los bulímicos también abusan de laxantes o intentan hacer ejercicio hasta quemar el exceso de energía que han consumido. Los criterios para el diagnóstico de la bulimia incluye la ingesta descontrolada de grandes cantidades de alimentos en poco tiempo, acompañados de intentos repetidos de compensar el atracón. Al igual que con la anorexia nerviosa, la bulimia nerviosa se clasifica en dos subtipos. El tipo «purgante», que es cuando un bulímico rutinariamente vomita o abusa de laxantes, diuréticos o enemas después de un atracón. Y el tipo «no purgante», cuando los bulímicos no vomitan o abusan de laxantes, diuréticos o enemas; en cambio, ayunan o hacen mucho ejercicio para compensar la ingesta excesiva[52].

En 2013, la American Psychiatric Association oficialmente reconoció el trastorno alimentario por atracón (TAA) como un trastorno alimentario real. El TAA ocurre cuando las personas consumen grandes cantidades de comida pero no se purgan. Los comedores compulsivos tienden a comer por razones emocionales: incluso cuando do no tienen hambre. Sienten vergüenza y asco después del episodio de atracón, pero en general no intentan compensarlo. Por tanto, suelen tener sobrepeso u obesidad.

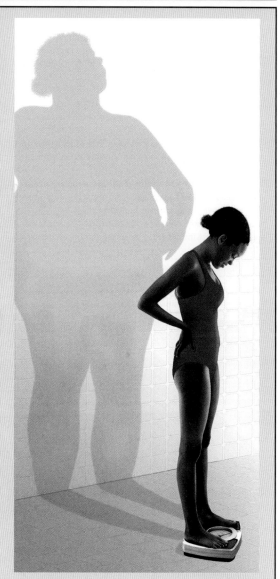

(Continúa)

DESTACADO   Trastornos alimentarios *(cont.)*

La dismorfia muscular, otro trastorno obsesivo-compulsivo que se centra alrededor de la imagen corporal, se produce cuando un individuo está preocupado por el desarrollo de masa muscular. Suele afectar a los hombres y tiene síntomas paralelos a la anorexia nerviosa. Las víctimas tienen una imagen corporal distorsionada y sienten que sus músculos son pequeños y subdesarrollados, incluso si en realidad están bien desarrollados y grandes. Se sienten obligados a levantar pesas todos los días, a veces más de una vez al día, para ganar masa muscular. Esto es peligroso porque sus cuerpos a menudo están tan estresados que tienen dolor y lesiones graves. Sin embargo, siguen ejercitándose a pesar del dolor para tratar de ganar masa muscular. Estas personas a menudo agonizan si no están en el gimnasio porque temen intensamente la atrofia muscular. Con frecuencia consumen dietas poco saludables con kilocalorías peligrosamente insuficientes, bajas en grasas y altas en pro-

teínas. Debido a que su ingesta de carbohidratos es tan baja, sienten hambre a todas horas. En un esfuerzo por alcanzar expectativas poco realistas, a veces abusan de los suplementos o toman esteroides. Para aquellos con dismorfia muscular, el entrenamiento de fortalecimiento se convierte en una obsesión; por tanto, tienen poco tiempo en su vida para cualquier otra actividad[54].

Los trastornos alimentarios son bastante frecuentes en niños y adolescentes. ¿Por qué? Porque estos grupos de edad se enfrentan a la pubertad, al cambio corporal y a la presión de grupo. A veces, la preocupación por el peso se convierte en una obsesión por la pérdida de peso que puede interferir con las actividades normales, las relaciones interpersonales y la salud. Los jóvenes que practican gimnasia, lucha libre, ballet u otras formas de baile parecen tener mayor riesgo de desarrollar trastornos alimentarios porque para destacar en estas discipli-

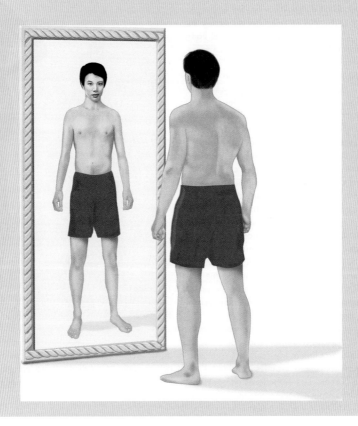

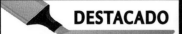

DESTACADO | Trastornos alimentarios *(cont.)*

nas a menudo deben ser delgados. Las niñas que tienen madres o hermanas que están obsesionadas con el peso y la alimentación restrictiva también son vulnerables a desarrollar las mismas conductas. Además, los trastornos alimentarios son habituales en los niños que tienen familias con problemas de abuso de alcohol y/o drogas. En estos casos, los niños luchan por cierto control en sus vidas, ya que no pueden controlar su situación familiar, controlan su propio peso corporal.

Con frecuencia se culpa a los medios de comunicación por la mayor prevalencia de los trastornos alimentarios. La televisión, las revistas, las películas y los programas deportivos a menudo retratan a mujeres delgadas y hombres musculosos como populares, mientras que las personas con sobrepeso son rechazadas. Esto podría promover una obsesión con el peso en niñas y niños predispuestos que intentan cumplir con estas expectativas poco realistas. Por

desgracia, esto está empezando a afectar a los jóvenes y niños más pequeños. De hecho, las encuestas muestran que el 42 % de las niñas de primero a tercer grado expresan el deseo de ser más delgadas de lo que son, y el 81 % de los niños de 10 años tienen mucho miedo a engordar.

La prevención es la clave para tratar estos trastornos. Enseñar a los niños a aceptar y apreciar varias formas, tamaños y pesos corporales, y alentarles a centrarse en otras características distintas del peso ayuda en la lucha contra la alimentación disfuncional. Los padres, familiares, maestros, entrenadores y amigos deben ayudar a los niños a desarrollar una relación saludable con la comida. Hay que explicarles la importancia de la dieta y la actividad sin poner el foco en la mejoría física, proporcionar herramientas para elegir adecuadamente su comida y empoderarles para hacerse cargo de sus vidas y ser tan saludables como pueden ser.

RESUMEN

La evidencia existente sugiere que la actividad física y la nutrición adecuadas mejoran el crecimiento y desarrollo en la infancia y la adolescencia. Por tanto, es importante estimular el corazón, los músculos y a los huesos al principio de la vida, a la vez que se aportan los nutrientes necesarios para permitir que el cuerpo se adapte a las demandas impuestas. Esto fomenta el funcionamiento óptimo de cada sistema corporal. Además, el ejercicio regular y la ingesta energética adecuada reducen el riesgo de enfermedades crónicas en el futuro. Debido a que la investigación sugiere que varias afecciones crónicas, como la ateroesclerosis y la enfermedad cardíaca, en realidad empiezan a desarrollarse al principio de la vida, el inicio de conductas de un estilo de vida saludable a una edad temprana promueve la salud e incluso puede ralentizar el deterioro relacionado con la edad.

Aunque los niños y adolescentes responden de manera diferente al ejercicio que los adultos, obtienen beneficios muy parecidos. Los entrenadores y cualquier otra persona involucrada en el diseño de programas para este grupo de edad deben adaptar los programas para satisfacer las necesidades individuales. Deben darse cuenta de su influencia a la hora de establecer las conductas para el estilo de vida, particularmente en menores de 10 años, y deben «formar» niños activos, que luego se conviertan en adolescentes activos y estos en adultos activos. Los jóvenes activos no solo experimentan mejoras de salud a medida que envejecen, también tienen mejor autoimagen, buen estado de ánimo, mejor control de peso y mayor autoeficacia que los jóvenes sedentarios. Si los profesionales de la salud siguen las guías presentadas en este capítulo pueden garantizar que los más jóvenes comiencen a realizar programas de ejercicio de forma segura y continúen durante toda la vida con riesgo mínimo.

ESTUDIO DEL CASO 1

Doran es una adolescente de 14 años a la que le gustaría empezar un programa de ejercicios para perder peso. Mide 1,75 m y pesa 77 kg. Recientemente ha empezado una dieta para reducir peso y hoy consume 1 000 kcal/día. Nunca ha estado activa antes, pero ve que sus compañeros practican deportes y son animadores, por lo que quiere estar más activa. Leyó en una revista popular que los productos lácteos y los carbohidratos son ricos en grasas y kilocalorías, por lo que eliminó por completo de su dieta todos los productos lácteos y el pan. De hecho, consume poco más que frutas, verduras y batidos de proteínas a diario.
■ ¿Qué preocupaciones específicas tiene con esta joven?
■ Proporciónele pautas concretas de ejercicio y nutrición.

ESTUDIO DEL CASO 2

Carlos es un adolescente de 15 años a quien le gustaría aumentar su volumen muscular para la temporada de fútbol (que comienza en 4 meses). En los últimos meses ha crecido más de 10 cm pero, para su decepción, no ha ganado mucho peso. Le gustaría ganar masa muscular sin añadir mucha grasa antes de que comience la temporada.
■ ¿Son realistas los objetivos de Carlos? ¿Por qué si o por qué no?
■ Dé un ejemplo de un programa de entrenamiento que podría ayudarle a aumentar la fuerza y la masa muscular.

PENSAMIENTO CRÍTICO

1. Discutir por qué la juventud de hoy es tan inactiva.
2. ¿Qué barreras hay para hacer ejercicio en esta población? Explicar cómo superarlas.
3. Describir varias diferencias anatómicas y fisiológicas entre los niños y los adultos. ¿Cómo afectan estas diferencias al rendimiento en el ejercicio?
4. Explicar cómo mejorar la fuerza muscular en el entrenamiento de niños y adolescentes sin aumentar significativamente la masa muscular.
5. ¿Por qué hay una mayor prevalencia de sobrepeso y obesidad entre los jóvenes?
6. Describir tres precauciones para hacer ejercicio en esta población particular.
7. Enumerar varios beneficios del ejercicio en niños y adolescentes. ¿Qué pautas hay para los diferentes grupos de edad?
8. ¿En qué circunstancias se recomiendan las pruebas de ejercicio para niños y adolescentes? ¿Qué problemas hay al intentar utilizar «pruebas para adultos» para determinar el estado de los niños?
9. Explicar algunas de las consideraciones nutricionales especiales para adolescentes.
10. ¿El uso de esteroides es un problema para los adolescentes? ¿Por qué son atractivos estos fármacos para este grupo de edad? ¿Qué efectos secundarios negativos tienen?

BIBLIOGRAFÍA

1. Pate R, Wang C, Dowda M, et al. Cardiorespiratory fitness levels among U.S. youth 12–19 years of age. Findings from the 1999–2002 National Health and Nutrition Examination Survey. *Arch Pediatr Adolesc Med* 2006; 160:1005–1012.
2. President's Council on Fitness, Sports, and Nutrition. 2015. www.fitness.gov/resource-center/facts-and-statistics/
3. American Academy of Pediatrics. www.aap.org
4. Skinner J. Exercise Testing and Exercise Prescription for Special Cases. Baltimore: Lippincott Williams & Wilkins, 2005.
5. McArdle W, Katch F, Katch V. Exercise Physiology. 8th Ed. Baltimore: Lippincott Williams & Wilkins, 2014.
6. Columbia University School of Nursing. www.ccnmtl.columbia.edu
7. American College of Sports Medicine. ACSM's Guidelines for Exercise Testing and Prescription. 10th Ed. Philadelphia: Lippincott Williams & Wilkins, 2018:180–184.
8. Black M, Young-Hyman D. Introduction to the special issue: pediatric overweight. *J Pediatr Psychol* 2007;32(1):1–5.
9. National Association for Sport and Physical Education. www.aahperd.org
10. Centers for Disease Control. www.cdc.gov
11. Hagarty M, Schmidt C, Bernaix L, et al. Adolescent obesity: current trends in identification and management. *J Am Acad Nurse Pract* 2004;16(11):481–489.
12. National Association of Children's Hospitals and Related Institutions. www.childrenshospitals.net
13. Shields M. Overweight and obesity among children and youth. *Health Rep* 2006;17(3):27–42.
14. United States Department of Health and Human Services. www.surgeongeneral.gov
15. Welch G. The growing problems of overweight American youths. *Am Fitness* 2005;23(5):54–59.
16. Paxton R, Valois R, Drane W. Correlates of body mass index, weight goals, and weight-management practices among adolescents. *J Sch Health* 2004;74(4):136–143.
17. Maffeis C. Aetiology of overweight and obesity in children and adolescents. *Eur J Pediatr* 2000;159:35–44.
18. Anavian J, Brenner D, Speiser P. Profiles of obese children presenting for metabolic evaluation. *J Pediatr Endocrinol Metab* 2001;14(8):1145–1150.
19. American Heart Association. Dietary recommendations for children and adolescents. *Circulation* 2005; 112:2061–2075.
20. Sorof J, Daniels S. Obesity hypertension in children: a problem of epidemic proportions. *Hypertension* 2002; 40(4):441–447.
21. Dwyer J, Allison K, Goldenberg E, et al. Adolescent girls' perceived barriers to participation in physical activity. *Adolescence* 2006;41(161):75–90.
22. Allison K, Dwyer J, Goldenberg E, et al. Male adolescents' reasons for participating in physical activity, barriers to participation, and suggestions for increasing participation. *Adolescence* 2005;40(157):155–171.
23. Trost S, Kerr L, Ward D, et al. Physical activity and determinants of physical activity in obese and non-obese children. *Int J Obes Relat Metab Disord* 2001;25(6): 822–829.
24. McCambridge T, Bernhardt, Brenner J, et al. Active healthy living: prevention of childhood obesity through increased physical activity. *Pediatrics* 2006;117(5):1834–1832.
25. Graf C, Koch B, Kretschmann-Kandel E, et al. Correlation between BMI, leisure habits, and motor abilities in childhood (CHILT-project). *Int J Obes Relat Metab Disord* 2004; 28:22–26.
26. Reilly J, McDowell Z. Physical activity interventions in the prevention and treatment of paediatric obesity: systemic review and critical appraisal. *Proc Nutr Soc* 2003; 62(3):611–609.
27. Faigenbaum A, Milliken L, Loud R, et al. Comparison of 1 and 2 days per week of strength training in children. *Res Q Exerc Sport* 2002;73(4):416–414.
28. Lee S, Arslanian S. Cardiorespiratory fitness and abdominal adiposity in youth. *Eur J Clin Nutr* 2007;61(4): 561–566.
29. Payne G, Morrow J. Exercise and VO_{2max} in children: a meta-analysis. *Res Q Exerc Sport* 1993;64(3):305–303.
30. Chatrath R, Shenoy R, Serratto M, Thoele D. Physical fitness of urban American children. *Pediatr Cardiol* 2002; 23:608–612.
31. Annesi J. Relationship between self-efficacy and changes in rated tension and depression for 9- to 12-yr.-old children enrolled in a 12-wk. after-school physical activity program. *Percept Mot Skills* 2004;99(1):191.
32. Valois R, Zullig K, Huebner E, et al. Physical activity behaviors and perceived life satisfaction among public high school adolescents. *J Sch Health* 2004;4(2):59–65.
33. Williamson D, Dewey A, Steinberg H. Mood change through physical exercise in nine- to ten-year-old children. *Percept Mot Skills* 2001;93(1):311.
34. Cruz M, Shaibi M, Weigensberg M, et al. Pediatric obesity and insulin resistance: chronic disease risk and implications for treatment and prevention beyond body weight modification. *Annu Rev Nutr* 2005;25:435–469.
35. Peterson K, Silverstein J, Kaufman F, et al. Management of type 2 diabetes in youth: an update. *Am Fam Physician* 2007;76(5):658–664.
36. Scott L. Insulin resistance syndrome in children. *Pediatr Nurs* 2006;32(2):119.
37. Hardin D, Hebert J, Bayden T, et al. Treatment of childhood syndrome X. *Pediatrics* 1997;100(2):E5.
38. Luma G, Spiotta R. Hypertension in children and adolescents. *Am Fam Physician* 2006;73(9):1558–1568.
39. Cavallini M, Wendt J, Rice D. Combating obesity in the beginning: incorporating wellness and exercise principles in teacher education programs. *J Phys Educ Recreation Dance* 2007;78(8):38–41.
40. American Heart Association. www.aha.org
41. Institute for Aerobics Research. The Prudential FITNESSGRAM Test Administration Manual. Dallas, TX: Institute for Aerobics Research, 1994.

42. Plowman SA, Meredith MD. FITNESSGRAM/ACTIVITY-GRAM Reference Guide. 4th Ed., 2013. www.cooperinstitute.org/vault/2440/web/files/662.pdf
43. United States Department of Agriculture. www.usda.gov
44. Brown J. Nutrition Through the Life Cycle. Belmont, CA: Thomsom/Wadsworth, 2005.
45. Horodynski M, Stommel M. Nutrition education aimed at toddlers: an intervention study. *Pediatr Nurs* 2005;31 (5):364–370.
46. Whitney E, Rolfes S. Understanding Nutrition. 11th Ed. Belmont, CA: Thomson/Wadsworth, 2008.
47. Toddlers at the table. *Scholastic Parent Child* 2007;15 (4):52.
48. International Food Information Council. www.ific.org
49. National Institutes of Health. National Institute on Drug Abuse. www.nida.nih.gov
50. Picciano M, Dwyer J, Radimer K, et al. Dietary supplement use among infants, children, and adolescents in the United States, 1999–2002. *Arch Pediatr Adolesc Med* 2007;161(10):978–985.
51. Healthychildren.org. Vitamin D: on the double. 2017. www.healthychildren.org/English/healthy-living/nutrition/Pages/Vitamin-D-On-the-Double.aspx
52. Academy for Eating Disorders. www.aedweb.org
53. National Eating Disorders Association. www.eatingdisorders.org
54. Eating Disorder Recovery Center. www.addictions.net

LECTURAS SUGERIDAS

Kleinman R. Pediatric Nutrition Handbook. 5th Ed. Elk Grove Village, IL: American Academy of Pediatrics Committee on Nutrition, 2004.
Robert-McComb J, Norman R, Zumwalt M. The Active Female. Health Issues Throughout the Lifespan. Totowa, NJ: Human Press, 2008.

5 EJERCICIO PARA ADULTOS MAYORES

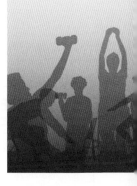

Actualmente, la población de personas mayores de 65 años es el sector de mayor crecimiento en EE.UU. Según la Administración sobre el envejecimiento, este grupo representaba el 14,5 % de la población en 2014. Esto significa que uno de cada siete estadounidenses era una persona de la tercera edad. Los avances en la tecnología médica han dado a las personas de 65 años una esperanza de vida promedio de 18,5 años adicionales, por lo que los expertos esperan que este grupo sea el 21,7 % de la población total para el año 2040. Evidentemente, la ciencia ha logrado prolongar la vida; ahora, los profesionales de la salud necesitan ayudar a los adultos mayores a mejorar y mantener su capacidad funcional para que la calidad de vida siga siendo alta y los costes sanitarios bajos.

El proceso de envejecimiento se ha convertido en sinónimo de deterioro anatómico y fisiológico. Dado que los sistemas orgánicos del cuerpo deben cooperar para mantener la **homeostasis,** el deterioro en un sistema a menudo interfiere con el rendimiento de otro. Con el tiempo, esta pérdida funcional combinada puede interferir en todos los aspectos de la vida, incluidas las habilidades físicas, el bienestar mental, la estabilidad emocional, las relaciones interpersonales y la productividad. Es importante preguntar si todos estos cambios son realmente parte del proceso de envejecimiento «normal». O las personas ¿pueden intervenir eligiendo un estilo de vida que retrase el deterioro funcional asociado con la edad? Además, ¿existe algún momento que se considere demasiado tarde para comenzar a hacer cambios positivos en el estilo de vida?

Los estudios demuestran que las personas activas y que comen alimentos nutritivos desde la infancia hasta la edad adulta no solo *viven más tiempo,* sino que también son más *saludables* que las sedentarias y desnutridas. Dado que una mala dieta y la inactividad son dos de las amenazas para la salud que más pueden modificarse, tiene sentido centrarse en mejorar estas conductas del estilo de vida para mejorar la salud de la población. En consecuencia, el U.S. Department of Health and Human Services (HHS) estableció el reto *Healthy People 2020,* que busca mejorar la cantidad y calidad de vida de todos los estadounidenses. Además, cada 5 años, el HHS y el U.S. Department of Agriculture publican conjuntamente guías dietéticas para promover el bienestar general de los ciudadanos estadounidenses. Las guías dietéticas de 2015 fomentan hábitos alimenticios saludables para mantener la salud y reducir el riesgo de enfermedad en todos los grupos de edad. También fomentan la actividad física y específicamente sugieren que los adultos mayores «participen en actividades físicas regulares para disminuir el deterioro funcional asociado al envejecimiento y obtengan otros beneficios de la actividad física comunes para todos los adultos», como mejorar el bienestar, mantener un peso saludable y reducir el riesgo de **enfermedades crónicas.** Curiosamente, la investigación demuestra que los beneficios se acumulan incluso si las personas no están activas hasta más tarde en su vida.

Homeostasis: la capacidad del cuerpo para mantener un ambiente interno relativamente constante a pesar del cambio constante del entorno externo. La homeostasis es crucial para el funcionamiento óptimo de las células del cuerpo. Los ejemplos de las características que mantienen los mecanismos homeostáticos son la temperatura corporal, el pH sanguíneo, el nivel de glucosa sérica, la concentración de calcio sérico y el pH estomacal.

DESTACADO   *Healthy People 2020*

Cada década desde 1980, el HHS ha establecido una lista de objetivos nacionales de salud y la forma de vigilar el progreso en 28 áreas relacionadas con la salud de todos los estadounidenses. La visión de *Healthy People 2020* ha sido establecer «una sociedad en la que todas las personas vivan vidas largas y saludables». Sus objetivos incluyen lograr vidas de alta calidad libres de enfermedades y discapacidades prevenibles, conseguir la igualdad en el área de la salud y crear entornos sociales y físicos que promuevan la salud para todos.

Cuando se escribió este libro, el HHS estaba en proceso de establecer nuevos objetivos para la campaña *Healthy People 2030*, que está diseñada para mejorar continuamente el estado de salud, reducir el riesgo, aumentar la conciencia y brindar servicios sanitarios a los habitantes de EE.UU.

En general, los resultados de innumerables estudios sugieren que la actividad física proporciona beneficios en personas de todas las edades, incluso personas mayores previamente sedentarias. Algunos estudios incluso sugieren que los adultos mayores frágiles que viven en asilos pueden lograr mejoras significativas en las **actividades de la vida diaria (AVD)** al incorporar ejercicio de bajo nivel en sus actividades diarias rutinarias ¿Pero cuáles son las guías para esta población? ¿Cuánto es suficiente? ¿Cuánto es demasiado?

En las últimas tres décadas, los investigadores han evaluado los beneficios y riesgos de varios tipos, duración e intensidad de ejercicio para adultos mayores activos y previamente inactivos. ¡Los resultados son abrumadores! Una apreciación completa de estos beneficios requiere una comprensión básica del proceso de envejecimiento y su impacto en cada sistema del cuerpo, que se explica en la siguiente sección. Consúltese el capítulo 2 para una revisión exhaustiva de las estructuras y funciones de cada sistema.

CAMBIOS ANATÓMICOS Y FISIOLÓGICOS ASOCIADOS CON LA EDAD

La **gerontología** es la rama de la ciencia que investiga el proceso de envejecimiento e intenta identificar y controlar las variables que conducen al deterioro funcional. En general, el deterioro de los sistemas corporales ocurre a medida que las células pierden su capacidad de funcionar. Algunos expertos sugieren que los genes dictan la tasa de envejecimiento celular y, en última instancia, establecen la duración del funcionamiento celular normal. Otros expertos creen que las reacciones metabólicas naturales alteran e inhiben de forma irreversible la capacidad de las células para realizar actividades normales. Finalmente, otros sugieren que la exposición a los peligros del medio ambiente tiene el mayor impacto, pues creen que la longevidad disminuye a medida que aumenta la exposición a las toxinas del medio ambiente. Lo más probable es que una combinación de estos tres factores active una secuencia de episodios que eventualmente destruye las células del cuerpo. Luego, la pérdida de células deteriora el tejido; los tejidos dañados interfieren con la función del órgano, y los órganos disfuncionales finalmente debilitan los sistemas orgánicos. Cuando estos sistemas fallan, la homeostasis se altera. En definitiva, los desequilibrios homeostáticos crónicos producen la muerte del organismo. Por tanto, el envejecimiento conduce a la muerte por sus efectos acumulativos en los sistemas orgánicos.

Sin embargo, la *tasa* de envejecimiento no es la misma para todos. Esto es evidente por las diferencias notables de la capacidad funcional entre dos personas que tienen exactamente la misma **edad cronológica.** Por ejemplo, algunas personas de 65 a 70 años son frágiles y viven en asilos, mientras que otras viven de forma independiente, realizan fácilmente las AVD y hacen ejercicio diariamente. La observación de que algunas personas simplemente no parecen tan viejas como otras de la misma

TABLA 5-1. Conductas del estilo de vida que influyen en la salud y la edad biológica

- Ingesta adecuada de agua
- Consumir comida equilibrada de forma regular
- Dormir regularmente y de forma adecuada
- Participar rutinariamente en actividades físicas
- Evitar el consumo de tabaco
- Limitar o eliminar la ingesta de alcohol
- Mantener un peso corporal saludable
- Disminuir el nivel de estrés

edad cronológica llevó a los investigadores a cuestionar si la edad cronológica es o no un indicador válido de salud, sobre todo en aquellos que comen bien y son regularmente activos. Así nació la idea de la **edad biológica,** que sugiere que el estilo de vida influye radicalmente en algunos aspectos del envejecimiento.

Las personas con conductas positivas en el estilo de vida (tabla 5-1) parecen ser más saludables que aquellas con conductas negativas. Por suerte, para los entrenadores personales y otros profesionales de la salud, los estudios sugieren que, además de dejar de fumar, la actividad física es *el* factor que más influye para prevenir o ralentizar muchos de los cambios asociados con el envejecimiento.

ENVEJECIMIENTO DE LOS SISTEMAS

A lo largo de la vida, las células del cuerpo sufren **apoptosis.** Esto es esencial para un funcionamiento óptimo, ya que las células más viejas deben eliminarse para dar paso a las más nuevas. Sin embargo, cuando la pérdida celular supera al reemplazo, surgen problemas.

Los humanos tienen 11 sistemas corporales diferentes compuestos por órganos especializados que les permiten funcionar. Dado que muchos de estos órganos se deterioran con el envejecimiento, el nivel de actividad suele disminuir. Por tanto, para desarrollar programas de ejercicio de forma segura y efectiva para los adultos mayores, los entrenadores profesionales deben comprender estos cambios relacionados con la edad, así como su impacto en la capacidad para ejercitarse.

Enfermedades crónicas: afecciones que se desarrollan y persisten a largo plazo. Los ejemplos de afecciones crónicas habituales en los adultos mayores son las enfermedades cardíacas, cáncer, diabetes tipo 2 y osteoporosis.

Actividades de la vida diaria (AVD): actividades que se centran en el cuidado y mantenimiento personal; las AVD son comer, beber, bañarse, vestirse, subir y bajar de una silla y usar el baño

Gerontología: rama de la ciencia que estudia las causas del envejecimiento.

Edad cronológica: edad de una persona en años comenzando con la fecha de nacimiento.

Edad biológica: concepto que sugiere que ciertos aspectos del envejecimiento están bajo el control del sujeto; a veces se conoce como edad fisiológica. La edad biológica considera el nivel de rendimiento de varios órganos del cuerpo para determinar su funcionalidad. La edad cronológica y la biológica no son necesariamente las mismas.

Apoptosis: muerte celular; esta es una parte natural del desarrollo, mantenimiento y renovación tisular normales; también se denomina muerte celular programada. No debe confundirse con la necrosis, un proceso patológico que destruye las células sanas. La apoptosis parece estar programada intrínsecamente; elimina las células innecesarias y permite «esculpir» los órganos.

Sistema tegumentario

El sistema tegumentario, que incluye la epidermis, dermis, hipodermis, glándulas sudoríparas, glándulas sebáceas, cabello, uñas y nervios, actúa como una barrera protectora frente al ambiente externo, regula la temperatura interna del cuerpo, produce vitamina D y permite detectar sensaciones. A medida que las células envejecen, la capacidad de realizar cada una de estas funciones disminuye lentamente.

Los cambios relacionados con la edad en el sistema tegumentario son probablemente mucho más evidentes que los asociados con otros sistemas del cuerpo. Después de todo, la piel puede verse todo el tiempo. Aunque la mayoría de estos cambios ocurren con el paso del tiempo, la *velocidad* a la que se producen con la exposición a la radiación UV aumenta drásticamente. El término usado para describir el envejecimiento acelerado es fotoenvejecimiento. La mayoría de sus efectos son superficiales y no interfieren con el nivel de actividad; sin embargo, algunos alteran la capacidad de manejar el estrés de la actividad. Estos cambios deben abordarse al diseñar programas de ejercicios para personas mayores.

Con la edad, la epidermis se adelgaza a medida que disminuye la actividad celular. Conforme disminuye el ciclo celular, las células epidérmicas crecen y producen una queratina algo irregular que causa piel escamosa. La dermis también se adelgaza cuando disminuye la síntesis de colágeno y elastina. El colágeno restante comienza a agruparse, y la piel se vuelve propensa a las arrugas. Con la disminución de elastina, la piel tiene menos capacidad de regresar a su forma original después de estirarse. Obsérvese esto pellizcando suavemente la piel en el dorso de la mano de una persona mayor y véase cuánto tiempo tarda la piel en volver a la normalidad. Ahora, hacerlo en la mano de un joven; en este caso la piel vuelve a su lugar de inmediato. Por otra parte, la grasa subcutánea en ciertas áreas disminuye, lo que promueve aún más las arrugas.

Debido a que la piel se adelgaza, ya no es la barrera casi impermeable que alguna vez fue. Por tanto, los patógenos pueden entrar en la epidermis con mayor facilidad y causar daños. Sin embargo, en la mayoría de casos las células de Langerhans destruyen los patógenos que realmente penetran en la epidermis. Sin embargo, las células de Langerhans también son destruidas por la radiación UV, y a medida que disminuye su número, aumenta el riesgo de infección. Por último, el envejecimiento de la piel la vuelve propensa a las lesiones, su reparación es lenta y es susceptible a las infecciones recurrentes. Por tanto, los adultos mayores deben minimizar la exposición a microbios y otras toxinas del ambiente.

El número y la actividad de los **melanocitos** también disminuyen con la edad, por lo que las células de la piel se vuelven más vulnerables a la radiación UV. Para protegerse, los adultos mayores deben evitar la exposición excesiva a la luz solar. Debido a que se requiere radiación UV para que el cuerpo active el precursor de vitamina D almacenado en los vasos sanguíneos dérmicos, los adultos mayores que evitan la luz solar pueden tener deficiencia de vitamina D. Un nivel bajo de vitamina D altera la absorción de calcio, lo que promueve la pérdida ósea. La exposición mínima a la luz solar y el hecho de que muchos adultos mayores eviten los lácteos por intolerancia a la lactosa contribuye al riesgo de desarrollar osteoporosis. El hueso osteoporótico se rompe con facilidad con un impacto mínimo, por lo que los pacientes deben tener cuidado cuando hacen ejercicio.

Con la edad, la cantidad de receptores nerviosos en los tegumentos disminuye, por lo que la sensibilidad de la **sensación cutánea** es menor. Por tanto, los adultos mayores son menos receptivos al dolor, la presión, el calor y el frío, lo que significa que pueden lastimarse sin saberlo, lo que podría ser particularmente peligroso durante el ejercicio.

REFERENCIA RÁPIDA

Un hombre de 85 años tiene solo un tercio del número de receptores sensoriales en comparación con un hombre de 20 años.

La capacidad de regular la temperatura corporal también disminuye con la edad. Esto ocurre cuando el número y la actividad de las glándulas sudoríparas disminuyen, al igual que el número de capilares, lo que interfiere con la capacidad de evaporar el sudor e irradiar calor. Por tanto, el riesgo de sobrecalentamiento durante el esfuerzo en una persona mayor es alto. Además, las personas mayores tienen dificultades para retener el calor cuando se exponen a ambientes fríos. Debido a que disminuye la cantidad de vasos sanguíneos profundos, sus cuerpos no pueden desviar la sangre a los tejidos más profundos con el frío. Esto, junto con la pérdida de grasa subcutánea, dificulta que mantengan una temperatura corporal normal cuando la temperatura disminuye.

REFERENCIA RÁPIDA

La pérdida de colágeno y elastina en la dermis provoca su adelgazamiento. Este adelgazamiento, además de la pérdida de grasa subcutánea en la cara, promueve la aparición de arrugas conforme la epidermis más superficial se hunde hacia adentro.

Sistema esquelético

El sistema esquelético es el marco estructural que soporta el cuerpo. Proporciona puntos de inserción para los músculos y tendones, protege los órganos internos, actúa como un sistema de palanca que ayuda al movimiento a medida que los músculos actúan a través de las articulaciones, almacena y libera minerales, y alberga la médula ósea roja, el tejido donde se sintetizan los eritrocitos.

Consejo de cambio del estilo de vida: animar a las personas a reconocer y afrontar los pensamientos negativos. Se puede sugerir establecer tiempos específicos para quejarse o sentirse negativos, tal vez 5 min al comenzar el ejercicio. Una vez que este tiempo haya transcurrido, deben seguir adelante. Esto valida sus sentimientos negativos, pero también los redirige a pensamientos más positivos y evita la autocompasión.

El envejecimiento tiene un efecto drástico en el sistema esquelético. Durante la infancia y la adolescencia, la actividad de los osteoblastos supera la actividad de los osteoclastos para que se formen huesos más largos, fuertes y densos. Al inicio de la edad adulta, la actividad de los constructores óseos disminuye lentamente hasta que la actividad de los osteoblastos iguala la actividad osteoclástica. De los 45 a 65 años, la actividad de los osteoclastos supera la actividad de los osteoblastos, por lo que suele haber una pérdida neta de tejido óseo. A medida que disminuye la cantidad de tejido óseo, el riesgo de fracturas aumenta (fig. 5-1). En algunos casos, los huesos se vuelven tan frágiles que incluso un golpe ligero los fractura por completo. Esto es habitual en los huesos de la muñeca, el tobillo o la cadera. Para empeorar las cosas, la reparación ósea en los adultos mayores es extremadamente lenta porque la actividad de los osteoblastos disminuye con la edad.

Aproximadamente el 70% de la población desarrolla **intolerancia a la lactosa** con la edad. Esto ocurre cuando una persona no produce suficiente lactasa, la enzima necesaria para descomponer el carbohidrato primario en los productos lácteos. La producción suele caer entre un 90% y un 95%.

Melanocitos: células que producen melanina, un pigmento que protege el ADN celular de mutaciones causadas por la exposición a la radiación UV.
Sensación cutánea: capacidad de sentir estímulos en la piel; los estímulos incluyen el tacto suave, presión, dolor, calor y frío.

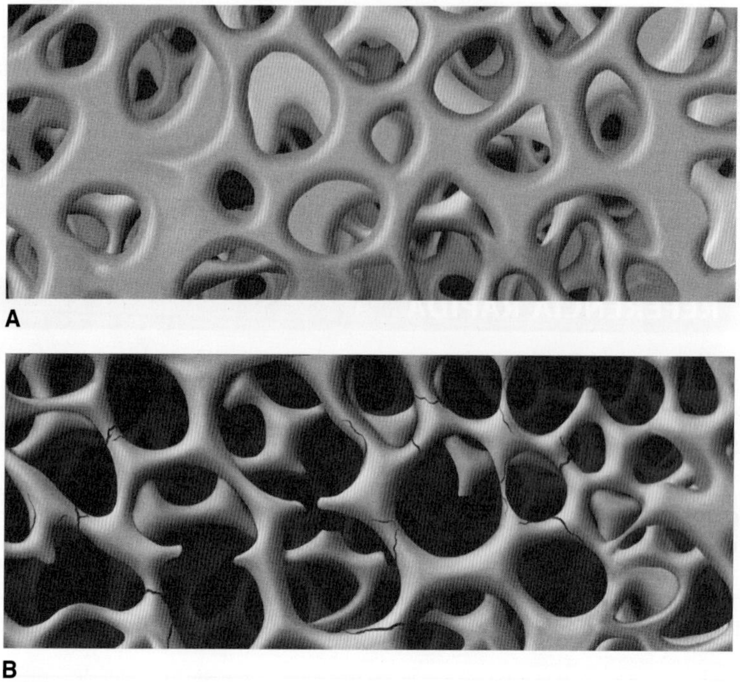

FIGURA 5-1 ■ Hueso esponjoso sano **(A)** y hueso esponjoso con pérdida ósea severa **(B).** (Reimpreso de Anatomical Chart Company. Understanding Osteoporosis. Baltimore: Lippincott Williams & Wilkins, 2002, con autorización.)

Sin lactasa, la mayor parte del producto lácteo ingerido permanece en el intestino delgado. Cuando la lactosa permanece en el tracto digestivo, extrae agua de las células hacia la **luz** del intestino delgado. La acumulación de agua adicional en la luz del intestino delgado causa cólicos y distensión. Además, la **flora intestinal** digiere lactosa y produce gases y ácidos como subproductos que causan flatulencia. Aunque las personas intolerantes a la lactosa no tienen que evitar completamente los productos lácteos, muchos reducen en gran medida su consumo de leche y otros derivados lácteos. Debido a que estos productos son las principales fuentes dietéticas de calcio y vitamina D, una persona de edad avanzada intolerante a la lactosa puede volverse deficiente con rapidez y, posteriormente, perder masa ósea. Hay que recordar que mantener el calcio sérico es crítico, por lo que si falta una fuente dietética, el cuerpo cataboliza el hueso para reponerlo, lo que promueve el desarrollo de **osteoporosis.**

En general, el hueso envejecido suele perder masa y volverse quebradizo. A los 45 años de edad, las mujeres comienzan a perder un 8 % de su masa ósea cada década. En los hombres, la pérdida comienza a una edad posterior y ocurre a un ritmo más lento. A los 60 años, los hombres suelen perder el 3 % de su masa ósea cada década. La diferencia entre hombres y mujeres se debe sobre todo a dos factores: i) los hombres típicamente desarrollan mayor densidad ósea que las mujeres durante sus años de formación ósea máxima y ii) las mujeres pierden masa ósea más rápidamente con la edad debido a una disminución alarmante de los niveles de estrógeno tras la menopausia. Los hombres experimentan una disminución menos drástica en la producción de testosterona mucho después (v. cap. 2 para conocer el papel del estrógeno y la testosterona en la salud ósea). Además, los huesos comienzan a volverse frágiles a medida que el cuerpo pierde su capacidad de producir colágeno, una proteína esencial para la estructura ósea. El tejido óseo quebradizo se rompe fácilmente con el impacto.

DESTACADO Osteoporosis

La osteoporosis es una enfermedad de los huesos porosos que puede desarrollarse por ingesta inadecuada de nutrientes y actividad mínima. Los nutrientes aportan los elementos para la remodelación ósea, mientras que el ejercicio estimula los osteoblastos para depositar nueva matriz ósea para reemplazar el tejido óseo más viejo. Sin los nutrientes necesarios y la estimulación mecánica, el tejido óseo se descompone más rápido de lo que se deposita, lo que altera la estructura general y la salud ósea. En hombres, la pérdida ósea tiende a ser constante y lenta; sin embargo, en mujeres, la pérdida ósea posmenopáusica es rápida y proporcional a la disminución de estrógenos. Durante los 5-10 años después de la menopausia, las mujeres pierden hueso esponjoso y compacto a un ritmo tres o cuatro veces mayor que los hombres o las mujeres premenopáusicas. Curiosamente, a la edad de 70 años, la tasa de pérdida ósea en hombres y mujeres es aproximadamente la misma.

La osteoporosis es peligrosa porque el hueso osteoporótico tiene mayor probabilidad de fracturarse durante una caída. Los sitios frecuentes de fractura son las vértebras, la cadera, la muñeca y la pierna. Dado que las fracturas tienden a inmovilizar a las personas mayores, una fractura «simple» realmente puede hacer que otros sistemas del cuerpo se deterioren a medida que el adulto mayor lesionado pierde el rango de movimiento (RDM), la masa muscular y la resistencia cardiovascular durante la recuperación.

El hueso esponjoso sucumbe a los efectos de la osteoporosis más rápido y significativamente que el hueso compacto, pero ambos se deterioran a medida que la enfermedad progresa. Consúltese el capítulo 8 para obtener más información sobre la prevención y el tratamiento de la osteoporosis.

Tanto hombres como mujeres suelen perder altura después de los 30 años a una tasa promedio de 1/16 de pulgada por año. La disminución de la masa ósea vertebral junto con el deterioro de los discos intervertebrales explica esta pérdida.

Los cambios en las articulaciones relacionados con la edad afectan a la capacidad de realizar actividades. Las articulaciones, que se localizan en la unión de dos huesos, se clasifican como inmóviles, ligeramente móviles y libremente móviles según el RDM permitido en la articulación. Esta sección se centra en las articulaciones libremente movibles porque tienen mayor influencia en el ejercicio.

El deterioro articular relacionado con la edad generalmente se nota a los 40 años, a veces antes. Con la edad, el contenido total de agua en el cuerpo disminuye, por lo que se extrae agua del cartílago y su efecto puede ser devastador. Los discos intervertebrales, que son almohadillas de fibrocartílago entre las vértebras de la columna vertebral, aportan flexibilidad y la protegen contra la fricción. A medida que pierden agua, los discos se aplanan, lo que hace que disminuya drásticamente la flexibilidad de la columna. Por último, toda la columna se endurece, lo que interfiere con las actividades diarias normales.

Intolerancia a la lactosa: incapacidad de digerir la lactosa, un carbohidrato simple que se encuentra en los productos lácteos. Es el resultado de la lactasa insuficiente, la enzima que descompone la lactosa. La intolerancia a la lactosa no es lo mismo que una alergia a la leche en la que una persona reacciona a la proteína de la leche. Durante una reacción alérgica, la proteína de la leche provoca una respuesta inmune hiperactiva, que puede provocar la muerte.

Luz: un pasaje en este caso a través del tracto digestivo. Es la vía de paso de los alimentos y sus subproductos, que se abre al ambiente externo en ambos extremos.

Flora intestinal: consiste en microorganismos que se encuentran en el tracto digestivo saludable, cuya presencia beneficia tanto a los microorganismos como al individuo (o huésped). Las bacterias constituyen la mayoría de la flora intestinal. Evitan el crecimiento de microorganismos nocivos, producen una pequeña cantidad de vitaminas utilizables y metabolizan los nutrientes energéticos restantes.

Osteoporosis: condición de los huesos porosos que los vuelve vulnerables a la fractura.

La función de la articulación sinovial también se ve afectada, a menudo a los 30 años. Hay que recordar que el cartílago articular, compuesto de cartílago hialino, se encuentra en las superficies de todos los huesos articulados. Proporciona la absorción de impactos y minimiza la fricción entre las superficies óseas. Con la edad, el cartílago articular se desgasta, por lo que los huesos comienzan a rozarse entre sí con el movimiento. Las fibras de colágeno en los ligamentos también se acortan y cambian de orientación; esto disminuye la flexibilidad de los ligamentos y restringe los movimientos articulares. El suministro capilar a la membrana sinovial también disminuye, entonces se produce menos líquido sinovial. Dicha disminución y la acumulación simultánea de residuos y microorganismos dentro de la cavidad sinovial reducen la movilidad general.

Los esguinces, la bursitis y la artritis son afecciones articulares frecuentes en los adultos mayores.

Esguince: se produce cuando el cartílago, los ligamentos o los tendones asociados con una articulación se estiran demasiado. Aunque son flexibles, estas estructuras no son elásticas y no tienen la capacidad de retroceso; por tanto, una vez que se estiran en exceso, permanecen así. Comparar un ligamento con un trozo de caramelo. Como el caramelo, un ligamento es fuerte y resiste el estiramiento hasta cierto punto. Una vez estirado más allá de su capacidad, nunca vuelve a su longitud original. Además, si la fuerza de tracción es excesiva, el ligamento, como el caramelo, se desgarra. Por desgracia, el esguince de una articulación la vuelve propensa a lesiones futuras, por lo que es necesario tener precaución al realizar actividades futuras. Los síntomas de un esguince incluyen hinchazón, dolor y disminución del RDM a corto plazo, pero la pérdida de movimiento puede persistir. La mayoría de los esguinces responde bien al descanso, hielo, compresión y elevación, pero los esguinces más graves requieren atención médica. Las personas mayores activas parecen sufrir esguinces en los tobillos y las muñecas con más frecuencia que las más jóvenes. Esto probablemente se debe a la alteración del equilibrio, disminución de la masa muscular y acortamiento y rigidez de los ligamentos.

Bursitis: inflamación de las bursas (sacos o bolsas llenas de líquido) asociadas a las articulaciones. Con frecuencia, la bursitis es una afección crónica causada por el uso excesivo y se trata con reposo, hielo, compresión, elevación y, a veces, inyecciones de esteroides. La bursitis del hombro, el codo o el talón es habitual. Los adultos mayores con bursitis deben evitar el uso excesivo de la articulación afectada, ya que su uso causa sensibilidad extrema, dolor e inmovilidad.

Artritis: inflamación de las articulaciones. Hay más de 100 formas diferentes. El tipo más frecuente es la osteoartritis (fig. 5-2 A), que afecta a más de 27 millones de personas solo en EE.UU. Se produce osteoartritis, también conocida como artritis de «desgaste» o «artritis degenerativa» (también conocida como artrosis en español), que ocurre con el tiempo por el uso repetitivo de las articulaciones. Afecta a las pequeñas articulaciones de las manos, pies y columna, así como articulaciones que soportan peso, como las caderas y las rodillas. En esta forma de artritis, el cartílago articular se adelgaza al perder fibras de colágeno. En casos extremos, el cartílago articular se desgasta completamente. Se desconocen las causas exactas, pero parece ser una enfermedad hereditaria. Además, factores como la obesidad, la diabetes y el traumatismo articular aumentan la probabilidad de desarrollar osteoartritis.

La artritis reumatoide (fig. 5-2 B) es una **enfermedad autoinmune** que afecta a más de 1,3 millones de personas en EE.UU. Es tres veces más frecuente en mujeres que en hombres y, aunque puede desarrollarse a cualquier edad, su inicio es típico entre los 30 y 60 años. En la artritis reumatoide, el sistema inmunitario ataca a la membrana sinovial y produce su degeneración que, a su vez, produce un líquido sinovial granulado que interfiere con los movimientos articulares. Imagine el daño en las superficies articulares de dos huesos que tienen un líquido granulado entre ellos, el resultado sería muy parecido a frotar papel de lija sobre el cartílago. Los síntomas de la artritis reumatoide van y vienen. Más específicamente, la artritis reumatoide tiene una *fase activa* durante la cual el cuerpo recae y experimenta inflamación, dolor, limitación del RDM, fatiga y una *fase inactiva* durante la cual el cuerpo entra en remisión. La artritis reumatoide a menudo afecta a las articulaciones pequeñas de forma bilateral, como las manos y muñecas. Las AVD son difíciles, si no imposibles, de realizar. Si la inflamación es crónica, el hueso *y* el cartílago se deterioran. El movimiento es limitado, lo que puede promover la atrofia muscular, la deformidad articular y la pérdida completa de la función.

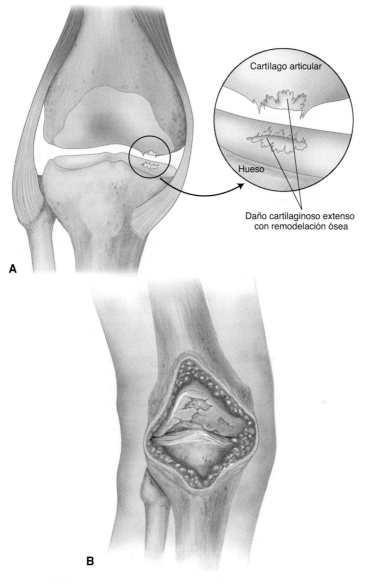

FIGURA 5-2 ■ Osteoartritis **(A)** e inflamación articular posterior **(B).** (Adaptado de Werner R, Benjamin BE. A Massage Therapist's Guide to Pathology. 2nd Ed. Baltimore: Lippincott Williams & Wilkins, 2009 and the Anatomical Chart Company. Hip and Knee Inflammations Anatomical Chart. Baltimore: Lippincott Williams & Wilkins, 2007, con autorización.)

Enfermedad autoinmune: enfermedad que ocurre cuando el sistema inmunitario ataca las células propias. Los síntomas precisos dependen de qué células del cuerpo se reconocen como extrañas.

Como se comentará en una sección posterior, el ejercicio ralentiza el deterioro articular y preserva su funcionamiento, mientras que la inmovilidad y la inactividad aceleran los efectos del envejecimiento en este sistema.

Sistema muscular

Las principales funciones del músculo esquelético son mantener la postura, estabilizar las articulaciones, mover el cuerpo y contribuir a la temperatura corporal. Hasta cierto punto, todas estas funciones se deterioran con la edad y algunas tienen una disminución evidente a los 30 años.

Con el tiempo disminuye el número de vasos sanguíneos, mioglobina y mitocondrias, lo que afecta al funcionamiento de las fibras lentas. En consecuencia, la resistencia se altera. El número de miofibrillas disminuye y los glucosomas desaparecen, lo que interfiere en la función de la fibra rápida. Esto también disminuye la fuerza y el tamaño del músculo. El envejecimiento tiene mayor efecto en las fibras rápidas e intermedias; la cantidad disminuye significativamente, lo que aumenta la proporción relativa de las fibras lentas. A medida que la masa muscular disminuye, la cantidad relativa de tejido conectivo aumenta y los músculos se vuelven más fibrosos, menos elásticos e incapaces de contraerse de manera efectiva. Todos estos cambios caracterizan a la **sarcopenia,** la pérdida gradual de masa muscular que se desarrolla a medida que se rompen las proteínas musculares y no son reemplazadas. A los 80 años de edad, la fuerza muscular es la mitad de lo que era a los 40. Parte de esta disminución se atribuye a una mala comunicación neuromuscular, un problema que se aborda en una sección posterior de este capítulo.

El ejercicio es realmente el único medio para frenar de forma drástica el desarrollo de sarcopenia y preservar la masa muscular. Incluso la función muscular de los adultos mayores frágiles mejora drásticamente cuando comienzan programas de ejercicio de intensidad moderada.

Sistemas nervioso y endocrino: sistemas reguladores

Los sistemas nervioso y endocrino regulan todos los demás sistemas del cuerpo. El sistema nervioso tiene una acción más rápida y controla las actividades corporales a través de la propagación del impulso nervioso. El sistema endocrino tiene una acción algo más lenta y ejerce su influencia a través de las **hormonas.**

El sistema nervioso permite a las personas percibir y reaccionar a los cambios del ambiente interno y externo durante toda la vida. Curiosamente, las personas nacen con 100 mil millones de neuronas, la cantidad máxima que tendrán. Con la edad, el número total de neuronas disminuye significativamente, pero debido a la redundancia en el sistema nervioso central, el deterioro funcional rara vez es detectable hasta el final de la vida. A los 36 años la persona promedio pierde 1 600 millones de neuronas, una pérdida que ocurre sobre todo en la sustancia gris de la corteza cerebral. En consecuencia, el tamaño del cerebro disminuye un 10% durante una vida útil media, con una mayor pérdida de sustancia gris que de sustancia blanca. Por último, esta pérdida perjudica la memoria, la audición, el equilibrio, la visión, el olfato y la agudeza del gusto.

Además de la pérdida real de neuronas, la capacidad de las neuronas restantes disminuye a medida que cae el número total de dendritas y los niveles de neurotransmisores. Estos permiten que las neuronas se comuniquen con sus efectores, por lo que la pérdida de neurotransmisores interfiere con las acciones de los efectores. Además, la tasa de propagación de impulsos a lo largo de los axones disminuye un 5-10%, de manera que los reflejos y los tiempos de reacción también disminuyen. Las neuronas existentes acumulan depósitos intracelulares anormales que también interfieren en su funcionamiento. Además, el flujo sanguíneo al sistema nervioso central disminuye a medida que se desarrolla ateroesclerosis en los vasos sanguíneos que irrigan el tejido nervioso. Esto aumenta el riesgo de accidente cerebrovascular, ya que no hay suficiente aporte de oxígeno y nutrientes a las células nerviosas. La disminución de la respuesta de lucha o huida también causa hipotensión transitoria inesperada, que puede provocar desmayos en los adultos mayores y fracturas en los huesos frágiles. Además, los receptores sensoriales especiales en el oído interno se deterioran, de manera que las personas mayores suelen perder el equilibrio y se vuelven inestables al estar de pie. Esto aumenta el riesgo de caídas. Por último, desarrollan insomnio y solo duermen 2-3 h por la noche, lo que afecta su capacidad de hacer ejercicio, ya que se sienten cansados y lentos durante el día.

El sistema endocrino ayuda al sistema nervioso a regular las actividades corporales. Incluye varias glándulas que liberan hormonas. A medida que las personas envejecen, el tejido conectivo fibroso o la grasa a menudo reemplazan el tejido glandular. Esto no solo hace que la mayoría de los órganos endocrinos se encojan, sino que también interfiere en la producción y liberación de hormonas. En muchos casos, los niveles hormonales disminuyen significativamente; en otros, los niveles exceden las cantidades normales. Por lo tanto, el tratamiento médico podría requerir los suplementos de las hormonas deficientes o bloquear la acción de las hormonas excesivas.

La glándula del timo se encoge drásticamente con la edad. Dado que el timo produce las hormonas necesarias para el crecimiento y la maduración de ciertas células inmunes, la reducción de las hormonas del timo disminuye de forma importante el número de células inmunes disponibles para combatir los patógenos, lo que produce una respuesta inmune menos efectiva a los invasores. Con la edad, la glándula hipófisis produce menos hormona del crecimiento humano (hGH), lo que disminuye la fuerza del hueso y del músculo esquelético. La concentración relativa de hormona antidiurética (ADH) aumenta con la edad. Esto estimula la retención de agua en los riñones, lo que podría promover hipertensión. La glándula tiroides produce y libera menos calcitonina. Su carencia hace que, incluso si los niveles de calcio sérico son altos, los osteoblastos no sean estimulados para formar tejido óseo. Las glándulas paratiroides son más activas en hombres a los 50 años; luego, su actividad disminuye. En las mujeres, estas glándulas se vuelven cada vez más activas después de los 40 años. Dado que la hormona paratiroidea esencialmente hace que el tejido óseo se desintegre, las glándulas paratiroides más activas de una mujer la hacen más propensa a la osteoporosis a medida que envejece. Aunque el páncreas suele continuar produciendo cantidades normales de **insulina** y **glucagón**, las células del cuerpo que envejecen se vuelven menos sensibles a estas hormonas. Como resultado, las personas mayores a menudo tienen dificultades para regular los niveles de glucosa sérica, lo que promueve **resistencia a la insulina** y aumento de la glucosa sérica, que en conjunto promueven la diabetes tipo 2.

La melatonina es una hormona liberada por la glándula pineal, un pequeño órgano endocrino unido al cerebro. Esta hormona ayuda a establecer patrones normales de sueño. Generalmente, los niveles séricos aumentan cuando hay poca luz y disminuyen con la luz brillante. Con la edad, la liberación de melatonina responde menos a los cambios de luz, por lo que tiende a ocurrir de manera más uniforme durante todo el día. En consecuencia, los patrones de sueño se vuelven irregulares.

Sarcopenia: pérdida de masa muscular asociada a la edad.

Hormonas: generalmente moléculas de esteroides o proteínas que provocan un efecto en las células diana que tienen receptores que se unen de forma específica a una hormona. Después las hormonas alteran los procesos metabólicos celulares modificando la actividad enzimática o la velocidad de transporte de sustancias específicas dentro de una célula.

Insulina: hormona liberada por el páncreas cuando los niveles de glucosa sérica aumentan después de una comida. La insulina se une a los receptores en las células musculares, hepáticas y grasas, y permite el movimiento de glucosa dentro de estas células.

Glucagón: hormona liberada por el páncreas cuando los niveles de glucosa sérica disminuyen entre las comidas. El glucagón estimula la ruptura del glucógeno hepático y la liberación de glucosa a la sangre para reponer los niveles de glucosa sérica. También estimula la producción de glucosa a partir de fuentes distintas de los carbohidratos.

Resistencia a la insulina: condición en la que las cantidades normales de insulina no transportan de forma adecuada la glucosa al hígado, músculo o adipocitos. La insulina está presente, pero los receptores no responden a ella. En consecuencia, el páncreas libera aún más insulina, pero no es efectiva. Por consiguiente, los niveles de glucosa e insulina séricos continúan aumentando.

Sistemas cardiovascular y respiratorio

Los sistemas cardiovascular y respiratorio trabajan juntos para transportar oxígeno y eliminar el dióxido de carbono de las células. El sistema cardiovascular está formado por el corazón, los vasos sanguíneos y la sangre. El sistema respiratorio incluye la cavidad nasal, la faringe, la laringe, la tráquea, los bronquios con sus numerosas ramas y los alvéolos.

El envejecimiento afecta a los tres componentes del sistema cardiovascular, pero puede ser difícil diferenciar los cambios provocados por el envejecimiento «normal» de los causados por un proceso patológico.

Vasos sanguíneos. Los bebés nacen con vasos sanguíneos claros y lisos, pero suelen desarrollar estrías grasas a los 10 años. Con el tiempo, el revestimiento de los vasos sanguíneos sufre lesiones, tal vez debido a la hipertensión arterial, al tabaquismo o a la infección. Estas lesiones aumentan la permeabilidad de los vasos sanguíneos y causan inflamación, aumentando el flujo sanguíneo en estas áreas. Esto transporta leucocitos adicionales y elementos de formación básicos al sitio para ayudar a controlar y reparar las lesiones. De manera simultánea, el tejido conectivo fibroso se acumula y calcifica en el área, formando lesiones elevadas que comienzan un ciclo de crecimiento y regresión que puede durar décadas. Las lesiones también atrapan las moléculas de LDL circulantes, que luego son oxidadas por los **radicales libres.** El LDL y su colesterol se convierten en una parte de la placa en desarrollo. Por último, las lesiones se vuelven rígidas y las arterias afectadas quedan permanentemente estrechas. Mientras tanto, las plaquetas migran al área, cubren el tejido dañado y forman un coágulo para evitar el sangrado excesivo, lo que estrecha aún más la luz. En algunos casos, la coagulación anormal desencadena episodios potencialmente mortales como **trombosis** o **embolia.** En última instancia, la gravedad depende de qué vasos particulares están ocluidos. Las arterias son mucho más propensas a la acumulación de placa peligrosa que las venas que tienen lúmenes bastante grandes y no se obstruyen con facilidad. Algunos de los casos más graves de obstrucción afectan a las arterias coronarias, que transportan oxígeno al propio tejido cardíaco. En muchos casos, el estrechamiento de estas arterias pasa desapercibido hasta que hay una afección coronaria mayor. Por desgracia, casi el 60 % de los hombres mayores de 60 años y las mujeres mayores de 80 años tienen al menos una arteria coronaria estrecha.

Las arterias elásticas comienzan a perder las fibras elásticas que les permiten albergar la sangre expulsada durante cada latido cardíaco. Las fibras de colágeno, calcio y grasa endurecen aún más estas arterias e interfieren en su funcionamiento. La pérdida de elasticidad acompañada del endurecimiento del vaso es especialmente peligrosa en el ejercicio extenuante porque los vasos sanguíneos afectados no pueden soportar el estrés adicional. Además, las arteriolas pequeñas son menos capaces de contraerse con el frío y dilatarse con el calor, de manera que la regulación térmica está alterada.

El envejecimiento también afecta a las válvulas venosas. Las venas, vasos de baja presión, contienen válvulas que evitan el reflujo sanguíneo y promueven el movimiento hacia el corazón. Con el tiempo, las válvulas se debilitan y ya no se cierran por completo, lo que promueve la acumulación de sangre en las partes venosas afectadas. Esto es especialmente notable en las venas superficiales de las extremidades inferiores. Las **venas varicosas** resultantes a menudo son dolorosas y producen prurito.

El número total de capilares en el cuerpo también suele disminuir con el tiempo. Esto interfiere con el transporte general de oxígeno y nutrientes a los tejidos. Gran parte de esta pérdida está asociada con la disminución de la actividad, por lo que el ejercicio regular puede preservar estos vasos.

Corazón. Con la edad, la elasticidad de la pared del corazón disminuye y las válvulas cardíacas se engrosan y se vuelven más rígidas. Las válvulas son hasta un 25 % más gruesas a los 80 años de edad que a los 30. Cualquier tejido cardíaco dañado es reemplazado con tejido conectivo adiposo y fibroso, tejidos que deterioran la capacidad de contracción cardíaca. Aunque el tamaño del corazón puede ser el mismo, puede incrementar o disminuir. En la mayoría de los casos, el corazón se **atrofia.** La **hipertrofia** es por lo general una indicación de enfermedad cardiovascular (aunque los corazones de los atletas tienden a ser más grandes de lo esperado por los efectos del entrenamiento en la actividad física rutinaria). Aunque el corazón crece en pacientes con enfermedad cardiovascular, con el tiempo, el gasto cardíaco (GC) en realidad disminuye hasta un 25 %. Curiosamente, investigaciones recientes sugieren que el GC *en reposo* sigue siendo el mismo en personas mayores que no sufren una enfermedad cardiovascular; sin embargo, el GC *durante el ejercicio* disminuye a medida que la persona envejece.

La presión arterial sistólica también aumenta con la edad, en parte debido al estrechamiento de los vasos y la pérdida de elasticidad en las arterias. Al mismo tiempo, el volumen sanguíneo y el recuento total de eritrocitos disminuyen, lo que altera el transporte de oxígeno. Como resultado, el corazón debe trabajar aún más duro para transportar la sangre en reposo: imagínese la carga de trabajo durante una actividad extenuante.

La mayor parte de la disminución de la función respiratoria relacionada con la edad parece ser directamente proporcional a la exposición de una persona a los contaminantes ambientales. Aquellos con exposición crónica al aire de mala calidad tienen más probabilidades de desarrollar problemas respiratorios como enfisema, bronquitis crónica y cáncer de pulmón que aquellos que viven en ambientes más limpios. Sin embargo, incluso en condiciones ambientales perfectas, el reflejo de la tos se ralentiza cuando una persona envejece, los **macrófagos** pulmonares se vuelven menos efectivos, la mucosidad se espesa y el número de cilios disminuye. Acumulativamente, estos factores interfieren en el funcionamiento del sistema respiratorio.

Con la edad, la respiración requiere más esfuerzo por muchas razones. Primero, el tejido pulmonar pierde elasticidad a medida que las fibras de colágeno reemplazan muchas fibras elásticas. Esto reduce un poco la capacidad pulmonar para inflarse y desinflarse. El número de **alvéolos** suele permanecer constante en unos 300 millones por pulmón, pero las paredes alveolares se adelgazan y pierden área de superficie. Por tanto, son menos capaces de intercambiar gases. Además, las paredes de los **bronquiolos** se adelgazan a medida que pierden músculo liso, lo que dificulta su apertura. En consecuencia, la cantidad de aire inspirado y espirado por minuto disminuye casi un 50 % entre los 20 y 80 años. La estructura y el funcionamiento de la caja torácica también cambia. En particular, el cartílago entre el esternón y las costillas se endurece a medida que se inflama la caja torácica. Esto interfiere en la respiración normal.

Radicales libres: moléculas inestables que pueden iniciar la formación de placa ateroesclerótica en los vasos sanguíneos[1].

Trombosis: formación de un coágulo dentro de un vaso sanguíneo. Si el coágulo se forma y obstruye completamente una arteria coronaria, el tejido cardíaco se ve privado de oxígeno y muere. El coágulo en sí es un trombo. La trombosis suele afectar a las arterias, pero también a las venas.

Embolia: ocurre cuando un émbolo migra de una parte del cuerpo y bloquea un vaso sanguíneo en otra parte del cuerpo. Un émbolo generalmente se forma en una vena. Puede ser un coágulo sanguíneo, una burbuja de aire o grasa. Podría no causar síntomas, dependiendo del vaso que finalmente obstruya.

Venas varicosas: se desarrollan debido a válvulas venosas debilitadas. La sangre se acumula en áreas donde las válvulas débiles no pueden evitar el reflujo.

Atrofia: pérdida parcial o completa de tejido; disminución del tamaño.

Hipertrofia: aumento de tamaño debido al incremento del área transversal de una célula u órgano.

Macrófago: tipo de leucocito que engloba y digiere los desechos celulares y patógenos; también mejora la actividad de otros leucocitos.

Alvéolos: bolsas de aire microscópicas con paredes delgadas ubicadas en los pulmones. Es el sitio de intercambio de gases en los pulmones. Cada pulmón contiene millones de alvéolos.

Bronquiolos: ramas de las vías respiratorias que terminan en los alvéolos. La tráquea se ramifica en bronquios primarios derecho e izquierdo; cada bronquio primario se ramifica en un bronquio secundario derecho e izquierdo, que se ramifican en bronquios terciarios, y continúan ramificándose hasta 25 veces. A medida que las paredes de las vías respiratorias se adelgazan, se forman los bronquiolos y terminan en alvéolos.

En personas sanas con exposición mínima a los contaminantes ambientales, los efectos del envejecimiento en el sistema respiratorio solo son aparentes durante la actividad vigorosa. En otras palabras, el deterioro funcional apenas se nota durante las AVD normales. Por otro lado, los adultos mayores con exposición crónica a los contaminantes ambientales experimentan una disminución drástica en la función respiratoria. Muchas personas mayores de entre 50 y 70 años experimentan cierto grado de lesión pulmonar debido a los efectos acumulativos del tabaquismo o la exposición a otros irritantes.

En general, el deterioro de la función respiratoria puede afectar significativamente a todos los sistemas del cuerpo porque las células necesitan oxígeno para formar trifosfato de adenosina **(ATP)**. Sin oxígeno adecuado, las células, los tejidos y los órganos al final dejan de funcionar.

Sistema linfático/inmunitario

Sin el sistema linfático, el sistema cardiovascular dejaría de funcionar y el sistema inmunitario se vería gravemente afectado, pero pocas personas son conscientes de su importancia. Por desgracia, el envejecimiento tiene un efecto perjudicial tanto en el sistema linfático como en el inmunitario (tabla 5-2).

Los órganos del sistema linfático comienzan a cambiar durante la adolescencia. Después de la pubertad, la glándula del timo comienza a encogerse a medida que el tejido conectivo graso y fibroso reemplazan la mayor parte del tejido glandular. En consecuencia, los linfocitos T maduran a un ritmo más lento y entran en los líquidos corporales en menor cantidad. La menor disponibilidad de linfocitos T colaboradores no solo afecta a la actividad de los linfocitos T citotóxicos, sino que también interfiere con la producción de anticuerpos, ya que los linfocitos T colaboradores son necesarios para la proliferación y actividad adecuadas de los linfocitos B. Además, después de los 70 años, las personas tienen más probabilidades de producir autoanticuerpos que realmente atacan a las células del cuerpo. Este es un trastorno autoinmune cuyos signos y síntomas reflejan el tipo de célula que sufre el ataque. Los ejemplos de enfermedades autoinmunes habituales en los adultos mayores son artritis reumatoide, esclerosis múltiple y enfermedad de Graves.

Los linfocitos T citotóxicos existentes también se vuelven menos sensibles a los antígenos, mientras que la actividad de los macrófagos se ralentiza, factores que predisponen a los adultos mayores a infecciones frecuentes. Además, como la vigilancia inmune disminuye, las células tumorales sobreviven y proliferan, lo que aumenta el riesgo de desarrollar cáncer. En general, la resistencia disminuye hasta en un 50% en los adultos mayores.

El envejecimiento no solo afecta la resistencia específica, sino que también interviene en varios aspectos de la resistencia inespecífica. Por ejemplo, las encuestas indican que más del 20% de los adultos mayores de 65 años no desarrollan fiebre a pesar de tener infecciones bacterianas graves. Debido a que la fiebre leve a moderada es en realidad protectora, estas personas están en riesgo de una infección más duradera y posiblemente progresiva. En la artritis, la bursitis y otras enfermedades inflamatorias suele haber inflamación. Las heridas tardan más en sanar en los adultos mayores porque tienen ateroesclerosis, una afección que limita el flujo sanguíneo a las áreas afectadas (fig. 5-3). Si hay restricción del flujo sanguíneo, los leucocitos y los sustratos para la reparación no llegan al lugar necesario. El flujo sanguíneo, particularmente el de los pies, también disminuye en personas mayores diabéticos. Debido a que el riesgo de diabetes aumenta con la edad, los adultos mayores deben ser informados sobre estas posibles complicaciones. A medida que disminuye el flujo sanguíneo y las sensaciones, aumenta el riesgo de lesiones cutáneas, lo que a su vez incrementa el riesgo de infección.

TABLA 5-2. Efectos del envejecimiento sobre la inmunidad

* Mayor riesgo de infección
* Disminución de la capacidad para combatir las infecciones
* Cicatrización lenta
* Mayor riesgo de desarrollar trastornos autoinmunes
* Mayor tasa de crecimiento tumoral y desarrollo de cáncer
* Disminución de la efectividad de las vacunas

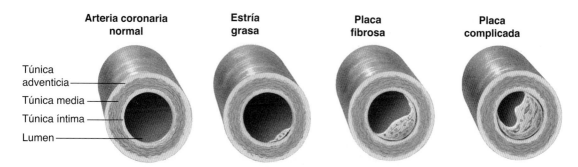

Arteria coronaria normal   **Estría grasa**   **Placa fibrosa**   **Placa complicada**

Túnica adventicia

Túnica media

Túnica íntima

Lumen

FIGURA 5-3 ■ Desarrollo de ateroesclerosis. (Reimpreso de Anatomical Chart Company. Cardiovascular Disease Anatomical Chart. Baltimore: Lippincott Williams & Wilkins, 2004, con autorización.)

Aunque la reducción del flujo sanguíneo inhibe la propagación de la infección, también limita la eficacia del sistema inmunitario.

Para complicar el deterioro fisiológico de la inmunidad relacionado con la edad, los factores psicosociales también afectan la resistencia de un adulto mayor a la enfermedad. Las encuestas muestran que la depresión a menudo acompaña al envejecimiento porque las personas pierden seres queridos a medida que envejecen. El cónyuge superviviente a veces está aislado de la familia y los amigos, lo que aumenta el nivel de estrés y se correlaciona positivamente con la disminución de la resistencia. Abordar el estrés y fomentar actividades sociales regulares podría ayudar a minimizar los problemas asociados al deterioro de la función inmune.

Las personas mayores, especialmente aquellas activas que interactúan con otras personas en un gimnasio u otro centro social, necesitan inmunizaciones regulares, aunque el envejecimiento interfiera un poco su eficacia. Los adultos mayores representan más del 80% de las muertes relacionadas con la gripe, por lo que es imprescindible la vacunación anual.

REFERENCIA RÁPIDA

Los médicos sugieren que los adultos mayores se vacunen contra la gripe en forma de inyección y no en aerosol nasal, ya que el funcionamiento del sistema inmunitario disminuye con la edad. Esta vacuna contiene virus muertos, mientras que el aerosol nasal contiene virus debilitados y vivos que podrían causar síntomas en aquellos con sistemas inmunitarios debilitados.

Sistema digestivo

La función principal del sistema digestivo es convertir los alimentos en componentes más pequeños que puedan absorberse en los vasos del sistema cardiovascular o linfático mientras el material no digerido se expulsa en forma de heces. Aunque el envejecimiento solo afecta levemente al sistema digestivo, es necesario comentar sobre los cambios que ocurren.

El efecto más evidente del envejecimiento ocurre en los dientes. Los dientes sanos promueven una nutrición adecuada mientras que, indirectamente, los no saludables causan importantes deficiencias de nutrientes. ¿Por qué? Aquellos con problemas dentales o en las encías suelen evitar los alimentos

ATP: molécula de alta energía utilizada por las células para trabajar; se produce en grandes cantidades a través de procesos aeróbicos y en pequeñas cantidades a través de procesos anaeróbicos.

ricos en nutrientes como verduras, frutas, granos y carnes, pues estos alimentos son difíciles de masticar. En cambio, prefieren alimentos más suaves que facilitan la ingestión, la digestión y la absorción, ricos en kilocalorías y a menudo con pocos nutrientes. Numerosos factores contribuyen a los problemas dentales y de encías. A medida que las personas envejecen, el esmalte dental se adelgaza después de años de cepillarse y triturar los alimentos, por lo que los dientes se vuelven más sensibles al calor y al frío. Esto limita los tipos de alimentos que los adultos mayores están dispuestos a consumir. Además, a los 35 años de edad, aumenta el riesgo de pérdida dental y enfermedad periodontal. Cuando las personas pierden dientes a menudo recurren a las dentaduras postizas, lo que dificulta aún más su alimentación. En consecuencia, muchos adultos mayores simplemente se saltan las comidas.

Los medicamentos también pueden afectar al sistema digestivo y, dado que los adultos mayores con frecuencia toman uno o más medicamentos, a menudo experimentan varios efectos secundarios como sequedad de boca, llagas en la boca y caries dentales. Estas afecciones hacen que comer sea un proceso doloroso; por tanto, los pacientes a menudo limitan la ingesta de alimentos.

Los efectos del envejecimiento en el revestimiento del tracto digestivo son menos evidentes (tabla 5-3). Con la exposición a la abrasión, las enzimas y el ácido durante años, los revestimientos de la boca, el esófago y el ano se adelgazan. La tasa de crecimiento de nuevas células disminuye significativamente, de manera que los nutrientes no se absorben de forma eficiente. La cantidad de secreciones digestivas también disminuye cuando las células envejecen, lo que significa que las sustancias necesarias para el procesamiento de nutrientes no están disponibles. Por ejemplo, las células del estómago producen menos **HCl**, **pepsina** y **factor intrínseco**, componentes necesarios para el catabolismo de proteínas y la absorción de vitamina B_{12}. Además, se pierde el tono del músculo liso en todo el tracto, por lo que la peristalsis se ralentiza y las sustancias permanecen en la luz del tracto digestivo más tiempo de lo normal. Esta disminución de la motilidad fomenta la absorción excesiva de agua en el intestino grueso y, aunado con la menor producción de moco por las células del colon, promueve el estreñimiento. Dicho estreñimiento aumenta el riesgo de hemorroides, ya que los pacientes a menudo hacen fuerza al defecar. La pérdida del tono muscular liso también interfiere con el funcionamiento del esfínter. Aunque cualquier esfínter puede verse afectado, el esofágico inferior a menudo se debilita, promoviendo el reflujo ácido. La sensación de ardor resultante en el tórax cerca del corazón, conocida como acidez estomacal, a veces se confunde con un ataque cardíaco.

A medida que el revestimiento del intestino delgado se adelgaza, disminuye la absorción de vitaminas A, D y K y el zinc. La deficiencia de vitamina A perjudica la visión y promueve las lesiones cutáneas; la disminución de los niveles de vitamina D debilita los huesos; una deficiencia de vitamina K interfiere en la coagulación de la sangre, y la deficiencia de zinc retrasa la cicatrización de las heridas (que ya es un problema en la población de adultos mayores).

El riesgo y la gravedad de la intolerancia a la lactosa también aumentan con la edad. Las estadísticas sugieren que el 70 % de la población mayor de 40 años experimenta algún grado de intolerancia a la lactosa porque su lactasa es el 90-95 % menos activa que cuando eran más jóvenes. En consecuencia, los pacientes a menudo evitan los productos lácteos y, por tanto, corren el riesgo de deficiencias de calcio, vitamina D y riboflavina.

En general, los cambios relacionados con la edad en el sistema digestivo interfieren con el consumo de alimentos, un factor que afecta al nivel de energía y, en última instancia, limita la capacidad de hacer ejercicio. Por tanto, los entrenadores personales y otros profesionales de la salud y el acondicionamiento físico deben tener en cuenta estos factores cuando trabajen con la población de adultos mayores.

TABLA 5-3. Cambios relacionados con la edad en el tracto digestivo

- La tasa de crecimiento celular en el tracto digestivo disminuye
- El revestimiento de la boca, el esófago y el ano se adelgaza
- La peristalsis se ralentiza
- El estreñimiento se vuelve más frecuente
- La probabilidad de desarrollar hemorroides aumenta
- Se produce reflujo

DESTACADO | Intolerancia a la lactosa

La intolerancia a la lactosa es una deficiencia de lactasa, enzima necesaria para digerir el disacárido de los productos lácteos. En general, está causada por la predisposición genética para producir insuficiente lactasa; sin embargo, también puede ser causada por cualquier enfermedad, cirugía o medicamento que destruya el revestimiento intestinal o interfiera con la producción o acción de la lactasa. Además, las estadísticas sugieren que la probabilidad de desarrollar intolerancia a la lactosa aumenta con la edad.

El problema con la lactosa no digerida es que permanece en los intestinos y atrae el agua de las células intestinales. El agua excesiva en la luz intestinal promueve la diarrea. Además, las bacterias «útiles» que residen en los intestinos fermentan la lactosa y producen gas como un subproducto. Todo esto promueve los cólicos, la distensión abdominal, la diarrea y los gases asociados con la intolerancia a la lactosa. Los síntomas pueden persistir 12-48 h porque es el tiempo que tarda el quimo en pasar a través de los intestinos.

Las personas intolerantes a la lactosa que consumen «dosis» bastante pequeñas de lactosa podrían no experimentar síntomas y, por tanto, no son conscientes de su deficiencia. Otras que consumen «dosis» más grandes podrían experimentar síntomas severos y, por tanto, evitan todos los alimentos que provocan una reacción. La eliminación estricta de alimentos que contienen lactosa suele conllevar la ingesta insuficiente de calcio y vitamina D, nutrientes necesarios para tener huesos sanos. Esto puede alentar de forma significativa la pérdida ósea. Por suerte, las personas intolerantes a la lactosa suelen tratar su afección seleccionando cuidadosamente su dieta. Rara vez los enfermos tienen que evitar los productos lácteos por completo. En cambio, pueden determinar de forma gradual su nivel de tolerancia a la ingesta. Además, actualmente hay muchos productos no lácteos enriquecidos en calcio y vitamina D, de manera que aquellos con intolerancia a la lactosa tienen muchas alternativas. Los consejos adicionales son los siguientes:

- Consumir productos lácteos con moderación.
- Comer otro tipo de alimentos junto con los productos lácteos.
- Tomar tabletas de enzimas con las comidas.
- Consumir alimentos enriquecidos con enzimas.
- Consumir productos fermentados como yogur o leche acidófila que contiene bacterias que digieren la lactosa.
- Leer las etiquetas de los alimentos, ya que muchos productos como pan, cereales, aderezos para ensaladas y medicamentos de prescripción contienen lactosa.

Debido a que los síntomas de intolerancia a la lactosa se parecen a los síntomas de otras afecciones más graves, aquellos con probable intolerancia a la lactosa deben buscar el diagnóstico de un médico.

Sistema urinario

El sistema urinario filtra la sangre para formar, transportar y almacenar la orina antes de su eliminación. En general, el objetivo es mantener el equilibrio de líquidos y electrólitos mientras se eliminan los residuos. Al igual que con otros sistemas corporales, el sistema urinario es afectado por el envejecimiento. En general, los riñones envejecidos se vuelven menos capaces de eliminar desechos nitrogenados y toxinas sanguíneas. Esto significa que los productos de desecho se acumulan en los líquidos corporales. Superficialmente, se forma tejido conectivo fibroso alrededor de los riñones a medida que disminuye su tamaño. El tejido renal en realidad comienza a deteriorarse a los 20 años de edad, pero la pérdida de tamaño no suele apreciarse sino hasta los 40 años. A los 80 años, los riñones tienen aproximadamente la mitad de su tamaño anterior.

A medida que los riñones envejecen, se pierden las nefronas. De hecho, entre los 40 y 70 años de edad, los riñones pierden el 30-40 % de todas las nefronas por atrofia glomerular. La consecuencia es una disminución de la tasa de filtración glomerular (TFG) que comienza a los 40 años. A los 75 años,

HCl: ácido clorhídrico; producido por las células gástricas. Desnaturaliza las proteínas en el estómago.
Pepsina: enzima que digiere proteínas secretadas por las células gástricas.
Factor intrínseco: sustancia secretada por las células gástricas, necesaria para la absorción de vitamina B_{12}.

la TFG es la mitad de la tasa a los 25 años. Disminuye desde unos 125 ml/min a solo 60 ml/min. Se ha aceptado que los medicamentos como los antiinflamatorios no esteroideos (AINE) y los inhibidores de acetilcolinesterasa (ACE) contribuyen a la disminución de la TFG, pero el envejecimiento por sí mismo la afecta también. Cualquier glomérulo restante se vuelve más permeable, así que las proteínas, que normalmente no se filtran, entran en los túbulos y se convierten en parte de la orina. Por tanto, cerca del 33% de la población de edad avanzada tiene proteinuria. A los 20 años, la tasa de flujo sanguíneo renal comienza a disminuir un 1% anual. Simultáneamente, los vasos sanguíneos renales pierden su capacidad para dilatarse y contraerse, y la liberación de renina disminuye.

La reabsorción de agua, sodio, glucosa y otras sustancias útiles también disminuye a medida que los túbulos renales se engrosan. La incapacidad de reabsorber agua aumenta la frecuencia de micción, pues pasa más agua a la vejiga urinaria. La secreción de ciertos medicamentos como aspirina y AINE se ralentiza, de manera que permanecen en la sangre y se vuelven más potentes con el envejecimiento.

Los cambios relacionados con el envejecimiento también ocurren en la vejiga urinaria, los uréteres y la uretra. A medida que la vejiga pierde elasticidad, retiene menos de la mitad de su volumen normal. La micción a menudo es incompleta, por lo que la orina puede permanecer en la vejiga urinaria después de la micción y causar urgencia. Desafortunadamente, los adultos mayores perciben menos este impulso, porque los esfínteres que regulan la micción también se debilitan con el tiempo. Combinados, estos factores pueden causar una fuga involuntaria y embarazosa o incluso incontinencia completa. De hecho, cierto grado de incontinencia afecta casi al 20% de las mujeres mayores de 65 años y casi al 50% de los hombres mayores de 65 años.

Sistema reproductor

Las funciones básicas de los sistemas reproductores masculino y femenino son producir gametos y hormonas. Aquí nos enfocamos en los efectos del envejecimiento en la producción hormonal del sistema reproductor, pues afecta la salud muscular y ósea.

Sistema reproductor masculino. A diferencia de las mujeres, los hombres no experimentan un cambio repentino en el funcionamiento del sistema reproductor con el envejecimiento. El cambio más significativo ocurre cuando se pierde tejido testicular. Sin embargo, los niveles de testosterona permanecen bastante estables. Dado que la testosterona promueve la formación de huesos y músculos sanos, tanto el tejido óseo como el muscular permanecen relativamente fuertes. Como los conductos testiculares pierden elasticidad, la tasa de producción de esperma disminuye un poco, pero los hombres siguen siendo fértiles en una etapa posterior de la vida. Algunas de las células superficiales de las vesículas seminales y la glándula prostática mueren, pero estas glándulas continúan produciendo cantidades normales de líquido. Pueden ocurrir varios cambios en la glándula prostática. Además de experimentar mayor riesgo de cáncer de próstata, alrededor del 50% de los hombres desarrolla hipertrofia prostática a medida que el tejido fibroso reemplaza al tejido glandular. Esta afección se llama hipertrofia prostática benigna (HPB) y puede interferir significativamente con la micción y la eyaculación. Algunos hombres experimentan pérdida del deseo sexual o una respuesta sexual alterada, pero esto suele deberse a una afección preexistente, como hipertensión, enfermedades o medicamentos, no a la disminución de los niveles de testosterona.

Sistema reproductor femenino. Muchos de los cambios relacionados con la edad en el cuerpo femenino están causados por alteraciones en los niveles de estrógeno.

Además de mantener las características sexuales femeninas secundarias, los diferentes tipos de estrógenos contribuyen a la elasticidad y resistencia del tejido. Esto es evidente cuando se considera el envejecimiento cutáneo: la piel se debilita y se arruga a medida que disminuyen los niveles de estrógeno. Además, los bajos niveles de estrógeno inflaman las encías, aflojan los dientes y causan sequedad de garganta, ronquera y cambios sutiles en el tono de la voz. También se correlacionan con afecciones graves, como enfermedades cardíacas y accidentes cerebrovasculares. Por ejemplo, la enfermedad cardiovascular es responsable del 30-50% de las muertes en mujeres posmenopáusicas.

Sin embargo, con los suplementos de estrógeno la incidencia de infarto de miocardio y accidente cerebrovascular disminuyen un 25-50%, mientras que el número de muertes por infarto de miocardio y accidente cerebrovascular se reduce un 50%. Los investigadores creen que la terapia con estrógenos es beneficiosa porque el estrógeno reduce la presión arterial, dilata las paredes arteriales, mejora el GC y disminuye el riesgo de coágulos sanguíneos, e incluso podría bajar el nivel de colesterol total y mejorar el perfil de lípidos séricos[2]. Además, el estrógeno disminuye la pérdida ósea al inhibir la actividad de los **osteoclastos.** Debido a que el estrógeno es necesario para preservar el tejido óseo, a menudo reduce la masa ósea cuando los niveles de estrógeno disminuyen con la edad, lo que aumenta el riesgo de desarrollar osteoporosis, en particular en posmenopáusicas. La osteoporosis es peligrosa porque hace que el hueso sea vulnerable a fracturas en una caída. Después de la menopausia, las mujeres pierden hasta el 3% de su masa ósea por año durante los primeros 5 años. Esta tasa disminuye aproximadamente el 1-2% por año a partir de entonces. Dado que casi 300 000 mujeres con osteoporosis van al hospital cada año por fracturas óseas (un 20% de ellas mueren el primer mes tras una caída), este es un problema grave. La terapia de reemplazo con estrógenos puede evitar el agotamiento del calcio que a menudo se produce en la menopausia, al igual que el ejercicio con peso y la ingesta adecuada de calcio.

No se entiende mucho el vínculo entre la disminución de los niveles de estrógeno y el deterioro de la función inmune. Parece que las células inmunes son menos efectivas frente a los patógenos a medida que el estrógeno disminuye, de manera que las posmenopáusicas parecen ser más susceptibles a las infecciones y a las enfermedades.

Consejo de cambio del estilo de vida: hay que descubrir lo que motiva a los clientes y no tener miedo de preguntarles. Tal vez, un cliente disfrute de las palabras de apoyo al hacer ejercicio, mientras que a otro le gusta que le den una palmadita en la espalda. Hay que saber lo que funciona mejor; las acciones que se realicen pueden ser la diferencia entre el éxito y el fracaso en la rutina de ejercicio.

Entre estas muchas funciones, la progesterona ayuda al estrógeno a mantener la salud ósea. En lugar de inhibir las células que destruyen el hueso, estimula las células que lo forman. Además, la progesterona promueve la liberación de grasa, normaliza los niveles séricos de glucosa y ayuda a eliminar el exceso de líquido corporal. Como la progesterona se produce sobre todo en los ovarios, sus niveles caen a medida que estos envejecen. Las glándulas suprarrenales continúan produciendo pequeñas cantidades de progesterona, pero los niveles nunca alcanzan los premenopáusicos.

Los cambios del envejecimiento en la estructura ovárica y las concentraciones hormonales también afectan al ciclo menstrual. Dicho ciclo comienza en la pubertad y en general continúa a intervalos regulares hasta los 40-50 años, momento en el cual la mujer promedio inicia la menopausia. La menopausia ocurre cuando disminuye la cantidad de folículos ováricos, los folículos restantes se vuelven menos sensibles a los efectos de las **hormonas hipofisarias** (FSH y LH), la ovulación se torna irregular y luego se detiene. Los músculos en el área pélvica pierden el tono y los ligamentos que sostienen los órganos reproductivos se estiran, de manera que el útero, la vejiga urinaria y la vagina pueden sufrir **prolapso,** que puede causar incontinencia por estrés, una afección embarazosa

---

Osteoclastos: células óseas que descomponen el tejido óseo.

Hormonas hipofisarias: incluyen la hormona foliculoestimulante (FSH) y la hormona luteinizante (LH). Estas hormonas influyen en la tasa de crecimiento folicular, la producción de progesterona y la ovulación.

Prolapso: ocurre cuando un órgano o estructura se desliza fuera de su posición habitual; suele estar causado por la debilidad de los músculos de soporte o el estiramiento excesivo de los ligamentos; a menudo afecta al útero o a la vejiga urinaria.

de pérdida urinaria. Para complicar las cosas, la propia vejiga y los esfínteres que regulan el flujo urinario se debilitan, lo que aumenta la frecuencia y urgencia urinaria. Por último, las infecciones fúngicas se vuelven más frecuentes por los cambios en la flora del canal vaginal. Debido a que las secreciones glandulares disminuyen, esta área se vuelve menos ácida y más favorable a la colonización de microorganismos.

Casi el 50% de las mujeres menopáusicas experimentan síntomas que interfieren con sus actividades normales. Los **sofocos** son habituales y duran de 30 s a 10 min cada uno. Otras complicaciones son migraña, fatiga, cambios de humor, dificultad para dormir y para concentrarse, dolor articular, aumento de la tensión muscular, incontinencia (particularmente al estornudar o toser) y problemas del tracto digestivo. Por supuesto, algunos de estos síntomas sugieren otros trastornos como hipotiroidismo, diabetes o depresión clínica, de manera que las mujeres perimenopáusicas que experimentan estos síntomas deben buscar orientación médica.

PRECAUCIONES DURANTE EL EJERCICIO

Todas las personas que hacen ejercicio deben practicar técnicas seguras, ya que existen riesgos inherentes en cualquier actividad física. En general, los adultos mayores bien entrenados que han estado activos durante la mayor parte de su vida pueden continuar participando en sus actividades habituales. Es necesario ajustar la frecuencia, intensidad y duración, pero la persona activa en general puede continuar con su régimen de ejercicio de manera relativamente normal en la vejez. Sin embargo, las personas sedentarias que harán ejercicio deben ser más cuidadosas porque sus sistemas orgánicos suelen disminuir a un ritmo más rápido que el de las personas activas. En cualquier caso, las preocupaciones especiales para los adultos mayores incluyen la alteración de la regulación de la temperatura, el movimiento articular limitado, la disminución del tejido magro, la pérdida de equilibrio y la pérdida del funcionamiento cardiorrespiratorio (tabla 5-4).

TABLA 5-4. Efectos del envejecimiento sobre el funcionamiento del cuerpo

Variable	Cambio
Frecuencia cardíaca en reposo	Continúa sin cambios
Frecuencia cardíaca máxima	Disminuye
Gasto cardíaco máximo	Disminuye
Presión sanguínea en reposo y en ejercicio	Aumenta
$VO_{2máx}$	Disminuye
Volumen residual	Aumenta
Tiempo de reacción	Disminuye
Fuerza muscular	Disminuye
Flexibilidad	Disminuye
Masa ósea	Disminuye
Masa corporal magra	Disminuye
Porcentaje de grasa corporal	Aumenta
Tolerancia a la glucosa	Disminuye
Tiempo de recuperación	Aumenta

Adaptado de ACSM's Guidelines for Exercise Testing and Prescription. 10th Ed. Philadelphia: Lippincott Williams & Wilkins, 2018; Tabla 7-2.

INCAPACIDAD PARA REGULAR LA TEMPERATURA CORPORAL

El metabolismo es la suma de todas las reacciones químicas que ocurren en el cuerpo e incluye procesos que construyen y otros que destruyen. Un subproducto natural del metabolismo es el calor; por tanto, todo lo que aumenta la tasa metabólica también aumenta la producción de calor. El hígado, los riñones y el músculo esquelético son los órganos metabólicamente más activos del cuerpo. Debido a que la contracción muscular aumenta durante la actividad, el músculo esquelético contribuye mucho al calor corporal generado durante el ejercicio. En consecuencia, las personas activas deben ser capaces de eliminar de forma eficiente el calor para evitar el aumento peligroso de la temperatura corporal.

Como se ha mencionado, la capacidad de regular la temperatura corporal disminuye con la edad. El **enfriamiento por evaporación**, que ocurre cuando el sudor se evapora desde la superficie de la piel, es menos efectivo porque la cantidad de glándulas sudoríparas disminuye. Además, todas las glándulas sudoríparas restantes son menos activas y, por tanto, producen menos sudor en general. Además, el **enfriamiento por radiación** no es tan eficiente porque el número total de capilares en el cuerpo disminuye con la edad. En conjunto, estos factores promueven la retención de calor durante la actividad y el aumento posterior de la temperatura interna. Por tanto, una persona mayor debe hacer ejercicio con menor intensidad en un ambiente relativamente fresco, y rehidratarse continuamente.

Los adultos mayores que hacen ejercicio en ambientes fríos también están en riesgo. Cuando el cuerpo se somete a temperaturas frías, los vasos sanguíneos superficiales se contraen y los profundos se dilatan. Esto desvía la sangre de la superficie corporal por dos razones principales. Primero, reduce la cantidad de calor perdido por la radiación. Segundo, asegura que los órganos principales como el cerebro, el corazón y los riñones continúen recibiendo una irrigación adecuada. Ambas acciones son críticas para mantener la vida. A medida que las personas envejecen pierden vasos sanguíneos en todo el cuerpo, incluidos los que irrigan los tejidos profundos. Esto significa que los adultos mayores no pueden desviar la sangre a los tejidos más profundos de manera tan efectiva cuando baja la temperatura. Esto, junto con la pérdida de grasa subcutánea, dificulta que estas personas retengan el calor en ambientes fríos.

PÉRDIDA DEL RANGO DE MOVIMIENTO

La flexibilidad de una articulación dada es específica de esa articulación, por lo que la limitación del RDM en una articulación no necesariamente afecta al RDM en otra articulación; sin embargo, a medida que se pierde la movilidad en más articulaciones, las AVD regulares se vuelven difíciles. Si el movimiento está restringido mucho tiempo, los músculos se atrofian, las articulaciones se deforman y la capacidad funcional disminuye[3,4].

Aunque el tiempo afecta a las articulaciones, estas suelen envejecer con lentitud. La columna pierde flexibilidad y eventualmente se pone rígida. El cartílago en los extremos de los huesos largos se adelgaza y la producción de líquido sinovial disminuye, lo que limita el movimiento y aumenta la vulnerabilidad de los huesos al impacto. Además, las fibras de colágeno en los ligamentos se acortan y cambian de orientación, factores que limitan aún más la flexibilidad articular. Estos cambios, junto con la pérdida del equilibrio y la fuerza muscular, aumentan el riesgo de esguinces de tobillos, torceduras de muñecas,

---

Sofocos: sensación de calor extremo en la cara, el cuello y la parte superior del cuerpo que dura hasta 10 min cada vez; a menudo acompañado de sudoración severa y escalofríos.

Enfriamiento por evaporación: se produce en la superficie de la piel a medida que el sudor cambia de líquido a gas. Se transporta gran cantidad de calor a la atmósfera durante la vaporización.

Enfriamiento por radiación: principal medio de pérdida de calor corporal; ocurre cuando se dilatan los vasos sanguíneos de la dermis. Esto transporta sangre desde los tejidos más profundos a la superficie de la piel. Los rayos infrarrojos de calor escapan de la **sangre caliente al ambiente más fresco**.

bursitis y artritis, lesiones frecuentes entre las personas mayores. Para minimizar el riesgo de los adultos mayores, los profesionales del entrenamiento físico deben diseñar rutinas de ejercicio con actividades simples pero desafiantes. Deben evitar el uso excesivo de las articulaciones, ya que esto puede empeorar los trastornos inflamatorios. Aunque el ejercicio a veces mejora los síntomas de inflamación a largo plazo, puede exacerbar los síntomas a corto plazo, sobre todo durante los brotes. Hay que hacer los ajustes de acuerdo con las necesidades individuales tratando de evitar mayor disminución[3,4].

REFERENCIA RÁPIDA

La persona sedentaria típica muestra una disminución del 20-30% de la flexibilidad general a los 70 años.

DISMINUCIÓN DEL TEJIDO MAGRO

La sarcopenia relacionada con la edad suele empezar a los 45 años; da como resultado una disminución del 1% en la masa muscular por año. Esta pérdida de masa muscular se acompaña de la pérdida de fuerza, particularmente en los músculos de la espalda y las piernas. Esto debilita de forma sustancial las articulaciones, ya que el tono muscular es el que más contribuye a la estabilidad articular. Además, la cantidad de neuronas que inervan los músculos esqueléticos disminuye, al igual que la capacidad de reclutamiento. Ambos factores disminuyen aún más la fuerza muscular. Entre los 60 y 70 años de edad, el promedio de los adultos mayores pierde el 15% de su fuerza; esto acelera la pérdida de casi el 30% entre los 70 y 80 años. Incluso una pequeña pérdida de la fuerza inicia un círculo vicioso: los adultos mayores pierden fuerza y no pueden realizar fácilmente sus actividades normales; por tanto, evitan actividades difíciles y, en consecuencia, pierden aún más fuerza. Antes de darse cuenta, son incapaces de realizar incluso las tareas más simples, como caminar por la casa, lavar la ropa o guardar los alimentos. La pérdida muscular continua promueve desviaciones de la marcha, desequilibrio muscular, inmovilidad y un mayor riesgo de caída[5].

La sarcopenia puede sucederle a cualquiera, sin importar su condición física. Sin embargo, las personas físicamente inactivas experimentan las pérdidas más drásticas y rápidas tanto en la masa como en la fuerza muscular. La mejor manera de prevenirla es incorporar ejercicios de fuerza en un programa de ejercicio regular.

El músculo no es el único tejido magro en riesgo. El tejido óseo que no se somete a tensión mecánica también se desgasta. Como se ha mencionado, el hueso se somete a un proceso continuo llamado remodelación donde el tejido óseo viejo se reemplaza por el nuevo. Con la edad, la remodelación ósea sufre un desequilibrio; en otras palabras, se descompone más de lo que se forma. Como la masa ósea disminuye, los huesos se debilitan y se vuelven propensos a fracturas. Dado que en los adultos mayores las fracturas sanan de forma lenta e inadecuada, un hueso fracturado a menudo significa un estadio prolongado en cama, lo que puede provocar más pérdida ósea y muscular.

PÉRDIDA DEL EQUILIBRIO

La pérdida del equilibrio es peligrosa porque aumenta la probabilidad de caídas, que son peligrosas porque a menudo provocan fracturas, luxación articular y lesiones en los ligamentos y tendones.

A menudo se desarrollan problemas de equilibrio por los cambios en los aparatos locomotor y neuromuscular. El tono muscular disminuye, las articulaciones se debilitan, el RDM disminuye y la estabilidad general baja. Los adultos mayores son propensos a sufrir desmayos por hipotensión transitoria causada por disminución de la respuesta de lucha o huida. Los receptores sensoriales especiales en el oído interno responsables del equilibrio también se deterioran, por lo que los adultos mayores suelen volverse inestables al estar de pie. En combinación, estos factores promueven problemas del equilibrio en las personas mayores y deben considerarse al desarrollar programas de ejercicio para esta población.

DISMINUCIÓN DEL FUNCIONAMIENTO CARDIORRESPIRATORIO

El deterioro de la función cardiovascular y respiratoria relacionado con la edad puede afectar en gran medida a la capacidad de hacer ejercicio, sobre todo en individuos previamente sedentarios. Con la edad, se reduce la capacidad del corazón para bombear sangre a medida que disminuyen el tamaño del corazón y la capacidad de volumen. La disminución de la actividad nerviosa simpática del corazón produce una frecuencia cardíaca máxima más baja, contracciones más débiles y menor **fracción de eyección**. La menor elasticidad de los vasos sanguíneos principales suele provocar hipertensión. Simultáneamente, los alvéolos pulmonares se vuelven menos capaces de intercambiar gases, mientras que el propio tejido pulmonar pierde elasticidad. En general, el **volumen máximo de consumo de oxígeno**, o $VO_{2máx}$, disminuye a una tasa del 3-8 % por década después de los 20 años de edad[6]. Sin embargo, otros factores además de la edad representan el 84 % de ese descenso. El principal contribuyente es la pérdida de masa muscular magra, de manera que si las personas la mantienen, la tasa de disminución se reduce drásticamente. Esto es muy prometedor para los adultos mayores.

En general, los adultos mayores deben tener cuidado al hacer ejercicio. Con alteraciones en los sistemas cardiovascular y respiratorio, la capacidad disminuye. Sin embargo, los profesionales del entrenamiento físico aún pueden ofrecer entrenamientos desafiantes con riesgos mínimos.

BARRERAS PARA HACER EJERCICIO

Varias barreras impiden que los adultos mayores se vuelvan más activos. Algunos simplemente no saben que el ejercicio es seguro y efectivo para su grupo de edad. Otros tienen miedo de lo desconocido y eso les impide acudir a un gimnasio o buscar consejos para hacer ejercicio a pesar de saber que deberían hacerlo. Los profesionales de la salud y los entrenadores físicos deben ser conscientes y abordar estas inquietudes si quieren alentar a este grupo de edad a adoptar estilos de vida más saludables[7]. La tabla 5-5 muestra barreras y motivadores adicionales para hacer ejercicio.

TABLA 5-5. Barreras y motivadores frecuentes para hacer ejercicio en el adulto mayor

Barreras	Motivadores
Restricciones de tiempo	Independencia para realizar las AVD
Miedo a las lesiones	Mejor resistencia
Falta de habilidades y destrezas	Mejor apariencia
Mala salud	Mantenimiento de la movilidad articular
Falta de transporte	Mejoría del sueño
Malestar anticipado	Mantenimiento de la masa muscular y ósea
Ingresos limitados	Mejor equilibrio

Fracción de eyección: medida del porcentaje de sangre que sale del ventrículo izquierdo cada vez que se contrae.

Volumen máximo de consumo de oxígeno: también conocido como $VO_{2máx}$. La cantidad máxima de oxígeno que el cuerpo capta y utiliza. El $VO_{2máx}$ está relacionado directamente con el gasto energético, por lo que es una medida indirecta de la capacidad aeróbica máxima de una persona.

BENEFICIOS DEL EJERCICIO

A pesar de que el ejercicio ofrece beneficios a todos los grupos de edad, pocos adultos mayores practican actividad física con regularidad. Según los datos del HHS, solo el 31% de las personas de 65-74 años hacen 20 min de actividad física moderada 3 días o más a la semana. El 16% son un poco más activos; realizan 30 min de actividad moderada 5 días o más a la semana. Por desgracia, solo el 23% de los adultos de 75 años o más continúa con actividad moderada durante 20 min 3 días o más a la semana.

Como se ha comentado, los adultos mayores perciben varias barreras para hacer ejercicio y a menudo las evitan de forma intencionada por los riesgos asociados. Es esencial empoderar a este grupo con información sobre los *beneficios* del ejercicio para tratar de superar estas barreras.

Aunque este grupo de edad representa un desafío para el profesional del entrenamiento físico, obtiene beneficios considerables del ejercicio regular. De hecho, varios estudios muestran que las mejoras observadas en personas mayores coinciden con las que se observan en personas más jóvenes, pues nunca es demasiado tarde para ser activo. Con el tiempo, a medida que estos beneficios se acumulan, la persona mayor mantiene, y probablemente incluso mejora, su capacidad funcional. Lo ideal es que las personas hagan ejercicio regular durante su vida; sin embargo, la investigación demuestra que iniciar un programa de ejercicios a cualquier edad proporciona beneficios sustanciales con mínimos riesgos. Cuanto antes se empiece a hacer ejercicio, mejores serán sus resultados. La siguiente sección analiza algunos de los beneficios específicos que experimentan las personas mayores.

REDUCCIÓN DEL RIESGO DE ENFERMEDAD CRÓNICA Y MEJOR CONTROL DE LAS AFECCIONES EXISTENTES

Las enfermedades crónicas, actualmente responsables de la mayoría de las muertes en EE.UU., en general están causadas por varios factores conocidos como **factores de riesgo** (tabla 5-6)[8]. Las personas rara vez tienen un solo factor de riesgo para una enfermedad concreta; en cambio, los factores de riesgo tienden a agruparse. Cuantos más factores de riesgo tenga una persona, mayor será la posibilidad de desarrollar la enfermedad.

REFERENCIA RÁPIDA

De acuerdo con los Centers for Disease Control (CDC), las principales causas de muerte en EE.UU., clasificadas de mayor a menor, son las siguientes:

- Enfermedad cardíaca.
- Cáncer.
- Enfermedad crónica de las vías respiratorias bajas.
- Accidentes.
- Accidente cerebrovascular.
- Enfermedad de Alzheimer.
- Diabetes.
- Gripe y neumonía.

El factor de riesgo número uno que se puede prevenir para las enfermedades crónicas es fumar cigarrillos. Por tanto, dejar el tabaco tendría un mayor efecto sobre la salud y la longevidad que cualquier otro cambio en la conducta. Después de dejar de fumar, el aumento de la actividad física probablemente tenga mayor posibilidad de mejorar la salud y reducir el riesgo de enfermedades crónicas. El aumento de la actividad mejora el perfil de riesgo de forma independiente, pero un estilo de vida más activo también reduce los efectos de muchos otros factores de riesgo. Por ejemplo, la actividad regular

TABLA 5-6. Factores de riesgo frecuentes para las enfermedades crónicas

- Tabaquismo
- Hipertensión
- Colesterol sérico alto
- Obesidad
- Estilo de vida sedentario
- Dieta rica en grasas saturadas
- Dieta baja en cereales enteros, frutas y verduras

promueve un peso saludable, mejor control de la presión sanguínea a largo plazo, aumento del nivel de HDL y disminución de los niveles de LDL y colesterol total. Todos estos cambios también mejoran la salud del corazón, los pulmones y los vasos sanguíneos, reduciendo el riesgo de enfermedades crónicas.

La actividad física constante también ayuda a controlar *afecciones preexistentes,* como enfermedad cardiovascular, diabetes, hipertensión y niveles altos de colesterol sérico[9]. Las actividades aeróbicas regulares mejoran la salud cardíaca al disminuir la frecuencia cardíaca en reposo y aumentar el volumen sistólico y la fracción de eyección, factores que reducen la carga de trabajo cardíaca. Tan solo 2 h de ejercicio moderado a la semana reducen la presión arterial sistólica, la frecuencia cardíaca en reposo y el peso corporal, mientras que aumenta la fuerza de agarre y la capacidad máxima de hacer ejercicio[10]. Incluso los adultos mayores que padecen una **enfermedad arterial periférica** experimentan una reducción del riesgo de muerte relacionada con las enfermedades cardiovasculares[11]. El estudio *MacArthur of Successful Aging* coincide, pues descubrió que los sujetos que sufrían diversas afecciones crónicas experimentaban efectos protectores al aumentar su actividad.

REFERENCIA RÁPIDA

Un perfil de lípidos deseable tiene los siguientes parámetros:

- Colesterol total: < 200 mg/dl.
- LDL: < 100 mg/dl.
- HDL: ≥ 60 mg/dl.
- Triglicéridos: < 150 mg/dl.

A través de sus efectos sobre el **perfil de lípidos séricos,** el ejercicio ayuda a mantener los vasos sanguíneos sanos y reduce el riesgo de ateroesclerosis. La ateroesclerosis, o la acumulación de placa en el revestimiento de las paredes arteriales, es potencialmente mortal cuando afecta a las arterias coronarias que irrigan el corazón. A medida que estas arterias se estrechan, disminuye el suministro de

Factor de riesgo: comportamiento o afección que aumenta la probabilidad de desarrollar una enfermedad. Los factores de riesgo no necesariamente causan una enfermedad, pero se correlacionan de forma positiva con el desarrollo de esta.

Enfermedad arterial periférica: afección que afecta principalmente a la circulación periférica en las piernas y los pies, que causa dolor y hormigueo en las extremidades durante la actividad. Se produce por la acumulación de depósitos grasos que bloquean las arterias e interfieren con la circulación sanguínea. Los estudios muestran que puede tratarse y probablemente prevenirse con ejercicio.

Perfil de lípidos séricos: análisis de sangre que indican el riesgo de enfermedad cardiovascular de una persona.

TABLA 5-7. Síntomas de enfermedad arterial coronaria

- Dolor en el pecho (angina)
- Falta de aire
- Debilidad general y fatiga
- Palpitaciones cardíacas
- Mareos

oxígeno y nutrientes al tejido cardíaco. Si se mantiene privado de oxígeno mucho tiempo, las células cardíacas acaban muriendo. Debido a que las células cardíacas no pueden repararse por sí mismas, son reemplazadas por tejido fibroso incapaz de contraerse. La tabla 5-7 muestra los síntomas de enfermedad arterial coronaria. Al mejorar la salud general de las arterias, el ejercicio también reduce el riesgo de hipertensión, infarto y accidente cerebrovascular.

El ejercicio también evita la ganancia excesiva de peso, un factor asociado al desarrollo de la diabetes tipo 2. En una persona sana, los niveles séricos de glucosa aumentan y disminuyen de forma gradual después de una comida debido a la actividad de la insulina, una hormona producida por el páncreas cuando aumentan los niveles de glucosa sérica y se une esencialmente a los receptores en las **células diana** para permitir la entrada de glucosa. Si la insulina no se une con su receptor, la glucosa no puede entrar en las células, por lo que se acumula en la sangre. Esto representa dos problemas graves. Primero, las células pueden literalmente morir de hambre incluso con los niveles de glucosa sérica elevados, ya que no pueden acceder a esta glucosa. Segundo, el exceso de glucosa sérica aumenta la viscosidad sanguínea, un factor que puede dañar pequeños vasos sanguíneos en ojos, riñones, corazón y nervios.

Existen dos tipos de diabetes. La diabetes tipo 1 ocurre cuando las células pancreáticas no pueden producir insulina. Por tanto, los diabéticos tipo 1 requieren una fuente de insulina externa para que las células puedan acceder a la glucosa sérica para producir ATP. La diabetes tipo 2 es más habitual que la diabetes tipo 1. Con frecuencia se desarrolla en personas con sobrepeso u obesidad que a menudo continúan produciendo insulina. El problema es que sus receptores no se unen a la insulina. Los expertos no están seguros por qué ocurre, pero algunos creen que el exceso de grasa altera la forma de los receptores de insulina, lo que interfiere con su capacidad de reconocer la insulina. Si la insulina no puede unirse a su receptor, las células son privadas de glucosa y los niveles de glucosa sérica permanecen elevados. Afortunadamente, los diabéticos tipo 2 a menudo pueden tratar su condición con dieta y ejercicio. Estos cambios en el estilo de vida promueven el control de peso y minimizan la resistencia a la insulina. Con la pérdida de peso, los receptores de insulina suelen regresar a su forma normal, que permite el funcionamiento normal. Si es necesario, la diabetes tipo 2 puede tratarse con inyecciones de insulina o medicamentos que mejoran la sensibilidad a la insulina o aumentan la producción pancreática y liberación de insulina.

Según la American Diabetes Association, más del 65 % de las personas con diabetes mueren por enfermedad cardíaca o accidente cerebrovascular a una edad más joven que la población general. Debido a que los adultos mayores ya tienen mayor riesgo de muerte por enfermedad cardíaca y accidente cerebrovascular, los diabéticos tienen serios problemas de salud.

MEJORÍA DE LA CAPACIDAD FUNCIONAL

Al igual que las personas más jóvenes, las personas mayores que hacen ejercicio experimentan mejoras en la resistencia cardiovascular, la fuerza, la resistencia muscular y la flexibilidad, factores que *mejoran* la *capacidad funcional* y *disminuyen el riesgo de caídas*. Mantener la capacidad funcional mejora la capacidad de realizar AVD básicas (tabla 5-8), así como actividades más desafiantes. Cuantas más AVD puedan realizar los adultos mayores de forma autónoma, pueden ser más activos. En otras palabras, el ejercicio preserva la capacidad funcional de los ancianos y ayuda a mantener la autonomía, con independencia de los problemas de salud existentes. De hecho, un estudio de 14 años en mujeres de 74 años de edad encontró que las mujeres activas tenían mejor capacidad funcional, mientras que las sedentarias tenían peor estado funcional[12-15].

TABLA 5-8. Actividades de la vida diaria

- Alimentarse
- Bañarse
- Vestirse
- Asearse
- Uso independiente del baño
- Moverse de una silla a la cama
- Trabajar
- Hacer las labores del hogar

Dado que los adultos mayores tienen mayor riesgo de caídas debido a la disminución de la masa muscular, la debilidad articular y la pérdida del equilibrio, el ejercicio debe considerarse una estrategia primaria para reducir las caídas. No solo aumenta la fuerza muscular y la estabilidad articular, también mejora el equilibrio.

Como se ha mencionado, la persona promedio comienza a perder masa muscular a los 30 años de edad. Al inicio la tasa de pérdida es lenta, pero aumenta progresivamente con el tiempo y al final alcanza casi el 40 % a lo largo de la vida. La pérdida de fuerza acompaña a la pérdida de masa, lo que interfiere en el rendimiento físico y aumenta el riesgo de lesiones durante las actividades diarias normales. Numerosos estudios muestran que el entrenamiento de fuerza ralentiza la atrofia y aumenta la masa muscular en las personas mayores frágiles. De hecho, los adultos mayores débiles que participaron en un entrenamiento de fuerza 10 semanas tuvieron un aumento del 189 % en la fuerza de extensión de la rodilla y un aumento del 87 % en la fuerza de extensión de la cadera. Esto es notable porque el grupo de sujetos vivía en una institución y participó mínimamente en actividades adicionales. Sorprendentemente, las lesiones musculoesqueléticas fueron poco frecuentes durante el estudio; solo un participante suspendió el ejercicio prescrito por problemas musculoesqueléticos[5,16,17].

La función muscular también mejora debido a una mejor comunicación entre el músculo y el sistema nervioso. Las neuronas controlan las fibras musculares, por lo que cuantas más unidades motoras se estimulen durante la contracción muscular, mayor será la fuerza. El entrenamiento físico mejora la capacidad de reclutamiento, un factor que a menudo explica el aumento de la fuerza durante las 2-3 semanas iniciales de entrenamiento en todas las personas.

El entrenamiento aeróbico constante mejora la coordinación entre los sistemas cardiovascular y respiratorio. Cuando son entrenados, estos sistemas orgánicos se vuelven más eficientes en el transporte de gases hacia y desde los tejidos, de manera que las demandas que se les imponen son más fáciles. Las adaptaciones resultantes permiten que la persona con buena forma física participe en actividades durante más tiempo y con mayor intensidad. ¡Esto suele sorprender a los adultos mayores que afirman que evitaron el ejercicio durante años debido a la fatiga frecuente e inexplicable! Además, los estudios indican que la función y la capacidad pulmonar mejoran con actividades moderadas como caminar y más extenuantes como correr[18,19].

FLEXIBILIDAD Y EQUILIBRIO

Úselo o piérdalo, ¡cuán cierto es esto! Las personas pierden flexibilidad a medida que envejecen, se vuelven más sedentarias y no pueden mover sus articulaciones en el RDM completo. La mayoría de las formas de actividad física, ya sea el entrenamiento cardiovascular, de resistencia o los ejercicios de estiramiento, mejoran el RDM *siempre que las articulaciones se muevan en sus rangos normales*. Mantener este RDM completo mejora la capacidad funcional y disminuye el riesgo de lesiones. Además, la actividad estimula la producción de líquido sinovial, promueve la flexibilidad de los ligamentos y tendones, y mantiene la elasticidad muscular, lo que aumenta la movilidad articular.

Células diana: células en todo el cuerpo que tienen receptores para una hormona determinada.

REFERENCIA RÁPIDA

Las caídas son la causa principal de lesión mortal y la causa más habitual de traumatismo no mortal relacionado con el ingreso hospitalario entre los adultos mayores.

Numerosos estudios sugieren que la actividad física disminuye el riesgo de caídas por su influencia en el equilibrio. En consecuencia, muchos programas de ejercicios dirigido a adultos mayores ahora se enfocan específicamente en el entrenamiento de equilibrio. En muchos casos, enfatizan disciplinas como el yoga, Pilates y taichí[20]. Estos modos de ejercicio mejoran la coordinación, la respiración, la fuerza de la zona central del cuerpo (tronco) y la concentración, áreas a menudo deficientes en los adultos mayores. También reducen la presión arterial y mejoran la calidad del sueño.

Por tanto, la combinación de ejercicios de fortalecimiento con ejercicios de equilibrio proporciona beneficios óptimos. De hecho, los estudios muestran que los efectos acumulativos del entrenamiento de fuerza y equilibrio son incluso mayores que el efecto de cualquiera de los dos por separado. La combinación no solo disminuye la probabilidad de caídas, también aumenta la autoconfianza y mejora la autoestima.

REFERENCIA RÁPIDA

Numerosos estudios han encontrado que los adultos mayores que participan en un programa regular de taichí reducen significativamente su riesgo de caídas.

MEJORÍA DE LA SALUD MENTAL (BENEFICIOS PSICOLÓGICOS)

Aunque los investigadores no entienden el mecanismo por completo, los estudios muestran una correlación entre el aumento de la actividad y un mejor estado de ánimo, más confianza en uno mismo, mayor autoestima y mejoría de la función cognitiva. En primer lugar, la actividad física estimula la liberación de endorfinas, sustancias corporales que mejoran el estado de ánimo. En segundo lugar, disminuye los niveles séricos de cortisol, una hormona liberada en momentos de estrés y que se cree que aumenta la sensación de ansiedad[21]. Varios estudios indican que particularmente el ejercicio cardiovascular produce el mayor efecto psicológico, especialmente en aquellos que han estado haciendo ejercicio intenso y frecuente durante al menos 10 semanas[22].

En un estudio realizado en la Duke University, los investigadores encontraron que un número significativo de pacientes de edad avanzada con diagnóstico previo de trastorno depresivo mayor ya no estaban deprimidos después de 16 semanas de ejercicio y que el efecto del tratamiento con ejercicio iguala el efecto del ejercicio combinado con farmacoterapia. Una posible explicación para esto es que el «tratamiento con ejercicio» da a los pacientes una sensación de control, pues es una solución activa al problema, mientras que tomar una pastilla es un acto pasivo. Esto no implica que todos los casos de depresión puedan tratarse sin medicamentos. Simplemente sugiere que, en *algunos* casos, aumentar el nivel de actividad mejora el estado de ánimo y el perfil psicológico; sin embargo, esto no está garantizado en todas las personas deprimidas[23].

Los datos de los CDC sugieren que el 28-34 % de los adultos de 65-74 años están completamente inactivos. El 44 % de los adultos mayores de 75 años no hacen absolutamente ninguna actividad en su tiempo libre, y las mujeres son menos activas que los hombres. Dado que se pueden obtener beneficios significativos del ejercicio, es importante captar a los miembros de esta población (tabla 5-9).

TABLA 5-9. Resumen de los beneficios del ejercicio en adultos mayores

- Menor riesgo de enfermedad coronaria y accidente cerebrovascular
- Menor riesgo de hipertensión
- Menor riesgo de diabetes
- Menor riesgo de sobrepeso y obesidad
- Menor riesgo de caídas y lesiones posteriores
- Menor riesgo de algunas neoplasias (posiblemente cáncer de colon y mama)
- Mejor autoestima y estado de ánimo con menor incidencia de depresión
- Mejor calidad de vida con un posible aumento de la esperanza de vida
- Mejor sueño, tanto en calidad como en cantidad

RECOMENDACIONES PARA LAS PRUEBAS Y PRESCRIPCIÓN DEL EJERCICIO

La gente que hace ejercicio regular a lo largo de su vida suelen continuar haciéndolo al final de su vida. Usualmente modifican la frecuencia, duración, intensidad y el tipo de actividad, pero esencialmente sus cuerpos con buena condición física pueden tolerar el desafío impuesto por la actividad física. ¿Qué pasa con los adultos mayores previamente sedentarios que desean iniciar un programa de ejercicios? ¿Cómo comenzar?

REFERENCIA RÁPIDA

De acuerdo con el ACSM, el término «adulto mayor» se refiere a las personas ≥ 65 años de edad o de 50-64 años con afecciones clínicamente significativas o limitaciones físicas que afectan a su capacidad para realizar actividades[24].

El ejercicio es potencialmente peligroso para la población de adultos mayores porque muchos sufren afecciones preexistentes que estresan demasiado sus cuerpos. Además, los sistemas orgánicos se deterioran con el tiempo, de manera que el ejercicio podría aumentar el riesgo de lesiones agudas y crónicas. Los estudios controlados, sin embargo, indican que el ejercicio *beneficia* en lugar de dañar al adulto mayor. Esta sección aborda las recomendaciones generales para las personas mayores.

El ACSM y la American Heart Association (AHA) han establecido criterios de cribado para las personas mayores que intentan hacer ejercicio[24-27]. Dado que el riesgo de enfermedades crónicas aumenta con la edad, los profesionales del entrenamiento físico deben examinar a los deportistas potenciales para detectar los síntomas asociados con enfermedades cardiovasculares, pulmonares y metabólicas (tabla 5-10).

Esto ayuda a determinar quién necesita autorización médica antes de iniciar un programa de ejercicios y quién puede hacerlo sin autorización. En el capítulo 2 de la 10.ª edición del *ACSM's Guidelines for Exercise Testing and Prescription* hay más información respecto a las guías para la estratificación del riesgo.

En general, el ACSM sugiere que la mayoría de los adultos mayores no requieren pruebas de ejercicio antes de comenzar un programa de ejercicio de intensidad moderada. Si se realizan las pruebas de ejercicio, la presencia de enfermedades cardiovasculares, metabólicas y ortopédicas puede provocar que se suspenda antes la prueba[28].

TABLA 5-10. Factores de riesgo asociados con enfermedades cardiovasculares, pulmonares o metabólicas

• Dolor en el pecho, cuello, mandíbula o brazo
• Falta de aliento en reposo o con un esfuerzo leve
• Latido cardíaco irregular, rápido o con aleteo
• Mareo
• Incapacidad de respirar fácilmente a menos que el paciente esté sentado o de pie
• Tobillos hinchados
• **Claudicación intermitente**
• Fatiga inusual con las actividades habituales
• Soplo cardíaco conocido

Fuente: American College of Sports Medicine. ACSM's *Guidelines for Exercise Testing and Prescription*. 10th Ed. Philadelphia: Lippincott Williams & Wilkins, 2018; Tabla 2-1.

PRUEBA DE EJERCICIO

De acuerdo con el ACSM, hay varios protocolos de prueba para la población de adultos mayores y solo deben realizarse cuando lo indique un médico. Son adecuados los procedimientos de prueba estándar con ligeras modificaciones. También se han desarrollado pruebas especializadas para adultos mayores frágiles que tienen discapacidades físicas. En general, la 10.ª edición del *ACSM's Guidelines for Exercise Testing and Prescription* proporciona las siguientes guías para las pruebas de ejercicio:

- La carga de trabajo inicial debe ser < 3 **equivalentes metabólicos (MET)** con aumentos graduales no mayores de 0,5-1,0 MET para cualquier persona con baja capacidad de trabajo.
- Si el equilibrio, la coordinación o la debilidad muscular son un problema, hay que utilizar un cicloergómetro en lugar de una cinta rodante. Si la cinta se utiliza, hay que asegurarse de tener una barandilla; sin embargo, añadir este tipo de soporte reduce la precisión de la capacidad máxima estimada de MET. Ajustar la velocidad de la cinta de acuerdo con la capacidad de caminar.
- Estar preparado para prolongar la etapa inicial de prueba, reiniciar la prueba o repetirla si el adulto mayor tiene dificultades para usar el equipo de ejercicio.
- Tener en cuenta que las **arritmias** inducidas por el ejercicio son más habituales en adultos mayores que en cualquier otra población. Además, estas personas suelen tomar uno o más medicamentos, muchos de los cuales influyen en el ritmo cardíaco y la respuesta de la presión arterial al ejercicio.
- El electrocardiograma (ECG) con ejercicio tiene mayor sensibilidad y menor especificidad en las personas mayores que en las más jóvenes. Esto quizás se deba a que las mayores a menudo tienen problemas de conducción o hipertrofia ventricular izquierda.

Las indicaciones para finalizar las pruebas de ejercicio en adultos mayores son similares a otras poblaciones. Las indicaciones absolutas incluyen una disminución de la presión arterial sistólica mayor de 10 mmHg en comparación con la inicial, a pesar de un aumento en la carga de trabajo; angina moderadamente grave; aumento del mareo, falta de coordinación o pérdida de la conciencia; signos de mala oxigenación (cianosis o palidez); dificultades técnicas al monitorizar el ECG o la presión arterial sistólica; solicitud de detener la prueba, y taquicardia ventricular sostenida[24].

Es probable que se deban evitar las pruebas de ejercicio en personas ≥ 75 años a menos que tengan indicación médica por afecciones como enfermedad cardiovascular sintomática o diabetes no controlada. Esto se debe al mayor riesgo de episodios cardiovasculares que se han asociado con el ejercicio y las pruebas de ejercicio en este grupo. Si no hay síntomas de enfermedad cardiovascular, estas personas pueden hacer ejercicio de intensidad ligera (< 3 MET) de forma segura sin riesgo extremo[28].

Actualmente, las pruebas de rendimiento físico son un método mucho más habitual para evaluar la capacidad funcional de los adultos mayores. Estas pruebas son fáciles de realizar, requieren poco equipo y son seguras tanto en poblaciones sanas como en el contexto clínico. Los ejemplos son: prueba de condición física para adultos mayores *(Senior Fitness Test)*, prueba de caminata de 6 min *(6-minute walk test)*, batería breve de rendimiento físico *(Short Physical Performance Battery)*, velocidad de marcha habitual *(Usual Gait Speed)* y escala continua de rendimiento físico *(continuous scale physical performance test)*. Esta sección se centrará solo en dos de estas pruebas.

- Prueba de condición física para adultos mayores: prueba simple que puede realizarse en un gimnasio o en casa. Consiste en siete reactivos que evalúan la fuerza de las partes inferior y superior del cuerpo, resistencia aeróbica, flexibilidad de las partes inferior y superior del cuerpo, agilidad y equilibrio. Incluye lo siguiente: sentarse y levantarse de una silla 30 s, flexiones de brazos 30 s, prueba de caminata de 6 min, prueba de escaleras 2 min, sentarse en una silla y tocarse la punta del pie y rascarse la espalda. Los resultados pueden compararse con las normas para determinar el nivel de funcionamiento.
- Prueba de caminata de 6 min: prueba popular para determinar la capacidad cardiorrespiratoria submáxima. Mide la distancia que una persona puede caminar durante un período de 6 min. El único equipo requerido es un cronómetro y una cinta de medir. Entonces, la distancia recorrida se puede comparar con las normas para determinar el nivel de funcionamiento.

PRESCRIPCIÓN DE EJERCICIO

Al igual que con otras poblaciones, un programa de ejercicios para adultos mayores debe enfatizar la resistencia cardiovascular, el entrenamiento de fuerza y la flexibilidad. De conformidad con la literatura existente y las guías de la ACSM, las siguientes recomendaciones se consideran seguras para un adulto mayor sano.

REFERENCIA RÁPIDA

Los adultos mayores deben realizar actividad física de intensidad moderada de 30-60 min al menos 5 días a la semana[24].

- Iniciar cualquier ejercicio con al menos 5-10 min de calentamiento de baja intensidad y bajo impacto como caminar, entrenar con bicicleta estática o realizar movimientos generales de calentamiento. En todas las personas que hacen ejercicio, el calentamiento prepara las articulaciones y los músculos para el movimiento aumentando el flujo sanguíneo y la frecuencia cardíaca. Además, después de cada entrenamiento hay que seguir con un enfriamiento de 5-10 min para que la frecuencia cardíaca y el flujo sanguíneo vuelvan a la normalidad. El enfriamiento también es un momento para realizar un estiramiento ligero y una relajación mental.

REFERENCIA RÁPIDA

Usar el índice de esfuerzo percibido (RPE, *rate of perceived exertion*) de 0 a 10 para medir la intensidad de este grupo. La intensidad moderada se define como una calificación de 5 o 6. La intensidad enérgica se define como una calificación de 7 u 8.

- Los adultos mayores deben realizar 30-60 min de actividad aeróbica moderada (RPE = 5 o 6 en una escala de 10 puntos) al menos 5 días a la semana. Pueden acumularla en períodos de 10 min durante todo el día para un total de 150-300 min de actividad por semana. Si realiza una actividad de alta

---

Claudicación intermitente: dolor de piernas intenso, con calambres y a veces ardiente e intermitente. Suele ocurrir al caminar y desaparece con el descanso; causado por mala circulación en las arterias de las piernas.

Equivalente metabólico (MET): consumo de O_2 del organismo que se define como un consumo de 3,5 ml de O_2 por kg de masa corporal por minuto. Un MET equivale al oxígeno utilizado por todo el cuerpo en reposo.

Arritmia: un ritmo cardíaco anormal.

intensidad (RPE = 7 a 8), la frecuencia debe ser de 3 días por semana durante 20-30 min al día, o un total de 75-100 min por semana. Tener en cuenta que las personas mayores que desean aumentar la carga de trabajo deberían incrementar primero la duración de la actividad antes que la intensidad.

- Evitar actividades que tengan alto riesgo de caída, ya que los huesos de los adultos mayores son más frágiles que los de los adultos más jóvenes. Esto incluye actividades que requieren cambios rápidos de dirección.
- Los ejercicios de bajo impacto, como caminar, entrenar con bicicleta estática, aeróbicos acuáticos y natación son preferibles a las actividades de alto impacto como correr, saltar y dar saltos. Las clases en grupo son excelentes para hacer ejercicio y socializar.
- El entrenamiento de fuerza ayuda a preservar la masa muscular, la fuerza, la capacidad funcional y la movilidad. Inicialmente, hay que elegir una intensidad ligera (40-50% de 1-RM) y progresar a una intensidad moderada a enérgica (60-80%) según la tolerancia. Al menos 2 días a la semana hacer 1 a 3 series de 8 a 12 repeticiones con 8 a 10 ejercicios diferentes, cada uno dirigido a un grupo muscular principal. La intensidad debe ser entre moderada (RPE = 5 a 6) y enérgica (RPE = 7 a 8) según una escala de 10 puntos. A medida que se realizan mejoras, aumentar el número de repeticiones antes de subir el peso o el grado de resistencia. Si una persona tiene muy mala condición, debe ser conservador al inicio del entrenamiento y procurar hacer ejercicios de baja intensidad y duración.
- Realizar todos los ejercicios de resistencia con la columna neutra de manera controlada. Espirar en la fase de esfuerzo e inspirar en la fase de retorno. Mover los músculos y articulaciones a través del RDM sin causar dolor para obtener el máximo efecto.
- Para reducir el riesgo de caídas, incluir el entrenamiento de equilibrio, agilidad y propiocepción 2-3 días por semana. Los ejemplos de este tipo de actividades incluyen la reducción gradual del apoyo mientras está de pie (hacer que el sujeto se ponga de pie 30 s con los pies separados como el ancho de los hombros, manteniendo los ojos abiertos, y luego con los ojos cerrados. Después, pedirle que junte los pies manteniendo los ojos abiertos, y luego con los ojos cerrados. Continuar pidiéndole que ponga los pies uno delante del otro en tándem con los ojos abiertos, y luego con los ojos cerrados. Por último, pedirle que se ponga de pie con una sola pierna con los ojos abiertos, y luego con los ojos cerrados, etc.). El taichí es un excelente ejercicio para el equilibrio, la agilidad y la propiocepción.
- El entrenamiento de potencia es particularmente importante para esta población, ya que la pérdida de la potencia se ha asociado con mayor riesgo de caída. La potencia disminuye con más rapidez con la edad que la fuerza. Para mejorar la potencia, hay que incluir ejercicios de una o varias articulaciones con carga ligera a moderada (30-60% de 1-RM) de 6 a 10 repeticiones rápidas.
- El tipo de entrenamiento de fuerza depende de las capacidades individuales. Si hay problemas de equilibrio, es preferible utilizar máquinas o bandas de resistencia que pesas libres. Las máquinas estabilizan la espalda y permiten un mayor control del RDM.
- Evitar el ejercicio extenuante durante el clima cálido y húmedo, ya que personas mayores tienen dificultades para regular la temperatura corporal. Hacer que los adultos mayores beban muchos líquidos antes, durante y después de hacer ejercicio para ayudar a mantener la temperatura corporal.
- No hacer ejercicio durante los brotes de artritis u otras afecciones crónicas.
- Realizar ejercicios de flexibilidad al menos 2 días por semana para la cadera, la espalda, el hombro, la rodilla, la parte superior del tronco y las áreas cervicales. Los estiramientos estáticos deben realizarse hasta el punto de tensión sin provocar dolor (RPE de 5 a 6). Cada uno se debe hacer en 30-60 s con 2-4 repeticiones por estiramiento. El entrenamiento de flexibilidad es útil para todas las poblaciones, pero sobre todo para los adultos mayores, ya que mejora la movilidad, el equilibrio y la agilidad.

REFERENCIA RÁPIDA

Los adultos mayores con limitaciones por discapacidades físicas deben permanecer tan físicamente activos como lo permitan sus condiciones[24].

EJERCICIOS PARA EL ADULTO MAYOR

Calentamiento

Calentar los músculos con 5-10 min de movimientos de flexión como caminar o con bicicleta estática.

Entrenamiento de fuerza de la parte superior del cuerpo

La mayoría de los adultos mayores pueden realizar ejercicios tradicionales de la parte superior del cuerpo. Hay que asegurarse de incluir ejercicios dirigidos a pecho, espalda, hombros, bíceps y tríceps. Una pelota de estabilidad puede mejorar mucho la fuerza y el equilibrio central, dos componentes a menudo limitados en personas de edad avanzada. La mayoría de los ejercicios corporales pueden realizarse mientras se está sentado en una pelota de estabilidad. Muchos adultos mayores previamente sedentarios prefieren usar bandas de resistencia en lugar de peso libre. Si usan pesas libres, hay que tener cuidado con los posibles problemas de equilibrio. El taichí, el yoga y el método Pilates también son beneficiosos para desarrollar fuerza, equilibrio y resistencia muscular.

Los siguientes son ejemplos de ejercicios para el entrenamiento de fuerza para esta población. Estos ejercicios incorporan varias herramientas de entrenamiento diferentes que incluyen pesas, bandas elásticas y máquinas de pesas. El modo elegido para una persona en particular dependerá del equipo disponible y del nivel de condición física. Para cada ejercicio, el adulto mayor debe comenzar con un conjunto de 8 a 12 repeticiones y progresar gradualmente a tres series de 8 a 12 repeticiones según la tolerancia.

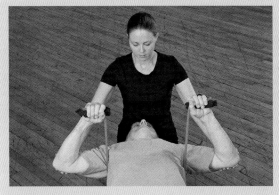 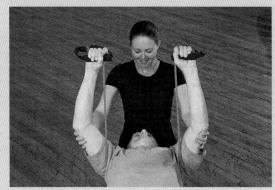

■ **Prensa de pecho con bandas elásticas** (fig. 5-4)
Acostarse en un banco con las bandas detrás de la espalda justo debajo de las axilas y los omóplatos. Los pies deben mantenerse planos sobre el suelo, con la espalda en posición neutra. Sostener un asa con cada mano, con las palmas hacia arriba. Sujetar la banda hacia el centro para crear resistencia. Empujar las manos hacia el techo. Hacer una pausa. Volver a la posición inicial. Repetir 8 a 12 veces. Este ejercicio también se puede hacer en posición sentada.

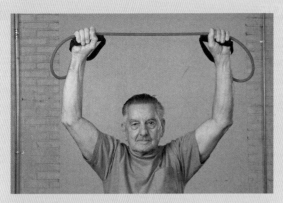
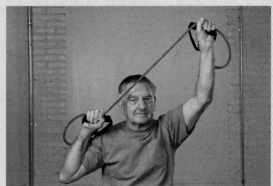
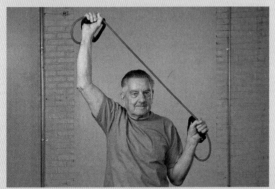

■ Estiramiento posterior del dorsal ancho con una banda elástica (fig. 5-5)

Sostener el asa con cada mano. Sujetar la banda hacia el centro para crear resistencia. Levantar los brazos por encima de la cabeza mientras se tira de los omóplatos hacia abajo. Empujar el brazo izquierdo hacia el techo mientras se lleva el codo derecho hacia abajo hasta que la mano derecha esté al nivel de la oreja o el hombro. Hacer una pausa y volver a empezar. Repetir 8 a 12 veces con el brazo derecho. Cambiar al brazo izquierdo. Alternativamente, enganchar la banda alrededor de un accesorio fijo a unos 150 cm del suelo. Dejar que los extremos cuelguen libres. Sentarse en una silla o en un banco con los dedos de los pies alineados con la banda elástica. Mantener los pies planos sobre el suelo, la espalda neutra y los abdominales contraídos. Sujetar las asas, un extremo en cada mano, manteniendo las palmas una frente a la otra. Tirar de la banda hasta que las manos estén justo por encima del nivel del hombro. Hacer una pausa. Volver lentamente a la posición inicial. Repetir 8 a 12 veces.

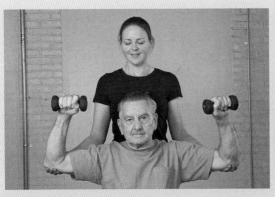
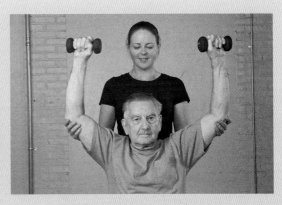

■ Prensa de hombros (fig. 5-6)

Sentarse en un banco con la columna vertebral en posición neutra y los abdominales contraídos. Sostener una pesa en cada mano, con las palmas hacia delante, los brazos paralelos al suelo y los codos doblados. Empujar las pesas hacia el techo. Hacer una pausa. Volver a la posición inicial. Repetir 8 a 12 veces. Tener en cuenta que hay dos formas diferentes de enfocar este ejercicio en particular. Algunos sugieren centrarse en los codos como se muestra, mientras que otros sugieren centrarse en las muñecas. La National Strength and Conditioning Association (NSCA) sugiere esto último. Elegir el método que se adapte a la persona en particular.

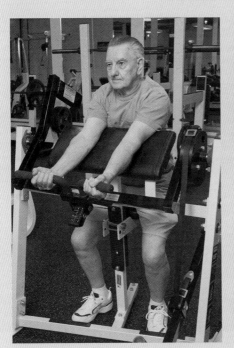
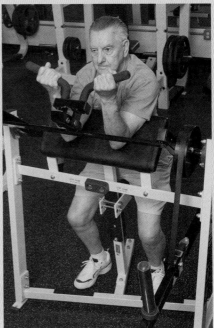

■ Flexión del bíceps (fig. 5-7)

Sentarse en una máquina de bíceps con la espalda alineada en posición neutra y los abdominales contraídos. Agarrar las asas y flexionar lentamente los codos. Hacer una pausa. Volver a la posición inicial. Repetir 8 a 12 veces.

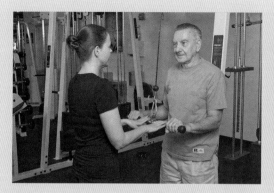
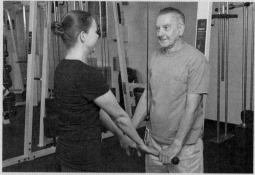

■ Extensión del tríceps (fig. 5-8)

Ponerse de pie con los pies separados como el ancho de los hombros, con la columna vertebral en posición neutra y los abdominales contraídos. Colocar las manos sobre la barra separándolas como el ancho de los hombros. Estabilizar los codos sin presionarlos hacia los lados y empujar la barra hacia abajo hasta que los codos estén completamente extendidos. Hacer una pausa. Volver a levantar la barra hasta que los antebrazos queden paralelos al suelo. Repetir 8 a 12 veces.

Ejercicios de la parte inferior del cuerpo

La mayoría de los adultos mayores pueden realizar ejercicios tradicionales de la parte inferior del cuerpo utilizando máquinas de pesas, bandas de resistencia o pesas ligeras. También pueden incorporar a sus entrenamientos actividades diarias regulares que estresan la parte inferior del cuerpo. La siguiente sección describe ejercicios para entrenar los músculos del cuádriceps femoral, los isquiotibiales y las piernas.

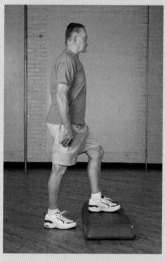
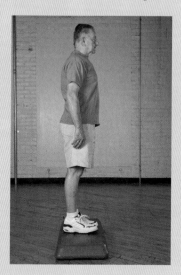
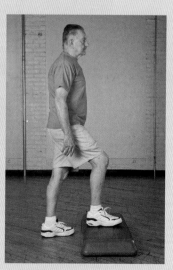

■ Subir escalones (fig. 5-9)

Fortalecer los cuádriceps, los flexores de la cadera y los isquiotibiales. Hacer que el sujeto se pare frente a un escalón (la altura del escalón debe ser estándar). El sujeto debe subir un escalón o plataforma asegurándose de que todo el pie esté sobre el escalón y la espalda esté en posición neutra. Realizar 8 a 12 repeticiones con la misma pierna. Cambiar de pierna y realizar otros 8 a 12 pasos. Para aumentar la intensidad, hacer que el sujeto sostenga pesas ligeras durante el ejercicio.

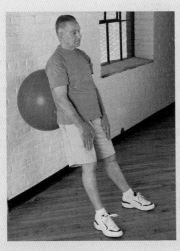
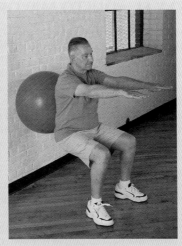

■ Sentadilla (fig. 5-10)

Fortalecer los cuádriceps, los isquiotibiales y las nalgas. Ponerse de pie con los pies separados como el ancho de los hombros. Lentamente doblar las rodillas hasta que los muslos queden paralelos al suelo (como sentarse en una silla). Mantener un ángulo de 90° entre las articulaciones de la cadera y la rodilla. Levantar lentamente la espalda a la posición inicial mientras se empuja con los talones. Mantener la columna en posición neutra y contraer los abdominales durante todo el movimiento. Alternativamente, hacer sentadillas con una pelota de estabilidad (imagen). Ponerse de pie con la espalda contra la pared. Colocar la pelota entre la columna lumbar y la pared. Lentamente doblar las rodillas hasta que los muslos queden paralelos al suelo; luego volver a la posición inicial.

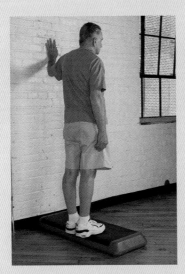
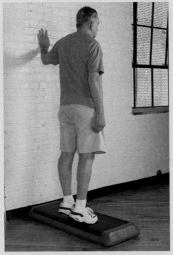

■ Levantamiento de pantorrillas (fig. 5-11)

Ponerse de pie sobre una plataforma con las puntas de los dedos de los pies sobre la plataforma y los talones ligeramente salidos. Mantener el equilibrio sujetándose de la pared con una mano. Levantar los talones mientras se contraen los músculos de la pantorrilla. Hacer una pausa. Bajar los talones. Para aumentar la dificultad, sostener unas pesas mientras se realiza el ejercicio. Otra alternativa es hacer el ejercicio con una pierna a la vez.

EJERCICIO Y EL ADULTO MAYOR FRÁGIL

Los «adultos mayores frágiles» suelen ser personas mayores de 75 años de edad con discapacidades físicas o mentales que interfieren con su capacidad para realizar AVD, como alimentarse, bañarse, vestirse, arreglarse, hacer labores del hogar y participar en actividades de ocio generales. Debido a que son incapaces de cuidar de sí mismos de forma independiente, a menudo viven en comunidades de jubilados, viviendas asistidas o asilos de ancianos; por tanto, el típico entrenador físico no suele tener contacto con ellos. Aun así, los profesionales del entrenamiento físico deben entender cómo la actividad rutinaria mejora la capacidad funcional en este grupo al desarrollar fuerza muscular, flexibilidad articular y equilibrio, especialmente si planea especializarse en este sector de la población[29,30].

El objetivo del ejercicio para los adultos mayores frágiles es restablecer la capacidad de realizar AVD normales, o al menos evitar una pérdida mayor de la capacidad funcional. Hay que limitar la intensidad y duración para promover el cumplimiento y evitar las lesiones. Debido a que estas personas a menudo experimentan debilidad muscular severa, dolor articular y problemas de equilibrio, en general deben hacer ejercicio sentadas, o posiblemente recostadas en la cama. Hacer ajustes de acuerdo con las limitaciones individuales.

En general, un programa de ejercicios para adultos mayores frágiles tiene los mismos componentes básicos que un programa para la población general. Debe consistir en un calentamiento, entrenamiento aeróbico, ejercicios de fuerza, flexibilidad y equilibrio[29]. El calentamiento suele ser lo suficientemente desafiante para los adultos mayores más frágiles, así que preste atención a la respuesta individual. Algunos expertos recomiendan dividir el entrenamiento diario en dos partes de 15 min, una por la mañana y otra por la tarde[30]. Otros sugieren hacer ejercicio durante 30-60 min consecutivos[29]. La duración real depende del nivel de condición física del sujeto.

EJERCICIOS PARA EL ADULTO MAYOR FRÁGIL

Estos ejercicios deben hacerse en dos partes de 15 min cada día.

Calentamiento (3-5 min)

El calentamiento prepara el cuerpo aumentando el flujo sanguíneo muscular. Puede incluir un estiramiento suave de músculos específicos. Con el paciente sentado, empezar con movimientos de marcha manteniendo los brazos relajados. Apoyar los dedos de los pies hacia delante con los brazos relajados. Apoyar el talón hacia delante con los brazos relajados. Volver a realizar movimientos de marcha y añadir los movimientos normales de «los brazos durante la marcha». Apoyar los dedos de los pies al mismo tiempo que se elevan los hombros hacia delante. Apoyar el talón hacia delante y hacer una flexión doble del bíceps. Volver a los movimientos de marcha y añadir abducción/aducción del hombro. Apoyar el talón hacia delante y encoger los hombros. Terminar apoyando el talón y relajar los tríceps.

Entrenamiento de fuerza

Escoger trabajar la parte superior o inferior del cuerpo un día determinado. Si se trabaja la parte superior 15 min por la mañana, trabajar nuevamente 15 min por la tarde. Luego hay que trabajar la parte inferior del cuerpo el día siguiente[30]. En algunos casos, el peso corporal de la persona es suficiente resistencia. En otros casos, los profesionales del entrenamiento físico deben aplicar resistencia con sus propias manos. La banda elástica también es útil si se necesita una mayor resistencia.

Los adultos mayores frágiles a menudo logran beneficios significativos al «practicar» actividades cotidianas en lugar de realizar los ejercicios habituales. Por ejemplo, con solo cambiar de una posición sentada a una de pie varias veces puede ser lo suficientemente desafiante como para desarrollar fuerza muscular, resistencia y equilibrio. También es exigente subir y bajar lentamente de un escalón. Incluso es beneficioso hacer los movimientos de los ejercicios de peso *sin las pesas*. Lo más importante es considerar las capacidades y limitaciones específicas de las personas al diseñar un programa de ejercicio seguro y efectivo.

Ejercicios de fortalecimiento de la parte inferior del cuerpo

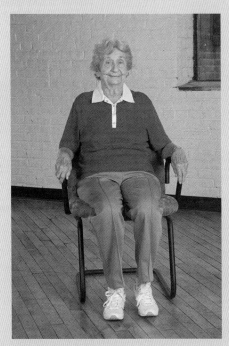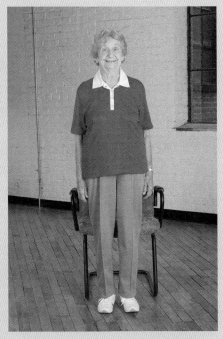

■ Sentarse para levantarse (fig. 5-12)

Empezar sentándose en una silla con reposabrazos. Colocar las manos sobre el reposabrazos. Usando los brazos y las piernas, ponerse de pie. Volver a la posición original. Repetir 8 a 12 veces, según lo tolerado.

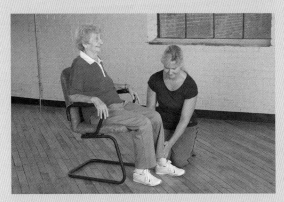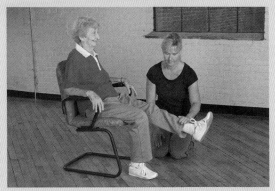

■ Extensión simple de rodilla en una silla (fig. 5-13)

Con la persona sentada, extender lentamente la rodilla izquierda levantando la pierna izquierda. Bajar y repetir 8 a 12 veces, según lo tolerado. Hacer lo mismo con la otra pierna. Para aumentar la intensidad, el profesional del entrenamiento físico puede aplicar resistencia a la parte inferior de la pierna durante la fase de contracción concéntrica.

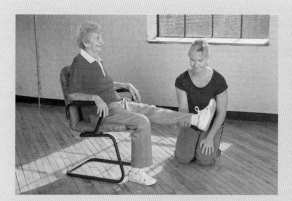

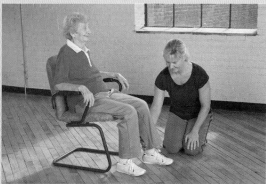

■ Extensión de la pierna con el paciente sentado (fig. 5-14)

Sentarse en una silla y extender la rodilla izquierda. El profesional del entrenamiento físico debe aplicar resistencia en el dorso de la pierna inferior mientras la persona flexiona la rodilla izquierda. Volver a la posición inicial. Repetir 8 a 12 veces, según lo tolerado. Realizar el ejercicio en el lado derecho.

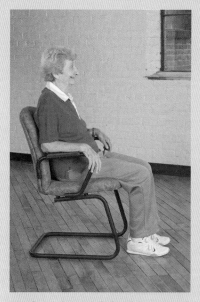

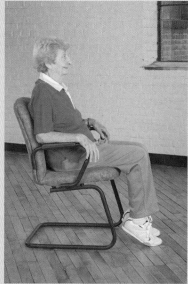

■ Elevaciones del talón con el paciente sentado (fig. 5-15)

Sentarse en una silla. Realizar una flexión plantar de los tobillos para levantar ambos talones del suelo. Repetir 8 a 12 veces, según se tolere.

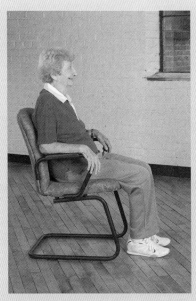
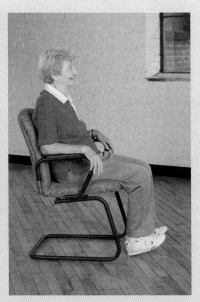

■ **Elevaciones de los dedos de los pies con el paciente sentado** (fig. 5-16)

Sentarse en una silla. Realizar la flexión dorsal de los tobillos para levantar los dedos de los pies del suelo. Repetir 8 a 12 veces, según lo tolerado.

Ejercicios de fortalecimiento de la parte superior del cuerpo

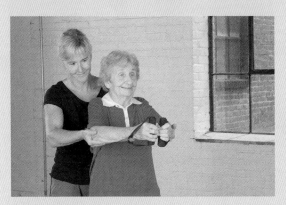
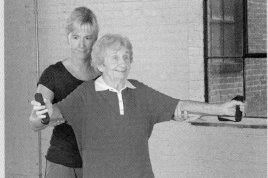

■ **Mariposa de pecho con bandas elásticas** (fig. 5-17)

Este ejercicio se puede hacer sentado o de pie. Colocar una banda elástica alrededor de la espalda, justo debajo de las axilas y los omóplatos. Sostener un asa en cada mano. Sujetar la banda hacia el centro para crear resistencia. Llevar los brazos a los lados, paralelos al suelo con los codos ligeramente doblados. Las palmas deben estar una frente a la otra. Mantener los brazos relativamente rectos (solo con una ligera curvatura de los codos), juntar las manos frente al pecho. Hacer una pausa. Volver a la posición inicial. Repetir 8 a 12 veces, según lo tolerado.

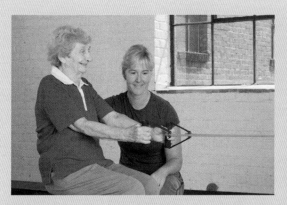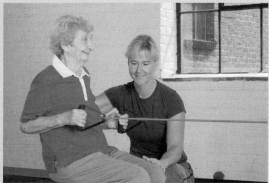

■ **Remo con banda elástica en posición sentada** (fig. 5-18)

Enrollar la banda elástica alrededor de una barra de seguridad o una silla. Sentarse de frente en una silla a 30 cm de distancia de la barra. Sujetar un extremo de la cinta con cada mano. Con las palmas hacia abajo, sujetar la banda hacia el pecho. Hacer una pausa. Volver a la posición inicial. Repetir 8 a 12 veces, según lo tolerado.

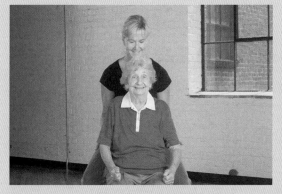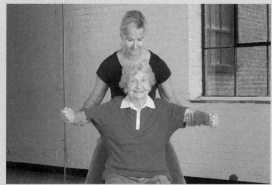

■ **Elevaciones laterales del hombro** (fig. 5-19)

Sentarse en una silla con los brazos a los lados. Flexionar los codos. El profesional del entrenamiento físico debe aplicar resistencia en la parte medial de ambos brazos según la fuerza del paciente. Pedir al paciente que abduzca los brazos a 70°. Volver a la posición inicial. Repetir 8 a 12 veces, según lo tolerado.

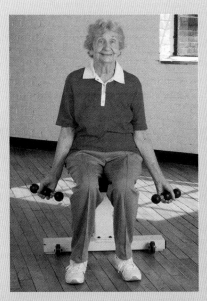
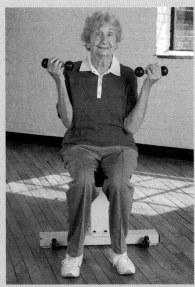

■ **Flexión de bíceps con mancuernas de 500 g** (fig. 5-20)

Sentarse en una silla con una mancuerna de 500 g en cada mano con las palmas hacia arriba. Lentamente, llevar las mancuernas hacia arriba mientras se flexionan los codos. Hacer una pausa. Volver a la posición inicial. Repetir 8 a 12 veces, según lo tolerado.

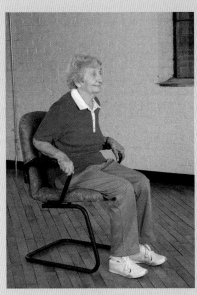
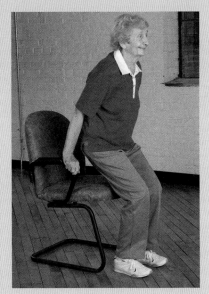

■ **Flexiones de tríceps en una silla** (fig. 5-21)

Sentarse en una silla con apoyabrazos. Sujetar los apoyabrazos con las manos y mantener los pies planos sobre el suelo. Usando solo el tríceps, empujar hacia arriba hasta levantar las nalgas del asiento. Bajar y repetir 8 a 12 veces, según lo tolerado.

TABLA 5-11. Conductas del estilo de vida que mejoran la salud general

- Hacer comidas equilibradas
- Hacer actividades físicas regulares
- No fumar
- Consumir alcohol de forma moderada o nula
- Dormir regularmente
- Mantener un peso saludable

CONSIDERACIONES NUTRICIONALES EN EL ENVEJECIMIENTO

Los investigadores están buscando activamente la relación entre la dieta y el envejecimiento para tratar de descubrir el papel preciso de la nutrición en el proceso de envejecimiento. Los estudios indican que tener una alimentación saludable y hacer ejercicio durante toda la vida reduce el riesgo de enfermedades crónicas, pero aún no está claro el grado en que estas conductas del estilo de vida afectan a la velocidad del envejecimiento natural. En general, es difícil y complejo diferenciar entre los efectos de una buena nutrición y los efectos de otras conductas positivas del estilo de vida. Es muy probable que numerosos factores tengan un efecto acumulativo que supera los efectos de cualquier otro factor independiente. Por tanto, podría ser imposible delimitar el papel de cada nutriente. En la tabla 5-11 se enumeran otras conductas positivas del estilo de vida.

La predisposición genética, las enfermedades crónicas existentes, el uso de medicamentos y evitar ciertos alimentos son ejemplos de variables que afectan al estado y a las necesidades nutricionales. Los adultos mayores que han evitado los productos lácteos durante toda la vida pueden tener problemas asociados con la deficiencia crónica de calcio. Aquellos que no han consumido alimentos ricos en fibra podrían sufrir las consecuencias de una deficiencia crónica de fibra. Otros que han tenido una dieta variada y saludable pueden tomar medicamentos que interfieren con la absorción, el uso o la excreción de diferentes nutrientes, por lo que deben lidiar con las consecuencias de numerosas deficiencias de vitaminas y minerales. Consúltese la tabla 5-12 para ver los factores adicionales que influyen en el estado nutricional de un adulto mayor.

No es fácil determinar las necesidades nutricionales exactas del adulto mayor. Sin embargo, esta sección analiza los nutrientes que parecen ser de particular interés para los adultos mayores.

AGUA

El agua representa un 60% del peso corporal de un adulto. En particular, el músculo esquelético almacena grandes volúmenes de agua; por tanto, las personas que tienen mayor proporción de masa muscular respecto a la grasa tienen más agua que aquellos que tienen una mayor proporción de grasa que masa muscular.

El agua realiza varias funciones vitales. Participa directa o indirectamente en todas las reacciones metabólicas; transporta nutrientes, desechos y otras sustancias por todo el cuerpo; lubrica la comida que pasa por el tracto digestivo; amortigua las articulaciones y otras estructuras, y ayuda a mantener la temperatura corporal normal. El cuerpo pierde agua continuamente a través del sudor, la respiración, la excreción renal y la eliminación de heces, por lo que debe ser reemplazada de forma regular (tabla 5-13).

TABLA 5-12. Preocupaciones especiales en la población de adultos mayores

- La disminución del gusto y el olfato hacen que comer sea poco atractivo
- La mala salud dental dificulta la alimentación
- El deterioro de los sistemas digestivo, urinario y respiratorio impactan en la salud general
- Los cambios en la salud cardiovascular y ósea limitan las capacidades físicas
- La administración de medicamentos puede afectar al apetito, la digestión, la absorción y la acción de los nutrientes.

TABLA 5-13. Pérdida de agua

Método	Cantidad (ml/día)
Sudor	450-900
Pérdida pulmonar a través del aire exhalado	200-350
Excretada por los riñones como orina	1 500
Pérdida en las heces	100-150

Debido a que el contenido total de agua corporal disminuye con la edad, los adultos mayores pueden experimentar aumentos extremos de la temperatura central. Para complicar las cosas, muchos adultos mayores pierden la sensación de sed e involuntariamente consumen cantidades inadecuadas de agua. Algunos reducen de forma consciente la ingesta de líquidos por problemas en la vejiga urinaria o disfunción de los esfínteres uretrales. Por otra parte, otros toman diuréticos para controlar la hipertensión, pero debido a que los diuréticos aumentan la excreción renal de agua, también afectan al nivel de hidratación. Sin importar la causa, si la ingesta no iguala la pérdida diaria de agua, puede causar una deshidratación potencialmente mortal (tabla 5-14). Por tanto, los expertos sugieren que los adultos mayores ingieran un mínimo de 6 vasos de agua al día. Si están activos, también deben reponer el agua perdida por la transpiración.

REFERENCIA RÁPIDA

La ingesta diaria recomendada de líquidos es de 3,7 l por día para los hombres y 2,7 l por día para las mujeres. Puede ser necesario ajustarla según el nivel de actividad, la humedad y la pérdida general por el sudor, pero es fundamental evitar la deshidratación, que puede causar un incremento potencialmente mortal de la temperatura corporal central. Asimismo, puede aumentar el riesgo de infecciones del tracto urinario, neumonía, úlceras por presión y desorientación.

CARBOHIDRATOS, PROTEÍNAS Y GRASAS: NUTRIENTES QUE PRODUCEN ENERGÍA

Las necesidades energéticas promedio comienzan a disminuir un 5% por cada década al principio de la edad adulta. La pérdida de la masa muscular y la disminución de las hormonas tiroideas son responsables del 1-2% de esta pérdida; el resto se atribuye a la disminución de la actividad física. Sin importar la causa, los adultos mayores necesitan seleccionar **alimentos ricos en nutrientes** para asegurar una nutrición adecuada, ya que la disposición de energía disminuye con el tiempo. Hay poco margen para la ingesta de azúcares, grasas o alcohol.

REFERENCIA RÁPIDA

- Los carbohidratos proporcionan 4 kcal por gramo.
- Las proteínas proporcionan 4 kcal por gramo.
- Las grasas proporcionan 9 kcal por gramo.

Alimentos ricos en nutrientes: alimentos que tienen una alta proporción de nutrientes respecto a las kilocalorías; proporcionan la mayor «explosión» de nutrientes con el coste energético más pequeño. Como ejemplo, la leche descremada es más rica en nutrientes que la entera. Una taza de leche descremada o entera contiene unos 300 mg de calcio; sin embargo, la leche descremada contiene solo 90 kcal por taza, mientras que la entera contiene 149 kcal por taza.

TABLA 5-14. Signos de deshidratación

- Fatiga
- Confusión
- Labios secos
- Ojos hundidos
- Aumento de la temperatura corporal
- Hipotensión
- Estreñimiento
- Oliguria
- Náusea

Las proteínas en el cuerpo proporcionan estructura, facilitan las reacciones, forman anticuerpos y hormonas, regulan el equilibrio de líquidos y ácidos, transportan sustancias en los líquidos y membranas celulares, y proporcionan energía. Claramente, participan en casi todas las acciones del cuerpo y deben consumirse de forma regular en la dieta para mantener la salud. Cuando la demanda de proteínas excede a la ingesta en la dieta, el cuerpo obtiene la proteína del músculo esquelético, un factor que provoca la pérdida de masa muscular a largo plazo. Por tanto, la ingesta adecuada puede retrasar la pérdida de la masa muscular a cualquier edad.

La mayoría de las autoridades recomienda que los adultos mayores, como la población en general, consuman 0,8 g de proteína/kg de peso (o 0,36 g por libra de peso corporal). Al menos un estudio sugiere una ingesta ligeramente mayor (0,45 g por libra de peso corporal), pero actualmente no hay evidencia suficiente para apoyarlo.

Por desgracia, muchos adultos mayores consumen menos proteínas que las necesarias. Esto se debe sobre todo a los cambios en el sistema digestivo relacionados con la edad. Como se ha mencionado en este capítulo, muchas personas pierden los dientes con la edad y deben usar dentaduras postizas que pueden interferir al masticar carne, que a menudo evitan los adultos mayores. Además, las células gástricas y pancreáticas producen menos enzimas para digerir las proteínas, lo que dificulta el **catabolismo** de las proteínas en el estómago e intestino delgado. Para evitar las molestias del tracto digestivo, los adultos mayores podrían simplemente evitar la ingesta de alimentos ricos en proteínas.

REFERENCIA RÁPIDA

Los adultos mayores deben consumir 0,8 g de proteína/kg de peso.

El papel principal de los carbohidratos en la dieta es proporcionar energía. Al inicio, el exceso de carbohidratos llena las reservas de glucógeno; después, los carbohidratos se almacenan como grasa. Sin embargo, la ingesta adecuada de carbohidratos es esencial para evitar que el cuerpo catabolice el tejido muscular con el fin de obtener energía. Para el adulto promedio, un *mínimo* de 50-100 g de carbohidratos por día proporciona este «efecto ahorrador de proteínas» que finalmente preserva la masa muscular. Sin embargo, la persona promedio requiere un mínimo de 130 g/día para mantener el funcionamiento adecuado del sistema nervioso.

REFERENCIA RÁPIDA

La persona promedio debe consumir un *mínimo* de 50-100 g de carbohidratos al día para prevenir la pérdida muscular. Se requieren un *mínimo* de 130 g al día para satisfacer las necesidades del sistema nervioso, aunque no las necesidades de los individuos activos.

DESTACADO Fibra

La fibra dietética proporciona numerosos beneficios para el cuerpo. Evita el aumento de peso no deseado porque los alimentos ricos en fibra son naturalmente bajos en kilocalorías y al mismo tiempo proporcionan sensación de plenitud. La fibra mantiene la motilidad del tracto digestivo, que disminuye el riesgo de cáncer de colon. Evita el estreñimiento al darle volumen a las heces. Atrapa el colesterol de la dieta y lo elimina del tracto gastrointestinal antes de absorberlo (lo que reduce el riesgo de enfermedad car-

díaca). También ralentiza la absorción de glucosa sérica, que ayuda a los diabéticos a procesar mejor la glucosa. A pesar de que la fibra realiza funciones tan importantes en el cuerpo, el adulto mayor promedio solo consume 12 g de fibra por día, muy lejos de los 21-30 g por día que necesita para mantener su funcionamiento intestinal. Las legumbres, los vegetales, las frutas y los productos de cereales integrales son buenas fuentes de fibra.

Las necesidades de carbohidratos dependen de las demandas energéticas generales; por tanto, los adultos mayores activos necesitan más carbohidratos que los adultos mayores sedentarios. Sin embargo, considerando que el gasto energético suele disminuir con la edad, estas personas deben disminuir la ingesta de carbohidratos simples y aumentar la ingesta de carbohidratos complejos. Los simples proporcionan poco más que **kilocalorías vacías** y se asocian con hipertrigliceridemia, un factor de riesgo de enfermedad cardíaca. Por otro lado, los carbohidratos complejos están repletos de fibra, vitaminas y minerales esenciales, **fitoquímicos** y otras sustancias beneficiosas.

Los triglicéridos, o grasas, tienen varios objetivos. En los alimentos, la grasa mejora el sabor y proporciona los ácidos grasos linoleicos y linolénicos esenciales. En el cuerpo, la grasa almacena energía, proporciona aislamiento y protege los órganos. En consecuencia, la grasa es necesaria en la dieta. Sin embargo, los adultos mayores, al igual que el resto de la gente, necesitan moderar su consumo de grasas para reducir su riesgo de diabetes, cáncer, ateroesclerosis y otras enfermedades crónicas (tabla 5-15).

El 20-35 % de la ingesta diaria de kilocalorías totales de un adulto mayor puede ser en forma de grasas. Los adultos mayores deben limitar la ingesta de ácidos grasos saturados y trans y centrarse en consumir más ácidos grasos esenciales omega 3, que son los miembros más importantes de la familia de los ácidos grasos linolénicos. Los expertos creen que estos disminuyen el riesgo de enfermedad cardíaca al disminuir la presión arterial, la inflamación y los triglicéridos séricos, evitando la formación de coágulos y protegiendo contra los latidos cardíacos irregulares. Las mejores fuentes de ácidos grasos omega 3 son los pescados grasos, aunque los aceites de colza, linaza, soja y las nueces también son buenos. Los ácidos grasos omega 6, que a menudo se mencionan junto con los omega 3, también son esenciales. Se encuentran en los aceites de maíz y girasol, las nueces, las semillas, las aves, las carnes y los huevos, por lo que tienden a ser abundantes en la dieta americana. Para las personas de 51 años o más, la ingesta adecuada de ácido linolénico (omega 3) es de 1,6 g al día para los hombres y 1,1 g al día para las mujeres. La ingesta adecuada de ácido linoleico (omega 6) es de 14 g por día para los hombres y de 11 g por día para las mujeres.

Catabolizar: descomponer moléculas más grandes en moléculas más pequeñas; libera energía a medida que se rompen los enlaces.

Kilocalorías vacías: alimentos con alto valor energético pero con bajo valor nutritivo; también conocidos como comida basura. Los ejemplos incluyen patatas fritas, dulces y refrescos.

Fitoquímicos: químicos vegetales no nutritivos que tienen propiedades protectoras en el cuerpo humano. Investigaciones recientes demuestran que los fitoquímicos protegen a los humanos contra las enfermedades actuando como antioxidantes, afectando a la acción enzimática e interfiriendo con la replicación del ADN en las células cancerosas. El licopeno en los tomates, las isoflavonas en la soja y los flavonoides en las frutas son fitoquímicos.

TABLA 5-15. Recomendaciones generales de la ingesta de grasas

- Reducir la ingesta total de grasas
- Reemplazar las grasas saturadas y trans con grasas monoinsaturadas
- Reducir la ingesta de colesterol en la dieta a < 300 mg/día
- Aumentar la ingesta de ácidos grasos omega 3
- Aumentar la ingesta de frutas, verduras y cereales, que son naturalmente bajos en grasa

VITAMINAS Y MINERALES

Debido a problemas del tracto digestivo, la ingesta inadecuada o la interferencia de los medicamentos, los adultos mayores son propensos a deficiencias de vitaminas y minerales. Este libro se centra en la vitamina B_{12}, la vitamina D, el calcio, la vitamina C y los antioxidantes, ya que esta población suele tener deficiencias.

Vitamina B_{12}

La vitamina B_{12} facilita la síntesis de nuevas células, mantiene las neuronas y ayuda a catabolizar los ácidos grasos y los aminoácidos. Una deficiencia, por tanto, produce resultados devastadores, como una disfunción de las habilidades cognitivas, anemia severa y disfunción neurológica mayor. La vitamina B_{12} solo se encuentra en productos animales y es necesario el factor intrínseco producido en el estómago para garantizar su absorción. Una deficiencia de esta vitamina en los adultos mayores no necesariamente está causada por una ingesta inadecuada; en cambio, sí puede estar causada por gastritis atrófica, enfermedad que interfiere en la producción de factor intrínseco en un 10-30% de los adultos mayores de 50 años. Si no hay factor intrínseco, la vitamina B_{12} no se absorbe. La ingesta diaria recomendada (IDR) para adultos mayores es la misma que para los adultos más jóvenes, 2,4 µg al día sin contar con un límite superior.

REFERENCIA RÁPIDA

La IDR de vitamina B_{12} es de 2,4 µg al día.

Vitamina D

La necesidad de vitamina D tiende a aumentar con la edad. Esencialmente, estimula las células del intestino delgado para producir proteínas que se unen al calcio y permiten la absorción en los vasos sanguíneos. En otras palabras, la vitamina D es necesaria para la absorción de calcio en el tracto gastrointestinal. Esta vitamina también disminuye la excreción de calcio en los riñones, por lo que indirectamente promueve la salud ósea.

REFERENCIA RÁPIDA

Las personas de 51-70 años requieren 600 UI de vitamina D al día y las mayores de 70 años requieren 800 UI diarias. La ingesta superior tolerable es de 4 000 UI por día.

La principal fuente de alimento para la vitamina D es la leche enriquecida, por lo que el hecho de que muchos adultos mayores sean intolerantes a la lactosa es un problema (v. cap. 8). La vitamina D también se produce en el cuerpo cuando la radiación UV convierte un precursor de la vitamina D (7-dehidrocolesterol) en vitamina D activa. Sin embargo, los adultos mayores suelen evitar la exposición a la luz solar, una conducta que ciertamente reduce el riesgo de cáncer de piel, pero también disminuye los niveles circulantes de vitamina D. Para evitar la pérdida ósea y mantener la reserva de vitamina D, los mayores de 50 años necesitan de 10-15 µg al día. El consumo máximo tolerable es de 50 µg al día, ya que los excesos producen un nivel demasiado alto de calcio sérico que se asocia con la calcificación de los tejidos blandos como los vasos sanguíneos, el corazón, los pulmones y las articulaciones.

Calcio

El cuerpo monitoriza y regula los niveles de calcio sérico de cerca por su función en la contracción muscular y la conducción del impulso nervioso. Si los niveles séricos disminuyen, los músculos y el sistema nervioso no funcionan correctamente. En consecuencia, si una persona no ingiere suficiente calcio en la dieta, el cuerpo obtiene el calcio del hueso. De hecho, el cuerpo sacrifica con facilidad el tejido óseo para mantener los niveles de calcio sérico, ya que el funcionamiento de los sistemas nervioso y muscular es más importante que mantener la integridad ósea. La pérdida ósea produce osteoporosis, que aumenta el riesgo de fractura durante una caída.

REFERENCIA RÁPIDA

Los adultos mayores de 50 años necesitan 1 300 mg de calcio al día. El nivel de consumo máximo tolerable es 2 500 mg al día.

Las mejores fuentes de calcio son la leche y los productos lácteos, pero los adultos mayores a menudo los evitan por intolerancia a la lactosa. Otras buenas fuentes son el tofu, almendras, semillas de sésamo, hojas de nabo, perejil, brócoli, tortillas, pan de trigo y agua mineral. La vitamina D y el ácido gástrico mejoran la absorción de calcio, mientras que los fitatos (que se encuentran en semillas, nueces y cereales) y los oxalatos (que se encuentran en ruibarbo, espinacas y batatas) inhiben la absorción. Los mayores de 50 años necesitan 1 300 mg al día. La ingesta máxima tolerable es de 2 500 mg al día, ya que el exceso de calcio causa estreñimiento y aumenta el riesgo de cálculos urinarios y disfunción renal. También puede interferir con la absorción de otros minerales.

Vitamina C

La vitamina C también es necesaria para la salud ósea porque se usa para sintetizar el colágeno, un componente esencial de la matriz ósea; de hecho, la falta de colágeno produce huesos frágiles e inusualmente delgados. Las cantidades recomendadas se comentan en la siguiente sección.

ANTIOXIDANTES

Los antioxidantes reducen el daño causado por los radicales libres, que son moléculas inestables, altamente reactivas que atacan las células del cuerpo y dañan los tejidos; a menudo se conocen como oxidantes. Los radicales libres se producen de forma natural en el cuerpo y surgen del metabolismo normal. Por tanto, cualquier cosa que aumente el metabolismo, incrementa el número de radicales libres circulantes. Sus niveles también aumentan con la exposición a la contaminación del aire, el humo de cigarrillos y la radiación UV.

El cuerpo puede manejar cantidades normales de radicales libres utilizando el sistema de defensa antioxidante, que inactiva los radicales libres existentes, evita la formación de nuevos radicales libres e interrumpe la cadena de reacciones que promueven el daño de los radicales libres. Ciertas vitaminas y minerales tienen propiedades antioxidantes, como la vitamina C, la vitamina E, el β-caroteno*, el

---

*No se recomiendan los suplementos de β-caroteno porque están asociados con un mayor riesgo de muerte por cualquier causa, sobre todo enfermedades cardíacas y derrames cerebrales. Esto es particularmente cierto en el caso de los fumadores.

licopeno y el selenio. Los antioxidantes más conocidos son las vitaminas C y E, por lo que son el tema central de esta sección.

La IDR de vitamina C es de 90 mg al día para hombres mayores y 75 mg al día para mujeres mayores. Algunos expertos recomiendan que los adultos mayores tomen suficientes suplementos de vitamina C para llegar a una ingesta diaria total de 250-500 mg al día, pues se cree que los niveles más altos previenen las enfermedades crónicas relacionadas con la edad. El consumo máximo tolerable de vitamina C es de 2 000 mg; una ingesta superior causa diarrea severa y malestar gastrointestinal general.

La IDR de vitamina E es de 15 mg al día para hombres y mujeres mayores. Los expertos sugieren tomar suficientes suplementos de esta vitamina para lograr una ingesta diaria total de 100-800 mg. Su consumo máximo tolerable es de 1 500 UI; la ingesta superior causa hemorragia.

REFERENCIA RÁPIDA

Los hombres mayores de 50 años necesitan 90 mg de vitamina C al día y las mujeres, 75 mg al día. Los hombres y mujeres mayores requieren 15 mg de vitamina E por día.

Aunque los suplementos son necesarios para algunas personas, la mayoría debería tratar de consumir una cantidad adecuada de nutrientes con una dieta variada. Un estilo de vida activo aumenta el metabolismo, lo que a su vez permite una mayor ingesta de energía. Aquellos que pueden consumir una mayor cantidad de alimentos también tienen mayor probabilidad de obtener los nutrientes adecuados. Sin embargo, los que requieren suplementos deben recordar qué significa la palabra suplemento. Este término significa «además de», no «en lugar de». Una dieta poco saludable no puede hacerse saludable simplemente tomando una píldora. Una dieta saludable comienza con varios alimentos ricos en nutrientes; luego, se puede aumentar con suplementos si es necesario.

RESUMEN

Los programas de ejercicios para todas las poblaciones deben ser individualizados y considerar las afecciones médicas preexistentes, el estado de salud general y las necesidades especiales. Sin embargo, los programas de acondicionamiento generalmente deben incluir ejercicios de resistencia cardiovascular, fuerza muscular, resistencia muscular, flexibilidad y equilibrio. Las actividades diseñadas para abordar cada uno de estos componentes preservan la masa muscular, mantienen el tejido óseo, reducen la grasa corporal excesiva, mantienen la tasa metabólica y mejoran la calidad de vida en general. Para los adultos mayores, estos componentes son esenciales para el mantenimiento de la capacidad funcional. Diseñar el ejercicio apropiado, incluyendo el calentamiento, el entrenamiento de fuerza, el entrenamiento cardiovascular, la flexibilidad y el enfriamiento, garantiza que la actividad sea segura, mantiene la alineación neutra del cuerpo y produce mejoras graduales en el envejecimiento.

ESTUDIO DEL CASO 1

A Terry, un hombre de 68 años sin signos de enfermedad cardiovascular o pulmonar, le gustaría empezar un programa de ejercicios porque cree que el ejercicio le ayudará a tener la energía necesaria para cortar el césped y cuidar de su casa. También le gustaría estar en mejor forma para jugar con su nieto de 1 año. Aunque no ha estado muy activo en los últimos 15 años, solía jugar a fútbol en la universidad y corría 5 km al menos 3 días por semana hasta que desarrolló artrosis en las rodillas a los 50 años. No ha hecho entrenamiento de fuerza desde que jugaba fútbol, pero está dispuesto a hacer lo que sea necesario para mejorar su forma física.
■ Describir el tipo de programa de ejercicios que sugeriría para Terry.
■ ¿Cuáles son algunas de las precauciones que deben considerarse?

ESTUDIO DEL CASO 2

Andrea es una viuda de 74 años que vive sola en una casa de una planta. Tiene dos hijos adultos casados y cuatro nietos que pasan a verla casi todos los días. Recientemente ha notado que cada vez tiene más dificultades para permanecer de pie más de 5 min y con frecuencia siente que está perdiendo el equilibrio. Su hijo, un fanático del entrenamiento físico, la ha animado a contratar a un entrenador personal durante un tiempo. Andrea se pregunta si comenzar un programa de ejercicios a su edad le haría algún bien.

- ¿Cómo abordar las preocupaciones de Andrea sobre el ejercicio? ¿El ejercicio ayudaría a una persona de 74 años? Explicar su respuesta.
- ¿Realizaría alguna prueba de ejercicio con Andrea? Explicar su respuesta. Si es así, ¿qué pruebas se llevarían a cabo?

PENSAMIENTO CRÍTICO

1. Identificar varios cambios relacionados con la edad en el sistema tegumentario y explicar cómo afectan a la capacidad de realizar ejercicio en un adulto mayor.
2. Identificar varios cambios en el sistema nervioso relacionados con la edad y explicar cómo afectan a la capacidad de hacer ejercicio en un adulto mayor.
3. Explicar cómo el ejercicio con pesas previene o frena los efectos devastadores de la osteoporosis.
4. Con frecuencia, el estreñimiento es un problema en la población de adultos mayores. ¿Qué consejo hay que dar a un adulto mayor que lo experimenta?
5. Enumerar y explicar algunas de las causas de las deficiencias nutricionales en la población de adultos mayores.
6. Identificar al menos tres nutrientes particularmente importantes en este grupo. ¿Qué problemas están asociados con estas deficiencias nutricionales?
7. ¿Por qué es especialmente importante mantener una ingesta adecuada de calcio? ¿Qué pasa si la dieta es deficiente en calcio?
8. Nombrar dos formas de artritis. Explicar las diferencias entre ellas. ¿Qué es un trastorno autoinmune?
9. Explicar el desarrollo de la ateroesclerosis.
10. Explicar la intolerancia a la lactosa. ¿Cuál es la causa de este problema? ¿Cuáles son sus síntomas? ¿Por qué es tan peligrosa? ¿Qué consejo dar a un adulto mayor con esta afección? (v. cap. 8 para obtener más información sobre esta afección.)

BIBLIOGRAFÍA

1. Niki E. Do free radicals play causal role in atherosclerosis? Low density lipoprotein oxidation and vitamin E revisited. *J Clin Biochem Nutr* 2011;48(1):3–7.
2. Survivor's Guide to Surgical Menopause. www.surmeno.blogspot.com/2006/03/estrogen-functions.html
3. Buckwalter J. Decreased mobility in the elderly: the exercise antidote. *Phys Sportsmed* 1997;25(9):127–133.
4. Maiers M, Hartvigsen J, Schulz C, et al. Chiropractic and exercise for seniors with low back pain or neck pain. BMC Musculoskelet Disord 2007;8:94.
5. Petersen T. SrFIT: The Personal Trainer's Resource for Senior Fitness. Lawrence, KS: American Academy of Health and Fitness, 2004.
6. Bell JT. The Book on Group Fitness. Tarpon Springs, FL: International Fitness Professionals Association, 2000:319–380.
7. Grossman M, Stewart A. 'You aren't going to get better by just sitting around': physical activity perceptions, motivations, and barriers in adults 75 years of age or older. *Am J Geriatr Cardiol* 2003;12(1):33–37.

8. McGinnis JM, Foege WH. Actual causes of death in the United States. *JAMA* 1993;270(18):207–212.

9. Topolski T. The rapid assessment of physical activity among older adults. *Prev Chronic Dis* 2006;3(4):A118.

10. Jancin B. Exercise classes improve function in seniors with chronic conditions. *Int Med News* 2004;37(23):18.

11. Garg PK, Tian M, Criqui M, et al. Physical activity during daily life and mortality in patients with peripheral arterial disease. *J Vasc Surg* 2007;45(2):437.

12. Brach J, FitzGerald S, Newman A, et al. Physical activity and functional status in community-dwelling older women—a 14 year prospective study. *Arc Int Med* 2003;163:2565–2571.

13. Demark-Wahnefried W, Clipp E, Morey M, et al. Lifestyle intervention development study to improve physical function in older adults with cancer: outcomes from project LEAD. *J Clin Oncol* 2006;24(20):3465–3473.

14. Luukinen H, Lehtola S, Jokelainen J, et al. Prevention of disability by exercise among the elderly: a population based, randomized, controlled trial. *Scand J Prim Health Care* 2006;24(4):199–205.

15. Sevick M, Bradham D. Cost effectiveness of aerobic and resistance exercise in seniors with knee osteoarthritis. *Med Sci Sports Exerc* 2000;32(9):1534–1540.

16. Ettinger WH, Burns R, Messier SP, et al. A randomized trial comparing aerobic exercise and resistance exercise with a health education program in older adults with knee osteoarthritis. The Fitness Arthritis and Seniors Trial (FAST). *JAMA* 1997;277(1):25–32.

17. Fiatrarone MA, O'Neill EF, Doyle-Ryan N, et al. Exercise training and nutritional supplementation for physical frailty in very elderly people. *N Engl J Med* 1994;330(25):1769–1775.

18. Rowe JW, Kahn RL. Successful Aging: The MacArthur Foundation Study. New York: Dell Publishing, 1998.

19. Talbot L, Morrell C, Metter EJ, et al. Comparison of cardio-respiratory fitness versus leisure time physical activity as predictors of coronary events in men aged ≤65 years and >65 years. *Am J Cardiol* 2002;89:1187–1192.

20. Province M, Hadley E, Hornbrook MC, et al. The effects of exercise on falls in elderly patients. A preplanned meta-analysis of the FICSIT trials. Frailty and injuries: cooperative studies of intervention techniques. *JAMA* 1995;273(17):1341–1347.

21. Dishman R. Physical activity and public health: mental health. *Quest* 1995;47:362–385.

22. Landers DM. The influence of Exercise on Mental Health. *President's Council on Physical Fitness and Sports Research Digest* 1997;2(12). http://purl.access.gpo.gov/gov/LPS21091

23. Blumenthal J, Babyak M, Moore KA, et al. Effects of exercise training on older patients with major depression. *Arch Int Med* 1999;159(19):2349–2356.

24. American College of Sports Medicine. ACSM's Guidelines for Exercise Testing and Prescription. 8th Ed. Philadelphia: Lippincott Williams & Wilkins, 2010: 190–194.

25. Neid R, Franklin B. Promoting and prescribing exercise for the elderly. *Am Fam Physician* 2002;65(3):419–426. http://www.aafp.org/afp/20020201/419.html

26. Pruitt B. Exercise progressions for seniors: take a sensible and gradual approach to improving older adults' quality of life. *IDEA Health Fitness* 2003;21(3):53–55.

27. Stiggelbout D, Popkema M, Hopman-Rock M, et al. Once a week is not enough: effects of a widely implemented group based exercise programme for older adults—a randomized control trial. *J Epidemiol Community Health* 2004;58(2):83–86.

28. American College of Sports Medicine. ACSM's Guidelines for Exercise Testing and Prescription. 10th Ed. Philadelphia: Lippincott Williams & Wilkins, 2018: 188–194.

29. Guidelines for exercise programming for the frail elderly. The results of the European Commission Framework V better aging project. 2005. Available at: www.later-lifetraining.co.uk

30. Petersen T. Functionally Fit: The Daily Program for Frail or Dependent Seniors. Lawrence, KS: American Academy of Health and Fitness, 2004.

LECTURAS SUGERIDAS

American College of Sports Medicine. ACSM's Guidelines for Exercise Testing and Prescription. 10th Ed. Philadelphia: Lippincott Williams & Wilkins, 2018:188–194.

Howley E, Franks BD. Fitness Professionals Handbook. 5th Ed. Champaigne, IL Human Kinetics. 2007.

PARTE III: EJERCICIO Y NUTRICIÓN EN LA ENFERMEDAD

6 | EJERCICIO PARA PERSONAS CON SOBREPESO Y OBESIDAD

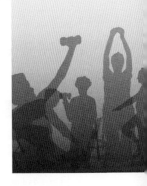

Durante las últimas décadas, la incidencia de **sobrepeso** y **obesidad** ha aumentado en todo EE.UU. tanto en hombres como en mujeres y en todos los grupos de edad, razas, nivel educativo e ingresos. De acuerdo con los Centers for Disease Control (CDC), la prevalencia de sobrepeso y obesidad en 2013-2014 en EE.UU. fue casi del 71% según los estándares del índice de masa corporal (**IMC**; tabla 6-1). Además, casi el 10% de los niños de entre 2 y 5 años, el 17% de entre 6 y 11 años, y el 21% de 11 a 20 años se clasificaron con sobrepeso u obesidad[1]. Debido a que el exceso de peso en la infancia se correlaciona fuertemente con el exceso de peso en la edad adulta, las perspectivas para las generaciones futuras son sombrías.

El sobrepeso se produce cuando las personas consumen más kilocalorías de las que gastan sus cuerpos. Sin embargo, es difícil comprender por qué algunas personas ganan peso incluso con un ligero aumento en la ingesta energética, mientras que otras parecen tolerar un aumento sin ganar peso. ¿Será el ambiente? ¿O algunas personas están genéticamente predispuestas a acumular más peso? Esa es la pregunta del millón de dólares.

Probablemente hay muchas causas o factores que contribuyen a la ganancia excesiva de peso. Es cierto que los genes tienen un papel importante, de manera que los investigadores están explorando los efectos de varias hormonas y otras sustancias corporales en la predisposición de la ganancia de peso. El hecho de que los hijos de padres con sobrepeso u obesidad sean más propensos a tener sobrepeso y obesidad que los hijos de padres con peso normal también sugiere una predisposición genética. Sin embargo, la evidencia actual sugiere que los factores ambientales son los principales contribuyentes. Después de todo, el ambiente contribuye a los patrones y las preferencias de alimentación, así como el nivel de actividad, factores que finalmente influyen en el peso.

Sin importar cuál sea la causa, el sobrepeso y la obesidad son graves porque aumentan el riesgo de enfermedad coronaria, diabetes, accidente cerebrovascular, hipertensión, **dislipidemia,** colecistitis, osteoartritis y **apnea del sueño.** Además, el exceso de peso se asocia con una menor vida útil y deterioro de la calidad de vida. Algunas personas obesas tienen sentimientos de autodesprecio,

---

Sobrepeso: suele definirse como un exceso de peso en relación con la estatura o un IMC de 25 a 29,9.

Obesidad: exceso de grasa corporal o un IMC de 30 o más.

Índice de masa corporal (IMC): medida del peso de una persona en relación con la estatura. Se obtiene dividiendo el peso en kilogramos por la estatura en metros cuadrados ([peso en kg] ÷ [estatura en metros]^2). O bien, se puede determinar multiplicando el peso en libras por 703 y luego dividiendo por la estatura en pulgadas cuadradas ([peso en libras × 703] ÷ [estatura en pulgadas]^2). Aunque el IMC no da el porcentaje de grasa corporal, los estudios muestran que los valores de IMC se correlacionan bien con el riesgo de enfermedad crónica (es decir, el riesgo aumenta a medida que aumenta el IMC).

Dislipidemia: niveles desproporcionados de lípidos séricos. En general, implica un exceso de triglicéridos y LDL, y una deficiencia de HDL. Aumenta el riesgo de desarrollar ateroesclerosis.

Apnea del sueño: afección en la cual los tejidos blandos de la parte posterior de la garganta bloquean el paso de aire al dormir. Como resultado, la respiración se detiene periódicamente durante la noche. Las causas son variadas.

TABLA 6-1. Clasificación del índice de masa corporal

Clasificación	IMC
Bajo peso	< 18,5
Peso saludable	18,5-24,9
Sobrepeso	25-29,9
Obesidad de grado I (riesgo bajo para problemas relacionados con la obesidad)	30-34,9
Obesidad de grado II (riesgo moderado para problemas relacionados con la obesidad)	35,0-39,9
Obesidad de grado III (riesgo alto para problemas relacionados con la obesidad)	≥ 40

rechazo y aislamiento, factores que pueden fomentar la depresión y la vergüenza. En consecuencia, muchas personas con sobrepeso están dispuestas a intentar cualquier cosa para perder algunos kilos. De hecho, casi el 45 % de las mujeres y el 30 % de los hombres tratan de perder peso en un momento dado, y se estima que gastan unos 60 mil millones de dólares anuales en suplementos para bajar de peso, gimnasios, equipos de ejercicio, programas de pérdida de peso y productos que «derriten la grasa». No solo las *personas obesas* intentan encontrar soluciones para perder peso, sino que los *investigadores* también están buscando «tratamientos» que finalmente reduzcan los riesgos de complicaciones de salud asociadas con la obesidad.

Aunque muchas personas anhelan una píldora mágica para bajar de peso, los expertos coinciden en que una dieta saludable y ejercicio rutinario son la combinación clave para perder y mantener el peso de forma saludable. En este capítulo se comentan cómo los cambios del estilo de vida son prometedores en las personas con sobrepeso y obesidad.

CAMBIOS ANATÓMICOS Y FISIOLÓGICOS

El exceso de peso suele ganarse a un ritmo relativamente lento durante un largo período, de manera que mucha gente no se da cuenta del crecimiento de su abdomen hasta que su peso se vuelve peligrosamente alto. Este peso excesivo, que suele ser de grasa, es una carga que afecta a la mayoría de los sistemas del cuerpo, en particular a los sistemas cardiovascular, musculoesquelético, pulmonar, digestivo y endocrino.

SISTEMA CARDIOVASCULAR

El exceso de grasa corporal aumenta la carga de trabajo del corazón y a menudo promueve la hipertensión (fig. 6-1). ¿Por qué? Los adipocitos, las células que se encuentran en el tejido adiposo, requieren oxígeno y nutrientes como cualquier otra célula. En consecuencia, cuando aumenta el número de células grasas, el cuerpo debe producir más sangre para satisfacer las nuevas demandas. A medida que aumenta el volumen sanguíneo, la presión ejercida contra las paredes arteriales también aumenta porque el propio corazón se contrae más fuerte y con más rapidez para satisfacer las demandas. Esto explica el aumento de la frecuencia cardíaca que a menudo experimentan las personas con sobrepeso. Además, como el volumen sanguíneo aumenta, los niveles de sodio sérico también suben (sobre todo en respuesta a la liberación hormonal). Un mayor contenido de sodio sérico promueve la retención de agua, un factor que aumenta aún más la presión sanguínea. En general, este ciclo estresa indebidamente el corazón en reposo. Imaginar la carga causada por el esfuerzo físico, incluso si la actividad es de baja intensidad. Por desgracia, un corazón enfermo tiene dificultades para soportar estas demandas.

Como se mencionó, el exceso de peso a menudo produce dislipidemia, una condición que suele incluir niveles séricos anormalmente altos de LDL y triglicéridos. Esto promueve la formación de depósitos de grasa en las paredes arteriales que a menudo se convierten en placas y, finalmente, provocan el estrechamiento de los vasos sanguíneos e hipertensión. A su vez, la hipertensión promueve

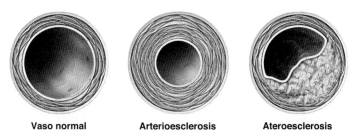

Vaso normal   Arterioesclerosis   Ateroesclerosis

FIGURA 6-1 ■ Bloqueo arterial que produce hipertensión. La hipertensión sostenida daña los vasos sanguíneos. Si los vasos sanguíneos están sujetos a hipertensión durante un período prolongado, pueden engrosarse y endurecerse, restándoles flexibilidad. Esta afección se llama arterioesclerosis. Además, si se encuentran cantidades excesivas de grasa en la sangre, las arterias pueden acumular depósitos grasos llamados placas. Esta acumulación, denominada ateroesclerosis, hace que los vasos se estrechen o se obstruyan. (Reimpreso de Anatomical Chart Company. Hypertension Anatomical Chart. Baltimore: Lippincott Williams & Wilkins, 2004, con autorización.)

la aparición de **aneurismas** y lesiones en las paredes arteriales, lo que produce depósitos adicionales de grasa, que en última instancia pueden causar un infarto de miocardio o un derrame cerebral si se obstruyen las arterias asociadas.

Las personas obesas a menudo tienen mala circulación, por lo que con frecuencia tienen edema en las extremidades inferiores. Esto ocurre por varias razones. En primer lugar, las personas obesas suelen ser sedentarias, factor del estilo de vida que interfiere con el retorno eficiente de la sangre venosa al corazón. Además, la sangre que viaja de las piernas hasta el corazón tiene que luchar contra la gravedad incluso en una persona con peso normal. Imaginar la tremenda presión causada por el exceso de peso. En lugar de moverse eficientemente al corazón, el líquido se acumula en los vasos sanguíneos de la parte inferior del cuerpo. A medida que se acumula, ejerce presión contra las paredes venosas. Al final, esta presión fuerza más líquido hacia el espacio intersticial de lo que el cuerpo puede manejar (v. cap. 2 para obtener más información sobre cómo funciona el sistema linfático que maneja cantidades normales de líquido intersticial). A medida que el espacio intersticial se llena de líquido, restringe el movimiento a través de las venas. Por tanto, el líquido se acumula en las venas de paredes delgadas y, cuando esto sucede, la presión de dentro de las venas aumenta y promueve el desarrollo de **venas varicosas** a medida que las válvulas de los vasos superficiales de las piernas sufren una disfunción (fig. 6-2).

REFERENCIA RÁPIDA

De acuerdo con la American Heart Association, una pérdida de peso de 5 kg puede disminuir la presión en personas con sobrepeso.

Aneurisma: pared debilitada en un vaso sanguíneo que se hincha y forma una bolsa llena de sangre. Si un aneurisma explota, puede causar una pérdida considerable de sangre, hipotensión peligrosa y posiblemente la muerte.

Venas varicosas: venas dilatadas que se producen por la lesión en las válvulas venosas. Suelen desarrollarse en las venas de las piernas al estar de pie mucho tiempo, sobre todo con el aumento excesivo de peso. Las venas de las piernas deben superar la fuerza de la gravedad para enviar la sangre al corazón. El peso corporal excesivo exacerba la situación. Las venas varicosas a veces causan dolor, prurito e incomodidad.

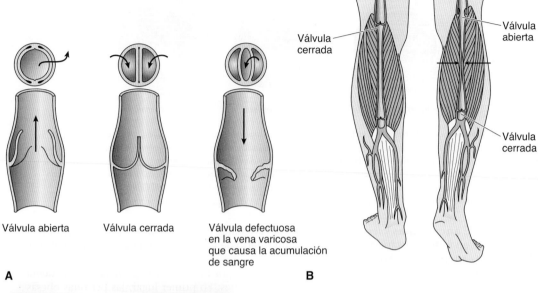

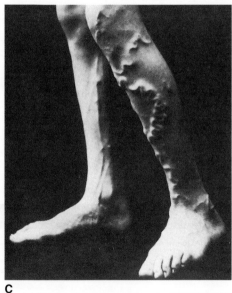

FIGURA 6-2 ■ Desarrollo de venas varicosas. **A.** Función de las válvulas en el sistema venoso. **B.** La contracción y relajación del músculo esquelético hace que las válvulas se abran y cierren, evitando el flujo retrógrado hacia el corazón. **C.** Venas varicosas. (Tomado de Willis MC. Medical Terminology: A Programmed Learning Approach to the Language of Health Care. Baltimore: Lippincott Williams & Wilkins, 2002; Fig. 5-14.)

SISTEMA MUSCULOESQUELÉTICO

Debido a que los músculos esqueléticos actúan a través de articulaciones para mover el esqueleto, los sistemas esquelético y muscular se nombran habitualmente en conjunto como sistema musculoesquelético. Los cinco componentes de este sistema son huesos, músculos, **ligamentos, tendones** y cartílagos. Los tendones unen los músculos a los huesos, mientras que los ligamentos unen los huesos con los huesos. El cartílago tiene varias funciones. El cartílago hialino, el tipo más abundante en el cuerpo, cubre los extremos de muchos huesos para permitir que las superficies óseas se deslicen unas sobre otras sin fricción. El cartílago elástico, que es algo flexible, forma la estructura del oído y la **epiglotis**. El cartílago fibroso, el tipo más fuerte de cartílago, resiste la compresión y evita el contacto entre los huesos. Une los dos huesos pélvicos por delante y forma los discos intervertebrales de la columna vertebral y los meniscos en las rodillas.

El exceso de peso estresa el sistema musculoesquelético y provoca el desgaste del cartílago, en particular el cartílago de las caderas, las rodillas y la región lumbar[2]. Esto produce dolor, rigidez e inflamación alrededor de las articulaciones que a menudo limitan la movilidad y producen artritis. De hecho, las estadísticas muestran que las personas con sobrepeso y obesidad experimentan artritis con más frecuencia que aquellas con peso normal. También pueden producirse problemas posturales, como la **lordosis** (exageración de la curvatura normal) (fig. 6-3), ya que el exceso de peso desplaza el centro de equilibrio y puede causar malformaciones en la columna.

Las articulaciones inactivas no producen suficiente líquido sinovial. Hay que recordar (v. cap. 2) que el líquido sinovial es producido por la cápsula articular, reduce la fricción entre dos superficies articulares, absorbe el choque durante el movimiento y nutre las células del cartílago circundante. Mientras las articulaciones permanezcan activas, la cápsula articular continúa produciendo líquido sinovial, que a su vez facilita el movimiento articular. Sin embargo, a medida que disminuye la actividad, se produce menos líquido sinovial y el existente se espesa, un factor que limita el rango de movimiento. Debido a que muchas personas con sobrepeso y obesidad son sedentarias, a menudo no producen suficiente líquido sinovial y, por tanto, experimentan problemas articulares asociados.

Todavía se desconoce si la obesidad es un factor de riesgo independiente para artritis[3,4]. Ciertamente, las articulaciones de las personas obesas sufren mucho más estrés que las de las personas con peso saludable. Además, las estadísticas sugieren que las personas con sobrepeso a menudo tienen dolor agudo, inflamación y movilidad limitada, sobre todo en las articulaciones de la rodilla. De acuerdo con el U.S. Department of Health and Human Services, el riesgo de desarrollar artritis aumenta del 9-13% por cada aumento de peso de 1 kg, y los síntomas mejoran incluso después de una pérdida de peso menor. De hecho, la investigación indica que perder solo 7 kg de peso probablemente reduce la presión sobre las rodillas unos 15 kg. Un estudio en Wisconsin también encontró una correlación entre la artritis y el IMC, donde el 28% de las personas con artritis tenían un IMC superior a 30, lo que sugiere que el sobrepeso contribuye al desarrollo de artritis en algunas personas[4].

Por último, según el área donde se almacena el peso excesivo, las personas con sobrepeso y obesidad a veces experimentan problemas de equilibrio y locomoción. Los muslos demasiado grandes dificultan la marcha; el exceso de grasa en los brazos, las piernas y/o el abdomen interfiere con la capacidad de asumir ciertas posiciones, y la grasa acumulada en el abdomen cambia el centro de equilibrio.

Ligamentos: tejido conectivo que une los huesos entre sí.

Tendones: tejido conectivo que une el músculo al hueso.

Epiglotis: colgajo de cartílago elástico que se adhiere cerca de la base de la lengua. Al tragar, evita que los alimentos entren en la tráquea.

Lordosis: curvatura excesiva en el área de la columna lumbar, también denominada arqueamiento. Un factor contribuyente es el peso excesivo en el área abdominal como ocurre durante el embarazo. Como el peso adicional sucumbe a la gravedad, se desarrolla una curvatura excesiva en la columna lumbar.

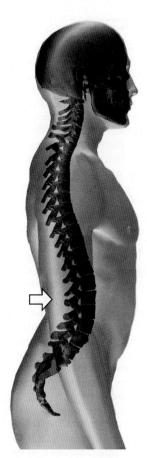

FIGURA 6-3 ■ La lordosis es la curvatura anormal o excesiva de la columna lumbar. Es frecuente en el embarazo o en personas con obesidad. (LifeART image copyright ©2009 Lippincott Williams & Wilkins. Todos los derechos reservados.)

SISTEMA RESPIRATORIO

La obesidad interfiere en el funcionamiento del sistema respiratorio, pues limita la capacidad respiratoria, disminuye el volumen pulmonar, interfiere con la mecánica respiratoria y altera el intercambio gaseoso. También aumenta el riesgo de embolia pulmonar, neumonía e insuficiencia respiratoria, lo que aumenta el riesgo de muerte[5]. Además, y como se ha mencionado, las personas obesas experimentan apnea del sueño con más frecuencia que las personas con peso saludable. Esto no solo es peligroso, sino que también interfiere con la duración y calidad del sueño. La privación crónica del sueño se asocia con complicaciones como fatiga crónica, evitación de la actividad física y falta de motivación, factores que inician el ciclo de alimentación no saludable, estilo de vida sedentario y aumento de peso continuo.

Durante años, los investigadores han sospechado un vínculo entre la obesidad y el asma, pues su incidencia casi se ha triplicado de manera simultánea con el dramático aumento del sobrepeso y la obesidad[6,7]. Aunque existe esta correlación, los expertos aún no saben si la obesidad aumenta el riesgo de asma o si el asma aumenta la probabilidad de desarrollar obesidad. Sin embargo, los pulmones de las personas obesas no pueden expandirse normalmente por el exceso de grasa, que compacta los órganos internos y limita sus movimientos. Esto produce respiraciones más breves y menos profundas, con dificultad para la respiración. Además, los cuerpos de las personas obesas suelen estar en un estado de inflamación crónica de bajo grado que aumenta la adiposidad. A medida que esta inflamación alcanza el revestimiento del músculo liso de los conductos aéreos, los contrae y promueve los ataques de asma. En general, la investigación existente es conflictiva; sin embargo, parece que la pérdida de peso disminuye drásticamente la necesidad de medicamentos y mejora el funcionamiento pulmonar, los síntomas y el estado de salud general de las personas con asma[7-10].

SISTEMA DIGESTIVO

Varios problemas digestivos están causados por el sobrepeso y la obesidad. El reflujo ácido ocurre con mayor frecuencia porque el exceso de grasa desplaza el estómago y otros órganos digestivos. El esfínter del cardias, diseñado para evitar que el contenido gástrico regrese al esófago, se debilita y comienza a permitir que los componentes ácidos del estómago vuelvan al esófago, especialmente si el sujeto se acuesta poco después de comer. Esto produce acidez estomacal. Por desgracia, la exposición continua del epitelio esofágico al ácido gástrico aumenta el riesgo de cáncer de esófago.

Las complicaciones de la vesícula biliar, incluidos los cálculos biliares y la colecistitis, a veces se producen por el exceso de colesterol absorbido en el intestino delgado o producido por el hígado. Estas complicaciones causan dolor abdominal, vómito y malestar general que a menudo requieren una colecistectomía. Una vez que se extrae la vesícula biliar, disminuye la tolerancia a las grasas en la dieta. En consecuencia, la ingesta de grasas debe regularse estrechamente para evitar más molestias. Otro problema resultante del aumento excesivo de peso es la acumulación de depósitos grasos alrededor del hígado. Estos depósitos interfieren con el funcionamiento del hígado, que al ser un órgano metabólico importante, puede producir resultados devastadores.

Por último, las personas obesas con frecuencia experimentan episodios de estreñimiento a medida que la acumulación de grasa interfiere con la motilidad del tracto digestivo. Otro factor que contribuye a este problema es que las dietas de las personas con sobrepeso a menudo carecen de fibra suficiente, de manera que las heces son menos voluminosas y más difíciles de evacuar. A su vez, el estreñimiento promueve el desarrollo de hemorroides por la necesidad de hacer esfuerzos para evacuar.

NIVELES HORMONALES

Las hormonas son sustancias reguladoras producidas por el tejido endocrino. En general, el cuerpo controla la liberación precisa de estas sustancias para mantener condiciones óptimas dentro de cada sistema orgánico. Cuando los niveles hormonales se desvían de lo normal, hay problemas.

Curiosamente, y al contrario de la creencia popular, pocos casos de obesidad están causados por niveles hormonales anormales o disfunción glandular. Además, la obesidad parece interferir con la liberación y el rendimiento adecuados de varias hormonas como **leptina, adiponectina, insulina y estrógeno.**

Leptina: hormona producida por las células grasas que suprime el apetito y aumenta el gasto energético en un intento por mantener el peso corporal. Las personas obesas tienen niveles altos de leptina, lo que indica que sus cuerpos están luchando por suprimir el apetito y quemar kilocalorías para evitar un mayor aumento de peso. Los niveles de leptina disminuyen con la pérdida de peso a medida que el cuerpo intenta preservar la masa corporal. La leptina también actúa como inflamatorio.

Adiponectina: hormona producida por las células grasas que actúa como antiinflamatorio. También disminuye el riesgo de infarto de miocardio. Los niveles suelen disminuir a medida que aumenta el peso.

Insulina: hormona liberada por el páncreas en respuesta al aumento de los niveles de glucosa sérica.

Estrógeno: hormona producida por los ovarios y los adipocitos. Los niveles elevados se asocian con mayor riesgo de cáncer de mama.

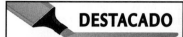

DESTACADO   Microbioma intestinal, nuestros vecinos amistosos

Los humanos y otros animales tienen una comunidad compleja de microorganismos que habitan en su aparato digestivo. Esta comunidad de microbios, que comprende bacterias simbióticas, comensales y patógenas, se establece completamente a la edad de entre 1 y 2 años a medida que el revestimiento del tracto digestivo humano aprende a tolerar microbios inofensivos y a resistir a los patógenos. Aunque se debate sobre cuántos microbios contiene el cuerpo humano, algunas estimaciones sugieren una relación de 10:1 de microorganismos contra las células humanas, mientras que otros sugieren una relación de 1,3:1[11]. En cualquier caso, ¡eso es una gran cantidad de bacterias!

La relación entre los humanos y su microbioma es mutuamente beneficiosa. ¿Cómo? La flora se beneficia de un ambiente rico en nutrientes en el que puede prosperar y sobrevivir. Los humanos se benefician de la habilidad de los microorganismos para sintetizar formas útiles de vitaminas B y K, crean un ambiente inhóspito para los microorganismos patógenos y fermentan la fibra dietética en ácidos grasos de cadena corta absorbibles, que son una fuente primaria de energía para las células del colon y tienen propiedades antiinflamatorias. Además, parecen inhibir el crecimiento de las células tumorales e inducen la apoptosis de las células de cáncer colorrectal humano.

¿Qué tiene que ver todo esto con el sobrepeso y la obesidad? Investigaciones recientes han encontrado una clara diferencia en el microbioma de las personas obesas en comparación con las delgadas. En comparación con las personas delgadas, las obesas tienen una menor diversidad de microorganismos, lo que se correlaciona con más inflamación, mayor resistencia a la insulina, mayor aumento de peso en un período de 9 años y mayor prevalencia de otros marcadores de enfermedades metabólicas. Una baja diversidad no garantiza de forma automática la obesidad; más bien, está fuertemente influida por la dieta. Eso significa que una dieta mala combinada con una baja diversidad de microorganismos abre el camino de la obesidad[12].

¿Cuáles son las implicaciones de este descubrimiento? Los investigadores decidieron investigar los efectos de implantar microorganismos de sujetos obesos y delgados en dos grupos diferentes de ratones que se habían criado en un ambiente libre de gérmenes. Después de implantar los microorganismos, mantuvieron al «grupo del microbioma obeso» separado del «grupo del microbioma delgado». Luego observaron el peso y los cambios metabólicos en los ratones tras alimentar a cada grupo con la misma dieta (baja en grasas saturadas y rica en frutas y verduras). Los resultados fueron increíbles, los ratones que tenían microorganismos de humanos delgados permanecieron delgados, mientras que los ratones con microorganismos de humanos obesos rápidamente aumentaron de peso. Considerando que los microorganismos migran de un organismo a otro en el mismo ambiente, los investigadores colocaron algunos de los ratones delgados y algunos de los ratones obesos en el mismo ambiente. Para su sorpresa, los microorganismos migraron solo en una dirección, de los ratones delgados a los obesos. En consecuencia, los ratones obesos comenzaron a perder peso.

En un estudio de seguimiento, los investigadores tomaron el resto de los ratones delgados y obesos y los alimentaron con una dieta alta en grasas saturadas y baja en frutas y verduras, manteniéndolos en el mismo ambiente. Bajo estas circunstancias, los microorganismos de los ratones delgados *no migraron,* de manera que los ratones con baja diversidad ganaron peso[11,12].

Se necesita mucha más investigación antes de obtener conclusiones firmes, pero los resultados preliminares sugieren que ¡nuestro microbioma puede afectar realmente a nuestro riesgo de obesidad! ¿Esto significa que los compuestos probióticos de origen natural y diversos microorganismos pueden ser de utilidad en el tratamiento de la obesidad? El tiempo lo dirá.

Definiciones:
Microbioma: microorganismos en el tracto digestivo.
Simbiótico: relación de beneficio mutuo entre humanos y microorganismos.
Comensal: relación donde los microorganismos se benefician de los humanos sin causar daño.
Patógeno: relación donde los microorganismos pueden causar enfermedad.
Inhóspito: entorno en el que los microorganismos tienen dificultades para crecer y sobrevivir.

La leptina y la adiponectina son hormonas producidas y liberadas por los adipocitos. La leptina, liberada en respuesta al consumo de alimentos, indica al cuerpo que deje de comer. También aumenta el gasto energético para quemar el exceso de kilocalorías. Además, actúa como agente inflamatorio. Las personas obesas suelen tener niveles de leptina inusualmente altos, una condición que promueve la inflamación de bajo grado y constricción de las vías respiratorias (como se discutió antes). La obesidad también se asocia con niveles bajos de adiponectina, una hormona que tiene un efecto antiinflamatorio en los vasos sanguíneos y se asocia con un riesgo reducido de infarto de miocardio.

Los investigadores aún no entienden por completo la relación entre la obesidad y la insulina, una hormona liberada en respuesta al aumento de los niveles séricos de glucosa que se desarrollan cada vez que una persona consume comida. La insulina se une a los receptores en las células del cuerpo y actúa sobre todo como una llave que abre una puerta para permitir la entrada de glucosa en las células. Esto es vital para la supervivencia, ya que la glucosa es la principal sustancia que utilizan las células del cuerpo para mantener los procesos celulares. Sin acceso a glucosa circulante, el funcionamiento celular cesa y las células mueren de hambre. El problema con la obesidad es que los receptores celulares dejan de responder a la insulina ante la adiposidad excesiva; por tanto, la insulina no puede funcionar y la glucosa se acumula en la sangre. En un esfuerzo por reducir los niveles de glucosa sérica, el páncreas continúa produciendo y liberando cantidades progresivamente mayores de insulina, aunque no pueda funcionar. Por último, esto promueve la hiperglucemia y la diabetes mellitus no dependiente de la insulina.

El papel de la insulina no se limita al transporte de glucosa; también estimula el movimiento de ácidos grasos hacia los adipocitos, lo que aumenta el almacenamiento general de grasa. En consecuencia, los altos niveles de insulina sérica predisponen al aumento de peso. Por otro lado, la pérdida de peso normaliza los niveles de insulina y la respuesta del cuerpo a la insulina[13,14].

Los niveles de estrógeno son del 60-219% más altos en mujeres obesas que en mujeres con peso saludable. ¿Por qué? Porque las obesas tienen una cantidad anormalmente alta de adipocitos, células que producen y liberan estrógenos. Los estudios sugieren que este aumento de estrógeno contribuye al incremento del riesgo de cáncer mamario experimentado por mujeres con IMC elevado. De hecho, un estudio estima que el riesgo de cáncer mamario aumenta un 18% por cada incremento de cinco puntos en la escala del IMC[15].

La **ghrelina,** una hormona producida por el estómago, estimula el apetito, disminuye el gasto energético y aumenta su almacenamiento. Los niveles suelen aumentar antes y disminuyen después de una comida. De manera interesante, las personas obesas suelen producir menores cantidades de ghrelina, posiblemente porque sus cuerpos están en una situación constante de exceso de energía. Por otro lado, las personas más delgadas producen mayores cantidades de ghrelina, probablemente porque sus reservas de energía son bajas. Cabe destacar que las investigaciones recientes han demostrado que los niveles de ghrelina disminuyen de forma temporal después del ejercicio intenso. De hecho, los niveles permanecen bajos durante los primeros 30 min posteriores al ejercicio que alcanza el 75% del $VO_{2máx}$ (pero no se ven afectados por el ejercicio al 50% de $VO_{2máx}$, lo que sugiere que la ghrelina tiene una «respuesta a la dosis» de ejercicio). Sin embargo, parece que el ejercicio no tiene ningún efecto a largo plazo en la producción de ghrelina, aunque aún se está investigando[16].

Consejo de cambio del estilo de vida: animar a las personas a realizar consciente y deliberadamente más actividad física en sus rutinas diarias. Por ejemplo, se les puede sugerir que después de cada descanso para utilizar el baño hagan 3 min de marcha, suban y bajen escaleras o hagan sentadillas. O bien, mientras se ve la televisión, se pueden hacer abdominales en cada pausa publicitaria. Esta actividad adicional puede ayudar a quemar kilocalorías, reducir la rigidez, aumentar el estado de alerta y proporcionar beneficios para la salud a largo plazo.

Ghrelina: hormona producida por las células gástricas que estimula el apetito y aumenta el almacenamiento de energía.

PRECAUCIONES DURANTE EL EJERCICIO

Debido a que el exceso de peso causa tensión en el cuerpo, el estrés adicional del ejercicio puede ser perjudicial si no se controla la respuesta y se ajusta la intensidad para garantizar la seguridad. Esto es especialmente cierto, dado que las personas obesas tienen menos tolerancia al esfuerzo y su estado de salud inicial es muy variable. Desde el punto de vista hipotético, el ejercicio podría causar una afección cardíaca, un derrame cerebral, lesiones articulares debilitantes o una temperatura corporal peligrosamente alta. Esta sección explora los problemas que preocupan en especial a las personas con sobrepeso u obesidad que hacen ejercicio.

Dado que las personas obesas a menudo tienen factores de riesgo coexistentes que les impiden realizar ciertos tipos de ejercicio, deben buscar autorización médica antes de comenzar un programa de ejercicios. Ciertos grupos son particularmente vulnerables a los efectos secundarios adversos durante el ejercicio, entre ellos los hombres con sobrepeso u obesidad mayores de 40 años; mujeres con sobrepeso u obesidad mayores de 50 años; aquellos con enfermedad cardíaca, enfermedad pulmonar, asma, artritis u osteoporosis; los que experimentan presión o dolor en el pecho con el esfuerzo; los que desarrollan con facilidad falta de aliento; aquellos con hipertensión, diabetes o colesterol alto en la sangre; los que fuman cigarrillos, o aquellos con antecedentes familiares de infarto de miocardio o enfermedades coronarias.

AUMENTO DEL RIESGO DE UN INFARTO O ACCIDENTE CEREBROVASCULAR

Como se ha mencionado, el corazón de una persona con sobrepeso u obesidad tiene que trabajar más duro durante las actividades diarias normales que el de una persona con peso saludable, incluso cuando esas actividades son de baja intensidad. Por tanto, la frecuencia cardíaca y el volumen sanguíneo aumentan incluso en reposo. Debido a que las arterias de una persona obesa a menudo están llenas de estrías grasas y placa, la presión arterial puede alcanzar niveles altos peligrosos. Además, los vasos a menudo son débiles y propensos a aneurismas. Añadir las exigencias del ejercicio puede provocar episodios potencialmente mortales. Por tanto, un profesional de la salud y un entrenador físico calificados planificarán de forma adecuada el ejercicio y vigilarán la tolerancia, como se describe más adelante.

LESIONES ARTICULARES DEBILITANTES

El peso corporal excesivo estresa indebidamente las articulaciones, de manera que las personas obesas con frecuencia tienen debilidad o lesiones en las articulaciones de la rodilla, la cadera o la región lumbar antes de comenzar un programa de ejercicio. Dado que el propio ejercicio estresa las articulaciones y a veces causa lesiones articulares en las personas con peso saludable, las personas con sobrepeso y obesidad deben ser muy cautelosas para evitar exacerbaciones en sus afecciones articulares preexistentes. Es posible que deban evitar ciertas actividades por completo, pero todo depende de las articulaciones específicas involucradas. Además, las personas obesas deben tener precaución al participar en un entrenamiento cardiovascular; necesitan concentrarse en proteger las caderas, las rodillas y los tobillos. Debido a que el entrenamiento de alta intensidad puede sobrecargar estas articulaciones, sobre todo en las etapas iniciales del ejercicio, los participantes con sobrepeso deben incluir actividades sin peso, como la bicicleta estática o ejercicios aeróbicos acuáticos. Estas actividades sin impacto permiten que las articulaciones se adapten lentamente al mayor impacto y a las cargas de trabajo.

HIPERTERMIA: UN AUMENTO PELIGROSO EN LA TEMPERATURA CENTRAL

Todos los procesos metabólicos liberan calor como subproducto. De hecho, la contracción del músculo esquelético produce la mayor parte del calor que mantiene la temperatura corporal central a 37 °C. Durante el ejercicio, la temperatura corporal central aumenta a medida que los músculos esqueléticos se contraen con más frecuencia. En circunstancias normales, el cuerpo se enfría para evitar un aumento peligroso de la temperatura. Esto se logra sobre todo por el enfriamiento por evaporación y radiación. Más específicamente, el cerebro estimula las glándulas sudoríparas para liberar sudor en la superficie del cuerpo. A medida que este se evapora del cuerpo, lleva consigo una tremenda cantidad de calor. Si la temperatura corporal continúa subiendo, el cerebro también estimula la dilatación de los vasos sanguíneos de la piel. Esta desvía la sangre caliente de los órganos internos a la dermis, lo que permite que el calor se irradie hacia el ambiente.

Las personas con sobrepeso y obesidad suelen producir cantidades excesivas de calor, por lo que sus mecanismos de enfriamiento a veces se sobrecargan durante el esfuerzo físico. Además, las personas con sobrepeso y obesidad tienen grandes reservas de grasa subcutánea que ayudan a aislar el cuerpo e impiden la pérdida de calor. Estos factores promueven la hipertermia durante el ejercicio y aumentan el riesgo de enfermedad por calor.

BARRERAS PARA HACER EJERCICIO

Existen barreras para el ejercicio en cada población; por tanto, los profesionales del entrenamiento físico están acostumbrados a descubrirlas y abordarlas. No solo es importante ser consciente de las barreras, sino que también es esencial tratar a los pacientes con respeto y ayudarles a superarlas.

Los equipos de ejercicio estándar, como las bicicletas estáticas y las máquinas de entrenamiento de fuerza, no están diseñados para cuerpos grandes. Hay que ser sensible a las necesidades de una persona obesa y evitar situaciones embarazosas. Si hay asientos más anchos o piezas de equipo más grandes disponibles, se pueden usar. Cuando no se está seguro si una persona encajará o no en una máquina en particular, no usarla y elegir una alternativa de antemano. Tener en cuenta que muchas personas obesas han tenido experiencias previas desagradables con el ejercicio, por lo que podrían darse por vencidas si experimentan otra.

Una segunda barrera para el ejercicio es la baja capacidad física general de la mayoría de las personas obesas. Las personas con sobrepeso a menudo afirman que carecen de energía para sus actividades diarias, entonces, ¿cómo pueden empezar a hacer ejercicio? Hay que hacer hincapié en que el ejercicio regular en realidad aumenta la energía, mejora el sueño y disminuye las molestias generales, por lo que al final minimiza el letargo.

La falta de tiempo, una barrera habitual para todas las poblaciones, también afecta a esta población especial. Podría parecer imposible disponer de 30-60 min al día para hacer ejercicio, así que al inicio hay que procurar ser breve y alentar a las personas a ser más activas durante sus actividades típicas diarias. Se puede estacionar el coche más lejos del supermercado, subir las escaleras en lugar de tomar el ascensor e ir a la oficina de un compañero de trabajo en lugar de llamarle o escribirle por correo electrónico. Si se añaden estas actividades simples a la rutina diaria, se puede aumentar el gasto energético, mejorar el funcionamiento cardiorrespiratorio e incrementar la fuerza y resistencia muscular.

DISTRIBUCIÓN DE LA GRASA CORPORAL Y SUS EFECTOS EN LA SALUD

La composición corporal y la distribución de la grasa son predictores más fiables del riesgo de enfermedades crónicas que el peso corporal. Según el Dr. C. Everett Koop, ex cirujano general estadounidense y académico principal en el C. Everett Koop Institute en Dartmouth, los hombres y las mujeres menores de 39 años deberían tener un porcentaje de grasa corporal del 8-19 % y del 21-32 %, respectivamente; los hombres y las mujeres mayores de 39 años deben tener un porcentaje de grasa corporal del 11-24 % y del 23-35 %, respectivamente.

El peso hidrostático, la absorciometría de rayos X con energía dual y la resonancia magnética son técnicas de laboratorio que miden con precisión el porcentaje de grasa corporal en relación con la masa magra. En este terreno, es habitual usar los pliegues cutáneos, la impedancia bioeléctrica y la antropometría.

La distribución de la grasa corporal es en realidad un predictor más fácil e igual de fiable para el riesgo de enfermedad crónica. La **grasa intraabdominal,** que rodea los órganos dentro de la cavidad abdominal, aumenta el riesgo de enfermedad cardíaca, accidente cerebrovascular, hipertensión, diabetes y muchas otras enfermedades crónicas en comparación con la **grasa corporal inferior.** La grasa en la parte inferior del cuerpo, o la grasa almacenada principalmente alrededor de las caderas y los muslos, no parece aumentar el riesgo de enfermedades crónicas. En consecuencia, los hombres, que suelen almacenar grasa intraabdominal adicional, tienen mayor riesgo de episodios cardiovasculares que las mujeres, que tienden a almacenar grasa en las caderas y los muslos.

BENEFICIOS DEL EJERCICIO

Aunque el ejercicio impone algunos riesgos, mejora la salud de esta población especial de varias maneras. La siguiente sección analiza algunos de los beneficios específicos que experimentan las personas con sobrepeso y obesidad que hacen ejercicio.

MEJORA DEL FUNCIONAMIENTO CARDIOVASCULAR Y RESPIRATORIO

Los estudios confirman una correlación negativa entre el nivel de actividad y el riesgo de enfermedad cardiovascular. De acuerdo con el estudio NHANES I (National Health and Nutrition Examination Survey I), las personas obesas sedentarias tienen un riesgo de muerte cardiovascular tres veces mayor que las personas activas con peso saludable[1,17]. Además, las tasas de mortalidad cardiovascular entre las mujeres se correlacionaron positivamente con el IMC en el Nurses Health Study[17,18]. En otras palabras, las mujeres en este estudio experimentaron más episodios cardíacos a medida que aumentaba el IMC.

El ejercicio mejora el riesgo cardiovascular, pues reduce la presión arterial, aumenta los niveles de HDL, disminuye los niveles de LDL y triglicéridos, y mejora el funcionamiento del corazón y los pulmones, incluso sin perder peso[7,17,19]. Dado que el exceso de peso es un factor de riesgo independiente para las enfermedades cardiovasculares, cualquier pérdida de peso que acompañe al aumento de la actividad también disminuye de forma drástica el riesgo. De hecho, una pérdida de peso corporal del 5-10% mejora significativamente la presión arterial, los lípidos séricos y la tolerancia a la glucosa[20].

El funcionamiento pulmonar suele mejorar cuando disminuye la grasa abdominal. Los pulmones, cuyas acciones se inhiben por el exceso de grasa corporal, pueden inflarse por completo al perder peso, por lo que la frecuencia y la profundidad respiratorias vuelven a la normalidad. Además, la absorción máxima de oxígeno también mejora.

DISMINUCIÓN DEL RIESGO DE DIABETES TIPO 2

Las personas con sobrepeso y obesidad tienen mayor riesgo de desarrollar resistencia a la insulina, aunque los niveles suelen estar en el rango normal a alto. La resistencia a la insulina produce un

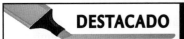

DESTACADO | Determinación del riesgo de enfermedad crónica

Un método fácil y económico para evaluar el riesgo de enfermedad crónica del sujeto es medir la circunferencia de la cintura. Considerando que el riesgo de desarrollar enfermedades cardíacas, accidente cerebrovascular y diabetes aumenta en aquellos con obesidad central, la circunferencia de la cintura es un indicador válido. En general, el riesgo de enfermedades crónicas aumenta de la siguiente manera:
Hombres con una circunferencia de cintura mayor a 102 cm.
Mujeres con una circunferencia de cintura mayor a 88 cm.

aumento de los niveles de glucosa sérica, el primer indicador de diabetes. Como se ha mencionado, el páncreas de una persona obesa suele producir insulina, pero las células del cuerpo se vuelven menos receptivas. Es posible que esto ocurra porque el exceso de tejido adiposo altera la forma de los receptores de insulina, evitando la unión con la insulina. A medida que aumentan los niveles de glucosa sérica (dado que la glucosa no puede entrar en las células), el páncreas produce cada vez más insulina hasta alcanzar niveles inusualmente altos, un estado llamado hiperinsulinemia. Por último, todo este trabajo sobrecarga el páncreas, pero los niveles de glucosa e insulina continúan aumentando. En consecuencia, la sangre se vuelve más viscosa, puede dañar los vasos sanguíneos, aumentar la presión arterial, interferir con la coagulación sanguínea y promover el desarrollo de diabetes tipo 2.

Debido a que la diabetes tipo 2, o no dependiente de insulina, se correlaciona de forma positiva con la obesidad, tiene sentido que la pérdida de grasa disminuya el riesgo. De hecho, incluso la pérdida de peso moderada mejora significativamente la respuesta a la insulina, lo que evita que la glucosa sérica alcance niveles elevados peligrosos. Además, la pérdida de peso acompañada de ejercicio regular casi elimina la intolerancia a la glucosa y la resistencia a la insulina en la mayoría de las personas[17].

REFERENCIA RÁPIDA

Las personas obesas tienen una probabilidad tres veces mayor de desarrollar diabetes tipo 2 que las personas con peso normal.

DISMINUCIÓN DEL MALESTAR GENERAL

La carga del exceso de grasa es difícil e incómoda, en particular para aquellos con un porcentaje bajo de masa muscular. Las actividades simples para personas con peso saludable se vuelven difíciles, si no imposibles, para las personas obesas. De hecho, estas personas a menudo luchan por respirar al estar sentadas, por lo que es difícil pasar de una posición sentada a una de pie. Además, entrar y salir de un coche se vuelve agotador, y tareas como limpiar, cocinar y lavar la ropa también. La pérdida de peso se acompaña de un vigor y resistencia renovados que permiten que la persona antes obesa realice de nuevo actividades normales. Además, los cambios en la composición corporal o, más específicamente, el aumento de la masa muscular y la disminución de la grasa, disminuyen el estrés durante todas las actividades. Las cargas de trabajo parecen más ligeras, los tiempos de recuperación son más cortos y la percepción del esfuerzo cambia por completo, lo que fomenta el ejercicio continuo.

MEJORA DEL HUMOR Y DISMINUCIÓN DE LA ANSIEDAD

Sin importar si se produce o no la pérdida de peso, la actividad física mejora el estado de ánimo y la autoestima, y disminuye la incidencia de ansiedad[21]. Esto es cierto sin importar si la actividad es un programa de ejercicio reglamentado o solo mayor movimiento en las actividades diarias normales.

Grasa intraabdominal: grasa almacenada alrededor de los órganos abdominales, también conocida como obesidad central. A menudo se conoce como «forma de manzana». La grasa almacenada en esta área aumenta el riesgo de padecer enfermedades crónicas cardiovasculares, diabetes, accidente cerebrovascular, hipertensión y ciertos tipos de cáncer. Los hombres y las mujeres posmenopáusicas suelen tener mayor cantidad de grasa intraabdominal.

Grasa corporal inferior: grasa almacenada en las caderas y los muslos. A menudo referida como «forma de pera». Este patrón de distribución de grasa es habitual en mujeres y no parece aumentar el riesgo de enfermedades crónicas.

DESTACADO Síndrome metabólico

De acuerdo con la American Heart Association, el síndrome metabólico ha aumentado en EE.UU. y ahora afecta a más del 23% de los adultos estadounidenses. Puede detectarse por un grupo de síntomas que aumenta el riesgo de enfermedades cardiovasculares y diabetes. Estos síntomas son los siguientes:

Grasa intraabdominal:
• Hombres con una circunferencia de cintura ≥ 102 cm.
• Mujeres con una circunferencia de cintura ≥ 88 cm.

Triglicéridos elevados:
• Nivel de triglicéridos séricos ≥ 150 mg/dl.

Bajo nivel de HDL:
• Hombres con un nivel de HDL < 40 mg/dl.
• Mujeres con un nivel de HDL < 50 mg/dl.

Hipertensión:
• Presión arterial ≥ 130/85 mm Hg en más de tres lecturas consecutivas.

Resistencia a la insulina o intolerancia a la glucosa:
• Detectada por glucosa sérica elevada en ayunas ≥ 100 mg/dl.

Una persona es diagnosticada con síndrome metabólico si hay tres o más de estos síntomas.

La obesidad intraabdominal y la inactividad física parecen ser los predictores más fuertes para el síndrome metabólico. De acuerdo con el American College of Sports Medicine (ACSM) y el *National Cholesterol Education Program,* las intervenciones deben centrarse en el control de peso, la actividad física y el tratamiento de los factores de riesgo para las enfermedades cardiovasculares coexistentes[20,22]. Los mejores métodos para tratar el síndrome metabólico son la pérdida de peso del 5-10% en 1 año, el aumento de la actividad física de intensidad moderada durante un mínimo de 30 min o más al día la mayoría de los días de la semana y reducir la ingesta de grasas saturadas y carbohidratos simples mientras se aumentan las proteínas magras.

Cuando se trabaja con personas diagnosticadas con síndrome metabólico, la estratificación del riesgo se basa en la presencia de dislipidemia, hipertensión e hiperglucemia. Si está indicado, hay que solicitar un examen médico antes de iniciar la prueba de ejercicio. Debido a que muchas personas con síndrome metabólico también tienen sobrepeso u obesidad, hay que seguir las guías generales que se ofrecen en este capítulo para la población con sobrepeso. Además, controlar estrictamente la presión arterial antes de y durante el ejercicio, ya que la mayoría de las personas con obesidad y sobrepeso tienen hipertensión[20].

En general, las guías de prescripción de ejercicio para esta población son similares a las de la población general. Se deben considerar todos los factores de riesgo cardiovascular y ajustar las recomendaciones en consecuencia (v. cap. 7 para obtener más información sobre las guías de ejercicio para personas con enfermedad cardiovascular). Aquellos con síndrome metabólico no necesitan pruebas de ejercicio antes de comenzar un programa de ejercicios de intensidad baja a moderada; sin embargo, suelen estar en baja condición física y necesitan comenzar lentamente. Al inicio, el ejercicio debe ser de intensidad moderada (40-59% VO_{2R}) con una progresión gradual a una intensidad más enérgica (60-75% VO_{2R}). Debido a que muchas personas que sufren síndrome metabólico tienen sobrepeso, deberían esforzarse por perderlo aumentando lentamente la duración del ejercicio 150-300 min por semana o 50-60 min de actividad 5 días a la semana.

El ejercicio puede ser continuo o separarse en varias partes de 10 min de ejercicio diario si fuera necesario. Algunas investigaciones sugieren que las personas en realidad tienen que hacer ejercicio durante 60-90 min por día para perder peso y luego mantenerlo[20]. Añadir resistencia al entrenamiento puede promover aún más la pérdida de peso y debe hacerse al menos 2 días a la semana.

La mejora del humor y el nivel de ansiedad alientan a las personas obesas a involucrarse más en sus vidas y a frecuentar entornos sociales, factores que fomentan aún más la actividad.

PLANES DE TRATAMIENTO PARA LA OBESIDAD

Medicamentos

La búsqueda de un tratamiento farmacológico para la obesidad se intensificó una vez que la obesidad se clasificó como una enfermedad crónica. El objetivo general es encontrar un medicamento efectivo con pocos efectos adversos que produzca la pérdida de peso a largo plazo sin requerir el uso continuo de medicamentos. Aunque hay varios medicamentos que satisfacen uno o dos de estos criterios, ninguno los cumple todos. La siguiente lista enumera algunos medicamentos disponibles actualmente en el mercado:

- Orlistat: promueve la pérdida de peso al inhibir la digestión de grasas en la dieta; reduce la absorción de grasas en un 30%; sus efectos secundarios incluyen deposiciones frecuentes y reducción de la absorción de vitaminas liposolubles.
- Alli: versión de orlistat de venta sin receta; el único medicamento para la pérdida de peso de venta libre aprobado por la FDA; los efectos secundarios incluyen urgencia intestinal, evacuación oleosa y flatulencia con la evacuación.
- Fentermina y topiramato: disminuyen el apetito y aumentan la sensación de plenitud. Los efectos secundarios incluyen excitabilidad y somnolencia.
- Liraglutida: ralentiza el vaciamiento gástrico, que controla el hambre, reduce el apetito y disminuye la ingesta de kilocalorías; los efectos secundarios incluyen pancreatitis.
- Lorcaserin: actúa como un agonista del receptor de serotonina, lo que provoca una sensación de plenitud rápida; los efectos secundarios incluyen cefalea, mareos y fatiga.
- Naltrexona y bupropión: juntos suprimen el apetito; los efectos secundarios incluyen náuseas, estreñimiento, cefalea, vómito e insomnio.

Los medicamentos para bajar peso funcionan; a menudo producen una reducción del peso del 10% en personas que también hacen ejercicio y disminuyen su consumo energético. El problema con la mayoría de estos medicamentos es que solo están aprobados para uso a corto plazo. Una vez que una persona deja de usarlos, el peso suele recuperarse. Además, la mayoría tiene efectos secundarios incómodos que a veces son peligrosos, por lo que no son la respuesta para todo el mundo.

Cirugía bariátrica

Cada vez hay más personas con obesidad de grado III que buscan procedimientos quirúrgicos para ayudarles en su lucha contra la obesidad. En la mayoría de los casos estas intervenciones están diseñadas para disminuir el tamaño del estómago. Una menor capacidad gástrica obliga a los pacientes a consumir menos kilocalorías totales, lo que promueve un equilibrio energético negativo y una pérdida de peso.

Además, este tipo de cirugía también limita la cantidad de ghrelina liberada en el torrente sanguíneo, lo que disminuye el apetito e inhibe el almacenamiento de grasa. Los ejemplos de las intervenciones con frecuencia realizadas son la cirugía de derivación o *bypass* gástrico, cirugía de banda gástrica y cirugía de manga gástrica (tabla 6-2). Todos los tipos de cirugía tienen riesgos de complicaciones que incluyen infección, deshidratación, náuseas, estreñimiento y vómitos. Además, los pacientes corren el riesgo de deficiencias nutricionales, ya que deben reducir de forma drástica la ingesta de alimentos tras la cirugía[23].

El ejercicio promueve la pérdida de peso, mejora la salud después de la cirugía bariátrica y se puede empezar tan pronto como el paciente pueda tolerarlo. Iniciar un programa de caminata, luego aumentar la intensidad de 3 a 6 semanas tras la cirugía (según la respuesta del paciente). Trabajar para lograr un objetivo inicial de 30 min de actividad de 2-3 días por semana. Animar a las personas a empezar lentamente, usar ropa y zapatos cómodos, y mantenerse hidratadas. Añadir ejercicio a su rutina diaria puede mejorar la fuerza, la resistencia y flexibilidad a la vez que aumenta la pérdida de peso.

TABLA 6-2. Tipos de cirugía bariátrica

Derivación gástrica	Banda gástrica	Manga gástrica
El cirujano grapa la parte superior del estómago para crear una pequeña bolsa que luego sutura al intestino delgado	El cirujano coloca una banda inflable alrededor de la parte superior del estómago para formar una abertura ajustable	El cirujano retira el 70-80% del estómago para crear una estructura tubular de menor tamaño que un estómago normal
Ventajas: mayor pérdida de peso que con la banda gástrica; disminuye la producción de ghrelina; mantenimiento > 50% de la pérdida de peso	Ventajas: reversible; puede ajustarse; menor estancia hospitalaria; menor riesgo de deficiencia de vitaminas	Ventajas: mayor pérdida de peso que con la banda gástrica; no hay cuerpos extraños en el organismo; el alimento no sigue otro trayecto a través del tracto digestivo; disminuye la liberación de ghrelina
Desventajas: dificultad para revertirla; mayor riesgo de deficiencia de vitaminas; mayor riesgo de complicaciones posquirúrgicas; mayor estancia hospitalaria	Desventajas: menor pérdida de peso; requiere consultas frecuentes para ajustar la banda; requiere futuros procedimientos para retirar o reemplazar la banda	Desventajas: irreversible; riesgo de deficiencia de vitaminas; mayor riesgo de complicaciones posquirúrgicas; mayor riesgo de reflujo ácido

Adaptado de National Institute of Diabetes and Digestive and Kidney Diseases. Disponible en: https://www.niddk.nih.gov/health-information/healthtopics/weight-control/bariatric-surgery/Pages/types.aspx

Dieta y ejercicio

Las personas obesas necesitan vigilar de cerca sus dietas para perder y mantener su peso, limitar su consumo de **kilocalorías vacías** y aumentar su consumo de **alimentos ricos en nutrientes** para crear un déficit energético general que no produzca deficiencias nutricionales. Aunque es necesaria una dieta baja en kilocalorías para perder peso, la dieta sin ejercicio tiende a promover la pérdida de tejido muscular metabólicamente activo y una disminución simultánea de la tasa metabólica, que dificulta mantener la pérdida de peso. En esencia, la dieta por sí sola no produce una pérdida de peso significativa o sostenida.

El ejercicio *moderado* por sí solo tampoco suele provocar una pérdida de peso significativa en personas obesas. De hecho, en la mayoría de estudios se observa que la mayor pérdida de peso se debe al ejercicio *enérgico* de larga duración. Por desgracia, la mayoría de las personas obesas no puede mantener un ejercicio de alta intensidad por sus sistemas musculoesqueléticos débiles o su riesgo elevado de sufrir enfermedades cardiovasculares, por lo que generalmente se adopta un enfoque más seguro que fomenta una actividad más moderada. En general, la combinación de ejercicio moderado y dieta parece ser la clave para perder peso de forma saludable y exitosa en la población obesa.

RECOMENDACIONES PARA EL EJERCICIO

PRUEBA DE EJERCICIO

El ACSM sugiere que las pruebas de ejercicio a menudo no son necesarias para personas con sobrepeso y obesidad que desean comenzar un ejercicio de intensidad baja a moderada. Sin embargo, dado que muchos de estos individuos tienen comorbilidades, es importante la comunicación con sus médicos de atención primaria. Las recomendaciones sobre la duración, el tipo y la frecuencia de la actividad junto con la orientación respecto al momento adecuado para la administración de medicamentos pueden garantizar un entrenamiento seguro y efectivo. Como se ha mencionado, la tolerancia a la carga de trabajo disminuye con el aumento del peso corporal, de manera que la carga de trabajo inicial debe limitarse a 2 a 3 equivalentes metabólicos (MET) con pequeños incrementos graduales de 0,5 a 1,0 MET en cada etapa de prueba[20]. Cualquier condición adicional como las lesiones articulares, el movimiento con rango limitado, la hipertensión o las afecciones cardíacas preexistentes justifican más adaptaciones.

TABLA 6-3. Consejos generales para bajar de peso

- Esforzarse por perder el 5-10% de peso durante 3-6 meses
- Modificar la dieta y el ejercicio para perder peso a largo plazo
- Crear un déficit energético de 500 kcal/día para una pérdida semanal de 450 g. Esto se logra al reducir la ingesta y aumentar el gasto energético
- Incrementar progresivamente la actividad semanal a un *mínimo* de 150 min de actividad aeróbica de intensidad moderada o 75 min de actividad enérgica. Realizar al menos 300 min de actividad por semana para mantener la pérdida de peso. Cuando se trata de ejercicio y pérdida de peso, cuanto más activo sea, mejor
- Añadir entrenamiento de fuerza al menos 2 días/semana

Fuente: American Heart Association (2017) and American College of Sports Medicine. *ACSM's Guidelines for Exercise Testing and Prescription.* 10th Ed. Philadelphia: Lippincott Williams & Wilkins, 2018:287-291.

REFERENCIA RÁPIDA

La investigación sugiere que la falta de ejercicio es un factor de riesgo para la muerte prematura más importante que la obesidad[24].

PRESCRIPCIÓN DE EJERCICIO

Después de determinar los objetivos de una persona obesa, diseñar un programa de ejercicios que fomente esos objetivos; hay que tener en cuenta las precauciones antes discutidas. La pérdida de peso es siempre una prioridad primaria para esta población en particular. (La tabla 6-3 muestra los consejos generales para perder peso.) Sin embargo, en la mayoría de casos las personas muy obesas que hacen ejercicio no pierden rápidamente cantidades asombrosas de grasa, de manera que los profesionales del entrenamiento físico deben enfatizar que las mejoras de la salud ocurren incluso sin perder peso. Estas incluyen menor riesgo de enfermedad cardiovascular, mejora del funcionamiento articular, mayor energía para las actividades diarias y mejora del sueño. Además, ya que la pérdida de peso a menudo es lenta, hay que destacar que las mejoras *graduales* perduran. Después de todo, se tarda más de 2 semanas en ganar 20 kg de grasa, y es imposible perderlos en 2 semanas. Asimismo, dado que los estudios sugieren que el ejercicio por sí mismo conduce a resultados decepcionantes en la población obesa, se recomienda encarecidamente a las personas que combinen mayor actividad y mejor alimentación[25].

Según las investigaciones y recomendaciones actuales, la prescripción de ejercicio para la población con sobrepeso u obesidad debe cumplir con las siguientes directrices:

- Las personas obesas con factores de riesgo adicionales para enfermedades crónicas deben recibir autorización médica antes de iniciar un programa de ejercicios.
- Al igual que con la población general, los obesos que hacen ejercicio deben iniciar cualquier actividad con un calentamiento de 5-10 min para preparar el cuerpo para la actividad y concluir con un enfriamiento de 5-10 min para devolverlo a un estado de reposo.
- Las guías generales relativas al tipo, frecuencia, duración e intensidad del ejercicio aeróbico son similares a las recomendaciones para la población general.
  - El tipo de ejercicio aeróbico elegido debe ejercitar de forma eficaz los grandes grupos musculares para garantizar el gasto adecuado de kilocalorías. Las actividades de bajo impacto que minimi-

Kilocalorías vacías: un alimento de kilocalorías vacías es aquel que proporciona energía pero pocas o ninguna vitamina o mineral. Los caramelos, las patatas fritas y los refrescos azucarados son ejemplos.

Alimentos ricos en nutrientes: son alimentos que tienen un alto valor nutritivo en relación con su contenido de kilocalorías. Como ejemplo, la leche descremada (300 mg de calcio, 0 g de grasa y 80 kcal por porción) es más rica en nutrientes que la entera (300 mg de calcio, 8 g de grasa y 146 kcal por porción).

zan el traumatismo articular son ideales. La caminata, que no requiere habilidades especiales y es fácil para las articulaciones, suele ser la mejor opción en las etapas iniciales de un programa de ejercicios. El ejercicio aeróbico acuático es otra opción viable, fácil para las articulaciones y útil para la termorregulación.

- Según los expertos, inicialmente se debe realizar una actividad de intensidad moderada con una frecuencia ≥ 5 días por semana durante 30-60 min al día para optimizar el gasto energético y alcanzar mínimo 150 min de actividad por semana. Los miembros de esta población deberían progresar de forma gradual a 300 min de actividad por semana. La intensidad inicial debe ser moderada (40-59 % de $VO_{2máx}$), ya que las personas obesas no suelen estar en buena forma física y tienen mayor riesgo de sufrir lesiones musculoesqueléticas. Con la mejora del funcionamiento cardiovascular y respiratorio, estas personas pueden aumentar la intensidad (hasta > 60 % $VO_{2máx}$) siempre que este incremento no les cause problemas musculoesqueléticos. En muchos casos, para reducir parte del riesgo es mejor aumentar la *duración* y no la *intensidad*. El ejercicio se puede dividir en incrementos de 10 min en los casos en que no se puede hacer ejercicio continuo.

- El Department of Health and Human Services, el Department of Agriculture y el ACSM indican que algunas personas necesitan esforzarse para realizar una actividad de moderada a enérgica durante 60-90 min para perder y mantener el peso de forma efectiva. Las que realizan ejercicio durante un tiempo más prolongado deben ser especialmente cautelosas para evitar lesiones por el uso excesivo.

- Según el ACSM, el entrenamiento de fuerza en esta población no previene de forma efectiva la pérdida de masa magra que ocurre a medida que se pierden grandes cantidades de peso. Sin embargo, las personas obesas que incluyen este entrenamiento en su régimen de ejercicio aumentan su fuerza y resistencia muscular, aumentan la capacidad funcional y mejoran el funcionamiento neuromuscular. Además, el entrenamiento de fuerza aumenta la masa ósea, un beneficio que disminuye el riesgo de osteoporosis a largo plazo. En general, estos cambios reducen el estrés fisiológico durante las actividades cotidianas. Para ser efectivo, la frecuencia del entrenamiento debe ser de dos a tres veces por semana, mínimo con 8-10 ejercicios dirigidos a todos los grupos musculares principales, tal como lo sugiere el ACSM para las personas con peso saludable que hacen ejercicio. Estos deben utilizar una resistencia del 60-70 % de 1-RM por 8-12 repeticiones, con 2-4 series por ejercicio.

- Debido a que las personas obesas que hacen ejercicio tienen alto riesgo de presentar aumento de la temperatura corporal durante la actividad, es esencial mantener una hidratación adecuada antes, durante y después de la actividad.

- Cambiar el objetivo del ejercicio, desde la pérdida de peso a mejorar el estado de ánimo o reducir la fatiga. Hay que preguntar a las personas cómo se sienten tras un entrenamiento. Investigar qué calidad de sueño tienen 2 semanas después de iniciar el ejercicio. Averiguar si las actividades normales de la vida diaria, como sacar la compra del coche o bañar a un niño pequeño, son más fáciles desde que comenzó a hacer ejercicio. En otras palabras, *hay que ofrecer a las personas un método para medir su éxito que no dependa de la báscula, la cinta métrica o incluso la cantidad de fuerza.*

REFERENCIA RÁPIDA

Esta población especial puede tener capacidades funcionales bastante diferentes.

Las personas obesas con movilidad normal suelen realizar la mayoría de los ejercicios de fuerza y entrenamiento cardiovascular tradicionales. Aquellos con capacidades restringidas por limitación del rango de movimiento o dolor en diferentes articulaciones es posible que deban concentrarse en movimientos más simples. Un programa de ejercicios para las personas obesas más funcionales debería parecerse al de una persona con un peso más saludable, modificando un poco su duración y frecuencia. Sin embargo, la persona obesa con menor movilidad podría necesitar actividades aeróbicas simples. Estas personas deben evitar los ejercicios de fuerza tradicionales hasta que mejore su capacidad funcional general.

Un último punto: nunca subestimar el beneficio de aumentar las actividades diarias en el hogar o el trabajo. Animar a las personas a caminar y a usar las escaleras para incrementar el gasto energético. Dado que la adherencia al ejercicio a menudo es baja en esta población particular, se deben encontrar medios adicionales para que estas personas puedan quemar energía[26].

EJERCICIOS

Con el fin de perder peso, las personas con sobrepeso y obesidad deben centrarse en reducir la ingesta de kilocalorías y hacer ejercicio cardiovascular para optimizar el gasto energético. Esta combinación es el medio más eficaz para perder peso. La caminata y los ejercicios aeróbicos acuáticos son suaves con las articulaciones, pero la bicicleta estática o reclinable también son viables. El entrenamiento de fuerza, que promueve la fuerza y la resistencia muscular, también puede ser un complemento beneficioso para el programa.

Los tipos de ejercicios de fuerza apropiados para cualquier persona obesa varían según su nivel de funcionamiento y comorbilidades. Sin embargo, con independencia del nivel de funcionamiento, el programa de ejercicios debe desarrollar los músculos del tronco, la parte superior de la espalda, el iliopsoas y los aductores. ¿Por qué? Porque las personas obesas, que a menudo tienen peso adicional en el abdomen, desarrollan una inclinación pélvica anterior (anteversión) excesiva, una posición que ejerce una presión excesiva en la columna vertebral y causa dolor lumbar[27].

Usar una combinación de pesas libres, bandas o cintas elásticas y máquinas de pesas para entrenar a una persona con sobrepeso. En el caso de una persona con obesidad grave, no hay que usar las máquinas de pesas, y así se evitarán experiencias embarazosas y desalentadoras.

Entrenamiento de los músculos del tronco con una pelota de estabilidad

La pelota de estabilidad es efectiva para mejorar la fuerza y el equilibrio del tronco en casi todas las poblaciones, siempre que se elija el tamaño adecuado. Los modelos disponibles en el mercado suelen soportar hasta 120 kg. Para las personas obesas usar marcas más fuertes y de mejor calidad diseñadas para soportar gran cantidad de peso. Además, invertir en pelotas resistentes a los impactos. Esto significa que si se pinchan, pierden aire lentamente y no explotan.

REFERENCIA RÁPIDA

Cuando se trabaja con una pelota de estabilidad, su tamaño importa. Para determinar el tamaño apropiado, hacer que el sujeto se siente en la pelota con los pies apoyados en el suelo y el peso distribuido uniformemente. Debe haber un ángulo de 90° con las caderas y rodillas para que los muslos queden paralelos al suelo. El siguiente cuadro proporciona sugerencias para varias estaturas:

Estatura	Tamaño de la pelota de estabilidad
1,40-1,52	45
1,55-1,76	55
1,79-1,89	65
1,92-2,00	75
2,05 y más altos	85

Las pelotas de estabilidad de distintos fabricantes están hechas de diferentes materiales y, por tanto, su firmeza varía. En general, cuanto más firme es la pelota, más desafiante es el ejercicio.

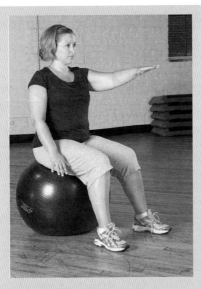 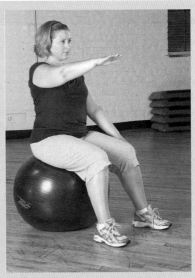

■ Rebote sentado sobre una pelota con elevaciones alternas de los brazos (fig. 6-4)

Sentarse en la pelota con los pies firmemente pegados en el suelo, separados al ancho de los hombros, con los abdominales contraídos, manteniendo la columna en posición neutra. Rebotar rítmicamente hacia arriba y hacia abajo mientras se mantiene el equilibrio. De forma alternativa, levantar los brazos hacia el frente lentamente. Continuar unos 2-3 min. Este ejercicio calienta los músculos, mejora el equilibrio y ayuda a aliviar el dolor lumbar.

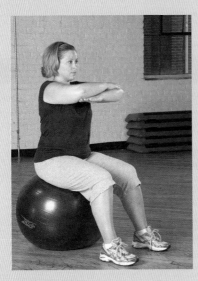 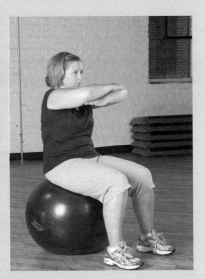

■ Inclinación pélvica en posición sentada (fig. 6-5)

Sentarse en la pelota con los pies firmemente pegados en el suelo, separados al ancho de los hombros, con los abdominales contraídos, manteniendo la columna en posición neutra. Girar la pelvis hacia delante y hacia atrás con un movimiento mínimo de la pelota. Repetir 2-3 min. Este ejercicio mejora la resistencia muscular y el equilibrio y entrena los abdominales y los glúteos.

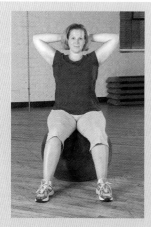
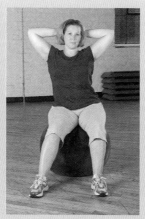
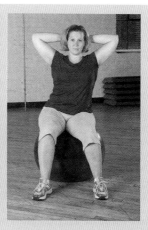

■ **Deslizamientos laterales en posición sentada** (fig. 6-6)
Sentarse en la pelota con los pies firmemente pegados en el suelo, separados al ancho de los hombros, con los abdominales contraídos, manteniendo la columna en posición neutra. Mover las caderas hacia la derecha y luego hacia la izquierda con un movimiento mínimo de la pelota. La parte superior del cuerpo debe permanecer en posición vertical. Este ejercicio mejora el equilibrio y la resistencia muscular, y fortalece abdominales, glúteos y región lumbar. Alternativamente, realizar círculos en posición sentada desde la misma ubicación. Las manos pueden estar sobre la pelota para tener más estabilidad, en los muslos para mayor dificultad o en la cabeza (como en una abdominal) para hacerlo más difícil. Lentamente, girar las caderas en círculo hacia la derecha haciendo círculos pequeños al inicio, y círculos más grandes a medida que mejore el equilibrio. Hacer 8-12 repeticiones a la derecha. Luego repetir hacia la izquierda.

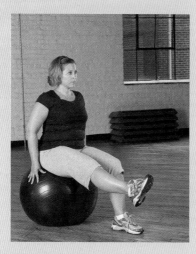
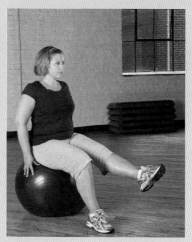

■ **Extensión de la pierna en posición sentada** (fig. 6-7)
Sentarse en la pelota con los pies firmemente pegados en el suelo, separados al ancho de los hombros, con los abdominales contraídos, manteniendo la columna en posición neutra. Estirar lentamente una pierna hacia delante mientras la otra permanece inmóvil. Volver la pierna a la posición inicial y repetir con la otra. Este ejercicio es más fácil cuando la pierna se levanta más arriba. El desafío es mayor cuando la pierna apenas está levantada. Este ejercicio mejora el equilibrio y entrena abdominales, glúteos, cuádriceps, isquiotibiales, flexores de la cadera y región lumbar. Hacer 8-12 repeticiones con cada pierna. Para progresar, añadir pesas ligeras en el tobillo y completar con 8-12 repeticiones.

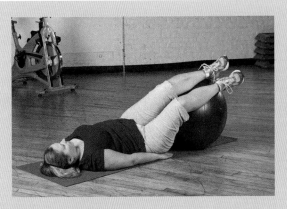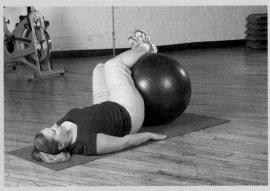

■ **Rotación lumbar en posición supina** (fig. 6-8)

Acostarse con la espalda sobre el suelo y ambas piernas apoyadas en la pelota. Lentamente, mover ambas piernas hacia delante y hacia atrás para permitir la rotación de la columna lumbar. Solo girar en un rango de movimiento cómodo. Este ejercicio se dirige a los músculos oblicuos. Hacer 8-12 repeticiones en cada dirección.

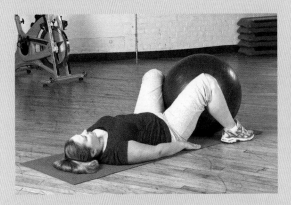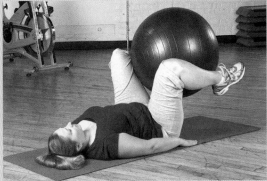

■ **Aducción del muslo con elevación de la pelota de estabilidad** (fig. 6-9)

Acostarse en el suelo con los pies planos sobre el suelo y los brazos extendidos a los lados con las palmas hacia abajo. La pelota debe estar entre las piernas. Sujetar la pelota con las rodillas y apretar. Esto promoverá el esfuerzo de los músculos aductores del muslo. Contraer los abdominales y levantar los pies del suelo mientras se lleva la pelota hacia el tronco. Mantener durante 5-10 s. Soltar y hacer 8-12 repeticiones.

Muchas personas obesas tienen la parte superior de la espalda débil, lo que promueve una mala postura, pues tienen que soportar mucho peso en el tronco anterosuperior. Además, suelen tener rigidez en los músculos del tórax y del hombro anterior porque la gravedad empuja el exceso de peso hacia abajo y hacia delante. Entrenar los romboides y estirar el tórax ayuda a aliviar la incomodidad resultante. Para entrenar los romboides, la persona tiene que hacer remo sentado. Utilizar una máquina de remo, bandas o cintas de fuerza.

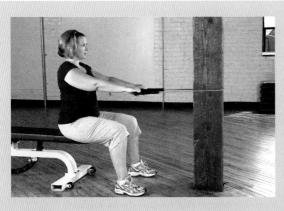 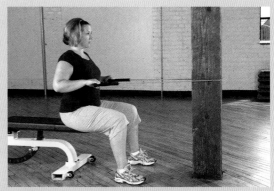

■ Remo sentado con una banda elástica (fig. 6-10)

Envolver la banda alrededor de una barra de seguridad o una silla. Sentarse frente a la barra en una silla o un banco de ejercicios a 30 cm de distancia. Agarrar el extremo de la banda con cada mano. Con las palmas hacia abajo, tirar de la cinta hacia el pecho. Hacer una pausa. Volver a la posición inicial. Repetir 8-12 veces. Asegurarse de mantener la columna vertebral neutra y una respiración adecuada (espirar con el esfuerzo, inspirar en la relajación).

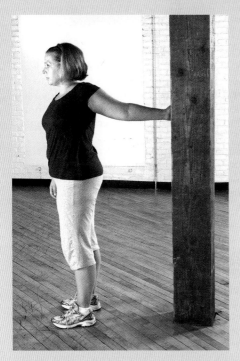

■ Estiramiento del pecho usando una pared (fig. 6-11)

Colocarse al lado de una pared poniendo el brazo más cercano a la pared en posición extendida. La mano debe tocar la pared. Usando la pared como resistencia, hacer que el sujeto gire a la dirección opuesta hasta que sienta un estiramiento en el pecho.

Los músculos iliopsoas, que ayudan a formar los flexores de la cadera, a menudo se acortan y después se tensan en personas obesas debido a la inclinación pélvica anterior (anteversión) que produce el exceso de peso abdominal. Esto obliga a los músculos de la región lumbar a contraerse y a menudo produce diversos grados de dolor lumbar. Estirar los flexores de la cadera puede ayudar a aliviar un poco este dolor.

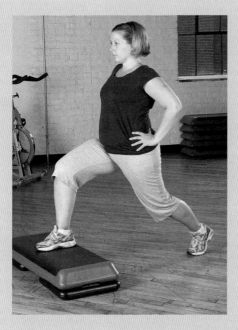

■ **Estiramiento del flexor de la cadera** (fig. 6-12)

Colocarse detrás de un *step* (escalón) o plataforma elevada separada a una distancia cómoda. Poner un pie en el *step* y avanzar el cuerpo lentamente hacia delante doblando la rodilla, apoyando la punta del otro pie en el suelo. Empujar las caderas ligeramente hacia delante y aguantar. Repetir con el otro lado. Asegurarse de mantener el tronco en posición vertical durante el estiramiento.

Debido al exceso de tejido adiposo en los muslos, las personas obesas a menudo se ponen de pie con las piernas más separadas que el ancho de sus hombros, por lo que los aductores se debilitan y se desalinean. Esto a menudo produce dolor en la rodilla y la cadera, así que hay que entrenar los aductores para abordar este problema. La figura 6-9 proporciona instrucciones para entrenarlos con una pelota de estabilidad. Si está disponible, una máquina aductora/abductora puede ser más desafiante a medida que el sujeto progresa (v. fig. 3-12).

Añadir diferentes ejercicios de fuerza a medida que el sujeto está más fuerte. Si se desea usar bandas o cintas elásticas para estirar el pecho, la prensa de pecho, prensa de hombros, elevaciones laterales de hombros, flexiones de bíceps y extensión de tríceps. Consúltese el capítulo 5 para conocer las directrices para realizarlos correctamente. Una vez que los sujetos puedan caber en las máquinas de resistencia tradicionales, utilizarlas para variar el ejercicio.

CONSIDERACIONES NUTRICIONALES

Para mantener el peso, la energía consumida debe ser igual a la energía gastada. Por tanto, para perder peso de forma efectiva, las personas obesas deben crear un déficit energético general combinando el ejercicio con una ingesta de kilocalorías restringida. Es necesaria la planificación cuidadosa de la dieta porque si se restringe severamente la ingesta de energía puede disminuir el metabolismo, un efecto que interfiere en la pérdida de peso a largo plazo. Además, a medida que las personas pierden peso, pierden una combinación de grasa *y* músculo. Debido a que el músculo es metabólicamente activo (lo que significa que quema kilocalorías y promueve un metabolismo más alto), la pérdida de masa muscular al final ralentiza el metabolismo. En consecuencia, una persona obesa que intenta perder peso, hacer una dieta más saludable y mejorar la constitución corporal debe esforzarse por mantener el equilibrio.

Contrario a lo que promueven muchos programas actuales de pérdida de peso, no hay una combinación especial de alimentos o un suplemento nutricional mágico que asegure la pérdida de peso. En lugar de depender de las **dietas de moda,** las personas obesas deberían empezar a hacer pequeñas mejoras en sus dietas actuales. Estos cambios deberían ser factibles a largo plazo, ya que mantener la pérdida de peso es un esfuerzo que dura toda la vida.

Consejo de cambio del estilo de vida: animar a las personas a unirse a un club de su interés, o incluso a un grupo de apoyo, si disfrutan de la interacción social. Interactuar con otros en un ambiente positivo mejora el estado de ánimo y los sentimientos de satisfacción. El aislamiento y la soledad, por otro lado, promueven sentimientos de depresión y falta de autoestima, factores que pueden fomentar malos hábitos alimenticios y aumento de peso excesivo.

NUTRIENTES QUE PRODUCEN ENERGÍA

Las personas con peso saludable, sobrepeso y obesidad requieren los mismos porcentajes de nutrientes que producen energía. Para perder peso, el gasto debe ser superior a la entrada de energía mientras se mantiene la ingesta adecuada de micronutrientes.

Carbohidratos

Los carbohidratos deben constituir el 45-65 % de la ingesta diaria total de kilocalorías. Las personas obesas deben disminuir la ingesta de carbohidratos simples y aumentar la ingesta de cereales enteros, frutas y vegetales. Estos alimentos no solo son bajos en grasa y kilocalorías, sino que también están repletos de vitaminas y minerales, y contienen sustancias no nutritivas como **fitoquímicos** que parecen mejorar la salud. Además, los alimentos ricos en fibra proporcionan una sensación de saciedad, ya que la fibra disminuye la absorción y mantiene los alimentos en el estómago durante más tiempo de lo habitual. La American Dietetic Association sugiere una ingesta de 25 g para mujeres y 38 g para hombres al día con el fin de regular los niveles séricos de colesterol, promover la defecación regular y evitar el estreñimiento.

Proteínas

Las proteínas deben comprender el 10-35 % de la ingesta diaria total de kilocalorías para aquellos que realizan una dieta para perder peso. Algunas fuentes sugieren limitar la ingesta al 15 %, ya que muchos alimentos ricos en proteínas también son ricos en grasas saturadas. Las personas obesas deben incluir varias proteínas de origen vegetal en la dieta y preferir cortes magros de carne para limitar las grasas saturadas y el colesterol. El pollo sin piel al horno, el pescado a la parrilla y el pavo picado son opciones saludables.

Grasa

La grasa es tan necesaria como aceptable en una dieta para perder peso. La grasa añade sabor a los alimentos y proporciona los ácidos grasos esenciales. También retrasa el movimiento de los alimentos a través del intestino delgado, un factor que tal vez posponga el hambre y retrase la absorción de glucosa.

Dieta de moda: dieta «temporal» que promete una rápida pérdida de peso. Los estadounidenses gastan casi 60 millones de dólares cada año en programas para perder peso y hacer ejercicio, muchos de los cuales incluyen dietas de moda, que a menudo prometen una pérdida de peso extrema en un corto período, sugieren que ciertos alimentos deben ser eliminados de la dieta porque son «malos» y recomiendan suplementos para reemplazar los nutrientes que faltan en la dieta (que los pueden comprar convenientemente a quienes recomiendan la dieta).

Fitoquímicos: sustancias que se encuentran en plantas que parecen tener efectos protectores en el cuerpo. Algunos ejemplos son licopeno (en los tomates), isoflavonas (en la soja) y flavonoides (en varias frutas). Hay más de 100 fitoquímicos diferentes, cada uno con un mecanismo de acción distinto. Algunos actúan como antioxidantes y combaten los radicales libres; otros tienen efectos similares a las hormonas; algunos estimulan enzimas; otros inhiben las enzimas; algunos actúan como antibacterianos, mientras que otros interfieren con la replicación de células cancerosas.

La grasa se vuelve problemática cuando se consume en exceso. Algunos expertos han observado que las personas con sobrepeso y obesidad tienden a comer en restaurantes con más frecuencia que las personas con peso saludable. Los cocineros no solo usan grasa para realzar los sabores de sus platos, sino que también sirven enormes porciones que proporcionan kilocalorías excesivas de los tres nutrientes que producen energía. Parece que las personas ya no responden a las señales internas de hambre y saciedad. En cambio, ignoran estas señales para dejar de comer e intentan consumir completamente estas enormes porciones. Para tener éxito en la pérdida de peso, las personas obesas deben disminuir sus visitas a restaurantes así como la cantidad de alimentos consumidos en cada comida. Ordenar una porción pequeña es un método fácil para reducir la ingesta total de energía y grasa. Otra es elegir opciones más saludables, bajas en grasa y kilocalorías. Pedir al camarero que la mitad del pedido lo envuelva para llevar antes de traerlo a la mesa también fomentará el control de las porciones[28].

La grasa proporciona 9 kcal/g, más del doble de las kilocalorías por gramo que aportan los carbohidratos o proteínas. Por tanto, las personas que consumen una dieta alta en grasas pueden terminar con un gran excedente energético. Por desgracia, el cuerpo almacena fácilmente cualquier energía extra en forma de grasa. Además, la grasa de la dieta no permite que las personas se sacien como con las proteínas. No obstante, la ingesta de grasas en realidad estimula el apetito, de manera que quienes consumen una dieta alta en grasas suelen comer cantidades mayores que aquellos que limitan el consumo de grasas.

Todos, incluidas las personas con sobrepeso y obesidad, deben limitar la ingesta total de grasas el 20-35 % de la ingesta total de kilocalorías. Las grasas saturadas no deben ser más del 8-10 % de la dieta, y las grasas poliinsaturadas y monoinsaturadas deben constituir la mayor parte de la ingesta de grasas. La ingesta de colesterol no debe exceder los 300 mg por día, la misma recomendación para personas con peso saludable.

Consumo energético

Las personas obesas deben ser realistas sobre su consumo energético. Para perder peso deben consumir menos kilocalorías de las que gastan; sin embargo, una restricción severa de kilocalorías rara vez se recomienda. La reducción drástica de la ingesta energética puede promover la pérdida excesiva de tejido magro, una disminución de la tasa metabólica basal y trastornos alimenticios. Para perder 450 g por semana, un adulto necesita aumentar la actividad física y reducir la ingesta energética lo suficiente como para crear una deficiencia de 500 kcal/día. Para perder 1 000 g por semana, un adulto necesita aumentar la actividad física y reducir la ingesta energética lo suficiente como para tener una deficiencia energética mayor de 1 000 kcal/día, lo que es casi imposible; por tanto, una pérdida de peso de más de 1 000 g/semana se asocia principalmente con pérdida de agua[1].

Las personas obesas deben estar descorazonadas de los alimentos que dicen estar «libres de grasa» o «bajos en grasa» porque la mayoría contienen una gran cantidad de kilocalorías, a menudo en forma de carbohidratos simples. Por desgracia, saber que un alimento es «bajo en grasa» a menudo obliga a los consumidores a comer más de una porción. Dado que una caja de galletas sin grasa contiene muchas kilocalorías, consumir toda la caja entera puede sabotear una dieta para bajar de peso.

REFERENCIA RÁPIDA

El alcohol también proporciona energía. Sin embargo, no se considera un nutriente, ya que en realidad destruye las membranas celulares y al final mata las células. Sin embargo, reducir la ingesta de bebidas alcohólicas es una forma fácil de disminuir la ingesta energética, ya que 1 g de alcohol aporta 7 kcal. Además de la energía aportada por el propio alcohol, muchas bebidas alcohólicas contienen otras kilocalorías vacías que aumentan drásticamente la cantidad total de energía en la bebida. Por tanto, disminuir o limitar las bebidas alcohólicas a menudo produce una deficiencia energética relativamente grande.

VITAMINAS Y MINERALES

Es difícil lograr una ingesta adecuada de vitaminas y minerales con menos de 1 200 kcal/día. Por tanto, a menos que esté supervisado por un médico, nadie debería empezar un programa para adelgazar que sugiera menos de esta cantidad mínima diaria. Sin embargo, muchas dietas para personas con obesidad grave recomiendan 1 000-1 200 kcal/día para las mujeres y 1 200-1 600 kcal/día para los hombres, por lo que es fundamental elegir sus alimentos. Las personas con dietas tan restrictivas necesitan consumir alimentos nutritivos con un alto contenido de nutrientes y bajo contenido energético. En muchos casos, las personas que realizan dietas para adelgazar se benefician de un suplemento multivitamínico/mineral que aporte no más del 100 % de la ingesta diaria recomendada. Cualquier persona con dietas tan restrictivas en energía debe buscar el consejo de un nutricionista.

REFERENCIA RÁPIDA

Las personas con dietas para perder peso necesitan consumir varios alimentos ricos en nutrientes, regular el tamaño de sus porciones para controlar su ingesta energética, consumir alimentos ricos en fibra para controlar el hambre e incluir suficientes proteínas, grasas y carbohidratos para reparar y mantener los tejidos (mientras disminuye simultáneamente la ingesta total para lograr una deficiencia energética).

AGUA

La hidratación adecuada es importante para todas las personas que hacen ejercicio, traten o no de perder peso. Sin embargo, el agua ayuda indirectamente con la pérdida de peso al proporcionar una sensación de plenitud gástrica durante las comidas, satisfacer la sed sin añadir kilocalorías y facilitar el paso de alimentos ricos en fibra a través del tracto digestivo. La ingesta de agua es particularmente importante para la persona obesa que hace ejercicio, ya que el aumento de la actividad a menudo produce hipertermia. Como todos los demás, las personas obesas deben beber un mínimo de 2,7 l de líquido al día para las mujeres y 3,7 l de líquido al día para los hombres. Además de esta cantidad mínima, deben consumir suficiente agua para reemplazar el agua perdida por la sudoración durante el ejercicio. Un plan simple sugiere que las personas que hacen ejercicio beban dos a tres vasos de agua de 250 ml 2 h antes del ejercicio, luego una o dos tazas 10-15 min antes del ejercicio y finalmente una taza a una taza y media cada 15 min durante el ejercicio para evitar la deshidratación. Después del ejercicio, tomar dos a tres tazas por cada 450 g de peso corporal ayuda a restaurar los niveles normales de líquido.

RESUMEN

Aunque innumerables personas han logrado perder los kilos no deseados, solo el 5 % mantiene su pérdida de peso más de 1 año. Aquellos que tienen éxito más allá de 1 año cambian permanentemente sus conductas del estilo de vida. Se dan cuenta de que un compromiso duradero con hábitos más saludables, en lugar de realizar programas a corto plazo y dietas de moda, es la clave para un cuerpo más saludable. Para tener éxito, las personas obesas deben combinar el ejercicio durante toda su vida con una dieta saludable y baja en kilocalorías a largo plazo.

Establecer objetivos y plazos realistas es parte del éxito en la pérdida de peso. Una reducción de peso rápida rara vez produce resultados a largo plazo y, a menudo, produce sentimientos de fatiga, hambre y depresión. La mayoría de las personas que intentan «morirse de hambre» para perder peso con rapidez finalmente se rinden y ganan más peso que antes de intentar perderlo. En general, la mayoría de las personas puede perder 250-1 000 g por semana de manera segura, o hasta el 10 % de su peso corporal total durante 6 meses. Esto asegura una ingesta suficiente de nutrientes que mantiene las funciones normales del cuerpo. La pérdida de peso en las primeras semanas podría ser de más de 450 g por semana, pero pronto se ajustará.

El ejercicio proporciona muchas recompensas, incluida la pérdida de peso y mejor apariencia física. Sin embargo, lo más importante es que el ejercicio rutinario mejora la condición cardiovascular y aumenta la longevidad con independencia de la pérdida de peso. De hecho, una persona con sobrepeso activa a menudo tiene un sistema cardiorrespiratorio más saludable que una persona sedentaria con peso normal. ¿Por qué? Porque el ejercicio afecta a variables como la presión sanguínea, los lípidos séricos, la tolerancia a la glucosa y muchas otras condiciones, de tal manera que mejora la salud cardiovascular. ¡Esta es razón suficiente para moverse!

ESTUDIO DEL CASO 1

Jacob es un hombre sedentario de 29 años que acude a su primera cita con un profesional de entrenamiento físico. Tiene una estatura de 1,80 m y pesa 136 kg. Ha decidido empezar a hacer ejercicio siguiendo el consejo de su médico, quien le ha dicho que tiene colesterol alto, triglicéridos elevados, hipertensión y es prediabético.
■ Calcular su IMC y discutir su clasificación de IMC.
■ ¿Qué tipo de prueba de ejercicio debería realizar?
■ Describir qué se le pediría que hiciera durante su primera cita de formación.

ESTUDIO DEL CASO 2

Kelly es una asistente administrativa de 45 años que ha realizado dietas durante los últimos 20 años. Tiene una estatura de 1,70 m y actualmente pesa 113 kg. Debido a sus dificultades para perder peso, decidió hablar con su médico sobre cirugía bariátrica y tiene programada una resección gástrica en 2 semanas.
■ Explicar brevemente los tres tipos más habituales de cirugía bariátrica. ¿Cuáles son las ventajas y desventajas de la resección de manga gástrica?
■ ¿Es seguro para Kelly empezar un programa de ejercicios tras su cirugía? ¿Sí o no? ¿Qué consejo se le daría?

PENSAMIENTO CRÍTICO

1. Definir el IMC y explicar cómo se calcula. ¿Cuáles son las ventajas y desventajas de usar el IMC?
2. Describir el impacto del sobrepeso y la obesidad en el sistema cardiovascular. ¿Cómo afectan estos factores en su capacidad de hacer ejercicio?
3. Definir la hipertermia y explicar por qué una persona obesa tiene mayor riesgo de hipertermia durante el ejercicio.
4. ¿Cuáles son algunas de las barreras para hacer ejercicio en esta población? ¿Cómo se abordarían estas preocupaciones?
5. ¿Cuáles son las recomendaciones para la ingesta de carbohidratos, proteínas y grasas?
6. ¿Por qué las personas obesas a menudo sufren problemas lumbares?
7. ¿Cuál es el rango seguro de pérdida de peso? Describir la deficiencia energética que daría lugar a una pérdida de peso segura.
8. Discutir la importancia del agua en la pérdida de peso.
9. Enumerar y describir tres medicamentos para bajar de peso actualmente disponibles en el mercado. ¿Cuáles son sus efectos secundarios?
10. Describir algunas de las precauciones durante el ejercicio en esta población.

BIBLIOGRAFÍA

1. Centers for Disease Control. www.cdc.gov/nchs/fastats/obesity-overweight.htm
2. Anandacoomarasamy A, Caterson I, Sambrook P, Fransen M, March L. The impact of obesity on the musculoskeletal system. *Int J Obes* 2007;32(2):211–212.
3. Leveille S, Wee C, Iezzoni L. Trends in obesity and arthritis among baby boomers and their predecessors, 1971–2002. *Am J Public Health* 2005;95(9):1607–1613.
4. Mehrotra C, Chundy N, Thomas V. Obesity and physical inactivity among Wisconsin adults with arthritis. *WMJ* 2003;102(7):24–28.
5. Koenig S. Pulmonary complications of obesity. *Am J Med Sci* 2001;321(4):249–279.
6. Elamin M. Asthma and obesity: a real connection or a casual association? *Chest* 2004;125:1972–1974.
7. Schachter LM, Salome CM, Peat JK, Woolcock AJ. Obesity is a risk factor for asthma and wheeze but not airy hyper responsiveness. *Thorax* 2001;56:4–8.
8. Chin S, Downs SH, Anto JM, et al. Incidence of asthma and net change in symptoms in relation to changes in obesity. *Eur Respir J* 2006;28:763–771.
9. Shaw K, Gennat H, O'Rourke P, et al. Exercise for overweight or obesity. *Cochrane Database Syst Rev* 2006;(4): CD003817.
10. Stenius-Aarniala B, Poussa T, Kvarnstrom J, et al. Immediate and long term effects of weight reduction in obese people with asthma: randomized controlled study. *Br Med J* 2000;320:827–832.
11. Abbott A. Scientists bust myth that our bodies have more bacteria than human cells. 2016. Nature News. http://www.nature.com/news/scientists-bust-myth-that-our-bodies-have-more-bacteria-than-human-cells-1.19136
12. National Institutes of Health. Gut microbes and diet interact to affect obesity. NIH Research Matters. 2013. https://www.nih.gov/news-events/nih-research-matters/gut-microbes-diet-interact-affect-obesity
13. Kahn B, Flier J. Obesity and insulin resistance. *J Clin Invest* 2000;106(4):473–481.
14. Lazarus R, Sparrow D, Weiss S. Temporal relations between obesity and insulin: longitudinal data from the normative aging study. *Am J Epidemiol* 1998;147(2):173–179.
15. Key T. Body mass index, serum sex hormones, and breast cancer risk in postmenopausal women. *J Natl Cancer Inst* 2003;95(16):1218–1226.
16. King JA, Wasse LK, Stensel DJ, Nimmo MA. Exercise and ghrelin: a narrative overview of research. *Appetite* 2013;68:83–91.
17. Hambrecht R, Gielen S. Hunter-gatherer to sedentary lifestyle. *Lancet* 2005;366:560–561.
18. National Heart, Lung, and Blood Institute. www.nhlbi.nih.gov
19. Lee CD, Blair SN, Jackson AS. Cardiorespiratory fitness, body composition, and all-cause and cardiovascular disease mortality in men. *Am J Clin Nutr* 1999;69:373–380.
20. American College of Sports Medicine. ACSM's Guidelines for Exercise Testing and Prescription. 10th Ed. Philadelphia: Lippincott Williams & Wilkins, 2018:287–291.
21. Sarsan A, Ardic F, Ozgen M, et al. The effects of aerobic and resistance exercises in obese women. *Clin Rehabil* 2006;20:773–782.
22. National Cholesterol Education Program. Third Report of the National Cholesterol Education Program (NCEP) Expert Panel on the Detection, Evaluation, and Treatment of High Blood Cholesterol in Adults (Adult Treatment Panel III). NIH Publications No. 02-5215. Bethesda, MD, 2002.
23. National Institute of Diabetes and Digestive and Kidney Disorders. Types of Bariatric Surgery. 2017. https://www.niddk.nih.gov/health-information/health-topics/weight-control/bariatric-surgery/Pages/types.aspx
24. Mercola J. Lack of exercise is a bigger risk factor than obesity in premature death. 2015. fitness.mercola.com/sites/fitness/archive/2015/02/06/exercise-premature-death.aspx
25. Jakicic JM, Otto A. Treatment and prevention of obesity: what is the role of exercise. *Nutr Rev* 2006;64(2): S57–S61.
26. Perri M, McAllister D, Gange J, et al. Effects of four maintenance programs on the long-term management of obesity. *J Consul Clin Psychol* 1988;56:529–534.
27. Rice R. Program design for life. *IDEA Fitness J* 2007; 4(1):1–5.
28. Dansinger M, Tatsioni A, Wong J, et al. Meta-analysis: the effect of dietary counseling for weight loss. *Ann Intern Med* 2007;147:41–50.

LECTURAS SUGERIDAS

Ashmore A. Torque and training overweight clients. *IDEA Fitness J* 2005;2(1):51–57.
Dahlberg CP. Living large. *Yoga J* 2003;178:88–95.
Kraus SJ, Madden SK. Unlocking barriers for heavy clients. *IDEA Fitness J* 2005;2(1):46–55.

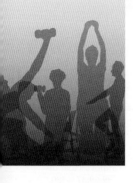

7 | EJERCICIO PARA PERSONAS CON ENFERMEDAD CARDIOVASCULAR

Según las estadísticas de la American Heart Association (AHA) de 2017, casi 801 000 estadounidenses mueren cada año por enfermedades cardiovasculares (ECV), un número que representa un 33 % de todas las muertes cada año. Afecta a ambos sexos y no discrimina según raza u origen étnico. Esto hace que actualmente la ECV sea la causa de muerte número uno en EE.UU. Además, también es una de las principales causas de discapacidad en EE.UU. según los datos de los Centers for Disease Control and Prevention. En general, cada año se invierten 444 mil millones de dólares en gastos médicos, medicamentos e incapacidad laboral relacionados con las ECV. Evidentemente, la prevención no solo frenaría esta carga financiera, sino también disminuiría la morbilidad y la mortalidad asociadas con esta enfermedad.

La ECV se refiere a varias afecciones relacionadas con el deterioro del corazón y los vasos sanguíneos. Los ejemplos incluyen enfermedad arterial coronaria (EAC), **arterioesclerosis, ateroesclerosis,** valvulopatía cardíaca, arritmia, hipertensión, enfermedad arterial periférica (EAP) y cardiopatía congénita. La enfermedad de las arterias coronarias también conocida como enfermedad coronaria, es responsable del mayor número de muertes. Este capítulo explora muchas formas de ECV y ofrece sugerencias para reducir el riesgo (tabla 7-1).

CAMBIOS ANATÓMICOS Y FISIOLÓGICOS ASOCIADOS CON LA ECV

PRINCIPALES COMPONENTES DEL SISTEMA CARDIOVASCULAR

Para comprender los cambios anatómicos y fisiológicos que ocurren a medida que se desarrolla la ECV es útil revisar el funcionamiento óptimo de este sistema. El sistema cardiovascular está formado por sangre, corazón y vasos sanguíneos.

Sangre

La sangre tiene una porción líquida denominada plasma que contiene sustancias disueltas como glucosa, aminoácidos, glicerol, vitaminas, minerales, ácido carbónico, bicarbonato y agua. También contiene elementos formados, como eritrocitos, leucocitos y plaquetas.

Los eritrocitos (glóbulos rojos) son discos bicóncavos que transportan oxígeno a las células del cuerpo para que realicen sus funciones metabólicas. Están llenos de hemoglobina, una molécula proteica grande que consta de cuatro **cadenas de polipéptidos** (la porción «globina») y cuatro partes que contienen hierro (las porciones «hemo»). La porción hemo de la hemoglobina se une al 98 % del oxígeno del cuerpo y lo transporta a las células. El oxígeno es esencial para el funcionamiento celular porque es necesario para descomponer completamente los carbohidratos, triglicéridos y proteínas. Después de descomponer estas moléculas, las células pueden producir grandes cantidades de ATP, o trifosfato de adenosina, que a su vez se utiliza para nutrir procesos metabólicos como la contracción muscular, la reparación de tejidos y la síntesis de proteínas. La respiración celular es el principal

TABLA 7-1. Estrategias generales para reducir el riesgo de ECV

- Dejar de fumar, o nunca empezar a fumar
- Mantener un peso saludable
- Hacer actividad física regular
- Controlar la hipertensión
- Controlar los niveles de colesterol en sangre
- Hacer una dieta saludable baja en grasas saturadas y alta en fibra

medio para producir grandes cantidades de ATP; requiere el suministro continuo de oxígeno, que es transportado por la sangre.

Varios leucocitos viajan por la sangre y la linfa y principalmente protegen al cuerpo de sustancias potencialmente dañinas denominadas patógenos. Los macrófagos y neutrófilos son **fagocitos** importantes, leucocitos que engullen, digieren y destruyen patógenos. Los linfocitos B y T son leucocitos adicionales que participan en la defensa o inmunidad específica. Algunos linfocitos T buscan y destruyen los patógenos específicos para los que tienen receptores, mientras que otros ayudan a regular la respuesta inmunitaria. Muchos linfocitos B producen grandes cantidades de anticuerpos que interfieren con la actividad del patógeno.

Las plaquetas son en realidad fragmentos de células mucho más grandes llamadas megacariocitos. Aunque en realidad no son células, tienen un papel importante en la coagulación sanguínea y la formación de tapones plaquetarios.

Corazón

El corazón es una bomba muscular responsable de crear la fuerza que impulsa la sangre a través de los vasos sanguíneos. Además, bombea sangre baja en oxígeno a los pulmones donde la sangre se carga de oxígeno y se deshace del dióxido de carbono, un subproducto del metabolismo. El tejido muscular cardíaco es el principal tipo de tejido que se encuentra en el corazón.

El corazón contiene cuatro cámaras, dos aurículas superiores y dos ventrículos inferiores. También contiene cuatro válvulas que facilitan el flujo sanguíneo y evitan el retorno del flujo. La válvula tricúspide se localiza entre la aurícula y el ventrículo derechos; la válvula pulmonar semilunar está ubicada entre el ventrículo oxígeno y el tronco pulmonar (el vaso que se ramifica y transporta sangre baja en oxígeno desde el ventrículo derecho a los pulmones); la válvula bicúspide se encuentra entre la aurícula y el ventrículo izquierdos, y la válvula aórtica semilunar se localiza entre el ventrículo izquierdo y la aorta (figs. 7-1 y 7-2). Mientras el corazón y sus válvulas funcionen correctamente, el corazón bombeará sangre de manera eficiente al cuerpo. El lado derecho del corazón actúa como una

---

Arterioesclerosis: cualquier afección en la que las arterias se vuelven menos flexibles y más rígidas. Las arterias sanas son flexibles y permiten el flujo sanguíneo libre; los vasos sanguíneos rígidos no. El envejecimiento normal, la diabetes, el tabaquismo, la obesidad y la hipertensión son factores que contribuyen al desarrollo de arterioesclerosis. Hay tres tipos: ateroesclerosis, arterioesclerosis de Monckeberg (endurecimiento de las arterias caracterizado por depósitos de calcio en la pared de los vasos sanguíneos; suele ocurrir en las arterias periféricas) y arterioloesclerosis (endurecimiento de los pequeños vasos llamados arteriolas).

Ateroesclerosis: tipo de arterioesclerosis causada por la acumulación de placa en el endotelio de las arterias. La placa estrecha los vasos y restringe el flujo sanguíneo a las áreas irrigadas por el vaso afectado. Aunque las palabras «ateroesclerosis» y «arterioesclerosis» a menudo se usan de forma indistinta, técnicamente tienen significados diferentes.

Cadena de polipéptidos: larga cadena de aminoácidos.

Fagocito: tipo de leucocito que engulle y destruye las células, cuerpos extraños y residuos.

bomba para la circulación pulmonar, ya que transporta sangre pobre en oxígeno a los pulmones para su reoxigenación. El lado izquierdo del corazón, por otro lado, actúa como bomba para la circulación sistémica, ya que transporta sangre rica en oxígeno a todos los tejidos del cuerpo. Como tiene que bombear sangre más lejos que el ventrículo derecho, el ventrículo izquierdo tiene una pared más gruesa y mucho más fuerte.

Como se ha mencionado, el corazón es un músculo, por lo que necesita una irrigación sanguínea ininterrumpida para funcionar. No puede obtener nutrientes u oxígeno de la sangre dentro de sus cámaras. En cambio, recibe sangre oxigenada de las arterias coronarias derecha e izquierda, vasos que se ramifican en el segmento inicial de la aorta. Estas dos arterias coronarias continúan ramificándose

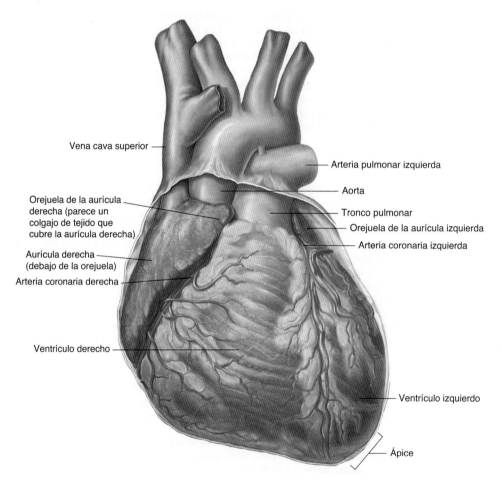

FIGURA 7-1 ■ Vista anterior del corazón. (Reimpreso de Anatomical Chart Company. Anatomy of the Heart Anatomical Chart. Baltimore: Lippincott Williams & Wilkins, 2004, con autorización.)

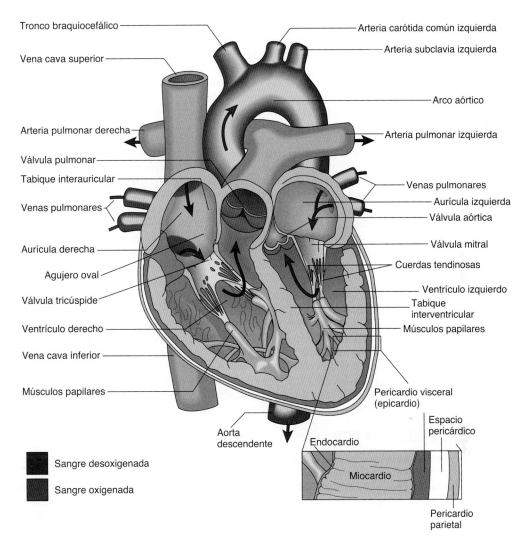

Tronco braquiocefálico

Vena cava superior

Arteria pulmonar derecha

Válvula pulmonar

Tabique interauricular

Venas pulmonares

Aurícula derecha

Agujero oval

Válvula tricúspide

Ventrículo derecho

Vena cava inferior

Músculos papilares

Sangre desoxigenada

Sangre oxigenada

Arteria carótida común izquierda

Arteria subclavia izquierda

Arco aórtico

Arteria pulmonar izquierda

Venas pulmonares

Aurícula izquierda

Válvula aórtica

Válvula mitral

Cuerdas tendinosas

Ventrículo izquierdo

Tabique interventricular

Músculos papilares

Pericardio visceral (epicardio)

Espacio pericárdico

Aorta descendente

Endocardio

Miocardio

Pericardio parietal

FIGURA 7-2 ■ Estructuras internas del corazón. (De Smeltzer SCO, Bare BG. Brunner and Suddarth's Textbook of Medical-Surgical Nursing. 9th Ed. Philadelphia: Lippincott Williams & Wilkins, 2002; Fig. 23-1.)

repetidamente a medida que rodean el músculo cardíaco. Esto garantiza que el corazón reciba un suministro adecuado de sangre recién oxigenada entre cada latido cardíaco. Básicamente, la arteria coronaria derecha y sus ramas suministran sangre a la aurícula derecha, al ventrículo derecho y a la porción inferior del ventrículo izquierdo, mientras que la arteria coronaria izquierda y sus ramas suministran sangre a la aurícula izquierda y al resto del ventrículo izquierdo.

Vasos sanguíneos

Los vasos sanguíneos son los conductos para la sangre. Se encuentran en la mayoría de los tejidos del cuerpo e incluyen arterias, arteriolas, capilares, vénulas y venas. Las arterias son vasos de paredes relativamente gruesas que transportan la sangre lejos del corazón y, en la mayoría de los casos, la sangre que transportan está muy oxigenada. Las arterias pulmonares son una excepción; transportan sangre poco oxigenada desde el corazón hacia los pulmones. La aorta es la arteria principal del cuerpo que se conecta al ventrículo izquierdo y se ramifica en numerosas arterias más pequeñas que irrigan las principales zonas del cuerpo. Estas arterias continúan ramificándose en vasos más pequeños denominados arteriolas, que al final se conectan a los capilares. Los capilares, abundantes en la mayoría de los tejidos, son vasos sanguíneos de paredes extremadamente delgadas que permiten el intercambio de gases. Permiten el paso libre de oxígeno y dióxido de carbono a través o entre las células que los recubren. Las vénulas son pequeñas venas que se forman a partir de capilares y se unen para formar venas más grandes. Las venas son vasos de paredes relativamente delgadas que transportan sangre hacia el corazón, y en la mayoría de los casos la sangre que transportan es baja en oxígeno. De nuevo, hay una excepción en la circulación pulmonar, donde las venas pulmonares transportan sangre rica en oxígeno hacia la aurícula izquierda del corazón. Dos venas principales, la vena cava superior y la vena cava inferior, se conectan directamente a la aurícula derecha del corazón y transportan sangre poco oxigenada al corazón.

Funciones del sistema cardiovascular

En general, la sangre contiene los nutrientes y el oxígeno necesarios para las células del cuerpo, pero también recoge los residuos liberados por estas. Los dos trabajos principales del sistema cardiovascular son asegurar la distribución adecuada de sangre oxigenada en todo el cuerpo y transportar residuos a los órganos excretores como los riñones, los pulmones y la piel, donde se pueden eliminar. El corazón es una bomba que proporciona la fuerza para transportar la sangre a través de los vasos sanguíneos. Cada latido es estimulado por señales eléctricas que viajan a través de una vía específica y causan contracción y relajación coordinadas de las aurículas y ventrículos. En esencia, esto permite que los tres componentes actúen en conjunto para realizar las tareas del sistema cardiovascular (fig. 7-3).

FACTORES DE RIESGO Y ECV

Un factor de riesgo es una característica o comportamiento que aumenta la probabilidad de una persona de desarrollar una enfermedad. Al igual que con otras afecciones crónicas, la probabilidad de desarrollar una ECV se correlaciona con el número de factores de riesgo presentes y el tiempo que estos han durado; sin embargo, la presencia de uno o más factores de riesgo no garantiza el desarrollo de la enfermedad. De hecho, algunas personas no presentan factor de riesgo alguno para una ECV, pero aún así tienen problemas cardiovasculares, mientras que otros tienen varios factores de riesgo pero nunca las sufren. Sin embargo, cuanto mayor sea el número de factores de riesgo, mayor es la posibilidad de desarrollar una ECV. La tabla 7-2 enumera algunos factores de riesgo habituales para desarrollar una ECV.

En general, los factores de riesgo que contribuyen al desarrollo de ECV son tabaquismo, obesidad, inactividad, hipertensión, altos niveles de lipoproteínas de baja densidad (LDL), bajos niveles de lipoproteínas de alta densidad (HDL), altos niveles de colesterol, diabetes, edad, género y herencia. Algunos de estos factores no son modificables y no pueden cambiarse. Los factores de riesgo no modificables son la edad (los hombres de más de 45 años y las mujeres de más de 55 años tienen mayor riesgo), el género (los hombres tienen mayor riesgo a cualquier edad) y los antecedentes familiares (el riesgo aumenta al tener un familiar diagnosticado con enfermedad cardíaca antes de los 60 años).

Por otro lado, los factores de riesgo modificables pueden controlarse alterando las conductas del estilo de vida. El principal factor de riesgo modificable es el tabaquismo. Los componentes de los cigarrillos y el humo del cigarrillo causan hipertensión, dañan el endotelio de las arterias, privan al corazón de oxígeno, aumentan la carga de trabajo del corazón, aumentan la frecuencia cardíaca e interfieren con el funcionamiento de las plaquetas, promoviendo así la formación de coágulos

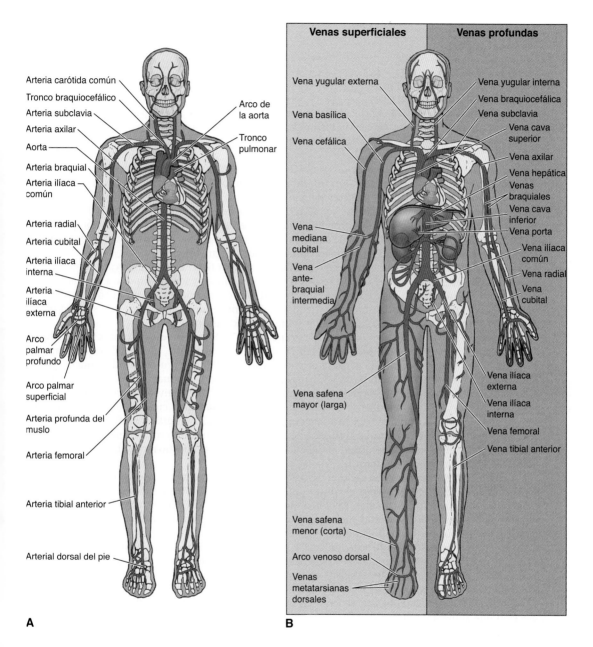

FIGURA 7-3 ■ Sistema cardiovascular. **A.** Arterias principales. **B.** Venas principales. (De Moore KL, Dalley AF II. Clinical Oriented Anatomy. 4th Ed. Baltimore: Lippincott Williams & Wilkins, 1999.)

TABLA 7-2. Factores de riesgo para ECV

* Tabaquismo
* Hombres mayores de 45 años
* Mujeres mayores de 55 años
* Niveles bajos de HDL (HDL < 40 mg/dl)
* Hipertensión (≥ 140/90 mm Hg) o tomar medicamentos antihipertensivos
* Antecedentes familiares de enfermedad cardíaca (tener un pariente hombre de primer grado menor de 55 años cuando fue diagnosticado con una enfermedad cardíaca o tener un pariente mujer de primer grado menor de 65 años cuando fue diagnosticado con enfermedad cardíaca)

sanguíneos. Por otro lado, la inspiración pasiva de humo produce efectos similares. Dado que el tabaquismo se correlaciona con solidez a un infarto de miocardio, las personas que fuman deben abandonar este hábito de inmediato. Afortunadamente, el cuerpo es bastante resistente y responde muy rápido al abandono del tabaco. De hecho, 12 h después de dejar de fumar, los niveles de monóxido de carbono en la sangre bajan a la normalidad. En 2-12 semanas la circulación y función pulmonar mejoran, en 1-9 meses la tos y la falta de aire (disnea) disminuyen y en 1 año el riesgo de enfermedad coronaria disminuye a la mitad en comparación con aquellos que fuman[1].

La hipertensión es otro factor de riesgo modificable para la ECV. La fuerza mecánica que se produce con la hipertensión daña el endotelio de los vasos sanguíneos y los predispone a la acumulación de placa. De hecho, cuanto mayor es la presión arterial, mayor es el riesgo de enfermedad cardíaca. Si se controla, las personas pueden minimizar el daño, disminuyendo así el riesgo. Una sección posterior de este capítulo proporciona más detalles sobre la hipertensión.

El colesterol sérico alto es otro factor de riesgo para la ECV. El colesterol sérico proviene del colesterol derivado de la dieta y del producido por el hígado. Curiosamente, el hígado produce mucho más colesterol del que consume la persona promedio (800-1 500 mg/día, una cantidad mucho mayor que la ingesta dietética promedio de 250-350 mg/día). Sin embargo, algunas personas son sensibles al colesterol de la dieta, por lo que experimentan cambios drásticos en los niveles de colesterol sérico en respuesta a la dieta. Al acumularse en el endotelio de los vasos *dañados,* cuanto más colesterol haya, mayor será el riesgo. Sorprendentemente, una ingesta dietética alta en grasas saturadas aumenta los niveles de colesterol sérico *más* que la ingesta de una dieta alta en colesterol; en consecuencia, aquellos con niveles altos de colesterol sérico deberían estar aún más preocupados sobre el consumo de grasas saturadas que el de colesterol.

La obesidad y el sobrepeso son factores de riesgo adicionales para la ECV. Como se ha mencionado en el capítulo 6, el sobrepeso tensa el corazón que debe trabajar más para proporcionar nutrientes y oxígeno a los adipocitos adicionales. Debido a que sus corazones ya están estresados durante las actividades diarias, las personas obesas suelen tener más dificultades para soportar el estrés adicional del ejercicio que las que tienen un peso normal. Por tanto, a menudo evitan el ejercicio y se vuelven menos activos, o tal vez completamente sedentarios. De hecho, un estilo de vida sedentario es en realidad un factor de riesgo adicional para la ECV. Las personas sedentarias suelen tener varios factores de riesgo para la ECV, como sobrepeso u obesidad, un perfil de lípidos séricos poco saludable, deterioro de la salud cardiovascular y respiratoria y vasos sanguíneos poco saludables (que a menudo causan hipertensión). Además, las personas obesas y sedentarias tienen mayor riesgo de desarrollar diabetes tipo 2, una afección que aumenta el riesgo de ateroesclerosis. Como se menciona en el capítulo 9, los diabéticos también tienen niveles elevados de glucosa sérica, un factor que daña los vasos sanguíneos y exacerba la ateroesclerosis.

Los niveles séricos elevados de LDL también aumentan el riesgo de ECV. Como se ha mencionado, los radicales libres oxidan la LDL. Luego, los macrófagos fagocitan la LDL oxidada y forman células espumosas, que engrosan la placa arterial y obstruyen aún más las arterias. El perfil de lípidos séricos evalúa el nivel de LDL y finalmente determina el riesgo de ECV. Típicamente, el perfil de lípidos séricos mide los niveles de colesterol total, HDL, LDL y triglicéridos. La tabla 7-3 enumera los valores sugeridos para el perfil de lípidos séricos.

TABLA 7-3. Valores para el perfil de lípidos séricos

Medida	Óptimo	Límite	Riesgo alto
Nivel de LDL	< 100 mg/dl	130-159 mg/dl	+ 160 mg/dl
Nivel de HDL	> 60 mg/dl	35-45 mg/dl	< 35 mg/dl
Colesterol total	< 200 mg/dl	200-239 mg/dl	> 240 mg/dl
Triglicéridos	< 150 mg/dl	150-199 mg/dl	> 200 mg/dl

HOMOCISTEÍNA, PROTEÍNA C REACTIVA Y FIBRINÓGENO

Además de los factores de riesgo mencionados antes, el aumento de los niveles séricos de homocisteína, proteína C reactiva (PCR) y fibrinógeno también están asociados con mayor riesgo de ECV. La homocisteína es un **aminoácido** que se forma cada vez que el cuerpo elimina un grupo metilo de la metionina, un **aminoácido esencial.** En circunstancias normales, la homocisteína rara vez se acumula porque el cuerpo generalmente la convierte en otro producto. En algunas circunstancias, la homocisteína vuelve a aceptar un grupo metilo para volver a formar metionina, mientras que

---

Aminoácidos: sustratos básicos de las proteínas. A su vez, las proteínas son cadenas largas de aminoácidos dispuestas en un orden preciso. Combinaciones variables de 20 aminoácidos forman todas las proteínas del cuerpo (justo como las 26 letras del alfabeto forman las palabras del idioma).

Aminoácido esencial: aminoácido que el cuerpo no puede fabricar, de manera que debe obtenerse de la dieta.

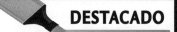 **DESTACADO** Colesterol, HDL y LDL

¿Qué es exactamente el colesterol? ¿Son realmente la HDL y la LDL dos tipos diferentes de colesterol? Si es así, ¿por qué la suma de HDL y LDL no es igual a la cantidad de colesterol total de una persona? Realmente, ¿qué significan todas estas letras y números?

La mayoría de las personas tienen una idea vaga y muchas veces incorrecta de las palabras «colesterol total», «HDL» y «LDL». Esto no es sorprendente, dado que los anuncios de televisión, los artículos de revistas e incluso los médicos sugieren de forma incorrecta que hay dos tipos diferentes de colesterol, el «colesterol HDL» y «colesterol LDL». De hecho, se refieren al HDL como «colesterol bueno» y al LDL como «colesterol malo».

En realidad, solo existe un tipo de colesterol y tiene funciones vitales en el cuerpo. Por ejemplo, el colesterol es un componente importante de todas las membranas celulares del cuerpo. Sin este, las membranas serían inestables y propensas al colapso. Además, el cuerpo utiliza el colesterol como materia prima para formar estrógeno, testosterona, vitamina D y muchas otras hormonas. Para cumplir con estas necesidades, el hígado produce unos 800-1 500 mg de colesterol al día, una cantidad mucho mayor del consumo dietético de una persona promedio.

El colesterol consiste en cuatro anillos de carbono e hidrógeno entrelazados dispuestos idénticamente en cada molécula de colesterol. Como solo tiene una forma, solo hay un tipo de colesterol, que tiene esta estructura:

(Continúa)

DESTACADO   Colesterol, HDL y LDL *(cont.)*

La HDL y la LDL no son formas de colesterol. En cambio, son transportadoras de colesterol denominadas lipoproteínas, formadas por una parte de lípido, insoluble en agua pero soluble en otros lípidos, y una parte de proteína, insoluble en lípidos pero soluble en agua. La disposición de la lipoproteína es tal que su parte hidrosoluble entra en contacto con el líquido externo, mientras que su parte lipídica mira hacia el interior. Esta disposición permite transportar otros lípidos como triglicéridos y colesterol en sangre. En consecuencia, las lipoproteínas tienen estructuras moleculares totalmente diferentes al colesterol y, por tanto, no son tipos de colesterol.

Según su densidad, hay cuatro tipos generales de lipoproteínas. La densidad está determinada por la proporción relativa de lípidos en relación con las proteínas presentes en la molécula. Como las proteínas son mucho más densas que los lípidos, las lipoproteínas con mayor relación de proteínas en lugar de grasa se denominan lipoproteínas densas.

Los quilomicrones son las lipoproteínas más grandes formadas a partir de los triglicéridos absorbidos en el intestino delgado y transportan sobre todo los triglicéridos de la dieta a través del cuerpo. De hecho, están formados por un 80% de triglicéridos, una pequeña cantidad de colesterol y una cantidad insignificante de proteínas. Esencialmente, los quilomicrones garantizan que las células del cuerpo reciban un suministro adecuado de triglicéridos para la producción aeróbica de ATP. A medida que los quilomicrones circulan por el cuerpo, se vuelven cada vez más pequeños cuando su contenido disminuye. Por último, el hígado elimina los quilomicrones agotados de la circulación y recicla sus componentes.

Un segundo tipo de lipoproteína, la lipoproteína de muy baja densidad o VLDL, continúa transportando triglicéridos a las células del cuerpo. En comparación con los quilomicrones, la VLDL se compone de triglicéridos en un 50%, mayor cantidad de colesterol y cantidad ligeramente mayor de proteínas. Por tanto, son algo más densas que los quilomicrones. A medida que las moléculas de VLDL se transportan a través de los líquidos corporales, las células eliminan los triglicéridos, disminuyendo el tamaño de VLDL y aumentando la proporción de colesterol y proteínas en relación con la cantidad de triglicéridos. Finalmente, la VLDL se convierte en una lipoproteína de baja densidad o LDL.

La LDL continúa circulando por la sangre y permite que el colesterol esté disponible para las células del cuerpo. Como se ha mencionado, las células necesitan colesterol para reparar las membranas celulares y producir hormonas, de manera que la LDL satisface esta necesidad. Sin embargo, el problema con la LDL es que fácilmente «derrama» colesterol en los vasos sanguíneos, y si estos están dañados el colesterol puede adherirse a las áreas afectadas y promover la formación de placa. La acumulación de placa restringe el flujo sanguíneo y provoca hipertensión arterial, que a su vez estresa el corazón y desencadena una cascada de episodios que causan más daño a los vasos sanguíneos. (Se puede imaginar la LDL como un carro de heno abierto. En lugar de heno, la LDL transporta colesterol. Mientras el carro se mueve por los vasos sanguíneos, el colesterol se derrama fácilmente y puede acumularse en las paredes arteriales dañadas.)

El hígado produce un cuarto tipo de lipoproteína formada por proteínas en más del 50%. Esta lipoproteína de alta densidad o HDL viaja a través de los vasos sanguíneos y «limpia» el exceso de colesterol derramado por la LDL. Entonces, la HDL transporta el exceso de colesterol de vuelta al hígado donde se recicla o se elimina. (Se puede imaginar la HDL como una aspiradora. Aspira y transporta el exceso de colesterol sérico al hígado. Esencialmente, hace la limpieza después del paso de LDL; por tanto, una elevada concentración de HDL es una protección importante contra la acumulación de placa en las paredes arteriales. De hecho, HDL > 60 mg/dl se considera un «factor de riesgo negativo», en otras palabras, reduce el riesgo de ECV.)

En general, solo hay un tipo de colesterol y es necesario para mantener la salud del cuerpo. Solo se vuelve destructivo cuando se acumula en el endotelio arterial donde interfiere con el flujo sanguíneo y el suministro de oxígeno (fig. 7-4).

en otras ocasiones el hígado la metaboliza en cisteína, un **aminoácido no esencial**. Ambas vías requieren **enzimas** específicas para facilitar la reacción. Sin embargo, un pequeño porcentaje de personas carece de la enzima necesaria para convertir la homocisteína en otras formas, de manera que se acumula en la sangre y la orina. Esta afección se llama homocistinuria. Los estudios demuestran que aquellos con homocistinuria suelen tener un riesgo elevado de infarto de miocardio y accidente cerebrovascular que parece ser el resultado del efecto de la homocisteína en el endotelio arterial. De forma más específica, el exceso de homocisteína daña el endotelio arterial, promueve la acumulación de colesterol, interfiere con los factores de coagulación, aumenta la **estenosis carotídea** y el espesor de la placa carotídea. La investigación muestra que la reducción de los niveles séricos de homocisteína en aquellos con homocistinuria también reduce efectivamente el riesgo de ECV[2].

Dado que los niveles elevados de homocisteína predisponen a las personas con homocistinuria a un infarto de miocardio y accidente cerebrovascular prematuros, los investigadores plantean la hipótesis de que los altos niveles de homocisteína en cualquier persona, incluso en aquellos sin la deficiencia enzimática, también podrían aumentar el riesgo de infarto de miocardio y de accidente cerebrovascular. De hecho, varios ensayos clínicos han confirmado esta correlación positiva, pero aún se desconoce si la reducción de los niveles de homocisteína sérica en aquellos sin homocistinuria en realidad disminuye el riesgo de ECV[2-5].

Las concentraciones de homocisteína aumentan por varias razones. Algunas personas están genéticamente predispuestas a los altos niveles de homocisteína a pesar de no sufrir homocistinuria, mientras que otras solo tienen conductas de estilo de vida que aumentan los niveles séricos. Por ejemplo, los que consumen dietas bajas en ácido fólico, vitamina B_{12} y vitamina B_6 suelen tener altos niveles de homocisteína, pues estas vitaminas son necesarias para convertir la homocisteína en metionina o cisteína. Por tanto, estas deficiencias fomentan la acumulación de homocisteína sérica. Parece razonable suponer que los suplementos de folato, vitamina B_{12} y vitamina B_6 en realidad podrían reducir los niveles de homocisteína y posteriormente disminuir el riesgo de ECV. De hecho, un estudio observó que un grupo control que tomó un suplemento de vitamina B tenía riesgo de infarto de miocardio y muerte tres veces menor que aquellos que tomaron placebo. Los estudios adicionales apoyan estos hallazgos[2-5].

La **proteína C reactiva** (PCR) es una proteína plasmática que indica inflamación. Sus niveles aumentan en respuesta a la inflamación sistémica que puede provocar diversas afecciones, incluyendo EAC, cáncer, infección o traumatismos. Los estudios muestran que los niveles de PCR predicen de forma independiente el riesgo de infarto de miocardio y, por tanto, debe analizarse junto con lípidos séricos para determinar el riesgo[6].

Un alto nivel de fibrinógeno, proteína plasmática involucrada en la coagulación sanguínea, también es un factor de riesgo independiente para ECV. El fibrinógeno hace que la sangre sea más viscosa, un factor que interfiere con el flujo sanguíneo, aumenta la carga de trabajo del corazón y promueve la acumulación excesiva de plaquetas. Si las plaquetas se agrupan sin control pueden formar coágulos sanguíneos, que pueden causar un infarto de miocardio o un accidente cerebrovascular. Además, la sangre viscosa puede dañar las paredes de los vasos sanguíneos, una afección que aumenta el riesgo de ateroesclerosis. Un estudio mostró incluso que aquellos con niveles altos de fibrinógeno tenían el doble de probabilidades de morir de un infarto de miocardio que aquellos con niveles más bajos[7,8]. La tabla 7-4 enumera las conductas que pueden reducir los niveles de fibrinógeno.

Estenosis carotídea: estrechamiento o constricción de la luz de la arteria carótida.

Aminoácido no esencial: aminoácido que no se obtiene por la dieta porque el cuerpo puede sintetizar la cantidad adecuada para satisfacer sus necesidades (siempre que haya una fuente de nitrógeno disponible).

Enzima: proteína que actúa como catalizador para acelerar las reacciones químicas.

Proteína C reactiva: proteína liberada durante la inflamación que promueve una respuesta inmune. Los niveles altos sugieren un infarto de miocardio.

Clasificación de una lipoproteína

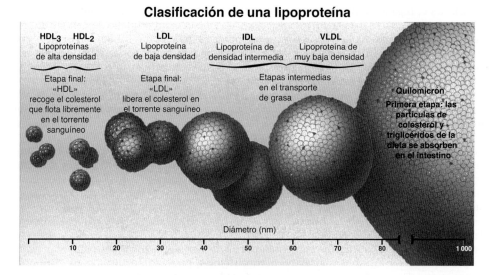

HDL₃ HDL₂
Lipoproteínas
de alta densidad

Etapa final:
«HDL»
recoge el colesterol
que flota libremente
en el torrente
sanguíneo

LDL
Lipoproteína
de baja densidad

Etapa final:
«LDL»
libera el colesterol en
el torrente sanguíneo

IDL
Lipoproteína de
densidad intermedia

Etapas intermedias
en el transporte
de grasa

VLDL
Lipoproteína de
muy baja densidad

Quilomicrón

**Primera etapa: las
partículas de
colesterol y
triglicéridos de la
dieta se absorben
en el intestino**

Diámetro (nm)

10   20   30   40   50   60   70   80   1 000

La estructura de una lipoproteína típica

Lugar de inserción

Colesterol
Fosfolípido

Capa
externa

Centro graso
interno

Lugar de inserción

Colesterol
Fosfolípido

Las lipoproteínas son partículas
combinadas de grasa y
proteínas que transportan
el colesterol en el organismo

Ateroesclerosis:

**la consecuencia del
aumento de colesterol**

Arteria
normal

Capa
externa

Cuando el nivel de
colesterol en el
torrente sanguíneo
es normal, las
paredes
arteriales
son lisas y
están libres

Endotelio

Capa
muscular

Arteria
obstruida

«LDL»
y su colesterol

Células espumosas

Placa

FIGURA 7-4 ■ Entendiendo el colesterol. (Reimpreso de Anatomical Chart Company. Understanding Cholesterol Anatomical Chart. Baltimore: Lippincott Williams & Wilkins, 2000, con autorización.)

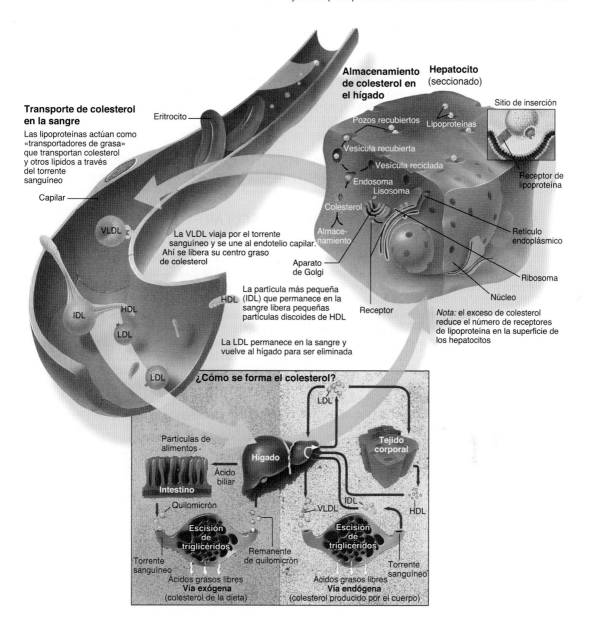

Almacenamiento de colesterol en el hígado

Hepatocito (seccionado)

Sitio de inserción

Transporte de colesterol en la sangre

Las lipoproteínas actúan como «transportadores de grasa» que transportan colesterol y otros lípidos a través del torrente sanguíneo

Eritrocito

Pozos recubiertos

Lipoproteínas

Capilar

Vesícula recubierta

Vesícula reciclada

Endosoma

Receptor de lipoproteína

Lisosoma

Colesterol

VLDL

La VLDL viaja por el torrente sanguíneo y se une al endotelio capilar. Ahí se libera su centro graso de colesterol

Almacenamiento

Retículo endoplásmico

Aparato de Golgi

Ribosoma

IDL

HDL

HDL

La partícula más pequeña (IDL) que permanece en la sangre libera pequeñas partículas discoides de HDL

Núcleo

LDL

Receptor

Nota: el exceso de colesterol reduce el número de receptores de lipoproteína en la superficie de los hepatocitos

La LDL permanece en la sangre y vuelve al hígado para ser eliminada

LDL

¿Cómo se forma el colesterol?

LDL

Partículas de alimentos

Hígado

Tejido corporal

Ácido biliar

Intestino

Quilomicrón

VLDL

IDL

HDL

Escisión de triglicéridos

Escisión de triglicéridos

Remanente de quilomicrón

Torrente sanguíneo

Torrente sanguíneo

Ácidos grasos libres
Vía exógena
(colesterol de la dieta)

Ácidos grasos libres
Vía endógena
(colesterol producido por el cuerpo)

FIGURA 7-4 ■ *(Cont.)* Entendiendo el colesterol.

TABLA 7-4. Cómo reducir los niveles de fibrinógeno

* Dejar de fumar
* Hacer ejercicio
* Hacer una dieta saludable baja en grasas saturadas y alta en frutas y verduras
* Reducir el estrés
* Aumentar la ingesta de ácidos grasos omega 3
* Tomar ácido acetilsalicílico en dosis baja a diario

El riesgo de enfermedad cardíaca en realidad aumenta con cada factor de riesgo adicional y el tiempo en que cada uno ha estado presente; por tanto, las personas deben hacer tantos cambios positivos en el estilo de vida como sea posible para reducir la probabilidad de desarrollar problemas cardiovasculares.

ENFERMEDADES DEL SISTEMA CARDIOVASCULAR

Ateroesclerosis

La ateroesclerosis, que causa las formas más habituales de ECV, es una afección que se desarrolla a medida que los depósitos de grasa formados por colesterol, calcio y otras sustancias se acumulan en el endotelio de las paredes arteriales. Finalmente, esta acumulación estrecha los vasos sanguíneos e interfiere con el transporte de oxígeno y nutrientes en las áreas irrigadas por los vasos afectados. Como se ha mencionado, el transporte de oxígeno a las células metabólicamente activas es crucial, ya que la mayoría de las células producen energía mediante la respiración celular, un proceso que requiere un suministro continuo de oxígeno. Cuando están privadas de oxígeno, las células dejan de funcionar y mueren. Sin embargo, la ateroesclerosis no siempre provoca síntomas durante sus etapas iniciales.

Sorprendentemente, la ateroesclerosis empieza durante la infancia. Los bebés nacen con arterias lisas y permeables, pero a partir de los 10 años de edad comienzan a aparecer estrías grasas en el endotelio. A medida que se desarrollan, las estrías grasas crecen, atraen depósitos y comienzan a formar lesiones elevadas llamadas placas. Las lesiones regresan y vuelven a crecer hasta que al final se endurecen por la acumulación de calcio y otros materiales. Además, se forma una red de tejido conectivo fibroso alrededor de la placa que la encapsula. Algunas de estas cápsulas son resistentes, mientras que otras son frágiles. Una vez que la placa se endurece, estrecha la arteria afectada y restringe de forma permanente el flujo sanguíneo. Por desgracia, las arterias de la mayoría de las personas tienen placas bien desarrolladas a los 30 años. Sin embargo, el riesgo asociado con la placa depende de su ubicación y la penetración en todo el cuerpo.

¿Qué promueve exactamente la formación inicial de estrías grasas en el endotelio de los vasos sanguíneos? Para responder a esto hay que comprender que el endotelio de todos los vasos sanguíneos, excepto de los más pequeños, consta de tres capas (fig. 7-5). Considérese una arteria. La capa más externa es la túnica externa, que ancla el vaso a las estructuras circundantes. La capa intermedia es la túnica media, compuesta de cantidades variables de músculo liso y tejido conectivo elástico, una combinación que le permite estirarse, retroceder, contraerse y dilatarse. La capa más interna, llamada túnica interna o túnica íntima, es la única capa que entra en contacto con la sangre; tiene un papel importante en el desarrollo de la ateroesclerosis. La túnica interna es una capa extremadamente delgada de células muy planas. Se daña con facilidad con el tabaquismo, las infecciones, la diabetes, la hipertensión y los niveles elevados de LDL, triglicéridos y homocisteína. La lesión en esta capa aumenta la permeabilidad de los vasos sanguíneos y provoca inflamación. De hecho, los expertos creen que la inflamación generalizada es el núcleo de la ateroesclerosis. Durante la inflamación, el flujo sanguíneo de la zona dañada aumenta. Esto transporta macrófagos para limpiar el área de residuos y proporciona los suministros necesarios para la reparación. A medida que esto ocurre, las células del área liberan químicos, algunos hacen que el área sea pegajosa y otros estimulan el crecimiento de células de músculo liso en la túnica media. A medida que crecen las células del músculo liso, el vaso se endurece y se engrosa. Simultáneamente, el endotelio pegajoso atrapa las sustancias circulantes, en particular la LDL y su colesterol, que luego son oxidados por los radicales libres. Para

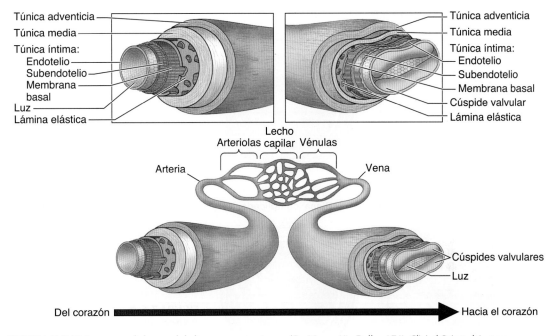

FIGURA 7-5 ■ Estructura de la pared de los vasos sanguíneos. (De Moore KL, Dalley AF II. *Clinical Oriented Anatomy*, 4th Ed. Baltimore: Lippincott Williams & Wilkins, 1999.)

despejar el área de residuos, los macrófagos se deslizan debajo de la túnica interna y fagocitan la LDL oxidada. A medida que continúan fagocitando más y más LDL, los macrófagos crecen y se convierten en las llamadas células espumosas, células llenas de grasa que forman estrías grasas a lo largo del endotelio arterial. Cierta evidencia sugiere que una infección crónica promueve el desarrollo de la placa, ya que la placa también contiene varias bacterias y virus[9]. Actualmente se están investigando estos hallazgos (fig. 7-6).

REFERENCIA RÁPIDA

Los niveles séricos de PCR aumentan en respuesta a la inflamación y son indicadores fiables de un infarto cardíaco inminente.

Como se ha mencionado, la placa está rodeada por una cápsula fibrosa. Algunas cápsulas son bastante delgadas y débiles, por lo que cualquier aumento repentino de la presión arterial podría causar grietas y desalojar una porción de la placa. Si esto sucede, el núcleo de la placa rico en lípidos queda expuesto y el cuerpo responde como lo haría con cualquier daño tisular, enviando plaquetas al área para formar un coágulo sanguíneo para prevenir más sangrado. El coágulo, también conocido como trombo, estrecha aún más el vaso y restringe el transporte de oxígeno. En definitiva, esta serie de episodios pone en marcha un ciclo perpetuo que puede aumentar de forma sistemática el bloqueo y eventualmente restringe por completo el flujo de sangre[10-14].

La porción desprendida de la placa, denominada émbolo, puede viajar libremente a través de los vasos sanguíneos. A medida que viaja puede causar daños adicionales en el endotelio de los vasos

Arteria coronaria normal   **Estría grasa**

Placa fibrosa   **Placa complicada**

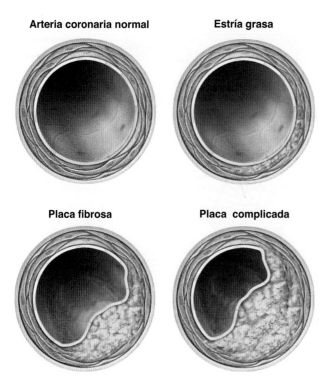

FIGURA 7-6 ■ Desarrollo de la ateroesclerosis. (Reimpreso de Anatomical Chart Company. Cardiovascular Disease Anatomical Chart. Baltimore: Lippincott Williams & Wilkins, 2004, con autorización.)

sanguíneos. Además, si se aloja en un vaso sanguíneo pequeño, puede obstruir totalmente el flujo sanguíneo a un órgano. De hecho, si obstruye una arteria coronaria, produce un infarto de miocardio. Si obstruye un vaso que irriga el cerebro, se produce un accidente cerebrovascular. En general, las consecuencias de la ateroesclerosis dependen de los vasos sanguíneos afectados.

La inflamación crónica y la ateroesclerosis debilitan las paredes arteriales, por lo que pueden causar **aneurismas,** que se producen cuando los segmentos arteriales se dilatan y agrandan, formando sacos abultados. Son peligrosos porque pueden romperse y provocar hemorragias graves. Imagínese el daño que causaría si se rompe un aneurisma aórtico.

Enfermedad arterial coronaria (o enfermedad cardíaca coronaria)

La EAC, que ocurre cuando las arterias coronarias desarrollan ateroesclerosis, es la enfermedad cardíaca más habitual. Afecta a casi 13 millones de hombres y mujeres estadounidenses y es responsable de más de 500 000 infartos de miocardio cada año.

Como se ha mencionado, las arterias coronarias son vasos que transportan sangre rica en oxígeno y nutrientes al corazón. Si la acumulación de placa obstruye el flujo sanguíneo a través de uno o ambos vasos, el tejido cardíaco se ve privado de oxígeno. Si el suministro de oxígeno no se restablece con rapidez, el tejido cardíaco muere y la persona experimenta un infarto de miocardio. Curiosamente, el paro cardíaco puede darse con tan solo un 50% de bloqueo[15].

Algunas víctimas de EAC experimentan una señal de advertencia temprana denominada **angina de pecho,** que suele ocurrir durante el esfuerzo. Las dos formas principales de angina son la estable y la inestable. La **angina estable** es el tipo más frecuente y se describe como opresión en el pecho que suele extenderse a los brazos, cuello, espalda o mandíbula. En general dura solo 3-20 min y desaparece con reposo o al tomar nitroglicerina por vía oral. Por último, está causada por el suministro

REFERENCIA RÁPIDA

Si se produce un infarto de miocardio, hay que conseguir ayuda durante la primera hora tras el episodio para mejorar la tasa de supervivencia y limitar el daño a largo plazo.

inadecuado de oxígeno a parte del corazón, que se conoce como **isquemia.** La angina estable no es un infarto de miocardio, pero sí sugiere que puede ocurrir en el futuro.

La **angina inestable** ocurre con o sin esfuerzo físico y es impredecible. Además, no se alivia con el reposo y no responde a los medicamentos. Debido a que a menudo es un fuerte predictor de un infarto inminente, los pacientes necesitan atención médica *inmediata* para evitar un infarto de miocardio. Después de obtener un historial médico completo, el médico escucha el corazón con un estetoscopio y solicita varias pruebas para determinar la función cardíaca. Las pruebas habituales incluyen **electrocardiograma** (ECG), **análisis de sangre** y **angiografía coronaria.** A veces, los médicos recetan una dosis diaria de ácido acetilsalicílico para tratar la angina. Este fármaco actúa como un antiagregante sanguíneo que disminuye la formación de coágulos sanguíneos. En otros casos, recetan nitroglicerina para dilatar las arterias y mejorar el flujo sanguíneo.

Los medicamentos trombolíticos, también conocidos como disolventes de coágulos, disuelven los coágulos sanguíneos en las arterias coronarias, pero deben tomarse durante la primera hora después de que empiecen los síntomas del infarto de miocardio.

En esencia, los β-bloqueadores reducen la necesidad cardíaca de oxígeno al interferir con las vías que estimulan el esfuerzo cardíaco. Al «bloquear» estas vías, los β-bloqueadores reducen la carga de trabajo del corazón, mejoran los síntomas, alivian los latidos cardíacos irregulares y ayudan a prevenir un infarto de miocardio posterior. Los bloqueadores de los canales de calcio relajan la capa de músculo liso de la túnica media. En esencia, reducen la presión arterial y facilitan el flujo sanguíneo, lo que reduce la carga de trabajo del corazón[16].

Aneurisma: dilatación localizada débil e inusual en forma de saco en un vaso sanguíneo; se llena de sangre y puede ser peligrosa porque puede romperse y causar sangrado severo.

Angina de pecho: sensación de opresión o tensión en el pecho; está causada por el suministro de oxígeno inadecuado al corazón.

Angina estable: opresión en el pecho que se extiende al brazo, cuello, espalda y mandíbula. Suele aliviarse con reposo o nitroglicerina por vía oral. Según el ACC y la AHA, el tratamiento consiste en controlar la hipertensión, tomar medicamentos hipolipidemiantes, abstenerse de fumar, comenzar el entrenamiento físico, controlar la diabetes y perder peso si la persona tiene sobrepeso u obesidad.

Isquemia: irrigación sanguínea insuficiente y, por tanto, insuficiente suministro de oxígeno a un órgano; en general está causada por el bloqueo de una arteria.

Angina inestable: dolor en el pecho que se produce durante el esfuerzo o el reposo. No responde a medicamentos y es un indicador grave del infarto de miocardio inminente.

Electrocardiograma: examen que registra la actividad eléctrica del corazón; puede indicar infarto de miocardio o ritmos cardíacos irregulares.

Análisis de sangre: pueden determinar la composición de la sangre. Cuando las células cardíacas mueren, como ocurre en el infarto de miocardio, las células estallan y liberan sus proteínas. Los altos niveles de ciertas proteínas séricas indican infarto de miocardio.

Angiografía coronaria: radiografía del corazón y los vasos sanguíneos circundantes. Ayuda a determinar el área de bloqueo y daño. A menudo va seguida de una angioplastia.

REFERENCIA RÁPIDA

¡El cuerpo es sorprendente! A medida que la arteria coronaria se estrecha y disminuye el flujo sanguíneo a la pared del corazón, se desarrollan vasos sanguíneos para formar una vía alternativa llamada circulación colateral. Sin embargo, la circulación colateral rara vez suministra oxígeno de forma adecuada durante el esfuerzo, por lo que no puede resolver completamente los problemas causados por la EAC.

Una vez que se diagnostica un paciente con EAC, el objetivo de los médicos es reducir los niveles séricos de LDL, pues los ensayos clínicos han demostrado que su reducción disminuye directamente el riesgo de un episodio cardíaco. Antes de recetar medicamentos, los médicos sugieren cambios en el estilo de vida que incluyen cambios en la dieta, ejercicio[17] y el abandono del tabaco. Si estos cambios no reducen los niveles de LDL, recurren a la terapia farmacológica.

Infarto de miocardio

Cada año, casi 1,1 millones de estadounidenses experimentan un infarto de miocardio, y cada 20 s una persona muere por un infarto de miocardio. También conocido como ataque cardíaco, el infarto de miocardio se produce cuando una parte del corazón está privada de oxígeno durante tanto tiempo que las células mueren. La principal causa de isquemia es la EAC. Como se ha mencionado en la sección anterior, las arterias coronarias derecha e izquierda y sus ramas transportan oxígeno y nutrientes al músculo cardíaco. Cada vez que se acumula placa en cualquiera de estas ramas se produce un estrechamiento y a la sección específica del corazón a la que sirve la rama estrecha se le niega el oxígeno. Si el bloqueo no se trata con rapidez, el tejido cardíaco empieza a morir. Normalmente, el tejido cardíaco dañado se reemplaza con tejido conectivo fibroso (o tejido cicatricial) y, dado que este tejido cicatricial carece de propiedades contráctiles, no puede funcionar como el tejido cardíaco. Las consecuencias dependen de la extensión de la lesión en el tejido cardíaco y el tiempo transcurrido antes de que se haya restablecido el suministro de oxígeno. El tratamiento rápido que abre la arteria afectada disminuye de forma significativa el daño a largo plazo. Una vez que el tejido cardíaco muere, el corazón pierde parte de su capacidad funcional, que es particularmente notable durante el esfuerzo físico[10,18].

Además del bloqueo de las arterias coronarias, un espasmo severo de una arteria coronaria también puede causar un infarto de miocardio. Aunque esta es una causa mucho menos frecuente de infarto de miocardio, el espasmo puede bloquear efectivamente el suministro de oxígeno en secciones específicas del corazón, causando una lesión cardíaca permanente. Los espasmos pueden ocurrir en personas con o sin EAC, pero los resultados son los mismos: el flujo sanguíneo al tejido cardíaco está restringido, el corazón es privado de oxígeno, el músculo cardíaco está dañado y el tejido dañado muere y es reemplazado por tejido cicatricial. Las causas exactas de los espasmos se desconocen, pero están relacionadas con la exposición al humo del cigarrillo, ciertas drogas como la cocaína y dolor intenso o malestar emocional.

Investigaciones recientes han descubierto un tercer factor que contribuye al infarto de miocardio denominado disfunción microvascular coronaria. Esta condición es particularmente frecuente en mujeres. Hace años, los investigadores señalaron que las mujeres con una prueba de esfuerzo positiva tenían una probabilidad 4,5 veces mayor de tener un angiograma sin ningún bloqueo de la arteria coronaria en comparación con los hombres que tuvieron una prueba de esfuerzo positiva. Esto los llevó a creer que la prueba de esfuerzo era un predictor poco fiable de enfermedad cardíaca en mujeres. Sin embargo, a medida que se realizaron más estudios en mujeres y se dispuso de nuevas técnicas de diagnóstico, los investigadores descubrieron que muchas de estas mujeres tenían anomalías vasculares en las pruebas funcionales, incluso en ausencia de bloqueo arterial. La función vascular anormal sugiere mala microcirculación cardíaca. En otras palabras, las pequeñas ramas de las arterias coronarias no se dilatan de forma adecuada. Esta disfunción ocurriría sin importar si las arterias coronarias más grandes estaban ocluidas o no. Este descubrimiento explica por qué tantos casos de enfer-

TABLA 7-5. Signos y síntomas frecuentes de un infarto de miocardio

- Angina de pecho: sensación de rigidez, apretón, presión o sensación de plenitud incómoda en el centro del pecho. Puede ser intermitente y generalmente desaparece cuando cesa la actividad
- Dolor que se irradia a los brazos, la espalda, el cuello o la mandíbula
- Disnea
- Sudor frío
- Náusea, vómito o mareo

medades cardíacas en mujeres no fueron diagnosticados antes. También explica por qué las mujeres no suelen experimentar los mismos síntomas que los hombres durante el infarto de miocardio. En lugar del sudor frío, náusea y dolor en el pecho irradiado al brazo izquierdo que suele ocurrir en los hombres, las mujeres con disfunción microvascular coronaria sufren agotamiento, malestar general, disnea y depresión antes de un episodio cardíaco. En lugar de la prueba de esfuerzo tradicional y la angiografía coronaria utilizada para diagnosticar a los hombres, las mujeres necesitan una prueba de esfuerzo y estudios de imagen vascular funcional para tener un diagnóstico adecuado[19-21].

¿Cuál es la causa de la disfunción microvascular coronaria? La inflamación es una de las causas principales. En los hombres, la inflamación suele causar la formación de placa y la rotura de los vasos que a menudo ocurre antes de un infarto de miocardio. Sin embargo, en las mujeres causa una erosión lenta de los vasos sanguíneos. Como el cuerpo intenta reparar esta erosión, se producen más daños e inflamación en los pequeños vasos sanguíneos que irrigan el corazón. Además, la herencia, LDL elevada, HDL baja, triglicéridos altos, hipertensión, inactividad, obesidad y niveles altos de glucosa sérica aumentan el riesgo de disfunción microvascular.

REFERENCIA RÁPIDA

Las mujeres que tienen anemia junto con disfunción microvascular experimentan malos resultados después de un infarto de miocardio. Esto quizá se deba a que las personas anémicas tienen menos eritrocitos para transportar sangre a las células musculares cardíacas[20,22].

El infarto de miocardio no tiene que causar la muerte. Sin embargo, muchas personas que experimentan un infarto de miocardio ignoran los signos (tabla 7-5) y esperan demasiado para ir al hospital. Las encuestas indican que más del 50% de los que realmente mueren por un infarto de miocardio lo hacen antes de llegar a urgencias porque no prestan atención a sus síntomas. Buscar un tratamiento durante la primera hora tras el inicio de los síntomas mejora drásticamente el panorama y aumenta la probabilidad de vivir una vida activa y plena.

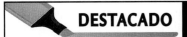

DESTACADO Síndrome metabólico y riesgos de enfermedad cardíaca

Según el National Heart, Lung, and Blood Institute, las personas que padecen síndrome metabólico tienen una probabilidad dos veces mayor de desarrollar enfermedades cardíacas y una probabilidad cinco veces mayor de desarrollar diabetes tipo 2 que aquellos sin síndrome metabólico. El síndrome metabólico consiste en un grupo de factores de riesgo que aumenta significativamente el riesgo de enfermedad cardíaca y accidente cerebrovascular. Véase el capítulo 6 para obtener más información sobre el síndrome metabólico, también conocido como síndrome X, síndrome de resistencia a la insulina, síndrome dismetabólico, cintura hipertrigliceridémica y síndrome de obesidad.

TABLA 7-6. Grupos con mayor riesgo de desarrollar hipertensión

- Personas con antecedentes familiares de hipertensión
- Mayores de 35 años
- Fumadores
- Afroamericanos
- Mujeres que toman píldoras anticonceptivas
- Personas con sobrepeso
- Personas sedentarias
- Personas que consumen dietas grasas

Hipertensión

Según la AHA, la hipertensión, también conocida como presión arterial alta, afecta a más de 77,9 millones de estadounidenses mayores de 20 años. Fue catalogada como la principal causa de muerte en casi 350 000 de las más de 2,4 millones de muertes en EE.UU. en 2009 y se asocia con más de 51 mil millones de dólares en gastos médicos anuales directos e indirectos[10]. El riesgo de hipertensión aumenta con la edad. Es mayor en hombres que en mujeres y en individuos de raza negra que en caucásicos[23]. Consúltese la tabla 7-6 para obtener una lista de las poblaciones con mayor riesgo de desarrollar hipertensión, definida como una presión arterial ≥ 140/90 mm Hg[10]. La presión arterial alta en sí misma es un factor de riesgo para trastornos adicionales, incluyendo enfermedad renal, enfermedad vascular periférica (EVP) e insuficiencia cardíaca congestiva (ICC). En realidad, el riesgo de estos trastornos aumenta incluso con una presión < 140/90 mm Hg, por tanto, cualquier disminución en la presión sanguínea, incluso si esta se encuentra dentro del rango «saludable», reduce el riesgo de complicaciones relacionadas con la hipertensión[23].

Sin embargo, la hipertensión también se conoce como una «enfermedad silenciosa», ya que casi el 30 % de los pacientes desconocen por completo su condición[10]. El desconocimiento de su presión arterial elevada aumenta el riesgo de un episodio cardiovascular importante.

¿Qué es la presión arterial? Es la fuerza que ejerce la sangre contra el endotelio de los vasos sanguíneos; está causada en gran medida por la acción de bombeo del corazón y la resistencia de esa sangre a medida que se mueve a través de los vasos. A pesar de que todos los vasos están bajo cierta presión, la presión arterial es mucho más alta que la presión venosa, por lo que una lectura mide la presión dentro de las arterias.

¿Por qué la presión en una arteria es mucho más alta que en una vena? Considerar la función de las arterias y las venas. Las arterias son los vasos que reciben sangre del corazón y transportan la sangre *lejos* del corazón. De hecho, una arteria principal se conecta directamente a cada ventrículo y transporta sangre a otra ubicación. De forma más específica, la contracción del ventrículo derecho fuerza la sangre en una arteria que transporta la sangre del corazón hacia los pulmones. La contracción del ventrículo izquierdo obliga a la sangre a entrar en otra arteria que la transporta desde el corazón hacia el resto del cuerpo. Debido a que estas arterias se conectan directamente al corazón, su sangre tiene mucha presión. Sin embargo, a medida que esta se aleja del corazón, la presión disminuye. Para cuando la sangre llega a las venas, la presión arterial es relativamente baja y tiene un papel mínimo en el retorno de sangre al corazón. Debido a que son vasos de baja presión, las venas dependen de las *válvulas* y las acciones de las *bombas esqueléticas* y *respiratorias* para devolver la sangre al corazón.

REFERENCIA RÁPIDA

El riesgo de ECV se duplica por cada incremento de 20 mm Hg en la presión arterial sistólica o por cada incremento de 10 mm Hg en la presión arterial diastólica[23].

Las *válvulas* actúan evitando el flujo sanguíneo retrógrado. Se encuentran dispersas a través del sistema venoso y son particularmente abundantes en las venas superficiales. Una vez que la sangre pasa por una válvula, esta se cierra para evitar que la sangre regrese a la sección por la que acaba de pasar. Siempre que las válvulas estén intactas, aseguran que la sangre se mueva solo en una dirección, hacia el corazón.

La *bomba esquelética* funciona debido a la presión ejercida en las venas profundas por la contracción y relajación alternante de los músculos esqueléticos circundantes. En cierto sentido, esta acción de amasar exprime la sangre a través de las válvulas y la mueve hacia el corazón. La *bomba respiratoria* actúa de forma similar. Produce cambios de presión en la cavidad torácica durante la respiración. Justo antes de la inspiración, la presión dentro de la cavidad torácica disminuye, pero la presión dentro de la cavidad abdominal aumenta a medida que el diafragma se contrae y se aplana. Esta acción exprime la sangre venosa dentro de la cavidad abdominal hacia las venas de la cavidad torácica. Durante la espiración, la presión dentro de la cavidad abdominal disminuye, lo que permite que las venas abdominales se llenen nuevamente de sangre. En conjunto, las bombas esqueléticas y respiratorias promueven el retorno de la sangre al corazón.

Como se ha mencionado, una arteria grande se conecta a cada ventrículo y transporta la sangre lejos del corazón. El vaso que se conecta al ventrículo derecho es el tronco pulmonar, que se ramifica en las arterias pulmonares derecha e izquierda, cada una de las cuales se dirige a un pulmón. En su trayecto, cada arteria pulmonar se ramifica repetidamente hasta que al final forma capilares pulmonares. Dichos capilares rodean los alvéolos que son sacos de aire microscópicos que forman el tejido pulmonar. El intercambio de gases ocurre a través de las membranas de los capilares pulmonares y los alvéolos. Más específicamente, el oxígeno pasa del espacio interno de los alvéolos a los capilares circundantes, mientras que el dióxido de carbono pasa de los capilares hacia el espacio alveolar. Durante la espiración, el sistema respiratorio elimina el dióxido de carbono, mientras que los vasos sanguíneos transportan sangre oxigenada a las células del cuerpo. Los pequeños capilares pulmonares se fusionan para formar vénulas pulmonares, que luego se fusionan para formar dos venas pulmonares. Finalmente, cuatro venas pulmonares, dos de cada pulmón, transportan sangre a la aurícula izquierda del corazón.

Consejo de cambio del estilo de vida: animar a las personas a que programen un momento tranquilo a lo largo del día. Tomarse unos minutos para bajar el ritmo, relajarse y alejarse del estrés cotidiano puede ser justo lo necesario para revitalizarse y ganar perspectiva.

El vaso principal que se conecta al ventrículo izquierdo es la aorta. La aorta se ramifica mucho más que las arterias pulmonares porque es responsable de transportar sangre a células distribuidas por todo el cuerpo. La presión arterial es más alta en la aorta, que tiene una gran cantidad de tejido conectivo elástico en su túnica media para albergar la sangre expulsada del ventrículo izquierdo durante cada contracción. Por tanto, la presión arterial dentro de la aorta y las arterias cercanas aumenta cada vez que el ventrículo izquierdo se contrae, al igual que la presión arterial dentro del tronco pulmonar aumenta cada vez que el ventrículo derecho se contrae. La presión máxima en el interior de cada una de estas arterias principales durante la contracción ventricular es la **presión arterial sistólica.** La presión más baja dentro de cada uno de estos vasos, que ocurre cuando los ventrículos se relajan, es la **presión arterial diastólica.** A medida que los ventrículos se contraen, las paredes arteriales se

---

Presión arterial sistólica: número superior en una lectura de presión arterial que representa la presión máxima ejercida sobre las paredes arteriales durante la contracción.

Presión arterial diastólica: número inferior en una lectura de presión arterial que representa la cantidad máxima de presión ejercida sobre las paredes arteriales durante la relajación.

expanden para albergar la sangre; cuando los ventrículos se relajan, las paredes arteriales retroceden para mantener la presión sanguínea dentro de los vasos. Esta expansión y retroceso alternos se pueden sentir como el pulso en varias arterias superficiales como la carótida, la radial, la braquial y la femoral.

Determinantes de la presión arterial. La presión arterial varía en cualquier momento según la fuerza de contracción cardíaca, las demandas del corazón, el volumen sanguíneo, la elasticidad y el retroceso de la pared arterial, la resistencia al flujo sanguíneo, la viscosidad de la sangre y el estado general de salud. En general, el estado del corazón, la demanda actual de oxígeno y el estado de salud general determinan el **volumen sistólico** (volumen de sangre descargada de cada ventrículo durante cada contracción), el **gasto cardíaco** (volumen de descarga por minuto), la **frecuencia cardíaca** (cantidad de veces que el corazón se contrae por minuto) y la **fracción de eyección** (porcentaje del contenido que cada ventrículo expulsa durante la contracción).

El *volumen sanguíneo* afecta a la presión sanguínea porque esta es directamente proporcional a la cantidad de sangre contenida dentro de los vasos. Por tanto, los cambios en el volumen sanguíneo afectan a la presión sanguínea a corto plazo. Por ejemplo, el agua es un componente principal de la sangre, por lo que la presión arterial suele disminuir incluso en las etapas iniciales de la deshidratación. En casos de deshidratación, la ingesta de líquidos restablece fácilmente el volumen sanguíneo normal y posteriormente la presión arterial normal, aunque el cuerpo también tiene varios mecanismos que restauran de forma temporal la presión arterial cuando el volumen sanguíneo es bajo y la ingesta de líquidos es inadecuada. Estos mecanismos dependen de proteínas como la hormona antidiurética, renina, angiotensina y aldosterona.

La *viscosidad de la sangre* se refiere a la facilidad con que la sangre se mueve a través de los vasos sanguíneos. Cuanto más viscoso sea un líquido, más lento fluye. Por tanto, un líquido viscoso requiere más presión para moverse. Esta viscosidad está influenciada por el número relativo de eritrocitos, proteínas y agua en sangre. Suele tener cierta consistencia, pero cuando aumenta la viscosidad el corazón debe trabajar cada vez más fuerte para mover esta sangre «más espesa». Esto eleva la presión arterial.

La *resistencia periférica* describe la relación entre la sangre y las paredes de los vasos sanguíneos. Estas paredes proporcionan una resistencia contra el flujo sanguíneo, por lo que la presión arterial debe superar esta resistencia. Muchos factores cambian la resistencia periférica y así influyen en la presión sanguínea. Por ejemplo, cuando el músculo liso de la túnica media se contrae, estrecha la luz del vaso sanguíneo y aumenta la resistencia. A medida que este músculo liso se relaja, la resistencia disminuye. Además, el retroceso natural de las paredes arteriales grandes y elásticas aumenta la resistencia durante la diástole ventricular para mantener la presión y el flujo sanguíneo desde el corazón. En general, la presión arterial es igual al producto del gasto cardíaco y la resistencia periférica (PA = GC × RP).

Presión arterial saludable frente a no saludable. Una presión arterial normal o saludable se define como aquella < 120/80 mm Hg. La hipertensión, o presión arterial alta, es una afección en la cual la presión arterial está persistentemente elevada. Aunque puede pasar desapercibida durante décadas si no hay síntomas evidentes, es un fuerte factor de riesgo de infarto de miocardio, accidente cerebrovascular, insuficiencia cardíaca, insuficiencia renal y aneurismas. La hipertensión se diagnostica cuando la lectura de la presión arterial de una persona es ≥ 140/90 mm Hg al menos en tres ocasiones consecutivas. Una lectura de presión arterial que varía de 120/80 mm Hg a 139/89 mm Hg indica una condición denominada «prehipertensión». Las personas con prehipertensión tienen un alto riesgo de desarrollar hipertensión, por lo que necesitan modificar su estilo de vida para reducir el riesgo. A pesar de que la hipertensión arterial no se considera una enfermedad por sí sola, afecta al endotelio de la pared arterial y, por tanto, promueve la acumulación de placa. Con el tiempo, el vaso se estrecha, se produce daño adicional y aumenta la probabilidad de un episodio agudo.

La hipertensión se puede clasificar como esencial o secundaria. La secundaria es menos frecuente y tiene una causa definida e identificable, como enfermedad renal, trastornos de las glándulas suprarrenales o el uso de ciertos medicamentos.

La hipertensión esencial, por otro lado, no tiene una causa evidente y es la que experimentan más del 90-95 % de todos los individuos hipertensos. Los factores que contribuyen son tabaquismo, sobrepeso, estilo de vida sedentario, exceso de sodio en la dieta para personas sensibles a la sal, consumo de una o dos bebidas alcohólicas al día, edad avanzada y herencia. Dado que muchos de estos son comportamientos controlables, las modificaciones del estilo de vida son opciones de tratamiento viables para la hipertensión. De hecho, los resultados del estudio Framingham Heart sugirieron que el 65-75 % de todos los casos de hipertensión fueron directamente atribuibles al sobrepeso y a la obesidad[22]. Por tanto, la pérdida de peso reduce la carga de trabajo del corazón, mejora la circulación y generalmente disminuye la presión arterial. El ejercicio rutinario es otro factor del estilo de vida que mejora la eficiencia del transporte de oxígeno, pues aumenta el número de vasos sanguíneos y eritrocitos. También mejora la coordinación entre los pulmones y el corazón, fortalece el músculo cardíaco y reduce la presión arterial a largo plazo. Juntos, la pérdida de peso y el aumento de la actividad física son componentes integrales del tratamiento a largo plazo y la prevención de la hipertensión arterial[23].

Para el 60 % de las personas hipertensas que son sensibles a la sal, la restricción del sodio en la dieta disminuye la presión arterial[10]. Reducir la ingesta diaria de sodio a no más de 2 400 mg de sodio, o 6 000 mg de cloruro de sodio, puede reducir la presión arterial sistólica de 2-8 mm Hg[23]. Consumir una dieta rica en frutas y verduras y baja en grasas saturadas y colesterol también mejora la presión sanguínea, al igual que eliminar el tabaco y limitar la ingesta de alcohol.

Si los factores del estilo de vida por sí solos no disminuyen efectivamente la presión arterial, existen varios medicamentos antihipertensivos disponibles, como los inhibidores de la enzima convertidora de angiotensina (IECA), antagonistas de los receptores de angiotensina II, α-bloqueadores, β-bloqueadores, bloqueadores de los canales de calcio, inhibidores directos de la renina y diuréticos. Aunque estos medicamentos son importantes para controlar la hipertensión, la explicación completa de cada uno está más allá del alcance de este libro. En cambio, sus mecanismos de acción básicos se presentan en la tabla 7-7.

REFERENCIA RÁPIDA

La sensibilidad a la sal se define como un cambio en la presión arterial del 5-10 % o ≥ 5 mm Hg en respuesta a la ingesta de NaCl[24].

Más del 30 % de los estadounidenses tienen presión arterial alta. Debido a que muchas personas desconocen su condición, no controlan su hipertensión durante años, mientras causa estragos en el corazón y en los vasos sanguíneos. En algunos casos, la hipertensión crónica provoca insuficiencia cardíaca a medida que el corazón se debilita en respuesta a una sobrecarga crónica. En otros casos, la hipertensión puede causar aneurismas en las arterias que irrigan varias regiones del cuerpo. En general, las consecuencias dependen de la extensión del daño y los vasos específicos afectados. Por ejemplo, si la hipertensión afecta a los vasos que irrigan los riñones, causa daño renal. Si afecta a los vasos que irrigan los ojos, se produce discapacidad visual.

Sin embargo, la presión arterial suele aumentar con la edad. Además, ciertos trastornos de salud y algunos medicamentos aumentan drásticamente la velocidad con la que se desarrolla. Aunque la hipertensión rara vez desaparece, si es que lo hace, se puede controlar con éxito con la dieta, el ejercicio, la atención constante y la adherencia al tratamiento prescrito por un médico.

Volumen sistólico (VS): cantidad de sangre expulsada del ventrículo izquierdo con cada contracción.
Gasto cardíaco (GC): cantidad de sangre expulsada por minuto; es igual al VS × FC.
Frecuencia cardíaca (FC): número de veces que el corazón se contrae (latidos) por minuto.
Fracción de eyección: porcentaje de sangre descargada de cada ventrículo con cada contracción.

TABLA 7-7. Medicamentos antihipertensivos frecuentes

Medicamentos antihipertensivos	Mecanismo de acción
Inhibidores de la ECA	Evitan la vasoconstricción al interferir con las enzimas necesarias para la formación de angiotensina II, un poderoso constrictor de los vasos sanguíneos. Los ejemplos son benazepril, enalapril y lisinopril
Antagonistas del receptor de angiotensina II	Al igual que los IECA, inhiben la acción de la angiotensina II. Sin embargo, los bloqueadores de los receptores de la angiotensina II evitan la acción de la angiotensina II al bloquear los receptores. Los ejemplos son losartán, valsartán e irbesartán
α-bloqueadores	Interfieren con la acción de la hormona noradrenalina, que constriñe los vasos sanguíneos. Los α-bloqueadores evitan este efecto y así mantienen los vasos sanguíneos dilatados. Los ejemplos son doxazosina, prazosina y terazosina
β-bloqueadores	Reducen la frecuencia cardíaca al bloquear los efectos de la adrenalina. Algunos también dilatan los vasos sanguíneos. Los ejemplos son atenolol, metoprolol y propranolol
Bloqueadores de los canales de calcio	Dilatan los vasos sanguíneos evitando la entrada de calcio en las células de músculo liso de la túnica media. También evitan la entrada de calcio en el músculo cardíaco. Los ejemplos son amlodipino, diltiazem, nifedipino y verapamilo
Inhibidores directos de la renina	Bloquean la acción de la renina. La renina se libera cuando baja el volumen sanguíneo. Esto desencadena una serie de episodios que aumentan la presión arterial. Al interferir con este mecanismo, los inhibidores de renina dilatan los vasos sanguíneos y disminuyen la presión arterial. Un ejemplo es aliskiren
Diuréticos	Aumentan la excreción de agua de los riñones. Esto reduce el volumen sanguíneo, lo que a su vez disminuye la presión sanguínea

Accidente cerebrovascular

De acuerdo con la American Stroke Association, cada 40 s se produce un accidente cerebrovascular y afecta a casi 800 000 estadounidenses cada año. Este total incluye al accidente cerebrovascular nuevo y recurrente. En general, unas 130 000 personas mueren cada año por accidente cerebrovascular, de modo que ocupó el quinto lugar en las causas de fallecimiento de los estadounidenses en 2016. Además, cuesta a los estadounidenses más de 33 mil millones de dólares anuales en gastos médicos, discapacidad y ausentismo laboral. Evidentemente, aquellos en riesgo necesitan implementar cambios en el estilo de vida para reducir el riesgo de accidente cerebrovascular.

Esta afectación ocurre cuando una parte del cerebro se ve privada de oxígeno. El tipo más frecuente es el accidente cerebrovascular isquémico que suele darse cuando una de las principales arterias que irrigan el cerebro desarrolla ateroesclerosis. En este caso se forma una placa, que crece y posiblemente se rompe. Una placa rota atrae plaquetas al área, lo que estrecha aún más el vaso hasta que se ocluye por completo. Esta condición se llama **trombosis cerebral.** Una **embolia cerebral** se produce si un coágulo, que se ha formado en otra parte del cuerpo (como en las arterias coronarias), se desprende y viaja a los vasos pequeños que irrigan el cerebro y se alojan en una de estas estrechas vías. No importa la fuente, los resultados son los mismos: se interrumpe la irrigación sanguínea del cerebro y el tejido cerebral no recibe el oxígeno de forma adecuada. Si se está privado de oxígeno durante mucho tiempo, se producen daños permanentes. De hecho, los accidentes cerebrovasculares pueden causar debilidad a largo plazo, entumecimiento, hormigueo, dificultad para hablar o dificultad para caminar. El tratamiento de los accidentes cerebrovasculares isquémicos se basa en medicamentos para disolver el coágulo que deben tomarse en las primeras 3 h después del inicio de los síntomas. Las medidas preventivas incluyen anticoagulantes como la warfarina, agentes antiplaquetarios como el ácido acetilsalicílico, extirpación quirúrgica de la arteria bloqueada o **angioplastia** donde los cirujanos insertan globos o *stents* para abrir un vaso obstruido.

TABLA 7-8. Signos de un accidente cerebrovascular

Si alguno de estos signos está presente, buscar atención médica inmediata
- Entumecimiento o debilidad súbitas de la cara, brazo o pierna
- Pérdida repentina de la sensibilidad
- Confusión, dificultad para hablar, dificultad para comprender a los demás
- Dificultad repentina para ver
- Dificultad repentina para caminar
- Mareos repentinos, pérdida del equilibrio, pérdida de la coordinación
- Cefalea intensa repentina

El accidente cerebrovascular hemorrágico, que solo representa el 17% de todos los accidentes cerebrovasculares, es una forma diferente de accidente cerebrovascular que ocurre si se rompe un vaso que irriga el cerebro. Si esto sucede, la sangre se fuga y llena los espacios en el cerebro. La acumulación de líquido presiona y posiblemente destruye las células cerebrales. Los aneurismas son causas frecuentes de accidente cerebrovascular hemorrágico. El tratamiento consiste en sujetar con pinzas o extirpar la porción dañada del vaso. Un método menos invasivo implica insertar un catéter a través de una arteria grande en la pierna o brazo y colocar una estructura mecánica para estabilizar el aneurisma[25].

Un ataque isquémico transitorio (AIT) sucede cuando un área del cerebro está temporalmente privada de oxígeno. Durante los AIT se restablece el flujo sanguíneo normal antes de que se produzca una lesión permanente. Se presentan síntomas neurológicos (como hormigueo, debilidad, entumecimiento y dificultad para caminar); sin embargo, duran solo unos minutos o tal vez horas. Eventualmente vuelve al funcionamiento normal. Aunque en ocasiones se ha denominado «accidente cerebrovascular ligero», no debe ser ignorado. A menudo es una señal de advertencia temprana de accidente cerebrovascular isquémico inminente[25,26].

Las consecuencias resultantes del accidente cerebrovascular dependen del lado del cerebro comprometido, el área específica del cerebro afectada y la extensión del daño. Si afectan al lado derecho del cerebro, interfieren con el funcionamiento del lado izquierdo del cuerpo y la cara. Con frecuencia causan parálisis, problemas de visión y pérdida de memoria. Si afectan al lado izquierdo del cerebro interfieren con el funcionamiento en el lado derecho del cuerpo y de la cara. Esto a menudo causa parálisis, problemas del habla y el lenguaje y pérdida de memoria. La tabla 7-8 enumera los signos y síntomas habituales del accidente cerebrovascular[25-27].

Enfermedad vascular periférica

La EVP es cualquier trastorno que afecta a los vasos sanguíneos que se encuentran fuera del cerebro y el corazón. Suele estar causada por ateroesclerosis de los vasos en las extremidades superiores e inferiores o las vísceras. Aunque puede afectar a las arterias o las venas, las arterias suelen ser las más afectadas por esta enfermedad. En particular, la EVP a menudo afecta a las arterias que irrigan brazos, piernas, pies, riñones y estómago. En general, el bloqueo arterial interrumpe el suministro de oxígeno y nutrientes, lo que a menudo provoca dolor o entumecimiento. Si la privación de oxígeno dura mucho tiempo, el tejido muere, lo que también se conoce como gangrena. En ocasiones, la gangrena requiere amputación y, lamentablemente, la EVP es la causa número uno de amputación de las piernas[10,12,28].

Trombosis cerebral: formación de un coágulo de sangre en un vaso sanguíneo que irriga el tejido cerebral.

Embolia cerebral: sucede cuando parte de un coágulo sanguíneo en cualquier vaso del cuerpo se rompe, viaja a los vasos que irrigan el cerebro y se aloja en uno de ellos. Obstruye el flujo sanguíneo y el suministro de oxígeno a la parte del cerebro irrigada por el vaso afectado.

Angioplastia: procedimiento que a menudo se realiza después de una angiografía coronaria. Restaura el flujo sanguíneo a través de una arteria afectada.

Aunque los síntomas solo están presentes en el 50% de las personas que padecen EVP, los signos de alerta temprana son los siguientes:

- Claudicación intermitente: calambres o fatiga inusual de las piernas y las nalgas durante el esfuerzo. Por lo general, los calambres disminuyen cuando se detiene la actividad[12].
- Pulso débil o ausente en las piernas.
- Úlceras en los pies que sanan lentamente.
- Pesadez y entumecimiento en los músculos.
- Poco crecimiento de uñas o cabello.

Al igual que con otras formas de obstrucción arterial, la EVP se diagnostica realizando una historia clínica completa, un examen físico, una ecografía, una angiografía con rayos X y una angiografía por resonancia magnética. Aunque la EVP es relativamente frecuente, a menudo se pasa por alto porque no suele haber síntomas o estos se atribuyen al envejecimiento normal. Sin embargo, si se diagnostica, el tratamiento inicial se dirige a los factores del estilo de vida. Aquellos con EVP deberían dejar de fumar, controlar la diabetes y la presión arterial, comer una dieta saludable baja en grasas saturadas y colesterol, y aumentar la actividad física. Aunque inicialmente la actividad puede ser difícil y limitada, un estudio demostró que el ejercicio constante aumentó la distancia máxima de marcha en casi el 150% al final del período de prueba[29]. Además, hay medicamentos que pueden aumentar la distancia de la caminata, reducir la agregación plaquetaria y disminuir los niveles de colesterol, factores que mejoran la salud general de los vasos sanguíneos. Si estas modificaciones no reducen los síntomas, se puede optar por la angioplastia o la inserción de un *stent*[10,12] (fig. 7-7). En general, el angiólogo participa en el establecimiento de programas de ejercicio para personas con EVP moderada a severa.

REFERENCIA RÁPIDA

El índice tobillo-brazo es una prueba simple que se utiliza a menudo para diagnosticar EVP. Compara la presión arterial en el tobillo y la del brazo, e indica si la sangre fluye bien en las extremidades.

La EVP afecta aproximadamente a 8-12 millones de estadounidenses, la mayoría de los cuales tienen más de 50 años. El riesgo sigue aumentando con la edad. Casi el 30% de los mayores de 75 años tienen EVP, mientras que cerca del 60% de los mayores de 85 años la padecen. La EVP es ligeramente más frecuente en hombres que en mujeres, y es uno de los principales contribuyentes a la discapacidad asociada con la diabetes. La EVP es seria porque aumenta el riesgo de un infarto de miocardio, accidente cerebrovascular y AIT. De hecho, la tasa de mortalidad a 10 años por un episodio cardiovascular es de tres a seis veces mayor en aquellos que sufren EVP que en los que no la padecen[10,30].

Insuficiencia cardíaca congestiva

La ICC se produce cuando el corazón ya no puede bombear sangre adecuadamente. Puede afectar al lado derecho, izquierdo o ambos lados del corazón. Aunque el corazón continúa bombeando, el volumen sistólico y la fracción de eyección disminuyen, lo que promueve la acumulación de sangre en los vasos sanguíneos. A medida que la sangre se acumula, la presión crece y fuerza el exceso de líquido hacia el espacio intersticial causando **edema,** que es particularmente evidente en las extremidades inferiores. También puede causar edema pulmonar. El edema es el principal indicador de ICC, una afección que se diagnostica con una serie de pruebas (como ecocardiograma, radiografía de tórax, tomografía computarizada de tórax, resonancia magnética cardíaca, ECG y análisis de sangre).

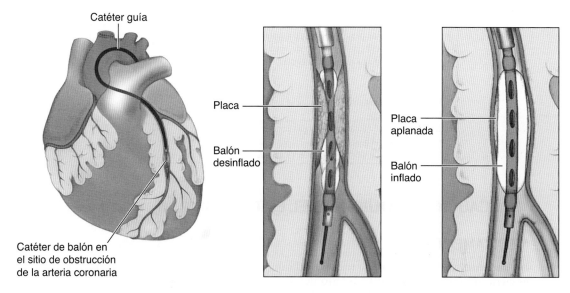

Catéter guía

Placa

Balón
desinflado

Placa
aplanada

Balón
inflado

Catéter de balón en
el sitio de obstrucción
de la arteria coronaria

FIGURA 7-7 ■ La angioplastia coronaria percutánea transluminal puede abrir una arteria coronaria obstruida sin necesidad de abrir el tórax. Después de confirmar la localización de la obstrucción con la angiografía coronaria, el médico inserta un catéter a través de la arteria femoral del paciente hacia al arteria coronaria con una guía de fluoroscopio *(izquierda)*. Después, el médico inserta un pequeño catéter de balón, lo dirige hacia la obstrucción y, alternativamente, infla y desinfla el balón hasta que la arteria queda completamente dilatada. (Reimpreso de Lippincott's Nursing Advisor 2009. Baltimore: Lippincott Williams & Wilkins, 2009, con autorización.)

De acuerdo con la AHA, la ICC ocurre por:
- Enfermedad de la arteria coronaria.
- Tejido cicatricial extenso por infartos de miocardio previos.
- Hipertensión.
- Enfermedad valvular.
- Infección de la válvula.
- Cardiopatía congénita.

El protocolo de tratamiento para la ICC implica reposo, modificación de las actividades, dieta adecuada y medicamentos como IECA, β-bloqueadores, diuréticos y vasodilatadores. Los IECA y los vasodilatadores dilatan los vasos sanguíneos para reducir la resistencia al flujo sanguíneo. Los diuréticos eliminan el exceso de líquido para reducir la presión y la hinchazón, mientras que los β-bloqueadores mejoran la capacidad funcional del ventrículo izquierdo. Finalmente, la efectividad del tratamiento depende de la causa que originó la insuficiencia cardíaca. Las dos causas más frecuentes son hipertensión y EAC. La hipertensión sobrecarga el corazón y puede provocar daños a largo plazo. La EAC priva de oxígeno al corazón, causando la muerte del tejido. Los factores adicionales son enfermedad valvular, cardiopatías congénitas, tumores cardíacos y enfermedad pulmonar. Si una válvula insuficiente es la causa, su reemplazo es el tratamiento; sin embargo, si el corazón está cubierto de tejido cicatricial, el trasplante cardíaco es la única opción posible. En general, la ICC es una afección potencialmente mortal que suele reducir la esperanza de vida y empeora con el estrés mental y físico. La tabla 7-9 enumera algunos síntomas de ICC.

Edema: acumulación de líquido intersticial.

TABLA 7-9. Síntomas de ICC

- Hinchazón de los pies, tobillos y/o estómago
- Aumento de peso (por el exceso de agua)
- Frecuencia cardíaca rápida o irregular
- Pérdida de apetito
- Indigestión
- Disnea y capacidad reducida para el esfuerzo
- Náusea y vómito
- Grave debilidad muscular y fatiga
- Disminución del gasto urinario
- Tos persistente o sibilancias, a veces acompañadas de flemas rosadas

PRECAUCIONES DURANTE EL EJERCICIO

MEDICAMENTOS

Los pacientes cardíacos a menudo toman medicamentos para ayudar a controlar su enfermedad. Esto es cierto para aquellos con ICC, infarto de miocardio reciente e hipertensión. Diferentes medicamentos afectan a la respuesta al ejercicio de forma distinta. En consecuencia, los métodos utilizados para determinar la intensidad del ejercicio en la población sana podrían no ser adecuados para esta población especial. La tasa de esfuerzo percibido es a menudo más fiable que la frecuencia cardíaca, pues muchos medicamentos cardíacos disminuyen la frecuencia cardíaca.

Los profesionales de la salud y del entrenamiento físico deben saber qué medicamentos toman sus clientes para garantizar un programa de ejercicios seguro y efectivo. Deben saber que los IECA disminuyen la presión sanguínea. Los antiplaquetarios (o anticoagulantes) reducen la coagulación sanguínea. Los β-bloqueadores disminuyen la frecuencia cardíaca, la presión arterial y las necesidades de oxígeno en el corazón. Los bloqueadores de los canales de calcio relajan las paredes arteriales, disminuyen la presión arterial en general y reducen la carga de trabajo del corazón. Los diuréticos disminuyen el volumen sanguíneo y la presión arterial, pero también pueden causar cefalea, mareo y calambres musculares. Las estatinas reducen los niveles de colesterol sérico, pero también podrían causar mareo y náusea.

DISNEA

Muchas formas de ECV producen disnea, un síntoma que interfiere con la capacidad de hacer ejercicio. A veces está causada por la acumulación de líquido en los pulmones, lo que puede sugerir insuficiencia cardíaca o infarto de miocardio inminente. Las personas con disnea deben detener de inmediato el ejercicio y buscar atención médica. Hay que tener en cuenta que hay una diferencia entre la disnea y el jadeo normal asociados con el esfuerzo.

DOLOR EN EL PECHO E ISQUEMIA INDUCIDA POR EL EJERCICIO

Todas las personas deben dejar de hacer ejercicio si experimentan dolor en el pecho, que a menudo se desarrolla en respuesta a isquemia en el tejido cardíaco. Hay que recordar que la isquemia es una enfermedad donde las células activas reciben poca cantidad de oxígeno. El dolor en el pecho, por tanto, es a menudo la primera señal de que las células cardíacas no están recibiendo suficiente oxígeno para satisfacer las crecientes demandas del ejercicio. Debido a que los pacientes cardíacos tienen un riesgo aún mayor de paro cardíaco que las personas sanas promedio, deben evitar el ejercicio de intensidad vigorosa porque las intensidades más altas aumentan peligrosamente la carga de trabajo del corazón. Quienes experimentan dolor en el pecho antes de comenzar el ejercicio deben evitarlo por completo y consultar al médico. Si las personas se sienten bien al comienzo del ejercicio pero desarrollan dolor en el pecho durante la actividad, hay que animarlos a detener inmediatamente la actividad y buscar atención médica.

HIPERTENSIÓN

La respuesta de la presión arterial al entrenamiento cardiovascular es diferente de la que se obtiene con el entrenamiento de fuerza. Durante muchos años, los expertos afirmaron que el entrenamiento cardiovascular era la única forma segura de ejercicio para las personas con hipertensión. Creían que el entrenamiento de fuerza era peligroso porque causa aumento agudo pero extremo de la presión arterial incluso en individuos sanos. Sin embargo, la opinión actual sugiere que ambas formas de ejercicio son seguras para las personas con hipertensión y aquellas que padecen la mayoría de los tipos de ECV siempre que se sigan ciertas directrices[31,32].

Durante el entrenamiento cardiovascular, la presión arterial sistólica aumenta mientras que la diastólica permanece relativamente constante. El aumento de la presión sistólica varía según la condición general, la presión arterial en reposo, la intensidad del ejercicio y la temperatura ambiental. Una lectura típica de la presión sistólica es de 160-220 mm Hg durante el entrenamiento aeróbico intenso. Si supera los 240 mm Hg o no incrementa al aumentar la intensidad, el sujeto debe detener el ejercicio y buscar atención médica. Si la presión diastólica aumenta en 20 mm Hg o excede los 120 mm Hg, el ejercicio también debe detenerse[23,32,33]. Por supuesto, no todas las personas que hacen ejercicio conocen los cambios en su presión arterial durante el ejercicio porque no es práctico monitorizar la presión arterial en la mayoría de los tipos de ejercicio.

Aunque no debería ser el modo principal de ejercicio para las personas hipertensas, el entrenamiento de fuerza puede proporcionar beneficios cuando se ofrece como parte de un programa general de entrenamiento. El flujo sanguíneo hacia el músculo contráctil en realidad disminuye durante la fase de contracción del ejercicio a medida que las fibras musculares se acortan, hinchan y finalmente colapsan los vasos más pequeños que irrigan el músculo activo. Esto causa una privación temporal de oxígeno al músculo, una condición que provoca dolor leve en el músculo contraído. Para contrarrestar esta hipoxia, o privación temporal de oxígeno, la presión arterial global aumenta porque el corazón bombea más fuerte mientras trata de llevar más sangre al músculo activo en un intento de corregir la deficiencia temporal de oxígeno. La magnitud del incremento varía según la intensidad de la contracción y la duración de la actividad. Sin embargo, la presión arterial elevada puede poner en peligro la vida de las personas con enfermedades cardíacas preexistentes porque puede sobrecargar el corazón, disminuir el flujo de sangre al propio corazón y posiblemente romper los aneurismas existentes. Por tanto, las personas con hipertensión preexistente deben tener cuidado para evitar un episodio cardíaco. Es esencial respirar normalmente, por lo que las personas con hipertensión deben evitar contener la respiración porque este hábito aumenta la presión arterial, interfiere con el retorno sanguíneo al corazón y sobrecarga el músculo cardíaco durante la actividad[31,33].

En general, las personas hipertensas deben evitar los ejercicios isométricos y cualquier otro entrenamiento de fuerza sostenido o pesado. Tener en cuenta que las personas que hacen ejercicio y son hipertensas a menudo experimentan una disminución brusca de la presión sanguínea poco después del ejercicio. Esta hipotensión de rebote puede ser peligrosa y provocar mareo y desmayo; por tanto, es crucial un enfriamiento gradual. Además, muchos medicamentos para la hipertensión arterial afectan a la frecuencia cardíaca, por lo que la respuesta de la frecuencia cardíaca al ejercicio podría no ser la esperada. Como en otras formas de ECV, el esfuerzo percibido es el método preferido para determinar la intensidad[23,33].

PRECAUCIONES ESPECIALES PARA QUIENES HAN TENIDO INFARTO DE MIOCARDIO O CIRUGÍA CARDÍACA RECIENTE

El ejercicio es necesario para fortalecer el corazón, por lo que muchos supervivientes de un infarto de miocardio inician programas de rehabilitación poco después del ataque. El tiempo depende de la condición del corazón. Los programas de rehabilitación cardíaca son un medio maravilloso para retomar la actividad, ya que están diseñados para satisfacer las necesidades de los pacientes cardíacos y cuentan con profesionales médicos altamente cualificados. Lo más probable es que un médico realice una prueba de esfuerzo antes de recomendar un programa de ejercicios. Los entrenadores personales y otros profesionales de la salud necesitan seguir muy de cerca las recomendaciones médicas para garantizar la seguridad del ejercicio. Solo deben hacerse cambios en el programa con la aprobación del médico.

Aquellos que se han sometido a cirugía deben permitir que sus incisiones sanen. La tensión excesiva o el estrés indebido en las suturas puede causar sangrado, infección y retraso en la curación. Estos pacientes necesitan controlar estrechamente la respuesta de la frecuencia cardíaca al ejercicio para garantizar que no se desarrollen palpitaciones o arritmias.

PRECAUCIONES ESPECIALES PARA PERSONAS CON ICC

Los corazones y los pulmones de las personas con ICC no responden al ejercicio como lo harían los de personas sanas. Por tanto, aquellos con ICC solo deben hacer ejercicio cardiovascular leve a moderado. Los miembros de esta población a menudo refieren disnea, fatiga, latido rápido o irregular y edema en momentos de *poco* o *ningún* esfuerzo, por lo que la actividad física puede ser difícil. El objetivo, sin embargo, es tratar de desafiar los músculos sin sobrecargar el corazón[34,35].

El ejercicio de fuerza es importante para este grupo porque fortalece los músculos esqueléticos y el hueso. Debe consistir en ejercicios de baja intensidad dirigidos a grupos musculares pequeños y aislados en lugar de ejercicios de alta intensidad en varias articulaciones. Hacer pocas repeticiones y tener más períodos de descanso más largos de lo normal. Esta población puede usar pesas ligeras o bandas elásticas con seguridad para el entrenamiento de fortalecimiento. El ejercicio aeróbico entrena los tejidos del cuerpo para extraer oxígeno de la sangre de forma más eficiente. En cierto sentido, esto disminuye la carga del corazón y reduce el riesgo de sufrir un episodio cardíaco. Además, el ejercicio cardiovascular puede aliviar la gravedad de los síntomas, reducir el estrés, mejorar el estado de ánimo, aumentar los niveles de energía y mejorar la circulación y la presión arterial. La bicicleta móvil o estática es probablemente el modo más seguro de ejercicio aeróbico. Toda actividad física debe detenerse si la persona experimenta mareo, dolor en el pecho o disnea más pronunciada[10,12,31,34,35].

Un médico debe diseñar la prescripción de ejercicio mientras considera la extensión de la insuficiencia cardíaca y los resultados de las pruebas de estrés. Los pacientes con ICC deben evitar el ejercicio si empeora el edema o si se sienten enfermos y tienen fiebre. Deben detener el ejercicio si tienen dolor en las extremidades o si se producen palpitaciones cardíacas. Además, deben evitar hacer ejercicio los días en que se sienten extremadamente fatigados y débiles. Muchos pacientes con ICC participan en programas de rehabilitación cardíaca antes de aventurarse por su cuenta. Estos programas de rehabilitación suelen tener lugar en hospitales o clínicas, permiten que el paciente comience a una intensidad muy baja, y son supervisados por profesionales médicos altamente calificados. Por tanto, suelen ser bastante seguros y efectivos.

RESUMEN DE LAS PRECAUCIONES

Las precauciones específicas para el ejercicio varían según la enfermedad cardiovascular preexistente en particular. Sin embargo, debido a que el corazón y los vasos sanguíneos ya no funcionan de manera óptima, quienes padecen una ECV tienen mayor riesgo de sufrir un episodio agudo durante el entrenamiento físico. Estos episodios incluyen, pero no se limitan a infarto cardíaco y muerte. Mientras la intensidad del ejercicio se mantenga en niveles bajos a moderados, el riesgo es mínimo. A medida que esta se vuelve más enérgica, el riesgo de un incidente cardiovascular agudo aumenta[36,37]. Sin embargo, en general, el ejercicio es importante para las personas diagnosticadas con ECV. Solo deben tener en cuenta cuatro señales de advertencia principales durante el ejercicio:
- Angina nueva o recurrente.
- Disnea inusual.
- Mareo o aturdimiento.
- Arritmias cardíacas.
  Si alguno de estos síntomas se presenta, suspender el ejercicio y buscar atención médica inmediata[23].

BENEFICIOS DEL EJERCICIO

El ejercicio regular reduce el riesgo de desarrollar diversas enfermedades crónicas, incluidas las asociadas con el sistema cardiovascular. En general, se acepta que un entrenamiento cardiovascular y de fortalecimiento a largo plazo minimiza, o tal vez incluso previene la disminución relacionada con la edad en el sistema cardiovascular. Si las personas que han realizado actividad física durante toda la vida desarrollan una ECV, las consecuencias son a menudo menos severas y la recuperación es más probable. Por tanto, las preguntas lógicas son las siguientes: ¿el ejercicio proporciona algún beneficio para aquellos que ya viven con una ECV? ¿Es demasiado tarde para empezar a hacer ejercicio después de algún tipo de episodio cardíaco?[37,38]

Como todas las demás poblaciones, la mayoría de las personas que viven con ECV experimentan mejoras más evidentes con el entrenamiento constante. Según la AHA, la inactividad es uno de los cinco factores de riesgo principales que contribuyen al desarrollo inicial de ECV. Por tanto, es razonable suponer que continuar con un estilo de vida sedentario después de desarrollar una ECV aumenta el riesgo de un episodio cardíaco mayor, empeora el resultado de las afecciones existentes y disminuye la calidad de vida general. De hecho, las estadísticas muestran que el 35 % de todas las muertes por ECV se atribuyen a un estilo de vida sedentario[39]. Esta sección explora algunos de los beneficios para la salud y analiza la importancia del ejercicio para las personas con ECV.

AUMENTA EL CONSUMO MÁXIMO DE OXÍGENO

El consumo máximo de oxígeno, o $VO_{2máx}$, es la cantidad máxima de oxígeno que una persona puede captar y utilizar. Los profesionales del entrenamiento físico a menudo lo utilizan para evaluar la salud cardiovascular y la resistencia aeróbica de una persona. En la mayoría de los casos, el $VO_{2máx}$ aumenta con el entrenamiento cardiovascular constante. Sin embargo, un $VO_{2máx}$ más alto es importante no solo para el entrenamiento atlético; también disminuye la carga durante las actividades cotidianas normales. Esencialmente, las células del cuerpo se vuelven más hábiles para acceder al oxígeno de la sangre, y esto disminuye la carga de trabajo para el corazón.

El $VO_{2máx}$ suele disminuir en aquellos con ECV y/o hipertensión, y este deterioro aumenta el riesgo de muerte. Incluso en aquellos con afecciones cardíacas preexistentes, el ejercicio cardiovascular ayuda a mejorar el $VO_{2máx}$, disminuye el riesgo de muerte y mejora la calidad de vida[40]. El corazón es un músculo, por lo que responde al aumento de las cargas de trabajo como otros músculos. En un estudio de Hambrecht y cols., los hombres con EAC que realizaron un programa de entrenamiento de 1 año aumentaron su $VO_{2máx}$ en un 16 % y mejoraron la tolerancia al ejercicio en un 20 %. El 88 % no experimentó infarto de miocardio, accidente cerebrovascular o empeoramiento de la angina[41]. ¡Estos son resultados alentadores! Por supuesto, la intensidad del entrenamiento debe ser baja a moderada para evitar complicaciones, pero los resultados son impresionantes.

MEJORA DEL FUNCIONAMIENTO CARDÍACO Y REDUCCIÓN DE LA ANGINA

En general, los corazones de quienes padecen ECV se deterioran. En parte, esto se debe a que muchas personas tienen miedo de hacer esfuerzos físicos una vez que son diagnosticados con ECV. Tienen miedo de un infarto de miocardio, un accidente cerebrovascular u otras complicaciones, por lo que simplemente evitan la actividad. Sin embargo, el músculo cardíaco responde a la falta de uso como cualquier otro órgano del cuerpo. Se vuelve menos capaz de cumplir con las demandas y comienza a perder capacidad funcional.

Así como el ejercicio mejora la condición de un corazón sano, también mejora la capacidad funcional de un corazón no tan saludable. A medida que el corazón enfermo se adapta a los desafíos, aunque con más lentitud que un corazón sano, su carga de trabajo disminuye a medida que el volumen sistólico aumenta, la frecuencia cardíaca en reposo baja y el peso corporal general se reduce. El propio corazón aprende a superar los desafíos con menos estrés de manera más eficiente y efectiva[42-44].

MEJORA DE LA SALUD DE LOS VASOS SANGUÍNEOS

El ejercicio cardiovascular incrementa la circulación, disminuye la presión arterial y minimiza la acumulación de placa, factores que mejoran la salud de los vasos sanguíneos. La *mejora de la circulación* se produce cuando se desarrollan nuevos capilares en los tejidos en respuesta al aumento de las demandas de oxígeno y nutrientes. Por tanto, un cuerpo entrenado tiene más vasos sanguíneos que uno no entrenado. Además, la cantidad de eritrocitos y, por tanto, la capacidad de transporte de oxígeno en la sangre aumenta con el entrenamiento a largo plazo. Esto mejora aún más el transporte de oxígeno y la eliminación de residuos. De forma simultánea, las células metabólicamente activas, como las células del músculo esquelético, desarrollan más mitocondrias y mioglobina, orgánulos que permiten satisfacer sus crecientes demandas de ATP. En cierto sentido, las células musculares desarrollan la capacidad para trabajar más tiempo antes de fatigarse. Por último, a medida que se desarrollan más vasos sanguíneos, se forman más vasos linfáticos en las mismas áreas. Esto mejora la eliminación de líquido intersticial y facilita su retorno a la sangre. Como resultado, es menos probable el edema. Las contracciones de los músculos esqueléticos también facilitan el movimiento de líquido. Como se ha mencionado, estas contracciones ayudan a transportar la sangre a través de las venas y de regreso al corazón. También facilitan el movimiento hacia los vasos linfáticos y a través del sistema linfático[10,44].

Otro beneficio del ejercicio regular es que reduce la presión arterial a largo plazo[10,44]. El efecto podría ser incluso más evidente en las personas con hipertensión[45]. Los estudios demuestran que el ejercicio aeróbico en realidad puede disminuir la presión sistólica en 7,4 mm Hg y la presión diastólica en 5,8 mm Hg, resultados que suelen ocurrir cuando se entrena el 40-70 % de $VO_{2máx}$ durante 30-60 min, de 3-5 días por semana. Sorprendentemente, esta disminución de la presión arterial es independiente de la pérdida de peso que acompaña al entrenamiento[23]. Como se ha mencionado, la hipertensión a menudo es el inicio del deterioro del endotelio arterial, un factor que promueve la acumulación de placa ateroesclerótica y la posterior interrupción del flujo sanguíneo en las áreas irrigadas por los vasos afectados. Además, una parte de la placa, llamada émbolo, podría desprenderse y viajar a áreas del cuerpo irrigadas por vasos pequeños. Si este émbolo se aloja en una arteria coronaria, se produce un infarto de miocardio. Si se aloja en un vaso que irriga el cerebro, se produce un accidente cerebrovascular. Evidentemente, la disminución de la presión arterial mejora el pronóstico de aquellos con hipertensión.

MEJORA DEL PERFIL DE LÍPIDOS SÉRICOS

Varios hombres y mujeres tienen niveles bajos de HDL y niveles elevados de LDL y triglicéridos, factores que los predisponen a la ECV. De acuerdo con el *National Cholesterol Education Program* (NCEP), dos factores del estilo de vida que mejoran en gran medida el perfil de lípidos séricos son el ejercicio y la pérdida de peso (en personas con sobrepeso y obesidad)[46]. El ejercicio se asocia con disminución de los triglicéridos séricos, niveles elevados de HDL y ligera disminución de los niveles de LDL, factores que reducen el riesgo de ECV y limitan la acumulación de placa. Estos beneficios son acumulativos incluso en aquellos con ECV preexistente. De hecho, puede retrasar su progresión y prevenir un incidente cardíaco agudo. Cuando se combina con una dieta saludable baja en grasas saturadas y alta en cereales enteros, frutas y verduras, el ejercicio puede mejorar significativamente el perfil de lípidos séricos[10,39].

MEJORA DE LA RECUPERACIÓN DE UN INFARTO DE MIOCARDIO

Según la AHA, varios estudios muestran que las personas que inician un programa de ejercicios después de un infarto de miocardio tienen tasas de supervivencia mucho mejores que las personas sedentarias[47]. Esto probablemente se debe al impacto del entrenamiento cardiovascular en el corazón y los vasos sanguíneos. El corazón se vuelve más eficiente para transportar la sangre; por tanto, realiza su trabajo con menos esfuerzo. Los vasos sanguíneos, en especial las arterias coronarias, deben ser permeables y sin obstrucciones, de manera que el propio corazón reciba el suministro sanguíneo adecuado.

MEJORA DEL HUMOR Y DISMINUCIÓN DE LA ANSIEDAD

Según la American Academy of Family Physicians, casi uno de cada tres supervivientes de infarto de miocardio experimenta cierto grado de depresión después del episodio. La depresión puede afectar a cualquier persona y con frecuencia interfiere con la recuperación. La AHA sugiere que realizar cualquier actividad física a menudo evita los sentimientos de tristeza y desesperación, de modo que recomienda el ejercicio como una opción terapéutica para la depresión. ¿Cómo afecta el ejercicio a la depresión? Considerar los programas de rehabilitación cardíaca como un ejemplo. Estos programas integran a las personas en la sociedad y evitan su aislamiento. Las interacciones sociales a menudo mejoran el estado de ánimo y aumentan la autoestima. Además, el ejercicio en realidad altera la química del cerebro, sobre todo por su efecto en la serotonina y las endorfinas, por lo que puede mejorar la perspectiva general de la vida.

MEJORA LA SENSIBILIDAD A LA INSULINA

De acuerdo con la American Diabetes Association, dos de cada tres personas con diabetes mueren por una enfermedad cardíaca o accidente cerebrovascular. Por tanto, reducir la incidencia de diabetes podría disminuir la prevalencia de ECV. Un factor que contribuye al desarrollo de diabetes tipo 2 es la resistencia a la insulina. Varios estudios han demostrado que el ejercicio regular mejora la sensibilidad a la insulina y a menudo evita la progresión a la diabetes tipo 2. Quizás esto se deba a la pérdida de peso que a menudo acompaña al ejercicio[39].

REDUCE EL RIESGO DE MUERTE

Aunque las personas que padecen ECV tienen mayor riesgo de muerte que las que no, el ejercicio parece reducir sustancialmente el riesgo. Algunos estudios estiman una reducción del 20-25 % en la mortalidad por cualquier causa o por una enfermedad cardiovascular entre los pacientes que acuden a programas de rehabilitación cardíaca tras un infarto de miocardio[44]. Un metaanálisis de más de 8 440 pacientes inscritos en programas de rehabilitación cardíaca encontró que la participación en programas estructurados reducía el riesgo de muerte por enfermedades cardíacas en más del 31 %, y los programas que incluyeron un componente educativo y soporte psicológico fueron aún más efectivos.

El objetivo general de estos programas es restablecer la salud tanto como sea posible. Según los datos existentes, se ha cumplido con este objetivo. Aunque se necesita más investigación, es probable que la disminución de la tasa de mortalidad se mantenga, y posiblemente mejoraría si los pacientes continuaran haciendo ejercicio leve a moderado después de la rehabilitación[48,49].

RECOMENDACIONES PARA EL EJERCICIO

Debido a que las personas con ECV están debilitadas, se recomienda tomar precauciones; sin embargo, en la mayoría de las circunstancias, los beneficios del ejercicio superan por mucho los riesgos.

PRUEBA DE EJERCICIO

Antes de empezar a hacer ejercicio, cualquier persona diagnosticada con ECV debe someterse a pruebas de ejercicio. Un equipo de expertos formado por un médico, una enfermera, un fisiólogo del ejercicio, un fisioterapeuta y los técnicos médicos debe estar disponible, ya que en numerosas ocasiones se han producido infartos de miocardio durante las pruebas[50]. De hecho, las encuestas confirman que se pueden esperar hasta 10 infartos de miocardio o muertes por cada 10 000 pruebas en pacientes con EAC[43]. En general, las pruebas de ejercicio son importantes para diagnosticar la enfermedad, determinar su grado, predecir el pronóstico para aquellos con EAC, establecer la probabilidad de in-

TABLA 7-10. Esquema de clasificación de ACC/AHA

Clase I	Afecciones para las que hay evidencia y/o acuerdo general de que un procedimiento o tratamiento específico es útil y efectivo
Clase II	Afecciones para las que hay evidencia contradictoria y/o divergencia de opinión sobre la utilidad de un procedimiento o tratamiento
Clase IIa	El peso de la evidencia está a favor de su utilidad
Clase IIb	La evidencia no ha establecido su utilidad
Clase III	Afecciones para las que hay evidencia conflictiva y/o acuerdo general de que un procedimiento/tratamiento no es útil y en algunos casos podría ser dañino

farto de miocardio, determinar la salud general, asegurar la efectividad del tratamiento actual y determinar la tolerancia al ejercicio[10,43,50,51].

De acuerdo con el grupo de trabajo formado por el American College of Cardiology (ACC) y la AHA, los miembros de esta población especial deben someterse a una prueba de esfuerzo cardiovascular con monitorización por un ECG. Pueden usar con seguridad una cinta rodante o una bicicleta estática, pero debe monitorizarse su presión sanguínea y frecuencia cardíaca. El grupo de expertos del ACC y la AHA elaboró un esquema de estratificación para determinar si el ejercicio es apropiado para una persona determinada. Las clasificaciones se muestran en la tabla 7-10. La tabla 7-11 enumera las contraindicaciones absolutas y relativas de acuerdo con las guías estándar de ACC/AHA[43,50].

A menos que trabajen como parte de un equipo de rehabilitación cardíaca, es poco probable que los entrenadores personales realmente realicen pruebas de ejercicio en aquellos con ECV avanzada. En cambio, deben confiar en los datos recopilados por el personal médico calificado. En consecuencia, esta sección no explora todos los parámetros de las pruebas de ejercicio para cada tipo de paciente cardiovascular.

PRESCRIPCIÓN DE EJERCICIO

Después de que las personas con ECV reciban la autorización médica pueden comenzar un programa de ejercicios adaptado para satisfacer sus necesidades y habilidades personales. En la mayoría de los casos, el primer paso para volver a la actividad es un programa de rehabilitación cardíaca, donde profesionales médicos entrenados para urgencias y con experiencia en trabajar en diversas condiciones establecen y dirigen el ejercicio. Durante estas etapas iniciales, los profesionales desafían lentamente, vigilan de cerca y evalúan de forma rutinaria a sus pacientes. Una vez los pacientes han finalizado los programas hospitalarios, los médicos les animan a empezar programas de ejercicio supervisados de forma ambula-

TABLA 7-11. Contraindicaciones absolutas y relativas del ejercicio de acuerdo con las guías de ACC/AHA

Contraindicaciones absolutas	Contraindicaciones relativas
Infarto agudo de miocardio en los últimos 2 días	Estenosis de la arteria coronaria principal izquierda
Angina inestable	Cardiopatía valvular con estenosis moderada
Arritmia cardíaca descontrolada	Desequilibrio electrolítico
Estenosis aórtica sintomática	Hipertensión arterial severa
Insuficiencia cardíaca sintomática descontrolada	Taquiarritmias o bradiarritmias
Embolia pulmonar aguda o infarto pulmonar	Cardiomiopatía hipertrófica y otras formas de obstrucción del tracto de salida
Miocarditis o pericarditis aguda	Deterioro físico o mental que interfiere con la capacidad de hacer ejercicio
Disección aórtica aguda	Bloqueo auriculoventricular de alto grado

toria conforme se reincorporan al trabajo y se preparan para el ejercicio independiente. Este ejercicio se recomienda cuando los síntomas cardíacos son estables o ausentes, la respuesta al ejercicio cumple con las guías estipuladas, los pacientes demuestran conocimiento sobre las técnicas de ejercicio adecuadas, saben cuándo dejar de hacer ejercicio y están motivados para continuar haciéndolo. Es durante la fase independiente en la que el entrenador personal se encuentra con los miembros de esta población especial.

El diseño de programas de ejercicio seguros y efectivos para pacientes cardíacos requiere una comunicación continua entre el médico y el experto en entrenamiento físico. Los profesionales del entrenamiento físico deben ceñirse de manera estricta a las guías médicas para reducir el riesgo de un episodio cardíaco. Los programas de ejercicio individualizados son cruciales para esta población debido a las diversas formas de ECV y las complicaciones posibles. Las siguientes secciones presentan las guías de ejercicio del American College of Sports Medicine (ACSM).

Guías del ACSM para los programas de ejercicio ambulatorio

Como se ha mencionado, los pacientes que han experimentado un episodio o procedimiento cardíaco suelen participar en programas de rehabilitación hospitalaria para mantener su capacidad funcional y preparar al cuerpo para reincorporarse de forma segura a las actividades normales de la vida diaria. En general, las actividades de rehabilitación se deben realizar dos a cuatro veces al día durante los primeros 3 días de hospitalización y luego dos veces al día a partir de entonces. La intensidad debe ser tan alta como se pueda tolerar sin provocar síntomas (generalmente una tasa de esfuerzo percibido, o TEP $\leq$ 13 en una escala de 6 a 20). Para aquellos que han experimentado un infarto de miocardio o que tienen ICC, la frecuencia cardíaca no debe exceder los 120 latidos por minuto. Después de la cirugía, la frecuencia cardíaca no debe superar 30 latidos por minuto adicionales a la frecuencia cardíaca en reposo. Los médicos aconsejan una relación trabajo-descanso de 2 a 1, donde el trabajo se mantiene 3-5 min y va seguido por un período de descanso. Cuando la actividad se mantiene fácilmente durante períodos de 10-15 min, se aumenta de forma gradual la intensidad[23].

Una vez que completan el programa hospitalario, en general 1-2 semanas después del alta hospitalaria, los pacientes cardíacos suelen comenzar la rehabilitación ambulatoria con supervisión clínica. Suele ser seguro aumentar la actividad siempre que los participantes sean evaluados adecuadamente, clasificados según el riesgo, instruidos y capacitados. Para conocer los criterios de clasificación de riesgos, consúltense las guías del ACSM para las pruebas y prescripción de ejercicio, 10.ª edición, capítulo 2 o los ejercicios estándar para las pruebas de ejercicio y capacitación de la AHA: una declaración para profesionales de la salud.

- Obtener un historial médico y quirúrgico. Asegurarse de que se haya realizado un examen físico reciente para evaluar los sistemas cardiorrespiratorio y musculoesquelético. Revisar las pruebas y los procedimientos cardiovasculares recientes, incluida la prueba de esfuerzo más reciente. Identificar los medicamentos actuales y todos los factores de riesgo de ECV.
- Iniciar cualquier actividad con un calentamiento de baja intensidad de 5-10 min (< 40 % VO_{2R}). Terminar cada sesión de ejercicio con un enfriamiento de 5-10 min. El calentamiento y el enfriamiento pueden incluir un estiramiento estático y ejercicios en el rango de movimiento.
- La intensidad del ejercicio debe ser lo suficientemente alta como para inducir una respuesta de entrenamiento, pero lo suficientemente baja para no provocar signos o síntomas anómalos (como angina, cambios drásticos de la presión sanguínea, aumento de la frecuencia de arritmias u otros signos de intolerancia al ejercicio). La intensidad asociada con clasificaciones de 12 a 16 en una escala de 6 a 20 debe ser el límite superior al iniciar el tratamiento. De forma alternativa, si la persona se ha sometido a una prueba de ejercicio, debe hacer ejercicios del 40-80 % de la reserva de frecuencia cardíaca o VO_{2R}. Sin una prueba de ejercicio, usar la FC en reposo sentado o de pie + 20 o + 30 latidos por minuto.
- El objetivo es una frecuencia mínima de 3 días por semana, preferiblemente, de 5 días por semana o más.
- Intentar realizar 20-60 min de ejercicio por sesión. Si la persona se está recuperando de un episodio cardíaco reciente, empezar con sesiones de 5-10 min y progresar gradualmente aumentando la

duración del 10-20% por semana. Las personas con limitaciones importantes para hacer ejercicio probablemente deberían participar en varias sesiones de 1-10 min a lo largo del día. Determinar la duración en función de la condición física inicial, los síntomas actuales y las limitaciones físicas.

- Incluir varias actividades cardiovasculares para ejercitar grandes grupos musculares, como caminar, ir en bicicleta, subir escaleras, máquinas elípticas o de remo. Es posible que caminar sea la mejor alternativa para iniciar un programa, ya que incluso la caminata lenta ha mejorado el funcionamiento cardíaco en personas sin condición física.
- Progresar lentamente. Aumentar de forma gradual la frecuencia, duración e intensidad es una forma segura de mejorar la condición física, pero no hacerlo las tres a la vez.
- Además de un programa de ejercicio reglamentado, estas personas deben aumentar su participación en las actividades normales de la vida diaria (como subir escaleras en lugar de usar el ascensor, labores de jardín y domésticas, etc.). Estas acciones mejoran la capacidad funcional general y la salud cardíaca.
- El entrenamiento de fuerza puede aumentar con efectividad la fuerza y la resistencia muscular para que los pacientes cardíacos sean más capaces de realizar las actividades cotidianas. El entrenamiento con pesas suele ser seguro siempre que no haya evidencia de insuficiencia cardíaca congénita, arritmias no controladas, enfermedad valvular grave, hipertensión descontrolada o síntomas de inestabilidad. Los pacientes con riesgo bajo a moderado generalmente pueden empezar el entrenamiento con pesas 5 semanas después del infarto o la cirugía cardíaca, siempre que hayan completado al menos 4 semanas de entrenamiento de fuerza supervisado. Los que se hayan sometido a un procedimiento de cateterismo pueden comenzar a entrenar 2-3 semanas después siempre que hayan completado al menos 2 semanas de entrenamiento de fuerza supervisado.
  - La mayoría de los pacientes cardíacos puede realizar entrenamiento de fuerza de forma segura utilizando bandas elásticas, mancuernas de 0,5-2,5 kg, pesas libres de 0,5-2,5 kg, cables o máquina de resistencia.
  - Entrenar 2-3 días por semana con al menos 48 h de descanso entre cada entrenamiento.
  - Entrenar cada uno de los 8-10 grupos musculares principales. Realizar dos a cuatro series de cada ejercicio.
  - La intensidad debe ser de 11 a 13 con una escala de 6 a 20 en la TEP. Elegir una resistencia que permita 10 a 15 repeticiones (un 40-60% 1-RM). Aumentar el peso un 5% cuando corresponda, o de 1-2,5 kg por semana para la parte superior del cuerpo y de 2,5-5 kg por semana para la parte inferior.
  - Mantener las articulaciones alineadas. Controlar todos los movimientos, respirar con regularidad y agarrar las barras sin apretar. Una sujeción fuerte puede causar aumentos peligrosos de la presión arterial.
  - Ejercitar primero los grupos musculares grandes y luego los pequeños.
  - Suspender el ejercicio si desarrolla mareo, disnea, arritmias o angina.

REFERENCIA RÁPIDA

La isquemia miocárdica puede detectarse por la presencia de angina durante el esfuerzo que remite con el reposo.

Guías para las personas con ICC

Durante la ICC, el corazón se debilita tanto que no puede expulsar la sangre adecuadamente. Si el lado derecho del corazón está afectado, el líquido se acumula en los tejidos del cuerpo y produce edema sistémico. Si el lado izquierdo del corazón se ve afectado, el líquido regresa a los pulmones y produce edema pulmonar. Cualquier persona que experimente ICC aguda o inestable debe evitar la actividad física y hacer reposo en cama. Sin embargo, una vez que la condición física se estabiliza, muchos pueden hacer ejercicio de forma segura. Así podrá minimizar los síntomas y ganar la tolerancia al ejercicio, factores que mejoran la calidad de vida general. Las mejoras en la tolerancia al ejercicio se deben al aumento de mitocondrias, mioglobina y capilares en las células musculares y no en mejoras del funcionamiento cardíaco.

- Los pacientes con ICC deben estar autorizados para hacer ejercicio por un equipo de profesionales médicos y deben tener una capacidad de ejercicio de más de tres MET.
- Los pacientes con ICC necesitan calentar y enfriar en períodos de al menos 10-15 min cada uno.
- Es apropiado el entrenamiento cardiovascular caracterizado por caminata, bicicleta estática y otros ejercicios sin impacto. El entrenamiento de fuerza es aceptable como un medio para reducir la fatiga y la disnea y mejorar las capacidades funcionales. Sin embargo, los pacientes con ICC deben evitar las contracciones isométricas y contener la respiración, ya que estos aumentan peligrosamente la presión arterial.
- Los pacientes con ICC deben empezar lentamente. La duración inicial del ejercicio puede ser de 10-20 min de entrenamiento intervalado, que consiste en intervalos de 2-6 min de ejercicio seguidos por 1-2 min de descanso. Cada sesión de ejercicio puede aumentar a medida que mejora la tolerancia.
- Los pacientes con ICC deben realizar al inicio (y gradualmente) hasta 30 min de actividad 3-5 días por semana. Si están disponibles los datos de la frecuencia cardíaca, hay que configurar la intensidad inicial de 60-80% de la reserva de frecuencia cardíaca. En ausencia de los datos o en presencia de fibrilación auricular, usar una TEP de 11 a 14 en una escala de 6 a 20 puntos. Utilizar una cinta rodante o bicicleta estática es una buena opción.
- El entrenamiento de fuerza de 1-2 días por semana, iniciando con el 40% de 1-RM para la parte superior del cuerpo y el 50% para la inferior, es seguro y efectivo. Esto puede incrementarse gradualmente.
- La ingesta de agua es importante, pero se debe hablar con los médicos sobre la cantidad exacta. En algunas circunstancias, la ingesta de agua debe limitarse. En consecuencia, hay que ser consciente del medio ambiente y evitar el ejercicio en un ambiente con mucha humedad.

Guías del ACSM para personas con hipertensión

Las personas hipertensas se estratifican en uno de los tres grupos de riesgo según la presión arterial y la presencia de otros factores de riesgo de ECV. La presión arterial normal se define como una presión sistólica < 120 mm Hg *y* una presión diastólica < 80 mm Hg; la prehipertensión se refiere a la presión sistólica de 120-139 mm Hg *o* una presión diastólica de 80-89 mm Hg; la hipertensión en etapa 1 se define como una presión sistólica de 140-159 mm Hg *o* una presión diastólica de 90-99 mm Hg, y la hipertensión en etapa 2 es una presión sistólica ≥ 160 mm Hg *o* una presión diastólica ≥ 100 mm Hg. Las recomendaciones de ejercicio varían según el grupo al que pertenece la persona que hace ejercicio[23]. Consúltese la tabla 7-12 para un resumen de las presiones sanguíneas normales y anormales.

Prueba de ejercicio

- Según el ACSM, la autorización médica y las pruebas de ejercicio no necesariamente están indicadas para personas con hipertensión si su presión arterial está controlada; sin embargo, las pruebas pueden proporcionar información útil sobre la respuesta de la presión arterial al ejercicio. Esto puede ayudar a diseñar de forma efectiva los programas de ejercicio.

TABLA 7-12. Clasificación de la presión arterial

Clasificación	Sistólica (mm Hg)		Diastólica (mm Hg)
Normal	< 120	y	< 80
Prehipertensión	120-139	o	80-89
Hipertensión etapa 1	140-159	o	90-99
Hipertensión etapa 2	≥ 160	o	≥ 110

Piper MA, Evans CV, Burda BU, et al., *Screening for High Blood Pressure in Adults: A Systematic Evidence Review for the U.S. Preventive Services Task Force* [Internet]., Evidence Syntheses, No. 121. Rockville (MD): Agency for Healthcare Research and Quality (US); 2014 Dec.

- Los hipertensos con descontrol de presión arterial requieren autorización médica antes de comenzar un programa de ejercicios. Sus médicos determinarán la necesidad de hacer pruebas de ejercicio.
- Las personas con hipertensión en etapa 2 no deben realizar ejercicio o pruebas de ejercicio sin la evaluación médica y tratamiento de la presión arterial. Podría estar indicada una prueba de ejercicio con supervisión médica limitada por el grado de los síntomas.
- Cuando se realizan pruebas de ejercicio para ayudar a diseñar un programa de ejercicios, los pacientes deben tomar su medicamento según lo prescrito antes de la prueba.

REFERENCIA RÁPIDA

Suspender gradualmente el ejercicio si la presión sistólica supera los 250 mm Hg o si la presión diastólica supera 115 mm Hg.

Prescripción de ejercicio

- Empezar cada sesión con movimientos de flexión de al menos 10 min para preparar los músculos y el sistema cardiovascular para el siguiente desafío. Asimismo, finalizar cada sesión de ejercicios enfriando al menos 10 min. El calentamiento y el enfriamiento duran un poco más que en la población general.
- El progreso en este grupo debería ser mucho más lento que con los pacientes habituales.
- Centrarse en el ejercicio cardiovascular dirigido a los grandes grupos musculares. Hacer ejercicio aeróbico la mayoría los días de la semana, si no todos, a una intensidad moderada del 40-59 % VO_{2R} o TEP de 12 a 13 en una escala de 6 a 20. Debe durar mínimo 30 min continuos o acumulativos cada día.
- El ejercicio aeróbico enérgico no está contraindicado en esta población, pero la actividad moderada ofrece la mejor relación riesgo-beneficio.
- En general, el entrenamiento de fuerza no se recomienda como el modo principal de ejercicio porque se relaciona con aumentos drásticos en la presión arterial, especialmente en aquellos que aguantan la respiración durante el esfuerzo. Sin embargo, junto con el entrenamiento aeróbico, el trabajo de fuerza con pesas ligeras y las repeticiones más altas parecen seguros para desarrollar la fuerza y resistencia muscular. Hacer hincapié en que el paciente respire normalmente durante el ejercicio. Realizar un entrenamiento de fuerza de 2-3 días por semana al 60-70 % de 1-RM, progresando hasta el 80 % según se tolere. Los adultos mayores que hacen ejercicio o los principiantes deben empezar con un 40-50 % de 1-RM. Incluir 2 a 4 series de 8 a 12 repeticiones con 8 a 10 ejercicios diferentes dirigidos a los grupos musculares principales.
- También deben realizarse ejercicios de flexibilidad al menos de 2-3 días por semana. Seguir las guías para la población general.
- Evitar cualquier cambio drástico en los parámetros del ejercicio.
- Mantener una presión arterial sistólica ≤ 220 mm Hg y/o una presión arterial diastólica ≤ 105 mm Hg al hacer ejercicio.
- Los efectos de los antihipertensivos interfieren con las técnicas de monitorización. Por ejemplo, los β-bloqueadores, diseñados para reducir la frecuencia cardíaca y la presión arterial, pueden disminuir la capacidad de hacer ejercicio. Estos, junto con los diuréticos, pueden provocar deshidratación, una afección que altera la regulación de la temperatura corporal y causa hipopotasemia y arritmias. Estos dos medicamentos también pueden provocar hipoglucemia en algunas personas.
- Los medicamentos como los α-bloqueadores, los vasodilatadores y los bloqueadores de los canales de calcio hacen que las personas que realizan ejercicio sean susceptibles a la hipotensión tras el ejercicio, por tanto, el enfriamiento debe ser más lento y prolongado como se ha recomendado.
- Los medicamentos como los β-bloqueadores pueden reducir la capacidad de hacer ejercicio y predisponen a ciertas personas a la hipoglucemia. Los β-bloqueadores y los diuréticos pueden afectar a la termorregulación.

- En general, el ejercicio puede provocar una disminución de la presión arterial a largo plazo, lo que podría reducir la dosis de medicamentos requerida.

Guías del ACSM para las personas con enfermedad arterial periférica

La EAP ocurre cuando la placa se acumula en las arterias sistémicas. Esto perjudica el flujo sanguíneo a los tejidos corporales, que produce un suministro inadecuado de oxígeno, o isquemia, en las áreas afectadas. Si el flujo de sangre no se restablece, los tejidos mueren y a menudo requieren amputaciones. La claudicación intermitente es el principal síntoma de EAP y suele empezar con el ejercicio que implica cargar peso, incluyendo la marcha. Por lo general, solo se alivia con el descanso[23].

- Las pruebas de ejercicio deben realizarse en presencia de un equipo médico cualificado capacitado para ofrecer atención de urgencia, ya que estos pacientes tienen un alto riesgo. Considerar los medicamentos, el índice tobillo-brazo y el dolor de claudicación. Si no es posible usar la prueba de la cinta rodante, la prueba de caminata durante 6 min (6MWT) puede ayudar a determinar las limitaciones funcionales. Consúltense las guías del ACSM para las pruebas y prescripción ejercicio, 10.ª ed., para ver los protocolos específicos.
- Después de terminar un programa de rehabilitación cardíaca, las personas con EAP pueden comenzar el ejercicio de forma independiente.
- Calentar durante al menos 5-10 min para preparar el corazón y los músculos para la actividad. Incluir movimientos de flexión y estiramientos leves. Enfriar durante al menos 5-10 min para devolver el corazón a la frecuencia cardíaca normal en reposo. El enfriamiento también garantiza un retorno sanguíneo adecuado al corazón a medida que la frecuencia cardíaca se ajusta a las demandas decrecientes.
- La caminata, una actividad de bajo impacto que soporta peso, es la forma más efectiva de ejercicio para esta población. A largo plazo reduce los síntomas asociados con la claudicación (como se ha comentado). La caminata intermitente es particularmente beneficiosa para aumentar el tiempo y la distancia que una persona puede caminar antes de que empiecen los síntomas de claudicación intermitente[23]. El ciclismo es bueno para el calentamiento, pero no debería ser el modo principal de ejercicio.
- El entrenamiento aeróbico debe tener una frecuencia de 3 a 5 veces por semana con una intensidad moderada (40-59 % VO_{2R}) hasta el punto de dolor moderado. El dolor de la claudicación aumenta con el esfuerzo y disminuye con el reposo; por tanto, el programa de entrenamiento debe trabajar según este patrón. En otras palabras, la persona debe someterse a una serie de partes de ejercicio/descanso/ejercicio/descanso que son compatibles con ese patrón de dolor. El objetivo general es trabajar durante un período más largo con ejercicio continuo sin dolor (hasta 30-45 min de actividad ininterrumpida) mínimo 12 semanas, progresando a 60 min según lo tolerado.
- El ejercicio en ambientes fríos a veces empeora la claudicación intermitente. Aumentar el tiempo de calentamiento si se hace ejercicio en climas fríos.
- Las personas que hacen ejercicio al menos 5-6 meses suelen presentar una mejora. De hecho, la duración de la caminata sin dolor y la caminata global mejoran significativamente.
- Tener cuidado durante la progresión. Pueden aparecer síntomas de estrés cardíaco cuando se aumenta el nivel de intensidad. Observar los síntomas y estar preparado para detener el ejercicio.
- El ejercicio de fuerza puede ser seguro para esta población. Realizar el entrenamiento de fuerza al menos 2 días a la semana no consecutivos al 60-80 % de 1-RM. Completar 2 a 3 series de 8 a 12 repeticiones con 6 a 8 ejercicios dirigidos a los grupos musculares principales.

REFERENCIA RÁPIDA

La 6MWT es una prueba simple utilizada para evaluar la capacidad funcional de varias poblaciones diferentes, incluyendo personas con enfermedad cardiopulmonar. Mide la distancia que una persona puede caminar sobre una superficie plana durante 6 min y proporciona una indicación fiable de la capacidad de realizar ejercicio aeróbico.

EJERCICIOS

Por razones especificadas antes, los pacientes cardíacos se benefician más del entrenamiento cardio-vascular, por lo que el programa de ejercicios debe enfatizar la actividad aeróbica. Los mejores ejerci-cios que se pueden realizar son aquellos que tienen mínimo impacto, como caminar, ir en bicicleta o remar; sin embargo, las personas deben elegir actividades que disfruten y puedan tolerar.

El entrenamiento de fuerza es seguro para la mayoría de los pacientes cardíacos. Deben mantener una alineación neutra, evitar aguantar la respiración y usar una resistencia relativamente ligera. Las bandas elásticas de resistencia funcionan bien para este grupo. Estas personas necesitan una rutina de ejercicio completa que incluya el fortalecimiento de la parte superior e inferior del cuerpo diri-gido al pecho, espalda, hombros, bíceps, tríceps, cuádriceps, grupo femoral, grupo de isquiotibiales y músculos glúteos. Deben evitar los ejercicios isométricos que aumentan en exceso la presión arterial. En general, los pacientes cardíacos pueden realizar la mayoría de los ejercicios estándar. Considerar otros factores de riesgo como la obesidad, la diabetes y los problemas articulares cuando se diseñe un programa.

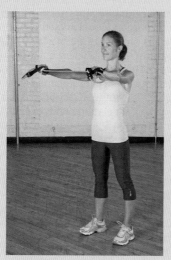 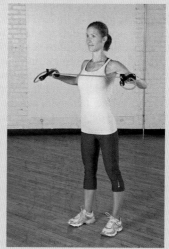

■ Remo con bandas elásticas (fig. 7-8)

Sostener el asa de la banda elástica con cada mano. Sujetar el centro de la cinta para crear resistencia. Cuanto más se separen las manos, menos resistencia habrá. Las palmas deben apuntar hacia abajo y los brazos deben estar hacia el frente a nivel del hombro o ligeramente por debajo del hombro. Tirar ambos codos hacia atrás hasta que las manos queden a la altura del tórax. Mantener los codos por debajo del hombro. Hacer una pausa y volver a empezar. Repetir 8 a 12 veces. Alternativamente, envolver la banda elástica alrededor de una barra fija. Ponerse de pie frente a la barra separando las piernas al ancho de los hombros. Sostener un asa con cada mano mientras se flexionan los hombros hacia delante. Apuntar los pulgares hacia el techo y tirar (o remar) con las asa hacia los abdominales. Hacer una pausa. Volver lentamente a la posición inicial y repetir 8 a 12 veces. Mantener rectos la espalda y el cuello.

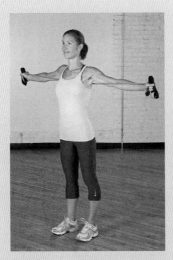
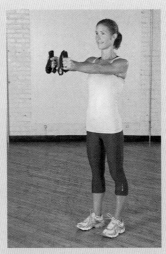

■ Mariposa de pecho usando una cinta elástica (fig. 7-9)

Colocar la cinta alrededor de la espalda debajo de los omóplatos. Contraer los abdominales y mantener la columna neutra. Mantener los hombros bajos y relajados, separando los pies al ancho de los hombros. Sujetar un asa con cada mano. Levantar los brazos a los lados, manteniendo las palmas una frente a la otra. Llevar los brazos hacia delante sin doblar los codos hasta que las manos se encuentren a nivel del pecho. Hacer una pausa. Volver a la posición inicial. Repetir 8 a 12 veces.

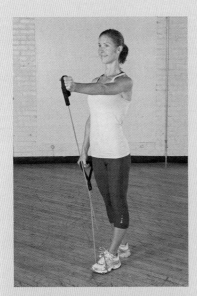
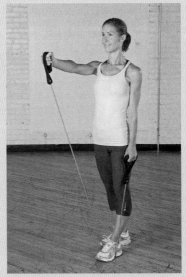

■ Elevaciones frontales del hombro con cinta elástica (fig. 7-10)

Este ejercicio ejercita un hombro a la vez. Sostener un asa con cada mano. Pisar la cinta con el pie derecho. Asegurarse de que la cinta quede segura debajo del pie. Los brazos deben estar a los lados, con las palmas mirando hacia adentro. Con el codo recto pero no bloqueado, levantar el brazo derecho hacia el frente mientras flexiona el hombro. Levantar a 70°. Hacer una pausa. Volver a la posición inicial. Hacer 8 a 12 repeticiones con el brazo derecho. Repetir con el lado izquierdo.

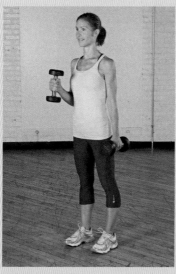 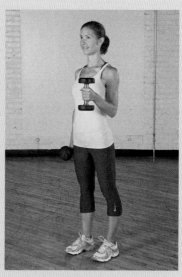

■ **Flexión de martillo con pesas ligeras** (fig. 7-11)

Con los pies separados al ancho de los hombros, contraer los abdominales y mantener la columna vertebral neutra. Sostener una pesa ligera en cada mano con las palmas frente a frente. Flexionar los codos de forma alterna, un antebrazo a la vez, manteniendo las palmas frente a frente. Repetir 8 a 12 veces.

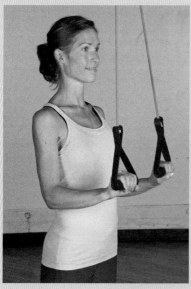 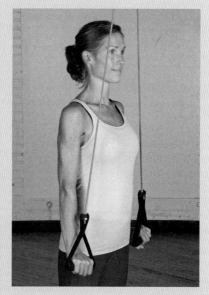

■ **Presión inferior del tríceps** (fig. 7-12)

Fijar la cinta a una barra fija o gancho superior. Sujetar las asas, manteniendo las palmas hacia abajo, con los codos flexionados a 90°. Asegurarse de que haya tensión en la cinta. Extender los codos mientras presiona las asas hacia abajo. Hacer una pausa. Repetir 8 a 12 veces.

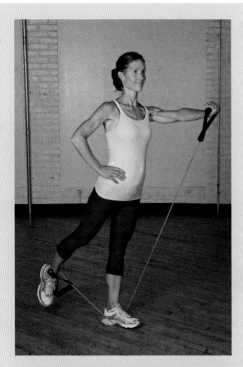

■ Extensión de la cadera con cinta elástica (fig. 7-13)

Hacer un lazo con el asa de la cinta elástica alrededor del tobillo derecho. Sostener la otra asa con la mano izquierda. Pisar la cinta con el pie izquierdo. Mantener la rodilla izquierda ligeramente flexionada. Extender la cadera. Hacer una pausa. Luego volver a la posición inicial. Para hacer más difícil el ejercicio, levantar el hombro izquierdo hacia el frente. Realizar 8 a 12 repeticiones y luego repetir con el lado izquierdo. Alternativamente, sujetar la cinta elástica en un objeto seguro a nivel del tobillo. Colocarse frente al objeto y ponerse el asa alrededor del tobillo. Extender la cadera mientras se contraen los músculos glúteos y los isquiotibiales. Levantar la pierna detrás del cuerpo con la rodilla recta. Hacer una pausa. Volver lentamente a la posición inicial. Repetir 8 a 12 veces.

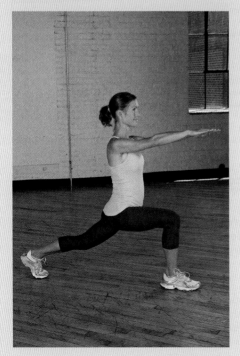

■ Zancadas (fig. 7-14)

Ponerse de pie con los pies separados al ancho de los hombros. Dar un paso hacia delante con la pierna derecha, aterrizando primero con el talón. La rodilla debe estar a 90° y directamente por encima de los dedos del pie. Dejar caer la rodilla suavemente hacia el suelo (como una zancada). Hacer una pausa. Empujando con el talón, volver a la posición inicial. Repetir con el lado izquierdo. Hacer 8 a 12 repeticiones en cada lado.

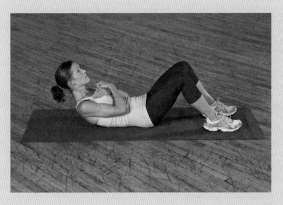

■ **Abdominales** (fig. 7-15)

Recostarse en el suelo con las manos cruzadas frente al pecho. Flexionar las rodillas con los pies planos sobre el suelo. Mantener la columna neutra mientras se contraen abdominales y se levantan los omóplatos, la cabeza y el cuello del suelo. Hacer una pausa. Volver a la posición inicial. Hacer 8 a 12 repeticiones.

REFERENCIA RÁPIDA

Consejos de seguridad para usar cintas elásticas:

- Elegir la resistencia según el nivel de acondicionamiento. El color de la cinta indica la resistencia. En la mayoría de los casos, la resistencia aumenta por el siguiente orden: amarillo, verde, rojo, azul y negro.
- Asegurarse de que la cinta no esté dañada. Comprobar si hay desgarros o cortes.
- Sostener las asas firmemente, pero no con demasiada fuerza.
- Evitar envolver la cinta alrededor de las manos o las muñecas. En cambio, sostener la cinta hacia el centro para aumentar la resistencia.
- Hacer los ejercicios con cintas sobre alfombras, suelo de madera o césped, nunca sobre asfalto o cemento porque este tipo de superficies pueden dañar las cintas.
- Usar zapatos deportivos cómodos.
- Asegurarse de que la cinta esté bien sujeta (ya sea debajo de los pies o sujeta a un objeto) antes de comenzar un ejercicio.

- Se sugieren ejercicios de flexibilidad al menos 2-3 días por semana. Seguir las guías para la población general.

CONSIDERACIONES NUTRICIONALES

Numerosos factores de riesgo para la ECV se relacionan con la ingesta dietética. Puesto que las personas controlan lo que consumen, pueden reducir de forma efectiva el riesgo de enfermedades cardíacas al hacer algunos cambios en la dieta relativamente simples. Esto es válido para personas sin enfermedades cardíacas y para aquellas con enfermedad cardíaca preexistente.

DIETA Y RIESGO DE ECV

La evidencia sustancial sugiere que ciertas prácticas dietéticas reducen el riesgo de desarrollar ECV[52-58]. Según la U.S. Food and Drug Administration, los estadounidenses pueden minimizar el riesgo al reducir su consumo de *grasas saturadas, grasas trans, colesterol, sal y kilocalorías totales,* al aumentar su consumo de fibra, grasas monoinsaturadas, ácidos grasos omega 3, frutas y vegetales.

Grasas saturadas y trans

Las grasas saturadas aumentan el riesgo de enfermedad cardíaca porque elevan los niveles séricos de LDL. De hecho, el riesgo de enfermedad cardíaca aumenta un 2% por cada aumento del 1% en la ingesta de grasas saturadas en la dieta. Para explicarlo aún más, las personas pueden experimentar una *reducción del riesgo* del 2% por cada reducción del 1% en la ingesta de grasas saturadas en la dieta. Las principales fuentes de grasas saturadas en la dieta son carnes grasas, productos lácteos enteros y aceites tropicales (aceite de palma, aceite de almendra y aceite de coco). Simplemente elegir cortes de carne más magros, como los redondos y el lomo; cambiar los productos lácteos enteros a productos lácteos bajos en grasa o sin grasa, y evitar las grasas «ocultas» puede reducir de forma drástica la ingesta total de grasas saturadas. Las grasas ocultas son las grasas que se encuentran en las carnes rojas, quesos e incluso los aguacates (aunque la grasa en los aguacates es la grasa monoinsaturada más saludable).

Las *grasas trans* también aumentan el riesgo de ECV al incrementar los niveles de LDL, de manera que las personas también deben limitar la ingesta de grasas trans. Además, una alta ingesta de grasas trans parece reducir los niveles de HDL, contribuyendo aún más a un pobre perfil de lípidos séricos. Estas grasas suelen formarse durante la hidrogenación de los ácidos grasos insaturados, un proceso que altera su estructura. Más específicamente, añadir átomos de hidrógeno a las grasas no saturadas para hacerlas más parecidas a las saturadas. ¿Por qué hacen esto los fabricantes? En primer lugar, las grasas hidrogenadas no se echan a perder tan rápido como las grasas insaturadas, por lo que los fabricantes pueden prolongar la vida útil a través de la hidrogenación. En segundo lugar, la hidrogenación puede convertir los aceites vegetales líquidos en margarina fácil de untar. El mayor problema con las grasas trans es que el cuerpo las trata como si fueran grasas saturadas; por tanto, tienen los mismos efectos nocivos en el cuerpo que sus homólogos saturados. Las grasas trans son abundantes en productos como galletas saladas, donuts, galletas y alimentos fritos. Para la salud cardíaca, limitar la ingesta de grasas trans y saturadas a menos del 10% del total de kilocalorías diarias.

Consejo de cambio del estilo de vida: pensar en un consumo moderado. Animar a las personas a elegir alimentos saludables la *mayor parte del tiempo*, pero sugerir que no eliminen totalmente de su dieta los alimentos que les gustan, incluso si no son los más saludables. Consumir con *moderación* los alimentos favoritos y menos saludables es la clave para mejorar la dieta a largo plazo.

Colesterol

En términos generales, las personas deben limitar su ingesta dietética a no más de 300 mg de *colesterol* al día. Esto es especialmente importante para aquellos sensibles al colesterol de la dieta; sin embargo, no todos responden a los cambios en la ingesta de colesterol. Tener en cuenta que el hígado produce 800-1 500 mg de colesterol diario, por lo que la genética tiene un papel mucho más significativo en los niveles de colesterol total que la dieta. El colesterol de la dieta solo se encuentra en productos de origen animal y es inexistente en productos vegetales. Los huevos, la carne, el pollo y ciertos pescados contienen grandes cantidades de colesterol y su consumo debe limitarse. Alrededor de un tercio del colesterol total encontrado en la dieta estadounidense proviene de los huevos.

Sal

Alrededor del 60% de los estadounidenses son sensibles a la sal, lo que simplemente quiere decir que su presión arterial aumenta significativamente con una mayor ingesta de *sal* (cloruro de sodio). Estas personas necesitan ser especialmente cuidadosas con su consumo de sal. La sensibilidad a la sal es probable en aquellos con antecedentes familiares de hipertensión, personas con enfermedad renal o diabetes, personas mayores de 50 años, con obesidad y con ascendencia afroamericana. Sin embargo, incluso personas por lo demás sanas con presiones sanguíneas normales deben limitar su consumo de sal porque esta restricción parece reducir la presión arterial que ya es baja. Una fuente importante de sal son los alimentos procesados. La sal también se produce de forma natural en muchos alimentos, y es un componente de algunos medicamentos. Según la AHA y las guías dietéticas de 2015-2020, las personas deben limitar la ingesta de *sodio* a no más de 2 300 mg al día, el equivalente aproximado de 1 cucharadita de sal de mesa. Para lograr este objetivo, hay que elegir alimentos frescos, congelados y enlatados sin sal añadida; limitar la ingesta de bocadillos; seleccionar caldos, quesos y productos enlatados bajos en sal, y usar especias para sazonar distintas a la sal. La «ingesta adecuada» sugerida por el Dietary Reference Intake Committee dice que las ingestas diarias mínimas cumplen con los requisitos corporales. Se recomienda lo siguiente: 1 500 mg al día para personas de 19-50 años; 1 300 mg al día para personas de 51-70 años, y 1 200 mg al día para mayores de 70 años. De nuevo, el límite superior es de 2 300 mg al día. Las personas sensibles a la sal que habitualmente consumen cantidades excesivas suelen desarrollar hipertensión, y puede ser necesario vigilar su ingesta de cerca. Consúltese la siguiente sección sobre la dieta DASH para obtener más información.

Consumo energético

La *ingesta* moderada *de energía* a menudo produce la pérdida de peso, que a su vez disminuye el riesgo de ECV. Hay que recordar que el sobrepeso, sobre todo el peso en el área abdominal, es un factor de riesgo independiente para ECV porque aumenta la presión arterial, incrementa los triglicéridos, reduce los niveles de HDL y promueve la resistencia a la insulina. También promueve la coagulación sanguínea y puede fomentar la ateroesclerosis. Por tanto, la pérdida de peso puede disminuir el riesgo de ECV. Además de disminuir la carga de trabajo del corazón y la presión arterial, la pérdida de peso mejora la circulación, reduce el riesgo de diabetes y disminuye los niveles de LDL y triglicéridos. Todos estos factores mejoran el perfil de riesgo de ECV.

Fibra

Como se ha mencionado, una mayor ingesta de *fibra, grasas monoinsaturadas, ácidos grasos omega 3, frutas* y *verduras* disminuye el riesgo de ECV. Las dietas altas en *fibra,* especialmente aquellas ricas en cereales, se asocian con la disminución del riesgo de enfermedades cardíacas y accidente cerebrovascular. Los investigadores no están seguros si este beneficio proviene de la propia fibra o si es porque las dietas ricas en fibra también suelen ser bajas en grasas saturadas y colesterol. Sin embargo, varios estudios han demostrado que las dietas ricas en fibra en realidad disminuyen el riesgo de cardiopatía independientemente de la ingesta de grasas. Quizás las dietas altas en fibra son saludables porque enfatizan el consumo de frutas y verduras, que son ricas en fitoquímicos, componentes que también reducen el riesgo de enfermedad cardíaca. De hecho, los investigadores están estudiando los efectos específicos de ciertos fitoquímicos en el desarrollo y la progresión de enfermedades cardíacas, pues muchos de estos fitoquímicos parecen reducir el riesgo general de ECV. En general, la investigación confirma el efecto reductor del riesgo de las fibras solubles, como las que se encuentran en las legumbres, avena y cebada. En el tracto digestivo, estas fibras forman un gel que se une con el colesterol de la dieta y evita su absorción. También atrapan el colesterol liberado en la bilis y evitan que se reabsorba. De esta manera, las fibras solubles reducen directamente la cantidad de colesterol que entra en la sangre. De acuerdo con la Academy of Nutrition and Dietetics, las mujeres deben esforzarse por consumir 25 g de fibra al día y los hombres deben consumir 38 g al día. Después de los 50 años, las necesidades diarias de fibra disminuyen a 21 g al día para las mujeres y 30 g al día para los hombres.

Grasas monoinsaturadas

Las *grasas monoinsaturadas,* como las que se encuentran en el aceite de oliva, el aceite de colza, el cacahuete y el aguacate, en realidad disminuyen el riesgo de ECV. Estas grasas actúan disminuyendo el colesterol total y los niveles de LDL sin reducir los niveles de HDL; disminuyen los triglicéridos; evitan la oxidación de LDL (que puede reducir la acumulación de placa en las paredes arteriales); proporcionan fitoquímicos saludables para el corazón, y parecen disminuir la presión arterial. Por tanto, las personas deben *reemplazar* las grasas saturadas y trans por grasas monoinsaturadas.

Las grasas monoinsaturadas, como todas las grasas, contienen 9 kcal/g, de manera que las personas deben tener cuidado si quieren perder o mantener su peso. La clave para resolver esto es *reemplazar* las otras grasas con grasas monoinsaturadas y no complementarlas con monoinsaturadas. En general, se debería limitar la ingesta de grasas del 20-35% de la ingesta total de kilocalorías.

Ácidos grasos omega 3

Los ácidos grasos *omega 3* parecen ser protectores contra las enfermedades cardíacas al reducir los niveles de triglicéridos séricos, prevenir la coagulación, proteger contra las arritmias, disminuir la presión arterial y limitar la inflamación sistémica, factores que no solo ayudan a prevenir las enfermedades cardíacas sino que también benefician a aquellos que ya han experimentado un infarto de miocardio. En consecuencia, todos deberían aumentar la ingesta de ácidos grasos omega 3 consumiendo más pescado, semillas y aceite de linaza y nueces (particularmente nueces). La mayoría de los expertos sugiere aumentar las *fuentes dietéticas* de ácidos grasos omega 3 y evitar los *suplementos de aceite de pescado,* ya que no todos los estudios muestran resultados positivos al consumir estos suplementos. Además, los suplementos de aceite de pescado a menudo contienen niveles peligrosos de contaminantes ambientales que pueden causar otros problemas. Sin embargo, la investigación indica que es necesario consumir dosis muy elevadas de suplementos de aceite de pescado (al menos 3000-4000 mg/día) para un efecto máximo. Por desgracia, esta cantidad puede causar problemas del tracto gastrointestinal y sangrado excesivo[59,60]. En general, la AHA recomienda consumir dos porciones de 85 g de pescado graso por semana para obtener una ingesta adecuada de ácidos grasos omega 3. El arenque, la caballa, el salmón y el atún son fuentes particularmente buenas. El Dietary Reference Intake Committee sugiere 1,6 g al día para los hombres y 1,1 g al día para las mujeres.

Frutas y verduras

Las *frutas* y *verduras* contienen varias sustancias que pueden combatir las enfermedades cardíacas. Están llenas de vitaminas y minerales antioxidantes que incluyen vitamina C, β-caroteno y selenio. Contienen fitoquímicos, muchos de los cuales también actúan como antioxidantes. Además, presentan una dosis saludable de fibra y grandes cantidades de agua. Su contenido en fibra suele hacer que sacien más que las alternativas bajas en fibra, por lo que al incluirlos en la dieta podría disminuir la ingesta total de kilocalorías y promover la pérdida o el mantenimiento del peso en aquellos que se esfuerzan por controlarlo.

CONSIDERACIONES DIETÉTICAS ADICIONALES

Soja

Una mayor ingesta de esteroles vegetales y productos de soja también reduce el riesgo de ECV. Los esteroles vegetales, extraídos de la soja, a veces se añaden a productos como la margarina y el queso porque parecen disminuir los niveles de colesterol total y LDL sérica. Estos se unen al colesterol de las fuentes dietéticas, así como de la bilis en el intestino delgado y evitan su absorción. De acuerdo con el National Cholesterol Education Program, el consumo de 2 g de esteroles vegetales al día puede reducir los niveles de LDL del 6-15%, ¡sin afectar negativamente los niveles de HDL! Una ingesta diaria de 25 g parece ser la cantidad mínima necesaria para ejercer este efecto.

Alcohol

Durante años, el consumo *moderado* de alcohol se ha asociado a un menor riesgo de enfermedad cardíaca; sin embargo, una ingesta de alcohol superior a 1 bebida al día para el promedio de mujeres y 2 bebidas al día para el promedio de los hombres en realidad aumenta el riesgo de muerte. (Una bebida se define como 350 ml de cerveza, 150 ml de vino o 15 ml de licor de 80°.) Curiosamente, los beneficios del consumo de alcohol solo se producen en hombres de más de 45 años de edad y mujeres de más de 55 años; el alcohol no tiene beneficios en bebedores más jóvenes. ¿Cómo ejerce sus efectos? El alcohol

TABLA 7-13. Ingesta recomendada de antioxidantes seleccionados

Antioxidante	Ingesta recomendada	Nivel superior
Vitamina C	Hombres: 90 mg/día Mujeres: 75 mg/día Fumadores: +35 mg/día	2 000 mg/día
Vitamina E	Adultos: 15 mg/día	1 000 mg/día
Selenio	Adultos: 55 µg/día	400 µg/día

reduce los niveles de colesterol total en sangre, aumenta la HDL y minimiza la inflamación, la coagulación sanguínea y la ateroesclerosis, que finalmente reduce el riesgo de enfermedades cardíacas.

Folato, vitamina B_{12} y vitamina B_6

En una sección anterior se abordó la relación entre los niveles elevados de homocisteína y la enfermedad cardíaca, y se enfatizó que aquellos con niveles demasiado altos de homocisteína tienen mayor riesgo de padecer una enfermedad cardíaca. Como se ha mencionado, los niveles altos de homocisteína están relacionados con la baja ingesta de ácido fólico, vitamina B_{12} y vitamina B_6, por lo que sería fácil suponer que los suplementos de estas vitaminas podrían reducir el riesgo al disminuir los niveles séricos de homocisteína. De hecho, los suplementos vitamínicos disminuyen la homocisteína, pero los estudios no han confirmado que esto se traduzca en un menor riesgo de ECV.

Antioxidantes

Muchas personas toman suplementos antioxidantes para limitar el daño de los radicales libres. Puesto que los radicales libres son oxidantes, parece razonable que los *anti*oxidantes puedan desactivarlos. De hecho, los antioxidantes hacen maravillas limitando la formación de radicales libres, interfiriendo en su capacidad de destruir las estructuras celulares y la reparación de los daños oxidativos. Los radicales libres oxidan la LDL y su colesterol, contribuyendo significativamente a la acumulación de placa en las paredes arteriales. Se producen a partir de procesos metabólicos normales, el contacto con contaminantes y la exposición a la radiación UV. Por tanto, los radicales libres están asociados con un mayor riesgo de enfermedad cardíaca.

Los estudios epidemiológicos muestran que las personas con dietas ricas en antioxidantes, como vitamina C, vitamina E, β-caroteno y selenio parecen tener cierta protección contra las enfermedades cardíacas. Por tanto, los científicos están investigando con entusiasmo los efectos de los antioxidantes. Sin embargo, actualmente la evidencia sobre la eficacia y seguridad de las megadosis de antioxidantes es conflictiva, y no hay recomendaciones generales para usar suplementos dietéticos. Las recomendaciones dietéticas generales sobre los nutrientes antioxidantes se enumeran en la tabla 7-13.

CAMBIOS TERAPÉUTICOS DEL ESTILO DE VIDA DEL NCEP

El NCEP, desarrollado por el National Heart, Lung and Blood Institute, se estableció para reducir la incidencia y prevalencia de EAC abordando los niveles de colesterol sérico. En consecuencia, «el objetivo del NCEP es crear conciencia y comprensión (entre los profesionales y el público en general) sobre los altos niveles de colesterol sérico como un factor de riesgo para las ECV y los beneficios de reducir los niveles de colesterol como un medio para prevenir la ECV». En un esfuerzo por conseguir este objetivo, se desarrollaron un conjunto de guías denominadas *Therapeutic Lifestyle Changes* (TLC) centradas en la dieta, la actividad física y el control de peso. Al seguir estrictamente estas guías, los participantes pueden esperar una mejoría significativa al final de las 6 semanas. Esencialmente, los TLC hacen las siguientes sugerencias:

- Limitar la ingesta de grasas saturadas a menos del 7% del total de kilocalorías diarias y la ingesta total de grasas al 25-35% del total de kilocalorías diarias (para una disminución del 8-10% en el colesterol sérico).
- Consumir menos de 200 mg de colesterol al día (para una disminución del 3-5% en el colesterol sérico).
- Perder peso si es necesario (perder 5 kg produce una disminución del 5-8% en el colesterol sérico).
- Añadir 5-10 g de fibra soluble a la dieta (para una disminución del 3-5% en el colesterol sérico).
- Añadir 2 g de esteroles vegetales a la dieta diaria (para una disminución del 5-15% en el colesterol sérico).
- Además, las recomendaciones de TLC sugieren hacer al menos 30 min diarios de actividad física de intensidad moderada. Esto promueve la pérdida y el mantenimiento de peso, y también puede aumentar los niveles de HDL.

LA DIETA DASH

Según el National Heart, Lung and Blood Institute, la dieta DASH *(dietary approaches to stop hypertension)* disminuye significativamente la presión arterial en personas con hipertensión y prehipertensión. Consiste sobre todo en dos planes dietéticos: uno limita la ingesta de sodio a 1 500 mg al día, mientras que el otro limita la ingesta de sodio a 2 300 mg al día. La dieta de 1 500 mg al día está asociada con reducciones espectaculares de la presión sanguínea y el Institute of Medicine la recomienda para cualquier persona.

REFERENCIA RÁPIDA

Actualmente, la ingesta diaria promedio de sodio para los estadounidenses de 2 años de edad o más es de 3 400 mg, mucho más que la cantidad recomendada de menos de 2 300 mg al día.

Los profesionales sanitarios y los médicos empezaron a recomendar la dieta DASH después de ver que los resultados de dos estudios históricos indicaron que las dietas bajas en grasas saturadas, colesterol y grasa total, y rica en frutas, verduras y productos lácteos sin grasa o bajos en grasa dis-

TABLA 7-14. Recomendaciones de la dieta DASH[a]

Grasa total	27% de kcal
Grasas saturadas	6% de kcal
Proteínas	18% de kcal
Carbohidratos	55% de kcal
Colesterol	150 mg
Sodio	2 300 mg (limitar la ingesta a 1 500 mg tiene un efecto aún mayor en la presión sanguínea)
Potasio	4 700 mg
Calcio	1 250 mg
Magnesio	500 mg
Fibra	30 g

[a]Basado en una ingesta diaria de 2 100 kcal.

TABLA 7-15. Control de la hipertensión

- Lograr y mantener un peso saludable
- Realizar actividad física diaria de intensidad moderada
- Consumir alimentos saludables bajos en sodio
- Beber alcohol con moderación, si es que lo hace
- Tomar los medicamentos recetados para la hipertensión según las indicaciones del médico
- Controlar y aprender a lidiar con el estrés

Fuente: National Heart, Lung and Blood Institute. Disponible en: www.nhlbi.nih.gov

minuyeron significativamente la presión arterial en reposo. La dieta también incluía ingestas libres de productos integrales, pescado, aves de corral y nueces. Limita la ingesta de carnes rojas, postres, azúcares añadidos, bebidas que contienen azúcar, grasas saturadas y colesterol. En general, en comparación con la dieta típica estadounidense, la dieta DASH es rica en potasio, magnesio, calcio y fibra. Los investigadores notaron una ligera disminución de la presión arterial en 2 semanas, pero al final de solo 8 semanas observaron una disminución promedio de 11,4 mm Hg en la presión arterial sistólica[12,61]. La tabla 7-14 proporciona recomendaciones generales basadas en una dieta de 2 100 kcal.

Para obtener información adicional y sugerencias más específicas para seguir la dieta DASH, visitar el sitio web de NHBLI en https://www.nhlbi.nih.gov/files/docs/public/heart/hbp_low.pdf. Además, consúltese la tabla 7-15 para obtener sugerencias para controlar la hipertensión.

RESUMEN

El ejercicio para muchos pacientes cardíacos de alto riesgo se desaconsejó alguna vez. De hecho, el tratamiento a menudo implicaba el reposo total en cama con actividad mínima. La investigación actual, sin embargo, muestra que el ejercicio proporciona beneficios sustanciales para esta población, al igual que para otras poblaciones, siempre que el paciente esté estable y los síntomas controlados. Aun así, puesto que el corazón y/o los vasos sanguíneos ya están comprometidos, puede ser arriesgado hacer ejercicio. Esencialmente, el ejercicio aumenta la demanda en el corazón y los vasos sanguíneos, y posiblemente podría promover un episodio cardíaco. Siguiendo ciertas guías proporcionadas por el médico, la AHA, el ACSM y el ACC, ese riesgo puede minimizarse. De hecho, los beneficios del ejercicio superan con creces los riesgos cuando se siguen las precauciones de seguridad. Mejora la circulación, minimiza los síntomas relacionados con la enfermedad, disminuye la presión arterial, mejora las tasas de supervivencia, disminuye el número de visitas al hospital y mejora la calidad de vida y la autoestima. Combinar un régimen de ejercicio seguro con una dieta saludable puede reducir el riesgo de complicaciones futuras, o al menos disminuir la frecuencia de deterioro del paciente cardíaco.

ESTUDIO DEL CASO 1

Andrew tiene 68 años y necesita entrenar justo después de terminar un programa de rehabilitación cardíaca durante 3 meses. Aunque caminaba 5 km al día y realizaba un entrenamiento de fuerza dos veces por semana hasta hace solo unos meses, aún así tuvo un infarto de miocardio. Afortunadamente, su médico lo remitió a un programa de rehabilitación cardíaca poco después del infarto. Desde entonces, se ha sentido mucho mejor y más fuerte, pero le gustaría recibir más orientación sobre cómo proceder. Actualmente está tomando un anticoagulante.

■ Discutir cómo abordaría esta situación. ¿Cuáles son algunos factores que debe considerar?
■ ¿Qué tipo de prueba de ejercicio y prescripción se recomendaría?
■ ¿Se le ofrecería algún consejo sobre su dieta?

ESTUDIO DEL CASO 2

Emily es una mujer de 52 años a la que le gustaría comenzar un programa de ejercicios. Explica que nunca había hecho ejercicio, pero que le gustaría volverse más activa porque tiene antecedentes familiares de infarto de miocardio y accidente cerebrovascular. De hecho, su padre ha tenido dos accidentes cerebrovasculares, uno a los 48 años y otro a los 60 años, y su madre tuvo un infarto de miocardio a los 55 años. Ambos viven todavía, pero su calidad de vida es mala. Emily está tomando un β-bloqueador para la hipertensión y su médico le dijo recientemente que necesita hacer más actividad.

■ ¿Aceptaría entrenar a esta persona? ¿Por qué sí o por qué no?
■ ¿Cuáles son algunas preocupaciones que hay que tener en cuenta al diseñar un programa de ejercicios para ella?
■ Describir brevemente un programa de ejercicios apropiado para ella.

PENSAMIENTO CRÍTICO

1. Explicar la diferencia entre la ateroesclerosis y la arterioesclerosis.
2. Discutir las funciones principales del sistema cardiovascular. Explicar cómo actúan sus tres componentes para cumplir sus funciones.
3. ¿Qué es un factor de riesgo? Explicar la diferencia entre un factor de riesgo modificable y uno no modificable. ¿Qué factores de riesgo cardiovascular no son modificables?
4. Enumerar y explicar cuatro factores de riesgo modificables para ECV.
5. ¿Qué afección causa la mayoría de las formas más frecuentes de ECV? Explicar cómo se desarrolla y aumenta el riesgo.
6. ¿Cómo promueve la isquemia un infarto de miocardio o un accidente cerebrovascular?
7. Enumerar y explicar cuatro beneficios del ejercicio en esta población.
8. ¿Por qué es importante saber qué medicamentos para el corazón está tomando una persona?
9. Explicar cómo afecta la dieta a la salud cardíaca.
10. Discutir el papel de los antioxidantes en la prevención de enfermedades cardíacas.

BIBLIOGRAFÍA

1. Tobacco Free Initiative. World Health Organization. 2017. http://www.who.int/tobacco/quitting/benefits/en/. Accessed September 26, 2017.
2. Ganguly P, Alam SF. Role of homocysteine in the development of cardiovascular disease. *Nutr J* 2015;14:6.
3. Schnyder G. Homocysteine-lowering therapy with folic acid, vitamin B_{12}, and vitamin B_6 on clinical outcome after percutaneous coronary intervention. The Swiss Heart Study: a randomized controlled trial. *JAMA* 2002;288:973–979.
4. Tanne D. Prospective study of serum homocysteine and risk of ischemic stroke among patients with preexisting coronary heart disease. *Stroke* 2003;34:632–636.
5. Verhoef P. Plasma total homocysteine, B vitamins, and risk of coronary atherosclerosis. *Arterioscler Thromb Vasc Biol* 1997;17:989–995.
6. Ridker P, Hennekens C, Buring J, et al. C-Reactive protein and other markers of inflammation in the prediction of cardiovascular disease in women. *N Engl J Med* 2000;342(12):836–843.
7. Ernst E. Fibrinogen as a cardiovascular risk factor—interrelationship with infections and inflammation. *Eur Heart J* 1993;14(K):82–87.
8. Stec J, Silbershatz H, Tofler G, et al. Association of fibrinogen with cardiovascular risk factors and cardiovascular disease in the Framingham offspring population. *Circulation* 2000;102:1634.
9. Lauer M. Inflammation and Infection in Coronary Artery Disease. Preventive Cardiology: Strategies for the Prevention and Treatment of Coronary Artery Disease. Totowa, NJ: Human Press, 2001:47–66.
10. American Heart Association. www.americanheart.org
11. Laughlin MH, Newcomer SC, Bender SB. Importance of hemodynamic forces as signals for exercise-induced changes in endothelial cell phenotype. *J Appl Physiol* 2008;104:588–600.

12. National Heart, Lung, and Blood Institute. www.nhlbi.nih.gov

13. Opie L, Commerford P, Gersh B. Controversies in stable coronary artery disease. *Lancet* 2006;367:69–78.

14. Vita JA, Keaney JF. Endothelial function: a barometer for cardiovascular risk? *Circulation* 2002;106:640–642.

15. Libby P. Changing concepts of atherogenesis. *J Intern Med* 2000;247:349–358.

16. Texas Heart Institute Heart Information Center. www.texasheartinstitute.org

17. Gatti J. Exercise-based rehabilitation for coronary heart disease. *Am Fam Physician* 2004;70(3):485–486.

18. Cobb S, Brown D, Davis L. Effective interventions for lifestyle change after myocardial infarction or coronary artery revascularization. *J Am Acad Nurse Pract* 2006;18:31–39.

19. Reis S, Holubkov R, Smith J. Coronary microvascular dysfunction is highly prevalent in women with chest pain in the absence of coronary artery disease: results from the NHLBI WISE study. *Am Heart J* 2001;141(5):735–741.

20. Harvard Women's Health Watch. New view of heart disease in women. February 2007. www.health.harvard.edu/newsweek/New-view-of-heart-disease-in-women.htm

21. Camici P, Crea F. Coronary microvascular dysfunction. *N Engl J Med* 2007;356:830–840.

22. Arroyo-Espliguero R, Mollichelli N, et al. Chronic inflammation and increased arterial stiffness in patients with cardiac syndrome X. *Eur Heart J* 2003;24(22):2006–2011.

23. American College of Sports Medicine. ACSM's Guidelines for Exercise Testing and Prescription. 10th Ed. Philadelphia: Wolters Kluwer, 2018:226–261.

24. Felder R, White MJ, Williams SM, Jose PA. Diagnostic tools for hypertension and salt sensitivity testing. *Curr Opin Nephrol Hypertens* 2013;22(1):65-76.

25. American Stroke Association. www.americanstroke.org

26. Nedeltchev K, der Mar T, Georgiadis D, et al. Ischemic stroke in young adults: predictors of outcome and recurrence. *J Neurol Neurosurg Psychiatry* 2005;76:191–195.

27. National Institute of Neurological Disorders and Stroke. www.ninds.nih.gov

28. Oka R, Altman M, Giacomini J, et al. Exercise patterns and cardiovascular fitness of patients with peripheral arterial disease. *J Vasc Nurs* 2004;22(4):109–114.

29. Leng G, Fowler B, Ernst E. Exercise for intermittent claudication. The Cochrane Library, Issue 1. 2004. http://212.49.218.202/abstracts;ab000990.htm

30. Federman D, Bravata D, Kirsner R. Peripheral artery disease: a systemic disease extending beyond the affected extremity. *Geriatrics* 2004;59(4):26–36.

31. Myers J. Exercise and cardiovascular health. *Circulation* 2003;107:e2.

32. Tsai J, Yang H, Wang W, et al. The beneficial effect of regular endurance exercise training on blood pressure and quality of life in patients with hypertension. *Clin Exp Hypertens* 2004;36(3):255–265.

33. Life Fitness. www.us.commercial.lifefitness.com

34. Meyer K, Foster C. Nontraditional exercise training for patients with cardiovascular disease. *Am J Med Sci* 2004;March/April:78–81.

35. Meyer K. Resistance exercise in chronic heart failure—landmark studies and implications for practice. *Clin Invest Med* 2006;29(3):166–169.

36. Albert C, Mittleman M, Chae C, et al. Triggering of sudden death from cardiac causes by vigorous exertion. *N Engl J Med* 2000;343:1355–1361.

37. Thompson P, Buchner D, Pina IL, et al. Exercise and physical activity in the prevention and treatment of atherosclerotic cardiovascular disease: a statement from the Council on Clinical Cardiology (Subcommittee on Exercise, Rehabilitation, and Prevention) and the Council on Nutrition, Physical Activity, and Metabolism (Subcommittee on Physical Activity). *Circulation* 2003;107:3109–3116.

38. Thompson P, Franklin B, Balady G, et al. Exercise and acute cardiovascular events. *Circulation* 2007;115:2358–2368.

39. American Diabetes Association. www.diabetes.org

40. Reybrouck T. Gas exchange kinetics in patients with cardiovascular disease. *Chest* 2000;118:285–286.

41. Hambrecht R, Walther C, Mobius-Winkler S, et al. Percutaneous coronary angioplasty compared with exercise training in patients with stable coronary artery disease: a randomized trial. *Circulation* 2004;109:1371–1378.

42. Al-Khalili F, Janszky I, Andersson A, et al. Physical activity and exercise performance predict long-term prognosis in middle-aged women surviving acute coronary syndrome. *J Intern Med* 2006;261:178–187.

43. Fletcher G, Balady F, Amsterdam E, et al. American Heart Association exercise standards for testing and training: a statement for healthcare professionals. *Circulation* 2001;104:1694–1740.

44. Miller T. Exercise and its role in the prevention and rehabilitation of cardiovascular disease. *Ann Behav Med* 1997;3:220–229.

45. Fagard R. Exercise characteristics and the blood pressure response to dynamic physical training. *Med Sci Sports Exerc* 2001;33:S484–S492.

46. National Cholesterol Education Program. www.nhlbi.nih.gov/about/ncep/

47. Herd A. Clinical cardiac rehabilitation: a cardiologist's guide: Book Review. *Circulation* 2000;102:e48.

48. Fletcher B, Gulanic M, Braun L. Physical activity and exercise for elders with cardiovascular disease. *Medsurg Nurs* 2005;14(2):101–110.

49. Jolliffe J, Rees K, Taylor R, et al. Exercise-based rehabilitation for coronary heart disease. *Cochrane Database Syst Rev* 2001;(1):CD001800.

50. Gibbons RJ, Balady GJ, Bricker JT, et al. ACC/AHA 2002 guideline update for exercise testing: a report of the American College of Cardiology/American Heart Association Task Force on Practice Guidelines (Committee on Exercise Testing). 2002. American College of Cardiology. www.acc.org/clinical/guidelines/exercise/dirIndex.htm

51. American College of Cardiology. www.acc.org
52. Fung T, Chiuve S, McCullough M, et al. Adherence to a DASH-style diet and risk of coronary heart disease and stroke in women. *Circulation* 2008;116(7):713–720.
53. He K, Song Y, Daviglus M, et al. Accumulated evidence on fish consumption and coronary heart disease mortality: a meta-analysis of cohort studies. *Circulation* 2004;109:2705–2711.
54. Kromhout D, Menotti A, Kesteloot H, Sans S. Prevention of coronary heart disease by diet and lifestyle: evidence from prospective cross-cultural, cohort, and intervention studies. *Circulation* 2002;105:893–898.
55. Lichtenstein A, Appel L, Brands M, et al. Diet and lifestyle recommendations revision 2006: a scientific statement from the American Heart Association Nutrition Committee. *Circulation* 2006;114:82–96.
56. Mozaffarian D, Ascherio A, Hu F, et al. Interplay between different polyunsaturated fatty acids and risk of coronary heart disease in men. *Circulation* 2005;111:157–164.
57. Pietinen P, Rimm E, Korhonen P, et al. Intake of dietary fiber and risk of coronary heart disease in a cohort of Finnish men: the alpha-tocopherol, beta-carotene cancer prevention study. *Circulation* 1996;94:2720–2727.
58. Robertson RM, Smaha L. Can a Mediterranean-style diet reduce heart disease? *Circulation* 2001;103:1821–1822.
59. Eritsland J. Safety considerations of polyunsaturated fatty acids. *Am J Clin Nutr* 2000;71:197S–201S.
60. Hendler S, Rorvik D. PDR for Nutritional Supplements. Montvale, NJ: Medical Economics Company/Thomson Healthcare, 2001:148–150.
61. Centers for Disease Control and Prevention. www.cdc.gov

LECTURAS SUGERIDAS

Aronow W, Fleg J, eds. Cardiovascular Disease in the Elderly. 3rd Ed. NY: Marcel Dekker, 2004.
American Heart Association. www.aha.com
Skinner J. Exercise Testing and Exercise Prescription for Special Cases. 3rd Ed. Baltimore: Lippincott Williams & Wilkins, 2005.
Stein R. Outliving Heart Disease. The 10 New Rules for Prevention and Treatment. New York: Newmarket Press, 2006.
Woolf-May K. Exercise Prescription: Physiological Foundations. London, UK: Churchill Livingstone Elsevier, 2006.

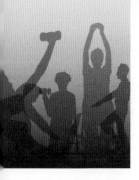

EJERCICIO PARA PERSONAS CON TRASTORNOS DEL SISTEMA ESQUELÉTICO

8

El sistema esquelético está compuesto de huesos, articulaciones, cartílagos y ligamentos. Ofrece soporte estructural al cuerpo; proporciona puntos de fijación para los músculos y tendones; protege los órganos internos; actúa como un sistema de palanca en movimiento; sirve como depósito de calcio, y alberga la médula ósea roja, el sitio donde se forman los eritrocitos. Numerosos factores aceleran el deterioro de este sistema y promueven trastornos crónicos. Algunos de los trastornos óseos y articulares más habituales son osteoporosis, osteoartritis (OA) y artritis reumatoide (AR).

OSTEOPOROSIS

La osteoporosis se produce cuando el tejido óseo se deteriora y pierde masa. Actualmente afecta a unos 54 millones de estadounidenses, el 80% de los cuales son mujeres. Otros 34 millones de personas tienen osteopenia, caracterizada por masa ósea inferior a la normal que no es lo suficientemente baja como para ser clasificada como osteoporosis. Las personas con osteopenia tienen alto riesgo de desarrollar osteoporosis. Aunque este riesgo suele aumentar con la edad, puede afectar a cualquier persona. Las mujeres caucásicas y de ascendencia asiática tienden a tener mayor riesgo, pero también está empezando a ser más frecuente en otros grupos étnicos, particularmente en las mujeres hispanas. La osteoporosis es peligrosa porque produce huesos débiles y frágiles que se rompen con facilidad. En consecuencia, provoca varias fracturas debilitantes, sobre todo en adultos mayores. Las fracturas suelen ocurrir en los huesos de la pelvis (cadera), vértebras (columna vertebral) y muñeca, pero cualquier hueso es susceptible. De acuerdo con la National Osteoporosis Foundation, el 50% de las mujeres y el 25% de los hombres mayores de 50 años pueden esperar una fractura relacionada con osteoporosis durante su vida. De hecho, esta fundación estima que hay 2 millones de fracturas relacionadas con osteoporosis cada año, con un coste asociado de 19 mil millones de dólares. Para el año 2025 se espera que el número total de fracturas aumente a 3 millones con un coste total de 25,3 mil millones de dólares[1].

La fractura de cadera es una de las consecuencias más devastadoras y debilitantes de la osteoporosis. Las mujeres suelen tener un riesgo de fractura de cadera de dos a tres veces mayor que los hombres. Además, su riesgo de una segunda fractura de cadera es cuatro veces mayor. Sin embargo, el 24% de los que sufren fracturas de cadera mueren en 1 año, y muchos más requieren tratamiento a largo plazo[1].

ARTRITIS

La palabra «artritis» literalmente significa inflamación de una articulación. Las estadísticas de los Centers for Disease Control indican que 54,4 millones de adultos estadounidenses tienen artritis diagnosticada por un médico y de este total se estima que 23,7 millones tienen limitaciones en su actividad por la enfermedad. Para el año 2040 se espera que la artritis afecte a más de 78 millones de adultos estadounidenses.

Hay más de 100 formas diferentes de artritis, pero el tipo más habitual es la OA. De acuerdo con la Arthritis Foundation, la OA afecta a más de 30 millones de personas solo en EE.UU. También conocida como artritis de «desgaste» o «artritis degenerativa», la OA se desarrolla a medida que el **cartílago articular** se adelgaza después de años de uso repetido. El deterioro de esta capa aumenta la fricción entre las superficies de los dos huesos que forman la articulación, que produce dolor y limita el rango de movimiento. La OA puede afectar a cualquier articulación, incluidas las de las manos, los pies, la columna vertebral, las caderas y las rodillas.

La AR es una **enfermedad autoinmune** que afecta a más de 1 millón de personas en EE.UU.[2] Es casi tres veces más habitual en mujeres que en hombres, y aunque puede desarrollarse a cualquier edad, inicia por lo general entre los 30 y 60 años. En la AR, el sistema inmunitario ataca la **membrana sinovial** en las articulaciones. A medida que la membrana sinovial se degenera, comienza a producir un líquido granulado que destruye el cartílago articular e interfiere con los movimientos articulares. En cierto sentido, el líquido sinovial granulado actúa como un papel de lija que desgasta el cartílago en el extremo de los huesos. Con el tiempo, el hueso se deteriora junto con el cartílago. La AR a menudo afecta a las articulaciones bilaterales pequeñas como las de las manos y las muñecas. Esto dificulta las actividades de la vida diaria. El movimiento limitado resultante provoca atrofia muscular, deformidad articular y, posiblemente, pérdida completa de la función.

La AR no diagnosticada y no tratada afecta a otros órganos del cuerpo (como el corazón y los pulmones), por tanto puede tener efectos generalizados. Según la Arthritis Foundation, el diagnóstico temprano y el tratamiento agresivo son necesarios para minimizar el daño y mejorar la calidad de vida.

CAMBIOS ANATÓMICOS Y FISIOLÓGICOS EN EL SISTEMA ESQUELÉTICO

Para comprender el impacto de la osteoporosis, la OA y la AR en el sistema esquelético, considérese la estructura de los huesos y las articulaciones.

TEJIDO ÓSEO

Aunque en general se considera sólido, el hueso en realidad contiene numerosos espacios y se clasifica como hueso compacto o esponjoso, según la cantidad de espacio interno (fig. 8-1). El hueso compacto contiene una cantidad relativamente pequeña de espacio en comparación con el hueso esponjoso. El hueso compacto constituye el 80% de la masa esquelética total y es el tipo principal de tejido óseo en fémur, tibia, húmero, radio y otros huesos largos del esqueleto apendicular. También forma la capa más externa de todos los huesos. El hueso esponjoso constituye el 20% restante de la masa esquelética total y es el tipo predominante de tejido óseo en el esqueleto axial, que incluye cabeza, cuello y tronco. Se denomina «esponjoso» porque tiene espacios relativamente grandes rodeados de **trabéculas.** La mayor cantidad de espacio en el hueso esponjoso lo hace más ligero que el hueso compacto.

Cartílago articular: capa de cartílago hialino que cubre los extremos de los huesos en una articulación. Reduce la fricción durante los movimientos articulares y absorbe el choque durante el impacto.

Enfermedad autoinmune: enfermedad que se produce cuando el sistema inmunitario ataca a las células del cuerpo.

Membrana sinovial: membrana de tejido conectivo que recubre la cápsula articular en las articulaciones móviles. Produce líquido sinovial, nutre el cartílago local y elimina los restos celulares.

Trabéculas: ramas de tejido óseo rodeadas de cavidades relativamente grandes que contienen médula ósea roja; son la base estructural del hueso esponjoso.

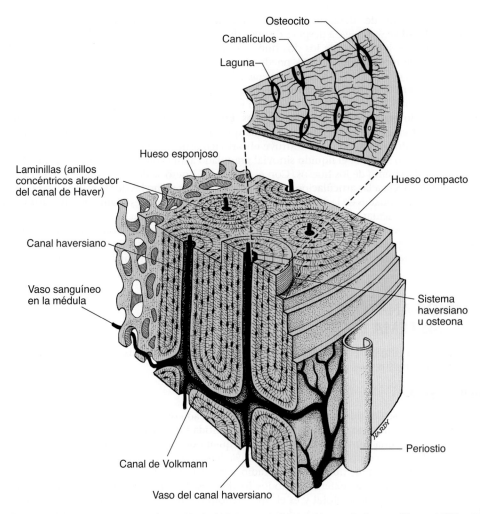

FIGURA 8-1 ■ Estructura ósea. (De Stedman's Medical Dictionary. 27th Ed. Baltimore: Lippincott Williams & Wilkins, 2000.)

Remodelación ósea

El hueso es un tejido dinámico que se somete continuamente a un proceso de remodelación que reemplaza el tejido óseo viejo con tejido óseo nuevo. Para facilitar la remodelación, el hueso tiene una gran red de vasos sanguíneos que suministran oxígeno y nutrientes a las células mientras eliminan los productos de desecho. Los dos tipos principales de células involucradas con la remodelación son los osteoblastos y los osteoclastos. Los **osteoblastos** son formadores óseos que depositan tejido óseo en respuesta a las demandas del hueso. También inician la calcificación o el endurecimiento del hueso, a medida que se depositan las sales minerales. Los **osteoclastos** son destructores óseos que atacan y descomponen el tejido óseo para dejar camino al hueso de nuevo crecimiento. Evidentemente, es crucial el equilibrio entre las actividades de los osteoblastos y los osteoclastos para que la masa ósea se mantenga estable. En general, la mayoría de los huesos esponjosos del cuerpo se reemplazan por completo cada 3-4 años, mientras que se necesitan casi 10 años para reemplazar el hueso más compacto. Sin embargo, la tasa de remodelación varía de acuerdo a cada hueso.

TABLA 8-1. Hormonas que influyen en la remodelación ósea

Hormona	Acción
Estrógeno y testosterona	Inhiben la apoptosis de osteoblastos y estimulan su actividad incrementando así el depósito de calcio en el hueso; promueve la apoptosis de osteoclastos y de este modo inhibe su actividad
Hormona del crecimiento humano (hGH)	Estimula el crecimiento de los huesos largos actuando sobre la placa epifisaria
Tiroxina	Estimula la liberación adicional de hGH de la hipófisis, de modo que promueve indirectamente el alargamiento óseo. Sin embargo, ya que la tiroxina estimula la osificación de la placa epifisaria, finalmente detiene el crecimiento en longitud
Calcitonina y hormona paratiroidea	Su función principal es mantener los niveles de calcio sérico normales; efecto indirecto en el tejido óseo. La calcitonina se libera cuando los niveles de calcio aumentan. Entre sus numerosas funciones, la calcitonina estimula los osteoblastos. La hormona paratiroidea se libera cuando los niveles de calcio sérico disminuyen. Entre sus diversas funciones, estimula los osteoclastos e inhibe los osteoblastos

La actividad de los osteoclastos permite que el hueso sirva como un reservorio de calcio que garantiza niveles de calcio adecuados. Por tanto, si la ingesta dietética de calcio es inadecuada y los niveles de calcio sérico disminuyen, el cuerpo realmente sacrifica tejido óseo para reponerlo. Esto es porque aparte de servir como un componente integral del tejido óseo, el calcio es necesario para el funcionamiento de las células nerviosas, la contracción de la fibra muscular y la coagulación de la sangre, procesos que son mucho más importantes para la supervivencia que mantener la estructura ósea. En consecuencia, es imperativo que las personas consuman regularmente alimentos ricos en calcio para prevenir la descomposición ósea excesiva.

Efectos de las hormonas en la remodelación ósea. Numerosas hormonas influyen en la velocidad y el grado de remodelación ósea (tabla 8-1). Por ejemplo, la calcitonina y la hormona paratiroidea son responsables de mantener los niveles de calcio sérico, pero a medida que actúan para garantizar un suministro de calcio adecuado afectan indirectamente a la densidad ósea. La glándula tiroides libera calcitonina en respuesta al aumento de los niveles de calcio sérico por el consumo de alimentos ricos en calcio. Entre sus diversas funciones, la calcitonina inhibe los osteoclastos y estimula los osteoblastos, lo que aumenta el depósito de calcio en el hueso. Cuando disminuyen los niveles de calcio sérico, la glándula paratiroides libera hormona paratiroidea para estimular los osteoclastos e inhibir los osteoblastos. La hormona paratiroidea también ralentiza la pérdida de calcio urinario mientras estimula a los riñones para la activación de vitamina D. Luego, la vitamina D aumenta la absorción de calcio en el tracto digestivo.

Es importante considerar que se ha cuestionado la importancia fisiológica de la calcitonina a lo largo de los años; sin embargo, la mayoría de los libros de fisiología humana aún sugieren que esta participa en la homeostasis del calcio sérico[61].

El estrógeno y la testosterona también afectan a la remodelación y a la **masa ósea máxima.** Casi el 95 % de la masa ósea máxima alcanzada durante la infancia y la adolescencia se produce bajo la influencia de estas dos hormonas sexuales. El estrógeno y la testosterona inhiben la **apoptosis** de los osteoblastos y estimulan la actividad osteoblástica, facilitando así el depósito de calcio. Además,

Osteoblastos: células de formación ósea que secretan la matriz en la que se depositan las sales de calcio.
Osteoclastos: destructores óseos que liberan ácido y enzimas para disolver la matriz ósea.
Masa ósea máxima: cantidad de masa ósea presente al final de la madurez esquelética; depende del tamaño y la densidad ósea[8].
Apoptosis: proceso en el que las células del cuerpo se autodestruyen; ocurre de forma natural y está programado genéticamente en ciertas células. También puede estar causado por hormonas, toxinas o radiación.

promueven la apoptosis de los osteoclastos, que limita la actividad destructiva de los osteoclastos[4-6]. En general, es crucial alcanzar la masa ósea máxima durante los años de formación ósea en la adolescencia para prevenir la osteoporosis[7].

Producida por la glándula hipófisis, la hormona del crecimiento humano promueve el crecimiento óseo en longitud a través de su acción en la **placa epifisaria.** A medida que esta placa se engrosa, el hueso se alarga. La tiroxina de la glándula tiroides estimula la glándula hipófisis para liberar mayores cantidades de hGH, de manera que la tiroxina también estimula indirectamente el alargamiento óseo. Sin embargo, dado que también estimula la osificación de la placa epifisaria (comentada a continuación), finalmente detiene el crecimiento en longitud.

Los huesos continúan creciendo en longitud mientras sigan existiendo las placas epifisarias. Estas placas cartilaginosas suelen **osificarse** entre los 19 y 25 años en la mayoría de las personas, y tan pronto como se osifican las placas de los huesos ya no pueden aumentar de longitud. En teoría, los huesos pueden crecer a lo ancho mientras sufran estrés mecánico y haya osteoblastos y minerales disponibles para su depósito.

Efecto de la ingesta dietética y el ejercicio sobre la remodelación ósea. Estos dos factores afectan a la calidad de remodelación ósea. Se forma tejido óseo sano cuando se aplican fuerzas apropiadas al hueso y hay calcio, vitamina D, proteínas y otros nutrientes adecuados. Los ejercicios con carga de peso como caminar, correr y el entrenamiento de fuerza estimulan la actividad de los osteoblastos a lo largo de líneas de estrés mecánico. Los osteoblastos finalmente depositan tejido óseo para resistir las nuevas fuerzas aplicadas. Para formar este nuevo tejido óseo deben estar disponibles proteínas, calcio y sales adicionales. Con la ingesta nutricional inadecuada y el estrés mecánico mínimo, el tejido óseo se descompone más rápido de lo que se deposita.

El impacto del envejecimiento en los huesos

El envejecimiento afecta de manera importante al sistema esquelético y a menudo promueve trastornos óseos y articulares. Durante la infancia y la adolescencia, la actividad de los osteoblastos supera la actividad de los osteoclastos. Esta produce huesos más largos, más fuertes y más densos, y en general continúa hasta los 20-30 años. Al inicio de la edad adulta, la actividad de los formadores óseos disminuye ligeramente hasta que la actividad de los osteoblastos es igual a la de los osteoclastos. Para la mediana edad, la actividad osteoclástica supera a la osteoblástica, lo que ocasiona la pérdida neta de tejido óseo y predispone al hueso a la osteoporosis. Puesto que la cantidad del tejido óseo disminuye y la osteoporosis progresa, aumenta el riesgo de fractura. En algunos casos, la estructura ósea se vuelve tan frágil que un ligero impacto puede fracturar completamente el hueso afectado. Para empeorar las cosas, el número y la actividad de los osteoblastos disminuye con la edad, mientras que la proporción relativa de osteoclastos aumenta, de modo que la reparación ósea en los adultos mayores es bastante lenta.

REFERENCIA RÁPIDA

Curiosamente, hacia los 70 años de edad la tasa de pérdida ósea en hombres y mujeres es casi la misma.

Las mujeres empiezan a perder masa ósea a una edad mucho más temprana y a un ritmo mucho más rápido que los hombres. No es hasta que los hombres alcanzan los 60 años que pierden el 3 % de su masa ósea cada década. Compárese este dato con las mujeres, que comienzan a perder alrededor del 8 % de su masa ósea cada década una vez que llegan a los 45 años. Estas diferencias se deben sobre todo a dos factores: *1)* los hombres suelen tener una masa ósea máxima mayor que las mujeres y *2)* las mujeres experimentan una disminución alarmante en la producción de estrógenos tras la menopausia (mientras que los hombres experimentan una caída menos alarmante en la producción de testosterona mucho más tarde en la vida). La disminución repentina de estrógenos interfiere signi-

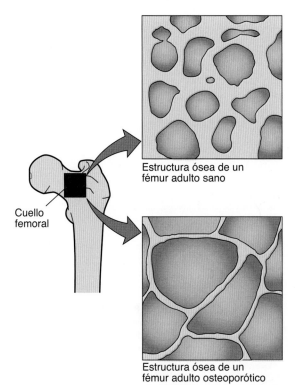

Estructura ósea de un fémur adulto sano

Cuello femoral

Estructura ósea de un fémur adulto osteoporótico

FIGURA 8-2 ■ Hueso esponjoso sano comparado con el hueso osteoporótico. (De Kamen G. Foundations of Exercise Science. Baltimore: Lippincott Williams & Wilkins, 2001.)

ficativamente con la remodelación al mejorar la resorción ósea. En definitiva, el hueso pierde densidad en ausencia de una cantidad adecuada de estrógenos, ya que se obtiene calcio del hueso. Además, el hueso se vuelve frágil como resultado de la disminución de la síntesis de **colágeno** (el colágeno es una proteína esencial para la estructura del tejido óseo). El hueso esponjoso sucumbe a los efectos de la osteoporosis más rápido y más significativamente que el hueso compacto, pero ambos se deterioran a medida que la enfermedad progresa (fig. 8-2).

En los 5-10 años posteriores a la menopausia, las mujeres pierden hueso esponjoso y compacto a un ritmo tres o cuatro veces mayor que los hombres o mujeres premenopáusicas. Por tanto, la osteoporosis es bastante frecuente entre las mujeres mayores. Puesto que el hueso osteoporótico tiene más probabilidades de fracturarse con una caída, y debido a que las fracturas tienden a inmovilizar a los adultos mayores, lo que parece una fractura «simple» puede promover el deterioro en otros sistemas del cuerpo a medida que la persona afectada se ve obligada a descansar en cama. Con la limitación en la actividad, las personas tienden a perder rango de movimiento, masa muscular y resistencia cardiovascular.

Placa epifisaria: también conocida como placa de crecimiento. Consiste en una capa de cartílago hialino en los extremos de los huesos largos (como el fémur y el húmero). El hueso sigue creciendo en longitud siempre y cuando la placa epifisaria esté presente, y deja de crecer cuando esta capa de cartílago se osifica en la línea epifisaria.

Osificar: formar hueso.

Colágeno: proteína que se encuentra en numerosos tejidos del cuerpo, en este caso el hueso. Le da fuerza de tensión y flexibilidad.

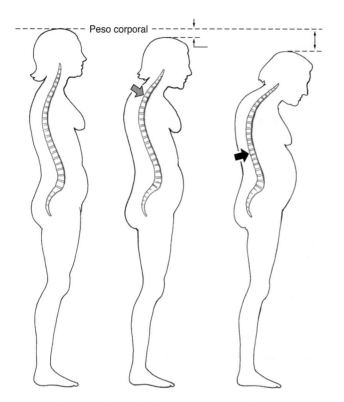

FIGURA 8-3 ■ Osteoporosis y envejecimiento. La osteoporosis produce disminución de la estatura con el tiempo. (LifeART image copyright © 2009 Lippincott Williams & Wilkins. Todos los derechos reservados.)

REFERENCIA RÁPIDA

La osteopenia es una condición que se cree que precede a la osteoporosis manifiesta. Ocurre cuando la masa ósea está por debajo de la óptima, pero no lo suficientemente baja como para cumplir con los criterios de osteoporosis. Debido a que el hueso con osteopenia no es tan denso como podría ser, tiene mayor probabilidad de convertirse en osteoporótico en el futuro.

Tanto hombres como mujeres suelen perder altura después de los 30 años de edad a una tasa promedio de 1/16 de pulgada por año. La pérdida de masa ósea vertebral junto con la fractura ósea y el deterioro de los **discos intervertebrales** explican esta disminución de la estatura. Además, a medida que disminuye la densidad ósea y los discos se desgastan, tienden a desarrollarse curvaturas espinales anormales. La **cifosis,** también conocida como «joroba», es una curvatura torácica excesiva de la columna vertebral frecuente en los adultos mayores, particularmente en las mujeres (figs. 8-3 y 8-4).

ARTICULACIONES

Las articulaciones existen donde se unen dos huesos. Aunque el cuerpo tiene articulaciones inmóviles, ligeramente móviles y con movilidad libre, esta sección se centra en las articulaciones que se pueden mover libremente, ya que son más propensas al deterioro y los trastornos. Las articulaciones móviles se denominan articulaciones sinoviales (v. fig. 2-1).

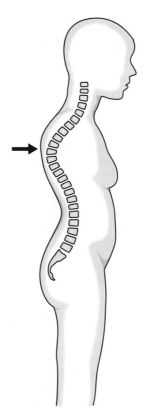

FIGURA 8-4 ■ La cifosis («joroba») es la curvatura excesiva de la columna torácica.

Estructura y estabilidad articular

Los extremos de dos huesos articulados están cubiertos por cartílago articular, una capa resbaladiza de cartílago hialino que esencialmente protege los extremos óseos de la abrasión y los golpes durante el impacto. Las articulaciones móviles se mantienen unidas mediante una cápsula articular de doble capa. La cápsula articular, también llamada cápsula sinovial, consta de dos capas. La cápsula fibrosa más externa es lo suficientemente fuerte como para resistir fuerzas de tracción pero lo suficientemente flexible como para mantener la estructura. La membrana sinovial más interna produce líquido sinovial, que no solo reduce la fricción entre dos extremos óseos, sino que también suministra nutrientes al cartílago articular y contiene células que eliminan los restos encontrados en la cavidad sinovial. El líquido sinovial tiene una consistencia similar a la clara de huevo; normalmente es claro y algo viscoso en las articulaciones sanas. Cuando las articulaciones están inmóviles, el líquido sinovial se vuelve gelatinoso, lo que puede limitar la movilidad articular. Cualquier persona que haya experimentado rigidez articular por la mañana al levantarse sabe qué se siente. Con la actividad, el líquido sinovial se fluidifica y la movilidad articular vuelve.

Discos intervertebrales: discos de fibrocartílago que se encuentran entre las vértebras de la columna vertebral; proporcionan amortiguación y absorción de impactos para las vértebras.

Cifosis: curvatura torácica excesiva de la columna habitual en los adultos mayores; también denominada «joroba».

DESTACADO   Cartílago

El cartílago es un tipo especial de tejido conectivo compuesto de células rodeadas por matriz, que incluye una sustancia fundamental y fibras. La sustancia fundamental está formada por agua y cantidades variables de glucosaminoglucanos, proteoglucanos y glucoproteínas, sustancias que determinan la consistencia de la matriz y mantienen el contenido de agua del cartílago. Alrededor del 85% del cartílago en niños, adolescentes y adultos jóvenes está formado por agua. Con el envejecimiento, la cantidad de agua disminuye al 70%, un factor que interfiere con el funcionamiento del cartílago.

Cada uno de los tres tipos principales de cartílago: hialino, elástico y fibrocartílago, contiene colágeno o fibras elásticas.

Las fibras de colágeno proporcionan soporte, resistencia a la tensión y flexibilidad a los tejidos. A menudo están agrupados como las fibras de una cuerda. El colágeno es el principal tipo de fibra en el cartílago hialino y el fibrocartílago. El cartílago hialino, la forma más abundante de cartílago en el cuerpo, forma el cartílago articular en los extremos de los huesos largos, la mayor parte de la nariz y la laringe, los cartílagos costales asociados con las costillas, y las placas epifisarias.

El fibrocartílago, el tipo más fuerte de cartílago, forma los discos intervertebrales, los meniscos en las rodillas y la sínfisis del pubis, áreas sujetas a grandes fuerzas de compresión.

Las fibras elásticas permiten el estiramiento y el retroceso, pues se encuentran en áreas sometidas a estiramiento mecánico. Son las principales fibras localizadas en el cartílago elástico, que se encuentra en el oído y la epiglotis.

Las estructuras adicionales que están en o cerca de las articulaciones proporcionan estabilidad. Incluyen tendones, ligamentos, meniscos, bolsas y vainas tendinosas. Los *tendones,* que técnicamente son parte del sistema muscular, unen los huesos a los músculos. Los músculos mantienen contracciones de bajo nivel llamadas tono muscular, que contribuye significativamente a la fuerza y la estabilidad en las articulaciones móviles. Los *ligamentos* unen los huesos entre sí y proporcionan estabilidad adicional a la articulación. Los *meniscos* son almohadillas de cartílago que se localizan entre las superficies articuladas de algunos huesos. Los meniscos en la rodilla, por ejemplo, aumentan la estabilidad creando un mejor ajuste entre el fémur del muslo y la tibia de la pierna. Las *bolsas* son simplemente bolsas de lubricante que actúan como cojinetes para reducir la fricción articular, como el hombro y la rodilla. Tienen una estructura y función similares a las cápsulas articulares. Las *vainas tendinosas* son parecidas a las bolsas y cápsulas articulares; sin embargo, envuelven los tendones en áreas propensas al estrés, como la muñeca y el tobillo.

El «rango de movimiento», o la flexibilidad permitida por una articulación, es el grado de movimiento que puede ocurrir en una articulación. La flexibilidad y la estabilidad suelen estar inversamente relacionadas. A medida que aumenta la estabilidad, la flexibilidad tiende a disminuir; a medida que disminuye la estabilidad, la flexibilidad suele aumentar. Los factores que afectan al rango de movimiento en una articulación son la estructura o forma de las superficies articuladas, la tensión de los ligamentos que unen dos huesos, la tensión en los músculos que actúan sobre la articulación y el uso de la articulación.

Estabilidad y forma de las superficies articuladas. Como se ha mencionado, dos huesos que encajan estrechamente son estables pero no muy flexibles. Compárese la articulación de la cadera con la articulación del hombro. Ambas son enartrosis, pero la articulación de la cadera es mucho más estable porque la cabeza del fémur encaja muy bien en el acetábulo del hueso de la cadera. Sin embargo, es mucho menos flexible que la articulación del hombro por la misma razón.

Estabilidad y tensión de los ligamentos. Si dos huesos se mantienen unidos por ligamentos tensos, son más estables pero menos flexibles. La cantidad real de tensión en el ligamento varía según la posición de la articulación. Por ejemplo, durante la flexión de la rodilla, la tensión en el ligamento cruzado posterior limita el movimiento posterior de la tibia en relación con el fémur; mientras que, cuando la rodilla se extiende, la tensión en el ligamento cruzado anterior limita el movimiento anterior de la tibia en relación con el fémur[9].

Tensión en los músculos circundantes. El aumento de la tensión muscular restringe el movimiento permitido en una articulación. Por ejemplo, la contracción del grupo muscular de los isquiotibiales limita la flexión del muslo cuando la rodilla está extendida. Sin embargo, la flexión de la rodilla permite que el muslo se levante más alto.

Uso de las articulaciones. Cuanto más se usa una articulación y se mueve en su rango completo de movimiento, más móvil es. Esto se debe a que la actividad mantiene la flexibilidad de las estructuras de soporte, como ligamentos, tendones y músculos. La actividad también estimula la producción de líquido sinovial, que promueve y preserva aún más el rango de movimiento.

El impacto del envejecimiento en las articulaciones

Los cambios en las articulaciones relacionados con la edad generalmente son evidentes a los 40 años, pero a veces se desarrollan antes. Con la edad, el contenido total de agua en el cuerpo disminuye, una condición que extrae agua de los discos fibrocartilaginosos que se encuentran entre las vértebras de la columna vertebral. Esto disminuye la flexibilidad y eventualmente endurece la columna vertebral. La función de la articulación sinovial también se ve afectada, a menudo tan pronto como a los 30 años. El cartílago articular comienza a desgastarse y los huesos pierden amortiguación durante el impacto. La movilidad articular disminuye a medida que las fibras de colágeno en los ligamentos cambian de orientación y se acortan; esto disminuye la flexibilidad y el movimiento permitidos por los ligamentos. La irrigación de los capilares a la membrana sinovial también disminuye, por lo que se produce menos líquido sinovial (dado que el líquido sinovial, como la mayoría de los líquidos del cuerpo, proviene de la sangre). Una disminución en el líquido sinovial promueve aún más la rigidez y la inmovilidad articular. También permite que se acumulen residuos y microorganismos en la cavidad sinovial, que deteriora aún más la movilidad.

Esguinces y bursitis

Siempre que el cartílago, los ligamentos o los tendones se estiran demasiado, se dice que la articulación sufrió un *esguince*. Por ejemplo, se puede considerar que un ligamento es como un trozo de caramelo. Resiste estiramientos hasta cierto punto, pero se desgarrará si la fuerza es excesiva. Si la fuerza no es lo suficientemente intensa como para desgarrarlo, el ligamento puede estirarse hasta cierto punto, pero nunca volverá a su longitud original, incluso después de eliminar la fuerza. Sin embargo, una vez que una articulación ha sufrido un esguince, es más susceptible a futuras lesiones. A corto plazo, una articulación que ha sufrido un esguince presenta hinchazón, dolor y disminución del rango de movimiento. La mayoría de los esguinces responden bien al descanso, el hielo, la compresión y la elevación, pero los más graves requieren atención médica. Los adultos mayores activos parecen sufrir esguinces en los tobillos y las muñecas con mayor frecuencia que las personas más jóvenes, en parte debido a la alteración del equilibrio, disminución de la masa muscular, debilidad articular y ligamentos más cortos y tensos.

La *bursitis* se refiere a la inflamación de la bolsa (bursa) asociada con una articulación. Aunque a menudo está causada por el uso excesivo, la bursitis es una afección crónica que se trata con reposo, hielo, compresión, elevación y a veces inyecciones de esteroides. La bursitis del hombro, el codo o el talón es habitual en los ancianos. Los adultos mayores con bursitis deben ser cuidadosos, ya que el uso excesivo de una articulación afectada produce sensibilidad extrema, dolor e inmovilidad.

Osteoartritis

Como se ha mencionado, la OA, la forma más común de artritis, aparece con el tiempo a medida que las articulaciones se usan repetidamente. Afecta a las pequeñas articulaciones de los dedos, los pies y

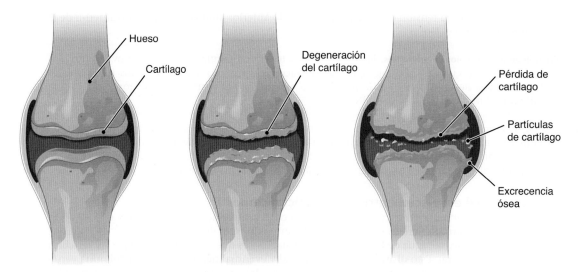

FIGURA 8-5 ■ Desarrollo de la osteoartritis. (De Cohen BJ. Medical Terminology. 4th Ed. Philadelphia: Lippincott Williams & Wilkins, 2003; Fig. 19-10.)

la columna vertebral, así como a las articulaciones que cargan peso como las caderas y las rodillas. Es menos frecuente en muñecas, codos y hombros. Aunque el 90% de las personas muestran evidencia radiográfica de OA a la edad de 40 años, la mayoría no experimenta síntomas hasta mucho más tarde.

En la OA, el cartílago articular se adelgaza al perder agua y colágeno (fig. 8-5). Sin embargo, el cartílago no se regenera una vez que se ha deteriorado. Por tanto, la degeneración es permanente y hace que el hueso subyacente sea vulnerable. En algunos casos extremos, el cartílago articular se desgasta por completo y el hueso roza directamente contra el hueso. Esto promueve inflamación local, debilidad de ligamentos y atrofia muscular. Además, el hueso se engrosa y desarrolla **espolones óseos** (osteofitos) mientras los **cuerpos sueltos** (pedazos que se desprenden) ocupan la cavidad sinovial, factores que deterioran aún más el funcionamiento articular. En general, el malestar se desarrolla de forma gradual a lo largo de los años y causa dolor de grados variables cuando se utilizan las articulaciones afectadas. Los síntomas exactos varían según la articulación afectada. La tabla 8-2 indica los síntomas frecuentes de la OA.

Aunque se desconocen las causas exactas, la OA parece tener un patrón familiar. Además, factores como el envejecimiento, la obesidad, la diabetes y el traumatismo articular aumentan la probabilidad de desarrollar OA. La tabla 8-3 muestra un resumen de los factores de riesgo relacionados con la OA.

El objetivo del tratamiento para la OA es reducir la gravedad de los síntomas, mejorar el rango de movimiento y ralentizar el deterioro. Los médicos suelen recetar medicamentos antiinflamatorios no esteroideos para aliviar el dolor y la inflamación. La terapia de calor y frío también alivia el malestar a corto plazo. Para el tratamiento a largo plazo, las personas con sobrepeso u obesidad deben perder

TABLA 8-2. Síntomas de la osteoartritis

- Dolor en una articulación que empeora al aumentar la actividad y disminuye con el reposo
- Rigidez articular de hasta 30 min tras largos períodos de inmovilidad
- Dolor intermitente con períodos de dolor intenso seguidos de períodos de alivio
- Ruido crepitante en la rodilla, particularmente al moverse
- Pérdida de rango de movimiento alrededor de una articulación afectada
- A menudo afecta a una articulación en un solo lado del cuerpo

TABLA 8-3. Factores de riesgo para la osteoartritis (OA)

Factor	Riesgo
Género	Los hombres de más de 45 años tienen mayor riesgo; las mujeres de más de 55 años tienen mayor riesgo
Etnia	En comparación con los hombres y mujeres caucásicos, los afroamericanos tienen mayor riesgo de OA de rodilla y cadera. Las personas de ascendencia asiática tienen mayor riesgo de OA de la rodilla que los caucásicos pero menor riesgo de OA de cadera
Obesidad	La obesidad aumenta el riesgo de OA debido a la carga articular excesiva. La OA es de aproximadamente 4 a 5 veces más frecuente en mujeres y hombres obesos que en quienes tienen un peso saludable
Condiciones laborales	Las personas que deben arrodillarse o ponerse de cuclillas en el trabajo tienen mayor riesgo de OA de la rodilla
Genética y herencia	Las personas con antecedentes familiares de OA tienen mayor riesgo
Anormalidades anatómicas	Algunos factores como la longitud desigual de las piernas, curvaturas espinales anormales o desalineación de las rodillas y/o los pies están asociados con un mayor riesgo de OA
Lesiones articulares previas	Las personas que se han lesionado una articulación tienen mayor riesgo de OA en la articulación afectada

peso y comenzar a hacer ejercicio para mejorar el equilibrio, la coordinación y la capacidad funcional. El ejercicio de flexibilidad, en particular, aumenta el rango de movimiento y mantiene la función articular. Los ejercicios isométricos son beneficiosos porque pueden mantener y posiblemente aumentar la fuerza alrededor de las articulaciones específicas sin mover realmente la articulación, algo que muchas personas que padecen artritis necesitan, ya que incluso los movimientos más leves a veces pueden causar dolor severo. Sin embargo, las contracciones isométricas solo aumentan mínimamente la fuerza muscular. El ejercicio aeróbico como la natación mejora el funcionamiento cardiorrespiratorio sin estresar en exceso las articulaciones. El uso de aparatos ortopédicos para caminar puede mejorar el equilibrio y minimizar el estrés. Para aquellos con degeneración severa, los médicos pueden sugerir una cirugía para realinear los huesos de una articulación, eliminar el exceso de residuos, fusionar permanentemente la articulación para evitar el movimiento o reemplazar la articulación con una nueva.

Artritis reumatoide

La AR es una enfermedad autoinmune que suele afectar a múltiples articulaciones. Se desarrolla antes que la OA y los síntomas generalmente aparecen entre los 30 y 40 años de edad. En la AR, las células del sistema inmunitario atacan la membrana sinovial de una articulación. Se desconoce el estímulo preciso para este ataque, pero a medida que la membrana sinovial degenera, comienza a producir un líquido sinovial granulado que interfiere con los movimientos articulares. Esto hace que las superficies articulares de los dos huesos articulados se desgasten con la fricción (fig. 8-6).

Los síntomas de la AR no son constantes; en cambio, son intermitentes. En otras palabras, la AR tiene una *fase activa* durante la cual el cuerpo recae y experimenta inflamación, dolor, limitación del rango de movimiento y fatiga, y una *fase inactiva* durante la cual el cuerpo está en remisión. La AR a

---

Espolones óseos (osteofitos): crecimientos óseos anormales que a menudo se encuentran en los extremos de los huesos largos en las personas con OA.

Cuerpos sueltos: fragmentos de tejido que se encuentran en la cavidad articular (sinovial); pueden estar formados por hueso o cartílago.

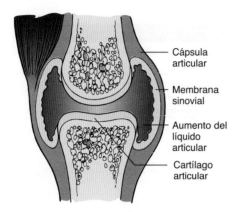

Cápsula
articular

Membrana
sinovial

Aumento del
líquido
articular

Cartílago
articular

FIGURA 8-6 ■ Artritis reumatoide. La ilustración muestra una estructura articular con inflamación sinovial y acumulación de líquido en la articulación. (De Nettina SM. The Lippincott Manual of Nursing Practice. 7th Ed. Lippincott Williams & Wilkins, 2001; Fig. 30-1.)

menudo afecta a las articulaciones pequeñas de forma bilateral (en ambos lados del cuerpo). La inflamación es común y hace que las articulaciones afectadas estén inflamadas y rojas. Si la inflamación es crónica, el hueso y el cartílago se deterioran rápidamente, disminuye el rango de movimiento, los músculos se atrofian, las articulaciones se deforman y se pierde la función. Se desarrolla rigidez después de los períodos de descanso y suele durar horas; esto dificulta las actividades de la vida diaria, o las imposibilita. Sin embargo, en la mayoría de los casos la rigidez disminuye con la actividad. La fatiga generalizada, la pérdida de peso y la fiebre son típicas, y los síntomas pueden progresar con rapidez. La AR también se caracteriza por inflamación generalizada que a menudo interfiere con el funcionamiento cardiorrespiratorio.

Al igual que con la OA, actualmente no hay cura para la AR. El objetivo, por tanto, es controlar el dolor, reducir la inflamación y prevenir un mayor deterioro y deformidad articular. Se recomienda el tratamiento precoz y agresivo para preservar el funcionamiento. Los medicamentos como la aspirina y los antiinflamatorios no esteroideos reducen rápidamente la inflamación y eliminan el dolor, pero por desgracia no frenan el deterioro. Por suerte, hay medicamentos adicionales disponibles para frenar la destrucción articular y promover la remisión de la enfermedad. La gravedad de los síntomas varía significativamente en cada persona, pero no importa cuán extremos sean los síntomas, el descanso es importante durante la fase activa. De hecho, el descanso es necesario hasta que cesen los síntomas agudos. En la actualidad, el ejercicio regular durante la fase inactiva también se reconoce como un componente importante para preservar el funcionamiento articular porque mejora el rango de movimiento, la fuerza muscular y la producción de líquido sinovial[10,11]. Al igual que con la OA, la natación parece ser la manera más segura de ejercicio porque minimiza el estrés articular mientras se ejercita en un rango completo de movimiento. En casos de deformidad articular severa, la cirugía es una opción. Durante estos procedimientos, los cirujanos pueden optar por eliminar el exceso de residuos, reparar los daños tisulares o reemplazar totalmente la articulación.

PRECAUCIONES DURANTE EL EJERCICIO

EVITAR ACTIVIDADES DE ALTO IMPACTO

Aunque las actividades de alto impacto como trotar y el CrossFit estimulan el crecimiento óseo, generalmente no se recomiendan en esta población especial[12]. Aquellos que sufren osteoporosis tienen huesos débiles y frágiles que pueden fracturarse con un impacto mínimo; imaginar lo que podría suceder con el alto impacto. Las personas con artritis tienen articulaciones vulnerables y degeneradas que a menudo se inflaman y producen dolor, por lo que las actividades de alto impacto pueden agravar estos síntomas y acelerar la progresión[13]. Por tanto, hay que recomendar actividades de bajo impacto o sin impacto, como caminar o ir en bicicleta para personas con problemas óseos y articulares. Intentar alcanzar un equilibrio entre la intensidad y el impacto para mantener la masa ósea y la movilidad articular mientras se minimiza el riesgo de fractura.

EVITAR MOVIMIENTOS EXPLOSIVOS O DE TORSIÓN

Los movimientos explosivos y de torsión estresan significativamente el sistema esquelético. Puesto que los músculos que rodean los huesos y las articulaciones degeneradas a menudo están hipotróficos y débiles, es posible que estas articulaciones no puedan soportar cambios rápidos de dirección. Las articulaciones de rodilla, cadera y hombro son especialmente vulnerables. Además, el hueso osteoporótico puede fracturarse con los cambios bruscos de dirección o movimientos explosivos, incluso sin una caída.

PROBLEMAS DE EQUILIBRIO

Debido a que sus músculos a menudo son débiles, aquellos con trastornos óseos y articulares experimentan con frecuencia problemas de equilibrio, y desafortunadamente, esta falta de desequilibrio puede provocar caídas. Por tanto, hay que hacer más hincapié en el cuidado del equipo de ejercicio. Evitar las pesas libres, ya que su uso requiere más estabilidad que las máquinas. Asegurarse de que las personas que hacen ejercicio usen zapatos con una suela adecuada para minimizar el riesgo de caídas. Además, verificar que usen una amortiguación adecuada para reducir la carga articular.

Los problemas de equilibrio pueden resultar de desviaciones posturales como la cifosis o la joroba. La cifosis puede desarrollarse en respuesta al encorvamiento crónico, osteoporosis, discos degenerados, debilidad en los músculos de la espalda o tensión en los músculos del pecho. La cifosis no solo interfiere con la mecánica corporal durante el entrenamiento muscular sino que también impide el funcionamiento del diafragma, los músculos intercostales y los pulmones, interfiriendo así también con el ejercicio cardiovascular.

CONSIDERAR LAS COMORBILIDADES

Muchas personas con trastornos óseos y articulares experimentan afecciones adicionales que interfieren en su capacidad de hacer ejercicio. La osteoporosis, por ejemplo, es habitual en adultos mayores, fumadores, alcohólicos, personas sedentarias y aquellas que consumen dietas inadecuadas, factores de riesgo que también interfieren con su capacidad de hacer ejercicio. Como con todas las poblaciones, hay que evaluar los factores de riesgo coexistentes e identificar todas las afecciones crónicas antes de autorizar el ejercicio a las personas con osteoporosis o artritis.

EVITAR LEVANTAR OBJETOS PESADOS

Levantar mucho peso ejerce una presión excesiva sobre el hueso osteoporótico y las articulaciones artríticas. Esto puede causar daño adicional al sistema esquelético ya comprometido. Las pesas ligeras, las bandas de resistencia y los equipos de resistencia ligera son mucho más seguros para esta población especial, ya que no parecen exacerbar los síntomas de la artritis. La tabla 8-4 muestra los signos de entrenamiento excesivo en personas con artritis.

TABLA 8-4. Signos de entrenamiento excesivo en personas con artritis

- Inflamación articular excesiva acompañada de disminución de la movilidad articular
- Aumento de la debilidad
- Fatiga persistente
- Dolor prolongado después del ejercicio

BENEFICIOS DEL EJERCICIO

El ejercicio es el comportamiento de estilo de vida más efectivo para preservar y mejorar la integridad ósea y el funcionamiento articular. En general, el ejercicio beneficia al sistema esquelético porque disminuye la tasa de pérdida ósea, mantiene el funcionamiento articular, preserva la fuerza muscular, mejora el funcionamiento cardiorrespiratorio, controla el peso, reduce el dolor de la artritis y mejora el estado anímico.

DISMINUYE LA TASA DE PÉRDIDA ÓSEA Y AUMENTA LA MASA ÓSEA

Como se ha mencionado, la actividad de los osteoblastos disminuye cuando los huesos no se desafían y aumenta cuando los huesos están sujetos a estrés mecánico. Varios estudios muestran que esto ocurre incluso en aquellos con osteoporosis preexistente. Por ejemplo, los investigadores evaluaron los efectos del ejercicio en mujeres posmenopáusicas con baja masa ósea y encontraron un aumento significativo en la masa ósea al final de 1 año[14,15].

Además, la actividad regular previene el riesgo de una segunda fractura en aquellos que ya han experimentado una fractura[16]. Esto sugiere que el hueso débil, como el hueso sano, responde al aumento de la carga de trabajo.

MANTIENE Y AUMENTA LA FUNCIÓN ARTICULAR

La mayoría de las investigaciones coinciden en que una combinación de entrenamiento cardiovascular y muscular promueve la producción de líquido sinovial, mantiene y mejora la flexibilidad y contribuye al equilibrio[13,17-19]. La producción adecuada de líquido sinovial ayuda a preservar la movilidad articular indolora; la flexibilidad articular normal reduce el riesgo de lesión articular aguda, y un mayor equilibrio disminuye el riesgo de caídas. Esto es cierto para las personas con y sin osteoporosis o artritis preexistente.

Es justo mencionar que algunos investigadores han descubierto que el ejercicio no mejora el funcionamiento articular en personas con artritis[20,21]. De hecho, no encontraron ningún beneficio para las articulaciones, pero coinciden en que el ejercicio tampoco exacerba los síntomas preexistentes.

MANTIENE Y AUMENTA LA FUERZA MUSCULAR

La fuerza muscular a menudo disminuye con la reducción de la actividad y los músculos se atrofian. La investigación ha demostrado que, al menos, el ejercicio reduce la pérdida de fuerza relacionada con el envejecimiento al preservar la masa muscular. Además, probablemente aumenta la masa muscular y, por tanto, contribuye al incremento de la fuerza. Debido a que la fuerza de los músculos que rodean una articulación es el mayor contribuyente a la estabilidad articular, es posible que aquellos físicamente activos tengan mejor estabilidad y capacidad funcional[17,19,22].

MEJORA EL FUNCIONAMIENTO CARDIORRESPIRATORIO

El ejercicio mejora claramente la coordinación entre los sistemas cardiovascular y respiratorio al mejorar el funcionamiento cardíaco, $VO_{2máx}$, disponibilidad de oxígeno, niveles de lípidos séricos y muchos otros factores que se comentan en el capítulo 7. En general, quienes hacen ejercicio experimentan presión arterial, nivel de colesterol total y triglicéridos séricos más bajos, acompañados de un buen recuento de eritrocitos, volumen corriente y consumo máximo de oxígeno, factores que reducen la carga de trabajo general del corazón y el riesgo de afecciones como enfermedades cardíacas y accidente cerebrovascular[19].

CONTROL DE PESO

El mantenimiento de un peso saludable no solo reduce la carga de trabajo del corazón sino que también disminuye la carga en las articulaciones que soportan peso[23]. Puesto que el ejercicio junto con una dieta saludable a menudo conduce a la pérdida de peso, las personas con sobrepeso que sufren problemas articulares pueden mejorar su condición aumentando la actividad diaria. La pérdida de peso y el aumento de la actividad disminuyen el deterioro articular, minimizan el dolor y mejoran el rango de movimiento alrededor de las articulaciones seleccionadas.

REDUCE EL DOLOR DE LA ARTRITIS

La mayoría de los estudios muestra que el ejercicio reduce la intensidad y frecuencia del dolor que experimentan las personas con artritis. De hecho, el ejercicio es el único tratamiento no farmacológico que ha demostrado su eficacia contra el dolor[24-26]. Esto podría ser debido a que el uso continuo de una articulación estimula el flujo sanguíneo a esta área, lo que a su vez promueve la producción de líquido sinovial. El aumento del líquido sinovial reduce la fricción entre los extremos del hueso y evita la acumulación de productos de desecho, factores que pueden minimizar el dolor.

MEJORA EL HUMOR

El ejercicio está asociado con un mejor estado de ánimo en cada población estudiada, incluidos adultos mayores, obesos, con enfermedades cardiovasculares, con trastornos del sistema esquelético y con depresión clínica. Los estudios sugieren que existe una respuesta a la dosis; en otras palabras, cuanto más consistente sea el programa de ejercicio, mayor será el efecto sobre el estado de ánimo[27-31]. Quizás se deba a que el ejercicio promueve la liberación de químicos cerebrales que parecen mejorar el estado de ánimo, o tal vez sea el resultado del aumento de la capacidad funcional y la autoeficacia que acompañan al entrenamiento constante. Cualquiera que sea la causa, el ejercicio parece mejorar el bienestar mental y emocional de todos los participantes.

Consejo de cambio del estilo de vida: a algunas personas les gusta hacer ejercicio acompañadas. Animar a estas personas a encontrar un compañero de ejercicio u ofrecer oportunidades regulares para hacer ejercicio grupal a las personas interesadas. A menudo esto puede despertar el entusiasmo por hacer ejercicio.

RECOMENDACIONES PARA EL EJERCICIO EN PERSONAS CON OSTEOPOROSIS

PRUEBA DE EJERCICIO

De acuerdo con el American College of Sports Medicine, las guías para las pruebas de ejercicio en personas con osteoporosis son las mismas que para la población general. Al trabajar con personas con osteoporosis severa en la columna vertebral, hay que considerar usar el cicloergómetro de pierna para hacer pruebas en lugar de la cinta rodante tradicional si los pacientes tienen dolor[32]. Si se utiliza la prueba de cinta rodante, hay que verificar que las personas usen zapatos resistentes con suelas de goma antideslizantes para garantizar un movimiento seguro y minimizar el riesgo de caídas. Tener en cuenta que algunos medicamentos provocan mareo y esto aumenta el riesgo de caídas[2,33].

Muchas personas con osteoporosis desarrollan curvaturas espinales anormales por la compresión vertebral. La cifosis, o una curvatura torácica excesiva, es habitual y puede alterar el centro de equilibrio y aumentar el riesgo de caídas. También puede reducir la capacidad ventilatoria y alterar los resultados de la prueba[32]. Asimismo, se pueden realizar pruebas de equilibrio, fuerza muscular y marcha, pero se debe evitar la flexión de la columna y detener las pruebas de ejercicio si hay dolor. Además, evitar las pruebas de resistencia máxima en personas con osteoporosis grave, ya que los huesos frágiles pueden fracturarse cuando son forzados para vencer fuerzas excesivas[32].

PRESCRIPCIÓN DE EJERCICIO

- Empezar cada sesión con al menos 10 min de movimientos de flexibilidad con el fin de preparar el cuerpo para el próximo desafío. Además, finalizar cada sesión con al menos 10 min de enfriamiento. El calentamiento y el enfriamiento pueden ser un poco más largos que con la población general[34].
- Deben realizarse actividades cardiovasculares que soporten peso, como caminar o subir escaleras 4 a 5 días por semana a una intensidad moderada de 40-59 % de VO_{2R}. Sin embargo, una calificación de 3 a 4 en la escala de 0 a 10 RPE podría ser más apropiada para esta población. Las personas con osteoporosis deben comenzar con 20 min de actividad aeróbica y progresar gradualmente a 30-60 min.
- El entrenamiento de fuerza se debe realizar inicialmente 1-2 días no consecutivos por semana progresando luego a 2-3 días por semana. La resistencia adecuada puede variar y debe ajustarse para que las últimas 2 repeticiones sean un reto para la persona que hace ejercicio. Los principiantes deben realizar una serie de 8 a 12 repeticiones de 8 a 10 ejercicios. Continuar con 2 series en 2 semanas según la tolerancia. Aumentar la carga según lo tolerado[32].
- Las máquinas de pesas, las bandas elásticas y la calistenia son opciones efectivas y seguras. Las pesas libres también pueden ser seguras, pero tienen más riesgo porque requieren equilibrio. Las actividades sin carga de peso, como la natación y los ejercicios aeróbicos acuáticos, son beneficiosas para el sistema cardiorrespiratorio, pero no estimulan la actividad de los osteoblastos. Por tanto, no retrasarán la pérdida de minerales[35]. Las sesiones generales de ejercicio deben incluir 30-60 min de ejercicio aeróbico con pesas combinado con entrenamiento de fuerza[32].
- Los ejercicios de flexibilidad ayudan a preservar y mejorar el funcionamiento de las articulaciones, que a menudo disminuyen a causa de la osteoporosis. Las personas deben realizar ejercicios de estiramiento al igual que la población general (5-7 días por semana). Los estiramientos deben ser suaves y lentos. Para minimizar el riesgo de una fractura por compresión, evitar los estiramientos que requieren flexión espinal. Los estiramientos del pecho y de los hombros son particularmente importantes para restaurar la postura neutra. Mantener los estiramientos estáticos durante 10-30 s con 2 a 4 repeticiones cada uno.
- Las actividades funcionales, como subir escaleras o sentarse en una silla, ayudan a mejorar las actividades de la vida diaria. Por tanto, estos ejercicios funcionales se pueden realizar 2-5 días por semana. Además, las actividades de equilibrio, como pararse sobre una pierna con o sin los ojos cerrados, caminar hacia atrás, de puntillas o caminar sobre los talones, pueden ayudar a reducir el riesgo de caídas.

REFERENCIA RÁPIDA

Las personas con osteoporosis deben evitar actividades de alto impacto y movimientos bruscos que estresan excesivamente los huesos y pueden provocar fracturas. Además, no se deben hacer actividades que requieren flexión y rotación del tronco porque estos movimientos generan fuerzas de compresión que podrían fracturar las vértebras (tabla 8-5)[32].

TABLA 8-5. Actividades que las personas con osteoporosis deben evitar

- Saltar
- Trotar
- Utilizar máquinas de remo
- Hacer abdominales
- Jugar golf
- Jugar bolos
- Hacer ciertas posturas de yoga

EJERCICIOS

Las personas con osteoporosis pueden realizar diversas actividades y deben realizar ejercicio aeróbico con carga de peso para mejorar la densidad ósea de la columna vertebral y de las extremidades inferiores. Aunque caminar es el ejercicio más seguro, en realidad solo conserva una cantidad baja de masa ósea vertebral[36]. Esto se debe a que hay una correlación positiva entre el impacto y la formación ósea, por lo que parece que un mayor impacto y una mayor resistencia aumentan la actividad de los osteoblastos. De hecho, una intensidad superior al 70 % de 1-RM es más efectiva para preservar la masa ósea. Sin embargo, puesto que esta intensidad puede ser peligrosa para las personas con osteoporosis, solo debe realizarse bajo supervisión estrecha, si es que se realiza[37]. La natación, el ciclismo y los ejercicios aeróbicos acuáticos también son opciones seguras para entrenar y mejorar el funcionamiento cardiorrespiratorio; sin embargo, estresan insuficientemente los huesos y no aumentan la masa ósea ni conservan el tejido óseo existente. Bailar y subir escalones estimulan más los osteoblastos.

El entrenamiento muscular debe dirigirse al pecho, espalda, brazos, hombros y piernas. Los principiantes deben empezar con bandas de resistencia o cintas elásticas para desarrollar resistencia básica y movilidad articular. Se avanzará gradualmente en las máquinas de resistencia y se asegurará usar pesos ligeros. Puesto que las personas con osteoporosis a menudo tienen problemas posturales, generalmente tienen debilidad en los músculos de la espalda y tensión en los músculos torácicos. Evitar usar pesas libres en este grupo particular hasta que estos problemas se hayan corregido.

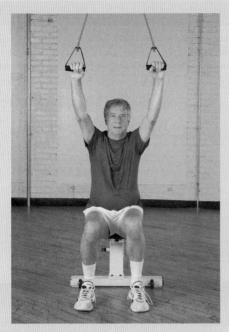
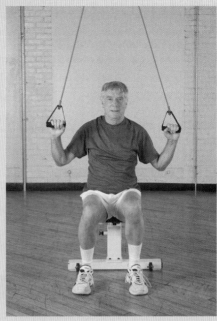

■ Fortalecimiento del dorsal ancho (fig. 8-7)

Para fortalecer los músculos de la espalda y los huesos de la columna vertebral, realizar el estiramiento lateral con bandas elásticas, cintas elásticas o una máquina especializada con un peso ligero. Mantener la columna vertebral en posición neutra, contraer los abdominales y respirar normalmente. Evitar los ejercicios de remo, ya que a menudo promueven la flexión espinal, que puede provocar fracturas por compresión. Hacer 1 a 2 series de 8 a 12 repeticiones.

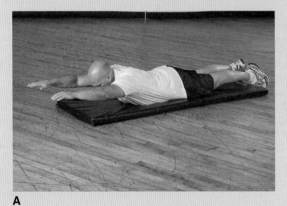
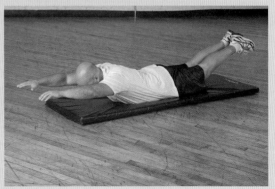

A   B

■ Fortalecimiento de la espalda (fig. 8-8)

Los ejercicios de extensión de espalda, cuando se realizan lentamente y con alineación neutra, fortalecen las vértebras y los músculos a lo largo de la columna. Esto puede mejorar la postura y el equilibrio. Tumbarse sobre el abdomen con la frente en el suelo. Extender los brazos por encima de la cabeza. Levantar la cabeza y los brazos a la vez unos centímetros del suelo como indica la imagen **A.** Mantener durante 8 s y volver a la posición inicial. Repetir. Hacer 1 a 2 series de 8 a 12 repeticiones. Una alternativa más avanzada consiste en levantar los brazos, la cabeza y las piernas durante 8 s como en la imagen **B.**

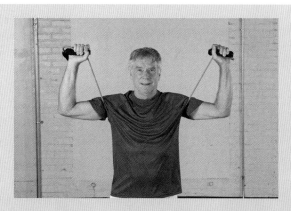
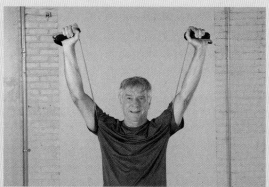

■ Prensa de hombros con cintas elásticas (fig. 8-9)

La prensa de hombros trabaja los músculos de los hombros y los brazos y mejora la capacidad de levantar artículos como la compra. Colocar la cinta alrededor de la espalda justo debajo de los omóplatos. Sostener un asa con cada mano. Sujetar la cinta hacia el centro para aumentar la resistencia. Llevar las manos al nivel de los oídos y empujar los brazos hacia arriba. Hacer una pausa. Volver lentamente al inicio y hacer 8 a 12 repeticiones. Las palmas deben mirar hacia delante.

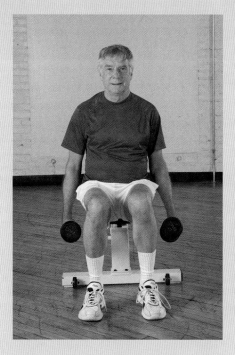
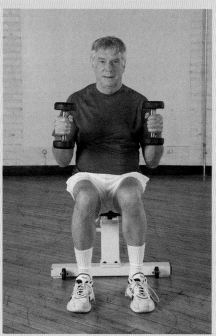

■ Flexión de bíceps con pesas ligeras (fig. 8-10)

Sentarse en un banco aguantando una pesa ligera en cada mano, los codos extendidos y las palmas de las manos hacia la línea media. Flexionar lentamente ambos codos mientras se levanta el peso. Mantener los codos hacia dentro sin presionar a los lados. Hacer una pausa mientras las pesas están levantadas. Luego, bajar el peso. Repetir 8 a 12 veces. Como variación, girar las palmas hacia adelante o hacia atrás.

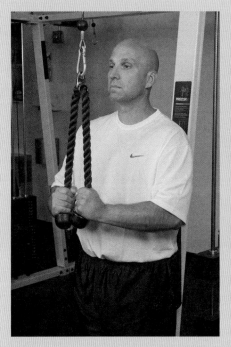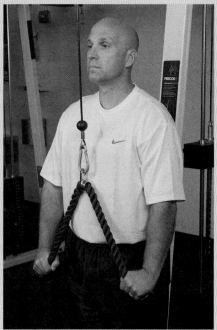

■ **Extensión de tríceps con una cuerda** (fig. 8-11)

Ponerse de pie delante de una cuerda sujeta en una máquina de cable. Mantener la columna vertebral neutra y los abdominales contraídos. Sujetar la cuerda con ambas manos. Presionarla lentamente hacia abajo. Al final del movimiento mover las manos lateralmente. Hacer una pausa. Volver al inicio y repetir 8 a 12 veces.

Para entrenar la parte inferior del cuerpo hay que hacer extensiones y flexiones de piernas en máquinas de resistencia. Fortalecer los músculos de las piernas a menudo mejora la postura y el equilibrio.

Puesto que los problemas posturales son muy habituales en esta población, las personas a menudo experimentan tensión torácica y dorsalgia. Enfatizar en los estiramientos dirigidos a estas áreas, pero evitar cualquier estiramiento que requiera una flexión hacia delante.

Las actividades adicionales para esta población especial incluyen sentarse y levantarse de una silla, caminar con un pie delante del otro, caminar de puntillas, estar de pie con una sola pierna o simplemente balancearse sobre una pelota de estabilidad. Estas actividades mejoran la capacidad funcional y el equilibrio, y reducen el riesgo de caídas. Es posible que las personas que han sido sedentarias durante largos períodos deban comenzar usando solo su peso corporal como resistencia. Puede ser adecuado que muevan sus articulaciones en un rango completo de movimiento mientras empiezan sus programas de entrenamiento, y progresar a las bandas elásticas, cintas elásticas o máquinas de pesas de acuerdo a la tolerancia.

RECOMENDACIONES PARA EL EJERCICIO EN PERSONAS CON ARTRITIS

PRUEBA DE EJERCICIO

El American College of Sports Medicine sugiere pruebas de ejercicio en personas con artritis para eva-luar la capacidad cardiorrespiratoria, el estado neuromuscular y la flexibilidad articular. Los expertos afirman que la mayoría de pacientes pueden realizar pruebas graduales sin provocar síntomas impor-tantes, pero considerando que las personas con artritis experimentan capacidades y limitaciones funcionales tan diversas, deben estar preparadas para modificar o detener la prueba si hay dolor o fatiga. La prueba está contraindicada durante la inflamación aguda. La prueba de la cinta rodante es aceptable para evaluar una afección cardiovascular en personas que pueden tolerarla, pero la cicloer-gometría de pierna o brazo generalmente es menos dolorosa y permitirá una evaluación cardiorres-piratoria más precisa. Hay que asegurarse de que los participantes hacen un calentamiento antes de la prueba y vigilar el grado de dolor durante esta. Algunas personas con artritis toleran la prue-ba de 1-RM, pero pueden estar limitadas por el dolor en las articulaciones afectadas[32].

PRESCRIPCIÓN DE EJERCICIO

Los objetivos para las personas con artritis son restaurar el rango de movimiento alrededor de las articulaciones afectadas, aumentar la fuerza muscular para estabilizar las articulaciones y mejorar el acondicionamiento cardiovascular para reducir el riesgo de enfermedad cardíaca[32,38]. Para lograr estos objetivos, estas personas básicamente pueden seguir las mismas guías de ejercicio que la población general. Es posible que necesiten una reafirmación adicional de que la actividad física no exacerbará sus síntomas, por lo que los profesionales de la salud y los entrenadores que trabajan con ellas deben estar preparados para ofrecer más aliento y apoyo.

REFERENCIA RÁPIDA

Las personas con artritis deben evitar el ejercicio durante las reactivaciones y la inflamación aguda[32].

Las sugerencias específicas incluyen lo siguiente:
- Obtener autorización de un médico, ya que las personas con artritis a menudo tienen comorbilidades.
- Evitar el ejercicio durante los brotes de artritis, ya que puede ser doloroso y promueve la inflama-ción y el daño articular.
- Considerar los medicamentos que toma esta población especial, pues algunos antiinflamatorios no esteroideos provocan sangrado del tracto digestivo que predispone a la anemia. La anemia pro-duce fatiga y debilidad muscular severas, y puede interferir con la capacidad de una persona para discernir el dolor musculoesquelético.
- Comenzar cada sesión de ejercicios con un calentamiento de 5-10 min y terminar cada sesión con un enfriamiento de 5-10 min.
- Hacer ejercicios sencillos y progresar gradualmente. Las personas con artritis a menudo han sido sedentarias durante mucho tiempo; por tanto, es probable que tengan un nivel de condición física inferior al promedio.

- Preguntar y comprobar si hay articulaciones desalineadas o inestables. Prestar especial atención a estas articulaciones durante la actividad. Estar atento a la pronación o supinación; si es excesiva, puede ser necesario usar ortesis.
- Realizar primero actividades de flexibilidad, luego ejercicios de fuerza y finalmente entrenamiento cardiovascular.
- El entrenamiento de flexibilidad reduce la rigidez, aumenta la movilidad articular y protege los tejidos circundantes. Debe realizarse a diario para lograr la mejoría óptima. Las sesiones se pueden llevar a cabo 1 o 2 veces al día. Usar un rango de movimiento sin dolor y el estiramiento estático en todos los grupos musculares principales. Mantener cada estiramiento durante 10-30 s. Repetir hasta 10 veces. Aunque los músculos probablemente se noten tensos al estirarlos, no debe haber dolor. Desarrollar el rango de movimiento, pero evitar los ejercicios de estiramiento o de hipermovilidad.
- El entrenamiento de fuerza para fortalecer los músculos de alrededor de las articulaciones debe realizarse 2-3 días por semana. Incluir máquinas de resistencia, bandas o cintas elásticas, ejercicios isométricos o pesas libres. Primero utilizar una resistencia igual al 50-60 % de 1-RM y progresar a un máximo del 10 % por semana, según se tolere, hasta el 60-80 % de 1-RM. Completar una a cuatro sesiones de 8 a 12 repeticiones por serie dirigidas a todos los grupos musculares principales[32].
- Realizar inicialmente ejercicios cardiovasculares de bajo impacto, como caminar, ejercicios en el agua o ciclismo en series de 5-10 min para acumular 20-30 min de actividad durante 3-5 días por semana. Incrementar gradualmente la duración en 5 min hasta alcanzar los 30 min (para un total de 150 min de actividad semanal). En la actualidad, la investigación no aconseja que las personas con artritis eviten actividades de alto impacto como correr, subir escaleras o actividades de parar y seguir, pero deben progresar gradualmente según su tolerancia. Algunas personas pueden desear evitar actividades de alto impacto, cambios rápidos de dirección y repeticiones excesivas de cualquier movimiento específico para proteger sus articulaciones. Caminar rápido también puede estresar gravemente las articulaciones, así que hay que vigilar la velocidad al caminar y asegurarse de que sea tolerable. Los ejercicios aeróbicos acuáticos son particularmente beneficiosos para este grupo porque flotar en el agua reduce el estrés articular y permite el movimiento a través de un rango completo de movimiento[39]. Además, mantener la temperatura del agua entre 28 °C y 31 °C hace que el ejercicio sea más tolerable y menos doloroso. Las sugerencias de intensidad son las mismas que para la población general[32].
- Incluir actividades diarias que se centren en habilidades funcionales, como sentarse y ponerse de pie y subir escaleras.
- El entrenamiento variado es importante en este grupo para evitar sobrecargar las articulaciones individuales.
- Al despertar, las personas con artritis reumatoide a menudo experimentan rigidez articular que dura horas. El entrenamiento matutino, por tanto, probablemente debería evitarse. Hay que planificar un horario de entrenamiento compatible con la ingesta de medicamentos y los patrones de síntomas.
- El descanso es tan importante como la propia sesión de ejercicio, así que hay que esperar al menos 48 h entre sesiones. Ser consciente de las limitaciones de las personas y hacer que presten atención a sus cuerpos.
- Para reducir el impacto articular, elegir zapatos estables que absorban los golpes.
- Consúltese la tabla 8-6 para conocer las condiciones para que una persona detenga el ejercicio.

REFERENCIA RÁPIDA

A medida que haya mejoras, concentrarse en aumentar la duración en lugar de la intensidad.

TABLA 8-6. Detener el ejercicio si se experimenta alguna de estas situaciones

- Fatiga inusual
- Debilidad excesiva
- Disminución del rango de movimiento
- Aumento de la inflamación articular
- Dolor después del ejercicio que dura más de 1 h

REFERENCIA RÁPIDA

El dolor articular después el ejercicio es perfectamente normal. Si el dolor persiste más de 2 h después del ejercicio, reduzca la duración y/o intensidad de la siguiente sesión de ejercicio[32].

EJERCICIOS

Para preservar y restaurar el rango de movimiento alrededor de las articulaciones afectadas, las personas con artritis deben hacer entrenamiento de flexibilidad. La mayoría puede realizar los mismos ejercicios de flexibilidad que los de la población sana. Estirar todas las articulaciones principales, incluidas rodilla, cadera, tobillo, hombro, muñeca y cuello. Evitar la hiperextensión y cualquier movimiento que cause dolor.

Durante los ejercicios de fortalecimiento, entrenar todos los músculos pero enfatizar en aquellos que rodean a la(s) articulación(es) afectada(s). Por ejemplo, si alguien presenta OA de rodilla, entrenar los músculos del muslo. Hacer que las personas realicen extensiones y flexiones de piernas con pesas ligeras o bandas de resistencia. Si las caderas están afectadas, entrenar los muslos y los glúteos para fortalecer y estabilizar el área de alrededor de la articulación de la cadera y mejorar la flexibilidad. En general, esta población puede realizar la mayoría de los ejercicios de resistencia tradicionales con pequeños ajustes en la intensidad y modificaciones por las limitaciones articulares. Enfatizar en la alineación y el movimiento neutros del cuerpo con el rango de movimiento completo *sin dolor*.

Como se ha mencionado, el ejercicio acuático se recomienda en las personas con artritis, especialmente si tienen lesiones en las caderas o las rodillas. La flotación en el agua y la temperatura cálida hacen posible ejercitar suavemente las articulaciones a través de su rango completo de movimiento sin causar estrés excesivo. Sin embargo, no estimula adecuadamente la actividad de los osteoblastos, por lo que la masa ósea no se preserva con los deportes acuáticos.

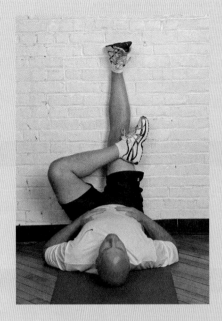

■ Estiramiento de los glúteos en una pared (fig. 8-12)

Recostarse en el suelo perpendicular a una pared con la pierna derecha extendida en la pared. Esta pierna debe estar plana contra la pared. La base de la columna vertebral debe apoyarse por completo en el suelo. Doblando la pierna izquierda, cruzarla sobre la pierna derecha (colocando el tobillo izquierdo sobre la rodilla derecha). Ajustar la posición del tobillo y la distancia entre el tronco y la pared para aumentar o disminuir la intensidad del estiramiento de los glúteos izquierdos. Mantener el estiramiento. Cambiar de lado. Para aumentar el estiramiento, empujar la rodilla izquierda hacia la pared.

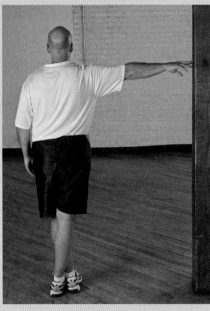
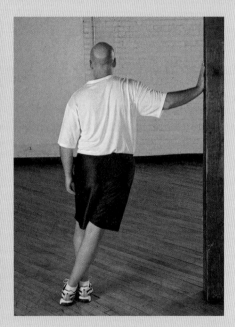

■ Estiramiento externo del muslo (fig. 8-13)

Ponerse de pie a un brazo de distancia de una pared, con la pierna derecha más cerca de la pared y tocándola con la mano derecha. Cruzar la pierna derecha por detrás de la pierna izquierda. Flexionar el codo derecho hacia la pared mientras se pone todo el peso sobre la pierna derecha. Se debe sentir un estiramiento de la cadera derecha y el muslo externo derecho. Cambiar de lado y repetir lo mismo.

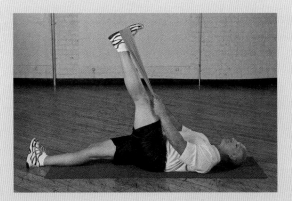

■ Estiramiento de isquiotibiales con banda elástica (fig. 8-14)

Colocarse en decúbito supino en el suelo. Poner una banda elástica por debajo del pie izquierdo y sostenerla por los extremos con ambas manos. Levantar la pierna izquierda y flexionar la cadera, de modo que esta quede perpendicular al suelo con la parte inferior del pie hacia el techo. Mantener la rodilla recta pero no bloqueada mientras tira de la banda. El estiramiento se siente en los isquiotibiales izquierdos. Repetir con la pierna derecha.

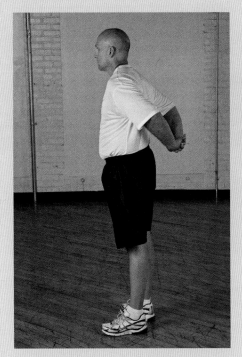

■ Estiramiento de pecho, hombro y bíceps (fig. 8-15)

Ponerse de pie con los pies separados al ancho de los hombros, manteniendo la columna vertebral en posición neutra y los abdominales contraídos. Entrelazar los dedos de las manos detrás de la espalda, con los codos un poco doblados, mientras estira los brazos. Levantar suavemente los brazos y mantener los hombros separados de las orejas. Notar el estiramiento en el pecho, los hombros y los bíceps.

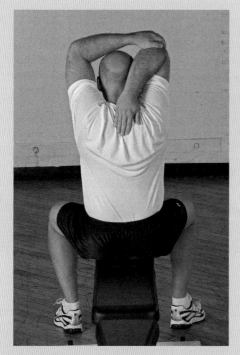

■ Estiramiento de tríceps (fig. 8-16)

Sentarse en un banco con la columna neutra, los abdominales contraídos y los pies planos en el suelo. Levantar el brazo derecho hacia el techo. Flexionar el codo y dejar caer el antebrazo hacia atrás en dirección al suelo. El codo debe apuntar hacia el techo. Agarrar la mano izquierda y colocarla sobre el codo derecho. Tirar suavemente de este para sentir el estiramiento en el tríceps derecho. Repetir con el tríceps izquierdo.

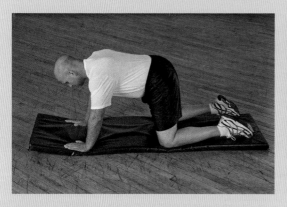 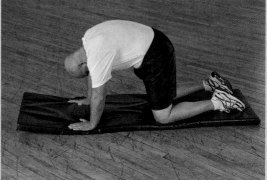

■ Estiramiento de la espalda (fig. 8-17)

Colocarse a cuatro patas con las manos separadas al ancho de los hombros, las rodillas separadas al ancho de la cadera, los abdominales contraídos y la columna vertebral en posición neutra. Contraer los abdominales como si se tirara del ombligo hacia la columna vertebral mientras arquea la espalda hacia el techo. Permitir que la cabeza y el cuello caigan naturalmente entre los brazos. Aguantar. Volver al inicio.

Consejo de cambio del estilo de vida: animar a los pacientes a conocer sus límites y a priorizar sus responsabilidades. Una vez hecho esto, pueden aprender a delegar tareas a otros si creen que alguna será demasiado difícil. En general las personas necesitan aprender a decir que «no» si consideran que decir que «sí» les abruma.

CONSIDERACIONES NUTRICIONALES

De acuerdo con el Johns Hopkins Arthritis Center, hay poca evidencia científica para confirmar una relación entre la dieta y el desarrollo o tratamiento de la artritis. De hecho, esta organización afirma que los científicos «no están más cerca de saber si los componentes alimenticios causan o curan la artritis que hace 70 años». La mayoría de las investigaciones ha examinado la influencia de las modificaciones dietéticas en la AR en lugar de otras formas de artritis. Según la evidencia actual, parece que una dieta equilibrada y variada, apropiada para la población general, también es apropiada para las personas con AR. Específicamente, las personas con AR deben equilibrar la ingesta de kilocalorías con el gasto energético para mantener un peso saludable; incluir frutas, verduras y cereales integrales, que contienen antioxidantes que ayudan a combatir la inflamación; elegir productos bajos en grasa, grasas saturadas y colesterol para mantener los lípidos séricos en niveles saludables; consumir cantidades moderadas de azúcar para evitar el aumento de peso, y beber alcohol con moderación[33,40].

Las evaluaciones dietéticas sugieren que muchas personas con AR tienen deficiencias proteicas y energéticas. La razón de esto no está clara. Quizás sea porque la inflamación crónica aumenta la tasa metabólica, por lo que este grupo realmente necesita más energía en general. Este problema puede resolverse aumentando la ingesta de kilocalorías y proteínas vegetales.

REFERENCIA RÁPIDA

La ingesta alta de proteínas en la dieta, particularmente de carnes rojas, se asocia con un riesgo elevado de desarrollar AR[41].

Otro problema nutricional está causado por los medicamentos para la artritis. Algunos interfieren con la absorción y el manejo de vitaminas y/o minerales, por lo que aquellos que toman medicamentos a largo plazo deben preguntar sobre las interacciones entre los nutrientes y los medicamentos. Las deficiencias más habituales son de ácido fólico, vitamina C, vitamina D, vitamina E, vitamina B_6, vitamina B_{12}, calcio, magnesio, zinc y selenio; por tanto, a menudo se anima a las personas con AR a tomar suplementos multivitamínicos/minerales para prevenir estas deficiencias[40,42]. Es evidente que las fuentes alimenticias son siempre las mejores, pero si la ingesta es menor que las necesidades, es seguro y efectivo administrar un suplemento que proporcione el 100% de las necesidades diarias[40].

Los investigadores están buscando los efectos de los ácidos grasos omega 3 en la AR, ya que estos actúan como antiinflamatorios. Aunque las fuentes *dietéticas* parecen ayudar a controlar la inflamación sistémica, el efecto de los *suplementos* aún no se conoce. Además, algunos suplementos de ácidos grasos son peligrosos porque provienen de la piel del pescado y pueden contener cantidades peligrosas de mercurio. Otro problema de tomar omega 3 suplementario es que los excesos prolongan el tiempo de sangrado. En consecuencia, la evidencia actual sugiere que las personas deben intentar obtener ácidos grasos omega 3 solo de fuentes dietéticas como pescado graso, semillas de lino, aceite de linaza, aceite de colza, nueces y productos de soja[43].

Las personas con hipersensibilidad a los alimentos deben evitar cualquier alimento que exacerbe los síntomas. Para determinar qué alimentos promueven los brotes, hay que eliminar totalmente los alimentos sospechosos y reintroducirlos de forma gradual a la dieta para descubrir si provocan síntomas[40].

Una gran cantidad de investigaciones respaldan la idea de que la dieta previene y ayuda a controlar la osteoporosis. Por tanto, el resto de esta sección trata las estrategias dietéticas para preservar el tejido óseo y ralentizar la tasa de pérdida ósea.

REFERENCIA RÁPIDA

Recientemente, los investigadores se han dado cuenta del efecto significativo que el microbioma humano, o la colección de microorganismos que habitan en los intestinos, tiene en los procesos inflamatorios del cuerpo. Los estudios también han demostrado que las personas pueden alterar su población de microorganismos a través de la dieta. En consecuencia, parece razonable que el microbioma intestinal pueda ser alterado para minimizar la inflamación en el cuerpo. Actualmente, los científicos están evaluando esta situación y con suerte descubrirán alimentos que ayuden a crear el ambiente intestinal óptimo para minimizar trastornos inflamatorios como la artritis[3].

VITAMINAS Y MINERALES

Varias vitaminas y minerales son necesarios para la remodelación ósea normal. Estos incluyen calcio, potasio, magnesio, cobre, zinc y vitaminas D, K, A y C. Esta sección examina aquellos que contribuyen más a la salud ósea.

Calcio y vitamina D

El calcio es la clave para el desarrollo óseo saludable porque es el componente principal de la matriz ósea. La absorción de calcio del tracto digestivo requiere vitamina D porque estimula la formación de receptores de calcio en la pared del intestino delgado. Sin receptores, el calcio de la dieta no podría absorberse y, por tanto, no estaría disponible para el cuerpo. Por esto el calcio y la vitamina D a menudo se comentan juntos. También es la razón por la cual la mayoría de los alimentos ricos en calcio están enriquecidos con vitamina D.

Algunas investigaciones sugieren que la ingesta materna de calcio y vitamina D durante el desarrollo fetal afecta a la potencial masa ósea máxima de la descendencia. De hecho, la deficiencia de calcio y vitamina D durante la gestación se correlaciona de forma positiva con una baja masa ósea y un mayor deterioro óseo posteriormente en la vida, sin importar la ingesta de la descendencia[44].

Todos los estudios coinciden en que la ingesta dietética adecuada de calcio y vitamina D durante los años de formación ósea máxima de la infancia y la adolescencia son esenciales para lograr una masa ósea máxima óptima. Al lograrla, la pérdida progresiva de hueso relacionada con la edad es menos perjudicial. Aquellos que no tienen una ingesta adecuada durante los años de formación ósea máxima no desarrollan un esqueleto sano y están predispuestos a una masa ósea inferior a la normal en la edad adulta[44-46].

La ingesta adecuada de calcio y vitamina D *después* de los años de formación ósea máxima sigue siendo importante para preservar el tejido óseo existente y retrasar el desarrollo de osteoporosis. Si la ingesta dietética es baja, el cuerpo cataboliza el tejido óseo para garantizar que los niveles séricos permanezcan dentro de los límites normales (recordar la importancia del calcio en la sangre). La tabla 8-7 indica los niveles recomendados de ingesta de calcio y vitamina D.

El calcio es abundante en la leche, productos lácteos, sardinas con espinas, brócoli, legumbres y tofu. La vitamina D, por otro lado, se encuentra de forma natural en muy pocos alimentos. Se añade a la leche, cereal enriquecido y a los productos de soja, y se encuentra de forma natural en el salmón, el atún y la caballa. Se encuentra en cantidades más pequeñas en el hígado, el queso y la yema de huevo. Aunque el cuerpo no puede producir calcio, sí *puede* producir vitamina D con la exposición a

TABLA 8-7. Ingesta recomendada de calcio y vitamina D

Edad	Ingesta recomendada de calcio (DDR; mg/día)	Ingesta recomendada de vitamina D (DDR; μg/día)
1-3	700	15
4-8	1 000	15
9-18	1 300	15
19-50	1 000	15
51-70	1 000	15
>70	1 200	20
Mujeres embarazadas	1 000	15

la radiación solar UV. Con tan solo 10-15 min de exposición solar 2-3 días por semana se estimula la producción de vitamina D lo suficiente para cumplir con las necesidades básicas[47]. Tener en cuenta que el protector solar no solo protege la piel del daño de los rayos UV, sino que también limita la capacidad del cuerpo para activar la vitamina D. Por tanto, la exposición debe hacerse en ausencia de bloqueador solar, lo que también aumenta el riesgo de quemaduras solares y cáncer de piel.

Las mujeres rara vez satisfacen sus necesidades de calcio y vitamina D y, dado que suelen tener una masa ósea máxima más baja que los hombres, tienen mayor riesgo de presentar debilidad ósea. Por tanto, algunas autoridades recomiendan 1 500 mg de calcio al día para las mujeres posmenopáusicas que no toman terapia de reemplazo hormonal.

REFERENCIA RÁPIDA

El nivel máximo tolerable para el consumo de calcio es de 2 500 mg al día. La ingesta superior a este nivel suele causar estreñimiento y cálculos urinarios. También interfiere con la absorción de otros minerales. El nivel máximo tolerable para el consumo de vitamina D es de 50 μg al día. Los síntomas de la ingesta excesiva son aumento de los niveles séricos de calcio, calcificación de tejidos blandos y micción frecuente.

Aproximadamente el 70% de la población desarrolla intolerancia a la lactosa con la edad. Ocurre cuando una persona produce lactasa insuficiente, la enzima necesaria para descomponer los carbohidratos primarios en productos lácteos. La persona promedio intolerante a la lactosa solo produce el 5-10% de la cantidad de lactasa producida por la persona promedio.

Sin lactasa, la lactosa permanece en el intestino delgado donde atrae el agua. A medida que el intestino delgado se llena con exceso de agua, desarrolla calambres e hinchazón. Además, las bacterias del tracto gastrointestinal digieren el azúcar de la leche cuyos subproductos son gas y ácido. La acumulación de gas causa más cólicos y episodios frecuentes de flatulencia, que pueden volverse incómodos.

Además de las molestias físicas, la intolerancia a la lactosa también promueve la deficiencia de calcio y vitamina D. Puesto que los productos lácteos son las principales fuentes de calcio y vitamina D, las personas intolerantes a la lactosa que evitan estos productos pueden perder rápidamente masa ósea si no consumen otros alimentos ricos en calcio y vitamina D. Recordar que mantener el calcio sérico es fundamental, así que si falta una fuente dietética, el cuerpo descompone los huesos para reponer los niveles séricos. Esto aumenta el riesgo de osteoporosis.

Potasio y magnesio

Los estudios indican que los niveles adecuados de potasio sérico promueven la retención renal de calcio. Por tanto, el potasio afecta indirectamente a la masa ósea al limitar la excreción de calcio. De hecho, los niveles normales de potasio sérico inhiben la liberación de la hormona paratiroidea de las glándulas paratiroides, que a su vez controla la actividad osteoclástica[46].

Aunque no contribuye tan significativamente a la estructura ósea como el calcio, el magnesio también es un componente de la matriz ósea. De hecho, el 60% del suministro total de magnesio del cuerpo se almacena en el hueso. Por tanto, las personas con una ingesta insuficiente de magnesio en la dieta suelen tener menos masa ósea que aquellas con una ingesta normal de magnesio. El magnesio también ayuda a transportar el calcio y el potasio a través de las membranas celulares, por lo que equilibra los niveles intracelulares y extracelulares de estos iones. Además, la glándula hipófisis, que controla muchas otras glándulas del cuerpo, requiere magnesio para funcionar de forma correcta. Sin magnesio, la hipófisis pierde cierto control sobre otras glándulas, lo que indirectamente causa mayor resorción ósea[1,46].

Vitamina C

Entre sus muchas funciones, la vitamina C es necesaria para la síntesis de colágeno, una proteína estructural que forma un 25% del tejido óseo. Sin el colágeno adecuado, los huesos se vuelven débiles, malformados y dolorosos, y aumenta el riesgo de fractura.

Sodio

Parece plausible que una alta ingesta de sodio en la dieta contribuya indirectamente a la pérdida ósea, pues a medida que aumenta esta ingesta, aumenta la excreción renal de calcio. Si el calcio no se reemplaza mediante la dieta, sus niveles séricos disminuyen cuanto más calcio se escapa a través de la orina. Si los niveles de calcio disminuyen, se liberan hormonas para estimular los osteoclastos e inhibir los osteoblastos en un esfuerzo por restaurar los niveles séricos.

Algunos estudios indican que las dietas altas en sal no afectan los niveles séricos de calcio en los adultos sanos, *siempre que la ingesta de calcio sea adecuada*. En otras palabras, aunque la excreción de calcio aumenta con las dietas altas en sal, este aumento no afecta a la estructura ósea si una ingesta dietética adecuada reemplaza la pérdida de calcio[48,49]. Por otro lado, un estudio a gran escala en el que mujeres posmenopáusicas consumieron dietas altas en sodio encontró un aumento de la excreción de calcio seguido de una mayor tasa de reemplazo óseo. Esto sugiere que una dieta con alto contenido de sodio promueve la pérdida ósea. (Este estudio no mencionó si la ingesta de calcio en la dieta fue adecuada o no[46,49].)

En general, la relación real entre la ingesta de sodio y la pérdida ósea sigue siendo controvertida[46,49-51]. Un hallazgo consistente es que una ingesta alta en sal junto con el aumento de la ingesta de potasio proveniente de frutas y verduras limita la descomposición ósea y la excreción de calcio, por lo que quizás los suplementos de potasio pueden disminuir la tasa de pérdida ósea asociada con una dieta alta en sal[46,51].

Vitamina A

La vitamina A es necesaria para que los osteoclastos descompongan el tejido óseo[46]. Tener en cuenta que la resorción ósea es esencial para la remodelación porque el tejido óseo viejo debe retirarse para dejar paso al tejido óseo nuevo y más saludable. La dosis diaria recomendada de vitamina A difiere en hombres y mujeres. Los hombres requieren 900 µg al día, mientras que las mujeres 700 µg al día. El consumo excesivo podría promover la pérdida ósea por sobreestimulación de los osteoclastos. Por tanto, se sugiere un nivel máximo de 3000 µg al día para evitar este y otros síntomas de toxicidad por vitamina A.

PROTEÍNAS, CARBOHIDRATOS Y GRASAS

Las proteínas tienen funciones tan diversas que el cuerpo no podría funcionar de forma óptima sin un suministro continuo y adecuado. Las proteínas forman estructuras, actúan como enzimas, regulan el equilibrio de líquidos y ácido-base, y participan en el transporte.

La proteína colágeno forma la base del tejido óseo. Como se ha mencionado, el hueso se vuelve débil, quebradizo y susceptible a fracturas cuando hay deficiencia de colágeno. Por tanto, es necesario un consumo de proteínas adecuado para asegurar una buena disponibilidad de colágeno durante la remodelación ósea.

Las enzimas, catalizadores que facilitan las reacciones químicas, también son necesarias para cada paso del proceso de remodelación. Con el suministro proteico inadecuado, la disponibilidad enzimática disminuye y las reacciones se ralentizan. Además, también parece haber una interacción directa entre las proteínas y el calcio de la dieta; sin embargo, aún se desconoce si las proteínas mejoran o dificultan el manejo del calcio.

La disponibilidad de proteínas también afecta indirectamente la masa ósea. Si la ingesta dietética de proteínas disminuye, el cuerpo sacrifica el músculo para asegurar un suministro adecuado. A medida que disminuye la masa muscular, la participación en la actividad física disminuye, de manera que los huesos ya no están sujetos a las tensiones mecánicas que necesitan para mantenerse sanos y fuertes. En última instancia, esto perjudica el depósito óseo, mejora la resorción ósea y promueve la pérdida ósea.

La dosis diaria recomendada de proteínas se enumera en la tabla 8-8. Otra forma de calcular la necesidad diaria de proteínas consiste en multiplicar el peso en kilogramos por 0,8 g de proteínas al día. Esta ingesta parece suficiente para satisfacer las necesidades de la mayoría de los adultos; sin embargo, las personas activas pueden necesitar más. Además, algunas investigaciones sugieren que 0,8 g de proteínas al día podrían no proteger adecuadamente contra la osteoporosis[52].

En la actualidad, la investigación evalúa los efectos de diferentes cantidades de proteína en la integridad del tejido óseo. Los estudios a corto plazo han demostrado una correlación positiva entre la ingesta *excesiva* de proteínas y un aumento de la excreción de calcio hasta del 50%. También han relacionado las dietas con alto contenido proteico con la disminución de la masa ósea. Otros estudios sugieren una correlación positiva entre la *baja* ingesta de proteínas y el riesgo de pérdida ósea y fractura en varios grupos, de manera que también la escasez de proteínas afecta negativamente a la estructura ósea.

Además, la *fuente* de proteínas también parece afectar a la salud ósea. Varios estudios encontraron que las fuentes animales de proteínas se correlacionan negativamente con una fractura ósea[46,53,54]. Sin embargo, Weikert y cols. encontraron que las fuentes vegetales de proteínas preservan el tejido óseo más que las fuentes animales. Aparentemente, el efecto exacto de la ingesta anómala de proteínas en la formación ósea saludable varía según el nivel de ingesta real y la fuente, por lo que se necesita más investigación antes de obtener conclusiones. Hay que recomendar una ingesta adecuada de proteínas, particularmente en adultos mayores que con frecuencia tienen deficiencias nutricionales.

Los efectos de los carbohidratos y las grasas en el tejido óseo no se han investigado a fondo; por tanto, se sugiere que las personas con trastornos óseos y articulares sigan las mismas recomendaciones que la población general. Los carbohidratos deben constituir el 45-65% de la ingesta diaria total de kilocalorías. La ingesta recomendada sugiere un *mínimo* de 130 g al día para satisfacer las necesidades básicas. Las grasas deben comprender el 20-35% de la ingesta diaria total de kilocalorías, con un máximo del 10% de grasas saturadas y grasas trans. Los resultados de un estudio demostraron una correlación positiva entre la ingesta de grasas saturadas en la dieta y un nivel de masa ósea baja, particularmente en hombres, por lo que el cumplimiento de las pautas generales puede prevenir la pérdida ósea[55].

TABLA 8-8. Dosis diaria recomendada de proteínas

Edad	Ingesta recomendada (g/día)
Hombres > 19	56
Mujeres > 19	46
Mujeres embarazadas	+ 25

CONSUMO DE TABACO Y ALCOHOL

Ni los cigarrillos ni el alcohol son nutrientes; sin embargo, el tabaquismo y el consumo excesivo de alcohol dañan el tejido óseo, por lo que deben mencionarse[56,57]. En todos los grupos de edad y niveles de actividad física, los fumadores tienen una masa ósea más baja que los no fumadores. ¿Por qué? En primer lugar, los fumadores suelen tener deficiencia de vitamina D, un factor que disminuye la absorción de calcio en el tracto gastrointestinal. Además, sus niveles séricos de cisteína, aminoácido necesario para la síntesis de colágeno, son bajos, por lo que la tasa de formación de hueso nuevo disminuye al no haber colágeno disponible para la estructura. Asimismo, los niveles de homocisteína de los fumadores son elevados, lo que parece estimular la actividad osteoclástica que disminuye aún más la masa ósea[56]. Además, las mujeres que fuman tienen un 40-50 % más de riesgo de sufrir una fractura de cadera, y desde que se produce la fractura, particularmente en adultos mayores, se asocia con mayor morbilidad y mortalidad, por lo que se aconseja dejar de fumar. En general, los componentes de los cigarrillos privan a las células del cuerpo, incluyendo a las células óseas, del oxígeno necesario para el funcionamiento, crecimiento, reparación y división celular normales; por tanto, afectan a todas las células del cuerpo. Afortunadamente, el cuerpo humano es resistente, por lo que la mayor parte del daño causado por el consumo de tabaco se revierte cuando se deja de fumar.

El consumo moderado de alcohol, definido como 1 a 2 bebidas alcohólicas al día, no tiene efectos perjudiciales sobre el hueso[46,58,59]. Algunos estudios incluso sugieren que el consumo moderado de alcohol se asocia con una tasa más baja de pérdida ósea[46]. Sin embargo, el consumo excesivo se correlaciona con una mala salud ósea por varias razones. Primero, aumenta el riesgo de caída porque altera los centros de equilibrio y control del cerebro. Esto incrementa la probabilidad de fracturas, sobre todo en aquellos con masa ósea baja. En segundo lugar, el alcohol actúa como diurético y aumenta la pérdida de líquidos. Junto con estos se pierden varios electrólitos, incluyendo el calcio. Además, el alcohol interfiere con la capacidad del hígado para producir las enzimas necesarias para la activación de la vitamina D. Sin vitamina D, el tracto digestivo no puede absorber el calcio de la dieta. Dado que el calcio es un componente principal de la matriz ósea, su deficiencia produce una masa ósea insuficiente. El alcohol también puede dañar el páncreas, un órgano que genera la mayoría de las enzimas necesarias para la digestión en el intestino delgado. Sin estas enzimas, los alimentos no se descomponen completamente, de manera que no hay acceso a los nutrientes. Además, el alcohol inhibe la actividad de los osteoblastos, por lo que disminuye la tasa de depósito óseo. También mejora la actividad de los osteoclastos, por lo que se acelera la descomposición ósea. Por último, el consumo excesivo de alcohol interfiere con los niveles hormonales normales de tal manera que promueve la pérdida ósea. Por ejemplo, aumenta los niveles de hormona paratiroidea, una hormona que estimula los osteoclastos e inhibe los osteoblastos. El alcohol también reduce las concentraciones séricas de testosterona y estrógenos en hombres y mujeres, respectivamente. En una sección anterior se ha explicado cómo los niveles hormonales bajos afectan negativamente a la salud ósea. Su consumo excesivo también se correlaciona positivamente con los niveles de cortisol, una hormona que disminuye la actividad de los osteoblastos y aumenta la actividad osteoclástica. Los altos niveles de cortisol, por tanto, aumentan la tasa de pérdida ósea, lo que promueve el desarrollo de osteoporosis[47,60].

SUPLEMENTOS

Como con la mayoría de otras poblaciones, las personas con trastornos óseos y articulares deben esforzarse por lograr una nutrición adecuada a través de la dieta en lugar de suplementos. Sin embargo, en quienes no pueden consumir suficientes alimentos ricos en calcio para satisfacer sus necesidades diarias, podría ser necesario administrar suplementos (500-1 200 mg/día). Es preferible un suplemento de calcio individual, en lugar de uno con multivitaminas/minerales, pues contienen muy poco calcio. La mayoría de los suplementos de calcio individuales contiene entre 250 y 1 000 mg de calcio por dosis, pero hay que leer la etiqueta para estar seguro. Los antiácidos y los caramelos masticables contienen carbonato de calcio que en realidad solo tiene un 40 % de calcio. Otras fuentes pueden contener

TABLA 8-9. Consejos para aumentar la ingesta dietética de vitamina D

- Consumir frutas, vegetales y cereales enteros variados para promover la salud general
- Añadir cereales enriquecidos con vitamina D en la dieta
- Consumir leche descremada o baja en grasas enriquecidas con vitamina D
- Agregar yogur y zumo de naranja enriquecidos con vitamina D a la dieta
- Aumentar la ingesta dietética de pescado como salmón, atún y caballa; son naturalmente ricos en vitamina D
- Incluir una porción ocasional de hígado o huevos en la dieta; contienen de forma natural pequeñas cantidades de vitamina D
- Usar margarina enriquecida con vitamina D en lugar de mantequilla

Fuente: Institutos Nacionales de Salud. www.nih.gov

citrato de calcio, que solo contiene un 21% de calcio. Si la fuente es el lactato, solo el 13% es calcio. Es mejor tomar dosis más pequeñas varias veces al día en lugar de una sola dosis alta a la vez porque el tracto digestivo maneja y absorbe cantidades ≤ 500 mg a la vez mejor que las dosis más grandes. Las dosis más pequeñas también disminuyen el riesgo de estreñimiento, gases e hinchazón, que a menudo acompañan a las dosis más grandes.

Algunos suplementos de calcio están hechos de conchas de ostras, piedra caliza o harina de huesos. Hay que tener cuidado porque a menudo contienen plomo, un metal pesado que se acumula en la sangre y las células, y puede causar daños neurológicos irreversibles, problemas cardíacos y renales.

Debido a que la vitamina D se encuentra en muy pocos alimentos, a veces se recomiendan suplementos de vitamina D para adultos mayores y para cualquier otra persona que no se exponga regularmente al sol. El consumo bajo de vitamina D se asocia con fractura de cadera, pero los suplementos de vitamina D (hasta 800 UI/día) junto con los de calcio reducen significativamente este riesgo en personas de edad avanzada[46]. Los National Institutes of Health sugieren complementar la dieta con 700-800 UI de vitamina D y 500-1 200 mg de calcio para disminuir el riesgo de fracturas y la pérdida ósea en personas mayores de 62 años. Consúltese la tabla 8-9 para obtener consejos sobre cómo aumentar la ingesta dietética de vitamina D.

RESUMEN

Aunque antes se pensaba que era perjudicial que las personas con osteoporosis o artritis preexistentes hicieran ejercicio, ahora se reconoce como un complemento seguro y beneficioso para el tratamiento tradicional. En aquellas con osteoporosis, el ejercicio previene una mayor pérdida ósea e incluso podría formar masa ósea si la intensidad es adecuada. Incluso si la masa ósea no aumenta, el ejercicio reduce el riesgo general de enfermedad cardíaca, accidente cerebrovascular, diabetes, presión arterial alta y otras enfermedades. Para personas con artritis, el ejercicio preserva o restaura el funcionamiento normal de las articulaciones y, por tanto, aumenta la capacidad funcional. Además, mejora la estabilidad articular y reduce la inflamación y el dolor. De hecho, el ejercicio es el único tratamiento para la OA que alivia el dolor tanto como los medicamentos.

ESTUDIO DEL CASO 1

Pamela es una mujer de 65 años con sobrepeso que presenta osteoporosis leve y OA en su muñeca izquierda. No tiene artritis en otras articulaciones y le gustaría comenzar un programa de ejercicios.
- ¿Cómo se abordaría a esta persona?
- ¿Qué información se necesitaría antes de empezar?
- ¿Cuáles son algunas expectativas y objetivos realistas para ella?
- ¿Qué consejo nutricional se le puede ofrecer?

ESTUDIO DEL CASO 2

Paul es un ejecutivo de 35 años que está muy ocupado con su trabajo, pero ha logrado jugar tenis al menos 3 días a la semana desde que tenía poco más de 20 años. Hace unos 6 meses se dio cuenta de que tenía fatiga generalizada y persistente junto con dolor, hinchazón y rigidez global en rodillas y codos. Estos síntomas han provocado que dejara el tenis y otras actividades durante más de 1 mes. Finalmente decidió ver a su médico para tratar de averiguar exactamente qué estaba pasando. Este le diagnosticó artritis reumatoide y lo animó a comenzar un programa de ejercicios.

- ¿Podría Paul beneficiarse del ejercicio regular? ¿Por qué sí o no?
- Si aceptara trabajar con Paul, ¿qué tipo de ejercicios se le deberían proponer? Explicar los parámetros incluyendo frecuencia, duración, etc.
- ¿Cuáles son algunos de los beneficios que Paul podría experimentar con el ejercicio regular? ¿Hay alguna situación en la que se aconsejaría a Paul que evitara el ejercicio?

PENSAMIENTO CRÍTICO

1. ¿Qué hormonas afectan a la remodelación ósea? Discutir sus acciones.
2. ¿Cómo afectan la dieta y el ejercicio a la masa ósea?
3. Enumerar y explicar algunos de los cambios óseos relacionados con la edad.
4. ¿Cuáles son algunos factores que determinan el rango de movimiento de una articulación? Explicarlos.
5. Describir el desarrollo de la OA. ¿Qué factores contribuyen? ¿Qué se puede hacer para prevenirla?
6. Describir la artritis reumatoide. ¿Qué factores contribuyen? ¿Qué se puede hacer para reducir los síntomas?
7. ¿Cuáles son algunas de las precauciones necesarias cuando se trabaja con esta población especial? Enumerar varios beneficios del ejercicio.
8. Explicar por qué la ingesta de calcio sigue siendo necesaria para aquellos que han superado sus años de formación ósea. Describir el papel de la vitamina D en este proceso.
9. ¿Cómo afecta el tabaco a la integridad ósea?
10. Explicar el papel de las proteínas en la estructura ósea.

BIBLIOGRAFÍA

1. National Osteoporosis Foundation. www.nof.org
2. Centers for Disease Control. www.cdc.gov
3. Davey RA, Findlay DM. Calcitonin: physiology or fantasy? *J Bone Miner Res* 2013;28(5):973–979.
4. Falahati-Nini A, Riggs B, Atkinson E, et al. Relative contributions of testosterone and estrogen in regulating bone resorption and formation in normal elderly men. *J Clin Invest* 2000;106:1553–1560.
5. Leder B, LeBlanc K, Schoenfeld D, et al. Differential effects of androgens and estrogens on bone turnover in normal men. *J Clin Endocrinol Metab* 2003;88:204–210.
6. Szulc P, Marchand F, Duboeuf F, et al. Cross-sectional assessment of age-related bone loss in men: the MINOS study. *Bone* 2000;26:123–129.
7. Bass S, Pearce G, Bradney M, et al. Exercise before puberty may confer residual benefits in bone density in adulthood: studies in active prepubertal and retired gymnasts. *J Bone Miner Res* 1998;13(3):500–507.
8. Bonjour J, Theintz G, Law F, et al. Peak bone mass. *Osteoporos Int* 1994;4(Suppl 1):7–13.
9. Hamell J, Knutzen K. Biomechanical Basis of Human Movement. 2nd Ed. Baltimore: Lippincott Williams & Wilkins, 2003.
10. Pool A, Axford J. The effects of exercise on the hormonal and immune systems in rheumatoid arthritis. *Rheumatology* 2001;40:610–614.
11. Stenstrom C, Minor M. Evidence for the benefit of aerobic and strengthening exercise in rheumatoid arthritis. *Arthritis Rheum* 2003;49(3):428–434.

12. Kettunen J, Kujala U. Exercise therapy for people with rheumatoid arthritis and osteoarthritis. *Scand J Med Sci Sports* 2004;14(3):138–142.
13. Hughes S, Seymour R, Campbell R, et al. Impact of the fit and strong intervention on older adults with osteoarthritis. *Gerontologist* 2004;44(2):217–228.
14. Bergstrom I, Landgren B, Brinck J, et al. Physical training preserves bone mineral density in postmenopausal women with forearm fractures and low bone mineral density. *Osteoporos Int* 2008;19(2):177–183.
15. Zechnacker C, Bemis-Dougherty A. Effect of weighted exercises on bone mineral density in post menopausal women: a systematic review. *J Geriatr Phys Ther* 2007;30(2):79–88.
16. Huntoon E, Schmidt C, Mehrsheed S. Significantly fewer refractures after vertebroplasty in patients who engage in back-extensor-strengthening exercises. *Mayo Clin Proc* 2008;83(1):54–57.
17. Jan M, Lin J, Liau J, et al. Investigation of clinical effects of high- and low-resistance training for patients with knee osteoarthritis: a randomized controlled trial. *Phys Ther* 2008;88(4):427–436.
18. Metsios G, Stavropoulos-Kalinoglou A, Veldhuijzen van Zanten J, et al. Rheumatoid arthritis, cardiovascular disease and physical exercise: a systematic review. *Rheumatology* 2008;47(3):239–248.
19. Resnick B. Managing arthritis with exercise. *Geriatr Nurs* 2001;22(3):143–150.
20. Christie A, Jamtvedt G, Thuve Dahm K, et al. Effectiveness of nonpharmacological and nonsurgical interventions for patients with rheumatoid arthritis: an overview of systematic reviews. *Phys Ther* 2007;87(12):1697–2013.
21. Moe R, Haavardsholm E, Christie A, et al. Effectiveness of nonpharmacological and nonsurgical interventions for hip osteoarthritis: an umbrella review of high-quality systematic reviews. *Phys Ther* 2007;87(12):1716–1727.
22. Young C, Weeks B, Bech B. Simple, novel physical activity maintains proximal femur bone mineral density, and improves muscle strength and balance in sedentary, postmenopausal Caucasian women. *Osteoporos Int* 2007;1(10):1379–1387.
23. Koster A, Patel K, Visser M, et al. Joint effects of adiposity and physical activity on incident mobility limitation in older adults. *J Am Geriatr Soc* 2008;56(4):636.
24. Dalbeth N, Arroll B. Commentary: controversies in NICE guidance on osteoarthritis. *Br Med J* 2008;336:504.
25. de Jong O, Hopman-Rock M, Tak E, et al. An implementation study of two evidence-based exercise and health education programs for older adults with osteoarthritis of the knee and hip. *Health Educ Res* 2004;19(3):316–325.
26. Jamtvedt G, Dahm K, Christie A, et al. Physical therapy interventions for patients with osteoarthritis of the knee: an overview of systematic reviews. *Phys Ther* 2008;88(1):123–131.
27. Cox R, Thomas T, Hinton P, et al. Effects of acute bouts of aerobic exercise of varied intensity on subjective mood experiences in women of different age groups across time. *J Sport Behav* 2006;29(1):40–58.
28. Elavsky S, McAuley E. Physical activity and mental health outcomes during menopause: a randomized controlled trial. *Ann Behav Med* 2007;33(2):132.
29. Knubben K, Reischies F, Adli M, et al. A randomised, controlled study on the effects of a short-term endurance training programme in patients with major depression. *Br J Sports Med* 2007;41(1):29.
30. Lee M, Pittler M, Ernst E. Tai chi for rheumatoid arthritis: systematic review. *Rheumatology* 2007;46(11):1648–1651.
31. Sarsan A, Ardic F, Ozgen M, et al. The effects of aerobic and resistance exercises in obese women. *Clin Rehabil* 2006;20(9):773.
32. American College of Sports Medicine. ACSM's Guidelines for Exercise Testing and Prescription. 10th Ed. Philadelphia: Wolters Kluwer, 2018;298:345–347.
33. Arthritis Foundation. www.arthritis.org
34. Ashe M. Exercise prescription. *J Am Acad Orthop Surg* 2004;12(1):21–27.
35. Mayo Clinic. www.mayoclinic.com
36. Brooke-Wavell K, Jones P, Hardman AE, et al. Commencing, continuing, and stopping brisk walking: effects on bone mineral density, quantitative ultrasound of bone and markers of bone metabolism in postmenopausal women. *Osteoporos Int* 2001;12:581–587.
37. Nelson M, Fiatarone M, Morganti C, et al. Effects of high-intensity strength training on multiple risk factors for osteoporosis fractures: a randomized controlled trial. *JAMA* 1994;272:1909–1914.
38. Ettinger W, Burns R, Messier S, et al. A randomized trial comparing aerobic exercise and resistance exercise with a health education program in older adults with knee osteoarthritis. The Fitness Arthritis and Seniors Trial (FAST). *JAMA* 1997;277(1):25–31.
39. Minor M, Hewett J, Webel R, et al. Efficacy of physical conditioning exercise in patients with rheumatoid arthritis and osteoarthritis. *Arthritis Rheum* 1989;32(11): 1396–1405.
40. The Johns Hopkins Arthritis Center. www.hopkins-arthritis.org
41. Tufts University. Cut the red meat to reduce rheumatoid arthritis risk. *Tufts Univ Health Nutr Lett* 2005;23(1):8.
42. Bae S, Kim S, Sung M, et al. Inadequate antioxidant nutrient intake and altered plasma antioxidant status of rheumatoid arthritis patients. *J Am Coll Nutr* 2003;22:311–315.
43. Tufts University. Anti-inflammatory eating. *Tufts Univ Health Nutr Lett* 2004;21(12):4–6.
44. Cooper C, Westlake S, Harvey N, et al. Review: developmental origins of osteoporotic fracture. *Osteoporos Int* 2006;17(3):337.
45. Swanenburg J, Douwe de Bruin E, Stauffacher M, et al. Effects of exercise and nutrition on postural balance and risk of falling in elderly people with decreased bone mineral density: randomized controlled trial pilot study. *Clin Rehabil* 2007;21(6):523–534.
46. Tucker K. Dietary intake and bone status with aging. *Curr Pharm Des* 2003;9(32):2687.
47. National Institutes of Health. www.nih.gov
48. Natri A, Karkkainen M, Ruusunen M, et al. A 7-week reduction in salt intake does not contribute to markers

of bone metabolism in young healthy subjects. *Eur J Clin Nutr* 2005;59(3):311–313.

49. Teucher B, Dainty JR, Spinks CA, et al. Sodium and bone health: impact of moderately high and low salt intakes on calcium metabolism in postmenopausal women. *J Bone Miner Res* 2008;23(9):1477–1485.

50. Atkinson S, Ward W. Clinical nutrition: 2. The role of nutrition in the prevention and treatment of adult osteoporosis. *CMAJ* 2001;165(11):1511–1514.

51. Burger H, Grobbee D, Drueke T. Osteoporosis and salt intake. *Nutr Metab Cardiovasc Dis* 2000;10(1):46–53.

52. Bonjour JP. Protein intake and bone health. *Int J Vitam Nutr Res* 2011;81(2–3):134–142.

53. Budek A, Hoppe C, Ingstrup H, et al. Dietary protein intake and bone mineral content in adolescents—The Copenhagen Cohort Study. *Osteoporos Int* 2007;18(12):1661–1667.

54. Weikert C, Walter D, Hoffmann K, et al. The relation between dietary protein, calcium and bone health in women: results from the EPIC-potsdam cohort. *Ann Nutr Metab* 2005;49(5):312.

55. Corwin R, Hartman T, Maczuga S, et al. Dietary saturated fat intake is inversely associated with bone density in humans: analysis of NHANES III1,2. *J Nutr* 2006;136(1):159–164.

56. Baines M, Kredan M, Davison A, et al. The association between cysteine, bone turnover, and low bone mass. *Calcif Tissue Int* 2007;81(6):450–454.

57. Naves M, Diaz-Lopez J, Gomez C, et al. Prevalence of osteoporosis in men and determinants of changes in bone mass in a non-selected Spanish population. *Osteoporos Int* 2005;16(6):603.

58. McClung B. Reducing your risk of osteoporosis. *Nurs Manage* 2001;Suppl.:4–5, 8.

59. Williams F. The effect of moderate alcohol consumption on bone mineral density: a study of female twins. *Ann Rheum Dis* 2005;64(2):309–310. doi: 10.1136/ard.2004.022269.

60. National Institute on Alcohol Abuse and Alcoholism. www.niaaa.nih.gov

61. Maslowski KM, Mackay CR. Diet, gut microbiota, and immune responses. *Nat Immunol* 2011;12(1):5–9.

LECTURAS SUGERIDAS

Arthritis Foundation website. www.arthritis.org

Martin M. Exercise for Better Bones: The Complete Guide to Safe and Effective Exercises for Osteoporosis. Kamajojo Press, 2015.

National Institute of Arthritis and Musculoskeletal and Skin Disease. www.niams.nih.gov

Sanson G. The Myth of Osteoporosis. Ann Arbor, MI: MCD Century Publications, 2011.

Shlotzhauer TL. Living with Rheumatoid Arthritis. 3rd Ed. Baltimore Johns Hopkins Press, 2014.

9 | EJERCICIO PARA PERSONAS CON DIABETES

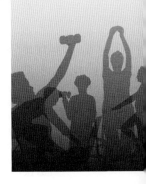

Según las estadísticas de la American Diabetes Association (ADA), el 9,4% de la población estadounidense, o cerca de 30,3 millones de adultos y niños, tienen diabetes. Puesto que ciertos grupos étnicos tienen mayor riesgo de desarrollar diabetes, deben ser conscientes de los indicadores (tabla 9-1). El diagnóstico es el primer paso crucial para prevenir muchas complicaciones asociadas a la diabetes pero, lamentablemente, solo 23,1 millones saben que tienen diabetes. Los 7,2 millones restantes lo desconocen por completo y, por tanto, tienen mayor riesgo de desarrollar daño orgánico a largo plazo.

Una condición denominada «prediabetes» afecta además a 84,1 millones de personas en EE.UU. y se asocia con un mayor riesgo de enfermedades cardíacas y accidente cerebrovascular. También conocida como intolerancia a la glucosa, la prediabetes se produce cuando una persona no cumple exactamente los criterios para presentar diabetes, pero aun así tiene niveles de glucosa sérica crónicos más altos de lo normal. Aquellos clasificados con prediabetes tienden a desarrollar diabetes tipo 2 los 10 años siguientes.

Los médicos suelen utilizar una de las tres pruebas para diagnosticar diabetes[1,2]. La glucosa sérica en ayunas (GSA) es la prueba más fácil de realizar. Es necesario que el paciente se abstenga de comer al menos durante 8 h y después se mide la glucosa sérica. Un valor normal para la glucosa sérica bajo estas condiciones es ≤99 mg/dl. Un valor de 100-125 mg/dl sugiere prediabetes, mientras que una medida ≥126 mg/dl indica diabetes. Un médico suele realizar esta prueba al menos dos veces antes de confirmar el diagnóstico.

La prueba de tolerancia oral a la glucosa (TOG) no es tan conveniente como la prueba GSA, pero es mucho más fiable. Al igual que la prueba de GSA, requiere 8 h de ayuno seguido de una medición de glucosa sérica. Después de esta evaluación inicial el paciente debe consumir líquido que contenga 75 g de glucosa. Luego el médico mide de nuevo los niveles de glucosa sérica 2 h después de la ingestión para determinar si hay diabetes o prediabetes. Un valor normal de glucosa sérica 2 h después de consumir la bebida azucarada es ≤139 mg/dl. Un valor de 140-199 mg/dl sugiere prediabetes, mientras que una medida de ≥200 mg/dl indica diabetes. Así como con la prueba de GSA, el médico realiza esta prueba al menos dos veces antes de confirmar diabetes.

La prueba aleatoria de glucosa sérica (PAG), que es efectiva para determinar diabetes pero no es fiable para la prediabetes, mide los niveles de glucosa sérica sin requerir un período de ayuno.

TABLA 9-1. Prevalencia de diabetes en varios grupos étnicos, 2013-2015

Nativos de Alaska/indios americanos	14,9% hombres; 15,3% mujeres
Afroamericanos no hispanos	12,2% hombres; 13,2% mujeres
Hispanoamericanos	12,6% hombres; 11,7% mujeres
Estadounidenses no hispanos	8,1% hombres; 6,8% mujeres

Fuente: Centers for Disease Control. cdc.gov/diabetes/pdfs/data/statistics/national-diabetes-statistics-report.pdf.

Un valor ≥200 mg/dl sugiere diabetes si el paciente también se queja de micción frecuente, sed intensa y pérdida de peso inexplicable. Para confirmar el diagnóstico, un médico generalmente realiza la PAG combinada con GSA o TOG.

La prueba A1C es otro método de diagnóstico de diabetes que mide el nivel promedio de glucosa sérica en los últimos 2-3 meses. Un valor menor del 5,7 % se considera normal; del 5,7-6,4 % es prediabetes, y ≥6,5 % se considera diabetes[3].

Las personas a quienes se les diagnostica diabetes deben mantenerse alerta por las complicaciones asociadas, como hipertensión, cardiopatía, accidente cerebrovascular, daño hepático, **retinopatía, neuropatía, nefropatía** y problemas circulatorios que a menudo requieren amputación. Además, las personas con diabetes son con frecuencia más susceptibles a la artritis reumatoide y a enfermedades respiratorias como la gripe y la neumonía[2,4]. Debido a los efectos devastadores de la diabetes en todo el organismo, son esenciales el diagnóstico y el tratamiento tempranos para disminuir el deterioro. El tratamiento de la diabetes requiere una planificación cuidadosa para garantizar una vida larga y saludable. Este capítulo aborda cómo el ejercicio y la dieta mejoran el resultado de las personas que viven con diabetes.

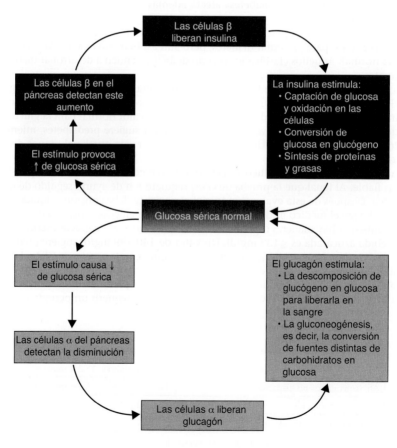

FIGURA 9-1 ■ Asa de retroalimentación negativa de la insulina y el glucagón.

CAMBIOS ANATÓMICOS Y FISIOLÓGICOS

El páncreas está compuesto por dos tipos diferentes de tejidos. Las células *exocrinas*, dispuestas en grupos denominados acinos, que tienen un papel importante en la digestión, pues producen la mayoría de las enzimas necesarias para descomponer los carbohidratos, proteínas y grasas antes de su absorción. Además, liberan bicarbonato para neutralizar el contenido ácido que se desplaza hacia el intestino delgado desde el estómago, pues las enzimas pancreáticas no pueden funcionar de manera efectiva con un pH bajo.

Las células *endocrinas*, dispuestas en islotes de Langerhans o islotes pancreáticos, producen hormonas que mantienen los niveles de glucosa sérica en **homeostasis.** Los niveles de glucosa sérica se mantienen dentro de límites estrechos para asegurar que las células del cuerpo reciban un suministro continuo. Los islotes pancreáticos, que constituyen solo el 1-2% del número total de células pancreáticas, controlan y regulan estrechamente la glucosa sérica a través de un proceso llamado **retroalimentación negativa** (fig. 9-1). Los niveles de glucosa sérica son fundamentales porque la mayoría de las células del cuerpo prefieren la glucosa como combustible. Los islotes pancreáticos contienen varios tipos de células que permiten realizar esta tarea. Las dos células pancreáticas más importantes son las células α y las células β. Las primeras producen la hormona **glucagón,** mientras que las segundas producen la hormona **insulina.** Las células α liberan glucagón cuando los niveles de glucosa sérica disminuyen como ocurre entre comidas. El glucagón viaja al hígado, el único órgano con receptores de glucagón, donde pone en marcha una serie de eventos que hacen que los niveles de glucosa sérica vuelvan a la normalidad. Estos eventos incluyen **glucogenólisis, gluconeogénesis, lipólisis,** la absorción de aminoácidos en los hepatocitos y la formación de cuerpos cetónicos. La glucogenólisis y la gluconeogénesis aumentan directamente las concentraciones de glucosa sérica. La glucogenóli-

Retinopatía: enfermedad que afecta a la retina ocular. Ocurre cuando la glucosa sérica elevada daña los vasos sanguíneos pequeños como los que irrigan al ojo. Esta lesión puede llegar a causar ceguera. La retinopatía afecta hasta el 80% de las personas que han tenido diabetes durante 15 años o más.

Neuropatía: cualquier enfermedad del sistema nervioso. Los síntomas incluyen hormigueo, entumecimiento, dolor, hinchazón o debilidad, típicamente en las extremidades.

Nefropatía: trastorno renal progresivo que daña las unidades estructurales de los riñones.

Homeostasis: estado que existe cuando el ambiente interno del cuerpo se mantiene en condiciones óptimas para el funcionamiento. Los desequilibrios homeostáticos crónicos causan enfermedades. Mediante la retroalimentación negativa, el cuerpo tiene la capacidad de mantener las condiciones internas estables a pesar de un cambio constante en el ambiente externo. Los niveles de glucosa sérica, la temperatura corporal, los niveles de pH en sangre y la presión arterial son ejemplos de condiciones mantenidas con la homeostasis.

Retroalimentación negativa: mecanismo utilizado para mantener la homeostasis que involucra receptores, un centro de control y efectores. Los receptores monitorizan continuamente las condiciones internas y envían información al centro de control, que establece un punto umbral para cualquier condición específica. Este punto umbral es el rango en el que el cuerpo funciona de manera óptima. Si el centro de control detecta una desviación del punto umbral, activa efectores para restaurar las condiciones normales. Tan pronto como las condiciones son normales, los efectores se inhiben.

Glucagón: hormona producida por las células α del páncreas. Estimula la liberación de glucosa sérica en el hígado.

Insulina: hormona producida por las células β del páncreas. Facilita el movimiento de glucosa en el hígado y las células musculares.

Glucogenólisis: descomposición del glucógeno y la posterior liberación de glucosa sérica.

Gluconeogénesis: la formación de glucosa a partir de fuentes distintas de carbohidratos como aminoácidos, ácido láctico, glicerol y piruvato.

Lipólisis: descomposición de las grasas y liberación de ácidos grasos en la sangre.

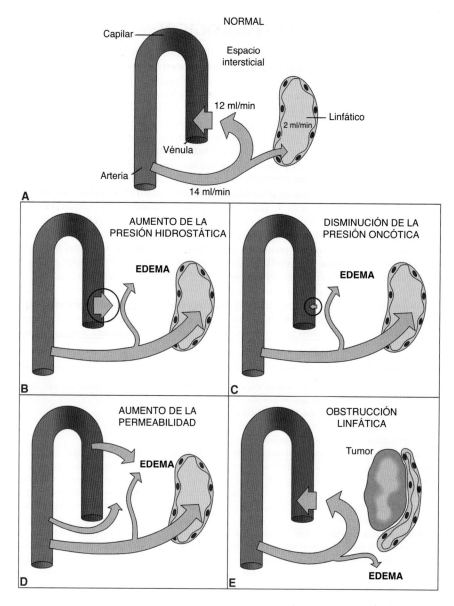

FIGURA 9-2 ■ **A.** Mecanismos de formación del edema. **B.** El aumento de la presión hidrostática fuerza el exceso de líquidos fuera de los vasos sanguíneos. **C.** La disminución de la presión oncótica atrae pequeñas cantidades de líquido hacia los vasos sanguíneos. **D.** El aumento de la permeabilidad de los vasos permite que salga más líquido de los vasos sanguíneos. **E.** Los vasos linfáticos obstruidos impiden el movimiento de líquidos de los espacios tisulares hacia el sistema linfático para regresar al torrente sanguíneo. (Reimpreso de Rubin E, Farber JL. Pathology. 3rd Ed. Philadelphia: Lippincott Williams & Wilkins, 1999, con autorización.)

sis ocurre cuando el hígado descompone y libera la glucosa que ha almacenado en la sangre para que otras células del cuerpo puedan utilizarla. Simultáneamente, el hígado convierte ciertos aminoácidos en glucosa cada vez que disminuye su reserva de **glucógeno**. Si la demanda de glucosa continúa, cada vez más aminoácidos se trasladan al hígado para continuar con la gluconeogénesis. La síntesis y liberación de cuerpos cetónicos en la sangre realmente tienen un efecto ahorrador de glucosa. Cuando las necesidades energéticas son altas, tanto el músculo esquelético como el cardíaco utilizan fácilmente los cuerpos cetónicos como combustible. Estos se forman a partir de la descomposición incompleta de los ácidos grasos, causada por el ayuno, dietas bajas en carbohidratos, ejercicio prolongado y diabetes mellitus tipo 1 descontrolada. Al dar a las células musculares una alternativa a la glucosa, el hígado libera glucosa circulante para las células que dependen únicamente de la glucosa (como las neuronas).

Las células β del páncreas producen y liberan insulina en respuesta al aumento de la glucosa sérica. Los niveles de glucosa suelen aumentar relativamente rápido tras una comida rica en carbohidratos. A medida que el sistema digestivo descompone los carbohidratos en subunidades más pequeñas, muchas de las cuales son moléculas de glucosa, esta entra en la sangre y viaja al hígado y a otros órganos. Esencialmente, las células β pancreáticas detectan el aumento de los niveles de glucosa sérica y responden liberando insulina. Los niveles de insulina suelen alcanzar su punto máximo en los 45 min posteriores a una comida[5]. La insulina circulante se une a los receptores del hígado y a las células musculares para abrir canales que permiten la entrada de glucosa. Si las demandas energéticas son altas, las células convierten inmediatamente la glucosa en una forma de energía utilizable **(trifosfato de adenosina [ATP])** y la usan para alimentar los procesos celulares. Si las demandas energéticas son bajas, las células almacenan glucosa en forma de glucógeno a través del proceso de **glucogénesis**. A medida que los niveles de glucosa sérica se normalizan, típicamente entre 2 h y 4 h después de una comida, las células β responden disminuyendo la liberación de insulina. Sin embargo, el problema surge, si la insulina es incapaz de unirse a sus receptores o si es insuficiente. En estos casos, la glucosa sérica alcanza niveles demasiado altos porque no puede entrar en la mayoría de las células del cuerpo sin la acción de la insulina. Las células nerviosas y hepáticas son las excepciones, pues la glucosa entra libremente en ellas. En los casos en que los niveles de glucosa sérica aumentan a pesar de la presencia de insulina, el páncreas continúa produciendo y liberando insulina adicional en un intento de corregir el aumento de los niveles de glucosa sérica. Eventualmente, esto produce exceso de insulina sérica que promueve el desarrollo de resistencia a la insulina, hipertensión, aumento de la retención de sodio con el consecuente **edema** (fig. 9-2), niveles elevados de **homocisteína** y posiblemente osteoporosis.

Curiosamente, otros estímulos además de las fluctuaciones de glucosa sérica promueven la liberación de glucagón e insulina. Por ejemplo, las células β liberan insulina en respuesta al aumento de los niveles de ácidos grasos en la sangre; la presencia de ciertas hormonas del intestino delgado durante la

---

Glucógeno: forma de almacenamiento de glucosa. El hígado convierte su glucógeno nuevamente en glucosa y luego libera la glucosa en la sangre para mantener niveles normales entre comidas.

Trifosfato de adenosina (ATP): molécula de alta energía utilizada para la mayoría de los procesos celulares. La energía de carbohidratos, proteínas y grasas debe almacenarse dentro de moléculas de ATP para ser utilizada por las células del cuerpo.

Glucogénesis: formación de glucógeno en las células musculares y hepáticas.

Edema: acumulación de líquido en los espacios intercelulares. Provoca hinchazón acompañada de dolor, disminución del rango de movimiento e incomodidad.

Homocisteína: aminoácido que se encuentra libre en la sangre. Se forma a partir del aminoácido metionina cuando pierde un grupo metilo. El cuerpo generalmente reconvierte la homocisteína en metionina, o la altera para formar el aminoácido cisteína. La sangre suele contener bajos los niveles de homocisteína. Los niveles altos se asocian con mayor riesgo de enfermedad cardíaca, accidente cerebrovascular y defectos de nacimiento.

TABLA 9-2. Efectos de la insulina en las células musculares, hepáticas y grasas

- Estimula la absorción de glucosa en las células musculares, hepatocitos y adipocitos
- Estimula la **glucogénesis** en el hígado y las células musculares
- Inhibe la glucogenólisis en el hígado y las células musculares
- Estimula la absorción de aminoácidos en las células musculares y hepáticas
- Estimula el transporte de ácidos grasos y la formación de triglicéridos en los adipocitos y hepatocitos
- Estimula la síntesis de proteínas en todas las células a la vez que inhibe la descomposición de proteínas
- Inhibe la lipólisis
- Mejora el uso de glucosa en la respiración celular estimulando las enzimas glucolíticas

digestión, y la ingesta de grandes cantidades del aminoácido arginina. Las células α liberan glucagón cuando los niveles séricos de ácidos grasos disminuyen y cuando se consumen grandes cantidades de arginina en ausencia de suficientes carbohidratos. ¿Por qué el páncreas liberaría insulina *y* glucagón en respuesta a la presencia de arginina? Considerar una situación en la que una persona toma una comida con alto contenido en proteínas y bajo en carbohidratos, y recordar que una de las acciones de la insulina es estimular la síntesis de proteínas. Una comida rica en proteínas proporciona aminoácidos para la síntesis de proteínas, por lo que se libera insulina para facilitar este proceso. La arginina, en particular, provoca una gran liberación de insulina. Sin embargo, puesto que la insulina estimula de forma simultánea la absorción de glucosa, podrían producirse con rapidez niveles peligrosamente bajos de glucosa sérica si la ingesta dietética es insuficiente. Las células α, por tanto, liberan glucagón para estimular la normalización de los niveles de glucosa sérica con el propio suministro hepático. La tabla 9-2 proporciona un resumen de los efectos de la insulina en las células musculares, hepáticas y grasas.

REFERENCIA RÁPIDA

La glucosa monosacárida es la fuente de energía preferida para la mayoría de las células del cuerpo. De hecho, es la única fuente que utilizan ciertas células nerviosas. Se puede utilizar para crear energía tanto aeróbica como anaeróbica y es necesaria para que el cuerpo queme grasas de forma eficiente. Cuando no hay suficiente glucosa disponible, el cuerpo descompone de manera incompleta los ácidos grasos y produce cuerpos cetónicos como subproductos. El exceso de cuerpos cetónicos altera el metabolismo normal como se discute más adelante.

En general, la diabetes se produce cuando los niveles de glucosa sérica en el cuerpo están crónicamente elevados, una condición conocida como **hiperglucemia.** La glucosa suele acumularse en la sangre por la producción inadecuada de insulina o insensibilidad a la acción de la insulina. En cualquier caso, los niveles de glucosa sérica aumentan a niveles peligrosos.

Las dos formas principales de diabetes son la diabetes mellitus tipo 1 y 2. La diabetes tipo 1, la menos habitual, es un trastorno autoinmune en el que el sistema inmunitario del cuerpo destruye las células β-pancreáticas. A medida que disminuye el número de células β, la producción de insulina baja y finalmente se detiene. Esto evita el transporte de glucosa a las células y, en última instancia, produce un exceso de glucosa sérica. Los síntomas incluyen sensación de hambre extrema a pesar del consumo normal, debilidad sistémica y grave, y pérdida de peso. Debido al daño en las células β, los diabéticos tipo 1 deben aplicarse insulina **exógena** para que sus células accedan a la glucosa.

La diabetes tipo 2, que representa un 90 % de todos los casos de diabetes, todavía no se conoce tan bien como la de tipo 1. El páncreas de un diabético tipo 2 generalmente continúa produciendo insulina. De hecho, a menudo lo hace en cantidades mayores de lo normal. Sin embargo, a veces, la cantidad de insulina es inadecuada para satisfacer las demandas. En cualquier caso, las células del hígado y el músculo no responden a la insulina como podría esperarse. En consecuencia, los niveles de glucosa sérica aumentan a medida que las células son obligadas a buscar otras fuentes de combustible.

DESTACADO   Hiperglucemia

La hiperglucemia ocurre cuando los niveles de glucosa sérica están constantemente elevados porque el cuerpo no produce insulina suficiente o es resistente a los efectos de la insulina. Aunque es poco común en las personas sin diabetes, *puede* desarrollarse en estas personas bajo ciertas condiciones. Los síntomas de hiperglucemia leve son sudoración, temblor, taquicardia, hambre, micción frecuente y aumento de la sed. El aumento de la producción de orina y la sed excesiva son el resultado del gran volumen de agua perdida a medida que los riñones filtran una mayor cantidad de glucosa. Normalmente, los túbulos renales absorben el 100 % de la glucosa filtrada; sin embargo, cuando entran cantidades excesivas en el filtrado, los túbulos no pueden mantener el ritmo. En consecuencia, la glucosa se convierte en un componente de la orina, una condición llamada glucosuria. Una concentración alta de glucosa en el filtrado y la orina crea una presión osmótica que extrae agua de los vasos sanguíneos renales. Esto aumenta tanto el volumen como la frecuencia de micción. También causa deshidratación y sed crónica. Además de estos síntomas leves, la hiperglucemia severa causa síntomas neurológicos como confusión, desorientación y debilidad. Los casos extremos pueden incluso causar convulsiones, coma o muerte[6].

En los diabéticos, la hiperglucemia puede provocar **cetoacidosis**, que se desarrolla de la siguiente manera: *1)* los niveles de glucosa sérica aumentan después de una comida; *2)* la liberación de insulina es insuficiente o ineficaz; *3)* las células del cuerpo no pueden acceder a la glucosa para usarla como combustible, entonces se acumula en la sangre, y *4)* las células se ven obligadas a utilizar ácidos grasos como combustible. Durante la oxidación de los ácidos grasos se forman cuerpos cetónicos. El cuerpo puede manejar niveles normales de cetonas, ya que muchas células las utilizan como fuente de energía. Sin embargo, cuando la producción excede la eliminación se desarrollan problemas. En primer lugar, los riñones excretan el exceso de cuerpos cetónicos en la orina, y estos cuerpos a menudo llevan iones como sodio y potasio junto con ellos. El exceso y la pérdida crónica de estos iones pueden promover desequilibrios electrolíticos potencialmente mortales. En segundo lugar, algunos cuerpos cetónicos son cetoácidos. La acumulación descontrolada de cetoácidos en la sangre disminuye el pH sérico. Si este pH es demasiado bajo, las reacciones químicas esenciales para la vida no se producen con la velocidad apropiada. Además, un pH bajo destruye la estructura de muchas proteínas y, dado que la estructura determina la función, las proteínas con alteraciones físicas no pueden llevar a cabo sus tareas. Los síntomas de cetoacidosis son disnea, aliento afrutado, boca seca y náuseas.

De acuerdo con la ADA, las causas frecuentes de hiperglucemia en los diabéticos incluyen la inyección insuficiente de insulina antes de una comida o la ingesta inadecuada de alimentos. Además, los diabéticos expuestos al virus de la gripe u otras infecciones a menudo tienen exceso de cetoácidos séricos. Cualquier persona con sospecha de cetoacidosis debería buscar atención médica inmediata.

Hiperglucemia: afección definida por niveles de glucosa sérica crónicamente elevados, incluso durante los estados de ayuno. La hiperglucemia ocasional en ausencia de un diagnóstico formal de diabetes generalmente sugiere su aparición.

Exógeno: procedente del exterior del cuerpo.

Cetoacidosis: una afección que se produce cuando el cuerpo se ve obligado a usar ácidos grasos como combustible porque la glucosa no está disponible. Los subproductos de la oxidación de ácidos grasos son los cuerpos cetónicos, muchos de los cuales son cetoácidos. Normalmente, los niveles de cetoácidos séricos son bajos porque los riñones filtran la mayor parte de ellos. Cuando se producen en exceso, como sucede cuando el cuerpo depende de los ácidos grasos para obtener el combustible, los cetoácidos se acumulan en la sangre y disminuyen el pH. Esta condición interfiere de forma drástica con el metabolismo.

TABLA 9-3. Factores de riesgo para diabetes

Diabetes tipo 1	Diabetes tipo 2
Antecedentes familiares de diabetes tipo 1; un niño con un padre o hermano con diabetes tipo 1 tiene un riesgo de diabetes del 2-6%	Antecedentes familiares de diabetes (ya sea un padre o un hermano)
Antecedentes personales o familiares de enfermedades autoinmunes como enfermedad celíaca	Tener sobrepeso u obesidad; el 85% de todos los diabéticos tipo 2 tienen sobrepeso
Exposición a la leche de vaca antes del primer año	Historia de diabetes gestacional o parto de un recién nacido con un peso ≥ 4,5 kg
Cese de la lactancia antes de los 3 meses de edad	HDL < 35 mg/dl o triglicéridos > 250 mg/dl
Exposición temprana a ciertos virus, incluida la rubéola, Epstein-Barr y Coxsackie B	Presión arterial de 140/90 mm Hg o mayor

Datos de Pi-Sunyer F. How effective are lifestyle changes in the prevention of type 2 diabetes mellitus? *Nutr Rev* 2007;65(3):101-110; Wyatt L, Ferrance R. The musculoskeletal effects of diabetes mellitus. *J Can Chiropractic Assoc* 2006;50(1):43-50.

El primer paso en el desarrollo de la diabetes tipo 2 es la resistencia a la insulina, que se produce cuando la unión a la insulina no permite la entrada de glucosa en las células o cuando la insulina no puede unirse físicamente a los receptores. A medida que la glucosa se acumula en la sangre, las células β tienen un efecto de compensación al producir y liberar cantidades cada vez más grandes de insulina, sin resultado. La glucosa continúa acumulándose, lo que causa hiperglucemia. Eventualmente, la alta demanda impuesta en las células β en realidad puede destruirlas, por lo que el diabético tipo 2 podría tener que depender de insulina exógena. La tabla 9-3 muestra los factores de riesgo asociados con la diabetes tipo 1 y 2.

REFERENCIA RÁPIDA

De acuerdo con la International Diabetes Federation, las personas con síndrome metabólico tienen un riesgo cinco veces mayor de desarrollar diabetes que aquellas sin este diagnóstico. Véanse los capítulos 6 y 7 para obtener más información sobre el síndrome metabólico.

Como se ha mencionado, la diabetes está asociada con complicaciones adicionales, que incluyen hipertensión, enfermedad cardíaca, accidente cerebrovascular, daño hepático, retinopatía, neuropatía, nefropatía y mala circulación (tabla 9-4). La mayoría de estas ocurren debido a los cambios vasculares experimentados por los diabéticos, ya que el endotelio de los vasos sanguíneos está dañado (fig. 9-3).

TABLA 9-4. Complicaciones asociadas con la diabetes

- Cardiopatía, accidente cerebrovascular e hipertensión
- Ceguera
- Trastornos del sistema nervioso
- Amputación
- Problemas del embarazo
- Infección respiratoria
- Enfermedad de las encías

Datos disponibles del sitio web de Centers for Disease Control sobre diabetes, www.cdc.gov/diabetes.

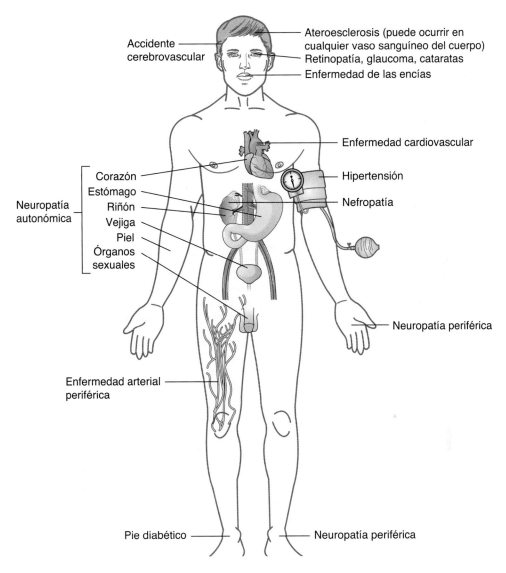

Accidente cerebrovascular

Ateroesclerosis (puede ocurrir en cualquier vaso sanguíneo del cuerpo)
Retinopatía, glaucoma, cataratas
Enfermedad de las encías

Enfermedad cardiovascular

Corazón
Estómago
Riñón
Vejiga
Piel
Órganos sexuales

Neuropatía autonómica

Hipertensión

Nefropatía

Neuropatía periférica

Enfermedad arterial periférica

Pie diabético

Neuropatía periférica

FIGURA 9-3 ■ Impacto de las complicaciones de la diabetes en las funciones corporales. (Reimpreso de Atchison B, Dirette D. Conditions in Occupational Therapy. 4th Ed. Philadelphia: Lippincott Williams & Wilkins, 2011; Fig. 11-2, con autorización.)

La hipertensión se desarrolla a medida que los niveles elevados de glucosa sérica destruyen las paredes de los vasos sanguíneos. Los vasos dañados desarrollan placas que eventualmente se endurecen, una condición llamada ateroesclerosis. Esto desencadena un ciclo de episodios que mantiene la hipertensión porque las arterias endurecidas tienen una luz muy estrecha sometida a una presión creciente por la acción de bombeo del corazón. La hipertensión crónica aumenta el riesgo de enfermedad arterial coronaria, insuficiencia cardíaca, accidente cerebrovascular y enfermedad vascular periférica. Esta última, o el endurecimiento de las arterias en las extremidades inferiores, restringe

TABLA 9-5. Funciones del hígado

- Almacena el exceso de glucosa como glucógeno
- Libera glucosa en la sangre cuando los niveles séricos disminuyen
- Lleva a cabo la gluconeogénesis
- Almacena grasa
- Convierte amoníaco en urea
- Detoxifica sustancias nocivas como drogas y alcohol
- Almacena vitaminas (como A, D, E, K y B_{12}) y minerales (como hierro y cobre)
- Produce bilis para la emulsificación de grasas

el flujo sanguíneo en las piernas y, por tanto, impone demandas extremas en el corazón. Esta carga aumenta aún más la presión arterial. La hipertensión puede romper los vasos sanguíneos poco flexibles que irrigan el corazón o el cerebro. Además, la mala circulación en las extremidades inferiores podría llevar a una amputación, pues las células y los tejidos mueren por la ausencia del suministro adecuado de nutrientes y oxígeno.

Según la ADA, los diabéticos tienen el doble de riesgo de enfermedad cardíaca y accidente cerebrovascular que las personas sin diabetes. El número de muertes por enfermedad cardíaca en mujeres diabéticas ha aumentado el 23 % en los últimos 30 años, a pesar de que la tasa entre las mujeres no diabéticas ha bajado un 27 %. Aunque la tasa de muertes relacionadas con las enfermedades cardíacas en hombres diabéticos en realidad ha disminuido un 13 % en las últimas tres décadas, esta tasa de disminución no coincide con la reducción del 36 % que han experimentado los hombres sin diabetes. La hiperglucemia no solo daña los vasos sanguíneos, sino también las células del músculo cardíaco. Esto a menudo produce latidos cardíacos irregulares, edema tisular y fatiga severa, ya que el corazón no puede realizar su trabajo de forma efectiva. Si los vasos sanguíneos que irrigan el corazón o el cerebro se debilitan o se rompen, se produce un infarto de miocardio o un accidente cerebrovascular.

La diabetes aumenta el riesgo de hígado graso no alcohólico, una condición caracterizada por la acumulación de grasa en el tejido hepático. El hígado graso no alcohólico leve no parece dañar el funcionamiento hepático; sin embargo, la forma más avanzada puede causar inflamación crónica, formación de tejido fibroso o incluso cirrosis. Aunque es poco frecuente, el tipo avanzado puede ser mortal, considerando las diversas funciones que realiza el hígado (tabla 9-5). Los investigadores no entienden muy bien la relación exacta entre la diabetes y los problemas hepáticos. ¿La diabetes precede a la enfermedad hepática, o la enfermedad hepática promueve la diabetes? Al menos un estudio muestra que la hiperinsulinemia interfiere en la oxidación de ácidos grasos en los hepatocitos. Esto promueve una acumulación de triglicéridos en estas células, que luego desencadena la inflamación y la fibrosis subsecuente[7]. Los investigadores tampoco están seguros del papel de la diabetes en el desarrollo del cáncer hepático, aunque algunos estudios han notado una relación entre ambos[8-10].

La retinopatía, la neuropatía y la nefropatía son complicaciones adicionales para los diabéticos. ¿Por qué? Debido a que la hiperglucemia daña los vasos sanguíneos pequeños, de manera que los vasos que irrigan los ojos, los nervios y los riñones son vulnerables. La **angiopatía** es un término general que se refiere a enfermedades de los vasos sanguíneos. Las dos formas de angiopatía son **macroangiopatía** y **microangiopatía.** En la *macroangiopatía,* los depósitos de grasa y coágulos sanguíneos se adhieren a las paredes de los vasos, lo que restringe el flujo sanguíneo. En la *microangiopatía,* las paredes de los vasos sanguíneos más pequeños se debilitan y pierden proteínas en el espacio circundante. Esto ralentiza el transporte de sangre a las células del cuerpo y las priva de oxígeno y nutrientes necesarios.

La retinopatía, que ocurre cuando se desarrollan lesiones en los vasos sanguíneos pequeños que irrigan la retina ocular, produce ceguera en muchos diabéticos (fig. 9-4). La sangre se filtra de estos vasos permeables y se acumula alrededor de la frágil retina. A medida que se interrumpe la irrigación sanguínea a las células de la retina, con frecuencia se desarrollan nuevos vasos sanguíneos para intentar compensar. Estos nuevos vasos pueden estimular la formación de tejido cicatricial en la superficie de la retina, una afección que promueve el desprendimiento de retina.

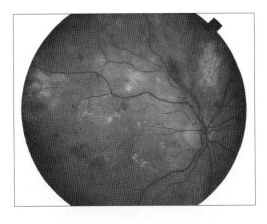

FIGURA 9-4 ■ Hemorragia retiniana con retinopatía diabética subyacente. (Reimpreso de Tasman W, Jaeger E. The Wills Eye Hospital Atlas of Clinical Ophthalmology. 2nd Ed. Philadelphia: Lippincott Williams & Wilkins, 2001, con autorización.)

Por desgracia, los nuevos vasos son permeables al igual que los preexistentes, de modo que la presión por la acumulación de líquido finalmente mata las células y altera la visión[11]. El 50% de las personas que han tenido diabetes durante al menos 10 años desarrollan cierto grado de retinopatía. Ese porcentaje aumenta al 80% en aquellos que han tenido diabetes durante al menos 15 años.

De acuerdo con el National Diabetes Information Clearinghouse, más del 50% de los diabéticos tiene alguna forma de neuropatía, incluso en ausencia de síntomas. Una neuropatía es un trastorno nervioso que a menudo produce dolor, entumecimiento, hormigueo, debilidad, atrofia muscular y pérdida de la sensibilidad en manos, brazos, pies y piernas. De hecho, casi el 30% de los diabéticos mayores de 40 años carecen al menos de cierta sensibilidad en los pies. Las causas de la neuropatía probablemente son la hiperglucemia crónica, niveles bajos de insulina, niveles anormales de lípidos séricos, daño en los nervios propios de los vasos sanguíneos y trastornos autoinmunes que atacan los nervios. El daño ocurre con lentitud y a menudo no muestra síntomas evidentes, por lo que las neuropatías con frecuencia parecen desarrollarse de la nada. Cuando se presentan, los síntomas reales varían según los nervios afectados. El tratamiento implica un control estricto de la glucosa sérica, un cuidado estricto de los pies para verificar si hay heridas persistentes, dejar de fumar, pues el tabaquismo exacerba los problemas de los pies, y tomar analgésicos para controlar las molestias.

Las dos formas de neuropatía son la **neuropatía periférica** y la **neuropatía autonómica**. Las personas que sufren neuropatía periférica suelen tener problemas importantes en los pies. Por consiguiente, deben usar calzado protector con soporte y amortiguación adecuados. Es crucial seleccionar un calcetín sin costuras y con soporte. Las costuras a menudo causan fricción en la piel que promueve las ampollas o úlceras por presión, dos condiciones que los diabéticos deben evitar por su mala cicatrización. Además, un buen calcetín para diabéticos a menudo se extiende hasta la rodilla para evitar

Angiopatía: daño o enfermedad de las arterias, capilares o venas.

Macroangiopatía: afecta a los vasos sanguíneos más grandes. La grasa y los coágulos se acumulan en las paredes de los vasos más grandes y restringen el flujo sanguíneo.

Microangiopatía: daño en los vasos sanguíneos muy pequeños. Suele aparecer cuando las paredes de los capilares se engrosan y se vuelven permeables.

Neuropatía periférica: daño que suele producirse en los nervios que inervan las extremidades. Por tanto, los efectos a menudo se desarrollan en los pies; es muy doloroso en las etapas iniciales. Finalmente produce pérdida de la sensibilidad en las zonas afectadas.

Neuropatía autonómica: daño en los nervios que controlan el músculo cardíaco y liso. Está causada por hiperglucemia crónica. A menudo causa problemas de presión arterial, alteración de la motilidad del tracto digestivo e impotencia sexual.

la acumulación de sangre en la pierna y favorecer el retorno venoso al corazón. Los calcetines deben ser absorbentes para evitar el crecimiento de hongos y suficientemente calientes para estimular la circulación. Los diabéticos con neuropatía periférica también deben revisarse los pies a diario y de forma regular para descartar lesiones. Puesto que los diabéticos a menudo pierden la sensibilidad en sus pies, tienen riesgo de desarrollar infecciones graves por ampollas, cortes o contusiones menores que no se han detectado. El grado de neuropatía periférica determina el tipo de actividad que una persona diabética puede realizar de forma segura. Aquellos que tienen enfermedad vascular periférica con neuropatía periférica pueden presentar **claudicación intermitente** durante la actividad. Si esto ocurre, hay que detener la actividad o cambiarla a una de menor impacto hasta que el dolor disminuya.

La neuropatía autonómica daña los nervios que inervan los órganos internos, como los del sistema urinario, digestivo, cardiovascular y reproductivo. Si los nervios que inervan el corazón se ven afectados, se altera la presión arterial y la frecuencia cardíaca. Por tanto, los pacientes a menudo pueden tener tanto hipertensión como hipotensión. Además, la termorregulación se ve afectada a medida que el enfriamiento por radiación se vuelve menos efectivo; en consecuencia, la hidratación adecuada es crucial. Los síntomas específicos de la neuropatía autonómica dependen de los nervios afectados, pero a menudo incluyen mareo, estreñimiento, diarrea, impotencia e incontinencia.

La ADA estima que el 20-30 % de los diabéticos sufren cierto grado de nefropatía. La nefropatía es una afectación progresiva que destruye lentamente los vasos sanguíneos que irrigan los riñones. A menudo conduce a la enfermedad renal en etapa terminal (ERT). En 2014, el 50 % de todos los casos de insuficiencia renal se atribuyeron a la diabetes[12].

La nefropatía daña las nefronas microscópicas que se encuentran en los riñones. Para comprender cuán devastadora es esta afección, hay que considerar el funcionamiento básico del riñón. Cada riñón contiene más de un millón de centros de filtrado y de procesamiento denominados **nefronas.** Una nefrona está formada por un corpúsculo renal y un túbulo renal. En última instancia, las nefronas eliminan los productos de desecho y el exceso de agua y sales de la sangre por tres procesos principales. La sangre se **filtra** en una región de la nefrona llamada corpúsculo renal (fig. 9-5). Este corpúsculo consiste en el glomérulo y la cápsula glomerular. La arteria renal, que se extiende desde la aorta, se divide muchas veces después de entrar en el riñón y finalmente se ramifica en una arteriola aferente individual para cada nefrona en cada riñón. Luego, la arteriola aferente forma el glomérulo, un lecho capilar a través del cual se filtra la sangre. Debido a la proximidad de las arteriolas aferentes a la aorta, la presión arterial dentro de estos vasos es alta. Esta alta presión fuerza, o mejor dicho filtra, los componentes más pequeños del plasma sérico del glomérulo hacia un espacio llamado cápsula glomerular. El líquido resultante es un filtrado. Debido a que las proteínas son grandes, nunca serán filtradas por un riñón sano, por lo que la orina normalmente no contiene trazas de proteínas.

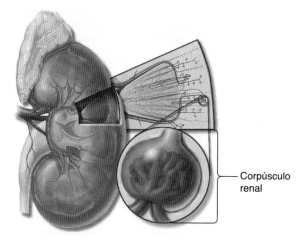

Corpúsculo renal

FIGURA 9-5 ■ La nefropatía es una enfermedad progresiva que destruye lentamente los vasos sanguíneos que irrigan los riñones. Aquí se representa el riñón izquierdo con una sección eliminada. La protuberancia circular muestra un corpúsculo renal con un glomérulo y cápsula glomerular. (Reimpreso de Anatomical Chart Company. Kidney Anatomical Chart. Baltimore: Lippincott Williams & Wilkins, 2000, con autorización.)

TABLA 9-6. Niveles de albúmina en la orina

	Albúmina urinaria (µg/min)	Albúmina urinaria (µg/día)
Normal	< 20	< 30
Microalbuminuria	20-200	30-300
Macroalbuminuria	> 200	> 300

El túbulo contorneado proximal, el asa de Henle (o asa de nefrona) y el túbulo contorneado distal son los tres segmentos del túbulo renal. Los túbulos contorneados distales de muchas nefronas se vacían en un conducto colector que finalmente desemboca en una estructura denominada pelvis renal. De la pelvis renal, la orina pasa a través de un uréter hacia la vejiga urinaria. El filtrado que entra en el túbulo contorneado proximal tiene diferente composición que la orina que entra en la pelvis renal. Esta diferencia surge por los procesos de **reabsorción** y **secreción,** que ocurren a lo largo del túbulo. La reabsorción devuelve agua, sales, glucosa, aminoácidos y otros materiales útiles para la sangre. La secreción mueve residuos nitrogenados adicionales, sales excesivas, exceso de iones de hidrógeno, drogas y algunos materiales tóxicos en el túbulo renal. La composición y la cantidad de orina varía mucho dependiendo de la ingesta relativa de agua y sal, y la pérdida por digestión, respiración y transpiración.

Los riñones de una persona con diabetes están sujetos a una gran cantidad de estrés. La hiperglucemia a menudo aumenta la presión arterial en los vasos sanguíneos renales. Dado que la presión arterial ya está elevada en las arteriolas aferentes, cualquier aumento puede dañar el endotelio glomerular. Un glomérulo dañado se vuelve permeable y permite la filtración de moléculas grandes como proteínas y eritrocitos, que terminan en la orina. La presencia de pequeñas cantidades de proteína en la orina se llama **microalbuminuria;** es la primera indicación de enfermedad renal. En esta etapa hay varias opciones de tratamiento. Sin embargo, con frecuencia, la enfermedad renal no se diagnostica hasta que llega a la etapa de **macroalbuminuria,** una condición que generalmente provoca ERT. La tabla 9-6 muestra el contenido de albúmina normal y anormal en la orina. Una vez que se presenta la ERT, los riñones fallan, lo que permite que los productos de desecho se acumulen en la sangre. En este punto, las únicas opciones de tratamiento son diálisis y trasplante renal. Los síntomas de la enfermedad renal a menudo no aparecen hasta que la insuficiencia renal es inminente (tabla 9-7). El control preciso de la glucosa sérica y el de la presión arterial son los únicos medios para prevenir la ERT.

Claudicación intermitente: condición que resulta de la mala circulación en las piernas. Se caracteriza por la sensación de calambres o ardor en las piernas que se desarrolla a medida que aumenta el nivel de actividad. Se resuelve con la disminución de la actividad. El malestar no es continuo; en cambio, es intermitente.

Nefrona: unidades microscópicas de filtrado que se encuentran en los riñones. Cada riñón tiene más de 1 millón de nefronas, las cuales procesan la sangre para formar orina.

Filtración: proceso de forzar ciertos componentes sanguíneos a través de una serie de membranas para formar un filtrado. Se produce como resultado de la presión hidrostática, forma un líquido llamado filtrado y ocurre en el corpúsculo renal de la nefrona.

Reabsorción: proceso que devuelve ciertas sustancias como agua, glucosa y sales a los vasos sanguíneos después de que estos elementos han sido filtrados.

Secreción: proceso que elimina restos adicionales de la sangre que incluyen urea, medicamentos e iones de hidrógeno. Las sustancias eliminadas se convierten en parte del filtrado (que eventualmente se convierte en orina).

Microalbuminuria: cuando pequeñas cantidades de la proteína albúmina se filtran en la orina.

Macroalbuminuria: cuando grandes cantidades de la proteína albúmina se filtran en la orina.

TABLA 9-7. Síntomas de enfermedad renal

- Pérdida del sueño
- Falta de apetito
- Malestar estomacal
- Debilidad
- Dificultad para concentrarse

PRECAUCIONES DURANTE EL EJERCICIO

El tratamiento para la diabetes generalmente implica modificación de la dieta, administración de medicamentos y ejercicio. En general, el objetivo es disminuir el riesgo de desarrollar complicaciones asociadas con la diabetes como enfermedades cardíacas y trastornos vasculares. Aunque los diabéticos tipo 1 siempre requieren una fuente externa de insulina, los de tipo 2 a menudo tratan su condición controlando la glucosa sérica con dieta y ejercicio. Sin embargo, los diabéticos tipo 1 y 2 parecen beneficiarse del ejercicio.

Las personas con diabetes deben vigilar cuando hacen actividades físicas, ya que la diabetes está asociada a complicaciones que a menudo aumentan el riesgo de hacer ejercicio. Es importante recordar que las precauciones específicas varían según lo bien controlada que esté la diabetes. Esta sección explora algunos temas de especial interés para los diabéticos que hacen deporte.

AUMENTO DEL RIESGO DE ENFERMEDAD CARDIOVASCULAR

Tanto la diabetes tipo 1 como la 2 aumentan el riesgo de enfermedad cardiovascular a través de varios mecanismos. Los diabéticos a menudo tienen placa acumulada en sus arterias, una condición que interfiere con el flujo sanguíneo. Como resultado, aumenta la carga de trabajo del corazón. Para satisfacer las demandas de oxígeno, la frecuencia respiratoria también aumenta. A medida que el corazón bombea con más fuerza para mover la sangre a través de los vasos sanguíneos estrechos, la presión arterial sube. Ahora hay que añadir ejercicio a la mezcla. El ejercicio es un estresante adicional para el corazón, los pulmones y los vasos sanguíneos, por lo que la intensidad del entrenamiento cardiovascular y de resistencia debe ser controlada de cerca e incluso podría estar contraindicada para ciertos diabéticos.

AUMENTO DEL RIESGO DE HIPOGLUCEMIA

En personas sin diabetes, la liberación de insulina del páncreas disminuye durante el ejercicio aeróbico, pero mejora la sensibilidad a la insulina. En personas sin diabetes, la concentración de insulina disminuye durante el ejercicio aeróbico, pero el consumo de glucosa muscular aumenta (ya que el ejercicio aumenta *per se* el número de receptores GLUT4). Por tanto, la realización periódica de ejercicio mejora la sensibilidad a la insulina. A medida que disminuyen los niveles de insulina, aumenta la cantidad relativa de glucagón para asegurar que el hígado continúa manteniendo los niveles de glucosa sérica, pues los músculos la utilizan durante el esfuerzo. Por tanto, el ejercicio promueve la disponibilidad de glucosa durante la actividad. Además, el ejercicio constante generalmente conduce a la pérdida de grasa, y se ha demostrado que esta pérdida mejora la sensibilidad a la insulina y la tolerancia a la glucosa en diabéticos tipo 2. Asimismo, el ejercicio reduce los niveles circulantes de ácidos grasos libres, mientras aumenta la masa muscular y la vascularización, cambios que mejoran el transporte de glucosa a las células[13].

Sin embargo, los diabéticos tipo 1 que se *inyectan* insulina tienen niveles circulantes de insulina que no responden al ejercicio. En otras palabras, el páncreas de un diabético tipo 1 no puede disminuir la liberación de insulina durante el ejercicio, pues el páncreas no es la fuente de insulina. En consecuencia, los diabéticos tipo 1 que se inyectan dosis normales de insulina antes del ejercicio tienen niveles séricos *relativamente* altos durante el ejercicio. El problema de esto es que las células se vuelven *aún* más sensibles a la insulina durante la actividad física. Por tanto, los niveles de insulina relativamente elevados combinados con el aumento de la sensibilidad a la insulina predisponen a los diabéticos tipo 1 a la hipoglucemia, ya que los niveles de glucosa sérica disminuirán con rapidez durante el esfuerzo. Para evitar la hipoglucemia, el diabético tipo 1 debe planificar cuidadosamente sus inyecciones de insulina para garantizar que los niveles de insulina no aumenten mucho durante el ejercicio (cuanto mayor sea el nivel de insulina durante el ejercicio, más rápido se desploma la glucosa sérica). Consumir carbohidratos justo antes del ejercicio, o incluso durante este, puede prevenir una caída drástica de la glucosa sérica.

Algunos diabéticos tipo 1 reducen su dosis de insulina antes del ejercicio para compensar el aumento de la sensibilidad a la insulina durante el ejercicio. Esto suele prevenir la hipoglucemia. Sin embargo, si la cantidad inyectada es demasiado baja o si el ejercicio dura demasiado, las células no pueden obtener la glucosa sérica adecuada. Esto estresa y fatiga significativamente a las células musculares, mientras permite que los niveles de glucosa sérica suban a medida que el hígado intenta compensarlos. El resultado es que el cuerpo utiliza la grasa como combustible pero produce cuerpos cetónicos excesivos durante el proceso. Esto aumenta la probabilidad de cetosis.

Una preocupación adicional para el diabético es que de 30 min a 48 h después del ejercicio, las células del músculo esquelético a menudo aumentan su tasa de absorción de glucosa para reponer la disminución de la reserva de glucógeno. Esto significa que el diabético tipo 1 sigue en riesgo de hipoglucemia varias horas después del ejercicio.

Una nota de precaución: puesto que los efectos del ejercicio a menudo son similares a los síntomas de hipoglucemia (sudoración, fatiga, debilidad muscular, mareo, etc.), el ejercicio puede enmascarar un ataque de hipoglucemia. El diabético que hace ejercicio debe ser consciente de esto.

MAYOR RIESGO DE DESHIDRATACIÓN

La hidratación adecuada es esencial para todas las personas que hacen ejercicio, ya que la deshidratación puede provocar aumento de la temperatura central en niveles peligrosos y desequilibrios electrolíticos. Un diabético con hiperglucemia tiene mayor riesgo de deshidratación porque el aumento de la glucosa sérica incrementa la producción de orina. Además, a medida que la sangre pierde agua, el nivel de glucosa sérica sube aún más en comparación con el contenido de agua. Esto podría aumentar la viscosidad sanguínea, alterar la presión arterial y causar glucosuria.

AUMENTO DE LOS RIESGOS ASOCIADOS CON EL ENTRENAMIENTO DE FUERZA DE ALTA INTENSIDAD

Cuando las personas aguantan la respiración se produce la maniobra de Valsalva; puede ser peligrosa durante el ejercicio, en particular durante el ejercicio de resistencia. Esta práctica no solo impide el retorno venoso al corazón, sino que también aumenta peligrosamente la presión sanguínea. En consecuencia, todas las personas que hacen ejercicio deben mantener una respiración normal durante el entrenamiento muscular. La respiración adecuada durante el entrenamiento de fuerza incluye espirar durante la fase de esfuerzo e inspirar durante la fase de retorno. Considerando que los diabéticos tienen riesgo de estenosis en los vasos sanguíneos, problemas de circulación e hipertensión, deben tener especial cuidado para evitar contener la respiración durante el esfuerzo y deben evitar el entrenamiento de fuerza de alta intensidad. Estas prácticas pueden ayudar a prevenir una presión excesiva que podría romper los vasos pequeños como los que irrigan la retina.

MAYOR RIESGO DE LESIONES EN LAS EXTREMIDADES

Puesto que las arterias de los diabéticos son estrechas y duras, suelen tener mala circulación, por lo que el flujo sanguíneo a los capilares distales y sus tejidos a menudo es limitado. Además, la cantidad de vasos sanguíneos en su cuerpo disminuye con el tiempo. La neuropatía en las piernas, pies, brazos y manos es frecuente, ya que los nervios periféricos son privados del oxígeno adecuado. Esta neuropatía provoca pérdida de la sensibilidad, particularmente en los pies y las piernas. Los diabéticos, por tanto, deben tener cuidado de no dañar sus pies durante el ejercicio, pues con frecuencia esto pasa desapercibido. Si el daño no se detecta durante mucho tiempo, puede infectarse. Una vez que se desarrolla una infección, el sistema inmunitario lucha para combatirla, ya que los leucocitos tienen dificultades para acceder al área. ¿Por qué? Por los problemas de circulación. Por tanto, la cicatrización de heridas se altera por el suministro inadecuado de oxígeno y nutrientes a la zona[14-17].

BENEFICIOS DEL EJERCICIO

MEJORA LA SENSIBILIDAD A LA INSULINA Y LA TOLERANCIA A LA GLUCOSA

Los estudios demuestran que la resistencia a la insulina y la tolerancia a la glucosa mejoran con el ejercicio, incluso si no se pierde peso[3,18-20]. Los resultados de un estudio sugieren que tanto la restricción energética como la actividad física contribuyen independientemente a mejorar los niveles de glucosa y la respuesta a la insulina en los diabéticos tipo 2 con sobrepeso que antes eran sedentarios. Sin embargo, cuando se combinan estas dos variables, los efectos se multiplican[18,21]. Los resultados del programa de prevención de diabetes confirman este hallazgo y sugieren que el ejercicio, junto con una dieta baja en grasas y en kilocalorías, ayuda a regular los niveles séricos de glucosa y la respuesta a la insulina en pacientes con diabetes tipo 2.

REDUCE EL RIESGO DE ENFERMEDAD CARDIOVASCULAR Y MEJORA LA CAPACIDAD FUNCIONAL

En comparación con las personas sin diabetes, los diabéticos tipo 1 y 2 tienen mayor riesgo de enfermedad cardiovascular. El ejercicio parece reducir este riesgo al mejorar la presión arterial, el peso, la capacidad funcional y el perfil lipídico. Mejora el flujo sanguíneo, aumenta la vascularización, mejora los niveles de colesterol, el $VO_{2máx}$ y el funcionamiento cardiopulmonar general.

REDUCE LA NECESIDAD DE MEDICAMENTOS

Los diabéticos tipo 2, que a menudo tienen sobrepeso y a veces toman medicamentos por vía oral, podrían ser capaces de controlar su condición incorporando ejercicio y una alimentación saludable en su estilo de vida. Aunque perder peso mejora drásticamente el resultado de un diabético tipo 2, los estudios indican que el ejercicio y una dieta baja en grasas y energía, incluso sin pérdida de peso, ayudan de forma independiente a tratar la diabetes tipo 2.

MEJORA EL HUMOR Y EL BIENESTAR

Los diabéticos, junto con otras personas con enfermedades crónicas, a veces se sienten indefensos cuando se trata de su salud. Este sentimiento puede convertirse en una desesperación que finalmente podría causar un episodio de depresión.

En todas las poblaciones, el ejercicio se asocia a una mejoría del estado de ánimo[22]. De hecho, el ejercicio de intensidad moderada durante un mínimo de 20 min varios días a la semana mejora el estado de ánimo, el sueño y la perspectiva para la mayoría de los participantes. La mayoría de las personas que hacen deporte sienten una sensación de control sobre sus propios cuerpos, y esto se traduce en una mejor actitud general.

MEJOR CONTROL DEL PESO

El ejercicio promueve el control del peso en todas las poblaciones. Esto es importante porque el sobrepeso, especialmente cuando se almacena en la línea media, aumenta el riesgo de enfermedad cardíaca, ciertas neoplasias y accidente cerebrovascular. Curiosamente, la grasa intraabdominal responde bien al ejercicio, por lo que la pérdida de peso inicial es notable en la sección media. Puesto que el ejercicio elimina la grasa abdominal, el riesgo de enfermedad cardiovascular disminuye. Otro beneficio de la pérdida de peso es que los diabéticos tipo 2 podrían ser capaces de reducir significativamente, o eliminar por completo, la necesidad de medicamentos orales una vez que logran y mantienen un peso saludable.

RECOMENDACIONES PARA EL EJERCICIO

Aunque el ejercicio plantea riesgos potenciales para las personas con diabetes, puede mejorar la circulación, reducir el colesterol total, bajar la presión arterial, disminuir el riesgo de enfermedad cardíaca y posiblemente mejorar la tolerancia a la glucosa; por tanto, debe considerarse parte del plan de tratamiento para muchos pacientes diabéticos[3,23-25].

PRUEBA DE EJERCICIO

De acuerdo con el American College of Sports Medicine (ACSM), los diabéticos asintomáticos y los prediabéticos que tienen una posibilidad menor del 10% de tener un episodio cardíaco durante un período de 10 años pueden empezar un programa de ejercicio de intensidad baja a moderada sin hacer pruebas de ejercicio. Los diabéticos previamente sedentarios o aquellos con mayor riesgo que desean iniciar un programa enérgico ($\geq 60\%$ VO_{2R} con un aumento sustancial en la frecuencia respiratoria y cardíaca) necesitan una prueba de ejercicio con monitorización electrográfica supervisada por un médico[24].

PRESCRIPCIÓN DE EJERCICIO

Aunque se necesita investigación adicional, la información disponible sugiere que tanto el entrenamiento muscular como el cardiovascular son seguros y beneficiosos para los diabéticos si siguen ciertas guías[3,15,24,26,27]. En la mayoría de los casos, los diabéticos jóvenes que pueden controlar sus niveles de glucosa pueden hacer con seguridad la mayoría de los ejercicios. Los de mediana edad o mayores también se benefician del ejercicio, pero solo después de un examen cuidadoso. Según la literatura existente y las guías de la ACSM y la ADA, las siguientes recomendaciones se consideran seguras para los diabéticos[24,28].

- Iniciar cualquier ejercicio calentando 5-10 min para preparar corazón, pulmones, músculos y articulaciones para la actividad. Algunos expertos sugieren añadir 5-10 min de estiramiento durante el calentamiento para asegurar la preparación muscular. Cada sesión de entrenamiento debe terminar con un enfriamiento de 5-10 min para que la frecuencia cardíaca vuelva al valor preejercicio.
- El entrenamiento cardiovascular debe realizarse 20-60 min al día, 3-7 días por semana, con una intensidad moderada del 40-59% de VO_{2R} o de la **frecuencia cardíaca de reserva (FCR).** Esta es de 14 a 17 en la escala de tasa de esfuerzo percibido. Las sesiones de entrenamiento se pueden dividir en partes de 10 min con el objetivo de alcanzar 150-300 min de actividad de intensidad moderada cada semana o 75 min de actividad de intensidad enérgica a la semana para diabéticos tipo 1, o 150 min a la semana de intensidad moderada a enérgica para los de tipo 2. El tipo de ejercicio depende de los problemas de salud coexistentes. En la mayoría de los casos, las actividades de bajo impacto como caminar, ejercicios aeróbicos acuáticos y la elíptica son seguros y beneficiosos. Sin embargo, si hay neuropatía en pies y piernas, son más seguros los ejercicios sin impacto como

---

Frecuencia cardíaca de reserva (FCR): también conocida como método de Karvonen. Para calcular la FCR, restar la frecuencia cardíaca en reposo de la frecuencia cardíaca máxima. Por ejemplo, si la FC en reposo es de 70 lpm y la FC máxima de 200, la FCR = 200 - 70 = 130. Para determinar la intensidad para el diabético, multiplicar 130 por 40% y 59% para encontrar el rango de frecuencia cardíaca apropiada. Añadir la frecuencia cardíaca en reposo a los dos valores determinados. A medida que la persona progresa, aumentar los porcentajes del 60-89%.

nadar, utilizar la bicicleta estática y remar. Parece que el ejercicio enérgico ayuda más a controlar la glucosa sérica que el ejercicio moderado. Además, las personas con diabetes tipo 2 no deben dejar pasar más de 48 h entre las sesiones de ejercicio aeróbico para evitar una disminución excesiva del efecto de la insulina[24].

- Todos los diabéticos deben tener en cuenta que la hipoglucemia puede ocurrir durante y después del ejercicio, ya que se producen cambios metabólicos durante el esfuerzo que a menudo provocan un rápido agotamiento de la glucosa sérica. Los síntomas de hipoglucemia incluyen desmayo, sudoración profusa, mareo, fatiga, irritabilidad, cefalea, nerviosismo, dificultad para hablar, falta de coordinación, hormigueo en la boca y palpitaciones cardíacas.
- Los diabéticos tipo 2 deben gastar al menos 2 000 kcal por semana en ejercicio moderado para perder peso.
- Como se ha mencionado en una sección anterior, los diabéticos tipo 1 que tienen un control deficiente de los niveles de glucosa sérica deben ser conscientes de los síntomas de hiperglucemia. Estos incluyen debilidad, sed excesiva, micción excesiva, boca seca, náusea, vómito, aliento a cetona y dolor abdominal. Si se sospecha hiperglucemia pero no hay cetonas en la sangre ni en la orina, los diabéticos pueden hacer ejercicio siempre que se abstengan de realizar actividades vigorosas.
- El entrenamiento de fuerza parece seguro para los diabéticos sin retinopatía, los que se hayan sometido a tratamientos recientes con láser o cualquier contraindicación. Los diabéticos deben entrenar con fuerza al menos 2 días no consecutivos por semana con una intensidad moderada del 50-69 % de 1-RM, progresando a una intensidad enérgica del 70-85 % de 1-RM según la tolerancia. Realizar 1 a 3 series, de 10 a 15 a repeticiones para 8 a 10 ejercicios dirigidos a diferentes articulaciones. Progresar de forma gradual con mayor peso, realizando 1 a 3 series de 8 a 10 repeticiones. Descansar al menos 48 h entre los entrenamientos. Debido a los problemas de presión arterial, los diabéticos deben evitar la sujeción apretada y sostenida, los ejercicios isométricos y la maniobra de Valsalva, ya que cada uno de estos eleva peligrosamente la presión arterial. Los diabéticos con retinopatía son un caso especial; tienen mayor riesgo de desprendimiento de retina, por lo que podría ser necesario evitar por completo el entrenamiento muscular. El médico tomará la decisión final. Los diabéticos con neuropatía periférica no deben ejercer estrés excesivo en los pies, piernas u otras extremidades afectadas, ya que a menudo no sienten las lesiones.
- Los diabéticos con neuropatía en las piernas y los pies pueden experimentar problemas de equilibrio y marcha que interfieren con su capacidad de ejercicio. Estas personas deben evitar ejercicios que incluyan cambios rápidos en los patrones de marcha.
- Los ejercicios de flexibilidad se pueden realizar 2-7 días por semana siguiendo las guías para la población general, pero hay que asegurarse de que el estiramiento no reemplace el entrenamiento cardiovascular o de resistencia, pues no modifica en absoluto los niveles de glucosa o insulina. Estirar cada músculo hasta el punto de una leve molestia, mantenerlo 10-30 s y repetir 2 a 4 veces.

SUGERENCIAS Y PREOCUPACIONES ADICIONALES SEGÚN LA ACSM Y LA MAYO CLINIC

- Realizar actividad física a la misma hora todos los días ayuda a rastrear la respuesta de la glucosa al ejercicio.
- Los zapatos bien ajustados (pero no apretados) y los calcetines transpirables y cómodos son esenciales para esta población porque los diabéticos a menudo tienen graves problemas en los pies. La mala circulación y la pérdida de la sensación protectora en los pies hacen que el diabético sea más susceptible al daño en las extremidades inferiores. Una vez que un pie está lesionado o infectado, el diabético con neuropatía debe inspeccionarse de manera consciente los pies varias veces al día para ver si la lesión o la infección se ha extendido. No pueden confiar en el dolor o la incomodidad como las personas sin diabetes. Incluso una ampolla menor puede causar estragos en los pies de un diabético.
- Los diabéticos siempre deben usar una pulsera o etiqueta identificativa médica en un lugar fácilmente visible. Esto ayuda a los profesionales a tratarlos si están inconscientes.

- Según Mayoclinic.com, los diabéticos deben controlar los niveles de glucosa sérica antes de hacer ejercicio. Si esta es <100 mg/dl, hay que comer una pequeña cantidad de carbohidratos como una pieza de fruta, un vaso de zumo o unas galletas antes de empezar. Una glucosa sérica de 100-250 mg/dl es un rango seguro antes del ejercicio. Si es ≥250 mg/dl hay que vigilar. Realizar una prueba de orina para cetonas. Si hay exceso de cetonas, el cuerpo tiene deficiencia de insulina y debe evitarse el ejercicio hasta que el nivel de cetonas se normalice.
- Los diabéticos deben llevar consigo una fuente de carbohidratos en caso de hipoglucemia, sobre todo si hacen ejercicio durante largos períodos. Si se planea hacer ejercicio un período prolongado, hay que controlar la glucosa sérica cada 30 min durante el entrenamiento. Si la glucosa sérica es ≤70 mg/dl, suspender el ejercicio y consumir algo para aumentar la glucosa sérica. Las opciones incluyen 2-3 tabletas de glucosa, ½ taza de zumo de naranja, 120 ml de refresco no dietético o 5 caramelos. Volver a verificar la glucosa sérica 15 min después. Repetir hasta que exceda los 70 mg/dl. Evitar hacer ejercicio antes de acostarse por el riesgo de hipoglucemia tardía después del ejercicio. Además, no hacer ejercicio durante la acción máxima de la insulina, ya que también puede causar hipoglucemia. Los síntomas de hipoglucemia incluyen debilidad, sudoración anormal, nerviosismo, ansiedad, hormigueo en la boca o los dedos y hambre. Además, algunos experimentan cefalea, trastornos visuales, confusión y convulsiones[24]. Para evitar la hipoglucemia, ajustar la ingesta de carbohidratos y medicamentos según el nivel de actividad. Si los niveles séricos de glucosa antes o después del ejercicio son < 100 mg/dl, ingerir 20-30 g de carbohidratos.
- La hiperglucemia es un problema potencial para las personas con diabetes tipo 1 no controlada. Antes de empezar a hacer ejercicio, estas deben verificar si hay cetonas en la orina cuando los niveles de glucosa sérica son de 250 mg/dl o más. Posponer el ejercicio si hay hiperglucemia con cetonas[24].
- No inyectar insulina en las extremidades que se van a ejercitar, ya que esto puede causar hipoglucemia. En su lugar, inyectarla en el área abdominal.
- Consumir agua antes, durante y después del ejercicio. Los niveles séricos elevados de glucosa que experimentan los diabéticos a menudo producen micción excesiva. Esta pérdida de líquido junto con el de la transpiración durante el ejercicio promueve problemas de termorregulación, por tanto se debe vigilar la enfermedad por calor. Además, la propia deshidratación afecta a los niveles relativos de glucosa sérica y predispone al diabético a la hiperglucemia.
- Hacer siempre ejercicio con un compañero o el entrenador por si hay una emergencia de hipoglucemia.
- Considerar el riesgo de ataques isquémicos silenciosos, que son seis veces más frecuentes en diabéticos que en las personas sin diabetes.
- Utilizar el esfuerzo percibido para determinar la intensidad en lugar de depender solo de la frecuencia cardíaca y la presión arterial, pues la respuesta al ejercicio a veces disminuye. Véase el apéndice A para calificar la escala de esfuerzo percibido.
- Las personas con nefropatía suelen tener menor capacidad general para hacer ejercicio, por lo que suelen autolimitar su nivel de actividad. En cualquier caso, este grupo debe evitar el ejercicio intenso o extenuante. El ejercicio de baja a moderada intensidad es seguro.
- Las personas con retinopatía tienen mayor riesgo de desprendimiento de retina y hemorragia vítrea. Si la presión arterial aumenta demasiado, evitar la actividad enérgica.
- La tabla 9-8 proporciona consejos para los diabéticos que hacen ejercicio y la tabla 9-9 presenta las contraindicaciones del ejercicio en diabéticos.

TABLA 9-8. Consejos para el diabético que hace ejercicio

- Verificar los niveles de glucosa sérica antes y después de un entrenamiento
- Usar un brazalete de identificación que indique que tiene diabetes
- Usar calzado adecuado
- Mantenerse bien hidratado antes, durante y después del ejercicio
- Hacer un seguimiento y registrar la respuesta de la glucosa sérica con diferentes actividades y niveles de intensidad
- Tener una fuente de carbohidratos para una emergencia de hipoglucemia

TABLA 9-9. Situaciones en las que los diabéticos deben evitar el ejercicio

- Glucosa sérica en ayunas > 250 mg/dl con cetonas en la orina; tener cuidado si la glucosa sérica en ayunas es > 300 mg/dl sin cetonas
- Diabéticos con disnea
- Diabéticos con cualquier dolor o entumecimiento en las extremidades inferiores
- Cuando los niveles de insulina están en su punto máximo

El aumento de la actividad física diaria beneficia a todas las poblaciones. Este puede consistir en una rutina de ejercicio reglamentada con ejercicio aeróbico, entrenamiento muscular y flexibilidad, pero también pueden incluir ajustes simples a las actividades diarias normales. Animar a las personas a aparcar sus coches en plazas de aparcamiento más alejadas del trabajo, usar las escaleras en lugar del ascensor e ir caminando hasta el puesto de trabajo de un compañero en lugar de enviarle un correo electrónico o un mensaje de texto. Todos estos movimientos adicionales se suman de forma gradual y benefician a los sistemas corporales. Los diabéticos sedentarios definitivamente deberían ser más activos en sus actividades diarias normales a medida que adoptan un estilo de vida más saludable.

EJERCICIOS

En la mayoría de los casos, una vez que un diabético ha logrado controlar adecuadamente los niveles de glucosa sérica con dieta y medicamentos, el ejercicio es seguro y beneficioso.

Iniciar cualquier ejercicio con un calentamiento de 5-10 min. Algunos diabéticos requieren un calentamiento más prolongado para evitar la **isquemia** y las frecuencias cardíacas irregulares. Caminar prepara el cuerpo para el próximo entrenamiento. Incluir movimientos de calentamiento para las extremidades superiores, pero evitar colocar las manos sobre la cabeza durante un período prolongado, ya que esto aumenta la presión sanguínea. Son adecuados los estiramientos leves de hombros, espalda, pecho, bíceps, tríceps, flexores de la cadera, cuádriceps, isquiotibiales y pantorrillas. Los diabéticos con problemas en los pies que tienen dificultad para caminar pueden preferir la bicicleta estática. Como siempre, los entrenadores deben adaptarse a cada persona.

Hay que promover una actividad aeróbica que la persona pueda disfrutar, como caminar, correr, ir en bicicleta, nadar, realizar ejercicios aeróbicos de bajo impacto u otras actividades donde se ejerciten los músculos grandes del cuerpo. Puesto que los diabéticos están predispuestos a problemas circulatorios y en los pies, a menudo se benefician más realizando actividades de bajo impacto con una intensidad baja a moderada durante más tiempo que realizando actividades de alto impacto con gran intensidad.

El ejercicio de fuerza mejora el control de la glucosa sérica, aumenta la acción de la insulina y la mayoría de los diabéticos pueden realizarlo con seguridad. Los diabéticos con enfermedad vascular periférica, retinopatía, nefropatía y neuropatía deben tener cuidado por los riesgos asociados a estas condiciones. Una vez que se identifican todas las comorbilidades, son adecuados los ejercicios de fuerza con pesas libres, bandas o máquinas de resistencia. Un programa general que incorpora ejercicios tradicionales dirigidos a espalda, pecho, hombros, bíceps, tríceps y piernas es un entrenamiento efectivo. Aunque el ejercicio de fuerza antes se desaconsejaba en esta población debido al aumento de la presión arterial asociada con el entrenamiento muscular, ahora se recomienda en personas con diabetes controlada. Los diabéticos deben usar menos peso, evitar sostener las barras o bandas con demasiada fuerza y evitar contener la respiración. Las máquinas de pesas, que requieren menos equilibrio y permiten enfocarse en la forma, podrían ser mejores, ya que no afectan a la presión arterial tan drásticamente como las pesas libres.

Ejercicios de la parte superior del cuerpo

Fortalecer la parte superior del cuerpo ayuda a mantener la postura y mejora la capacidad de realizar actividades diarias normales. Mantener el cuerpo con una alineación neutra en cada ejercicio. La mayoría de estos ejercicios se pueden hacer con pesas libres, bandas o máquinas de pesas, pero hay que controlar la presión sanguínea. Realizar 1 a 3 series, cada una con 10 a 15 repeticiones.

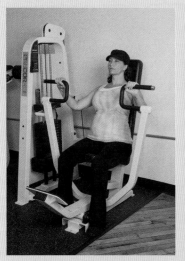 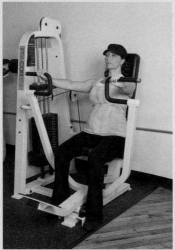

■ **Prensa de pecho** (fig. 9-6)

Es preferible que la persona esté sentada en lugar de recostada al usar una máquina de prensa de pecho, pues puede sufrir mareos al recostarse y levantarse demasiado rápido. Usar un peso ligero y mantener la columna en posición neutra. Sentarse en la máquina de prensa de pecho manteniendo la espalda contra el respaldo y las asas a nivel de los hombros. Empujar hacia adelante sin arquear la espalda o sostener las asas con demasiada fuerza. Hacer una pausa y volver a la posición inicial.

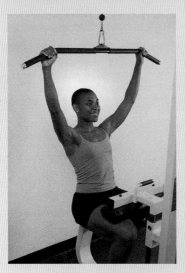 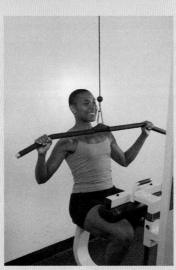

■ **Tracciones para el dorsal ancho** (fig. 9-7)

Sujetar suavemente la barra separando los brazos y sentarse con la espalda recta. Estabilizar los hombros e inclinarse ligeramente hacia atrás. Sin soltarla, bajar la barra hacia el tórax y hacer una pausa. Volver a la posición inicial.

> **Isquemia:** suministro sanguíneo insuficiente para un órgano; generalmente debido a la obstrucción de una arteria. Un ataque isquémico suele producir la muerte del tejido. La isquemia cardíaca puede causar un infarto de miocardio. La isquemia cerebral causa un accidente cerebrovascular.

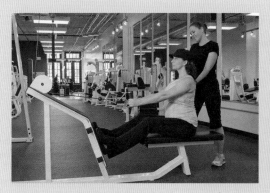
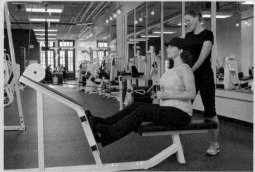

■ Remo sentado (fig. 9-8)

Evitar arquear la espalda. Mantener la estabilidad. Inclinarse hacia delante para sujetar el mango con ambas manos. Sentarse con la espalda perpendicular a las piernas y los brazos extendidos. Llevar los brazos hacia el pecho o el abdomen; evitar inclinarse hacia atrás o sujetar el mango con mucha fuerza. Hacer una pausa y bajar el peso. No inclinarse hacia delante al hacerlo. Las caderas deben permanecer en un ángulo de 90°. Usar pesos ligeros y evitar contener la respiración.

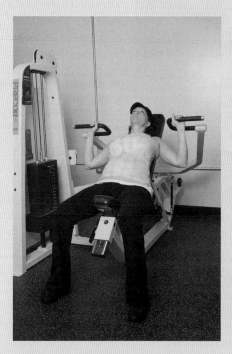
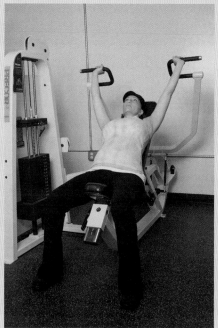

■ Prensa de hombros (fig. 9-9)

Alinear el cuerpo de acuerdo con las instrucciones de la máquina y hacer movimientos suaves. Sujetar suavemente los mangos con ambas manos y empujar lentamente hacia arriba hasta que los codos estén extendidos. Hacer una pausa y volver a la posición inicial.

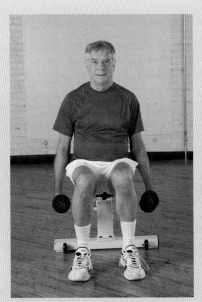 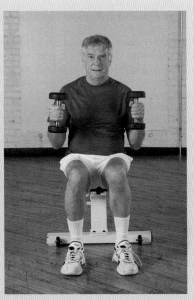

■ **Flexión de bíceps** (fig. 9-10)

Sujetar suavemente las pesas ligeras, una con cada mano. Mantener los codos hacia dentro mientras se flexionan. Hacer una pausa y volver a la posición inicial. Evitar la hiperextensión del codo, pero procurar moverse en el rango completo.

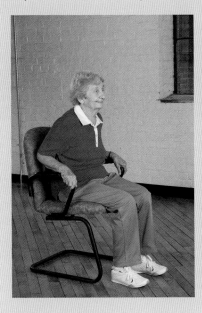 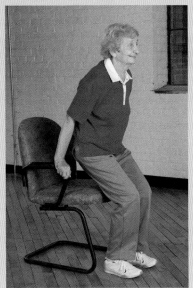

■ **Ejercitar el tríceps** (fig. 9-11)

Usando una silla o banco, ejercitar el tríceps de manera tradicional. Esta imagen muestra una versión más fácil del ejercicio. Para hacerlo más difícil, usar un banco que permita flexionar el codo de forma más profunda y extender las piernas.

Ejercicios de la parte inferior del cuerpo

El fortalecimiento de glúteos, cuádriceps e isquiotibiales mejora el equilibrio, la circulación y el rendimiento. Mantener una alineación neutra con cada ejercicio. Tener cuidado con las personas que tienen problemas de circulación de las extremidades inferiores.

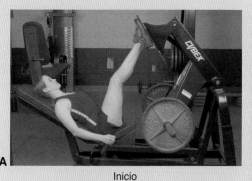
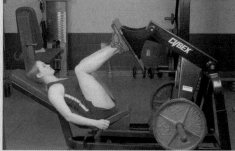

A

Inicio   Final

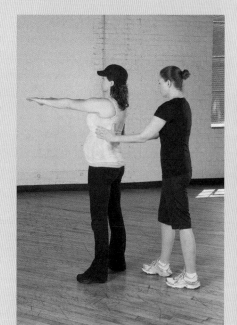
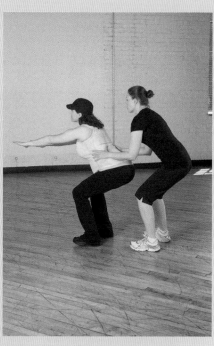

B

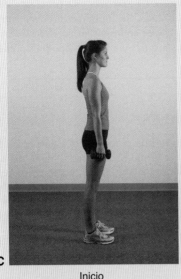
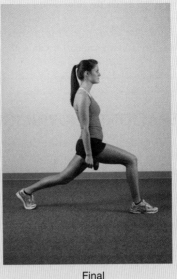

C
Inicio   Final

■ **Glúteos e isquiotibiales** (figs. 9-12 A, 9-12 B y 9-12 C)

A. La máquina de prensa de piernas entrena efectivamente los glúteos y los isquiotibiales, y debe hacerse con resistencia ligera. **B.** Si no se tiene esta máquina, hacer sentadillas sin resistencia o con resistencia muy ligera, ya que este ejercicio puede aumentar drásticamente la presión arterial. Ponerse de pie separando los pies al ancho de los hombros. Contraer los músculos abdominales y doblar las rodillas hasta que las caderas queden paralelas al suelo. Volver lentamente a la posición erecta sin bloquear las rodillas. Espirar mientras se bajan las caderas; inspirar al volver a la posición inicial. **C.** Las zancadas en una posición fija también son efectivas y, para mayor resistencia, aguantar una pesa con cada mano y agacharse. (Reimpreso de American College of Sports Medicine. ACSM's Resources for the Personal Trainer. 5th Ed. Baltimore: Lippincott Williams & Wilkins, 2017; Fig. 14-5B, con autorización.)

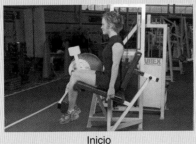
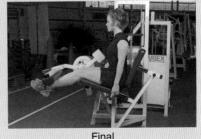

Inicio   Final

■ **Cuádriceps** (fig. 9-13)

La extensión de la pierna se dirige a este grupo muscular. Debe colocarse como se indica en las instrucciones de la máquina. Mantener la alineación neutra del cuerpo. Extender las rodillas hasta que las piernas queden rectas pero no bloqueadas. Hacer una pausa y volver a la posición inicial. Esto también se puede hacer con bandas o pesas en los tobillos. (Reimpreso de American College of Sports Medicine. ACSM's Resources for the Personal Trainer. 5th Ed. Baltimore: Lippincott Williams & Wilkins, 2017; Fig. 14-5C, con autorización.)

Consejo de cambio del estilo de vida: animar a las personas a aprender más sobre su enfermedad o afección. Cuanto más entiendan los efectos que tendrá en sus vidas, mejor podrán distinguir entre lo que pueden y no controlar. Esforzarse para mejorar las partes que *pueden* controlar les empoderará. Además, si están bien informadas sobre su enfermedad conocerán sus síntomas y a menudo podrán predecir y minimizar los brotes.

CONSIDERACIONES NUTRICIONALES

El tratamiento nutricional ayuda a controlar los niveles de glucosa sérica en personas con diabetes tipo 1 o 2. Al obtener los nutrientes apropiados en las cantidades adecuadas, las personas con diabetes minimizan el riesgo de hipoglucemia, las complicaciones a largo plazo, el aumento de peso excesivo, los niveles peligrosos de lípidos y mejoran la calidad de vida general. Evidentemente, los consejos nutricionales específicos difieren según la edad, los medicamentos, los factores del estilo de vida y los patrones de alimentación habituales; sin embargo, la ADA establece sugerencias generales que se aplican a la mayoría de los diabéticos[14,29,30].

NUTRIENTES QUE PRODUCEN ENERGÍA

Carbohidratos

Los carbohidratos son importantes en la dieta de los diabéticos y deben ofrecer la mayoría de las kilocalorías diarias. De hecho, las recomendaciones para los diabéticos son similares a las recomendaciones para la población general. Para garantizar que los niveles de glucosa sérica son normales, los diabéticos deben controlar el momento en que ingieren los carbohidratos; deben esforzarse por consumir una cantidad similar cada día, y la ingesta debe dividirse de forma uniforme durante todo el día. Curiosamente, la *cantidad* de carbohidratos consumida en una sola comida tiene mayor impacto en los niveles de glucosa que la *fuente* real de carbohidratos en la dieta, de manera que la ingesta en cualquier comida debe ser moderada. Sin embargo, los diabéticos *también* deben seleccionar productos ricos en fibra y cereales enteros en lugar de azúcares simples altamente procesados y alimentos ricos en almidón, pues los alimentos ricos en fibra afectan menos a la glucosa sérica. También deben incluir varios vegetales como espinacas, zanahorias y brócoli para ayudar a satisfacer sus necesidades de vitaminas y minerales. Contrariamente a la creencia popular, los diabéticos no deben evitar por completo los alimentos azucarados; en su lugar, deben seleccionar alimentos con poco azúcar añadido y asegurarse de incluir cualquier alimento azucarado para su consumo diario de carbohidratos.

Como se ha discutido en este capítulo, los diabéticos tipo 1 deben aprender a planificar con cuidado las inyecciones de insulina para evitar la hiperglucemia o la hipoglucemia. Esto es particularmente cierto para los que hacen ejercicio

En general, las personas con diabetes no deben restringir la ingesta de carbohidratos a menos de 130 g al día. Además, su consumo real debe variar según el nivel de actividad y el tratamiento con insulina. Asimismo, deben incluir unos 14 g de fibra por cada 1 000 kcal consumidas. Todos los diabéticos deben monitorizar cuidadosamente su ingesta de carbohidratos usando listas de intercambio o recuento de carbohidratos para lograr el control glucémico.

Proteínas

El cuerpo utiliza proteínas de la dieta para formar, reparar y mantener los tejidos. Puesto que las proteínas tienen varias funciones, una deficiencia puede dañar gravemente cada sistema orgánico. Para mantener la actividad normal, las personas necesitan 0,8 g de proteína por kilogramo de peso corporal. Eso equivale a unos 55 g de proteína para una persona de 68 kg, una cantidad muy inferior a la ingesta promedio de los estadounidenses. La ingesta promedio se acerca a 1,6 g/kg de peso corporal, ¡el doble de lo que necesitamos!

Muchos expertos sugieren que no más del 15-20% de la ingesta diaria total de energía de un diabético sea en forma de proteínas. Esto equivale a 75-100 g al día en una dieta de 2 000 kcal al día siempre que el funcionamiento renal sea normal. Sin embargo, muchas fuentes elevadas de proteínas también son altas en grasas saturadas y colesterol, por lo que los diabéticos, como la población general, deben elegir proteínas de fuentes magras. El pollo es una opción saludable siempre que se le quite la piel. El lomo de cerdo y el solomillo también son opciones saludables. Además, las legumbres incluyen cantidades adecuadas de proteína. De hecho, la proteína de soja proporciona beneficios para la salud independientes de los asociados con su bajo contenido en grasa. No se recomienda que los diabéticos tengan una ingesta de proteínas que exceda el 20% del total de kilocalorías diarias, pues se desconocen las consecuencias.

Los diabéticos con enfermedad renal probablemente se beneficiarían de dietas bajas en proteínas, pues su exceso sobrecarga los riñones. ¿Por qué? Para responder a esa pregunta hay que considerar cómo el cuerpo procesa las proteínas. En condiciones normales y con una dieta saludable, una combinación de carbohidratos, grasas y pequeñas cantidades de proteínas proporciona energía para el cuerpo. Para utilizar las proteínas como fuente de energía, el hígado debe eliminar los componentes nitrogenados de los aminoácidos retirando el nitrógeno en forma de amoníaco. Puesto que el amoníaco es tóxico, el hígado lo convierte casi de inmediato en un compuesto menos tóxico denominado urea al combinar dos moléculas de amoníaco con dióxido de carbono. Después la urea entra en la sangre, viaja a los riñones y es filtrada en las nefronas. Debido a que el cuerpo normalmente solo usa pequeñas cantidades de proteína para obtener energía, los riñones procesan con facilidad la urea resultante siempre que el cuerpo esté hidratado. Sin embargo, una dieta alta en proteínas (o baja en carbohidratos) obliga al hígado a depender más de las proteínas para obtener energía. Esto promueve la producción de urea y aumenta la demanda en los riñones. También requiere una mayor ingesta de agua para que los riñones filtren de forma efectiva la urea. Evidentemente, alguien con enfermedad renal necesita limitar el estrés renal, por lo que es esencial limitar la ingesta de proteínas y mantener una hidratación adecuada.

Limitar la ingesta de carne roja podría retrasar la progresión de la enfermedad renal en aquellos con nefropatía en una etapa temprana. Según un estudio publicado en el American Journal of Clinical Nutrition, reemplazar la carne roja con pollo sin piel disminuyó el riesgo de complicaciones en diabéticos tipo 2, pues reduce los niveles de colesterol sérico y minimiza la albúmina urinaria. Además de reducir su consumo de carne roja, los sujetos de este estudio en particular también siguieron una dieta lactovegetariana baja en proteínas durante varias semanas en el período de estudio. Aunque los investigadores no pudieron discernir si la disminución de la ingesta de carne roja o la reducción de proteínas contribuyeron en general al beneficio observado, recomendaron limitar la ingesta dietética de carnes rojas y sus grasas saturadas y colesterol asociados para mejorar la salud cardíaca[31].

Grasas

La grasa dietética añade sabor a los alimentos, proporciona ácidos grasos esenciales y puede ser parte de una dieta saludable. Las recomendaciones para la población general sugieren limitar la ingesta diaria de grasas en el 20-35% del total de kilocalorías, con menos del 10% de grasas saturadas y grasas trans. La porción restante de grasas en la dieta debe provenir principalmente de grasas no saturadas, sobre todo las grasas monoinsaturadas (que se correlacionan de forma negativa con la enfermedad cardiovascular). Además, el colesterol total de la dieta para la persona promedio no debe exceder los 300 mg al día.

Debido a que los diabéticos tienen mayor riesgo de enfermedad cardiovascular, deben controlar con cuidado su ingesta de grasas totales, grasas saturadas y colesterol. La grasa saturada debe limitarse a menos del 7% de la ingesta diaria total y el colesterol en la dieta debe ser < 200 mg al día. Para obtener una ingesta adecuada de ácidos grasos omega 3, el diabético debe esforzarse por consumir dos o más porciones de pescado a la semana.

Consejo de cambio del estilo de vida: alentar a las personas a planificar pequeñas recompensas como una forma de motivarse para trabajar y alcanzar objetivos a largo plazo. Tal vez sería adecuado programar alguna reunión con un amigo, comprar unos nuevos zapatos, tener un regalo especial o ir al cine con un ser querido.

Alcohol

Aunque el alcohol no es un nutriente, es un componente de la vida de muchas personas. Los diabéticos pueden incluir alcohol en sus dietas de forma segura. Los expertos sugieren que los hombres diabéticos consuman no más de dos bebidas alcohólicas al día, mientras que las mujeres diabéticas no deben consumir más de una bebida alcohólica al día (tabla 9-10), cantidades similares a la población general. Puesto que los usuarios de insulina tienen mayor riesgo de hipoglucemia, solo deben consumir alcohol junto con la comida. Todos los diabéticos deben saber que muchas bebidas mezcladas y con vino contienen jugos con alto contenido de carbohidratos; por tanto, estas bebidas pueden aumentar significativamente los niveles de glucosa sérica.

VITAMINAS Y MINERALES

Los diabéticos tienen las mismas necesidades de vitaminas y minerales que la población general. Los suplementos de vitaminas y minerales no parecen ofrecer beneficio alguno para los diabéticos que no tienen deficiencias. Para aquellos con mayor riesgo de enfermedad cardiovascular, parece efectivo limitar la ingesta de sodio a menos de 2 000 mg al día. Los demás diabéticos deben reducir la ingesta de sodio a menos de 2 300 mg al día, incluidos aquellos con hipertensión. Reducir aún más la ingesta de sodio podría proporcionar mayores beneficios.

REFERENCIA RÁPIDA

Recomendación de la ingesta total de agua: hombres: 3,7 l al día; mujeres: 2,7 l al día.

AGUA

Todas las personas que hacen deporte necesitan una cantidad de agua adecuada para evitar la deshidratación y favorecer la termorregulación. Debido a que los diabéticos tienen mayor riesgo de complicaciones asociadas con la deshidratación, necesitan tener mucho cuidado con su ingesta de líquidos.

Un desequilibrio hídrico en un diabético puede causar un aumento relativo en la concentración de glucosa sérica, o hiperglucemia. Como se ha mencionado, los síntomas de hiperglucemia son micción frecuente, sed excesiva y glucosuria. Si los diabéticos sospechan una hiperglucemia, deben tratarla inmediatamente para evitar más complicaciones. Los pasos para hacerlo varían en cada individuo, pero el primer paso es medir la glucosa sérica. Si está elevada pero por debajo de 240 mg/dl, el

TABLA 9-10. Equivalentes de alcohol

Bebidas	Equivalente
1	350 ml de cerveza
1	150 ml de vino
1	45 ml de licor (ron, vodka, whisky)
1	295 ml de bebida preparada con vino

ejercicio ayuda. Sin embargo, si es superior a 240 mg/dl, el diabético debe verificar si hay cetonas en la orina. Si las hay, evitar el ejercicio, ya que en este momento los niveles de glucosa sérica pueden aumentar aún más. Si se ignora, la hiperglucemia puede provocar coma diabético mientras el cuerpo descompone de forma incompleta los ácidos grasos para obtener combustible. El coma diabético se produce junto con la cetoacidosis. Como se ha mencionado en una sección anterior, el cuerpo produce sustancias llamadas cuerpos cetónicos cuando utiliza ácidos grasos como combustible. Ciertas células del cuerpo pueden usar cuerpos cetónicos para obtener energía, de manera que los niveles bajos son perfectamente aceptables y normales. Sin embargo, tan pronto como la producción excede su uso, las cetonas comienzan a acumularse en la sangre. Dado que muchos cuerpos cetónicos también son cetoácidos, el exceso produce cetoacidosis, una condición en la cual el pH sérico baja. Entonces, la cetoacidosis interfiere en el funcionamiento metabólico normal. La tabla 9-11 enumera los síntomas de cetoacidosis.

La deshidratación también interfiere con la termorregulación, o la capacidad del cuerpo para mantener la temperatura interna normal. El cuerpo se enfría por evaporación, radiación, convección y conducción. Los medios principales son el enfriamiento por evaporación y por radiación. El primero se produce cuando el sudor se evapora de la superficie de la piel. El agua, que es el componente principal del sudor, transporta una gran cantidad de calor sin afectar a la temperatura. Cuando una persona está deshidratada, este mecanismo termorregulador falla.

El enfriamiento por radiación ocurre cuando los vasos sanguíneos dérmicos se dilatan, una condición que desvía una mayor cantidad de sangre lejos de los vasos más profundos y más cerca de la superficie de la piel. A medida que la sangre pasa cerca de la superficie de la piel, el calor irradia de los vasos sanguíneos hacia el ambiente circundante, enfriando la sangre. Los diabéticos, que con frecuencia tienen problemas de circulación, pierden parte de esta capacidad y a menudo tienen dificultad para enfriarse durante el ejercicio. Los niveles de hidratación se vuelven particularmente importantes para evitar la enfermedad por calor.

En general, las recomendaciones para la ingesta de agua son similares tanto para los diabéticos como para el resto de la población. Todos deben beber un mínimo de 1 900 ml de agua al día. Además de esta cantidad mínima, las personas deben consumir suficiente agua para reemplazar cualquier pérdida de agua por sudoración excesiva. Un simple plan sugiere que aquellos que hacen ejercicio beban dos a tres vasos de 250 ml de agua 2 h antes del ejercicio, otro una a dos tazas 10-15 min antes del ejercicio, y luego de una a una taza y media cada 15 min durante el ejercicio para evitar la deshidratación. Tras el ejercicio, dos o tres tazas por cada medio kilogramo de peso corporal perdido ayudan a restaurar los niveles normales de líquidos.

REFERENCIA RÁPIDA

Los objetivos de la intervención dietética en el tratamiento de la diabetes son mantener niveles normales de glucemia, minimizar la incidencia de hipoglucemia en diabéticos dependientes de insulina, alcanzar y mantener la pérdida de peso en diabéticos tipo 2, y mantener una presión arterial y perfiles de lípidos saludables, lo que reduce el riesgo de complicaciones relacionadas con la diabetes.

TABLA 9-11. Síntomas de cetoacidosis

- Cetonas en la orina
- Disnea
- Sequedad de boca y sed excesiva
- Aliento con olor a fruta
- Náusea

TABLA 9-12. Consejos para controlar la diabetes

- Controlar detenidamente la glucosa sérica
- Tomar los medicamentos de la forma prescrita
- Controlar la presión arterial
- Lograr y mantener un peso saludable
- Comer alimentos bajos en grasas y altos en fibra
- Hacer ejercicio diariamente o casi todos los días
- Beber abundante agua
- Dejar de fumar
- Verificar la condición de los pies a diario

RESUMEN

El ejercicio tiene riesgos inherentes para cualquier población; sin embargo, los beneficios suelen superar con creces estos riesgos, incluso en la población diabética. Como mínimo, el ejercicio cambia la forma en que el cuerpo maneja la insulina, haciéndolo más sensible y receptivo a los niveles circulantes. Puede disminuir los niveles de glucosa sérica y posiblemente reducir la cantidad de medicamentos necesarios. Además, el ejercicio fomenta el control del peso, el control de la presión arterial y ayuda a la circulación sanguínea. Baja el nivel de colesterol total, reduce la LDL y aumenta la HDL, factores que promueven la salud cardíaca. Mientras se tomen ciertas precauciones, la mayoría de los diabéticos puede hacer ejercicio de forma segura durante mucho tiempo. Consúltese la tabla 9-12 para obtener consejos adicionales para controlar la diabetes. Los diabéticos tipo 2, que son típicamente resistentes a los efectos de la insulina, suelen beneficiarse de una pérdida de peso moderada, del aumento de la actividad física y de las dietas bajas en kilocalorías. Una pérdida de solo 5-10 kg parece mejorar los niveles de lípidos séricos, la presión arterial y la resistencia a la insulina. La ADA recomienda una pérdida de peso del 7% y un mínimo de 150 min de actividad física a la semana para lograr y mantener un peso saludable.

ESTUDIO DEL CASO 1

Macy es una mujer de 21 años con diabetes tipo 1 que ha ido a una cita de entrenamiento personal. Ha estado haciendo ejercicio rutinariamente durante 1 año, ha logrado y mantenido un peso saludable toda su vida, y en general tiene un buen control de su glucosa sérica. Dice que revisó su glucosa sérica hace 15 min y tuvo un valor de 65 mg/dl.

- ¿Cómo se procedería con esta persona? Discutir sus preocupaciones.
- ¿Este nivel de glucosa es seguro para hacer ejercicio? ¿Por qué sí o no?
- Si se decide hacer ejercicio con Macy, ¿qué tipo de ejercicio se le pediría hacer? Si se le recomienda abstenerse del ejercicio, ¿qué instrucciones se le pueden dar?

ESTUDIO DEL CASO 2

Derrick es un profesor de 45 años que recientemente fue diagnosticado con diabetes tipo 2. Se lesionó el hombro hace unos 10 años y nunca volvió a retomar su rutina normal de ejercicio, que consistía principalmente en CrossFit. Durante la última década, su dieta se ha vuelto extremadamente mala y eso, junto con su falta de actividad, le ha provocado un aumento de 29 kg. Después de diagnosticarle diabetes tipo 2, su médico le alentó a comenzar una dieta para perder peso y un programa de ejercicios para ayudarle a controlar su diabetes. De hecho, Derrick explica que su médico le dijo que el ejercicio y la pérdida de peso pueden curar su diabetes.

- ¿Cómo se abordaría la creencia de Derrick de que el ejercicio «curará» su diabetes?
- ¿Qué tipo de consejo dietético se le puede ofrecer en esta situación?
- ¿Qué inquietudes se tendrían al iniciar el ejercicio con Derrick?

PENSAMIENTO CRÍTICO

1. Enumerar y explicar brevemente varias pruebas utilizadas por los médicos para diagnosticar diabetes. ¿Por qué es tan importante el diagnóstico temprano?
2. Nombrar y describir el órgano responsable de mantener los niveles de glucosa sérica. ¿Qué hormonas libera? Describir las funciones de estas hormonas. ¿Qué pasa cuando este órgano no funciona?
3. Describir las diferencias generales en la diabetes tipo 1 y tipo 2. ¿Cuáles son algunos factores de riesgo asociados con cada una? ¿Cómo se tratan estas dos afecciones?
4. Enumerar varias complicaciones asociadas con la diabetes. Elegir tres y explicar sus causas.
5. Explicar algunas funciones del hígado. ¿Por qué es tan importante este órgano?
6. ¿Qué es la hiperglucemia y por qué es tan peligrosa? ¿Cómo debería tratar una persona la hiperglucemia?
7. Explicar por qué los diabéticos, particularmente los diabéticos tipo 1, tienen mayor riesgo de hipoglucemia.
8. ¿Cuáles son algunos de los beneficios específicos del ejercicio para los diabéticos?
9. Describir brevemente un plan de ejercicio general de 1 día para un diabético.
10. Describir las necesidades básicas de carbohidratos, proteínas y grasas de una persona con diabetes. Explicar la importancia de la dieta para el diabético.

BIBLIOGRAFÍA

1. DeCoste K, Scott L. Diabetes update: promoting effective disease management. *AAOHN J* 2004;52(8):344–355.
2. National Diabetes Information Clearinghouse. www.diabetes.niddk.nih.gov
3. American Diabetic Association. www.diabetes.org
4. Zanobetti A, Schwartz J. Are diabetics more susceptible to the health effects of airborne particles? *Am J Respir Crit Care Med* 2001;164:831–833.
5. University of California, San Francisco. Diabetes Education Online, 2017. https://dtc.ucsf.edu/types-of-diabetes/type2/treatment-of-type-2-diabetes/medications-and-therapies/type-2-insulin-rx/insulin-basics/
6. Diabetes: Type I Annual Report. www.ebscohost.com. Health Source—Consumer Edition Database. Number 20498521. 2005:1–15.
7. Harrison SA, Di Bisceglie AM. Advances in the understanding and treatment of nonalcoholic fatty liver disease. *Drugs* 2003;63:2379–2394.
8. Adami H, Cho W, Nyren O, et al. Excess risk of primary liver cancer in patients with diabetes mellitus. *J Natl Cancer Inst* 1996;88:1472–1477.
9. El-Seraq H, Richardson P, Everhart J. The role of diabetes in hepatocellular carcinoma. *Am J Gastroenterol* 2001; 96:2462–2467.
10. La Vecchia C, Negri E, Decarli A, et al. Diabetes mellitus and the risk of primary liver cancer. *Int J Cancer* 1997; 73:204–207.
11. Fong D, Aiello L, Gardner T, et al. Retinopathy in diabetes. *Diabetes Care* 2004;27:S84–S87.
12. Tuttle KR, Bakris GL, Bilous RW, et al. Diabetic kidney disease: a report from an ADA consensus conference. *Diabetes Care* 2014;37(10):2864–2883.
13. Pigman H, Gan D, Krousel-Wood M. Role of exercise for type 2 diabetic patient management. *South Med J* 2002;95(1):72–77.
14. American Diabetes Association Position Statement. Nephropathy in diabetes. *Diabetes Care* 2004;27:S79–S83.
15. Kavookjian J, Elsvick B, Whetsel T. Interventions for being active among individuals with diabetes: a systemic review of the literature. *Diabetes Educ* 2007;33(6):962.
16. Roberts C. Type 2 diabetes and exercise. *Prim Health Care* 2003;13(4):27–31.
17. Watts S, Anselmo J. Nutrition for diabetes—all in a day's work. *Nursing* 2006;36(6):46–48.
18. Cox K, Burke V, Morton A, et al. Independent and additive effects of energy restriction and exercise on glucose and insulin concentrations in sedentary overweight men. *Am J Clin Nutr* 2004;80(2):308–316.
19. Jeng C, Ku C, Huang W. Establishment of a predictive model of serum glucose changes under different exercise intensities and durations among patients with type 2 diabetes mellitus. *J Nurs Res* 2003;11(4):287–293.
20. Slentz C, Torgan C, Houmard J, et al. Long-term effects of exercise training and detraining on carbohydrate metabolism in overweight subjects. *Clin Exerc Physiol* 2002;4(1): 22–29.
21. Virtanen SM, Laara E, Hypponen E, et al. Cow's milk consumption, HLA-DQB1 genotype, and type 1 diabetes: a nested case-control study of siblings of children with

diabetes. Childhood diabetes in Finland study group. *Diabetes* 2000;49(6):912–917.

22. Hassmen P, Koivula N, Uutela A. Physical exercise and psychological well-being: a population study in Finland. *Prev Med* 2000;30(1):17–35.

23. Aldana S, Barlow M, Smith R, et al. A worksite diabetes prevention program: two-year impact on employee health. *AAOHN J* 2006;54(9):389–395.

24. American College of Sports Medicine. ACSM's Guidelines for Exercise Testing and Prescription. 10th Ed. Philadelphia: Wolters Kluwer, 2018:268–298.

25. Cayley W. The role of exercise in patients with type 2 diabetes. Cochrane for clinicians. American Family Physician. 2007. www.aafp.org/afp/

26. Jiminez C, Corcoran M, Crawley J, et al. National Athletic Trainer's Association position statement: management of the athlete with type I diabetes mellitus. *J Athl Train* 2007;42(4):536–546.

27. Kraus W, Levine B. Exercise training for diabetes: the "strength" of the evidence. *Ann Intern Med* 2007;147(6):423–425.

28. Colberg SR, Sigal RJ, Yardley JE, et al. Physical activity/exercise and diabetes: a position statement of the American Diabetes Association. *Diabetes Care* 2016;39(11):2065–2079.

29. Joslin Diabetes Center. New nutrition guidelines for people with type 2 diabetes or pre-diabetes who are overweight or obese. Ascribe Newswire: Health, 4/6/05:9–12.

30. Venables M, Shaw C, Jeukendrup A, et al. Effect of acute exercise on glucose tolerance following post exercise feeding. *Eur J Appl Physiol* 2007;100(6):711–717.

31. de Mello V, Zelmanovitz T, Perassolo MS, et al. Withdrawal of red meat from the usual diet reduces albuminuria and improves serum fatty acid profile in type 2 diabetes patients with macroalbuminuria. *Am J Clin Nutr* 2006;83:1032–1038.

LECTURAS SUGERIDAS

Colbert SR. Exercise and Diabetes: A Clinician's Guide to Prescribing Physical Activity. Arlington, VA. American Diabetes Association, 2013.

Skinner J. Exercise Testing and Exercise Prescription for Special Cases. 3rd Ed. Baltimore: Lippincott Williams and Wilkins, 2005.

Woolf-May K. Exercise Prescription: Physiological Foundations. UK: Churchill Livingstone Elsevier, 2007.

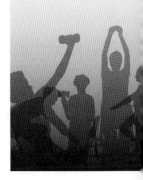

10 | EJERCICIO PARA SUPERVIVIENTES DE CÁNCER

Según la American Cancer Society (ACS), la mitad de los hombres y un poco más de un tercio de las mujeres desarrollarán algún tipo de cáncer durante sus vidas. En 2018 se esperaban más de 1,7 millones de nuevos diagnósticos y más de 600 000 muertes por cáncer. Esto hace que el cáncer sea la segunda causa más habitual de muerte en EE.UU., solo superada por las enfermedades cardiovasculares[1,2].

REFERENCIA RÁPIDA

A continuación se enumeran los cánceres en EE.UU. (excluyendo los cánceres de piel no melanoma) con una incidencia anual ≥ 40 000 casos:

- Cáncer mamario (tipo de cáncer más frecuente).
- Cáncer de vejiga urinaria.
- Cáncer de colon y recto.
- Cáncer endometrial.
- Cáncer renal.
- Leucemia.
- Cáncer hepático.
- Cáncer pulmonar.
- Melanoma.
- Linfoma no Hodgkin.
- Cáncer pancreático.
- Cáncer prostático.
- Cáncer tiroideo.

La identificación de los factores de riesgo, los métodos de detección precoz y los avances en el tratamiento mejoran el pronóstico para las personas con cáncer. Según la Dra. Julie Gerberding, ex directora de los Centers for Disease Control and Prevention (CDC), «la disminución significativa de las tasas de muerte por cáncer demuestran un progreso importante en la lucha contra el cáncer que se ha logrado mediante el control efectivo del tabaco, el cribado, la detección precoz y el tratamiento adecuado». Esto significa que un número cada vez mayor de personas con cáncer pueden esperar vivir bien hasta la vejez y probablemente se beneficiarán de los esfuerzos de promoción de la salud y los cambios en el estilo de vida.

Esto es importante porque los supervivientes de cáncer siguen en riesgo de recurrencia del cáncer inicial, desarrollo de otros cánceres y aparición de enfermedades crónicas adicionales[3]. Además, los propios protocolos de tratamiento del cáncer causan estragos en el cuerpo y muchos efectos secundarios negativos que a menudo persisten años después de interrumpir el tratamiento[4]. El ejercicio y la dieta pueden aliviar algunos de estos síntoma_____ón complementos útiles para los modos tradicionales de terapia.

Los estudios demuestran que las personas activas desde la infancia hasta la edad adulta no solo viven más, sino que también tienen vidas más saludables que las personas sedentarias[1,5-8]. Además, la actividad regular ralentiza el deterioro funcional relacionado con la edad, mejora el bienestar y promueve un peso saludable. Curiosamente, la investigación muestra que los beneficios se acumulan incluso si las personas no son activas hasta el final de su vida. Esto significa que incluso las personas previamente sedentarias pueden beneficiarse de aumentar su actividad. ¿Pero cuáles son las guías para los supervivientes de cáncer? ¿Qué precauciones deben considerar? Este capítulo aborda estos problemas.

CAMBIOS ANATÓMICOS Y FISIOLÓGICOS DURANTE EL DESARROLLO DEL CÁNCER

CRECIMIENTO NORMAL DE LAS CÉLULAS

Las células son las unidades estructurales y funcionales básicas del cuerpo que generalmente se unen para formar los tejidos. El cuerpo está formado por casi 70 billones de células, que varían en tamaño, estructura y función. Aunque hay al menos 250 variedades diferentes, la mayoría están formadas por una membrana celular, citoplasma y un solo núcleo.

La membrana celular actúa como el límite externo de la célula que separa el líquido intracelular del extracelular; sin embargo, hace más que simplemente separar el contenido celular del exterior, también actúa dinámicamente para regular el movimiento interno y externo de la célula.

El citoplasma incluye el citosol y los orgánulos. El citosol, la porción líquida pero viscosa del citoplasma, contiene sustancias disueltas como glucosa, aminoácidos, ácidos grasos y proteínas. Además, es el lugar donde se dan muchas reacciones químicas importantes necesarias para el funcionamiento celular. Los orgánulos son estructuras especializadas que se encuentran en el citoplasma que permiten funciones específicas. Algunos ejemplos son las mitocondrias, los ribosomas, el retículo endoplásmico, los cuerpos de Golgi, el citoesqueleto y los lisosomas.

El núcleo es el tercer componente principal de la célula. Contiene el material genético necesario para el funcionamiento celular. Este material, también conocido como ADN, se encuentra en forma de cromatina en una célula que no se divide y en forma de cromosomas, en una célula que se prepara para la división. El ADN es una molécula bicatenaria compuesta de miles de millones de nucleótidos (fig. 10-1). Cada nucleótido consiste en un azúcar, un fosfato y una base nitrogenada. A lo largo de cada hebra de ADN, el azúcar de un nucleótido se une con el fosfato de otro nucleótido, entonces cada cadena de ADN consta esencialmente de una cadena principal de azúcar y fosfato con bases nitrogenadas que se proyectan y se unen con las bases nitrogenadas de la segunda cadena de ADN.

En general, cada conjunto de tres bases nitrogenadas a lo largo de cada cadena de ADN forma un aminoácido particular. Por tanto, el ADN puede considerarse esencialmente una serie de aminoácidos. (*Nota:* algunos segmentos de ADN no codifican y no especifican aminoácidos.) Puesto que los aminoácidos son las bases de las proteínas, las moléculas de ADN finalmente contienen los planos de cada proteína fabricada en el cuerpo. Por tanto, cada célula tiene toda la información necesaria para sintetizar cada proteína que requiere para funcionar. Por esto es crucial que una célula replique su información genética antes de la división celular; esta replicación garantiza que cada nueva célula

REFERENCIA RÁPIDA

El segmento específico del ADN que codifica una proteína determinada se denomina gen. Se estima que hay 20 000 a 30 000 genes en el genoma humano[9].

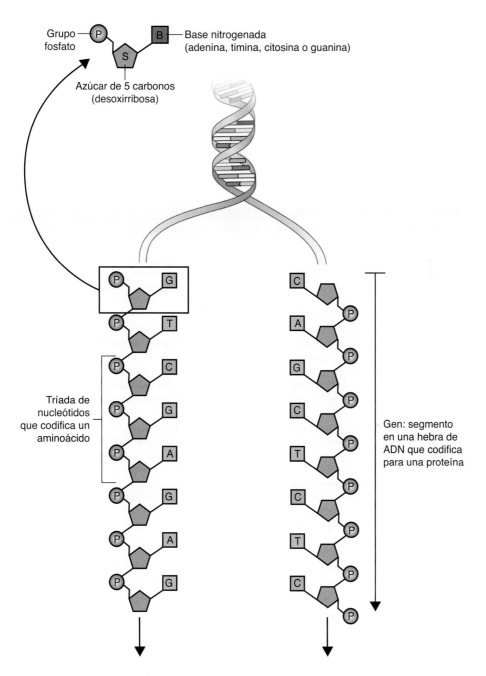

FIGURA 10-1 ■ Molécula de ADN.

hija reciba esta información para que también pueda producir todas las proteínas necesarias para el funcionamiento normal.

El ciclo celular abarca una serie de cambios que experimenta una célula desde la formación inicial hasta la división celular. En general, este ciclo consiste en interfase y mitosis. Durante la interfase una célula crece, produce orgánulos adicionales y participa en las actividades para las que se ha especializado. Si la célula está destinada a dividirse, también debe replicar su ADN durante este tiempo. Al final de la interfase, una célula tiene orgánulos adicionales y copias exactas de su ADN para transmitirlas a sus células hijas. En este punto se produce la mitosis. Las fases individuales de la mitosis no son importantes ahora. Lo importante es entender que la mitosis produce dos células hijas. Cada célula hija tiene una copia exacta del ADN requerido para producir todas las proteínas necesarias para el funcionamiento celular normal.

REFERENCIA RÁPIDA

El cuerpo humano está formado por partes de mayor complejidad. Estos «niveles de organización del cuerpo» ocurren a nivel químico, celular, tisular, orgánico, sistémico y generalizado (fig. 10-2). El organismo en su conjunto, por tanto, está basado en el nivel químico, que incluye moléculas como el ADN. Cualquier problema químico puede alterar el funcionamiento en cada nivel subsecuente, lo que finalmente puede provocar una enfermedad o la muerte del organismo.

Las células sanas tienen una estructura, función y tasa de crecimiento específicas que les permiten realizar sus funciones[10]. El número de veces que una célula se divide está estrictamente regulado y varía en cada célula. Las células epidérmicas, por ejemplo, se dividen constantemente. De hecho, solo tardan 4-6 semanas para que una nueva célula epidérmica se desplace desde su ubicación más profunda a la superficie de la piel donde se desprende. Las células epiteliales que recubren el tracto digestivo se reemplazan con mayor frecuencia; nuevas células sustituyen a las células desgastadas cada 3-5 días.

Parece que hay un «reloj mitótico» interno que predetermina las veces que la mayoría de las células humanas se dividen, pero los factores internos y externos modifican esta tasa. Por ejemplo, las *hormonas* y los *factores de crecimiento* estimulan la proliferación de nuevas células y se utilizan en procedimientos médicos para acelerar el proceso de curación del tejido dañado. El *espacio disponible* es otro factor que puede promover o inhibir el crecimiento de nuevas células. En la mayoría de los casos, las células sanas en realidad dejan de dividirse al estar rodeadas de otras células, un proceso llamado inhibición por contacto. Por último, las células viejas y desgastadas se someten a un proceso natural de muerte celular denominado **apoptosis** para dar paso a nuevas células. En general, es crucial una tasa apropiada de división celular para el crecimiento, el desarrollo y la reparación tisular normal. Si no hay restricciones, la división celular excesiva forma masas tisulares que pueden interferir con el funcionamiento normal. Afortunadamente, los **genes supresores de tumores** suelen codificar proteínas que inhiben la división celular cuando las células se dividen demasiado rápido. En cierto sentido, previenen el desarrollo de tumores y a menudo desencadenan la apoptosis de las células productoras de tumores.

¿QUÉ ES EL CÁNCER?

El cáncer no es una sola enfermedad. De hecho, existen más de 100 tipos diferentes de cáncer. Se distinguen según el sitio de origen y el tipo de célula que afectan. De acuerdo con el National Cancer Institute, las células cancerosas pueden originarse en casi cualquier célula del cuerpo; su principal característica distintiva es que son **malignas.** Las principales categorías del cáncer son carcinomas, sarcomas, linfomas y leucemia. Los *carcinomas,* como el cáncer de pulmón, mama, próstata, estómago y colon son las formas más comunes de cáncer en EE.UU.

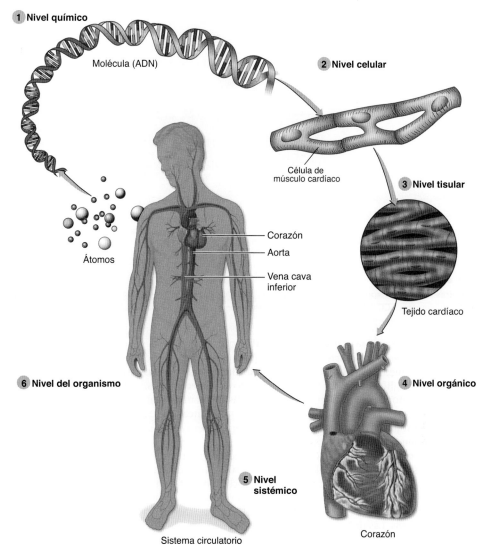

FIGURA 10-2 ■ Todo el organismo está basado en el nivel químico de organización. Los átomos se combinan para formar moléculas y macromoléculas; las macromoléculas forman células; grupos de células forman tejidos; una combinación de tres o más tejidos forman un órgano; los órganos con funciones comunes comprenden sistemas orgánicos, y los sistemas orgánicos aseguran la supervivencia del organismo. (Reimpreso de Premkumar K. The Massage Connection: Anatomy and Physiology. Baltimore: Lippincott Williams & Wilkins, 2004, con autorización.)

Apoptosis: muerte celular programada. Un proceso normal que permite que las nuevas células reemplacen a las envejecidas.

Gen supresor de tumores: codifica proteínas que regulan la mitosis y previenen la división celular descontrolada; también promueve la apoptosis de las células hiperactivas.

Maligno: capacidad de propagarse a otras partes del cuerpo e invadir y destruir los tejidos.

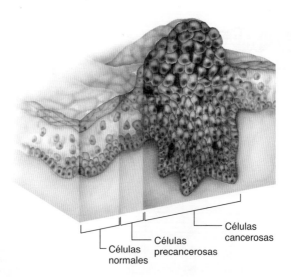

Células
cancerosas

Células
precancerosas

Células
normales

FIGURA 10-3 ■ El cáncer es un crecimiento destructivo (maligno) de las células que invade los tejidos cercanos y puede metastatizar a otras áreas del cuerpo. Al dividirse rápidamente, estas células suelen ser muy agresivas. (Reimpreso de Anatomical Chart Company. ACC Atlas of Pathophysiology. Baltimore: Lippincott Williams & Wilkins, 2001, con autorización.)

En general afectan a las **células epiteliales** que recubren las superficies corporales externas o internas. Los *sarcomas* se desarrollan en los tejidos blandos como los músculos y los **tejidos conectivos,** como el hueso, el tejido adiposo y el cartílago. Los *linfomas* se producen en órganos linfáticos como los ganglios linfáticos y el bazo, por lo que afectan al sistema inmunitario. Se clasifican además como linfoma de Hodgkin (el linfoma más frecuente) o linfoma no Hodgkin. La *leucemia* es una cuarta clase de cáncer que afecta a las células sanguíneas inmaduras a medida que se forman en la médula ósea roja. Hay diferentes tipos de leucemia, pero todas se caracterizan por el rápido crecimiento de los leucocitos.

La palabra «cáncer» se refiere al desarrollo y crecimiento rápido de células anormales que infiltran y destruyen las células normales del cuerpo (fig. 10-3). Las células cancerosas a veces se aíslan en un área específica, pero generalmente viajan por el cuerpo y atacan otros tejidos. Lo más importante, y como se ha mencionado antes, es que el cáncer no es un trastorno único y específico; en cambio, las diferentes formas afectan a varios tejidos corporales, tienen distintos modos de acción y requieren diferentes tratamientos. Las únicas características comunes entre las diferentes formas de cáncer son que todas tienen una capacidad de reproducción no regulada, incontrolable e ilimitada, y pueden migrar con facilidad en el cuerpo. Cuando los cánceres se propagan a sitios secundarios, todavía se nombran por el órgano donde se originan.

CÓMO SE DESARROLLA EL CÁNCER

El cuerpo humano normalmente equilibra la división celular, el crecimiento celular y la muerte celular. Aunque la tasa de división varía en diferentes células, ocurre a un ritmo que garantiza que haya células nuevas y viables disponibles para reemplazar a las que sufren apoptosis. Esto asegura que haya suficiente tejido sano para mantener el funcionamiento normal.

La **carcinogénesis,** o la formación de cáncer, puede ser el resultado de una multitud de factores (tabla 10-1). Por lo general se desarrolla lentamente y a menudo pasa desapercibido durante años. Los dos factores contribuyentes más estudiados para el desarrollo de cáncer son las mutaciones genéticas hereditarias y las mutaciones genéticas por la exposición crónica a **carcinógenos.**

TABLA 10-1. Factores que contribuyen al desarrollo del cáncer

Factor	Descripción
Antecedentes familiares de cáncer	Casi el 10% de todos los cánceres tienen un componente hereditario
Edad	El riesgo de cáncer empieza a aumentar a los 40 años de edad y luego drásticamente a los 50 años. Es posible que se deba a los efectos acumulativos de la exposición a los carcinógenos ambientales
Medio ambiente	La exposición a la radiación UV del sol, asbesto, benceno o radiación ionizante por rayos X aumenta el riesgo de cáncer
Consumo de tabaco, consumo excesivo de alcohol, dieta e inactividad física	El consumo de tabaco aumenta el riesgo de cáncer de pulmón, esófago, faringe, laringe, boca, estómago e hígado. El consumo de alcohol incrementa el riesgo de cáncer de mama e hígado, incluso con una ingesta menor. Las dietas altas en grasas aumentan el riesgo de cáncer de mama, colon y próstata. La inactividad física aumenta el riesgo de cáncer de mama y colon
Exposición a ciertos virus	El virus de la inmunodeficiencia humana, virus del papiloma humano, hepatitis B o C, virus del herpes humano 8 y virus de Epstein-Barr se relacionan con el cáncer de hígado, anal y genital, así como con algunos linfomas. Se cree que estos virus oncogénicos invaden las células normales, alteran su material genético y permiten el crecimiento tumoral incontrolable en individuos susceptibles
Exposición a ciertas bacterias	Se cree que *Helicobacter pylori* y *Chlamydia trachomatis* aumentan ligeramente el riesgo de cáncer de estómago y de cuello uterino, respectivamente
Inflamación crónica del esófago por reflujo ácido, inflamación crónica de la vejiga urinaria y el páncreas por parásitos o inflamación crónica del colon por enfermedad inflamatoria intestinal	La exposición a mediadores inflamatorios a largo plazo aumenta el riesgo de mutaciones celulares, la proliferación celular incontrolable y la activación de oncogenes, lo que contribuye al desarrollo de cáncer

Datos del American Cancer Society. Disponible en: www.cancer.org; National Cancer Institute. Disponible en: www.cancer.gov; Shacter E. Chronic inflammation and cáncer. *Oncology* 2002;16(2):217-232.

Algunas personas nacen con un defecto genético heredado en su ADN que los predispone al cáncer. Como resultado, cada vez que su ADN se replica antes de la división celular, esa mutación genética se transmite a las células recién formadas. Si la mutación estimula la proliferación celular excesiva o interfiere con la inhibición del crecimiento, las células afectadas pueden dividirse sin control y a veces forman masas. Curiosamente, no es raro que se desarrollen mutaciones menores en el ADN durante el proceso de replicación. Por suerte, las células tienen mecanismos de protección incorporados que a menudo detectan y reparan estas mutaciones antes de terminar la replicación. Cuando una célula no puede reparar una mutación, a menudo se autodestruye. En esencia, se sacrifica para salvar el cuerpo.

> **Células epiteliales:** células que recubren las superficies y los órganos del cuerpo. Se clasifican por la forma celular y el número de capas presentes.
> **Tejido conectivo:** tejido que se encuentra entre otros tejidos del cuerpo. Forma un marco para el cuerpo y sujeta los órganos y las estructuras del cuerpo.
> **Carcinogénesis:** un cambio o mutación en el ADN de una célula.
> **Carcinógeno:** un agente cancerígeno.

La exposición a carcinógenos ambientales o virus tumorales también puede alterar el material genético. Como se ha mencionado, las proteínas celulares a menudo identifican genes mutados para repararlos o iniciar la apoptosis. Por tanto, no importa cuál sea la fuente, el cuerpo tiene proteínas «protectoras» o «reguladoras» que se encargan de las células mutadas antes de que proliferen. Sin embargo, si los genes que codifican estas proteínas se dañan, ya no actúan de la manera prevista. En consecuencia, las células mutadas sobreviven, proliferan, se acumulan y forman **tumores.** Por tanto, el cáncer puede surgir cuando algún tipo de mutación altera los genes que producen las proteínas que controlan la división celular.

FUNCIÓN DE LOS ONCOGENES Y LAS CÉLULAS SUPRESORAS DE TUMOR EN EL DESARROLLO DEL CÁNCER

Aunque existen casi 30 000 genes en el genoma humano, solo algunos de estos contribuyen al desarrollo y a la progresión del cáncer. Los **protooncogenes** son genes que codifican proteínas que promueven la división y el crecimiento celular normales. Cuando funcionan normalmente, los protooncogenes garantizan la formación de nuevas células a una velocidad adecuada para reemplazar las que se pierden en la apoptosis. Sin embargo, cuando mutan, estos genes forman **oncogenes,** que producen proteínas que permiten el crecimiento celular descontrolado[11,12]. Afortunadamente, un segundo tipo de gen controla la actividad de los oncogenes (comentado antes). Es el gen supresor tumoral, que codifica las proteínas que inhiben la división celular o estimulan la apoptosis cuando la tasa de división celular supera la necesidad. Hay problemas cuando los genes supresores de tumores mutan y pierden su capacidad de inhibir el crecimiento tumoral. En algunos casos, sus mutaciones en realidad *estimulan* la proliferación de las células tumorales. Una vez formados, los tumores son autosuficientes; liberan factores de crecimiento que estimulan la **angiogénesis** o la formación de su propia red de vasos sanguíneos. Entonces, los vasos sanguíneos recién formados permiten que las células tumorales sobrevivan, prosperen y crezcan, a menudo hasta que interfieren con el funcionamiento de los tejidos cercanos. De hecho, los tumores en realidad desvían sangre, nutrientes y gases de los tejidos sanos para sostenerse. Además de suministrar el tumor con los nutrientes y el oxígeno necesarios, esta vasta red de vasos sanguíneos ofrece a las células tumorales los medios para desplazarse a otras áreas del cuerpo, un proceso conocido como **metástasis** (fig. 10-4). Las metástasis ocurren incluso cuando solo unas pocas células tumorales se separan del tumor primario y se desplazan a otras partes del cuerpo para comenzar su desarrollo en nuevas ubicaciones. Así es como se forman los tumores secundarios a partir de tumores primarios. A medida que continúa la angiogénesis en un tumor en desarrollo, los vasos linfáticos también proliferan y constituyen una forma adicional de metástasis que aprovecha el sistema linfático[11,12].

Ya en 1941, Rous y Kidd[13,14] describieron la carcinogénesis química como un proceso de dos pasos que implica la iniciación y la promoción. La iniciación ocurre cuando una célula se expone a un agente cancerígeno que altera permanentemente la composición genética de la célula. Los ejemplos de los iniciadores incluyen errores en la replicación del ADN, enzimas reparadoras ineficaces o exposición a un carcinógeno como la radiación. Sin embargo, el daño de un iniciador no es suficiente para causar el cáncer. La exposición a un promotor puede estimular la proliferación de la célula alterada y el crecimiento tumoral subsecuente. Los promotores incluyen la contaminación, virus y otras toxinas. Algunas toxinas, como el humo del tabaco, se consideran carcinógenos completos porque actúan como iniciadores y promotores; por tanto, conllevan mayor riesgo[1,10,15].

REFERENCIA RÁPIDA

La investigación demuestra que el riesgo de cáncer está mucho más relacionado con los factores del estilo de vida y la exposición a carcinógenos ambientales que con la herencia[16].

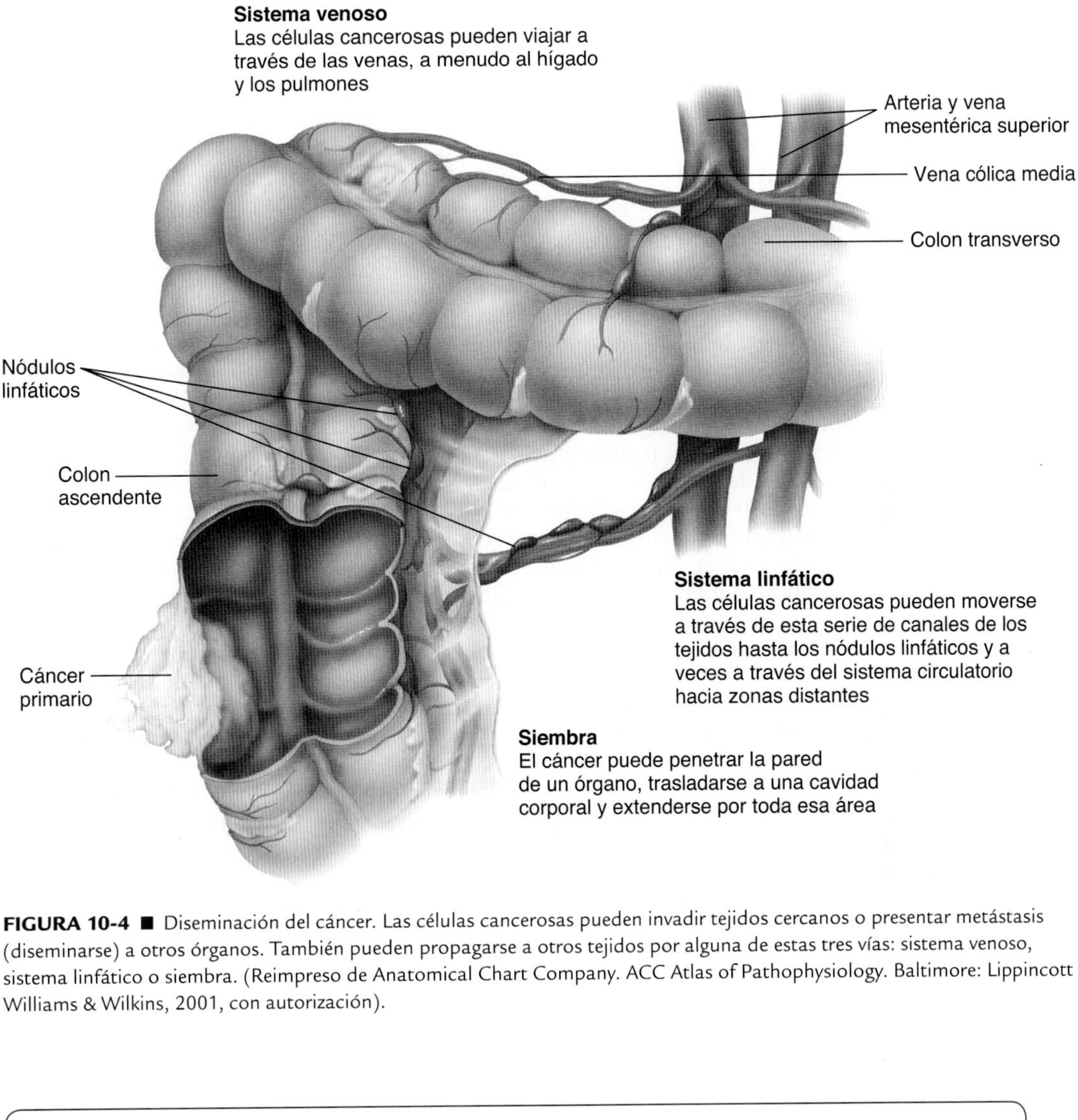

Sistema venoso
Las células cancerosas pueden viajar a
través de las venas, a menudo al hígado
y los pulmones

Arteria y vena
mesentérica superior

Vena cólica media

Colon transverso

Nódulos
linfáticos

Colon
ascendente

Cáncer
primario

Sistema linfático
Las células cancerosas pueden moverse
a través de esta serie de canales de los
tejidos hasta los nódulos linfáticos y a
veces a través del sistema circulatorio
hacia zonas distantes

Siembra
El cáncer puede penetrar la pared
de un órgano, trasladarse a una cavidad
corporal y extenderse por toda esa área

FIGURA 10-4 ■ Diseminación del cáncer. Las células cancerosas pueden invadir tejidos cercanos o presentar metástasis (diseminarse) a otros órganos. También pueden propagarse a otros tejidos por alguna de estas tres vías: sistema venoso, sistema linfático o siembra. (Reimpreso de Anatomical Chart Company. ACC Atlas of Pathophysiology. Baltimore: Lippincott Williams & Wilkins, 2001, con autorización).

Tumor: crecimiento que resulta de la división celular excesiva; no tiene ningún propósito funcional en el cuerpo.

Protooncogenes: genes que codifican proteínas que estimulan el crecimiento celular.

Oncogenes: resultan de protooncogenes mutados; son genes que permiten la división celular descontrolada. Básicamente permiten que las células continúen dividiéndose incluso cuando no deberían y promueven la formación de crecimientos cancerosos.

Angiogénesis: desarrollo de nuevos vasos sanguíneos.

Metástasis: movimiento de células cancerosas de una ubicación corporal a otra, generalmente a través del torrente sanguíneo. Los tumores producidos por metástasis a veces se denominan tumores secundarios. La metástasis causa el 90% de las muertes relacionadas con el cáncer.

TUMORES BENIGNOS FRENTE MALIGNOS

Los tumores benignos, que son crecimientos no cancerosos formados por células parecidas a las células normales, están causados por el crecimiento celular local excesivo que típicamente no se propaga. De hecho, los tumores benignos suelen estar envueltos por una cápsula, una estructura que limita su capacidad de metástasis. En general, los crecimientos benignos no son amenazantes y a menudo no se detectan durante años. Sin embargo, una vez que alcanzan cierto tamaño, pueden limitar el rango de movimiento, comprimir órganos o vasos sanguíneos cercanos, o estimulan las glándulas para producir gran cantidad de hormonas. En estos casos, los tumores benignos generalmente deben extirparse. Ejemplos de tumores benignos son lipomas, condromas y adenomas.

Los lipomas son masas grasas indoloras y móviles suaves al tacto. Crecen lentamente y solo rara vez se convierten en cáncer. La mayoría de personas con lipomas no requieren tratamiento a menos que sea doloroso o limite el rango de movimiento alrededor de una articulación. Si es necesario, los cirujanos pueden extirparlos con facilidad. Un método de eliminación relativamente reciente implica el uso de ondas de ultrasonido para pulverizar las células.

Los condromas son tumores benignos de células cartilaginosas, con mayor frecuencia células del cartílago hialino. Son los tumores benignos más habituales de la pared torácica, pero también se presentan en los extremos de los huesos largos. Una cápsula también rodea este tipo de tumor, por lo que rara vez sufre metástasis y se extirpa fácilmente.

Los adenomas suelen surgir de células secretoras como las que forman glándulas; en consecuencia, cualquier tejido glandular en el cuerpo puede desarrollar un adenoma. Los adenomas se asocian a menudo con las glándulas suprarrenal, hipófisis y salivales. En muchos casos, los adenomas provocan que las glándulas liberen cantidades excesivas de hormonas. Esto puede causar varios síntomas según la glándula afectada. En la mayoría de casos, la presencia de un adenoma no aumenta la probabilidad de desarrollar un carcinoma. Sin embargo, un adenoma de colon, recto o pulmones es un fuerte predictor de cáncer. En general, los médicos recomiendan la extirpación quirúrgica de los adenomas, pero a veces la medicación es igual de efectiva.

Los tumores benignos rara vez se convierten en cáncer y a menudo son completamente asintomáticos. Si hay síntomas, suelen ser presión, dolor, anemia, prurito, restricción del flujo sanguíneo a los órganos u otros síntomas si el órgano afectado es una glándula. El único tratamiento viable es la extirpación quirúrgica, ya que los tumores benignos rara vez responden a la radiación o a la quimioterapia.

Los tumores malignos están formados por células que invaden tejidos sanos, proliferan rápidamente, desarrollan redes extensas de vasos sanguíneos y luego sufren metástasis a otras áreas del cuerpo. Difieren estructural y funcionalmente de las células normales del cuerpo, están menos organizados que los tumores benignos, y con frecuencia son resistentes al tratamiento. Si no se tratan y erradican, causan la muerte. Ejemplos de tumores malignos son mieloma, angiosarcoma, linfoma, sarcoma, leucemia y neuroblastoma. El mieloma es un tumor de la médula ósea. Aunque es raro, el angiosarcoma se desarrolla en el endotelio de los vasos sanguíneos, particularmente en la glándula mamaria y la piel. Los linfomas, uno de los cuatro tipos principales de cáncer, suele ser maligno y se disemina con rapidez en el sistema linfático. Los sarcomas afectan a los tejidos conectivos y otros tejidos no epiteliales, en particular las células óseas y musculares. La leucemia o cáncer de la sangre se caracteriza por la producción anormal de leucocitos. El neuroblastoma, un tumor que se propaga rápidamente, se desarrolla en las células nerviosas. Consúltese la tabla 10-2 para ver las propiedades de los tumores malignos.

CAUSAS FRECUENTES DE CÁNCER

Debido a que hay tantos tipos de cáncer, es poco probable que alguna vez se determine una sola causa. Además, es posible que tampoco haya una sola cura. Los investigadores, sin embargo, han sido capaces de identificar varios factores que promueven el desarrollo del cáncer (tabla 10-2). Casi el 40% de todos los cánceres parecen estar causados por la exposición a carcinógenos ambientales, particu-

TABLA 10-2. Propiedades de los tumores malignos

Propiedad	Descripción
Agresivo	Prolifera y crece sin límites
Invasivo	Ataca, penetra y destruye el tejido sano
Incapacidad de madurar	Rara vez alcanza una etapa donde deja de dividirse
Falta de inhibición por contacto	Continúa reproduciéndose incluso al entrar en contacto con otra célula y comienza a apilarse. Las células normales dejan de proliferar cuando entran en contacto con otras células
Metástasis	Diseminación a localizaciones secundarias en el cuerpo donde proliferan, atacan y destruyen el tejido sano

larmente el tabaco y alcohol en exceso. Otro 33% está relacionado con la ingesta dietética. Los casos restantes probablemente se deben a factores como la edad, el sexo y el nivel de estrés.

Consumo de tabaco

El principal factor de riesgo prevenible para el cáncer es el consumo de tabaco. De acuerdo con el National Cancer Institute, el 87% de todas las incidencias de cáncer pulmonar y el 30% de todas las muertes por cáncer pueden atribuirse al tabaco. De hecho, los cigarrillos matan a más estadounidenses que el alcohol, los accidentes automovilísticos, el suicidio, el SIDA, los homicidios y las drogas ilegales combinados[1]. Por desgracia, el consumo de tabaco no solo es un problema para los adultos; se estima que el 22,1% de todos los estudiantes de secundaria fuman de forma regular. Sorprendentemente, incluso el 8,1% de todos los estudiantes de secundaria fuma[1,7].

REFERENCIA RÁPIDA

La ACS estima que el 20,8% de todos los adultos en EE.UU. fuma y que una de cada cinco muertes en ese país se debe al tabaquismo.

El consumo de tabaco no solo promueve el cáncer pulmonar, sino que también aumenta el riesgo de cáncer de laringe, boca, garganta, esófago, vejiga urinaria, páncreas, estómago, cuello uterino y riñones. Además, su consumo en general también aumenta el riesgo de enfermedad cardíaca, accidente cerebrovascular, enfermedad pulmonar obstructiva crónica (como enfisema), aneurismas, enfermedad de las encías, deterioro óseo y enfermedad ocular[1].

Sorprendentemente, hay más de 4000 sustancias químicas en los cigarrillos, 60 de las cuales son conocidos carcinógenos. Algunos ejemplos de componentes de los cigarrillos son monóxido de carbono, alquitrán, amoníaco, arsénico, nicotina, acetona, benceno, cadmio, formaldehído, hidrazina y cianuro de hidrógeno (fig. 10-5). Ciertos componentes se usan en venenos para ratas, esmaltes de uñas, disolvente para pinturas, combustible para aviones, líquidos para embalsamar, limpiadores domésticos, cemento de caucho y baterías[7,17-19].

Herencia

Aunque no todos los cánceres son hereditarios, casi el 10% está causado por genes mutados transmitidos a la descendencia de personas con cáncer. Ejemplos de cánceres hereditarios son los de mama, cervical, colon, estómago, próstata y ovario. Por supuesto, no todas las personas con antecedentes familiares de cáncer desarrollan cáncer; sin embargo, el riesgo es mayor, por lo que se sugiere tener precaución. Actualmente existen pruebas genéticas disponibles para algunas formas de cáncer.

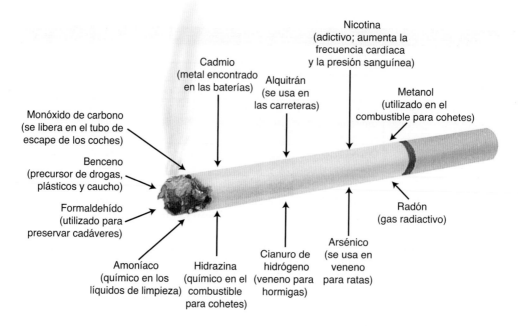

FIGURA 10-5 ■ Algunos de los ingredientes del cigarrillo.

Edad

El cáncer afecta a todas las personas con independencia de la edad, etnia y nivel de ingresos, pero más del 75% de todos los casos se producen en personas mayores de 55 años. Algunos expertos sugieren que el aumento del riesgo relacionado con la edad se debe a la exposición acumulada a toxinas y contaminantes ambientales que ocurre a lo largo de la vida. El riesgo de cáncer mamario, colorrectal y prostático aumenta significativamente con la edad.

Alteración del funcionamiento del sistema inmunitario

Ciertos estados de inmunodeficiencia, como el VIH, están asociados con una tasa más alta de tumores malignos. Quizás un sistema inmunitario debilitado permita que las células cancerosas continúen creciendo sin interrupción.

Exposición a la radiación ultravioleta

La exposición excesiva a la radiación ultravioleta (UV) del sol, especialmente si esa exposición provoca quemaduras en la piel, aumenta el riesgo de desarrollar cáncer de piel. Aunque todo el mundo tiene riesgo de cáncer de piel, ciertos grupos son más susceptibles como aquellos con piel clara, pecas y antecedentes familiares de melanoma, así como quienes pasan mucho tiempo al aire libre y no usan protector solar. Para disminuir el riesgo, los CDC sugieren evitar la exposición solar entre las 10 a.m. y las 4 p.m., usar protector solar con un FPS mínimo de 15, ponerse ropa protectora como sombreros y gafas de sol y permanecer a la sombra al mediodía.

Exposición a virus

Un 15% de todos los cánceres resultan de la exposición a virus como el virus del papiloma humano (VPH), hepatitis C, hepatitis B y virus de Epstein-Barr. En algunos casos, el propio virus lleva un gen que forma un oncogén una vez dentro de la célula huésped. En otros casos, el virus estimula un pro-toncogén en la célula invadida. En cualquier caso, se produce la replicación viral rápida y descontrolada y se desarrollan células cancerosas.

Algunos tipos de VPH, que en realidad son un grupo de más de 100 virus, habitualmente están implicados en el cáncer cervical. Usar un preservativo durante las relaciones sexuales reduce el riesgo de contraer este virus y, por tanto, reduce el riesgo de desarrollar este cáncer en particular. Además, existe una vacuna disponible que protege contra este virus. Según los CDC, las niñas y los niños de 9 a 14 años deben recibir una serie de dos inyecciones, la segunda de 6 a 12 meses después de la primera. Se recomienda que aquellos que iniciaron el tratamiento entre los 15 y 26 años y no recibieron las vacunas anteriormente se vacunen con tres dosis.

Dieta y falta de actividad física

Según la ACS, aproximadamente un tercio de todas las muertes por cáncer están relacionadas con una dieta deficiente y sedentarismo en la edad adulta. En particular, el consumo excesivo de alcohol se asocia con un aumento del riesgo de cáncer de boca y garganta. Estos, como muchos otros factores de riesgo para el cáncer, son modificables y deben ser abordados.

DIAGNÓSTICO

Los tumores en desarrollo a menudo no provocan signos ni síntomas en etapas tempranas. De hecho, a menudo pasan desapercibidos hasta que son lo bastante grandes y presionan los órganos o tejidos circundantes, lo que puede llevar años o incluso décadas. Una vez que se sospecha un tumor, el médico suele solicitar pruebas médicas como análisis de sangre, radiografías, tomografías computarizadas o una endoscopia para confirmar su presencia. Los métodos habituales de detección precoz incluyen el examen de Papanicolaou para el cáncer de cuello uterino, una colonoscopia para el de colon, una mamografía para detectar el cáncer mamario y antígeno prostático específico para el de próstata. Para determinar la malignidad, las células tumorales se extirpan y examinan mediante un procedimiento denominado biopsia. Hay diferentes técnicas para obtener una biopsia: una biopsia con aguja fina extrae una pequeña cantidad de células; una biopsia con aguja larga extrae mayor número de células; una biopsia incisional extirpa una pequeña porción del tumor, y una biopsia escisional extirpa todo el tumor. Tras una biopsia, las células se analizan en un laboratorio y los resultados ayudan a determinar las opciones de tratamiento.

Si la biopsia es negativa, el tumor es benigno y puede dejarse en su sitio a menos que cause síntomas. Un ejemplo de un tumor benigno que requiere extirpación quirúrgica es un mioma que ejerce presión sobre la vejiga urinaria o el recto, o causa sangrado excesivo durante la menstruación. Sin embargo, si un tumor es maligno, es imprescindible extraerlo. Antes de decidir la opción de tratamiento, los médicos necesitan *estadificar* el cáncer, que simplemente significa que necesitan describir el tamaño del tumor, determinar si ha dañado los tejidos cercanos y si tiene metástasis a otras áreas del cuerpo. Una vez completada la estadificación, se inicia el tratamiento. Por supuesto, cuanto antes se detecte el cáncer, mejor será el pronóstico.

La «referencia rápida» siguiente presenta algunos posibles signos y síntomas de alerta para el cáncer. Puesto que los signos y síntomas reales varían según el tipo de cáncer, esta lista es amplia y podría indicar varias afecciones menos graves. Sin embargo, si alguno de estos está presente, está indicada una consulta médica para un examen minucioso.

OPCIONES DE TRATAMIENTO PARA TUMORES MALIGNOS

Las opciones de tratamiento dependen de la ubicación, el tipo y la etapa de desarrollo del cáncer, además de la edad y el estado de salud de una persona antes del diagnóstico. En cualquier caso, el tratamiento puede incluir cirugía, radiación, quimioterapia o inmunoterapia (también conocida como terapia biológica). Idealmente, el objetivo del tratamiento es eliminar todas las células cancerosas con

REFERENCIA RÁPIDA

Los primeros signos o síntomas del cáncer incluyen los siguientes:

- Cansancio inexplicable.
- Debilidad muscular.
- Pérdida de peso inusual sin cambios en la dieta o la actividad.
- Dolor de cabeza persistente.
- Dolor que no desaparece.
- Cambios en las deposiciones o hábitos urinarios.
- Tos persistente o ronquera.
- Sentimientos de depresión.
- Llagas o heridas que no sanan.
- Sangrado inusual (sangre en saliva, heces, flujo vaginal, orina).
- Indigestión o dificultad para tragar.
- Fiebre persistente.

daño mínimo para el tejido sano; sin embargo, en algunas etapas avanzadas del cáncer, el objetivo es limitar la propagación de un cáncer incurable o minimizar sus síntomas. Si se detecta una neoplasia maligna antes de la metástasis, a menudo la cirugía puede «curar» el cáncer. Una tumorectomía, por ejemplo, puede eliminar con éxito el tejido canceroso en la mama. Sin embargo, en etapas más avanzadas del cáncer mamario, es posible que toda la mama deba ser extirpada. Por desgracia, puesto que los tumores malignos pueden diseminarse incluso antes de localizar el tumor primario, a menudo se necesita radiación o quimioterapia para asegurar la eliminación completa de las células cancerosas después de la cirugía.

La radioterapia ofrece esperanza en casos de cáncer localizado. Se puede administrar externamente con una máquina o internamente colocando material radiactivo dentro del cuerpo. En el tratamiento de radiación externa, un radiólogo administra radiación ionizante destinada a reducir los tumores y matar las células cancerosas al dañar su ADN. Aunque la radiación también daña las células no cancerosas cercanas, estas células sanas generalmente pueden recuperarse entre cada episodio de este tratamiento. La radiación parece ser efectiva contra el cáncer de mama, cerebro, próstata, páncreas y útero. Incluso si la radiación no destruye completamente el tumor, a menudo lo reduce lo suficiente para realizar un procedimiento quirúrgico mínimamente invasivo que elimina cualquier tejido anormal restante. Los efectos secundarios de la radioterapia incluyen erupciones cutáneas, náusea, vómito y diarrea, pero las técnicas más recientes los minimizan[1,7,20].

La quimioterapia implica la administración cíclica de cócteles de medicamentos, que son combinaciones de dos o más medicamentos de quimioterapia que han demostrado ser más efectivos que un solo medicamento. Pueden administrarse por vía oral o inyectarse. Tras una inyección inicial, el paciente con cáncer espera 3-4 semanas, llamado período de recuperación, antes de recibir una segunda inyección. El ciclo promedio es de 6 meses; sin embargo, si un ciclo no elimina el cáncer, a menudo se sigue por un segundo ciclo.

La quimioterapia suele utilizarse en los casos en que el cáncer se ha diseminado al torrente sanguíneo o al sistema linfático. Los fármacos están diseñados para atacar, matar e inhibir la reproducción de cualquier célula con división rápida. En consecuencia, los fármacos quimioterapéuticos a menudo dañan las células sanas que se dividen con rapidez. Afortunadamente, la mayoría de las células sanas se reparan a sí mismas entre cada tratamiento, algo que las células cancerosas no pueden hacer. Estos fármacos han progresado significativamente en las últimas décadas. Aunque alguna vez se creyó que provocaba síntomas mucho peores que el propio cáncer, ahora las personas con cáncer suelen tolerar bien la quimioterapia. Por supuesto, algunos experimentan efectos secundarios leves, pero solo unos cuantos no pueden tolerar la quimioterapia en absoluto[1,7].

REFERENCIA RÁPIDA

Los efectos secundarios frecuentes de la quimioterapia son:

- Náusea.
- Vómito.
- Pérdida temporal del cabello.
- Disminución del funcionamiento inmunitario.

- Fatiga.
- Cambios en el apetito.
- Estreñimiento.

La inmunoterapia es un método de tratamiento que intenta estimular el propio sistema inmunitario de una persona para combatir las células cancerosas. El método exacto depende del tipo de cáncer, por lo que una discusión completa de la inmunoterapia está más allá del alcance de este libro. Un tipo de inmunoterapia implica la administración de interferones, citocinas y anticuerpos, sustancias que también produce el sistema inmunitario sano de forma natural para destruir células extrañas. Las vacunas y la implantación de células madre son métodos adicionales prometedores para ciertas formas de cáncer[1,20,21]. En general, el objetivo de la inmunoterapia es inhibir el crecimiento de las células cancerosas, reparar las células corporales normales pero dañadas y mejorar la respuesta inmune para que el cuerpo pueda destruir las células cancerosas de forma más efectiva por sí mismo.

Los inhibidores de la angiogénesis interfieren con la formación de vasos sanguíneos que generalmente acompañan al desarrollo tumoral. Su efectividad depende del tipo de tumor presente y la vía de administración. Por desgracia, los tumores a menudo desarrollan grandes redes de vasos sanguíneos a pesar del efecto de los inhibidores de la angiogénesis que tienen una acción limitada. El bevacizumab es un ejemplo de un inhibidor de la angiogénesis que se utiliza con otros fármacos de quimioterapia para el tratamiento de la metástasis del cáncer de colon y recto. Al prevenir el crecimiento de nuevos vasos sanguíneos en un tumor, bevacizumab básicamente interfiere en el transporte de nutrientes y oxígeno a las células tumorales anormales. Aunque no se ha demostrado que cure estos cánceres, bevacizumab parece aumentar la tasa de supervivencia de los pacientes[7,22].

En general, el comportamiento de las células cancerosas es totalmente impredecible. Por tanto, cada tipo de cáncer requiere tratamiento especializado. En otras palabras, lo que funciona para un tipo de cáncer no tiene por qué funcionar para otro tipo, por eso es tan difícil descubrir una cura.

PRECAUCIONES DURANTE EL EJERCICIO

Con los avances tecnológicos, un diagnóstico de cáncer ya no es una sentencia de muerte absoluta. De hecho, muchos supervivientes de cáncer que se han sometido al tratamiento tienen pronósticos positivos y disfrutan de una calidad de vida equivalente a quienes nunca antes han tenido cáncer. Las estadísticas actuales indican que la tasa general de supervivencia a 5 años para el cáncer es de hasta del 68%, de modo que un número significativo de personas está en remisión. Sin embargo, el cáncer y los efectos secundarios asociados al tratamiento del cáncer a menudo dejan supervivientes con capacidad funcional limitada, fatiga severa, dolor debilitante, náusea, vómito, diarrea, pérdida de peso grave (a menudo en forma de tejido magro), desafíos emocionales y mayor riesgo de infección y deshidratación. Por tanto, los médicos tradicionalmente han recomendado evitar el esfuerzo y promover el descanso.

Sin embargo, las últimas décadas marcan la primera vez en la historia que los pacientes con cáncer retoman el ejercicio para tratar de reducir la velocidad del deterioro y minimizar los efectos secundarios. El enfoque actual en la atención del cáncer es la rehabilitación del paciente para mejorar la calidad de vida al aumentar las capacidades funcionales mediante la actividad[23]. Con esto en mente, esta sección explora diversos factores que podrían alterar la capacidad de hacer ejercicio de una víctima de cáncer.

FATIGA

El efecto secundario número uno del cáncer y los tratamientos contra el cáncer como la radiación y la quimioterapia es una fatiga debilitante que se produce sin importar cuánto descanse o duerma un superviviente de cáncer. Es un cansancio que interfiere con el funcionamiento normal y causa irritabilidad, impaciencia y baja motivación[24]. La fatiga es también el problema más difícil de abordar porque es un agotamiento tanto fisiológico como psicológico que interfiere con la capacidad de concentrarse, recordar y pensar con claridad[4,25]. Los profesionales de entrenamiento físico deben determinar el grado de fatiga para saber cuándo deben animar a las personas a superar la fatiga y cuándo sugerirles que eviten el ejercicio. A veces la fatiga disminuye en los primeros 5-10 min de actividad. De lo contrario, hay que procurar hacer descansos frecuentes durante el entrenamiento para favorecer la participación continua. Sin embargo, la táctica más importante es explicar a las personas que la fatiga es una parte natural del proceso de recuperación y ofrecer opciones para abordarlo.

REFERENCIA RÁPIDA

Consejos para ayudar a controlar la fatiga relacionada con el cáncer[1]:

- Dormir y descansar lo suficiente, pero no demasiado.
- Aumentar la actividad diaria.
- Incluir el ejercicio en la rutina diaria.
- Comer alimentos nutritivos, incluyendo muchas frutas y verduras.
- Beber suficiente agua.

PÉRDIDA DE CAPACIDAD FUNCIONAL POR DOLOR CRÓNICO, NÁUSEA Y VÓMITO

El cáncer y el tratamiento contra el cáncer pueden causar dolor y varias discapacidades según la ubicación del cáncer[23]. Algunas personas presentan mucho dolor, mientras que otras no; sin embargo, es frecuente el dolor crónico tras la cirugía. Algunas veces el dolor se desarrolla cuando se eliminan grandes cantidades de tejido sano junto con tejido canceroso. En la mayoría de casos, los médicos recetan fármacos que controlan y, a menudo, eliminan cualquier molestia. Incluso si no provocan dolor, las cirugías pueden dañar los nervios y limitar el rango de movimiento alrededor de las articulaciones cercanas. Los nervios dañados alteran las acciones de los órganos que inervan, por lo que los profesionales de entrenamiento físico deben ser cautelosos al diseñar programas de ejercicio. Ciertos ejercicios deben evitarse hasta que el área afectada sane. La intensidad, duración, tipo y frecuencia del ejercicio generalmente deben reajustarse hasta que las heridas se hayan curado; sin embargo, la tasa de progresión depende solo de la tasa de recuperación individual.

La náusea, el vómito y la diarrea también son efectos secundarios habituales de la radiación y la quimioterapia, de manera que el programa de ejercicios debe ser lo suficientemente flexible para esperar los episodios de incomodidad. En algunos casos, el ejercicio en realidad reduce la sensación de náusea en los primeros minutos; en otros casos, exacerba la náusea. Si el ejercicio parece empeorar la náusea, las personas deberían evitarlo al menos durante 24 h. Los pacientes con cáncer que han experimentado vómito o diarrea excesivos podrían presentar desequilibrios electrolíticos y deshidratación, por lo que deben asegurarse de consumir líquidos y alimentos antes del esfuerzo. Los profesionales de la salud y de entrenamiento físico deben estar preparados sin importar las circunstancias.

Si el protocolo de tratamiento de un paciente afecta a los pulmones o al corazón, hay que vigilar con todas las formas de entrenamiento cardiovascular. Estar atentos a las lesiones hemorrágicas en las personas que toman anticoagulantes. Lo que sería un corte inconsecuente para un sujeto promedio puede convertirse en un episodio potencialmente mortal en un paciente con cáncer.

CAQUEXIA

La caquexia, síndrome de desgaste físico acompañado de pérdida de apetito, masa muscular, masa grasa y peso en general, ocurre hasta en el 75% de los pacientes con cáncer, en particular en aquellos con cáncer en etapas avanzadas. Suele ser más habitual en las personas que presentan cáncer de páncreas, esófago y estómago, y puede provocar desequilibrios electrolíticos, disminución de la fuerza, debilidad y fatiga severa. Puesto que la supervivencia al cáncer está relacionada con la cantidad total y la tasa de pérdida de peso, el pronóstico para los pacientes con caquexia es sombrío. En los casos de caquexia, el tratamiento con suplementos nutricionales rara vez restablece un peso saludable. De hecho, se sabe tan poco de la caquexia que se asocia con el 20% del total de las muertes por cáncer. Algunas opciones de tratamiento parecen prometedoras en los casos extremos, pero ninguna ha sido efectiva a largo plazo[26,27].

Los investigadores saben que la caquexia es una alteración metabólica compleja y buscan desesperadamente métodos para combatirla. La mayoría de los pacientes con cáncer que la padecen carecen de energía y capacidad de hacer ejercicio, por lo que se sabe muy poco sobre el impacto del ejercicio en esta afección. Quizás la investigación futura pueda dar respuestas al efecto del entrenamiento de resistencia en la preservación de la masa muscular magra y el alivio de la fatiga severa. Sin embargo, es probable que el entrenador físico promedio no se enfrente a personas con caquexia.

CUESTIONES EMOCIONALES (ANSIEDAD, DEPRESIÓN, BAJA AUTOESTIMA)

Los supervivientes de cáncer a menudo tienen multitud de emociones que van desde la ira en el diagnóstico inicial, la depresión al aceptar el diagnóstico, ansiedad al explorar las opciones de tratamiento y euforia cuando el cáncer está en remisión por primera vez. Todo este trastorno emocional puede alterar las relaciones interpersonales y provocar aislamiento social, que puede afectar significativamente al deseo de un superviviente de cáncer de involucrarse en un programa de ejercicios.

MAYOR RIESGO DE INFECCIÓN

La quimioterapia, la radioterapia y la inmunoterapia están diseñadas para matar las células cancerosas. Por desgracia, a menudo también eliminan las células sanas del cuerpo. De hecho, estos tratamientos tienen un importante impacto en los leucocitos, las células del cuerpo que ayudan a combatir y proteger contra los invasores. En consecuencia, la función inmune suele debilitarse durante el tratamiento del cáncer. El lavado de manos con frecuencia ayuda a reducir el riesgo de contraer infecciones virales o bacterianas, pero un paciente sometido a quimioterapia o radiación debe ser extremadamente cauteloso cuando hace ejercicio en un gimnasio donde el recuento de gérmenes suele ser alto. Los pacientes con cáncer deben evitar el ejercicio por completo cuando los recuentos leucocitarios son bajos, pues tienen mayor riesgo de anemia e infección.

RIESGO DE DESHIDRATACIÓN

La deshidratación es frecuente durante la quimioterapia, ya que se necesitan grandes cantidades de agua para ayudar a los riñones a filtrar los fármacos contra el cáncer. La hidratación inadecuada pro-

REFERENCIA RÁPIDA

Los supervivientes de cáncer deben evitar el ejercicio durante 24 h después de los períodos de vómito y diarrea; si la temperatura corporal excede los 38 °C; si la náusea persiste tras iniciar el ejercicio, o si tienen dificultad para respirar, dolor torácico o debilidad muscular inusual durante las etapas iniciales de la actividad[28].

mueve fatiga y mareos, de manera que los pacientes con cáncer, especialmente aquellos que hacen ejercicio, deben tener una ingesta adecuada de líquidos.

PRECAUCIONES ADICIONALES

- Los pacientes con cáncer sometidos a radioterapia deben evitar el agua clorada, ya que el cloro puede irritar la piel en el área de tratamiento.
- Los supervivientes que se hayan sometido a un trasplante de médula ósea deben evitar lugares públicos como un gimnasio durante al menos 1 año después del tratamiento para disminuir la exposición a posibles patógenos. Aquellos con recuentos leucocitarios bajos deben evitar las áreas públicas hasta que su recuento se encuentre dentro de los límites normales (según lo indicado por un médico).
- Los pacientes con cáncer con catéteres permanentes deben evitar las piscinas y cualquier entrenamiento que desplace el catéter.
- Los pacientes con cáncer con neuropatías periféricas significativas (dolor, hormigueo o pérdida de la sensibilidad en una extremidad) deben evitar actividades que requieran mucho equilibrio, ya que tienen sensibilidad limitada en la extremidad afectada.
- Los pacientes con niveles séricos anormales de sodio y potasio no deben hacer ejercicio. Los niveles séricos bajos pueden estar causados por vómitos o diarrea intensos.

BENEFICIOS DEL EJERCICIO

Debido a que muchas personas que sobreviven a un cáncer lo padecieron mucho tiempo atrás, la atención está dirigida a mejorar su calidad de vida. De hecho, el ejercicio durante y después del tratamiento contra el cáncer podría ser uno de los complementos más beneficiosos porque les da un control sobre sus propias vidas. La mayoría de los estudios existentes han investigado los efectos del ejercicio en supervivientes de cáncer de mama, próstata y colon, pero estos resultados probablemente puedan aplicarse también a otras formas de cáncer. Es cierto que estos pacientes experimentan desafíos y obstáculos poco habituales para otras poblaciones. Por ejemplo, ciertos tratamientos alteran el funcionamiento muscular, cardiovascular, pulmonar y neurológico; sin embargo, varias de estas dificultades pueden abordarse con ajustes y modificaciones relativamente menores de los ejercicios típicos. Además, muchos supervivientes de cáncer pueden experimentar los mismos beneficios del ejercicio que experimenta la población general. Incluso, el ejercicio les ayuda a manejar y superar varios efectos secundarios del cáncer y de su tratamiento.

REFERENCIA RÁPIDA

Los beneficios del ejercicio durante el tratamiento de cáncer incluyen:

- Menos fatiga.
- Mejora de la capacidad funcional.
- Mantenimiento o aumento de la masa muscular.
- Menor riesgo de pérdida ósea.
- Menor riesgo de enfermedad cardiovascular.
- Mejora del estado de ánimo y la autoestima.
- Disminuye la náusea, el vómito y la diarrea.
- Mejora del apetito.
- Mejora de la calidad de vida.

En general, la mayoría de las investigaciones muestran que el ejercicio reduce la fatiga, limita las náuseas inducidas por la quimioterapia, aumenta la capacidad funcional al aumentar la masa magra y mejora el funcionamiento psicológico en pacientes con cáncer[28-32]. Además, algunos estudios sugieren que el ejercicio reduce la probabilidad de recurrencia del cáncer y minimiza el riesgo general de enfermedades crónicas adicionales.

DISMINUYE LA FATIGA

Como se ha mencionado, la molestia número uno de los pacientes que reciben tratamiento contra el cáncer es una fatiga debilitante que no disminuye al dormir más o mejorar la nutrición[33]. Afecta a un 70-100 % de los pacientes con cáncer que reciben radioterapia, quimioterapia o inmunoterapia. Se desconoce la causa exacta, pero podría estar relacionada con anemia, que es común entre los pacientes con cáncer. En el pasado, el personal médico aconsejaba a los pacientes que evitaran la actividad, pues podría causarles fatiga[24,34,35]. Sin embargo, muchos de los últimos estudios sugieren que el ejercicio cardiovascular regular después del tratamiento del cáncer *disminuye* la fatiga y en realidad *mejora* los niveles de energía[24,32-37]. De hecho, muchos estudios recientes demuestran que el ejercicio aeróbico regular en un período de 6 meses aumenta significativamente la condición cardiovascular, lo que es probable que mejore la resistencia[4]. También se ha demostrado que el ejercicio disminuye la fatiga en pacientes con enfermedad de Hodgkin y cáncer de próstata[24].

DISMINUYE LA INCIDENCIA DE NÁUSEA, VÓMITO Y DIARREA

Los efectos adversos adicionales de la quimioterapia y el tratamiento con radiación incluyen náusea, vómito y diarrea[33]. En numerosos estudios, los pacientes con cáncer de mama sometidos a quimioterapia indicaron que la náusea disminuyó a los pocos minutos de iniciar el ejercicio aeróbico[1,38,39]. Cuando la náusea no disminuye en los primeros minutos de ejercicio, los pacientes deben posponer el ejercicio al menos durante 24 h[28]. En general, el ejercicio promueve el funcionamiento más saludable del tracto digestivo y reduce la incidencia de problemas gastrointestinales a largo plazo.

MEJORA LA CAPACIDAD FUNCIONAL

Los pacientes con cáncer que no permanecen activos durante la quimioterapia suelen perder condición física rápidamente[28]. Los músculos inactivos se atrofian, lo que significa que pierden tamaño, fuerza, resistencia y flexibilidad. Sin embargo, la estimulación muscular continua minimiza la pérdida de masa muscular y estimula el crecimiento y la fuerza muscular, factores que mejoran la capacidad funcional general[37]. Tanto el ejercicio cardiovascular como el de resistencia preservan la masa magra. En particular, el entrenamiento de resistencia también mejora la comunicación entre los sistemas nervioso y muscular. El entrenamiento cardiovascular ayuda a mantener el funcionamiento cardiorrespiratorio normal, el $VO_{2máx}$ y el transporte de oxígeno a las células, pues mejora el funcionamiento cardiorrespiratorio. Esto promueve una presión arterial, volumen sanguíneo, recuento eritrocitario e intercambio de gases más saludables, factores que hacen que las actividades de la vida diaria sean más fáciles y agradables.

MEJORA EL FUNCIONAMIENTO PSICOLÓGICO Y LA AUTOESTIMA

Además de disminuir la fatiga y mejorar el funcionamiento físico, el ejercicio mejora el bienestar emocional y el autoestima, y disminuye la incidencia de ansiedad y depresión[37,40]. Esto es cierto incluso si el tratamiento del cáncer ha fallado. ¿Por qué? Puede ser porque el ejercicio restaura los niveles de energía al mejorar el funcionamiento cardiorrespiratorio, un factor que afecta directamente a los sentimientos de autoconfianza y esperanza[2,41]. Además, el ejercicio mejora el funcionamiento gastrointestinal, reduce la inflamación crónica, mejora la función inmunitaria y reduce la incidencia de obesidad, factores que mejoran la autoimagen y la perspectiva de vida[41]. Esto no debería ser sorprendente dado que el ejercicio se ha asociado con una disminución de la ansiedad y un mejor estado de ánimo general en la población.

DISMINUCIÓN DEL RIESGO DE RECURRENCIA PARA ALGUNOS CÁNCERES

Los estudios demuestran que la participación en el ejercicio cardiovascular disminuye la recurrencia del cáncer de mama en mujeres[4,32]. En un estudio, el ejercicio aeróbico moderado durante 25-45 min diarios mejoró significativamente la supervivencia de pacientes con cáncer de mama[2], quizás porque disminuye la cantidad de insulina circulante y varios factores de crecimiento que estimulan el crecimiento celular rápido. El ejercicio también se asocia con una disminución de los niveles de estrógeno, un factor que podría beneficiar directamente a las supervivientes de cáncer de mama, ya que el riesgo aumenta proporcionalmente con el incremento de los niveles séricos de estrógeno. Las autoridades acuerdan que el ejercicio con la ingesta energética adecuada ayuda a lograr y mantener un peso saludable. Dado que el sobrepeso o la obesidad se relacionan con el desarrollo de cáncer de mama, colon, endometrio, esófago y riñón, mantener un peso saludable con ejercicio y dieta probablemente disminuye el riesgo. Además, parece probable que evitar el sobrepeso y la obesidad también podría reducir el riesgo de recurrencia.

En un estudio de hombres de 65 años con cáncer de próstata en etapa temprana, los investigadores encontraron que el ejercicio aeróbico moderado (en total 3 h a la semana) disminuyó el riesgo de progresión del cáncer de próstata[42]. Si el ejercicio regular reduce la tasa de recurrencia del cáncer mamario y prostático, quizás también podría reducir la recurrencia de otros tipos de cáncer por sus efectos sobre el sistema inmunitario, las hormonas y el peso[43]. Sin embargo, considerando que el desarrollo, progreso y respuesta al tratamiento varían en cada tipo de cáncer, el ejercicio podría no ser la respuesta para todos los tipos de cáncer. Sin importar si el ejercicio ejerce o no un efecto directo sobre la recurrencia del cáncer, el impacto que tiene sobre los niveles de energía y la autoconfianza podría mejorar significativamente la tasa de supervivencia general.

DISMINUCIÓN DEL RIESGO DE OTRAS ENFERMEDADES CRÓNICAS

Los supervivientes de cáncer tienen mayor riesgo de enfermedades crónicas como enfermedades cardiovasculares, accidente cerebrovascular, diabetes, obesidad y osteoporosis. La mayoría de las investigaciones existentes indican que un estilo de vida activo en la población sin cáncer disminuye el riesgo de enfermedades crónicas. Aunque no hay estudios que relacionen los efectos del ejercicio sobre la incidencia de enfermedades cardiovasculares y diabetes en supervivientes de cáncer, parece que aumentar la actividad física podría ofrecerles la misma protección que experimentan las personas sin cáncer.

La osteoporosis es otra preocupación habitual para los pacientes sometidos a tratamientos contra el cáncer. De hecho, las supervivientes de cáncer mamario tienen un riesgo cinco veces mayor de experimentar una fractura vertebral relacionada con osteoporosis 1 año después del tratamiento en comparación con sus homólogas sanas. Esto puede ocurrir porque muchos agentes quimioterapéuticos también contienen agentes desmineralizantes óseos que debilitan los huesos. Esto puede ser particularmente peligroso porque los pacientes sometidos a quimioterapia a menudo pierden mucha masa muscular, lo que los hace propensos al desequilibrio y caídas[44]. Según un estudio que investigó los efectos secundarios del tratamiento del cáncer de próstata, los investigadores detectaron que los hombres sometidos al tratamiento experimentaron una pérdida promedio de masa ósea del 3-5% cada año durante el tratamiento. Para prevenir esta pérdida, los pacientes con cáncer deben hacer ejercicios con carga de peso regularmente (aunque no se han abordado con precisión las recomendaciones sobre la frecuencia y la duración)[45]. En general, el ejercicio con peso no solo preserva la masa muscular y el tejido óseo; también mejora la resistencia, el equilibrio y las habilidades funcionales.

RECOMENDACIONES PARA EL EJERCICIO

Aunque aún no está claro cómo el ejercicio afecta a la recuperación del cáncer, la investigación demuestra que la actividad física proporciona beneficios para la salud en los pacientes con cáncer. El American College of Sports Medicine (ACSM) y el ACS ofrecen algunas guías básicas para que estos pacientes puedan lograr resultados óptimos cuando aumentan su actividad.

Consejo de cambio del estilo de vida: animar a las personas a establecer objetivos alcanzables para evitar la sensación de fracaso que a menudo se produce cuando se establecen metas demasiado altas. Uno de los mayores errores al establecer objetivos es subestimar el tiempo requerido para alcanzarlos. Establecer «puntos de control» o, más descriptivamente, «puntos de éxito» a lo largo del camino puede ayudar a las personas a apreciar el progreso que realmente están haciendo mientras trabajan para lograr una meta a largo plazo.

PRUEBA DE EJERCICIO

Los pacientes con cáncer y sus entrenadores deben trabajar estrechamente con los médicos para diseñar rutinas de ejercicio, ya que cada paciente experimenta diferentes limitaciones y distintos grados de tolerancia según el tipo de cáncer y los tratamientos a los que se han sometido. El primer paso es que los pacientes con cáncer busquen autorización de sus médicos antes de someterse a pruebas de ejercicio u otra actividad física. Si los pacientes comienzan un programa de caminata de intensidad ligera o un programa de entrenamiento progresivo de fortalecimiento, es posible que no requieran otra evaluación. En los casos en que se requiere una evaluación adicional, la mayoría de los pacientes con cáncer pueden someterse con seguridad a las pruebas de ejercicio habituales. En estos casos, los profesionales de entrenamiento físico deben obtener los registros médicos completos y hacer evaluaciones integrales del estado físico que incluyan pruebas de funcionamiento cardiopulmonar, flexibilidad, fuerza y resistencia muscular. Puede ser necesario adaptar ciertas pruebas de ejercicio, ya que muchos pacientes con cáncer tienen movilidad limitada o problemas funcionales. Además, debido a que el cáncer y el tratamiento contra el cáncer interfieren con la aptitud cardiovascular, la fuerza y resistencia muscular, la composición corporal, la flexibilidad, la marcha y el equilibrio, los resultados pueden ser engañosos[46]. El ACSM sugiere que los profesionales de entrenamiento físico entiendan que los pacientes con cáncer tienen mayor riesgo de fractura, problemas cardiovasculares y neuropatías debido a los métodos de tratamiento y a una mayor probabilidad de desarrollar problemas musculoesqueléticos posteriores[47].

REFERENCIA RÁPIDA

El ACSM establece que la supervisión médica para las pruebas de ejercicio por esfuerzo máximo o limitadas a los síntomas en esta población es la misma que para otras poblaciones[46].

Además de las pruebas de ejercicio cuidadosas, los profesionales de entrenamiento físico que trabajan con pacientes con cáncer deben obtener una capacitación especializada adicional que los prepare para los desafíos únicos al trabajar con este grupo diverso[46,47]. Hay que examinar minuciosamente a las personas para detectar comorbilidades y obtener tanta información médica como sea posible, incluyendo biometrías hemáticas completas, perfiles de lípidos y pruebas de función pulmonar, si están disponibles[46]. Consúltese la tabla 11-3 en las guías del ACSM sobre pruebas y prescripción de ejercicio, 10.ª edición, para ver los detalles sobre las contraindicaciones y precauciones en este grupo.

PRESCRIPCIÓN DE EJERCICIO

Con base en los resultados de las pruebas de ejercicio, los profesionales de entrenamiento físico deberían diseñar un programa de ejercicio individualizado que debe evaluarse cada 6 meses hasta suspender el tratamiento del cáncer. A diferencia de la población general, la progresión de los supervivientes de cáncer suele ser menos predecible. En consecuencia, los entrenadores deben reevaluar a los pacientes con frecuencia y estar preparados para hacer ajustes antes de cada entrenamiento. El objetivo general del ejercicio para esta población es minimizar la pérdida de condición física general que suele estar causada por el tratamiento del cáncer para que los pacientes toleren mejor los efectos secundarios del tratamiento[48]. Las guías generales basadas en las recomendaciones de la ACS y el ACSM son las siguientes[1,25,28,46,48,49]:

- Asegurarse de que los pacientes se sometan a un examen médico completo antes de iniciar el ejercicio y obtener una autorización médica escrita para cualquier actividad enérgica. Si hay alguna pregunta sobre la seguridad de un ejercicio determinado para un paciente en particular, buscar la aprobación del médico antes de incorporar ese ejercicio en el entrenamiento.
- Vigilar la presión arterial y la frecuencia cardíaca antes, durante y después del ejercicio. Suspender cualquier actividad si se producen mareo, náusea o dolor en el pecho.
- Empezar cada entrenamiento con un calentamiento de 5-10 min para estimular el flujo sanguíneo en los músculos que se están ejercitando. Incluir movimientos de flexión y estiramientos suaves. Algunas autoridades sugieren revisar la frecuencia cardíaca en reposo antes del calentamiento. Si supera los 100 lpm, consultar a un médico antes de continuar. Si la frecuencia cardíaca es mucho menor a 100 lpm, revisar nuevamente al final del calentamiento. En este punto, la frecuencia cardíaca debe aumentar de 10-20 lpm y debe acompañarse de sudoración leve. Para volver al estado de reposo, terminar cada entrenamiento con un enfriamiento de 5-10 min que incluya estiramientos.
- Comenzar cada entrenamiento lentamente y aumentar de forma gradual más que en los pacientes tradicionales. A largo plazo, la progresión debe consistir en aumentar la frecuencia y duración en lugar de la intensidad. No aumentar la intensidad hasta que termine el tratamiento.
- La mayoría de las investigaciones han averiguado el impacto del entrenamiento *cardiovascular* en los supervivientes de cáncer. Los pacientes deben hacer ejercicio aeróbico vigoroso 3-5 días a la semana durante 75 min o 150 min de actividad moderada a la semana. Los programas de ejercicio en bicicleta estática, cinta rodante o caminata al aire libre han sido el foco de la mayoría de los estudios, y estas actividades parecen tener resultados positivos. En particular, el entrenamiento intervalado (un tipo particular de entrenamiento) provoca el mayor efecto en el funcionamiento físico y psicológico en supervivientes de cáncer de mama[25]. Planificar descansos cortos frecuentes durante la sesión aeróbica para lidiar con la fatiga relacionada con el tratamiento.
- La intensidad real dependerá del estado funcional del individuo y del historial de ejercicio previo al diagnóstico y tratamiento del cáncer[48]. Los pacientes con cáncer previamente activos suelen poder continuar sus rutinas habituales, aunque es probable que deban disminuir la intensidad durante el tratamiento. En general, la intensidad moderada es segura (64-75% de la frecuencia cardíaca máxima o un RPE de 14 a 17). Suspender cualquier actividad que en entrenamientos previos haya causado rigidez, dolor subsecuente, fatiga muscular severa, dolor o sangrado. La presencia de alguno de estos signos generalmente indica que la intensidad del entrenamiento previo fue demasiado alta. En muchos casos, la intensidad puede aumentar cuando termine el tratamiento.
- Para vigilar la intensidad del ejercicio se puede calcular la frecuencia cardíaca. Considerar que algunos pacientes con cáncer toman antihipertensivos u otros medicamentos que afectan a la frecuencia cardíaca. Enseñar a los pacientes a usar la escala de esfuerzo de Borg y recomendar una intensidad moderada (RPE de 12 a 13) basada en esta escala. Consúltese el apéndice A para ver la escala de esfuerzo percibido de Borg.
- El ACSM recomienda entrenamiento aeróbico 3-5 días a la semana con una intensidad del 40-59% del VO_{2R}. Como se ha indicado, los pacientes deben acumular 75 min de actividad enérgica o 150 min de actividad moderada, tal vez ejercitando 20-60 min diarios para minimizar las náuseas, disminuir la fatiga y mejorar la calidad de vida. En pacientes con fatiga severa hay que recomendar varios segmentos de 10-20 min a lo largo del día.
- El ejercicio de fuerza es beneficioso y factible para muchos pacientes con cáncer. Las pesas libres, las máquinas de peso y las bandas de resistencia son opciones aceptables. El tipo y el grado del ejercicio de fuerza es muy variable y depende de muchos factores, como el rango de movimiento articular, la ubicación del tejido extirpado, la cicatrización de las heridas y el equilibrio global. En general, el ACSM sugiere el entrenamiento de resistencia de 2-3 días a la semana con al menos 48 h de descanso entre cada sesión. La intensidad inicial debe ser <30% de 1-RM para al menos una serie de 8 a 12 repeticiones. A medida que el paciente progresa, la intensidad puede aumen-

tar en pequeños incrementos según la tolerancia. Si los pacientes prefieren evitar el levantamiento de pesas tradicional, el yoga, Pilates y otras técnicas de entrenamiento generales mejoran sustancialmente la fuerza, la resistencia y la flexibilidad. También ayudan a manejar el estrés, estabilizar la presión arterial y mejorar el funcionamiento del sistema inmunitario. La ACS recomienda algún tipo de entrenamiento de fortalecimiento para ayudar a preservar la masa ósea y muscular, que a menudo disminuyen durante el tratamiento[1,29-31,46].

- Los ejercicios de estiramiento estático y rango de movimiento mejoran la flexibilidad y deben realizarse 2-7 días a la semana. Realizar cuatro repeticiones por ejercicio y mantener los estiramientos al menos 10-30 s para mejorar la flexibilidad alrededor de las articulaciones. Incluir estiramientos para todos los músculos principales. Además de mejorar el rango de movimiento, el estiramiento ofrece un tiempo para relajar la mente y concentrarse en el bienestar que ofrece el entrenamiento[29-31].

- Planificar un entrenamiento de cuerpo entero en un solo día dirigido a todos los grupos musculares principales en lugar de una rutina dividida donde se trabaje la mitad del cuerpo un día y la otra mitad otro día. En este grupo es mejor el ejercicio de cuerpo entero cada 2 días porque así tienen un período de recuperación completo de 24 h. También es un programa más fácil de cumplir.

- Las personas con una temperatura corporal superior a 38 °C deben evitar el ejercicio durante al menos 24 h o hasta que la temperatura vuelva a la normalidad[28].

- Los pacientes deben esperar al menos 24 h después de las extracciones de sangre o los tratamientos de quimioterapia para garantizar un volumen sanguíneo adecuado y permitir que los medicamentos tengan suficiente tiempo para hacer su efecto. Esto reduce la incidencia de náusea, mareo y fatiga[28].

- Al igual que con todos los deportistas, las personas deben beber mucha agua antes, durante y después del ejercicio para garantizar una correcta hidratación y termorregulación.

- Puesto que el ejercicio durante el tratamiento del cáncer es tan importante para el bienestar psicológico como para el fisiológico, los entrenadores personales deben fomentar actividades agradables que generen confianza y faciliten la independencia[29-31].

- Las personas con masa ósea disminuida deben evitar actividades de alto impacto y deportes de contacto para minimizar el riesgo de fractura. Nadar, caminar e ir en bicicleta son opciones más seguras.

- Los pacientes con cáncer terminal a menudo experimentan caquexia o desgaste muscular que limita la capacidad.

- Las personas con leucopenia o aquellas que se han sometido a un trasplante de médula ósea necesitan evitar el ejercicio en lugares públicos, ya que su sistema inmunitario está comprometido. Aquellos con catéteres permanentes o sondas de alimentación, al igual que los sometidos a quimioterapia, deben evitar la natación.

- Los beneficios del ejercicio a corto plazo incluyen mejor funcionamiento, disminución de la frecuencia cardíaca en reposo, disminución de la grasa subcutánea, estabilización del peso corporal y mayor fuerza y resistencia muscular, lo cual hace que las actividades diarias sean más tolerables y agradables[25].

REFERENCIA RÁPIDA

Animar a las personas a continuar haciendo ejercicio:

- Establecer objetivos realistas a corto plazo y explicar cómo medir el progreso.
- Determinar objetivos realistas a largo plazo para promover el compromiso con el ejercicio.
- Procurar que el ejercicio sea divertido.
- Animar para generar confianza.
- Recomendar un entrenamiento variado para mantener al sujeto interesado.
- Fomentar la actividad con familiares y amigos.
- Usar registros de ejercicios para documentar el progreso.
- Permitir que las personas hagan observaciones sobre su propia rutina.

CONSIDERACIONES ADICIONALES

A medida que los supervivientes de cáncer terminan el tratamiento y entran en remisión, generalmente pueden seguir las guías generales del ejercicio del ACSM. De nuevo, puede haber ciertas limitaciones permanentes debido a las cirugías, pero las recomendaciones generales sobre la frecuencia, duración e intensidad son parecidas a las de la población general. Como siempre, los profesionales de entrenamiento físico deben ajustar la prescripción de ejercicio para satisfacer las necesidades individuales[29-31].

REFERENCIA RÁPIDA

Las contraindicaciones para el ejercicio enérgico en pacientes con cáncer son las siguientes[25,48]:

- Náusea súbita después de iniciar el ejercicio.
- Dolor en el pecho.
- Disminución de la frecuencia cardíaca y la presión arterial con el esfuerzo.
- Pulso irregular durante el esfuerzo.
- Desorientación y confusión.
- Mareo o visión borrosa.
- Quimioterapia intravenosa en las últimas 24 h.
- Dolor o calambres en las piernas.
- Debilidad ósea por el uso crónico de prednisona.
- Entumecimiento en piernas o manos.
- Palidez o cianosis.
- Respiración difícil o superficial, especialmente en casos de tumores pulmonares.
- Debilidad muscular inusual.
- Vómito en las últimas 24-36 h.

EJERCICIOS

El ejercicio cardiovascular beneficia el funcionamiento cardiorrespiratorio y musculoesquelético, y debe hacerse un mínimo de 3-5 días a la semana según la tolerancia. Las actividades de bajo impacto (caminar o bicicleta estática) son mejores durante el entrenamiento inicial. Comenzar con breves intervalos de actividad y aumentar de forma gradual la duración a medida que el paciente se adapta. Puesto que los pacientes con cáncer experimentan recaídas más frecuentes en el acondicionamiento físico que la persona promedio, hay que prepararse para retrocesos. En los episodios de fatiga leve alentar a las personas a continuar entrenando si les es posible. Si no pueden continuar, recomendar descanso para que el paciente tolere mejor la próxima sesión de ejercicio.

Los ejercicios de fuerza deben ir dirigidos a los músculos del pecho, la espalda, los brazos, el abdomen y las piernas como las flexiones laterales, el remo sentado, prensa de pecho, prensa inclinada, flexión de bíceps, extensión de tríceps, extensión de las piernas, flexión de las piernas y prensa de piernas. Realizar una a tres series de cada ejercicio usando un peso que pueda levantarse 8 a 12 veces, con un límite superior de 15 repeticiones en personas con mala condición física o fragilidad. Recordar que los huesos a menudo se vuelven más frágiles durante y justo después del tratamiento contra el cáncer, por lo que el estrés excesivo por el peso excesivo puede causar fracturas. Además, los problemas de equilibrio a veces persisten temporalmente durante y después del tratamiento. Por tanto, se prefieren las máquinas de pesas o las bandas de resistencia en las primeras etapas del entrenamiento, antes de que los pacientes desarrollen fuerza, equilibrio y capacidad. Además, hay que vigilar de acuerdo con la ubicación de las cirugías. Los ejercicios específicos que están contraindicados dependen del sitio de extracción del tumor y la cantidad real de tejido eliminado. En general, los supervivientes de cáncer pueden realizar los mismos ejercicios recomendados para la población general.

CONSIDERACIONES NUTRICIONALES[50,51]

COMER PARA PREVENIR EL DESARROLLO DEL CÁNCER: EL PAPEL DE LOS INICIADORES, PROMOTORES Y ANTIPROMOTORES

Los resultados de años de investigación sugieren que consumir ciertos alimentos aumenta el riesgo de desarrollar cáncer, mientras que tomar otros en realidad reduce el riesgo. De hecho, ciertos alimentos son considerados **iniciadores** del cáncer, algunos se consideran **promotores** del cáncer y otros en realidad son **antipromotores**[51].

Como ejemplo de un iniciador, considerar la carne, el pollo o el pescado ahumado o a la parrilla (tabla 10-3). Las carnes rojas, aves o pescado asados en sartén o a la parrilla tienen una apariencia carbonizada, y este carbón contiene carcinógenos llamados aminas heterocíclicas (HCA). Las HCA aumentan el riesgo de cáncer de mama, colon, estómago y próstata en humanos. Además, los vapores de la grasa de los alimentos asados en una parrilla en una flama abierta también son cancerígenos. Estos vapores contienen hidrocarburos aromáticos policíclicos cancerígenos, o PAH *(polycyclic aromatic hydrocarbons)*, que surgen del fuego y se adhieren a la comida que continúa cocinándose. Una vez consumidos, los alimentos y sus carcinógenos asociados pueden dañar el revestimiento del tracto digestivo cuando pasan por cada sección. Afortunadamente, el hígado suele desintoxicar cualquier toxina restante una vez que se absorbe[52,53].

TABLA 10-3. Sugerencias para asar alimentos

Sugerencia	Explicación
Asar verduras en lugar de carnes	Se disfruta de ese sabor asado
Marinar la carne antes de asarla	Reduce significativamente la cantidad de HCA
Recortar el exceso de grasa de las carnes y elegir cortes magros	Hay menor goteo de grasa durante la cocción
Precocinar las carnes en el horno o en el microondas	Ayuda a garantizar que la carne esté bien cocida y aun así le da el sabor a la parrilla
Cocinar brochetas	Los cortes pequeños de carne pasan menos tiempo en la parrilla y producen menos carcinógenos que los más grandes que deben cocinarse más tiempo
Colocar papel de aluminio en la parrilla y perforarlo, luego cocinar la carne encima del papel	Permite que la grasa gotee de la carne a la parrilla, pero evita que los vapores entren en contacto con la comida
Reducir la temperatura, voltear la carne con más frecuencia y cocinar más tiempo	Reduce la formación de carcinógenos
Retirar cualquier porción carbonizada o quemada de la comida antes de comerla	Elimina carcinógenos

Información disponible del American Institute for Cancer Research en www.aicr.org

Iniciadores: factores, en este caso alimentos o técnicas de preparación de alimentos, que producen cáncer; son cancerígenos.

Promotores: factores, en este caso alimentos o técnicas de preparación de alimentos, que no forman células cancerosas pero promueven el crecimiento de células cancerosas una vez que existen.

Antipromotores: factores, en este caso alimentos y componentes de alimentos, que reducen el riesgo de desarrollar cáncer.

Otro carcinógeno potencial es la acrilamida, una sustancia que se produce cuando ciertos alimentos ricos en carbohidratos, como las patatas, se fríen u hornean a altas temperaturas. La FDA actualmente está investigando los efectos de las pequeñas cantidades encontradas en los alimentos humanos. El consenso general es que, aunque la acrilamida aumenta el riesgo de cáncer en animales, es poco probable que dañe a los humanos porque se consume en cantidades muy pequeñas[51].

Los nitritos son aditivos alimentarios que preservan el color, mejoran el sabor y prolongan la vida útil al evitar la ranciedad y el crecimiento microbiano. Son habituales en las carnes curadas, especialmente el tocino. El problema con los nitritos es que el cuerpo los convierte en nitrosaminas, sustancias cancerígenas en animales. Sin embargo, el efecto cancerígeno en los humanos no existe porque las cantidades utilizadas en la preparación de alimentos son mínimas. De hecho, los fumadores de cigarrillos inhalan nitrosaminas en una cantidad 100 veces mayor que la que consumen las personas que habitualmente comen tocino. Incluso la cantidad de nitrosaminas en el «olor a automóvil nuevo» y la cantidad de algunos cosméticos es mucho mayor que la cantidad consumida en la dieta promedio[50,51].

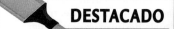

DESTACADO Alimentos que protegen contra el cáncer

El American Institute for Cancer Research (AICR) tiene un excelente sitio web que proporciona información práctica sobre las modificaciones dietéticas que podrían reducir el riesgo de desarrollar cáncer. Según los resultados de los estudios realizados por el AICR, numerosos alimentos ofrecen protección contra el cáncer. El sitio web del AICR enumera los posibles antipromotores de cáncer: legumbres, bayas, vegetales crucíferos, vegetales de hojas verdes, lino y ajo. Las legumbres, también conocidas como frijoles, contienen varios fitoquímicos que incluyen saponinas, inhibidores de la proteasa y ácido fítico. Es posible que las saponinas, abundantes en la soja, retrasen el crecimiento celular tumoral e inhiban la división celular del cáncer. Además, disminuyen los niveles de colesterol total, lo que reduce el riesgo de enfermedades cardíacas. Los inhibidores de proteasa ralentizan la división celular del cáncer, pero también protegen indirectamente a las células del cuerpo al inhibir la liberación de químicos dañinos de las células tumorales. El ácido fítico, abundante en cereales y legumbres, parece inhibir de forma significativa la tasa de crecimiento de los tumores existentes[52].

Las bayas, como muchas otras frutas, son ricas en fibra y vitamina C. Los estudios indican que la fibra disminuye el riesgo de cáncer colorrectal, mientras que la vitamina C reduce el riesgo de cáncer de esófago. Algunas bayas también son ricas en ácido elágico, un fitoquímico con propiedades antioxidantes que además interfiere en la proliferación de células cancerosas. Las frambuesas y las fresas son excelentes fuentes de ácido elágico[52].

El brócoli, la coliflor y el repollo, también conocidos como vegetales crucíferos, parecen proteger contra el cáncer de boca, faringe, esófago y estómago, pues contienen grandes cantidades de glucosinolatos, crambeno e isotiocianatos que parecen detener completamente el crecimiento de células cancerosas[52].

Los vegetales de hojas verde oscuro como las espinacas, la lechuga romana y la col rizada contienen grandes cantidades de carotenoides, saponinas y ácido fólico. Los carotenoides actúan como poderosos antioxidantes que protegen contra el daño de los radicales libres, en particular en la mama, los pulmones, el estómago y la piel. Las saponinas, como se ha mencionado, inhiben el crecimiento y la proliferación general de células cancerosas. El folato parece proteger contra el cáncer de páncreas, un tipo de cáncer muy grave y a menudo mortal[52].

Las semillas y el aceite de lino también son protectores. Las semillas de lino contienen grandes cantidades de lignina fitoquímica, un químico vegetal que imita los efectos del estrógeno en el cuerpo. La lignina parece disminuir el riesgo de varios tipos de cáncer. Aunque el aceite de lino carece de lignina, es una buena fuente de ácidos grasos omega 3 saludables que probablemente reducen el riesgo de enfermedad cardíaca y algunos tipos de cáncer. En general, aquellos que incluyen lino en sus dietas suelen tener tasas más bajas de tumores de colon, mama, piel y pulmón. Sin embargo, todavía no se recomiendan los suplementos, porque la ingesta elevada de lino y aceite de lino disminuye la coagulación sanguínea e interfiere con algunos fármacos como los anticoagulantes[52].

Para obtener más información, visitar el sitio web de AICR: www.aicr.org.

Todos los anteriores son ejemplos de iniciadores de cáncer. Los promotores del cáncer en realidad no hacen que una célula mute en una célula cancerosa. En cambio, aceleran la proliferación de las células cancerosas una vez que se ha iniciado el cáncer. En estudios humanos, las dietas altas en kilocalorías parecen promover el desarrollo del cáncer. Los estudios en animales también muestran un vínculo específico y constante entre la ingesta excesiva de grasas y la promoción del cáncer, pero la relación precisa en los ensayos humanos no es tan clara. Sin embargo, existe suficiente evidencia para sugerir que las dietas altas en grasas saturadas y trans promueven el desarrollo del cáncer[50,51].

Los antipromotores incluyen alimentos y componentes alimentarios que protegen contra el cáncer. Como ejemplos se incluyen frutas, verduras y pescados grasos. Las frutas y verduras contienen fibra y **fitoquímicos,** además de varias vitaminas y minerales, que actúan como **antioxidantes.** Los fitoquímicos en el repollo, la coliflor y el brócoli parecen especialmente efectivos contra el desarrollo del cáncer de colon. La fibra parece inhibir el crecimiento de las células cancerosas al unirse a los agentes cancerígenos en el tracto digestivo, evitando así su absorción. Además, una dieta alta en fibra se asocia con un peso saludable, otro factor que reduce el riesgo de cáncer.

En general, una dieta saludable que inhibe el desarrollo del cáncer promueve la ingesta de muchas frutas, verduras y cereales enteros; limita las carnes rojas, grasas, sal, azúcar y alcohol, y alienta al consumo energético apropiado.

ALIMENTACIÓN ADECUADA DESPUÉS DEL DIAGNÓSTICO DE CÁNCER

Aunque la investigación ha identificado factores dietéticos que reducen el riesgo de *desarrollar* cáncer, la información sobre la mejor dieta para reducir el riesgo de *recurrencia* del cáncer es limitada. Sin embargo, no hay duda de que la dieta es un componente importante del tratamiento del cáncer.

Necesidades energéticas

Durante el tratamiento del cáncer, el cuerpo no solo lucha contra la enfermedad; también está reconstruyendo tejidos. Por tanto, suele requerir energía adicional para satisfacer el aumento de la demanda. Eso significa que una persona con cáncer debe comer más carbohidratos para obtener energía y más proteínas para reparar los tejidos, fabricar enzimas y lograr el equilibrio hormonal. Idealmente, los pacientes diagnosticados con cáncer deben comer dietas saludables y tener un peso saludable antes de empezar el tratamiento. En muchos casos, las personas bien nutridas toleran mejor la quimioterapia y la radiación que aquellas desnutridas. La dieta más saludable durante el tratamiento incluye varios alimentos de origen vegetal, al menos cinco porciones diarias de frutas y verduras, ingesta limitada de alimentos con alto contenido de grasa, cantidades pequeñas de alimentos curados, ahumados o en escabeche, alcohol con moderación (si se consume) y aumento del consumo de lentejas y productos de soja con disminución de la ingesta de carne, una dieta similar a la sugerida para prevenir el cáncer. Los refrigerios saludables como cereales, queso, galletas integra-

---

Fitoquímicos: sustancias no nutritivas que se encuentran en fuentes vegetales y probablemente tienen efectos biológicos protectores en el cuerpo. Los ejemplos incluyen isoflavonas en productos de soja, licopeno en los tomates, flavonoides en frutas y luteína en vegetales de color verde oscuro. Diferentes fitoquímicos tienen distintos mecanismos de acción. Algunos actúan como antioxidantes, otros tienen efectos hormonales, otros afectan a la acción enzimática, algunos inhiben la replicación de células cancerosas y otros más bloquean físicamente a los patógenos cuando se unen a las células del cuerpo.

Antioxidantes: moléculas que protegen al cuerpo del daño de los radicales libres, que se forman como resultado del metabolismo normal, pero aumentan cuando una persona está expuesta a la contaminación, la radiación UV y el humo de cigarrillo. Los radicales libres actúan mutando el ADN, dañando las proteínas celulares y destruyendo las membranas celulares. Los antioxidantes, como la vitamina C, la vitamina E, el β-caroteno y el selenio inactivan los radicales libres y protegen a las células del cuerpo.

les, frutas, helados, leche, nueces, verduras y el yogur ayudan a satisfacer las mayores necesidades de energía.

Por desgracia, varios factores interfieren con la capacidad de consumir una dieta saludable y adecuada durante el tratamiento del cáncer. La pérdida del apetito acompañada de náusea y vómito termina en una ingesta inadecuada y la consiguiente pérdida de peso. Los pacientes pueden contrarrestarlo haciendo comidas más pequeñas y refrigerios frecuentes ricos en proteínas y carbohidratos saludables.

El dolor en la boca o la garganta junto con los problemas dentales y en las encías hacen que comer sea doloroso. Si este es el caso, hay que evitar los alimentos secos y ásperos para que comer sea menos incómodo y más agradable. La pérdida temporal de las sensaciones del gusto y el olfato también interfiere con el apetito y es bastante difícil de manejar. Es necesario convencer a un paciente con estos síntomas de comer enfatizando la importancia de la energía para la reparación de tejidos y el funcionamiento del sistema inmunitario. Los problemas adicionales incluyen diarrea y/o estreñimiento, los cuales afectan a la absorción de nutrientes, por lo que los pacientes deben evitar los alimentos que exacerban cualquier afección. Por ejemplo, las frutas y verduras crudas pueden empeorar la diarrea, mientras que la ingesta inadecuada de agua y fibra empeoran el estreñimiento. Por último, el propio tratamiento puede interferir con el manejo de nutrientes del cuerpo. En estos casos, la dieta de un superviviente de cáncer podría ser saludable y contener todos los nutrientes necesarios, pero el cuerpo podría no ser capaz de absorberlos en el tracto digestivo. Incluso si los nutrientes se absorben, es posible que no se manejen de forma adecuada o incluso que se eliminen antes de ser utilizados. Estos casos requieren especial atención del equipo de expertos que trabajan con el superviviente de cáncer.

En pocas palabras, el mejor método para contrarrestar muchos efectos secundarios del tratamiento es evitar las deficiencias nutricionales ingiriendo alimentos y bebidas de manera regular. El primer objetivo para los pacientes con cáncer es tratar de consumir una cantidad adecuada de energía para evitar la pérdida de tejido magro y mantener niveles normales de nutrientes. Si la falta de apetito es un problema, animar a los pacientes a consumir pequeñas cantidades de alimentos ricos en energía y nutrientes en las comidas y en los refrigerios entre comidas. A veces, la única forma en que estos pacientes obtengan kilocalorías adicionales es que consuman alimentos líquidos *además* de la comida, no como una sustitución. En casos graves de desnutrición, la alimentación por sonda o la nutrición parenteral total pueden ser necesarias.

Consejo de cambio del estilo de vida: si se encuentra con una persona con pensamientos negativos, sugerirle que haga un diario de agradecimientos o una caja de preocupaciones. El diario está destinado a ayudar a las personas a tener pensamientos positivos de sus vidas simplemente escribiendo algunas cosas por las cuales están agradecidas, lo que puede ayudarles a cambiar de inmediato su actitud. Una caja de preocupaciones es una manera tangible para reconocer las preocupaciones individuales por escrito y luego «guardarlas en una caja» para liberarse temporalmente de la preocupación. Aunque esto no resuelve el problema, podría ayudar a reenfocar la atención.

Carbohidratos

Los carbohidratos son la fuente preferida de energía para la mayoría de las células del cuerpo. Además, es necesaria una ingesta adecuada para que las células del cuerpo quemen adecuadamente la grasa corporal almacenada para obtener energía. Una dieta abundante en frutas, verduras y cereales integrales asegura suficientes vitaminas, minerales y fitoquímicos. Incluir varios alimentos de colores vivos para recibir la mayor cantidad de micronutrientes. Limitar la ingesta de carbohidratos simples, ya que en general agregan solo kilocalorías vacías a la dieta. En cambio, incluir carbohidratos complejos que también contienen fibra, un componente que disminuye el riesgo de cáncer.

Proteínas

Se necesitan proteínas para reconstruir tejidos, formar anticuerpos y hormonas, transportar oxígeno en la sangre y garantizar que las reacciones químicas se produzcan a un ritmo adecuado. Sin una ingesta adecuada de proteínas, el tiempo de recuperación y el riesgo de infección aumentan drásticamente. Muchos alimentos son ricos en proteínas y bastante bajos en grasas. Los productos lácteos como el queso, la leche desnatada o baja en grasas, el yogur y la leche en polvo (añadida a otros alimentos) son excelentes fuentes. Los huevos duros incluidos en las ensaladas ofrecen una fuente completa de proteínas. Las carnes rojas magras, aves y pescado son también ricos en proteínas, hierro y zinc, y son saludables si están horneados. Las legumbres, nueces y semillas son fuentes de proteínas adicionales saludables.

Grasa

La grasa tiene varios objetivos tanto en el cuerpo como en la dieta. En el cuerpo, las grasas o los triglicéridos, proporcionan aislamiento, amortiguan los órganos y sirven como depósito de energía concentrada. En los alimentos, los triglicéridos mejoran los sabores, proporcionan energía, permiten la absorción de vitaminas liposolubles y suministran ácidos grasos esenciales. En consecuencia, una dieta saludable proporciona suficiente grasa para satisfacer las necesidades.

Sin embargo, todas las grasas dietéticas no se forman igual. Las grasas saturadas, que suelen ser sólidas a temperatura ambiente, se encuentran sobre todo en alimentos de origen animal como carnes rojas, aves de corral, leche entera, mantequilla y manteca de cerdo. La mayoría de las personas saben que limitar las grasas saturadas en la dieta reduce el riesgo de enfermedad cardiovascular. Sin embargo, la evidencia que relaciona las grasas saturadas con el cáncer es menos concluyente. Algunos hallazgos preliminares sugieren que las dietas altas en grasas promueven el desarrollo del cáncer una vez que está presente, pero esto podría ser porque las dietas altas en grasas también tienen un alto contenido de kilocalorías[54,55]. Puesto que ciertos estudios muestran una correlación positiva entre el consumo elevado de kilocalorías y los cánceres de mama y próstata, tal vez el alto contenido energético de las dietas altas en grasas es el culpable.

Los ácidos grasos omega 3, que se encuentran principalmente en el pescado, están asociados con la disminución del riesgo de algunos tipos de cáncer, incluidos los cánceres de mama, próstata, colon y páncreas. Estos ácidos grasos parecen prevenir el desgaste severo del tejido magro y potenciar los efectos de ciertos tratamientos contra el cáncer como la quimioterapia[56]. De acuerdo con el University of Maryland Medical Center (UMMC), la disminución de los niveles séricos de ácidos grasos omega 3 está asociada con un mayor riesgo de cáncer de colon, pero los estudios en animales demostraron que los suplementos de omega 3 en realidad estimulan el crecimiento de metástasis en los casos de cáncer de colon. Por tanto, los investigadores del UMMC no recomiendan los suplementos hasta que haya más investigaciones que aclaren la relación entre los ácidos grasos omega 3 y la promoción del cáncer de colon. También especulan que los ácidos grasos omega 3 adecuados mejoran el tratamiento en pacientes con cáncer mamario, aunque el mecanismo exacto no está claro. Estudios de laboratorio adicionales sugieren que estos ácidos grasos en realidad inhiben la progresión del cáncer de próstata. Aún así, es necesario hacer más estudios antes de recomendar suplementos. Las fuentes alimenticias adecuadas incluyen pescado graso (salmón, halibut, caballa y atún), lino, aceite de lino, aceite de colza, productos de soja, semillas de calabaza y nueces[57-61].

Las grasas trans rara vez se producen de forma natural en los alimentos. Las grandes cantidades que se encuentran en los alimentos comerciales se producen cuando los fabricantes transforman las grasas no saturadas en grasas que se parecen a las grasas saturadas a través de un proceso llamado hidrogenación. ¿Por qué los fabricantes hidrogenan las grasas y producen grasas trans? Primero, las grasas hidrogenadas tienen una vida útil más larga que las grasas no saturadas, de modo que estas pueden prolongar la vida de sus productos. En segundo lugar, las grasas hidrogenadas son más firmes que las no saturadas, de manera que los fabricantes pueden convertir los aceites vegetales líquidos en margarinas para untar. El problema de las grasas trans es que el cuerpo las trata como si fueran grasas saturadas porque se parecen. Eso significa que las grasas trans son tan poco saludables como las grasas saturadas y su consumo debe limitarse. Las fuentes habituales de grasas trans incluyen margarinas, pasteles y otros bocadillos. Revisar las etiquetas nutricionales para ver el contenido de grasas trans.

REFERENCIA RÁPIDA

Los supervivientes de cáncer que pierden el apetito por las náuseas relacionadas con el tratamiento, la pérdida temporal del gusto o la fatiga general deberían tratar de consumir comidas más pequeñas con mayor frecuencia. Deben consumir alimentos separados de los líquidos, ya que estos llenan rápidamente el estómago y reducen la capacidad gástrica. Además, las personas con pérdida de apetito deben consumir la mayor parte de su comida en un período de 20 min, tiempo que el cerebro tarda en registrar la saciedad, por lo que una persona con poco apetito puede, dentro de lo razonable, ingerir mayor cantidad si come relativamente rápido. Los pacientes con cáncer que no pueden consumir suficientes alimentos para satisfacer sus necesidades energéticas diarias podrían invertir en suplementos alimenticios saludables para ganar kilocalorías adicionales.

Alcohol

Según el AICR, el consumo excesivo de alcohol aumenta el riesgo de cáncer de boca, faringe, laringe, esófago e hígado. El alcohol es un solvente lipídico, lo que significa que disuelve los lípidos fuera de las membranas celulares. Una vez dañada, la membrana celular ya no es una barrera efectiva para las toxinas potenciales. Si la célula no muere por la propia exposición al alcohol, se vuelve vulnerable a los carcinógenos, que entran fácilmente y dañan el ADN. Además de promover daños en el ADN, la ingesta excesiva de alcohol interfiere con el funcionamiento del folato de la vitamina B. El folato es necesario para la reparación y replicación del ADN y, si es insuficiente, el ADN es más susceptible a daños permanentes e irreversibles[52].

REFERENCIA RÁPIDA

Para proporcionar la mayor protección contra el cáncer, el AICR sugiere evitar la ingesta de alcohol por completo; sin embargo, la ingesta moderada, definida como no más de dos bebidas al día para los hombres y no más de una bebida al día para las mujeres, parece relativamente segura. Una bebida es el equivalente a una lata de cerveza de 350 ml, 150 ml de vino o 45 ml de licor fuerte de 80°. Para obtener recomendaciones adicionales, las personas con cáncer deben hablar con sus médicos sobre el consumo de alcohol.

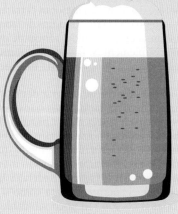
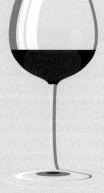

350 ml de cerveza   150 ml de vino   45 ml de licor fuerte
de 80°

Vitaminas y minerales

Aunque no aportan energía, se requieren vitaminas y minerales para muchos procesos corporales. Las vitaminas en particular son necesarias para acceder a la energía en los carbohidratos, proteínas y grasas; ayudar a mantener los tejidos corporales sanos, y actuar como reguladores en varios procesos. Los minerales son componentes necesarios de varias estructuras corporales, cruciales para la contracción muscular y la propagación del impulso nervioso, e imprescindibles para el funcionamiento hormonal. Una dieta que incluye varios carbohidratos y proteínas generalmente tiene suficientes vitaminas y minerales.

Un 64-81% de los supervivientes de cáncer informan que usan suplementos vitamínicos y/o minerales a pesar de que los efectos biológicos de los suplementos en esta población particular no están bien establecidos. De hecho, la ingestión de dosis elevadas de suplementos probablemente no sea beneficiosa para ellos[62]. Los defensores de los suplementos de vitaminas y minerales a veces creen que si las cantidades recomendadas son buenas, las cantidades mayores deben ser mejores. Los supervivientes de cáncer, y el resto de las personas relacionadas con esta enfermedad, deben tener cuidado con estas ideas. La ingesta excesiva de ciertas vitaminas y minerales causa daño directo. En otros casos, el consumo excesivo de uno podría interferir con la acción de otro. Además, ciertas dosis excesivas en realidad minimizan la efectividad de la quimioterapia y la radioterapia. Se acepta que estos tratamientos con frecuencia disminuyen el apetito, lo que sin duda interfiere con el estado nutricional, de manera que los pacientes con cáncer deben discutir las opciones de suplementos con un médico antes de tomarlos[63]. Actualmente, se están investigando los efectos de los suplementos de β-caroteno (asociados con una menor mortalidad para todos los cánceres), vitamina E (se cree que inhibe la formación de cáncer al atacar los radicales libres) y vitamina C (se asocia con disminución del riesgo de cáncer de boca, laringe, esófago y estómago); sin embargo, no hay suficiente evidencia para sugerir que los pacientes con cáncer tomen cualquiera de estos suplementos. En cambio, deben consumir frutas, verduras y cereales enteros para garantizar una ingesta adecuada.

Agua

La hidratación adecuada es necesaria para cada proceso del cuerpo. Además, ayuda a mantener una temperatura corporal adecuada. Los requisitos individuales varían, pero en general los especialistas en cáncer sugieren un consumo mínimo de 1900 ml de agua al día, más cantidades adicionales para reemplazar las pérdidas del sudor. Dado que la diarrea y el vómito son efectos secundarios frecuentes del tratamiento del cáncer, los supervivientes de cáncer deben tener especial cuidado para garantizar la ingesta adecuada de líquidos. El Institute of Medicine sugiere mínimo 3,7 l al día para los hombres y 2,7 l al día para las mujeres.

ALIMENTACIÓN SALUDABLE DESPUÉS DE TERMINAR EL TRATAMIENTO

De acuerdo con la ACS, la investigación no ha demostrado una relación directa entre la dieta y la recurrencia del cáncer; sin embargo, se recomienda una dieta saludable con muchos vegetales frescos, frutas y cereales enteros. Un dietista puede ayudar a establecer el mejor plan de alimentación y garantizar una ingesta energética adecuada para mantener un peso saludable y una cantidad adecuada de vitaminas y minerales. Las sugerencias generales incluyen lo siguiente:

- Obtener información sobre restricciones dietéticas del médico y el dietista.
- Elegir varios alimentos de todos los grupos de alimentos.
- Incluir al menos 5 a 7 porciones diarias de fruta y verdura.
- Comer cereales integrales y otros alimentos ricos en fibra.
- Disminuir la ingesta total de grasas en la dieta limitando sobre todo las grasas saturadas y trans.
- Evitar los alimentos curados con sal, ahumados y en escabeche.
- Evitar el alcohol si es posible, o al menos limitar la ingesta.
- Si tiene sobrepeso, considerar perder peso reduciendo la ingesta total de energía y aumentando la actividad.

CONSIDERACIONES ESPECIALES PARA LAS PERSONAS CON CÁNCER AVANZADO

El cáncer avanzado se define como el cáncer incurable, cuyo tratamiento tiene el objetivo de aliviar el dolor, mitigar el miedo y preservar la independencia el mayor tiempo posible. Durante esta etapa del cáncer, los pacientes suelen tener anorexia, náusea y vómito persistentes, hinchazón, dificultad para tragar y estreñimiento. Aunque se les debe animar a comer cualquier cosa que sea atractiva y tolerable, aún deben tratar de consumir alimentos nutritivos que les ayuden a mantener la fuerza, la energía, el peso y la capacidad de resistir las infecciones. En las etapas avanzadas del cáncer, los cuidados paliativos son habituales y el médico es una persona crucial para determinar la atención adecuada.

REFERENCIA RÁPIDA

Los factores que reducen el riesgo de cáncer son los siguientes:

- Lograr y mantener un peso saludable.
- Comer varias frutas y verduras, al menos cinco porciones al día.
- Consumir productos 100 % integrales para incrementar la ingesta de fibra.
- Limitar la ingesta de carnes rojas y productos de carne procesada.
- Elegir pescado, aves y legumbres como alternativas a la carne roja.
- Limitar el consumo de alcohol (no más de dos bebidas al día para hombres; no más de una bebida al día para las mujeres).
- Hacer al menos 75 min de ejercicio enérgico o 150 min de ejercicio cardiovascular moderado a la semana.

RESUMEN

Un gramo de prevención vale una tonelada de tratamiento, lo que es especialmente cierto con respecto al cáncer. Debido a que muchos hábitos del estilo de vida contribuyen a las posibilidades de desarrollar esta enfermedad que amenaza la vida, las personas deben establecer hábitos al comienzo de su vida para reducir el riesgo general. Sin embargo, en la sociedad actual, millones de personas tienen o han tenido cáncer, por lo que es una enfermedad generalizada. Evidentemente, cuanto antes se diagnostique el cáncer, más pronto comenzará el tratamiento y mejorará la situación.

Hace años, los médicos se resistían a recomendar ejercicio como un componente del plan de tratamiento para pacientes con cáncer. Quizás el equipo médico pensaba que los pacientes con cáncer no podían manejar el estrés adicional del ejercicio. O tal vez creyeron que el ejercicio en este grupo era demasiado arriesgado. No importa cuál sea la razón, rara vez se sugería que las personas con cáncer que aumentaran su actividad física. Sin embargo, investigaciones recientes han demostrado que permanecer activos durante y después del tratamiento del cáncer empodera a los supervivientes de cáncer y les da una idea de independencia y control. Sin importar el nivel de condición física inicial de una persona, la actividad física mejora la fuerza, disminuye la fatiga y mejora el estado de ánimo y la calidad de vida. Es verdad que las actividades deben modificarse, pero los profesionales de entrenamiento físico pueden desarrollar programas que satisfagan las necesidades y capacidades de casi cualquier persona.

Una dieta saludable también es vital para los supervivientes de cáncer. El cáncer y su tratamiento pueden despojar al cuerpo de tejido magro. Para evitar este desgaste y garantizar mejor tolerancia a la terapia, el paciente con cáncer debe tener una ingesta adecuada de kilocalorías y nutrientes. Los que comen dietas sanas toleran mejor el tratamiento y suelen tener actitudes positivas, factores que mejoran la calidad de vida y la posibilidad de recuperación.

ESTUDIO DEL CASO 1

Jason es un superviviente de cáncer que se sometió a una cirugía hace 3 meses para que le extirparan la próstata. En la actualidad se encuentra al final de su primer ciclo de quimioterapia y solo tiene programados dos tratamientos más. Tras realizarle una exploración física completa para descartar afecciones cardíacas o pulmonares preexistentes, su médico le deriva al profesional de entrenamiento físico. Su presión sanguínea, el nivel de glucosa sérica y el peso están dentro de los límites normales. Se queja de diarrea frecuente y náuseas que duran unos 5 días después de la quimioterapia, pero, por lo general, se siente bien.

■ Discutir el tipo de prueba de ejercicio y la prescripción de ejercicio que se sugerirían para este paciente. Incluir recomendaciones sobre la frecuencia, el tiempo, el tipo y la duración de la actividad.
■ ¿Cuáles son algunos ejercicios específicos que se podría realizar?

ESTUDIO DEL CASO 2

Kelli es asesora financiera de 51 años que tuvo una mastectomía derecha hace más de 1 año. Recién terminada la quimioterapia la semana pasada, le gustaría empezar un programa de ejercicio. Su mejor amiga ha estado entrenando durante los últimos 6 meses y le sugirió a Kelli que llamara a un profesional de entrenamiento físico. Además de su diagnóstico de cáncer, ha estado sana toda su vida. Su presión sanguínea, perfil de lípidos séricos y niveles de glucosa sérica son normales. Tiene un IMC normal y una dieta saludable. Aunque no ha hecho ejercicio desde la escuela secundaria, es muy activa por su trabajo y tiene dos nietos, de 4 y 7 años, que la mantienen ocupada los fines de semana.

■ Enumerar algunas preguntas que se le harían a Kelli cuando llamara para programar una cita.
■ ¿Cuáles son algunas precauciones particulares que hay que tener en cuenta con Kelli?
■ Hacer una descripción general del tipo de programa de ejercicio que sería mejor para Kelli.

PENSAMIENTO CRÍTICO

1. Discutir las diferencias entre el desarrollo y crecimiento de las células normales y las cancerosas.
2. ¿Qué son los protooncogenes y las células supresoras de tumores? ¿Cómo contribuyen al desarrollo del cáncer?
3. Enumerar cuatro métodos de tratamiento diferentes para el cáncer y analizar las ventajas y desventajas de cada uno.
4. ¿Qué es un tumor maligno? ¿Cómo se diferencia de un crecimiento benigno?
5. Enumerar al menos tres causas frecuentes de cáncer y analizar cada una a fondo. ¿Cómo se podría reducir el riesgo de cáncer?
6. ¿Cuáles son algunas precauciones especiales para los supervivientes de cáncer que deciden hacer ejercicio?
7. ¿Cómo mejora el ejercicio la capacidad funcional en los supervivientes de cáncer?
8. Discutir algunas de las principales preocupaciones dietéticas para los pacientes con cáncer sometidos a tratamiento.
9. ¿Por qué no se recomienda el consumo de alcohol para esta población especial?
10. ¿Qué factores reducen el riesgo de recurrencia en los supervivientes de cáncer?

BIBLIOGRAFÍA

1. American Cancer Society. www.cancer.org
2. Supplements vs. exercise for heart disease and cancer: the "vitamins" in your legs. *Harv Mens Health Watch* 2007; 12(4):2–4.
3. James A, Campbell M, DeVellis B, et al. Health behavior correlates among colon cancer survivors: NC STRIDES baseline results. *Am J Health Behav* 2006;30(6):720–730.
4. Damush T, Perkins A, Miller K. The implementation of an oncologist referred, exercise self-management program for older breast cancer survivors. *Psychooncology* 2005;15:884–890.
5. Fenster C, Weinsier R, Darley-Usmar V, et al. Obesity, aerobic exercise, and vascular disease: the role of oxidant stress. *Obes Res* 2002;10:964–968.
6. McTiernan A. Moderate physical activity is critical for reducing the risk for chronic disease in older women. *Sci Daily* 2003. www.sciencedaily.com
7. National Cancer Institute. www.cancer.gov
8. Winett J, Carpinelli R, Hu F, et al. Exercise intensity and risk of chronic disease. *JAMA* 2000;284:1784–1785.
9. United States Department of Energy. Office of Science. Human Genome Project. www.genomics.energy.gov
10. Drouin J, Pfalzer L. Cancer and Exercise. National Center on Physical Activity and Disability. 2008. www.ncpad.org
11. Croce C. Oncogenes and cancer. *N Engl J Med* 2008;358 (5):502–511.
12. Emory University. www.cancerquest.com
13. Rous P, Kidd J. The activating, transforming, and carcinogenic effects of the rabbit papilloma virus (SHOPE) upon implanted tar tumors. *J Exp Med* 1941;71:787–812.
14. Rous P, Kidd J. Conditional neoplasms and subthreshold neoplastic states: as study of tar tumors in rabbits. *J Exp Med* 1941;73:365–389.
15. Eker P, Sanner T. Assay fro initiators and promoters of carcinogenesis based on attachment-independent survival of cells in aggregates. *Cancer Res* 1983;43:320–323.
16. Chlebowski R. Reducing the risk of breast cancer. *N Engl J Med* 2000;343(3):191–198.
17. Campaign for Tobacco Free Kids. www.tobaccofreekids.org
18. National Institute on Drug Abuse. www.nida.nih.gov
19. Tobacco News and Information. www.tobacco.org
20. Shangling L, Wang H, Zhonghui Y, et al. Enhancement of cancer radiation therapy by use of adenovirus-mediated secretable glucose-regulated protein 94/gp96 expression. *Cancer Res* 2005;65:9126–9131.
21. Parks J, Benz C. Immunotherapy cancer treatment. *Support Cancer Care* 2007. www.cancersupportivecare.com
22. United States Food and Drug Administration. www.fda.org
23. Fialka-Moser V, Crevenna R, Korpan M, et al. Cancer rehabilitation, particularly with aspects on physical impairment. *J Rehabil* 2003;35:153–162.
24. Watson T, Mock V. Exercise as an intervention for cancer-related fatigue. *Phys Ther* 2004;84(8):736–743.
25. Kirshbaum M. Promoting physical exercise in breast cancer care. *Nurs Stand* 2005;19(40):41–48.
26. Martignoni M, Kunze P, Friess H. Cancer cachexia. *Mol Cancer* 2003;2:36.
27. Lok C. Cachexia: the last illness. *Nature* 2015;528:182–183.
28. Young-McCaughan S. Exercise in the rehabilitation from cancer. *Medsurg Nurs* 2006;15(6):384–388.
29. Courneya K. Exercise interventions during cancer treatment: biopsychosocial outcomes. *Exerc Sport Sci Rev* 2001; 29(2):60–64.
30. Courneya K. Exercise for breast cancer survivors: research evidence and clinical guidelines. *Phys Sportsmed* 2002; 30(8):33–42.
31. Courneya K. Exercise in cancer survivors: an overview of research. *Med Sci Sports Exerc* 2003;35(11):1846–1852.
32. Rajarajeswaran P, Vishnupriya R. Exercise in cancer. *Indian J Med Paediatr Oncol* 2009;30(2):61–70.
33. Smith G, Toonen T. Primary care of the patient with cancer. *Am Fam Phys* 2007;75(8):1207–1214.
34. Mock V, Pickett M, Ropka M, et al. Fatigue in patients with cancer: an exercise intervention—report on the FIRE® project. Program and abstracts of the 26th Congress of the Oncology Nursing Society; May 17–20, 2001; San Diego, CA. Discussion Session. National Cancer Institute. www.cancer.gov
35. Mock V, Pickett M, Ropka M, et al. Fatigue and quality of life outcomes of exercise during cancer treatment. *Cancer Pract* 2001;9:119–127.
36. Holmes M, Chen W, Feskanich D, et al. Physical activity and survival after breast cancer diagnosis. *JAMA* 2005;293(2):2479–2486.
37. Knobf M, Musanti R, Dorward J. Exercise and quality of life outcomes in patients with cancer. *Semin Oncol Nurs* 2007;23(4):285–296.
38. McNeely M, Campbell K, Rowe B, et al. Effects of exercise on breast cancer patients and survivors: a systemic review and meta-analysis. *Can Med Assoc J* 2006;175(1):34–41.
39. Winningham M, MacVicar M. The effect of aerobic exercise on patient reports of nausea. *Oncol Nurs Forum* 1988;15(4):447–450.
40. Pinto B, Trunzo J. Body esteem and mood among sedentary and active breast cancer survivors. *Mayo Clin Proc* 2004;79:181–186.
41. Harriss D, Cable T, George K, et al. Physical activity before and after diagnosis of colorectal cancer. *Sports Med* 2007;37(11).947–960.
42. Giovannucci E, Yan L, Leitzmann M, et al. A prospective study of physical activity and incident and fatal prostate cancer. *Arch Intern Med* 2005;165:1005–1010.
43. Torti D, Matheson G. Exercise and prostate cancer. *Sports Med* 2004;34(6):363–369.
44. Schwartz A, Winters-Stone K, Gallucci B. Exercise effects on bone mineral density in women with breast cancer receiving adjuvant chemotherapy. *Oncol Nurs Forum* 2007;34(3):627–633.
45. Daniel H, Dunn S, Ferguson D, et al. Progressive osteoporosis during androgen deprivation therapy for prostate cancer. *J Urol* 2000;163:181–186.
46. American College of Sports Medicine. ACSM's Guidelines for Exercise Testing and Prescription, 10th Ed. Philadelphia: Wolters Kluwer, 2018:302–311.

47. Schneider C, Carter S. The role of exercise in recovery from cancer treatment. Rocky Mountain Cancer Rehabilitation Institute ACSM Fit Society Page Winter 2003;6:9.
48. Rosenbaum E, Manual F, Rosenbaum R, et al. Exercises for cancer supportive care. www.cancersupportivecare.com/exercises
49. Doyle C, Kushi L, Byers T, et al. Nutrition and physical activity during and after cancer treatment: an American Cancer Society guide for informed choices. *Cancer J Clin* 2006;56:323–353.
50. Balch P. Prescription for Dietary Wellness. New York: Avery Publishing, 2003. ISBN 1583331476.
51. Whitney E, Rolfes S. Understanding Nutrition. 11th Ed. Belmont, CA: Wadsworth Publishing, 2008.
52. American Institute of Cancer Research. www.aicr.org
53. Petersen, T. SrFit—The Personal Trainer's Resource for Senior Fitness. Tonganoxie, KS: The American Academy of Health and Fitness, 2004.
54. Khor G. Dietary fat quality: a nutritional epidemiologist vis. *Asia Pac J Clin Nutr* 2004;13:S22.
55. Stoeckli R, Keller U. Nutritional fats and the risk of type 2 diabetes and cancer. *Physiol Behav* 2004;83(4):611–615.
56. Barclay L. New Nutrition and exercise guidelines for cancer survivors. www.medscape.com
57. Aronson W, Glaspy J, Reddy S, et al. Modulation of omega-3/omega-6 polyunsaturated ratios with dietary fish oils in men with prostate cancer. *Urology* 2001;58 (2):283–288.
58. de Deckere E. Possible beneficial effect of fish and fish n-3 polyunsaturated fatty acids in breast and colorectal cancer. *J Urol* 2000;163:181–186.
59. Freeman V, Meydani M, Yong S, et al. Prostatic levels of fatty acids and the histopathology of localized prostate cancer. *J Urol* 2000;164(6):2168–2172.
60. Griffini P, Fehres O, Klieverik L, et al. Dietary omega-3 polyunsaturated fatty acids promote colon carcinoma metastasis in rat liver. *Cancer Res* 1998;58(15):3312–3319.
61. Cockbain AJ, Toogood GJ, Hull MA. Omega-3 polyunsaturated fatty acids for the treatment and prevention of colorectal cancer. *Gut* 2012;61:135–149.
62. Velicer C, Ulrich C. Vitamin and mineral supplement use among U.S. adults after cancer diagnosis: a systemic review. *J Oncol* 2008;26(4):665–673.
63. Fairfield K, Stampfer M. Vitamin and mineral supplements for cancer prevention: issues and evidence. *Am J Clin Nutr* 2007;85(1):289S–292S.

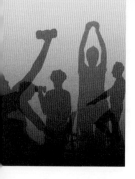

11 | EJERCICIO PARA PERSONAS CON ASMA

El asma se caracteriza por **inflamación** crónica de las vías respiratorias y **bronquios hiperactivos** que temporalmente estrechan los conductos respiratorios. En definitiva, estas condiciones provocan los signos clásicos de un ataque de asma: disnea, opresión en el pecho, tos y sibilancias. De hecho, la palabra «asma» significa literalmente boquear o jadear. Los síntomas reales, y su gravedad, varían de persona a persona; además, difieren cada día en cualquier individuo. Además, los síntomas pueden ser leves, moderados o lo suficientemente graves como para causar la muerte.

El número de personas con asma está aumentando. Actualmente, casi 19 millones de personas en EE.UU. tienen asma. Esto incluye a 6,2 millones de niños menores de 18 años[1]. El asma es un poco más habitual en afroamericanos que en caucásicos, y en mujeres que en hombres[2]. El asma fue responsable de casi 4000 muertes en 2014, pero la pérdida de vidas no es el único coste asociado con esta afección[1]. Se estima que una cuarta parte de todas las consultas en urgencias (el equivalente a 1,6 millones el año 2014) se deben a ataques de asma y contribuyen a los costes sanitarios anuales de 18 mil millones de dólares relacionados con el asma[3].

De acuerdo con el Asthma and Allergy Foundation of America, «40000 personas faltan a la escuela o al trabajo, 30000 personas experimentan un ataque de asma, 5000 personas van a urgencias, 1000 personas ingresan en el hospital y 10 personas mueren» diariamente a causa del asma[2]. Debido a la omnipresencia del asma, todos deben ser conscientes de sus consecuencias, y los profesionales de la salud y de entrenamiento físico, en particular, deberían estar listos para trabajar con personas asmáticas.

REFERENCIA RÁPIDA

Las personas entre 11 y 18 años de edad son las más afectadas por el asma[4].

CAMBIOS ANATÓMICOS Y FISIOLÓGICOS EN PERSONAS CON ASMA

FUNCIONAMIENTO DEL SISTEMA RESPIRATORIO

Comprender el asma requiere un conocimiento básico del funcionamiento del sistema respiratorio. El sistema respiratorio incluye la cavidad nasal, faringe, laringe, tráquea, pulmones, bronquios y bronquiolos (fig. 11-1). La tráquea se divide en bronquios primarios izquierdo y derecho, cada uno de los cuales viaja a su pulmón correspondiente. El bronquio primario (principal) derecho forma tres bronquios secundarios que penetran el tejido pulmonar en el lado derecho, mientras que el bronquio primario (principal) izquierdo forma dos bronquios secundarios que entran en el pulmón izquierdo.

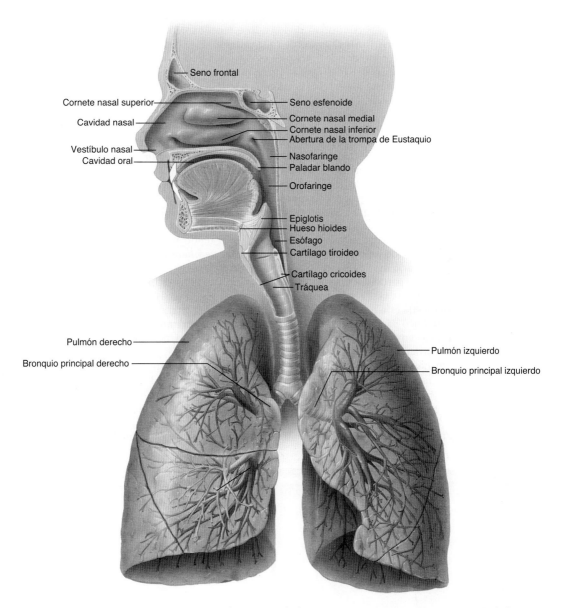

FIGURA 11-1 ■ Sistema respiratorio. (Reimpreso de Anatomical Chart Company. Respiratory System Anatomical Chart. Baltimore: Lippincott Williams & Wilkins, 2000, con autorización.)

Inflamación: indicada por enrojecimiento, hinchazón, calor y dolor. Un indicador principal de asma es la inflamación anormal y excesiva en las vías respiratorias que interfiere con el flujo de aire en los pulmones.

Bronquios hiperactivos: cuando el músculo liso que recubre las vías respiratorias se contrae en respuesta a ciertos estímulos. Una contracción prolongada estrecha las vías respiratorias y restringe el flujo de aire a los pulmones. Cuando se combinan la inflamación y la hiperactividad bronquial, se producen los ataques de asma.

Estos bronquios secundarios continúan dividiéndose repetidamente hasta que finalmente forman varios **bronquiolos terminales** dentro de cada pulmón. Este patrón de ramificación en realidad se parece a un árbol invertido donde la tráquea es el tronco y los bronquios primarios y sus muchas divisiones forman las ramas del árbol. Por tanto, el aire inhalado pasa a través de una serie de ramas cada vez más pequeñas hasta llegar a los bronquiolos terminales, que terminan en **alvéolos,** pequeños sacos de aire que forman el tejido pulmonar (fig. 11-2). En general, hay al menos 300 millones de alvéolos en cada pulmón, y estos constituyen una gran superficie a través de la cual se puede difundir el oxígeno. Puesto que el oxígeno inhalado debe entrar en la sangre para llegar a las células del cuerpo, los pulmones están ricamente irrigados. De hecho, numerosos capilares pulmonares rodean cada alvéolo y facilitan el intercambio de gases entre estas dos estructuras. Permiten que el oxígeno pase a los vasos sanguíneos, mientras que el dióxido de carbono pasa a los alvéolos.

Las vías respiratorias son estructuras huecas rodeadas por paredes compuestas por varias capas de diferentes tipos de tejido. En general, su función es filtrar, humedecer y calentar el aire inhalado para evitar dañar el tejido pulmonar y facilitar el intercambio de gases. El aire pasa a través de la **luz** del tracto respiratorio. Si la luz se dilata, pasa más aire; si se contrae, pasa menos aire. La *filtración* evita que las partículas gruesas del aire inhalado entren en el tejido pulmonar profundo, pues pueden dañar fácilmente el tejido pulmonar. El aire inhalado *caliente* y *húmedo* mejora la difusión de oxígeno desde los alvéolos hacia los vasos sanguíneos pulmonares. Los vellos de la nariz actúan como filtros iniciales y evitan que partículas grandes entren en la faringe. El revestimiento de membrana mucosa que se encuentra en las vías respiratorias actúa como un segundo sistema de filtración. Las células dispersas a lo largo de este revestimiento (que se compone de epitelio cilíndrico ciliado pseudoestratificado) liberan moco para atrapar la mayoría de las partículas extrañas que esquivan los vellos de la nariz. Otras células en este revestimiento tienen **cilios** en sus superficies que se mueven al unísono para desplazar partículas atrapadas y potencialmente peligrosas lejos de los pulmones y dentro de la boca, donde pueden tragarse o escupirse. Juntos, el moco y los cilios inhiben la entrada de partículas extrañas en los pulmones y, por tanto, protegen el tejido pulmonar del trauma físico.

El calor que irradia de los vasos sanguíneos al interior del epitelio calienta el aire, mientras que el agua que se evapora de la mucosidad humedece el aire. Calentar el aire inspirado es importante porque el aire frío realmente puede «estresar» el sistema respiratorio y contraer los bronquiolos pulmonares pequeños. Si los bronquiolos se contraen, entra menos aire y hay menos oxígeno disponible

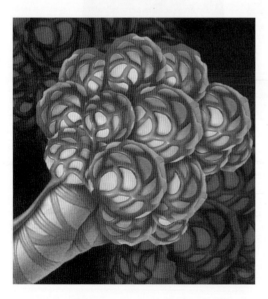

FIGURA 11-2 ■ Alvéolos y capilares pulmonares circundantes. (Reimpreso de Anatomical Chart Company. Understanding Asthma. Baltimore: Lippincott Williams & Wilkins, 2005, con autorización.)

para el intercambio de gases. Humedecer el aire inspirado es importante porque si el epitelio alveolar se seca, los alvéolos simplemente colapsan y son incapaces de realizar el intercambio de gases. La humedad en el aire cálido y húmedo y el agua que se evapora del moco ayudan a prevenir el colapso de los alvéolos. Por tanto, la inhalación de aire cálido y húmedo facilita la difusión de oxígeno en los capilares pulmonares y evita que las vías respiratorias se sequen y enfríen.

Además del revestimiento de la membrana mucosa, los conductos respiratorios contienen más capas de tejido. Lo más importante es que la tráquea contiene una capa de cartílago que ayuda a mantener abierta la vía respiratoria. A diferencia del tejido epitelial que entra en contacto con la luz, el cartílago es algo rígido y evita el colapso de la tráquea durante la respiración. Para entender el significado de esto, pensar en aspirar aire a través de una pajita endeble. Una succión fuerte provocaría el colapso de la pajita. Si el epitelio interno de la pajita es pegajoso, el epitelio puede adherirse contra sí mismo después de una fuerte succión. Si esto sucediera, el aire no fluiría a través de la pajita nuevamente. Ahora aplicar las mismas condiciones a la tráquea. Si la tráquea colapsara hacia dentro durante la respiración, es probable que todo el revestimiento mucoso pudiera adherirse contra sí mismo y, por tanto, constreñiría la luz. Sin embargo, el cartílago evita el colapso y mantiene abierta la vía aérea. La capa de cartílago no rodea completamente la luz de la tráquea. En cambio, es un anillo en forma de C con una capa delgada de músculo liso que conecta los dos lados posteriores. Esta disposición es importante porque el esófago colinda con la tráquea en la parte posterior. Si el anillo cartilaginoso rodeara por completo la tráquea, un **bolo** relativamente grande de alimentos no podría pasar con facilidad por el esófago. Sin embargo, el músculo liso flexible permite que el alimento pase fácilmente.

La estructura de la capa de cartílago cambia un poco a medida que la tráquea se ramifica en el bronquio primario. Los anillos de cartílago individuales en forma de C se alargan y, al final, rodean por completo los conductos. Sin embargo, a medida que se forman bronquiolos cada vez más pequeños, los anillos eventualmente se adelgazan y en realidad desaparecen por completo, mientras que la capa de músculo liso se desarrolla y rodea totalmente los bronquiolos más pequeños. A medida que disminuye el diámetro del tubo, el revestimiento interno también cambia. El epitelio columnar ciliado pseudoestratificado comienza a producir menos moco y tiene menos cilios a medida que las ramas se acercan a los alvéolos. Los alvéolos están revestidos por una capa extremadamente delgada de tejido diseñado para facilitar la difusión de gases.

La respiración se refiere al intercambio general de oxígeno por dióxido de carbono. ¿Pero por qué los niveles de oxígeno y dióxido de carbono son tan importantes? En general, las células necesitan oxígeno para producir ATP, una molécula de elevada energía necesaria para el funcionamiento celular. Aunque las células fabrican ATP por un proceso aerobio, liberan dióxido de carbono como un subproducto. Si se acumula en la sangre, el dióxido de carbono puede disminuir peligrosamente el pH, lo

Bronquiolos terminales: ramas de las vías respiratorias que terminan en los alvéolos. La tráquea se ramifica en bronquios primarios derecho e izquierdo; cada bronquio primario se ramifica en bronquios secundarios que, a su vez, se ramifican en bronquios terciarios, y así sucesivamente. A medida que las paredes de las vías respiratorias se adelgazan, se forman los bronquiolos.

Alvéolos: bolsas de aire microscópicas con paredes delgadas ubicadas en los pulmones. Son los sitios de intercambio de gases en los pulmones. Cada pulmón contiene millones de alvéolos.

Lumen: abertura. En el caso de las vías respiratorias, es la abertura a través de la cual pasa el aire inhalado y exhalado. La constricción de la luz restringe el movimiento del aire. La dilatación de la luz promueve el movimiento de aire.

Cilios: finas extensiones parecidas al pelo que se mueven activamente al unísono para transportar sustancias, incluyendo el moco y las partículas suspendidas. Son abundantes en las vías respiratorias y evitan la entrada de sustancias nocivas en los pulmones.

Bolo: masa semisólida de comida que se traga cada vez.

que interferiría en gran medida con los procesos metabólicos. Por tanto, los mecanismos intrínsecos actúan para mantener los niveles de oxígeno y dióxido de carbono en **homeostasis.**

La propia respiración consiste en ventilación, respiración externa, respiración interna y respiración celular. La *respiración celular* ocurre a nivel celular e involucra a las mitocondrias, orgánulos conocidos como las centrales eléctricas de las células, ya que producen grandes cantidades de ATP. Para garantizar un suministro adecuado de ATP debe haber oxígeno disponible para actuar como receptor final de electrones al final de la cadena de transporte de electrones. El dióxido de carbono, que es simplemente un producto de desecho de la respiración celular, debe eliminarse antes de que se acumule en la sangre. Tanto el dióxido de carbono como el oxígeno son transportados en la sangre. El oxígeno, que en general está unido a la hemoglobina en los eritrocitos, entra fácilmente a las células, mientras que el dióxido de carbono, que se acumula dentro de las células metabólicamente activas, sale con facilidad de las células hacia la sangre. Este proceso se llama *respiración interna.* Luego, los vasos sanguíneos transportan dióxido de carbono a los pulmones; en este lugar, el dióxido de carbono se difunde de los vasos sanguíneos pulmonares a los alvéolos, mientras que el oxígeno de los alvéolos se difunde hacia la sangre. Este proceso se denomina *respiración externa.* La *ventilación* es simplemente el movimiento del aire dentro y fuera de los pulmones, un proceso que garantiza la disponibilidad de oxígeno e incluye a la inspiración y a la espiración.

En la respiración normal, el aire entra en la vía respiratoria a través de la nariz y la boca. Cuando lo hace por la nariz, circula por la cavidad nasal y los **senos paranasales,** que son espacios huecos revestidos por epitelio cilíndrico ciliado pseudoestratificado. Como se ha mencionado, este tejido epitelial calienta, humedece y filtra el aire antes de que entre en conductos más profundos. Sin embargo, el aire que entra por la boca no pasa por la cavidad nasal o los senos paranasales; por tanto, no suele calentarse, humedecerse o filtrarse lo suficiente a medida que pasa a través del árbol respiratorio. De hecho, el aire inhalado a través de la boca en realidad elimina más humedad del epitelio mucoso que el aire inhalado por la nariz.

CAMBIOS RESPIRATORIOS ASOCIADOS AL ASMA

Un ataque de asma ocurre cuando se inflama el epitelio de las vías respiratorias, la capa muscular contrae y estrecha la luz, y el movimiento del aire a través de los conductos se restringe (fig. 11-3). Durante la inflamación, las vías respiratorias se enrojecen, se hinchan y producen cantidades copiosas de moco. Las vías respiratorias más grandes tienen células con muchos cilios, de manera que sacan el exceso de moco de sus lúmenes; sin embargo, los bronquiolos más pequeños contienen menos células ciliadas. En consecuencia, las secreciones se acumulan y obstruyen estos conductos más pequeños. Si la inflamación no se trata y disminuye, el revestimiento del músculo liso comienza a contraerse y obstruye involuntariamente la vía aérea. Por último, una combinación de inflamación y **broncoconstricción** complica la respiración y a la larga reduce el flujo de aire a los alvéolos, lo que posteriormente priva a las células de oxígeno.

En general, tanto la inflamación como la constricción de las vías respiratorias ocurren por la exposición a **alérgenos** u otros irritantes en el medio ambiente. De hecho, las vías aéreas de las personas sin asma se contraen inicialmente cuando dichos irritantes entran por primera vez; sin embargo, las vías aéreas saludables se dilatan con rapidez para facilitar el movimiento de aire a medida que las respiraciones se vuelven más profundas. Esta respuesta ayuda a eliminar los irritantes de las vías respiratorias y garantiza un suministro adecuado de oxígeno.

Las personas con asma, por otro lado, experimentan una constricción sostenida de las vías respiratorias, incluso cuando respiran profundamente. Esto prolonga el estrechamiento de las vías respiratorias y causa dificultades respiratorias. ¿Por qué pasa esto? Algunos expertos creen que las personas con asma carecen del químico específico necesario para la dilatación de las vías respiratorias; por tanto, sus vías respiratorias no pueden relajarse como las vías respiratorias sanas. Una causa adicional es la respuesta inflamatoria, un componente normal del sistema inmunitario que reacciona de forma exagerada bajo ciertas circunstancias. Un factor que estimula la inflamación de las vías respiratorias

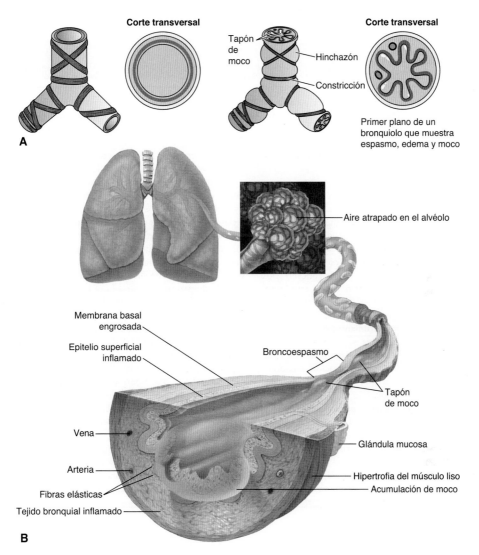

Corte transversal

Tapón de moco
Hinchazón
Constricción

Corte transversal

Primer plano de un bronquiolo que muestra espasmo, edema y moco

A

Aire atrapado en el alvéolo

Membrana basal engrosada

Epitelio superficial inflamado

Broncoespasmo

Tapón de moco

Vena

Glándula mucosa

Arteria

Hipertrofia del músculo liso

Fibras elásticas

Acumulación de moco

Tejido bronquial inflamado

B

FIGURA 11-3 ■ Bronquiolo normal frente a bronquiolo asmático. **A.** Bronquiolos normales *(izquierda)* y bronquiolos en el asma *(derecha)*. (Reimpreso de Willis MC. Medical Terminology: A Programmed Learning Approach to the Language of Health Care. Baltimore: Lippincott Williams & Wilkins, 2002; Fig. 7-4, con autorización.) **B.** Bronquio asmático. (Reimpreso de Anatomical Chart Company. ACC Atlas of Pathophysiology. Baltimore: Lippincott Williams & Wilkins, 2001, con autorización.)

Homeostasis: capacidad del cuerpo para mantener las condiciones internas relativamente constantes a pesar de las condiciones externas siempre cambiantes.

Senos paranasales: cavidades dentro de los diferentes huesos del cráneo que están revestidas con un tejido especializado que ayuda a calentar, humedecer y filtrar el aire.

Broncoconstricción: estrechamiento de las vías respiratorias. Disminuye el flujo de aire y causa disnea, sibilancias y tos.

Alérgeno: sustancia que provoca una respuesta inmune en individuos susceptibles. Aunque los alérgenos no siempre son dañinos para todas las personas, el sistema inmunitario de los individuos sensibles los percibe como patógenos (potencialmente dañinos).

DESTACADO   Difusión de los gases

La difusión es un proceso pasivo que ocurre a causa de gradientes de concentración. La palabra «pasivo» significa que no se requiere energía para mover una sustancia porque esta se mueve de un área de mayor concentración a una de menor concentración, o de acuerdo con su gradiente de concentración.

Considerar el siguiente ejemplo: un hombre joven se pone una gran cantidad de colonia en sus muñecas antes de entrar en una sala de conferencias. Después de entrar, se sienta en la parte posterior del aula durante el tiempo que dura la conferencia. Aunque los estudiantes en la fila de delante no huelen la colonia, las moléculas de colonia finalmente se mueven del área de mayor concentración (en las muñecas del joven) a un área de menor concentración (en la fila de delante del aula). ¿Por qué pasa esto? Estas moléculas están en constante movimiento; por tanto, es probable que choquen entre sí a menudo en el área de mayor concentración (como estudiantes que tienen más probabilidades de tropezar entre sí en una habitación llena de gente). A medida que estas partículas de colonia chocan en el área de mayor concentración, «rebotan» más y más lejos una de la otra hasta que se distribuyen uniformemente en toda el aula y se alcanza el equilibrio (como un grupo de estudiantes podría dispersarse si tuvieran más espacio disponible). Al lograr el equilibrio, las partículas continúan moviéndose, aunque es menos probable que choquen con otras partículas que cuando estaban concentradas.

Aplicar este concepto a la difusión de oxígeno y dióxido de carbono a través de las membranas permeables de los alvéolos y los vasos sanguíneos. Para entender esta discusión, hay que recordar que las arterias pulmonares transportan sangre baja en oxígeno del corazón a los pulmones, mientras que las venas pulmonares transportan sangre rica en oxígeno de vuelta al corazón.

El contenido de oxígeno en los alvéolos es siempre mayor que el contenido en las arterias pulmonares, un factor que facilita la salida de oxígeno de los alvéolos. Esto se debe a que los pulmones están llenos de sangre recién oxigenada después de cada inspiración. A medida que la sangre baja en oxígeno pasa cerca de los alvéolos, el oxígeno pasa de los alvéolos a los vasos sanguíneos. Luego, esta sangre oxigenada viaja a través de las venas pulmonares de vuelta al corazón para que pueda llevarla al resto del cuerpo. Ahora hay que considerar el contenido de dióxido de carbono dentro de las arterias pulmonares y los alvéolos. Las arterias pulmonares transportan sangre rica en dióxido de carbono del corazón a los pulmones para eliminar el exceso. Los alvéolos, que continuamente liberan dióxido de carbono con cada espiración, mantienen una concentración baja de dióxido de carbono. Por tanto, el dióxido de carbono continúa moviéndose de las arterias pulmonares (un área con alto contenido de dióxido de carbono) a los alvéolos (que siempre tienen bajo contenido de dióxido de carbono). En general, el oxígeno siempre se mueve de los alvéolos hacia los vasos sanguíneos, un área con mayor contenido de oxígeno a un área con menor contenido de oxígeno, y el dióxido de carbono siempre se mueve de los vasos sanguíneos hacia los alvéolos.

es la exposición a alérgenos y otros irritantes. La invasión de alérgenos en las vías respiratorias desencadena varios procesos corporales. Primero, el flujo sanguíneo aumenta para transportar macrófagos y neutrófilos (dos tipos de leucocitos) al área de invasión donde pueden fagocitar alérgenos. Además, los capilares se vuelven más permeables a medida que las células dañadas liberan químicos como la histamina. La sangre de los tejidos más profundos se dirige al área de invasión, lo que produce calor localizado y enrojecimiento. La dilatación capilar permite la acumulación de líquido, o hinchazón, y el dolor se produce como respuesta a la presencia de productos químicos que a menudo producen los propios alérgenos. Estos factores explican el enrojecimiento, calor, hinchazón y dolor característicos de la inflamación. Sin embargo, los asmáticos a menudo experimentan una respuesta inflamatoria extrema que produce la acumulación excesiva de líquido y la producción de moco que interfieren significativamente con la respiración adecuada. Además, los episodios inflamatorios continuos pueden dañar de forma permanente las vías respiratorias, un factor que promueve más inflamación y la constricción continua de las vías respiratorias[5]. La figura 11-4 proporciona un resumen de los efectos del asma en el sistema respiratorio.

Se desconocen las causas precisas del asma; sin embargo, parece haber un componente genético. Si uno de los padres tiene asma, cada hijo tiene una posibilidad del 33 % de desarrollar asma. Si ambos padres tienen asma, el riesgo aumenta al 70 %[2].

Los factores ambientales también afectan a la probabilidad de desarrollar asma. Algunos estudios sugieren una correlación positiva entre las dietas ricas en alimentos procesados y comida rápida (y, en consecuencia, bajas en fibra, frutas y verduras) y el desarrollo del asma infantil. Otros expertos creen que los niños se exponen demasiado a los alérgenos del interior de su hogar y ácaros del polvo porque permanecen demasiado tiempo en casa (por ver televisión, usar el ordenador o jugar a videojuegos). Además, los bebés de bajo peso al nacer, que tienen mayor riesgo de asma y muchas otras afecciones, tienen una tasa de supervivencia más alta que en el pasado; por tanto, el grupo de individuos susceptibles está aumentando. Además, menos lactantes son amamantados, por lo que un mayor número de personas no reciben los antiinflamatorios y anticuerpos naturales presentes en la leche materna que los protegen contra el asma. Por último, hay un movimiento en los países desarrollados, en particular en EE.UU., que promueve entornos más limpios y desinfectados para los niños. Estos esfuerzos son admirables, pero también limitan la exposición del niño (y la inmunidad posterior) a una amplia gama de alérgenos y otros patógenos. Aunque no hay evidencia concluyente, muchos expertos creen que la prevalencia del asma está aumentando en parte porque los niños no se han expuesto de forma adecuada a los patógenos; por tanto, sus sistemas inmunitarios no están suficientemente debilitados[5-7].

TRATAMIENTO DEL ASMA

Evitar los desencadenantes

Actualmente no hay cura para el asma; sin embargo, las personas con asma pueden controlar su afección ajustando un poco su estilo de vida (tabla 11-1). Lo más importante es evitar los desencadenantes porque promueven los ataques de asma. Los desencadenantes son cualquier cosa que cause inflamación aguda y/o constricción de las vías respiratorias. Varían de acuerdo con cada individuo, pero los desencadenantes inflamatorios son los más habituales (también conocidos como desencadenantes alérgicos) e incluyen contaminantes del aire, moho, polen, restos de piel de animales, cucarachas, infecciones del sistema respiratorio y ácaros del polvo. Los desencadenantes no alérgicos que causan solo una constricción menor de las vías respiratorias incluyen ejercicio intenso, estrés emocional e inhalación de aire frío o seco, humo de cigarrillos, vapores de pintura o humo de chimenea[5,8].

REFERENCIA RÁPIDA

El riesgo de un ataque de asma a menudo aumenta por la noche. Aunque la razón precisa es incierta, los expertos creen que el cuerpo libera ciertos químicos nocturnos que afectan negativamente al funcionamiento pulmonar. Además, la temperatura corporal suele disminuir por la noche, lo que a su vez enfría las vías respiratorias y promueve constricción.

Tomar medicamentos prescritos por el médico

Los medicamentos también pueden controlar los síntomas del asma y reducir la frecuencia de los ataques de asma. Los dos fármacos principales disponibles hoy en día son los **broncodilatadores** y los antiinflamatorios. Los primeros se usan justo antes o durante un ataque de asma para relajar instantáneamente los bronquios y prevenir (o aliviar) la constricción. Por otro lado, los segundos se utilizan para controlar el asma a largo plazo. Como su nombre indica, limitan la inflamación y la hinchazón en los bronquios y deben tomarse de forma regular. En última instancia, protegen el

Ventilación

La respiración o ventilación es el movimiento de aire dentro y fuera de las vías respiratorias. Durante la inspiración, el diafragma y los músculos intercostales externos se contraen, provocando la expansión de la caja torácica y el aumento de volumen de la cavidad torácica. Luego, el aire entra rápidamente para igualar la presión. Durante la espiración, los pulmones retroceden de forma pasiva a medida que el diafragma y los músculos intercostales se relajan, sacando el aire fuera de los pulmones.

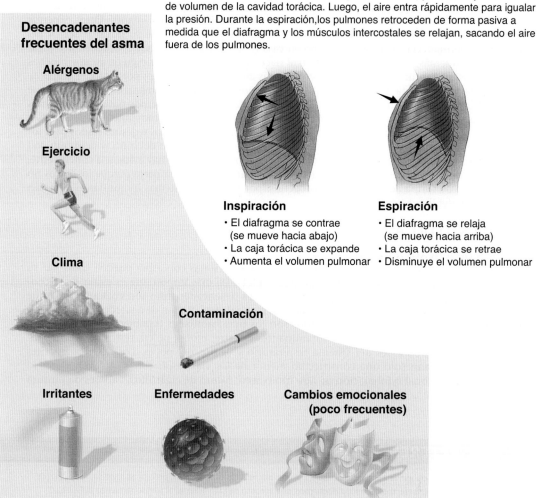

Desencadenantes frecuentes del asma

Alérgenos

Ejercicio

Clima

Contaminación

Irritantes

Enfermedades

Cambios emocionales (poco frecuentes)

Inspiración
- El diafragma se contrae (se mueve hacia abajo)
- La caja torácica se expande
- Aumenta el volumen pulmonar

Espiración
- El diafragma se relaja (se mueve hacia arriba)
- La caja torácica se retrae
- Disminuye el volumen pulmonar

FIGURA 11-4 ■ Sistema respiratorio y asma. (Reimpreso de Anatomical Chart Company. Respiratory System and Asthma Anatomical Chart. Baltimore: Lippincott Williams & Wilkins, 2009, con autorización.)

(Continúa)

Intercambio de gases

La unidad respiratoria está formada por el bronquiolo respiratorio, el conducto alveolar, el saco alveolar y los alvéolos. El intercambio gaseoso ocurre muy rápidamente en millones de pequeños alvéolos con membranas delgadas dentro de las unidades respiratorias. En estos espacios de aire, el oxígeno del aire inhalado difunde hacia la sangre a medida que el dióxido de carbono se difunde de la sangre hacia el aire para ser exhalado. Luego, la sangre circula por todo el cuerpo, entregando el oxígeno y recogiendo el dióxido de carbono, para después volver a los pulmones donde será oxigenada de nuevo

Sistema de conducción

El sistema de conducción comprende todas las vías por las que viaja el aire para llegar a los pulmones. Estas vías son cavidad nasal, faringe, laringe, tráquea y bronquios. Dentro del sistema de conducción, el aire se calienta, se filtra, se humedece y se transporta desde y hacia el área de intercambio gaseoso en los pulmones

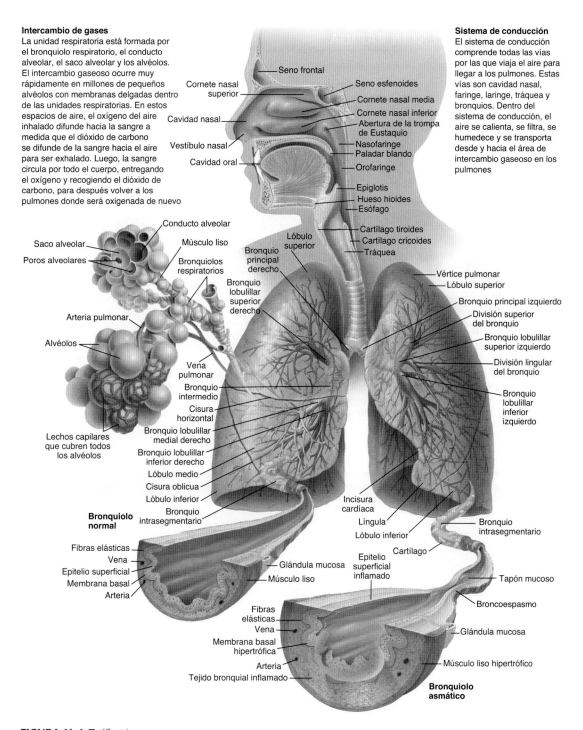

FIGURA 11-4 ■ *(Cont.)*

REFERENCIA RÁPIDA

Desencadenantes frecuentes de los ataques de asma:

- Irritantes en el aire.
- Alergias nasales.
- Restos de piel de animales.
- Aire frío o muy seco.
- Ejercicio extenuante.

- Estrés emocional.
- Infecciones respiratorias (resfriado, faringitis, bronquitis).
- Olores fuertes.
- Humo.
- Síntomas intensos de asma en algunas mujeres antes del ciclo menstrual.

revestimiento de las vías respiratorias evitando la irritación. Esto, a su vez, disminuye el número y la gravedad de los ataques de asma[5,8].

En general, las personas con asma *leve* a veces no necesitan antiinflamatorios. En cambio, pueden confiar en los broncodilatadores durante los ataques agudos de asma o antes del ejercicio. Sin embargo, aquellos con asma *moderada* a *grave* suelen requerir antiinflamatorios y broncodilatadores para tratar adecuadamente los síntomas y prevenir ataques agudos. Aunque algunos fármacos están disponibles sin receta médica, los enfermos de asma están más seguros si consultan con un médico y siguen normas estrictas[4]. También deben tener cuidado con los medicamentos de herbolario.

Vigilancia del flujo de aire

Para medir la cantidad de aire exhalado de los pulmones, las personas con asma usan un dispositivo de medición portátil llamado medidor de flujo máximo, muy fácil de utilizar. Los usuarios soplan en el tubo y luego revisan sus puntuaciones en la aguja. Después de tres intentos, se considera la puntuación más alta y se compara con una puntuación estándar, que representa la cantidad de aire que una persona sana de la misma edad, sexo y altura puede espirar. Una puntuación por debajo del estándar sugiere restricción de la vía aérea y la probabilidad de un ataque de asma cercano[5,8].

TABLA 11-1. Tratamiento del asma

Consejos para disminuir la frecuencia de los ataques de asma	Explicación
Evitar los desencadenantes	Los desencadenantes incluyen moho, polen, restos de piel de animales, ácaros del polvo y contaminantes del aire
Aprender a respirar adecuadamente	Respirar por la nariz; evitar la hiperventilación
Evitar las infecciones respiratorias	Los resfriados, la gripe, la faringoamigdalitis y las infecciones sinusales son los principales contribuyentes a los ataques de asma en niños
Evitar los medicamentos que empeoran los síntomas de asma	Algunos medicamentos para la hipertensión, glaucoma, migraña y diabetes empeoran los síntomas del asma en algunas personas
Hacer ejercicio de forma apropiada	Usar las sugerencias descritas a lo largo de este capítulo
Mantener un peso saludable	El sobrepeso estresa el sistema cardiorrespiratorio y dificulta la respiración
Ingerir una dieta saludable	Aunque no se sabe si la dieta puede prevenir o curar el asma, una dieta saludable puede disminuir la gravedad de los síntomas

DESTACADO | Una mirada más cercana a los medicamentos para el asma

La mayoría de las personas con asma pueden prevenir, minimizar o disminuir con éxito la gravedad de los ataques de asma aguda tomando medicamentos prescritos por un médico. En general, hay medicamentos de acción corta y prolongada para manejar los síntomas.

Los de acción corta ayudan a aliviar los síntomas durante un ataque de asma agudo; sin embargo, también pueden administrarse 15 min antes del ejercicio para prevenir un ataque. Los aerosoles agonistas β-2, que incluyen salbutamol, levalbuterol, pirbuterol y terbutalina, son broncodilatadores inhalados por las fosas nasales que generalmente empiezan a funcionar de inmediato. Sus efectos duran hasta 6 h. El ipratropio es otro medicamento de acción rápida que relaja inmediatamente las vías respiratorias para facilitar la respiración. Aunque se usa más para el tratamiento del enfisema y la bronquitis crónica, a veces se utiliza para tratar los ataques de asma.

Los de acción prolongada suelen tomarse a diario para ayudar a controlar el asma y reducir las posibilidades de tener un ataque de asma agudo. En general, tardan horas o días en comenzar a funcionar, pero una vez que lo hacen, previenen la inflamación e inhiben la producción excesiva de moco. Hay categorías diferentes de medicamentos de acción prolongada para tratar el asma. Los β-agonistas de acción prolongada incluyen salmeterol y formoterol, fármacos inhalados que ayudan a abrir las vías respiratorias. Suelen prescribirse con un corticoesteroide inhalado y deben tomarse junto con el corticoesteroide para reducir el riesgo de efectos adversos negativos. Los modificadores de leucotrienos son medicamentos orales que incluyen montelukast, zafirlukast y zileutón. Interfieren con los factores del sistema inmunitario que promueven la inflamación y típicamente alivian los síntomas de asma hasta 24 h. Aunque hoy en día no es tan frecuente, la teofilina es una píldora diaria que también actúa como broncodilatador. Parece ser útil para los síntomas nocturnos del asma, pero podría causar insomnio.

Los corticoesteroides parecen ser efectivos para el tratamiento del asma a corto y largo plazo[9], e incluyen fármacos como prednisona, metilprednisolona, y prednisolona orales, y fluticasona, budesónida y flunisólida inhalados. Aún se está investigando el uso de corticoesteroides para el tratamiento de los ataques de asma a corto plazo. Sin embargo, los corticoesteroides inhalados se consideran el tratamiento del asma más efectivo a largo plazo. Estos deben tomarse a diario para disminuir la inflamación en las vías aéreas, lo que ayudará a mantenerlas abiertas. Por lo general, empiezan a ejercer sus efectos en 1-3 semanas, pero funcionan de manera óptima tras unos 3 meses.

Los inhaladores combinados como propionato de fluticasona, budesónida y formoterol fumarato dihidrato y furoato de mometasona y formoterol son medicamentos inhalados que combinan un corticoesteroide con un broncodilatador de acción prolongada; por tanto, reducen la inflamación y la constricción de las vías respiratorias.

Aprender a respirar adecuadamente

La inspiración y la espiración son componentes de la ventilación. La inspiración es un proceso activo que requiere la contracción de varios músculos, incluyendo el diafragma y el músculo intercostal externo. Antes de considerar el papel de estos músculos en la inspiración, hay que revisar la estructura básica de la membrana pleural, la membrana protectora de doble capa que rodea cada pulmón. La capa interna de esta membrana se adhiere firmemente a la superficie pulmonar, mientras que la capa externa se adhiere a las estructuras circundantes, como el diafragma, el esternón, las costillas y los músculos intercostales. Entre estas dos capas hay un líquido que sujeta firmemente la capa interna a la capa externa, disposición que facilita la respiración.

> **Broncodilatadores:** medicamentos que facilitan el flujo de aire hacia los pulmones al aumentar el diámetro de las vías respiratorias; pueden ser de acción corta (para proporcionar alivio inmediato para un ataque de asma) o prolongada (para ayudar a controlar y prevenir los ataques de asma).

Cuando está relajado, el diafragma es un músculo en forma de cúpula que separa la cavidad torácica de la cavidad abdominal. Si el diafragma está relajado, la presión dentro de los pulmones iguala a la presión atmosférica, de manera que no hay movimiento neto de aire dentro o fuera de los pulmones. Sin embargo, cuando el diafragma se contrae, se aplana (fig. 11-5). Puesto que la capa externa de la membrana pleural se adhiere al diafragma, cualquier movimiento del diafragma tira de esta capa externa, que después tira de la capa interna, y finalmente tira de los pulmones causando su expansión. La expansión del tejido pulmonar disminuye la presión dentro de los pulmones y crea un gradiente de presión. El aire externo ahora se mueve de un área de mayor presión (en la atmósfera) a una de baja presión (dentro de los pulmones) a través del proceso llamado inspiración. Puesto que requiere de la contracción muscular, y considerando que necesita energía, la inspiración es un proceso activo. En momentos de reposo, la contracción del diafragma es adecuada para mantener gradientes de presión apropiados con el fin de garantizar una respiración adecuada. Sin embargo, durante el esfuerzo, se contraen otros músculos para ayudar a expandir aún más los pulmones. Por ejemplo, los intercostales externos se contraen y elevan el esternón y las costillas. Estas estructuras también se adhieren firmemente a la capa externa de los pulmones, de modo que la contracción de los intercostales externos expande la porción superior de los pulmones y crea un gradiente de presión que facilita el movimiento de aire adicional hacia los pulmones. Al mismo tiempo, los músculos accesorios en el cuello, el pecho y los hombros se contraen conforme aumenta la demanda.

La espiración normal es un proceso pasivo. Mientras el tejido pulmonar siga siendo elástico y el tejido muscular mantenga sus propiedades contráctiles, la espiración ocurre cuando el diafragma y los intercostales externos se relajan y el tejido pulmonar elástico retrocede. Estos episodios aumentan la presión dentro de los pulmones, y el aire se ve forzado a moverse desde el espacio pulmonar (un área que ahora tiene mayor presión) hacia el exterior (un área con presión relativamente baja) a través de un proceso llamado espiración. La contracción de los músculos abdominales también ayuda a expulsar el aire de los pulmones durante el esfuerzo intenso.

Debido a que las personas con asma a menudo tienen dificultad para respirar, se deben utilizar los músculos intercostales y accesorios más de lo normal. Esto a menudo produce un desarrollo muscular excesivo y un tórax en forma de barril, particularmente si los ataques de asma son frecuentes[10].

Las personas con asma a menudo tienen técnicas de respiración deficientes, incluso cuando no están experimentando un ataque de asma. De hecho, con frecuencia hiperventilan, lo que puede empeorar drásticamente los síntomas de asma tanto a corto como a largo plazo. La hiperventilación suele depender de los músculos intercostales y accesorios más que del diafragma; así, la respiración suele ocurrir en el tronco superior en lugar del inferior. ¿Por qué la hiperventilación empeora el asma? Durante la **hiperventilación,** la respiración se da por la boca y no por la nariz. El aire que entra por la boca es fresco y seco, por lo que irrita el epitelio de las vías respiratorias. Considerando que las vías respiratorias de asmáticos ya están inflamadas, la irritación adicional generalmente

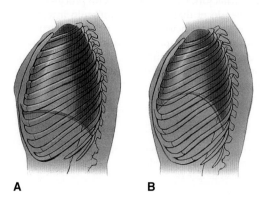

A   **B**

FIGURA 11-5 ■ Diafragma: contraído **(A)** y relajado **(B)**. (Reimpreso de Anatomical Chart Company. Respiratory System and Asthma Anatomical Chart. Baltimore: Lippincott Williams & Wilkins, 2009, con autorización.)

causa constricción. Por tanto, las personas con asma deben volver a aprender a respirar por la nariz durante los ataques de asma para reducir su gravedad y frecuencia. De hecho, los médicos a menudo recomiendan ejercicios respiratorios para estimular la respiración diafragmática y nasal[10,11]. Algunos estudios indican que practicar estas técnicas a largo plazo una o dos veces al día reduce el uso de medicamentos hasta en un 50%[11].

La hiperventilación contribuye de forma indirecta al asma porque suele reducir los niveles séricos de dióxido de carbono (CO_2). Los niveles bajos de CO_2 suelen estimular la contracción del músculo liso de todo el sistema, que también afecta al músculo liso de las vías respiratorias. Además, los niveles bajos de CO_2 estimulan a los **mastocitos** para liberar histamina, un químico que inicia la inflamación y posteriormente estrecha las vías respiratorias[10]. La inflamación resultante y los espasmos musculares en las vías respiratorias aumentan la probabilidad de un ataque de asma.

REFERENCIA RÁPIDA

El método Buteyko, desarrollado por Konstantin Buteyko, es un método simple que ayuda a capacitar a los asmáticos para respirar adecuadamente. Varios vídeos de YouTube demuestran esta técnica.

PRECAUCIONES DURANTE EL EJERCICIO

Durante el ejercicio, la demanda de oxígeno y la eliminación de CO_2 aumentan. Por tanto, el sistema respiratorio y los músculos asociados deben mover mayor cantidad de aire de lo normal dentro y fuera de los pulmones. Los asmáticos están en desventaja porque sus pulmones normalmente no funcionan de manera óptima, incluso en reposo. Sumando el desafío con el aumento de la actividad, se puede desencadenar un ataque de asma «inducido por el ejercicio», la principal preocupación de los asmáticos que hacen ejercicio.

Cualquier persona que tenga síntomas de asma en reposo también puede experimentar asma inducida por el ejercicio (AIE), también denominada broncoconstricción inducida por el ejercicio (BIE), cuando aumenta su actividad. Sin embargo, la BIE también puede ocurrir en aquellos que no suelen experimentar síntomas de asma en intensidades bajas. En cualquier caso, el ejercicio actúa como desencadenante de un ataque de asma agudo que produce tos, sibilancias y dificultad para respirar[12,13]. Los síntomas no surgen de inmediato; en su lugar, suelen desarrollarse entre 5 y 10 min después de iniciar el ejercicio y luego se resuelven de forma gradual con la duración de la actividad. Sin embargo, varios minutos después de completar el ejercicio, las vías aéreas comienzan a estrecharse y los síntomas se desarrollan nuevamente. Se vuelven más severos unos 5-15 min después del ejercicio y desaparecen después de unos 15 min. Por lo general, se resuelven por completo en 45-60 min tras el ejercicio[12,14].

Hiperventilación: patrón respiratorio que produce respiraciones rápidas y superficiales. Ocurre por el uso excesivo de los músculos respiratorios accesorios y el uso insuficiente del diafragma.

Mastocitos: células que liberan diversas sustancias, como histamina y heparina. Están asociados con respuestas alérgicas y contribuyen al asma. Causan inflamación y espasmos musculares en las vías respiratorias, factores que promueven los ataques de asma.

La hipótesis básica de la BIE es la siguiente. A medida que la intensidad del ejercicio y la demanda de oxígeno aumentan, la frecuencia respiratoria se acelera. Dado que las fosas nasales solo pueden absorber una cantidad limitada de aire, las personas que hacen ejercicio suelen depender más de la respiración bucal. Finalmente, la cantidad de aire inhalado la boca excede a la que se inhaló por la nariz, por lo que gran parte del aire no se ha filtrado, calentado o humedecido lo suficiente cuando pasa a las vías respiratorias más profundas[13]. De hecho, el aire se humedece solo el 60-70% en relación con la humedad durante la respiración bucal, mientras que en la respiración nasal se humedece hasta el 80-90%. Por tanto, a medida que el aire inhalado por la boca viaja hacia los pulmones, se extrae humedad y calor de la mucosa. Esto seca y enfría el revestimiento y promueve más irritación, inflamación y constricción[13].

REFERENCIA RÁPIDA

Curiosamente, aquellos que suelen experimentar BIE tienen un período refractario después de una sesión inicial de ejercicio. Esto significa que si después de una sesión inicial de ejercicio vuelven a hacer ejercicio en los 30-90 min de la primera actividad, el estrechamiento de las vías respiratorias es significativamente menos probable y los síntomas disminuyen.

En algunos casos, las personas con asma afirman tener un ataque de asma de 3-6 h después del ejercicio; sin embargo, la investigación aún no ha confirmado si este ataque realmente está relacionado con el ejercicio en sí[12].

Por suerte, la BIE se puede controlar y sus síntomas pueden minimizarse con una planificación cuidadosa. Los asmáticos deben evitar hacer ejercicio en ambientes secos y frescos. Deben realizar actividades que impliquen pequeños estallidos de energía en lugar de aquellas que requieren un ritmo constante de larga duración. Hacer ejercicio en una piscina cubierta es beneficioso por dos razones principales. Primero, el aire en este ambiente suele ser cálido y húmedo, y es menos probable que seque las vías respiratorias. Segundo, la natación ayuda a poner el cuerpo en posición horizontal, lo que facilita la eliminación de mucosidad. Se debe tener precaución, pues si el agua de la piscina contiene cantidades excesivas de cloro, los vapores pueden desencadenar un ataque en algunas personas, sobre todo en una piscina cubierta.

REFERENCIA RÁPIDA

Consejos para reducir el riesgo de BIE[5,12]:

- Calentamiento antes del ejercicio y enfriamiento después del ejercicio.
- Participar en actividades que requieren estallidos cortos de energía (como béisbol, tenis o vóleibol) y evitar aquellas que requieren mayor duración sin descansos (como correr largas distancias o ir en bicicleta).
- Respirar por la nariz tanto como sea posible; colocar una bufanda sobre la boca y la nariz para ayudar a calentar el aire durante la respiración bucal, especialmente cuando el aire externo está frío y seco.
- Usar broncodilatadores según sea necesario conforme a lo prescrito.

La BEI se produce en un 12-15% de la población general estadounidense. Es mucho más probable que los episodios ocurran en pacientes con asma crónica; de hecho, el 70-90% de las personas con asma crónica experimenta BIE. Sorprendentemente, más de 700 atletas olímpicos de verano de 2012 cumplieron con los criterios para la BIE[15].

Consejo de cambio del estilo de vida: ayudar a las personas a comprender y aceptar que los retrocesos (los que a menudo se refieren como recaídas para muchas de las afecciones discutidas en este texto) son parte de la vida y no un signo de fracaso. Animarlas y compartir el hecho de que todo el mundo experimenta reveses puede hacer que se sientan mejor consigo mismas.

BENEFICIOS DEL EJERCICIO

Aunque el aumento de la actividad física no cura el asma, los asmáticos experimentan muchas de las mismas mejoras de salud relacionadas con el ejercicio que las personas sin asma. Por tanto, deben incluir actividad física en sus rutinas diarias. Esta sección explora algunos de los beneficios asociados con un estilo de vida activo.

MEJOR ACONDICIONAMIENTO FÍSICO GENERAL Y CAPACIDAD FUNCIONAL

El ejercicio aumenta la fuerza y la resistencia muscular, mejora el funcionamiento cardiovascular y la movilidad articular, factores que aumentan la calidad de vida y la capacidad funcional en todas las personas. La investigación muestra que una persona bien acondicionada con asma experimenta menor frecuencia cardíaca, mayor reserva de la frecuencia cardíaca, menor ventilación a niveles máximos, disminución de los episodios de **disnea,** mejoría del consumo máximo de oxígeno y niveles más bajos de lactato sérico después de un régimen de ejercicio a largo plazo[16-20]. A su vez, estas mejoras facilitan las actividades diarias y permiten mayor participación en la vida. Además, aunque no existe evidencia concluyente, algunos expertos creen que los asmáticos que hacen ejercicio rutinariamente pueden minimizar los episodios de BIE[20].

Los investigadores aún están explorando el papel del ejercicio en la prevención del asma. Hasta ahora, los estudios en niños no muestran una relación entre la actividad regular y la incidencia de asma; sin embargo, el aumento de la actividad física no influye negativamente en la frecuencia o gravedad de los ataques de asma, de modo que los médicos ahora fomentan el ejercicio por todos los otros beneficios que proporciona[20-22].

DISMINUYE LAS HOSPITALIZACIONES

Debido al mejor acondicionamiento general, los deportistas con asma parecen tener menos consultas médicas y menores tasas de hospitalización. Un estudio que investigó el impacto de un programa de natación a largo plazo en niños asmáticos encontró una disminución del 46% en las consultas médicas y una disminución del 64% en las hospitalizaciones tras 2 años de cumplimiento. Además, los padres del 66% de estos niños informaron que sus hijos tomaban menos dosis de medicamentos que antes de iniciar el ejercicio[20,22].

MEJORA DEL ESTADO DE ÁNIMO PSICOLÓGICO

Como sucede en otras poblaciones, el ejercicio parece mejorar el estado de ánimo en personas con asma, un factor que afecta a la salud mental general[5,12]. A su vez, la mejoría de la salud mental permite que las personas lidien mejor con el estrés. Además, considerando que el estrés excesivo puede actuar como desencadenante de los ataques de asma, el ejercicio podría controlar indirectamente la grave-

Disnea: dificultad para respirar o falta de aliento.

dad de tales ataques[5]. El ejercicio también reduce los síntomas asociados al asma y da a los deportistas una sensación de control sobre sus vidas, lo que aumenta su confianza[12,16,20]. Además, facilita las actividades de la vida diaria, promueve la interacción con otras personas y anima al establecimiento y al logro de objetivos, factores que mejoran la autoeficacia[23].

DISMINUCIÓN DEL RIESGO DE AFECCIONES CRÓNICAS

Los principales beneficios a largo plazo del ejercicio son los mismos para los asmáticos que para la población general[18]. Esencialmente, el ejercicio reduce el riesgo de desarrollar afecciones crónicas como enfermedades cardíacas, accidente cerebrovascular, diabetes y obesidad. El entrenamiento a largo plazo logra este objetivo al mejorar la frecuencia cardíaca, la presión arterial, la composición corporal y la vascularización. A su vez, esto reduce el riesgo de hipertensión arterial, ateroesclerosis, coágulos sanguíneos y exceso de peso, factores que predisponen a las personas al infarto de miocardio[24].

Un gran porcentaje de las personas con asma tiene sobrepeso u obesidad, por lo que deben considerar el ejercicio como un medio para lograr un peso más saludable. Es importante tener en cuenta que la investigación no ha correlacionado de forma concluyente la pérdida de peso con la disminución de la gravedad de los síntomas de asma o los ataques agudos[25]. Además, algunos profesionales de la salud creen que muchas personas obesas se diagnostican incorrectamente como asmáticos «... cuando en realidad solo tienen disnea, posiblemente porque deben hacer un mayor esfuerzo para respirar»[5]. Aun así, la pérdida de peso es beneficiosa para los obesos, sin importar si tienen asma o no. Dado que algunos expertos creen que el sobrepeso ejerce una presión indebida en los pulmones, que posteriormente desencadena broncoconstricción en personas con asma, los asmáticos que tienen sobrepeso deberían tratar de perderlo.

RECOMENDACIONES PARA EL EJERCICIO

Desafortunadamente, aquellos con asma suelen ser menos activos y tener menor forma física que aquellos sin asma[25,26]. La mayoría de las investigaciones sugiere que la mala condición física está causada por la inactividad autoimpuesta por temor a iniciar un episodio de BIE, y no por la obstrucción de las vías aéreas[24].

Aunque los médicos alguna vez consideraron que el ejercicio no era seguro para esta población, actualmente la mayoría recomienda la actividad física en los asmáticos siempre que su condición esté controlada[12,24]. Además, con educación, capacitación y uso de medicamentos adecuados, los miembros de esta población en realidad pueden practicar con seguridad casi cualquier actividad. De hecho, varias personas con asma, incluidos David Beckham, Jackie Joyner-Kersee, Greg Louganis, Tom Dolan y Jim Ryan, se han convertido en atletas de élite[12].

PRUEBA DE EJERCICIO

Según el American College of Sports Medicine (ACSM), en la actualidad no hay evidencia concluyente que sugiera que el ejercicio es una terapia efectiva para el asma. En consecuencia, no hay guías de ejercicio basadas en la evidencia para esta población. Sin embargo, los asmáticos definitivamente pueden beneficiarse de aumentar la actividad física. Parafraseando las recomendaciones generales, el ACSM sugiere hacer pruebas de ejercicio para determinar la capacidad cardiopulmonar, la función pulmonar, la gasometría arterial y la saturación de oxígeno arterial. Para prevenir la BIE y lograr resultados fiables, considerar el hecho de recomendar el uso de un broncodilatador inhalado antes de la prueba. El método preferido para la prueba de ejercicio es caminar en una cinta rodante, pero también se acepta una bicicleta estática con freno electrónico. El ACSM sugiere probar el grado de BIE mediante el ejercicio de intensidad enérgica logrado en 2-4 min con una duración de 4-6 min mientras se respira aire seco. Sin embargo, los profesionales de la salud y del entrenamiento físico altamente capacitados deben supervisar estas pruebas. Para obtener más información, consúltense las guías del ACSM para las pruebas y prescripción de ejercicio, 10.ª edición. Para aquellos con enfermedad pulmonar moderada a grave, es segura la prueba de caminata de 6 minutos para evaluar la capacidad funcional con el ejercicio.

REFERENCIA RÁPIDA

Las personas con enfermedad pulmonar a menudo tienen limitaciones ventilatorias para hacer ejercicio, por lo que podría no ser apropiado predecir el VO_2 máximo en función de la frecuencia cardíaca máxima predicha por la edad[27].

PRESCRIPCIÓN DE EJERCICIO

En general, las recomendaciones para los asmáticos bien controlados son similares a las de la población general, con algunas excepciones[3,27-30].

REFERENCIA RÁPIDA

Las personas con asma deben controlarla antes de participar en pruebas o prescripciones de ejercicio.

Hay que obtener una autorización médica antes de permitir que las personas con un trastorno pulmonar realicen cualquier actividad. Los médicos se asegurarán de que tomen los medicamentos apropiados en dosis y el momento apropiado.

Guías de entrenamiento aeróbico del ACSM para personas con asma controlada o EPOC leve
* Realizar ejercicio cardiovascular 3-5 días a la semana progresando gradualmente 30-40 min al día con una actividad continua o intermitente.
* La intensidad inicial debe ser moderada con un 40-59% de la frecuencia cardíaca de reserva (FCR) o VO_2R; progresar el 60-70% de la FCR o VO_2R después de 1 mes.
* Caminar, ir en bicicleta, correr o nadar generalmente es seguro y beneficioso.
* El entrenamiento de fuerza debe realizarse 2-3 días a la semana, inicialmente en el 60-70% de 1-RM. Las personas con experiencia pueden progresar a ≥ 80% de 1-RM. Para ganar fuerza, hacer 2 a 4 series de 8 a 12 repeticiones. Para el entrenamiento de fuerza, mantener la intensidad a menos del 50% de 1-RM. Realizar 1 o 2 series de 15 a 20 repeticiones. Las máquinas de pesas, pesas libres o los ejercicios con el peso corporal son seguros para esta población.
* El entrenamiento de flexibilidad debe realizarse al menos 2-3 días a la semana, manteniendo los estiramientos 10-30 s. Repetir dos a cuatro veces.

Consideraciones especiales para los asmáticos
* Si experimentan síntomas de asma, posponer el ejercicio hasta que estos disminuyan.
* Antes del entrenamiento cardiovascular, hacer un calentamiento más prolongado con una progresión más gradual. Esto ayuda a reducir la opresión en el pecho que a veces se produce después del esfuerzo y evita o disminuye la gravedad de la BIE. Un enfriamiento más prolongado que incluye estiramientos también es beneficioso para evitar que el aire de los pulmones cambie drásticamente de temperatura, un factor que promueve la BIE[3].

- Hacer ejercicio con una intensidad que no provoque síntomas. Las actividades de alta intensidad en o por encima del 80-90% de la frecuencia cardíaca máxima puede causar más episodios de BIE que las actividades de menor intensidad. Las actividades intermitentes que incluyen períodos de descanso frecuentes suelen tolerarse bien.
- El entrenamiento de fuerza es importante, ya que muchas personas que sufren asma han sido sedentarias la mayor parte de su vida. El entrenamiento de los músculos en todo el cuerpo ayuda a desarrollar la capacidad funcional. Enfatizar el trabajo en hombros y brazos, ya que muchos asmáticos experimentan dificultad para respirar cuando realizan actividades cotidianas que requieren levantar los brazos. También hay que incluir ejercicios que se pueden hacer manteniendo los brazos debajo del corazón.
- Algunas autoridades sugieren hacer yoga y meditación para mejorar la respiración. Este tipo de entrenamiento fomenta las respiraciones lentas y profundas, y alivia el estrés y la ansiedad. Sus defensores dicen que esto relaja los vasos sanguíneos y reduce la presión arterial, factores que pueden reducir la aparición de los ataques agudos.
- La mayoría de las personas con asma pueden prevenir o disminuir con éxito la gravedad del **broncoespasmo** agudo si usan broncodilatadores prescritos antes del ejercicio, según lo indicado por su médico. Como se ha mencionado, se deben suministrar dos a cuatro inhalaciones de agonistas β-2 de acción corta en aerosol unos 15 min antes del ejercicio. Hay que asegurarse de que tengan sus broncodilatadores a mano antes empezar el ejercicio. Los broncodilatadores también podrían ser necesarios después del ejercicio.
- Los asmáticos deben evitar o limitar severamente la actividad cuando tienen una infección viral o cuando su temperatura corporal es baja.
- Prestar atención a la calidad del aire tanto del exterior como del interior donde estos hacen ejercicio. Si la calidad es pobre, cambiar de ubicación o posponer la actividad hasta que mejore.
- Si se desarrollan síntomas, detener el ejercicio y usar los inhaladores. Si estos remiten por completo, se puede continuar con el ejercicio. Si los síntomas regresan, suspender el ejercicio de nuevo, usar inhaladores prescritos y contactar con el médico para obtener más instrucciones.

EJERCICIOS

El diagnóstico de asma no excluye a nadie del entrenamiento muscular; sin embargo, los asmáticos pueden tener otras afecciones preexistentes que los hacen vulnerables al realizar ciertos ejercicios. Al igual que con otras poblaciones, evaluar a los asmáticos para detectar las limitaciones coexistentes. En general, las personas con asma a veces se quedan sin aliento durante las actividades diarias que requieren levantar los brazos por encima de su cabeza. Por tanto, el entrenamiento muscular debe centrarse en mejorar tanto la fuerza como la resistencia de los músculos involucrados en este tipo de movimientos. El aumento del acondicionamiento en estas personas suele aumentar la tolerancia a las actividades normales de la vida diaria sin exacerbar los síntomas del asma. Definitivamente incluye prensas de hombros, elevaciones laterales de los hombros, flexiones del bíceps y extensiones del tríceps. Además, añadir ejercicios para entrenar los músculos del tronco, como la prensa de pecho, apertura de pecho, flexiones laterales y remo sentado. Las sentadillas, las prensas de piernas, las extensiones de piernas y las flexiones de piernas entrenan efectivamente la parte inferior del cuerpo. Incluir abdominales para completar el entrenamiento de cuerpo completo. *No son necesarias modificaciones específicas; simplemente seguir las guías generales tal como se presentan a lo largo de este libro y evitar aumentar demasiado la intensidad.*

CONSIDERACIONES NUTRICIONALES

En general, una dieta saludable para esta población es similar a una dieta saludable para la población general. Incluye un equilibrio entre los carbohidratos, grasas y proteínas, con énfasis en las frutas y verduras frescas, cereales enteros, carnes magras, pescado, ácidos grasos monoinsaturados y omega 3.

Puesto que la dieta promueve o previene el desarrollo de muchas otras enfermedades, los investigadores actualmente están investigando su efecto sobre el asma. Aunque aún no han descubierto un nutriente milagroso para prevenir o curar el asma, plantean la hipótesis de que algunos podrían influir en la gravedad de los síntomas.

REFERENCIA RÁPIDA

Los alimentos y nutrientes que podrían afectar a los síntomas del asma incluyen:

- Antioxidantes.
- Ácido fólico.
- Magnesio.
- Ácidos grasos omega 3.

- Agua.
- Calcio.
- Sal.
- Cafeína.

ANTIOXIDANTES

Los antioxidantes son nutrientes que combaten los radicales libres e inhiben su capacidad de causar daño. En general, los radicales libres son moléculas altamente reactivas que se encuentran en cantidades variables en el cuerpo. De hecho, son subproductos naturales de procesos metabólicos normales, pero sus niveles aumentan en respuesta a la exposición a la radiación UV, humo de cigarrillos, contaminantes del aire o químicos tóxicos. En condiciones normales, el cuerpo maneja adecuadamente los radicales libres y limita sus efectos devastadores. Sin embargo, a veces el número de radicales libres excede la capacidad del cuerpo para contenerlos, de modo que quedan libres para destruir las membranas celulares, dañar el ADN y causar inflamación. Tener en cuenta que el asma se clasifica en parte como una enfermedad inflamatoria.

El cuerpo tiene varias líneas de defensa para protegerse contra los radicales libres. Uno de los sistemas de defensa más importantes son las vitaminas y minerales antioxidantes que esencialmente inhabilitan los radicales libres y evitan su actividad. Al neutralizarlos, estos antioxidantes podrían ayudar a reducir la inflamación, evitando así los síntomas y los ataques de asma.

Los antioxidantes incluyen vitamina C, vitamina E, β-caroteno y selenio, nutrientes abundantes en frutas y verduras frescas. Las fuentes ricas en vitamina C incluyen frutas cítricas, coles de Bruselas, coliflor, pimientos verdes, brócoli, melón, fresas y lechuga. La vitamina E se encuentra en la margarina, aderezos para ensaladas, manteca vegetal, vegetales de hoja verde, germen de trigo, yemas de huevo, hígado, nueces, semillas, cereales enteros y carnes grasas. Consumir mucho melón, batatas, zanahorias, espinacas y calabaza para tener un suministro adecuado de β-caroteno e incluir mariscos, carne, cereales integrales, frutas y verduras para satisfacer las necesidades corporales de selenio. Los fitoquímicos son

Broncoespasmo: contracción anómala del revestimiento del músculo liso de las vías respiratorias que constriñe las vías aéreas. Es una condición habitual en el asma crónica y BIE, y generalmente se caracteriza por tos y sibilancias.

sustancias adicionales que probablemente tienen propiedades antioxidantes. Se encuentran sobre todo en frutas y verduras como tomates, brócoli, zanahorias, bayas, soja, cereales enteros y varios tés y vinos.

La mejor alternativa es aumentar la ingesta dietética de estos nutrientes. La mayoría de los suplementos no proporcionan los mismos efectos protectores que los alimentos.

Consejo de cambio del estilo de vida: animar a las personas a llevar un diario, cuaderno o registro. Podrían anotar sus síntomas, qué desencadenó una crisis, cómo respondieron, qué funcionó, qué no funcionó, etc. Algunas veces esta autorreflexión es relajante. Otras veces proporciona la perspectiva necesaria para ayudar a tratar futuros desafíos.

ÁCIDO FÓLICO Y MAGNESIO

Las personas con asma muestran constantemente deficiencias de folato y magnesio, por lo que quizás estos nutrientes tienen un papel en el desarrollo del asma. El folato es abundante en cereales enriquecidos y enteros, hígado, espinacas, legumbres y semillas. El magnesio, que ayuda a relajar el músculo liso, se encuentra en nueces, legumbres, cereales integrales, vegetales de color verde oscuro, mariscos y chocolate. Los investigadores continúan buscando la relación entre el asma y las deficiencias de estos nutrientes, pero todavía es prudente que las personas con asma logren la ingesta recomendada.

ÁCIDOS GRASOS OMEGA 3

Los ácidos grasos omega 3 actúan como antiinflamatorios naturales, por lo que los asmáticos podrian beneficiarse de aumentar la ingesta[31]; sin embargo, actualmente no hay recomendaciones específicas para los asmáticos, ya que faltan pruebas que muestren una correlación directa[32]. Puesto que estos antiinflamatorios proporcionan varios beneficios adicionales (como protección contra enfermedades cardíacas), aumentar la ingesta es beneficioso. Una vez más, las fuentes dietéticas son mejores opciones que los suplementos. El consumo de pescado graso (como caballa, salmón, arenque o atún) dos veces por semana aumenta significativamente los niveles de ácidos grasos omega 3. A quienes no les gusta el pescado pueden obtener una ingesta adecuada incluyendo nueces, semillas y aceite de lino, aceite de colza y soja en sus dietas.

CAFEÍNA

La cafeína tiene efectos similares a la teofilina, un broncodilatador de acción prolongada que se utiliza para tratar el asma. En consecuencia, los investigadores están evaluando el uso potencial de la cafeína como tratamiento para los síntomas del asma[33]. Algunos estudios en asmáticos muestran que dosis bajas de cafeína relajan el músculo liso de los bronquiolos hasta 4 h, pero su efectividad a largo plazo en el tratamiento de los síntomas aún no está clara[34]. Otros estudios muestran que las dosis *altas* de cafeína parecen reducir la gravedad de la BIE, mientras que las dosis *bajas* no tienen efecto aparente. En estos estudios, los participantes consumieron placebo, dosis baja de cafeína (3,5-5 mg/kg) o dosis altas de cafeína (7-10 mg/kg) antes de un episodio. En general, las dosis altas (el equivalente de tres a cinco tazas de café muy fuerte) consumidas en 90-120 min antes del ejercicio redujeron la gravedad de la BIE en los sujetos. Los que tomaron placebo o una dosis más baja de cafeína no experimentaron mejoría alguna[35,36]. Evidentemente, la cantidad de cafeína necesaria para lograr una mejoría es extremadamente alta, y una ingesta alta puede causar micción frecuente y deshidratación, pues la cafeína actúa como diurético. La deshidratación no solo afecta de forma negativa al rendimiento, sino que también puede ser mortal. Los peligros de la deshidratación son aún más pronunciados en los asmáticos por las razones discutidas en la siguiente sección.

En general, la cafeína parece ser algo efectiva para tratar la BIE. Sin embargo, los asmáticos deben considerar los posibles problemas provocados por un consumo excesivo de cafeína. Lo más importante es que no deben usar cafeína para reemplazar los medicamentos prescritos.

AGUA

Todos los deportistas deben mantenerse hidratados, por lo que la ingesta de agua debe coincidir con la pérdida diaria de agua. Una de las funciones más importantes del agua es garantizar la termorregulación corporal. Esta función es crucial durante la actividad física cuando la contracción muscular produce grandes cantidades de calor que debe ser disipado. Para un asmático, el consumo de agua es aún más importante porque esta garantiza la humedad de la vía aérea, y una vía aérea húmeda previene la producción excesiva de moco y la inflamación que, de estar presente, eventualmente estrecha la vía respiratoria y produce broncoconstricción. La cantidad adecuada de agua también mantiene húmedo el tejido pulmonar, lo que controla la producción de moco y facilita el intercambio de gases.

CALCIO

El uso prolongado de esteroides orales, y posiblemente de esteroides inhalados, reduce la densidad ósea[5]. Por tanto, los asmáticos, en particular niños y adolescentes, que consumen esteroides para controlar sus síntomas deben ser conscientes de su consumo de calcio. La ingesta adecuada de calcio y vitamina D es esencial para la salud ósea.

SAL

Desde 1938, los investigadores notaron que los síntomas de asma se aliviaban en aquellos con una dieta baja en sal, por lo que han estado investigando esta relación desde entonces[37]. El hecho de que el asma sea cada vez más frecuente en países industrializados, donde el consumo de cloruro de sodio continúa aumentando, parece apoyar la hipótesis de que la sal podría desencadenar los síntomas de asma[38-41]. Investigaciones recientes sugieren que los asmáticos pueden reducir la ingesta de sal para disminuir la intensidad y la frecuencia de los ataques de asma[42,43]. Las guías dietéticas actuales, que sugieren no más de 2 300 mg de sodio al día, parecen apropiadas para las personas con asma[32,42-44]. Reducir el consumo de sodio a esta cantidad sería una gran mejora, considerando que el estadounidense promedio consume ¡tres o cuatro veces esta cantidad!

RESUMEN

Aunque muchas personas con asma temen y a menudo evitan el ejercicio, deberían aprender más sobre los beneficios de aumentar su actividad física. Aunque el ejercicio no puede curar el asma, mejora la capacidad funcional general que, a su vez, minimiza el estrés de las actividades desafiantes. Por último, esto alivia el esfuerzo real y percibido y, con suerte, reduce los episodios de disnea, tos, sibilancias y ataques agudos de asma. Mientras se tomen ciertas precauciones, se continúen tomando los medicamentos recetados y se consulte regularmente con el médico, la mayoría las personas con asma pueden hacer casi cualquier actividad física de manera segura.

ESTUDIO DEL CASO 1

Jonathan, un hombre de 30 años con asma controlada, fue derivado por su médico. Mide 1,75 m de alto y pesa 95 kg. Aunque nunca ha participado en un programa de ejercicio regular, siempre ha sido relativamente activo. Camina mucho por su trabajo y se le puede encontrar trabajando en la casa y en el jardín en su tiempo libre. Está tomando antiinflamatorios a diario y usa un broncodilatador.

■ ¿Qué tipo de programa de ejercicios se le recomendaría?
■ Describir el modo, la frecuencia, la duración y la intensidad del ejercicio apropiado para él. Tener en cuenta que su objetivo final es perder 11 kg para reducir su riesgo de enfermedad cardíaca, pues su padre se está recuperando de un infarto de miocardio.

ESTUDIO DEL CASO 2

Carolina es una estudiante universitaria de 23 años que empezó un programa de ejercicios hace unos 6 meses para perder el peso que ganó durante su primer año de escuela. Observó que tenía disnea a los 10 min de cada sesión, por lo que decidió visitar a su médico. Tras un examen de salud exhaustivo y algunas pruebas, el médico le diagnosticó BIE. Este le sugirió que se pusiera en contacto con un profesional de entrenamiento físico, ya que había trabajado con algunos de sus pacientes con asma en el pasado.

■ ¿Cuáles son las preguntas que se le harían a Carolina en su reunión inicial?
■ Enumerar algunas precauciones que se tomarían con esta persona.
■ ¿Hay algún ejercicio que probablemente se pediría evitar? ¿Alguno sería particularmente beneficioso?

PENSAMIENTO CRÍTICO

1. Nombrar y describir dos condiciones que caracterizan al asma. Explicar cómo causan los signos clásicos de asma.
2. Explicar la estructura general y la función del sistema respiratorio. ¿Cómo interfiere el asma con el funcionamiento normal?
3. ¿Por qué se debe filtrar, calentar y humedecer el aire antes de entrar en los pulmones?
4. ¿Qué estructuras están involucradas en el intercambio de gases en los pulmones? Describir cómo ocurre el intercambio de gases. Asegurarse de nombrar los principales gases involucrados.
5. Explicar a fondo cómo una persona puede tratar el asma y vivir con esta.
6. ¿Qué músculos están involucrados con la respiración pasiva normal? Explicar cómo funcionan, tanto en reposo como durante el esfuerzo.
7. ¿Qué es la BIE? Describir cómo se desarrolla.
8. Explicar varios beneficios del ejercicio para las personas con asma.
9. ¿Cuáles son algunas consideraciones dietéticas especiales para una persona con asma?
10. ¿Por qué la hidratación adecuada es tan importante para las personas con asma?

BIBLIOGRAFÍA

1. Centers for Disease Control. www.cdc.gov
2. Asthma and Allergy Foundation of America. www.aafa.org
3. American Academy of Allergy, Asthma, and Immunology. www.aaaai.org
4. Peacock J. Perspectives in Disease and Illness (Chapter 1). Mankato, MN: Capstone Press, 2000:5–12.
5. A.D.A.M. Well-Connected In-depth Health Information. www.well-connected.com
6. National Asthma Education and Prevention Program. Expert Panel Report 3 (EPR-3): Guidelines for the Diagnosis and Management of Asthma—Summary Report 2007. *J Allergy Clin Immunol* 2008;121(6):1330.
7. Chung KF, Wenzel SE, Brozek JL, Bush A, Castro M, Sterk PJ, et al. International *ERS*/ATS guidelines on definition, evaluation and treatment of severe asthma. *Eur Respir J* 2013.50(2):1–82.
8. Peacock J. Perspectives in Disease and Illness (Chapter 4). Mankato, MN: Capstone Press, 2000:27–33.
9. Alangari A. Corticosteroids in the treatment of acute asthma. *Ann Thorac Med* 2014;9(4):187–192.
10. Brostoff J, Gamlin L, Brostoff M. Breathing exercises and the Buteyko method. In: Asthma: The Complete Guide to Integrative Therapies. Rochester, VT: Healing Arts Press, 1999.
11. Anonymous. New breathing exercises help manage asthma. Immunotherapy Weekly, 2008;332.
12. Nieman D, ed. Asthma. In: Nieman D. The Exercise-Health Connection. Champaign, IL: Human Kinetics, 1998.
13. Preboth M. Causes and treatment of exercise-induced asthma. *Am Fam Physician* 2000;61(7):2266.
14. Helenius I, Lumme A, Haahtela T. Asthma, airway inflammation and treatment in elite athletes. *Sports Med* 2005;35(7):566–574.
15. Hermansen C, Kirchner J. Identifying exercise-induced bronchospasm: treatment on distinguishing it from chronic asthma. *Postgrad Med* 2004;115(6):15, 16, 21, 22, 24, 25.
16. Basaran S, Guler-Uysal F, Ergen N, et al. Effects of physical exercise on quality of life, exercise capacity, and pulmonary function in children with asthma. *J Rehabil Med* 2006;38:130–135.

17. Counil F, Varray A, Matecki S, et al. Training of aerobic and anaerobic fitness in children with asthma. *J Pediatr* 2003;142:179–184.

18. Hallstrand T, Bates P, Schoene R. Aerobic conditioning in mild asthma decreases the hyperpnea of exercise and improves exercise and ventilatory capacity. *Chest* 2000;118(5):1460–1469.

19. Storms W. Can a regular exercise program improve your patient's asthma? *J Respir Dis* 2001;22(6):340.

20. Welsh L, Kemp J, Roberts R. Effects of physical conditioning on children and adolescents with asthma. *Sports Med* 2005;35(2):127–141.

21. Matsumoto I, Araki H, Tsuda K, et al. Effects of swimming training on aerobic capacity and exercise induced bronchoconstriction in children with bronchial asthma. *Thorax* 1999;54:196–201.

22. Wardell C, Isbister C. A swimming program of children with asthma: does it improve their quality of life? *Med J Aust* 2000;173:647–648.

23. Emtner M, Hedin A. Adherence to and effects of physical activity on health in adults with asthma. *Adv Physiother* 2005;7:123–134.

24. Worsnop C. Asthma and physical activity. *Chest* 2003;124(2):421–422.

25. Ford E, Heath G, Mannino D, et al. Leisure-time physical activity patterns among US adults with asthma. *Chest* 2003;124:432–437.

26. Pianosi P, Davis H. Determinants of physical fitness in children with asthma. *Pediatrics* 2004;113(3):e225–e229.

27. American College of Sports Medicine. ACSM's Guidelines for Exercise Testing and Prescription. 10th Ed. Philadelphia: Wolters Kluwer, 2018:251–255.

28. American Association of Cardiovascular and Pulmonary Rehabilitation. www.aacvpr.org

29. National Heart, Blood, and Lung Institute. www.nhlbi.nih.gov

30. Satta A. Exercise training in asthma. *J Sports Med Phys Fitness* 2000;40(4):277–283.

31. Stephensen C. Fish oil and inflammatory disease: is asthma the next target for n-3 fatty acid supplements? *Nutr Rev* 2004;62(12):486–489.

32. Mickleborough T, Gotshall R. Dietary components with demonstrated effectiveness in decreasing the severity of exercise-induced asthma. *Sports Med* 2003;33(9):671–681.

33. Welsh EJ, Bara A, Barley E, Cates CJ. Caffeine for asthma. Cochrane Library 2010;(1).

34. Bara A, Barley E. Caffeine for asthma. Cochrane Database Syst Rev 2001;(2):CD001112. doi:10.1002/14651858.CD001112

35. Duffy P, Phillips Y. Caffeine consumption decreases the response to bronchoprovocation challenge with dry gas hyperventilation. *Chest* 1991;99(6):1373–1377.

36. Kivity S, Aharon Y, Man A, et al. The effect of caffeine on exercise-induced bronchoconstriction. *Chest* 1990;97(5):1083–1085.

37. Stoesser A, Cook M. Possible relation between electrolyte balance and bronchial asthma. *Am J Dis Child* 1940;60(6):1252–1268.

38. Burney P. A diet rich in sodium may potentiate asthma: Epidemiologic evidence for a new hypothesis. *Chest* 1987;91:143S–148S.

39. Burney P, Britton J, Chinn S, et al. Response to inhaled histamine and 24 hour sodium excretion. *Br Med J* 1986;292:1483–1486.

40. Javaid A, Cushley M, Bone M. Effect of dietary salt on bronchial reactivity to histamine in asthma. *Br Med J* 1988;297:454.

41. Medici T, Schmid A, Hacki M, et al. Are asthmatics salt-sensitive? A preliminary controlled study. *Chest* 1993;104:1138–1134.

42. Gotshall R, Fedorczak L, Rasmussen J, et al. One week versus two weeks of a low salt diet and severity of exercise-induced bronchoconstriction. *Med Sci Sports Exerc* 2003;35(5):S10.

43. Mickleborough T, Gotshall R. Dietary salt intake as a potential modifier of airway responsiveness in bronchial asthma. *J Altern Complement Med* 2004;10(4):633–642.

44. Gotshall R, Mickleborough T, Cordain L. Dietary salt restriction improves pulmonary function in exercise-induced asthma. *Med Sci Sports Exerc* 2000;32:1815–1819.

LECTURAS SUGERIDAS

Plottel CS. 100 Questions and Answers About Asthma. 2nd Ed. Burlington, MA. Jones & Bartlett Learning, 2011.

Skinner J. Exercise Testing and Exercise Prescription for Special Cases. 3rd Ed. Baltimore: Lippincott Williams & Wilkins, 2005.

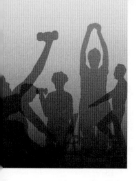

12 | EJERCICIO PARA PERSONAS CON ESCLEROSIS MÚLTIPLE

Según la National Multiple Sclerosis Society, 400 000 estadounidenses y 2,5 millones de personas en todo el mundo han sido diagnosticadas con esclerosis múltiple (EM). Puesto que los síntomas de esta enfermedad a veces pasan desapercibidos, sobre todo al principio de su progresión, muchas personas con EM no se han diagnosticado de manera formal[1]. Por tanto, el número de casos reales podría ser mucho mayor. El diagnóstico suele darse a los 20-50 años, y aunque la EM normalmente no es mortal, puede interferir drásticamente con la calidad de vida[2,3]. La EM suele afectar al doble de mujeres que de hombres y al doble de caucásicos que otras etnias[1,2]. Aunque no es una enfermedad hereditaria, se estima que la tasa de incidencia entre familias es del 20% (tabla 12-1)[4].

La incidencia de EM aumenta con casi 200 diagnósticos nuevos cada semana[1]. Los síntomas iniciales son visión borrosa o doble o distorsión de color rojo a verde. Las dificultades adicionales incluyen falta de equilibrio, falta de coordinación, fatiga, debilidad muscular general, trastornos del habla, problemas de memoria e incontinencia urinaria (tabla 12-2). En los casos graves se produce parálisis parcial[2,3,5,44], pero más de dos tercios de las personas con EM siguen siendo relativamente móviles y capaces de realizar actividades de la vida diaria[1].

La EM es un trastorno progresivo que puede afectar considerablemente a los pacientes. Los costes financieros provienen de la atención médica y las hospitalizaciones, pero aún son más devastadores los costes personales asociados con el deterioro de la calidad de vida[2]. La EM afecta no solo a las personas que la padecen, sino también a todos los que las rodean.

TABLA 12-1. Factores de riesgo para desarrollar esclerosis múltiple

Factor de riesgo	Descripción
Sexo	La EM afecta dos o tres veces más a mujeres que a hombres
Raza	Los caucásicos tienen dos veces más probabilidades de desarrollar EM que los afroamericanos
Edad	La EM suele suceder en personas entre 20 y 50 años; rara vez ocurre en menores de 15 años o mayores de 60
Ubicación geográfica	La EM es más frecuente en regiones templadas que en las tropicales
Genética	Los expertos creen que algunas personas están genéticamente predispuestas a reaccionar frente a desencadenantes del medio ambiente de una manera que promueve el desarrollo de la EM
Dieta	Los países que consumen grandes cantidades de grasas saturadas suelen tener mayor incidencia de EM que los que consumen pequeñas cantidades
Infección viral	Algunos virus desencadenan desmielinización e inflamación en individuos genéticamente predispuestos; este es un foco principal de la investigación actual

Datos de Hamler B. Exercise for Multiple Sclerosis. A Safe and Effective Program to Fight Fatigue, Build Strength, and Improve Balance. Hatherleigh Press, 2006; National Multiple Sclerosis Society. www.nationalmssociety.org.

TABLA 12-2. Síntomas de la esclerosis múltiple

Los síntomas de la EM varían mucho y con frecuencia se parecen a los de otros trastornos:

- Fatiga física y mental
- Alteraciones visuales (visión borrosa o doble; pérdida de visión del color; respuesta anormal de la pupila)
- Espasticidad muscular, con o sin dolor
- Pérdida de equilibrio y coordinación
- Incontinencia urinaria
- Depresión o cambios de humor; ansiedad inexplicable

CAMBIOS ANATÓMICOS Y FISIOLÓGICOS DE LA EM

Los expertos aún no conocen la causa precisa de la EM, pero la clasifican como un **trastorno autoinmune** que afecta al sistema nervioso central (SNC). Como se ha mencionado en el capítulo 2, el SNC incluye el tejido nervioso del cerebro y la médula espinal. Las neuronas son células del sistema nervioso que inician y propagan los impulsos nerviosos y finalmente influyen en los **efectores** (p. ej., otras neuronas, músculos o glándulas). Para funcionar, estos efectores requieren estimulación de las neuronas. Los problemas ocurren cuando las neuronas se dañan, ya que los efectores posteriormente no podrán cumplir sus funciones.

En la EM, el sistema inmunitario ataca y destruye una estructura denominada **vaina de mielina;** por tanto, la EM a menudo se conoce como **enfermedad desmielinizante.** La vaina de mielina rodea varios segmentos del axón de la neurona y acelera la propagación de impulsos a lo largo del axón (v. cap. 2 para más información sobre la estructura neuronal). Sin una adecuada vaina de mielina, la velocidad de propagación se ralentiza y la comunicación con los efectores se ve afectada. La figura 12-1 muestra la comparación de un axón mielinizado con uno desmielinizado. La desmielinización, que se produce durante los períodos de recaída, a menudo se sigue por **remielinización,** que intenta reparar la mielina dañada para restaurar la función del axón; sin embargo, es un proceso lento y a menudo incompleto que suele acompañarse de inflamación. Tras episodios repetidos de desmielinización, remielinización e inflamación, se forman placas escleróticas[4,6]. Con el tiempo, este círculo vicioso puede dañar los axones reales. Dado que los axones en el SNC no pueden repararse a sí mismos, la propagación de los impulsos a lo largo de un axón dañado al final cesa por completo. Posteriormente, sus efectores ya no reciben la estimulación y no pueden funcionar. Puesto que es imposible determinar qué neuronas serán destruidas a medida que se desarrolla la EM, también es

---

Trastorno autoinmune: una afección en la cual el sistema inmunitario de una persona ataca a las células normales del cuerpo. Los signos y síntomas específicos varían según las células u órganos atacados, pero todos involucran a los linfocitos T hiperactivos (v. cap. 2 para más información sobre el sistema inmunitario y los linfocitos T).

Efectores: células que responden a los impulsos propagados por las neuronas. Los efectores incluyen músculos, glándulas u otras neuronas.

Vaina de mielina: cubierta grasa que recubre segmentos de axones neuronales tanto en el SNC como en el sistema nervioso periférico (SNP). En el SNC, la vaina de mielina está formada por oligodendrocitos. En el SNP, está formada por células de Schwann. La vaina de mielina acelera la velocidad de propagación de los impulsos a lo largo de una neurona, permitiendo una comunicación más rápida con los efectores. La EM afecta a la vaina de mielina del SNC.

Enfermedad desmielinizante: cualquier afección que dañe la vaina de mielina y, por tanto, interfiere con el funcionamiento de las neuronas.

Remielinización: proceso mediante el cual se repara la vaina de mielina. Se produce de forma espontánea, pero muy lenta en algunos pacientes con EM.

Neurona normal

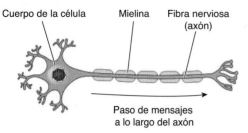

Cuerpo de la célula   Mielina   Fibra nerviosa
(axón)

Paso de mensajes
a lo largo del axón

Desmielinización en la EM

Mielina dañada
(desmielinización)

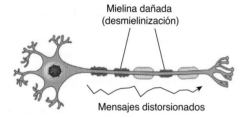

Mensajes distorsionados

FIGURA 12-1 ■ Esta imagen muestra la anatomía de una neurona normal con una vaina de mielina en comparación con una neurona con una vaina de mielina dañada. (Reimpreso de Labus D, Cohen A. Lippincott Advisor [versión de mayo de 2016]. Baltimore: Lippincott Williams & Wilkins, 2016, con autorización.)

imposible predecir qué efectores estarán deteriorados. Por tanto, los síntomas varían mucho de persona a persona, pero las quejas habituales son fatiga general, pérdida de equilibrio, parálisis, ceguera e incapacidad para concentrarse[1,4,6].

Los investigadores no entienden por qué ocurre la remielinización en algunas personas con EM y no en otras. Sin embargo, saben que los axones desmielinizados a menudo mueren, y creen que la naturaleza progresiva de la EM probablemente se debe a la pérdida acumulativa de axones. Estos continúan investigando métodos para estimular la remielinización en un intento de retrasar la progresión de la enfermedad y preservar la función axonal[6-9].

REFERENCIA RÁPIDA

Los axones de las neuronas afectadas no siempre se destruyen. Cuando no se destruyen, desarrollan canales de sodio adicionales en un esfuerzo por preservar el funcionamiento. Esto podría explicar por qué los síntomas de la EM a menudo fluctúan[1,4,7].

FACTORES QUE CONTRIBUYEN AL DESARROLLO DE LA EM

Algunos expertos creen que la EM está causada por un desencadenante ambiental desconocido, tal vez un virus[3]. Aunque hoy no hay evidencia concluyente, los estudios actuales están investigando la relación entre la EM y más de una docena de virus y bacterias, ya que muchos patógenos provocan desmielinización e inflamación sistémica en individuos genéticamente predispuestos. Los virus que podrían tener un papel en el desarrollo de la EM son Epstein-Barr, sarampión y virus del herpes humano 6[1].

Debido a que la EM es más frecuente en áreas templadas que en áreas tropicales, los investigadores están buscando un posible vínculo. Los habitantes de regiones soleadas están continuamente expuestos a la radiación de la luz ultravioleta (UV) y, por tanto, producen mayores cantidades de vitamina D que las personas de las regiones menos soleadas. Algunos expertos creen que este nivel más alto de vitamina D protege contra el desarrollo y la progresión de la EM. Este tema se abordará de nuevo en la sección de nutrición.

Algunos expertos creen que la EM podría desarrollarse con más facilidad en personas nacidas con una «...predisposición genética a reaccionar ante algún agente ambiental que, tras la exposición, desencadena una respuesta autoinmune»[1,4]. Los expertos no han podido identificar ningún gen específico relacionado con la EM.

Lo más probable es que una combinación de genes que actúan juntos predisponga a las personas a la EM[10]. Es de esperar que los avances tecnológicos ayuden a descubrir el papel que tienen los genes en el desarrollo de la EM[1].

CATEGORÍAS DE LA EM

En 1996, científicos de todo el mundo establecieron cuatro categorías de EM. La *EM recurrente-remitente* es la forma más habitual en el diagnóstico inicial y es responsable del 85 % de todos los casos de EM. Los afectados tienen períodos de brotes agudos durante los cuales se deteriora el funcionamiento neurológico, pues las células del sistema inmunitario destruyen la mielina existente. Esto produce inflamación y lesiones. Una recaída puede durar desde pocos días hasta pocos meses y va seguida de un período de remisión donde los síntomas pueden desaparecer por completo a medida que disminuye la inflamación y se produce la remielinización. La remisión puede ser casi instantánea, o puede ser lenta y gradual[1,11,12].

La *EM progresiva primaria* es una forma relativamente rara que a menudo se desarrolla en personas al final de sus 30 años de edad o al inicio de sus 40 años; es responsable del 10 % de los casos. Los afectados experimentan una disminución constante sin recaídas o remisiones, pero la tasa real de deterioro varía. Las mejoras son infrecuentes y mínimas[1,11,12].

La *EM progresiva secundaria* ocurre tradicionalmente en el 50 % de los diagnosticados con EM recurrente-remitente. Suele empezar a los 10 años del diagnóstico inicial. Tras varios años de recurrencias y remisiones, los afectados comienzan a experimentar un deterioro lento pero constante de los síntomas, con o sin brotes. En otras palabras, la enfermedad progresa entre las recurrencias hasta que las recaídas esencialmente se fusionan en una progresión continua de la enfermedad sin remisiones[1,11,12].

La *EM recurrente progresiva* es la forma más rara y es responsable de un 5 % de todos los casos de EM. Esencialmente es una EM progresiva primaria con períodos de recurrencia y remisión en el medio. A diferencia de la forma recurrente-remitente, esta forma se caracteriza por un deterioro progresivo[1,11,12]. Véase la figura 12-2 para revisar los gráficos que representan los diferentes tipos de EM.

Actualmente no hay cura para la EM; sin embargo, los medicamentos pueden retrasar la progresión una vez que se ha hecho el diagnóstico. No obstante, el diagnóstico de EM no es una tarea fácil por muchas razones. Primero, los síntomas de la EM varían y se parecen a los de otras afecciones[1] como los tumores de la médula espinal, accidente cerebrovascular, enfermedad de Lyme, neurosífilis, lupus eritematoso sistémico, migraña complicada, diabetes, miastenia grave y herpes simple[10]. Por tanto, los médicos tienen que «descartar» estas afecciones antes de sugerir un diagnóstico de EM. Lo que complica aún más el diagnóstico es el hecho de que los síntomas a menudo van y vienen, lo que dificulta identificar los desencadenantes. Además, ya que no hay una prueba diagnóstica para la EM, el diagnóstico se basa en una batería de pruebas que incluyen historia médica, examen neurológico, resonancia magnética (RM), potenciales visuales evocados (PVE), punción lumbar y análisis de sangre. La historia médica y el examen neurológico ayudan a descubrir la presencia de síntomas y los desencadenantes que podrían indicar EM. Las imágenes de RM pueden localizar placas o lesiones en el SNC. Los PVE pueden estimular las vías visuales sensoriales, registrar el tiempo de respuesta y determinar la actividad eléctrica del cerebro. Una punción lumbar extrae y analiza el líquido cefalorraquídeo, el líquido que circula por todo el cerebro y la médula espinal. Los análisis de sangre ayudan a descartar otras causas de los síntomas[1].

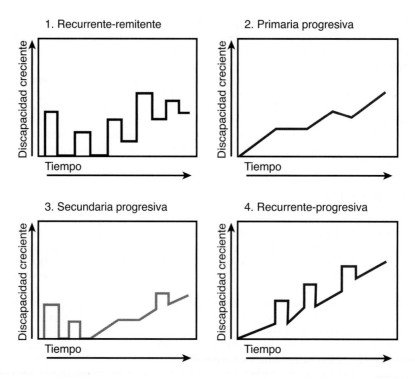

FIGURA 12-2 ■ Tipos y evolución de la esclerosis múltiple (EM). 1. La EM recurrente-remitente (RR) se caracteriza por ataques agudos francos con recuperación total o con secuelas y déficit residual tras la recuperación. Los períodos entre las recurrencias de la enfermedad se caracterizan por la falta de progresión de la enfermedad. 2. La EM progresiva primaria se caracteriza por una enfermedad que muestra progresión de la discapacidad desde el inicio, sin mesetas y mejorías menores temporales. 3. La EM progresiva secundaria inicialmente comienza como la EM RR, seguida de progresión de velocidad variable, que también puede incluir recurrencias ocasionales y remisiones menores. 4. La EM recurrente progresiva muestra progresión desde el inicio pero con recurrencias agudas claras con o sin recuperación. (De Lublin FD, Reingold SC. Defining the clinical course of multiple sclerosis: Results of an international survey. *Neurology* 1996;46[64]:907-911, con autorización.)

TRATAMIENTO DE LA EM

El tratamiento de la EM implica controlar los síntomas actuales y ralentizar la progresión. Aquellos con EM a menudo pueden controlar los síntomas con fisioterapia, terapia ocupacional, ejercicio y dieta; sin embargo, suelen requerir una intervención farmacológica para retrasar la progresión[1,13].

Varios medicamentos alivian con éxito los síntomas de la EM. Los corticoesteroides reducen la inflamación y acortan la duración de la recurrencia. Los relajantes musculares son efectivos para la espasticidad o las contracciones dolorosas a menudo incontrolables de los músculos esqueléticos. Los estimulantes ayudan a combatir la fatiga generalizada que suele acompañar a la EM. Los medicamentos adicionales para la incontinencia, el dolor o la depresión también podrían ser necesarios. Sin embargo, muchos de estos medicamentos causan efectos secundarios como hipertensión, osteoporosis y debilidad[11-13], de modo que pueden surgir problemas adicionales.

Los interferones β y el acetato de glatiramer son los dos medicamentos principales utilizados para tratar la EM. El interferón β, que se parece al interferón producido de forma natural en el cuerpo por ciertos leucocitos, evita que los linfocitos T destruyan la vaina de mielina. Además, inhibe la inflamación al dificultar el movimiento de células inmunes adicionales a los sitios de inflamación. A medida que actúa, también puede causar dolor generalizado, empeorar los dolores de cabeza y aumentar la sensación de depresión[10]. La FDA ha aprobado el uso de interferón β para pacientes con EM y movilidad conservada que experimentan la forma recurrente-remitente, a pesar de que no revierte el daño existente y no puede prevenir la discapacidad permanente[13].

Las acciones del glatiramer son similares a las del interferón β. Inhibe la actividad de los linfocitos T y previene los ataques de mielina. Después de la inyección subcutánea, los pacientes a menudo sienten rubor y falta de aliento de hasta 15 min, pero estos son los únicos efectos secundarios importantes.

Para obtener información sobre los medicamentos adicionales utilizados para tratar la EM, visítese el sitio web de la National MS Society y también consúltese la tabla 12-3.

PRECAUCIONES DURANTE EL EJERCICIO

Las personas con EM afrontan muchos desafíos físicos diarios, incluida la fatiga generalizada, espasticidad muscular, falta de equilibrio y coordinación, dolor e incontinencia. En consecuencia, deben tener cuidado al realizar actividades que pueden exacerbar estos síntomas. Esta sección explora las preocupaciones al trabajar con personas que padecen EM.

TABLA 12-3. Ejemplos de medicamentos aprobados por la FDA para la EM (diseñados para modificar la progresión, tratar las recurrencias y controlar los síntomas)

Medicamentos inyectables	Nombre químico	Mecanismo de acción
• Avonex	Interferón β-1a	Modula la inflamación
• Betaseron	Interferón β-1b	Modula la inflamación
• Copaxone	Acetato de glatiramer	Bloquea la actividad de los linfocitos T; mecanismo incierto
• Extavia	Interferón β-1b	Modula la inflamación
• Glatopa	Acetato de glatiramer	Bloquea la actividad de los linfocitos T; mecanismo incierto
• Plegridy	Peginterferón β-1a	Modulación de inflamación de acción prolongada
• Rebif	Interferón β-1a	Modula la inflamación
• Zinbryta	Daclizumab	Bloquea la actividad de los linfocitos T, inhibe la inflamación, mejora la regulación de la respuesta inmune
Medicamentos orales		
• Aubagio	Teriflunomida	Inhibe las enzimas que activan los linfocitos
• Gilenya	Fingolimod	Retiene ciertos leucocitos en los nódulos linfáticos
• Tecfidera	Dimetl fumarato	Bloquea la producción de citocinas proinflamatorias
Medicamentos infundidos		
• Lemtrada	Alemtuzumab	Provoca disminución de los linfocitos
• Novantrone	Mitoxantrona	Suprime la actividad del sistema inmunitario
• Ocrevus	Ocrelizumab	Reduce el número de linfocitos B circulantes; 1.er medicamento aprobado para la EM progresiva primaria
• Tysabri	Natalizumab	Interfiere con el movimiento de las células inmunitarias a través de la barrera hematoencefálica

Datos de la National MS Society. Disponible en: www.nationalmssociety.org/Treating-MS/Medication.

FATIGA

El síntoma más frecuente asociado con la EM es la fatiga, que puede variar de una falta de energía generalizada hasta el agotamiento físico y mental total. La mayoría de las personas con EM afirman que la fatiga generalizada interfiere con las actividades normales y disminuye su calidad de vida más que cualquier otro síntoma que experimentan[14]. Para algunos, la fatiga se desarrolla repentina y gravemente sin razón aparente. Para otros solo está causada por un esfuerzo prolongado o sobrecalentamiento. Para muchos otros es un efecto secundario de los antidepresivos u otros medicamentos

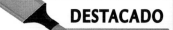

DESTACADO Síndrome clínicamente aislado[47]

De acuerdo con la National Multiple Sclerosis Society, el síndrome clínicamente aislado (SCA) es un episodio desmielinizante del SNC muy asociado con el desarrollo posterior de EM. Se define como un episodio inicial y único caracterizado por uno o varios síntomas neurológicos asociados con la EM causado por la desmielinización de las neuronas del SNC; persiste un mínimo de 24 h y se resuelve por completo. Algunas personas afectadas experimentan un solo síntoma durante este episodio único, mientras que otras experimentan varios síntomas. Los síntomas clínicos son realmente los mismos para el SCA y la EM, ya que ambos están causados por el daño a la mielina que rodea los axones de las neuronas del SNC, y pueden diferenciarse si los síntomas persisten y recurren[1,9].

No todas las personas que tienen SCA desarrollan EM; sin embargo, aquellos que experimentan un episodio ini-

cial y tienen lesiones cerebrales en la resonancia magnética parecidas a las lesiones de los pacientes con EM tienen una probabilidad del 60-80 % de un segundo SCA y un diagnóstico posterior de EM. Además, en la actualidad se puede llegar al diagnóstico de EM en una persona con un SCA acompañado de resonancia magnética que confirme lesiones y cicatrices previas. En pacientes con riesgo elevado de desarrollar EM es muy importante empezar los tratamientos modificadores de la enfermedad tan pronto como sea posible para prevenir la aparición de otro SCA o la progresión a la EM. Consúltese la figura 12-3 para ver imágenes de lesiones de EM.

El 70 % de los pacientes con SCA tiene entre 20 y 40 años de edad. No es sorprendente que las mujeres tengan dos o tres veces más probabilidades de desarrollar un SCA que los hombres, aunque cualquiera presenta riesgo[1,9].

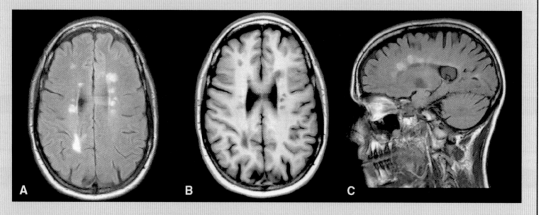

FIGURA 12-3 ■ Esclerosis múltiple. **A.** Lesiones en la sustancia blanca características de esclerosis múltiple representadas en una imagen axial FLAIR. **B.** Las lesiones de baja intensidad en imágenes ponderadas en T1 sugieren lesiones crónicas. **C.** La imagen sagital FLAIR representa la orientación radial de las lesiones de la sustancia blanca características de la esclerosis múltiple. (De Louis ED, Mayer SA, Rowland LP. Merritt's Neurology. 13th ed. Baltimore: Lippincott Williams & Wilkins, 2015; Fig. 21-6, con autorización.)

para controlar la EM. Sin importar la causa, los entrenadores personales y otros profesionales de la salud deben conocer estos síntomas y hacer ajustes diarios a la rutina de ejercicios en función de los niveles de energía. Además, es importante moderar el ejercicio en esta población en particular, ya que el esfuerzo excesivo desencadena fatiga debilitante en muchos pacientes con EM[1,5,10,14-16].

Algunos expertos clasifican la fatiga de la EM en dos tipos: fatigabilidad y lasitud. La fatigabilidad ocurre dentro de un músculo específico o grupo muscular después del uso continuo; se alivia con el descanso. La lasitud, por otro lado, es una sensación persistente de agotamiento que no remite con el descanso. Algunas personas experimentan fatigabilidad y lasitud al mismo tiempo, mientras que otras las experimentan por separado. Sin embargo, la fatigabilidad y la lasitud pueden interferir con la capacidad de hacer ejercicio. El ejercicio suele ser más efectivo cuando la fatiga es un síntoma secundario de la EM producido por la inactividad[17].

REFERENCIA RÁPIDA

La actividad de alta intensidad y en un ambiente caluroso puede exacerbar los síntomas de la EM y causar fatiga debilitante al aumentar drásticamente la temperatura corporal central. Los expertos creen que una temperatura corporal central elevada interfiere de forma temporal con la comunicación entre los axones desmielinizados y sus efectores, empeorando así los síntomas[18].

ESPASTICIDAD MUSCULAR

La espasticidad muscular es una queja habitual entre las personas con EM. A menudo ocurre en las extremidades inferiores y puede ser bastante peligrosa durante el ejercicio. Imaginar lo que podría pasar si una persona sostiene un par de pesas sobre la cabeza cuando un muslo comienza a tener espasmos; podría producirse una lesión grave. Muchas personas con EM toman relajantes musculares para controlar la espasticidad, pero estos fármacos también pueden interferir con la capacidad de ejercicio. Los profesionales de la salud deben considerar estos factores al diseñar programas de ejercicios. El entrenamiento de flexibilidad parece reducir la gravedad y frecuencia de la espasticidad y debe ser un componente importante de la prescripción de ejercicio[1,10].

DEBILIDAD MUSCULAR, FALTA DE EQUILIBRIO Y MALA COORDINACIÓN

La debilidad muscular, la falta de equilibrio y la mala coordinación en una persona con EM a menudo están causadas por una de dos razones. Primero, muchas personas con EM se vuelven inactivas una vez diagnosticadas a pesar de los beneficios del ejercicio, algunos médicos continúan desalentando el esfuerzo. Es frecuente que los médicos sugieran que los pacientes con EM eviten las escaleras y tomen los ascensores; que estacionen cerca de una tienda en lugar de alejarse, y que eviten caminar más de lo necesario porque el esfuerzo excesivo puede empeorar los síntomas. ¡Estas sugerencias son exactamente lo contrario de lo recomendado para la población general! Aunque la intención es minimizar el riesgo de desencadenar síntomas, el resultado es la pérdida de masa muscular, fuerza y flexibilidad, lo que finalmente produce debilidad general y desequilibrio. Los profesionales de la salud y el estado físico, por tanto, necesitan estabilizar a las personas con anormalidades del equilibrio mientras fortalecen sus músculos y articulaciones. Es probable que este grupo deba centrarse en movimientos simples[17].

El segundo factor que contribuye a la debilidad muscular, la falta de equilibrio y la mala coordinación es la destrucción de la vaina de mielina y los axones. Sin embargo, el ejercicio no puede mejorar la pérdida de la capacidad funcional asociada con la desmielinización[17], pero puede preservar y mejorar la función muscular en las áreas no afectadas.

Consejo de cambio del estilo de vida: como se enfatiza a lo largo de este texto, el sueño es muy importante tico para el funcionamiento normal. Animar a las personas a seguir un programa de sueño regular para acostarse y levantarse a la misma hora cada día, desarrollando una rutina relajante antes de acostarse que les ayude a relajarse, evitando el ejercicio 3 h antes de acostarse, las siestas diurnas, el alcohol y la cafeína en las 4-6 h antes de acostarse y ajustar la temperatura para tener un ambiente cómodo. Si están inquietas y tienen dificultades para conciliar el sueño, deben levantarse de la cama hasta que sientan sueño. Consúltese el capítulo 13 para obtener consejos adicionales sobre cómo mejorar el sueño.

SENSIBILIDAD AL CALOR

En más del 80% de las personas con EM, un aumento de la temperatura corporal central exacerba los síntomas. La razón principal de esto es que la alta temperatura interfiere con la propagación de impulsos a lo largo de axones desmielinizados. Por tanto, es imprescindible hacer ejercicio con una intensidad baja para evitar el calentamiento excesivo. También es importante hacer ejercicio en un ambiente fresco, tal vez en el agua o en una habitación con aire acondicionado[17].

DOLOR

Los niveles de dolor varían a diario entre las personas con EM. Además, los fármacos utilizados por las personas con EM para controlar su dolor a menudo tienen numerosos efectos secundarios. Los profesionales de la salud deben tener en cuenta estos efectos secundarios y deben modificar los ejercicios en función del dolor.

INCONTINENCIA

A medida que la EM progresa, suelen desarrollarse problemas en el sistema urinario. Esto puede dar lugar a urgencia frecuente para orinar, incapacidad de vaciar completamente la vejiga urinaria, grados variables de incontinencia o infecciones frecuentes del tracto urinario. Para disminuir el riesgo de que esto suceda, las personas con EM a menudo restringen la ingesta de agua; limitar esta ingesta es especialmente peligroso en personas con EM porque el sobrecalentamiento puede exacerbar los síntomas[1,10].

En general, las personas con EM pueden hacer ejercicio de forma segura siempre que tengan precauciones especiales. Puesto que tanto el esfuerzo excesivo como el sobrecalentamiento pueden aumentar la gravedad de los síntomas o promover las recurrencias, la intensidad de la actividad y el entorno en el que se realiza la actividad son importantes. Evitar hacer ejercicio al aire libre en el calor y beber una cantidad adecuada de agua para mantener la temperatura interna en rangos normales. Si se desarrollan síntomas, disminuir la intensidad o suspender totalmente el ejercicio.

BARRERAS PARA EL EJERCICIO

El miedo a empeorar los síntomas y promover la progresión de la enfermedad probablemente son las principales barreras para hacer ejercicio en esta población. A veces, los profesionales de la salud inculcan este miedo en sus pacientes con EM cuando les desaniman a esforzarse. En otros momentos, las personas con EM notan un aumento en la gravedad de los síntomas después de la actividad, de modo que evitan la actividad para evitar los síntomas. Lo que algunos médicos y pacientes con EM no consideran es que el ejercicio de intensidad moderada en un ambiente fresco en realidad puede minimizar síntomas como la fatiga, la falta de coordinación y la disminución del rango de movimiento[9].

La imprevisibilidad de una recurrencia es otra barrera frecuente. Una persona con EM que ha hecho ejercicio y ha ganado fuerza, flexibilidad y resistencia cardiorrespiratoria podría perder todas estas mejorías durante una recurrencia. A menudo tarda semanas, y a veces incluso meses, en hacer

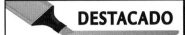

DESTACADO Problemas de la marcha en la EM

De acuerdo con la National Multiple Sclerosis Society, las personas con EM a menudo experimentan dificultades para caminar. Muchos factores agravan este problema, pero el principal contribuyente es un estilo de vida sedentario que promueve debilidad muscular, inflexibilidad articular y pérdida del equilibrio, factores que pueden causar «arrastre del pie», «pie caído», «saltos», «elevación de la cadera» o «circunducción» del muslo. Estas técnicas adaptativas ayudan a aquellos con EM a compensar las debilidades en uno o ambos lados del cuerpo. Los problemas de la marcha son peores para aquellos con espasticidad muscular, quienes tienden a favorecer el lado no afectado del cuerpo. Además, muchas personas con EM se quejan de entumecimiento completo u hormigueo en los pies, que es la causa número uno de la caída del pie. En algunos casos, el entumecimiento es tan extremo que la persona no puede sentir ningún contacto con el suelo, un factor que perjudica aún más el equilibrio. Finalmente, la fatiga generalizada interfiere con la marcha porque la marcha alterada a menudo se desarrolla cuando hay fatiga[1,10]. La marcha anormal resultante puede causar desalineaciones que eventualmente provocan problemas articulares.

En general, los músculos y las articulaciones debilitadas pueden causar problemas de equilibrio que provocan ataxia: un movimiento oscilante que se parece a la embriaguez. El entrenamiento muscular regular y el estiramiento ciertamente pueden ayudar a mejorar la capacidad de caminar al aumentar la fuerza, mejorar la flexibilidad, el equilibrio y la coordinación, y mantener una comunicación adecuada entre el sistema nervioso y muscular. Sin embargo, no puede reparar la lesión nerviosa. Puesto que el entrenamiento aeróbico en una persona con una mala mecánica para caminar puede desencadenar otros trastornos musculoesqueléticos y provocarle un enorme retroceso, los profesionales de la salud deben evaluar a las personas para detectar desviaciones de la marcha. Si se detectan problemas, invertir un tiempo para enseñar la técnica adecuada para caminar, que consiste en apoyar primero el talón, luego la planta del pie y en un tercer movimiento los dedos de los pies para impulsar a la persona hacia delante. Hay que asegurarse de que la persona no se incline hacia un lado y promover una postura erguida. En algunos casos, aquellos con problemas de equilibrio y coordinación podrían requerir bastones o andadores para evitar caídas, pero en cualquier caso hay que practicar la técnica adecuada para caminar con el fin de mejorar la marcha. En estas situaciones puede ser mejor trabajar con un fisioterapeuta.

ejercicio después de una recurrencia, momento en el que se han perdido muchas mejoras inducidas por el ejercicio. Después de una recurrencia, las personas básicamente tienen que empezar desde el principio. De hecho, a menudo requieren un protocolo de ejercicio completamente nuevo[17].

Las barreras adicionales para el ejercicio para las personas con discapacidad incluyen una falta general de energía, disminución de la autoconfianza, falta de conocimiento de la enfermedad por parte del personal del gimnasio y miedo a una caída por debilidad muscular y falta de equilibrio[19].

Arrastre del pie: condición en la que la parte delantera del pie no se levanta completamente del suelo cuando se da un paso; en consecuencia, los dedos se arrastran por el suelo.

Pie caído: ocurre al caminar cuando los dedos de los pies entran en contacto con el suelo primero, antes del talón. Se produce un paso normal al caminar cuando se pisa primero con el talón, luego con la planta del pie y finalmente con los dedos.

Saltos: ocurren al caminar cuando la persona levanta el talón de la pierna más fuerte para permitir que la pierna más débil se balancee.

Elevación de la cadera: movimiento compensatorio que implica levantar la cadera más fuerte para permitir el movimiento del lado más débil del cuerpo.

Circunducción: balancear una pierna hacia un lado para permitir la progresión del pie hacia delante al caminar.

La siguiente sección describe algunos de los beneficios del ejercicio para esta población y presenta evidencia científica actual que lo apoya.

BENEFICIOS DEL EJERCICIO

En un pasado no muy lejano, los médicos alentaron de forma inequívoca a las personas con EM a abstenerse de realizar cualquier actividad física porque creían que el esfuerzo empeoraría la fatiga y posiblemente promovería el desarrollo de nuevos síntomas. Sin embargo, con los años, los investigadores han descubierto que aquellos con EM no solo toleran bien el ejercicio sin empeorar los síntomas, sino que también experimentan varios beneficios como reducción del riesgo de enfermedades crónicas; menos episodios de fatiga debilitante; mejoría de la fuerza muscular, resistencia muscular, flexibilidad y equilibrio, y mejor humor y nivel de confianza[9].

REFERENCIA RÁPIDA

La investigación ha demostrado que el ejercicio no reduce la tasa de recurrencia ni ralentiza la progresión de la EM. Sin embargo, reduce la pérdida general de capacidad funcional asociada con las etapas avanzadas de la enfermedad.

DISMINUCIÓN DEL RIESGO DE CIERTAS ENFERMEDADES CRÓNICAS

Cuando empiezan a hacer ejercicio, las personas con EM experimentan la misma reducción del riesgo de enfermedad cardíaca, cáncer, accidente cerebrovascular y diabetes que la población general. Como se ha mencionado en otros capítulos, el ejercicio constante reduce la presión arterial, mejora el suministro de oxígeno a las células y mejora los niveles de lípidos séricos, lo que beneficia al corazón y los vasos sanguíneos[11,12,14,20]. El ejercicio también ayuda a mantener un peso saludable, que no solo mejora la salud cardíaca sino que también disminuye el riesgo de desarrollar diabetes tipo 2 (v. cap. 9 para más información). La combinación de un peso saludable y un perfil de lípidos saludable protege aún más contra el cáncer de colon y de mama. Además, todos los ejercicios con pesas promueven un tejido óseo sano e inhiben la pérdida ósea.

EJERCICIO Y PERCEPCIÓN DE LA FATIGA

Numerosos estudios han investigado los efectos del ejercicio sobre el nivel de fatiga, pero los resultados son contradictorios. Algunos investigadores han descubierto que el ejercicio en realidad disminuye la percepción de fatiga, pero la mayoría observan que no se produce cambio alguno en los niveles de fatiga, a corto o largo plazo. Incluso si la actividad física no reduce la fatiga, es importante destacar que tampoco la exacerba. Esto es alentador, dado que muchos médicos no recomiendan la actividad por temor a que el esfuerzo intensifique la fatiga[14,15,17,18,20-22].

MEJORA DE LA FUERZA MUSCULAR, EL RENDIMIENTO MUSCULAR, LA FLEXIBILIDAD Y EL EQUILIBRIO

Nadie discutirá que el ejercicio mejora la fuerza, la resistencia, la flexibilidad y el equilibrio en la población en general, por lo que no debería sorprendernos que las personas con EM puedan experimentar estos mismos beneficios cuando hacen ejercicio[1,17,20]. Algunos argumentarán que la actividad es aún más importante para alguien con EM, ya que los pacientes con EM tienen más probabilidades de ser sedentarios que la persona promedio, y generalmente experimentan un deterioro importante de la capacidad funcional después del diagnóstico. Hay que considerar el ciclo de episodios que se ponen en marcha cuando alguien con EM evita la actividad: sin estimulación, la masa muscular disminuye y, a medida que esto ocurre, la estabilidad articular también disminuye; a medida que las articulaciones se debilitan, los ligamentos, tendones y músculos circundantes se endurecen, y a medida que las estructuras de soporte se endurecen y los músculos se debilitan, se producen problemas de equilibrio y coordinación. Además, dado que los sistemas nervioso y muscular trabajan juntos para mover partes del cuerpo, necesitan comunicarse de forma regular entre sí para preservar el funcionamiento normal. La actividad física regular fomenta esta interacción y promueve una comunicación más eficiente[23,24].

MEJOR HUMOR Y CONFIANZA

Un diagnóstico de EM es impactante y difícil para muchas personas. A menudo destruye la confianza y altera el estado de ánimo. Incluso podría provocar depresión. De hecho, muchas personas diagnosticadas con EM (pero ciertamente no todas) acuden a terapia o toman medicamentos para la depresión. En algunos casos, el ejercicio es una prescripción adecuada para la baja autoestima y el mal humor. No solo promueve la liberación de productos químicos potentes que mejoran el estado de ánimo, sino que también fomenta la interacción social y proporciona un sentido de logro para los participantes, en los que mejora el estado de ánimo. Las personas con EM y depresión aún podrían necesitar intervenciones médicas o terapéuticas, pero la actividad física puede ayudar, pues les da una sensación de control sobre sus cuerpos, algo que aquellos con EM a menudo sienten que les falta[14,17,18,20,25].

Según la National Multiple Sclerosis Society, la actividad física ayuda a controlar los síntomas de EM. De hecho, un estudio realizado en 1996 en la University of Utah fue el primero en demostrar que los pacientes con EM que realizaron ejercicio aeróbico presentaron mejorías en la fuerza muscular, la función cardiorrespiratoria, el funcionamiento de la vejiga urinaria y del intestino, y el nivel percibido de fatiga y depresión. Además, los participantes tenían una actitud más positiva sobre la vida en general[1,26]. Desde entonces, varios estudios han confirmado estos hallazgos al demostrar que el ejercicio puede ser un complemento saludable de los métodos de tratamiento tradicionales para la EM[16].

Los profesionales de la salud que trabajan con esta población especial deben ser flexibles a diario. Los síntomas de la EM fluctúan con frecuencia, así que hay que prepararse para hacer ajustes o incluso posponer entrenamientos de acuerdo con las capacidades y limitaciones *diarias* de cada persona. No se recomienda la fatiga excesiva, ya que esto puede provocar una recurrencia.

REFERENCIA RÁPIDA

¡El objetivo del ejercicio es hacer que los participantes tengan la mejor forma posible!

RECOMENDACIONES PARA EL EJERCICIO

Debido a que los síntomas de EM varían mucho, es difícil hacer recomendaciones generales de ejercicio que consideren los grados de limitación de todas las personas afectadas. Algunas personas con EM tienen un funcionamiento normal y es poco frecuente que experimenten una recurrencia, mientras que otras tienen discapacidad grave y recurrencias frecuentes. Los profesionales de la salud deben adaptarse a las capacidades cambiantes, que a menudo fluctúan a diario. Además, los médicos, fisioterapeutas y otros especialistas en rehabilitación deben trabajar en equipo para crear una prescripción de ejercicio para los pacientes con EM. Incluso, los profesionales de la salud o de entrenamiento físico que planean trabajar con este grupo deben considerar la posibilidad de realizar un entrenamiento especializado después de la rehabilitación, ya que la EM requiere un amplio conocimiento sobre la progresión y la variabilidad de la enfermedad.

Organizaciones como la National Multiple Sclerosis Society, el National Center on Physical Activity and Disability y el American College of Sports Medicine han establecido algunas guías generales para las pruebas y prescripción de ejercicio para esta población especial. Otro excelente recurso es el libro de Brad Hamler, *Exercise for Multiple Sclerosis: A Safe and Effective Program to Fight Fatigue, Build Strength, and Improve Balance*[10]. Las siguientes sugerencias de ejercicios son una recopilación de las recomendaciones de estas fuentes.

REFERENCIA RÁPIDA

Las personas con EM siempre deben consultar a un médico antes de comenzar un programa de ejercicios. De hecho, el médico y el fisioterapeuta deben participar en las pruebas y la prescripción de ejercicio.

PRUEBA DE EJERCICIO

Al igual que con otras poblaciones, las pruebas de ejercicio pueden ayudar a determinar el nivel de condición física y la respuesta al ejercicio en personas con EM. Las siguientes sugerencias se basan sobre todo en las guías de la ACSM[45].

- Los profesionales del entrenamiento físico y las personas con EM siempre deben consultar con un médico y/o un terapeuta físico para obtener la autorización antes de hacer ejercicio.
- Obtener el historial médico completo para determinar antecedentes médicos, síntomas, medicamentos y limitaciones de la actividad antes del ejercicio.
- La ACSM sugiere que los profesionales de la salud consideren la prueba de caminata de 6 minutos para evaluar la resistencia funcional, la prueba de sentarse y levantarse 5 veces para evaluar la fuerza, la prueba de levantarse y andar cronometrada para evaluar la velocidad de la marcha, la escala de equilibrio de Berg para evaluar el equilibrio y el índice dinámico de marcha para evaluar el equilibrio dinámico.
- Se sugiere un cicloergómetro para evaluar la aptitud aeróbica; sin embargo, también es apropiado un ergómetro escaladora reclinada o una bicicleta estática de acción dual.
- Vigilar al paciente para detectar la exacerbación de los síntomas y detener o evitar el ejercicio cuando haya síntomas.
- Hacer ejercicio en un ambiente fresco y de baja humedad (22 °C a 23 °C).
- La fuerza muscular suele evaluarse igual que en la población general.
- El rango de movimiento articular debe evaluarse con un goniómetro, ya que esta población es propensa a la espasticidad y a las contracturas articulares posteriores.
- Prueba de caminata de 6 minutos: prueba fácil de usar, que mide la distancia que una persona puede caminar durante 6 min en una superficie plana y dura.
- Sentarse y levantarse cinco veces: mide la fuerza funcional de las extremidades inferiores. La persona se sienta en una silla estándar con los brazos cruzados sobre el pecho. Pedir a la persona que se ponga de pie y se siente cinco veces lo más rápido posible. La incapacidad de completar 5 repeticiones o la falta de uso de las extremidades superiores indica fracaso.
- Prueba de levantarse y andar: una prueba simple que mide la movilidad; requiere el equilibrio estático y dinámico. Mide el tiempo necesario para que una persona se levante de la silla, camine 3 m, gire, vuelva a la silla y se siente de nuevo.
- Escala de equilibrio de Berg: prueba de 14 reactivos que evalúan el equilibrio estático y dinámico; se considera el patrón de referencia para determinar el equilibrio. Consúltese la base de datos de medidas de rehabilitación para obtener información específica sobre los detalles de la prueba.

- Índice de marcha dinámica: desarrollado para evaluar la marcha, el equilibrio y el riesgo de caída. Evaluar la marcha estable y la marcha con las tareas desafiantes. Consúltese www.physio-pedia.com/Dynamic_Gait_Index para más detalles.
- Contractura: una condición en la que los músculos se acortan y endurecen, limitando así el rango de movimiento articular.

PRESCRIPCIÓN DE EJERCICIO

- Para las personas con discapacidad mínima hay que seguir las guías para la población general.
- Elegir actividades que la persona disfrute y que sea capaz de ejecutar manteniendo la alineación adecuada del cuerpo. Las personas más funcionales pueden realizar actividades de trote, ciclismo o remo, mientras que las menos funcionales deben limitar su actividad a la caminata.
- Es esencial un calentamiento de baja intensidad de 5-10 min con una progresión muy gradual antes del ejercicio para preparar los músculos potencialmente debilitados o espásticos y las articulaciones tensas para la actividad. Centrarse en movimientos de calentamiento. Evitar los estiramientos al iniciar el calentamiento, pues estirar los músculos no preparados puede provocar espasmos musculares o lesiones en algunas personas con EM[10]. La cinta rodante o la bicicleta estática son buenas formas de calentamiento.
- Las personas con EM deben hacer ejercicio aeróbico 2-5 días por semana con una intensidad del 40-70% de la frecuencia cardíaca de reserva o VO_2R (o 5 a 6 en la escala de 0 a 10 de la tasa de esfuerzo percibido). Inicialmente, la duración del ejercicio debe progresar a 10 min continuos. Con el tiempo, debe llegar a 30-60 min según la tolerancia. Incluir actividades como caminar, ir en bicicleta y nadar.
- El ejercicio de fuerza se debe realizar dos veces a la semana con 60-80% de 1-RM. Inicialmente hacer una serie de 10 a 15 repeticiones. Progresar a dos series de acuerdo con la tolerancia. Las máquinas, pesas libres, bandas de resistencia y peso corporal son apropiados. Cuando el foco se centra en la resistencia de la fuerza muscular o si se usa el propio peso corporal como resistencia, considerar aumentar el número de repeticiones de 20 a 30.
- La intensidad debe permanecer baja durante el entrenamiento, ya que el esfuerzo excesivo puede exacerbar los síntomas de EM en algunos pacientes. Como Brad Hamler afirma en su libro, «se recomienda a los pacientes con EM que no se esfuercen demasiado...»[10]. Esto es cierto tanto para el entrenamiento aeróbico como para el de fuerza. El esfuerzo excesivo puede promover la producción excesiva de calor que eleva la temperatura central. Una temperatura central elevada puede causar fatiga extrema y lesiones articulares o musculares. Dado que las personas con EM tienen una respuesta de sudoración disminuida, la producción excesiva de calor puede ser peligrosa[27]. Considerar usar ventiladores para enfriar la sala de ejercicios.
- Los ejercicios de flexibilidad deben realizarse 5-7 días a la semana, una o dos veces al día. Mantener los estiramientos 30-60 s y hacer 2 a 4 repeticiones. Si hay una contractura, puede ser necesario aumentar la duración.
- Mantener una alineación corporal adecuada en todos los ejercicios. Esto significa mantener una columna neutral y un rango de movimiento completo (si es posible) en todos los movimientos.
- Animar a las personas a beber mucha agua fría antes, durante y después del ejercicio. Esto ayuda a regular la temperatura corporal central y evita el calentamiento excesivo. Las personas con EM a veces evitan beber cantidades adecuadas de agua, sobre todo si tienen problemas en el sistema urinario. Pueden sentir vergüenza por tener que parar para ir a menudo al baño, de manera que los profesionales de entrenamiento físico deben dar énfasis a la importancia de beber agua y hacer descansos frecuentes durante el entrenamiento.
- Asegurarse de que el ambiente donde se practica el ejercicio sea fresco para limitar el riesgo de sobrecalentamiento. Evitar actividades físicas al aire libre en los momentos más calurosos del día o los meses más calurosos del año.

- Considerar los ejercicios aeróbicos acuáticos o la natación para el entrenamiento cardiovascular. El agua enfría el cuerpo y reduce el riesgo de calentamiento excesivo. También es excelente para el entrenamiento de fuerza, sobre todo con el uso de dispositivos acuáticos especiales que aumentan la resistencia.
- Además del ejercicio acuático, el taichí y el yoga proporcionan beneficios notables para las personas con EM. Ambos implican movimientos deliberados que promueven flexibilidad, equilibrio y fuerza.
- Procurar hacer descansos frecuentes durante el entrenamiento. En el entrenamiento de fuerza, permitir descansar 30-90 s entre cada serie. Si las personas se sienten particularmente cansadas, ofrecerles descansos más largos. Las bandas elásticas, pesas ligeras, equipo de ejercicio y el peso corporal de la persona proporcionan una resistencia segura y efectiva para este grupo. Una pelota de estabilidad también es indispensable para mejorar la fuerza central y el equilibrio. Tener cuidado con las pesas libres, ya que muchos pacientes con EM experimentan espasmos musculares impredecibles que les pueden hacer caer. En su lugar, usar bandas elásticas o equipo de pesas para cualquier ejercicio de resistencia por encima de la cabeza.
- Evitar las superficies resbaladizas del suelo y retirar posibles obstáculos peligrosos de la zona de ejercicio, ya que esta población a menudo pierde el equilibrio. Considerar utilizar una barra o un bastón para mantener el equilibrio, que debe evaluarse con frecuencia para que se puedan hacer modificaciones con el fin de cumplir con las necesidades del paciente. Es posible que estas personas deban hacer ejercicio en posición sentada y no de pie, y también que tengan que sujetarse a una pared o a una estructura mientras hacen ejercicio para aumentar su estabilidad.
- Asegurar una iluminación adecuada, ya que muchas personas con EM tienen problemas de visión. Marcar bien el equipo.
- Considerar siempre los efectos secundarios de los fármacos y realizar las modificaciones necesarias.
- Intentar explicar a las personas la diferencia entre la fatiga asociada con la EM y la fatiga asociada con el ejercicio.

Consejo de cambio del estilo de vida: animar a las personas a explorar terapias alternativas como masajes, acupuntura, punción seca, meditación, respiración profunda, liberación miofascial u otras técnicas para reducir el estrés. Consúltense en el capítulo 13 los aspectos destacados sobre la punción seca y la terapia de liberación miofascial.

REFERENCIA RÁPIDA

De acuerdo con Brad Hamler, autor de Exercise for Multiple Sclerosis[10], aquellos con EM no pueden permitirse el lujo de desperdiciar energía. En cambio, necesitan hacer ejercicio con la máxima eficiencia y evitar pensar que «más es mejor».

REFERENCIA RÁPIDA

Si las personas con EM notan algún síntoma nuevo durante el esfuerzo, deben detener la actividad de inmediato. Solo continuarán si esto no provoca los mismos síntomas nuevamente.

PROGRAMA DE ENTRENAMIENTO DE FUERZA PARA PERSONAS CON ESCLEROSIS MÚLTIPLE

Las personas con EM pueden beneficiarse del entrenamiento de fuerza que utiliza pesas libres, máquinas de pesas, bandas elásticas, su propio peso corporal y otras herramientas diseñadas para la población general. La clave es variar el modo y diseñar un programa que cumpla con las capacidades individuales de cada persona.

Calentamiento

- Antes del entrenamiento de resistencia, calentar 5-10 min en la cinta rodante o en la bicicleta estática para aumentar el flujo sanguíneo a los músculos antes de desafiarlos con pesos.
- Tener en cuenta que el calentamiento debe ser gradual y de baja intensidad para evitar el aumento de temperatura excesivo.

Entrenamiento del centro corporal

Un centro corporal fuerte mejora la postura y el equilibrio y puede mejorar el funcionamiento de todos los músculos del cuerpo. Según la condición física de la persona, elegir uno o dos de los siguientes ejercicios por sesión. Al principio hacer que los principiantes realicen 10 a 15 repeticiones de forma excelente. Progresar con 20 a 30 repeticiones de acuerdo con la tolerancia.

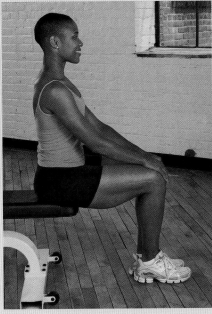
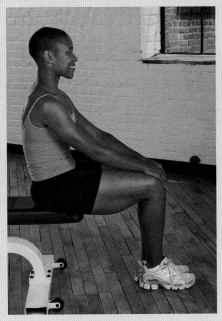

■ **Contracción abdominal sentada** (fig. 12-4)

Sentarse en una silla con el respaldo recto, los pies planos en el suelo y los brazos a los lados o sobre las rodillas. Contraer los abdominales y soltar mientras respira. Este es un ejercicio efectivo para principiantes.

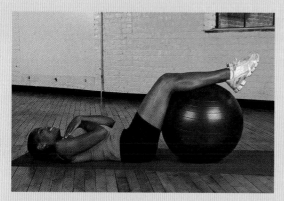
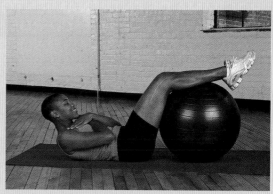

■ **Abdominal básica con una pelota de estabilidad** (fig. 12-5)

Recostarse sobre la espalda con las piernas apoyadas sobre la pelota de estabilidad. Las caderas y las rodillas deben flexionarse a 90°. Cruzar los brazos sobre el tórax. Levantar ligeramente los omóplatos, la cabeza y el cuello del suelo contrayendo los abdominales. Mantener la columna neutra. Bajar lentamente los omóplatos, la cabeza y el cuello manteniendo la tensión abdominal. No dejar que los omóplatos toquen el suelo entre las repeticiones.

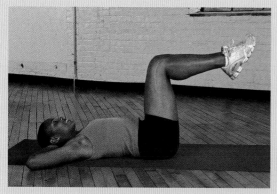
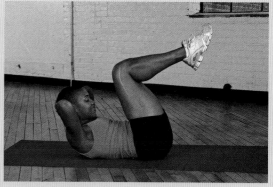

■ **Combinación de abdominal/abdominal inversa** (fig. 12-6)

Recostarse sobre la espalda con las caderas y las rodillas flexionadas 90°. Las piernas deben estar paralelas al suelo y los brazos deben descansar sobre el suelo a cada lado. Mientras se realiza un abdominal básico como se describe en la figura anterior, llevar las caderas hacia el pecho mientras se contraen los abdominales. Una versión más avanzada de este ejercicio es entrelazar las manos detrás de la cabeza mientras se realiza el abdominal (como en la imagen).

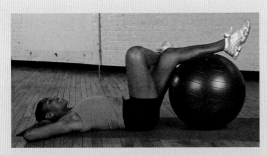
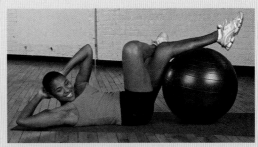

■ Abdominales oblicuos con una pelota de estabilidad (fig. 12-7)

Recostarse sobre la espalda con las piernas apoyadas en la pelota de estabilidad. Flexionar las caderas y las rodillas 90°. Cruzar la pierna derecha sobre la rodilla izquierda. Colocar la mano izquierda detrás de la cabeza y estirar el brazo derecho hacia la derecha. Levantar ligeramente el omóplato izquierdo, la cabeza y el cuello hacia arriba desde el suelo contrayendo los abdominales y girando a la derecha. Mantener la columna vertebral en posición neutra. Bajar lentamente el omóplato izquierdo, la cabeza y el cuello mientras mantiene la tensión en los abdominales. No apoyar el omóplato en el suelo entre las repeticiones. Repetir el número de veces designado. Hacer el mismo ejercicio usando el omóplato derecho. Para hacerlo más difícil, colocar ambas manos detrás de la cabeza como se muestra en la imagen.

Entrenamiento de la parte inferior del cuerpo

Una parte inferior del cuerpo fuerte ayuda a mejorar la postura, mantener el equilibrio y mejorar la marcha. Elegir un ejercicio por grupo muscular y realizar un número designado de repeticiones de cada uno.

Entrenamiento de cuádriceps

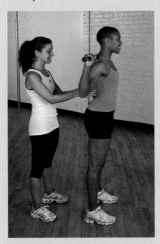
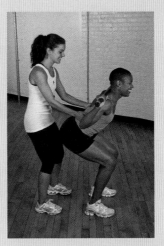

■ Sentadilla en cuclillas (fig. 12-8)

De pie con los pies ligeramente más separados que el ancho de los hombros. Los dedos del pie deben mirar hacia delante. Los principiantes deben agarrarse de las manos y flexionar los hombros 90° hacia delante. Mantener la columna neutra, bajar lentamente las nalgas mientras mantiene las rodillas delante de los tobillos. Detenerse cuando los muslos queden paralelos al suelo (con las rodillas y las caderas dobladas en ángulos de 90°). No inclinarse hacia delante. La imagen previa es una versión más avanzada que usa una barra corporal. *Nota:* el observador debe estar más cerca del deportista de lo que muestra esta imagen. Además, debe colocarse de cuclillas junto al deportista para asegurarse de que no haga malos gestos, proporcionarle la asistencia adecuada y para proteger su propia espalda.

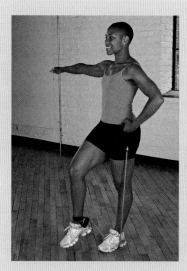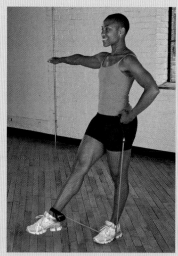

■ Extensión de una pierna con un elástico (fig. 12-9)

Colocar el tubo elástico de forma segura alrededor del tobillo derecho. Sostener la otra asa con la mano izquierda; mantener el brazo derecho extendido a un lado. Pisar el tubo elástico con el pie izquierdo. Extender la pierna derecha. Hacer una pausa. Volver a la posición inicial. Realizar 10 a 15 repeticiones del lado derecho. Cambiar y repetir con la pierna izquierda.

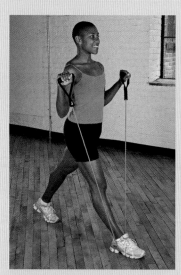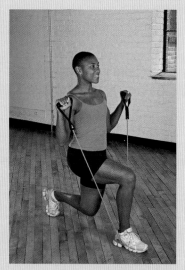

■ Zancadas de una sola pierna con tubos elásticos (fig. 12-10)

Sostener ambas asas, una en cada mano. Colocar el tubo debajo del pie derecho. Retroceder con el pie izquierdo; elevar el talón izquierdo. Poner las manos en la cintura o sobre los hombros. Contraer los abdominales y mantener la columna vertebral neutra. Mantener la rodilla derecha sobre el tobillo derecho. Dejar caer la rodilla izquierda hacia el suelo, pero no permitir que la rodilla lo toque. Hacer una pausa. Volver a la posición inicial. Para aumentar la dificultad, levantar la pierna izquierda hacia atrás después de la zancada (hiperextensión del muslo izquierdo). Completar 10 a 15 repeticiones. Cambiar de lado y repetir.

Entrenamiento de los isquiotibiales

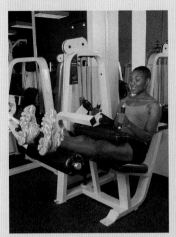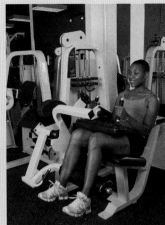

■ Flexión de piernas usando la máquina de pesas (fig. 12-11)

Sentarse en una máquina para hacer flexiones de piernas manteniendo la espalda contra la almohadilla y las manos sosteniendo las asas. Mantener la columna alineada en posición neutra durante todo el ejercicio y contraer los músculos abdominales para proteger la espalda baja. Doblar las rodillas 90°. Hacer una pausa. Volver a la posición inicial. Completar 10 a 15 repeticiones.

Entrenamiento de las extremidades inferiores

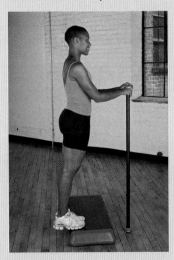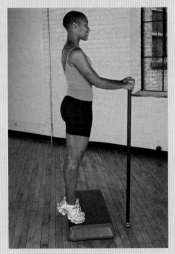

■ Elevación de la pantorrilla en una plataforma (fig. 12-12)

Ponerse de pie en un *step* solo con las puntas sin apoyar los talones y mantener el equilibrio con una barra corporal, un bastón o una pared cercana si es necesario. Levantar lentamente ambos talones mientras se contraen los músculos de la pantorrilla. Bajar y repetir el número de veces designado. Para cambiar, ejercitar una pantorrilla a la vez. Si el equilibrio es un problema, sentarse en una silla con la espalda recta y las rodillas dobladas 90°. Levantar los talones y bajar. Colocar pesas ligeras en los muslos para mayor dificultad.

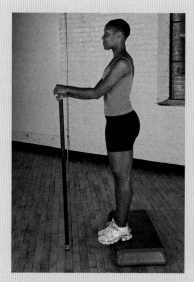
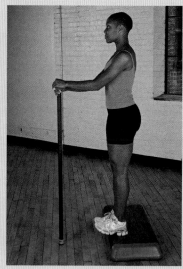

■ **Elevación de los dedos de los pies para tibial anterior** (fig. 12-13)

Ponerse de pie en un *step* sin apoyar los dedos de los pies. Usar una pared, barra corporal o al entrenador personal para mantener el equilibrio si es necesario. Empezar apuntando los dedos de los pies hacia abajo, levantarlos hacia el techo y soltarlos. Repetir el número de veces designado.

Entrenamiento de la parte superior del cuerpo

Los ejercicios que se centran en la parte superior del cuerpo mejoran la postura y preservan la fuerza funcional. Elegir un ejercicio para cada grupo muscular y realizar 10 a 15 repeticiones para cada uno.

Entrenamiento de pecho

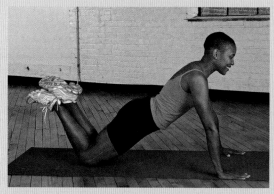
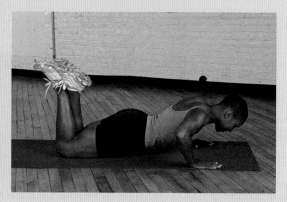

■ **Flexiones sobre las rodillas** (fig. 12-14)

Empezar con la posición inicial de la flexión con las manos ligeramente más separadas que el ancho de los hombros y las rodillas sobre el suelo. Mantener la columna neutra y los abdominales contraídos durante los movimientos. Bajar el tronco hasta que los codos queden en un ángulo de 90°. Luego extender los codos para empujarse hacia atrás a la posición inicial. Hacer 10 a 15 repeticiones. Hacer este ejercicio más difícil extendiendo las rodillas y haciendo una flexión regular.

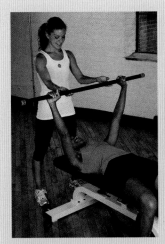
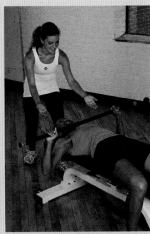

■ **Prensa de pecho con una barra corporal** (fig. 12-15)

Acostarse en un banco plano con los pies apoyados en el suelo (esta posición permite más equilibrio que colocando los pies sobre el banco; sin embargo, las personas más bajas pueden poner los pies en un soporte elevado, como un escalón colocado en uno de los extremos del banco de pesas). Sujetar una barra corporal con las manos ligeramente más separadas que el ancho de los hombros. Extender los codos mientras empuja la barra hacia arriba con un ángulo ligero, contrayendo los músculos del pecho. Bajar la barra hacia el pecho sin tocarla con este. Hacer 10 a 15 repeticiones. Modificar este ejercicio utilizando un banco inclinado. *Nota:* el observador en esta imagen está sujetando la barra por debajo, que es seguro para las pesas más ligeras. La National Strength and Conditioning Association (NSCA) recomienda sujetar la barra por debajo con una mano y por arriba con la otra.

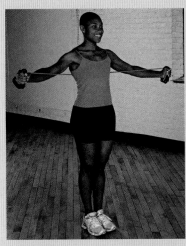
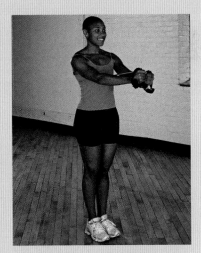

■ **Trabajo de pecho con una banda elástica** (fig. 12-16)

Ponerse de pie con los pies ligeramente más separados que el ancho de los hombros. Contraer los abdominales y mantener la columna con alineación neutra durante todo el ejercicio. Colocar la banda alrededor de la espalda justo debajo del nivel de los hombros. Sujetar cada extremo de la banda con una mano y girar las palmas hacia el frente. Empezar con los hombros abducidos y los brazos paralelos al suelo. Mantener los codos ligeramente flexionados, llevar los brazos al frente del cuerpo mientras se contraen los músculos del pecho. Volver lentamente a la posición inicial. Repetir el número de veces designado.

Entrenamiento de la espalda

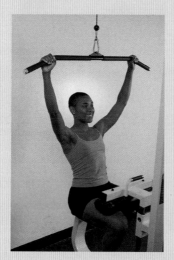
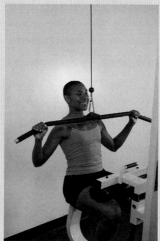

■ Fortalecimiento del dorsal ancho con una máquina de pesas (fig. 12-17)

Sentarse en una máquina de dorsales laterales con una almohadilla en los muslos. Sostener la barra con las manos colocadas ligeramente más separadas que los hombros. Mantener la espalda en alineación neutra mientras se contraen los músculos abdominales. Tirar de la barra hacia el pecho mientras se bajan las escápulas. No tirar de la barra detrás del cuello, ya que esto puede ejercer una presión excesiva sobre la columna y los hombros. No intentar tocar la barra con el pecho, ya que esto ejerce una presión excesiva sobre los hombros; simplemente, llevar la barra al nivel de la barbilla (o ligeramente por debajo del nivel de la barbilla). Hacer una pausa. Volver a la posición inicial y repetir el número de veces designado.

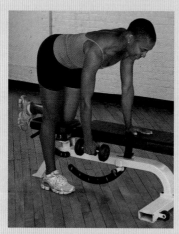
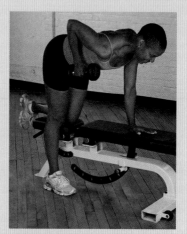

■ Remo inclinado con un solo brazo sobre un banco (fig. 12-18)

Sostener una pesa con la mano derecha. Contraer los abdominales y mantener la columna vertebral neutra durante todo el movimiento. Colocar la rodilla izquierda y la mano izquierda sobre el banco mientras se flexiona la cadera. Extender el brazo derecho con peso hacia el suelo. Tirar el peso hacia arriba mientras flexiona el codo derecho. Hacer una pausa. Bajar lentamente el peso mientras se extiende el codo. Repetir. Luego cambiar de lado.

Entrenamiento de hombros

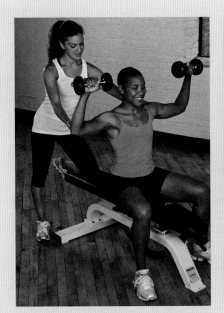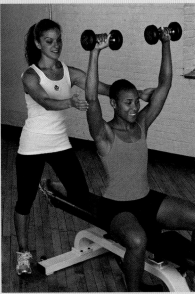

■ Prensa de hombros con mancuernas (fig. 12-19)

Sentarse en un banco con las rodillas flexionadas, los pies en el suelo y la espalda en alineación neutra. Sujetar una pesa con cada mano y sostenerlas a la altura de las orejas con los brazos paralelos al suelo. Extender los codos mientras se suben las pesas hacia el techo. Hacer una pausa. Volver a la posición inicial. Repetir el número de veces designado. *Nota:* hay dos versiones diferentes sobre cómo enfocar este ejercicio particular. Algunos sugieren apuntar hacia los codos como se muestra, mientras que otros sugieren apuntar hacia las muñecas. La NSCA sugiere esto último. Elegir el método que se adapte a cada persona.

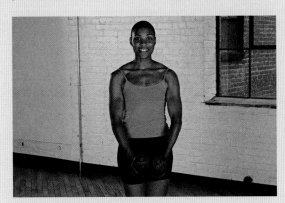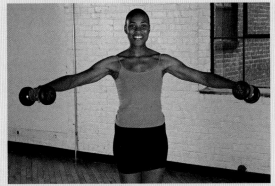

■ Elevación del hombro lateral con pesas (fig. 12-20)

Ponerse de pie con los pies separados al ancho de los hombros, la columna vertebral en alineación neutra y los abdominales contraídos. Sostener una pesa con cada mano, con las palmas una frente a otra. Abducir lentamente los brazos a unos 70° mientras se mantienen los codos ligeramente flexionados. Hacer una pausa. Volver a la posición inicial. Repetir el número de veces designado.

Entrenamiento de los bíceps

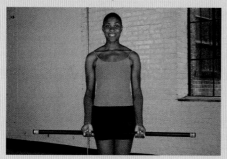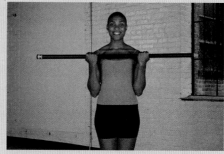

■ Flexión del bíceps usando una barra corporal (fig. 12-21)

Ponerse de pie con los pies ligeramente más separados que el ancho de los hombros, la columna vertebral con una alineación neutra y los abdominales contraídos. Mantener la barra corporal al frente con ambas manos, con los codos extendidos. Flexionar lentamente los codos mientras se contraen los bíceps hasta que la barra quede al nivel de los hombros. Hacer una pausa. Regresar a la posición inicial. Repetir el número de veces designado. Para variar, realizar este ejercicio con bandas elásticas o pesas.

Entrenamiento del tríceps

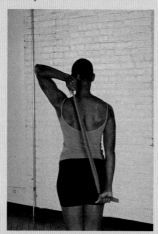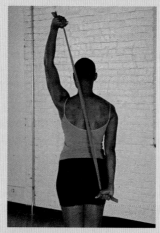

■ Extensión del tríceps usando una banda elástica (fig. 12-22)

Ponerse de pie con los pies separados al ancho de los hombros, con la columna vertebral en posición neutra y los abdominales contraídos. La banda elástica quedará detrás de la espalda en este ejercicio. Sostener un extremo de la banda elástica con la mano derecha y extender completamente el brazo derecho. Sujetar el otro extremo de la banda elástica con la mano izquierda mientras el codo izquierdo está flexionado. Durante este ejercicio, extender el codo izquierdo de manera que la mano se mueva hacia el techo hasta que el brazo izquierdo quede recto (sin bloquear el codo) y perpendicular al suelo. Hacer una pausa. Volver a la posición inicial. Repetir el número de veces designado. Cambiar de mano y repetir con el brazo derecho. Para hacer una variación, usar pesas para realizar este ejercicio. Alternativamente, utilizar una barra corporal para trabajar ambos tríceps al mismo tiempo.

Estiramiento

Estirar todos los músculos utilizados en esta rutina. Estirar cada grupo muscular después del ejercicio que se centró en ese grupo muscular particular o todos los músculos tras finalizar la rutina.

CONSIDERACIONES NUTRICIONALES

Algunas organizaciones relacionadas con la EM sugieren que las dietas específicas pueden tratar la EM, aunque actualmente hay una falta de investigación relativa sobre la relación entre la nutrición y la EM. Sin embargo, según los *conocimientos* sobre la enfermedad, se sabe que esta dieta no parece causar, prevenir o retrasar su desarrollo. Aun así, algunos grupos sugieren que ciertos nutrientes, incluidas grasas de la dieta, antioxidantes, vitamina B_{12} y vitamina D pueden mejorar los síntomas de la EM[10,28].

Los investigadores empezaron a analizar la relación entre el consumo de grasas en la dieta y la progresión de la EM, pues la grasa es el componente principal de la vaina de mielina, la parte neuronal atacada por el sistema inmunitario en la EM. Algunos estudios sugieren que una mayor ingesta de ácidos grasos esenciales omega 3 u omega 6 en realidad pueden mejorar los síntomas de la EM, mientras que otros no mostraron mejoría[1,29,30]. Hoy en día los expertos sugieren que las personas con EM sigan las mismas guías para la ingesta de grasas que la población general: disminuir la ingesta de grasas saturadas y aumentar la ingesta de ácidos grasos omega 3. A menos que tengan deficiencia de ácidos grasos omega 3, las personas con EM no parecen beneficiarse de los suplementos[31].

Los antioxidantes son sustancias químicas en el cuerpo que combaten los radicales libres (v. cap. 2 para más información). Dado que cierta evidencia sugiere que los radicales libres son en parte responsables del daño que ocurre en la EM, varios expertos recomiendan aumentar la ingesta de antioxidantes[10,28,30,32,33]. Sin embargo, esto es controvertido porque los niveles elevados de antioxidantes mejoran la inmunidad y, ya que las células inmunes hiperactivas destruyen la vaina de mielina, la ingesta excesiva de antioxidantes podría empeorar el daño de la EM. En general, se necesita más investigación antes de poder hacer recomendaciones específicas[28,34].

La vitamina B_{12}, que se encuentra solo en productos de origen animal, también es necesaria para que el cuerpo pueda producir la vaina de mielina. Curiosamente, los síntomas neurológicos de una deficiencia de vitamina B_{12} se parecen a los de la EM. Si esta deficiencia se detecta de forma temprana, los síntomas son reversibles; si se detecta demasiado tarde, se vuelven permanentes. Debido a su papel en el funcionamiento del sistema nervioso, la vitamina B_{12} ha sido el foco de las investigaciones recientes. Aunque algunos expertos creen que los suplementos de vitamina B_{12} deben usarse para tratar la EM, se necesita más investigación antes de poder hacer recomendaciones. El hecho de que la mayoría de los pacientes con EM tengan niveles adecuados de B_{12} implica que los suplementos no hacen nada para mejorar los síntomas o la progresión de la EM[28,35,36].

Debido a que la EM es más habitual en áreas geográficas con exposición limitada a la luz solar y a que las personas con EM suelen tener niveles séricos bajos de vitamina D, algunos expertos han sugerido un vínculo entre la deficiencia de vitamina D y la EM[28,37-40]. Se cree que los suplementos de vitamina D en realidad podrían retrasar la progresión de la enfermedad en aquellos con o sin deficiencias. Un estudio reciente ha demostrado pequeñas disminuciones en los niveles de linfocitos T circulantes en pacientes con EM que tomaron suplementos de vitamina D, un indicador que respaldaría la suplementación, pues un sistema inmunitario hiperactivo es responsable de las enfermedades autoinmunes[39]. Sin embargo, no hay suficiente evidencia para aconsejar una ingesta que exceda las recomendaciones actuales para el tratamiento de la EM[28].

Algunas organizaciones sugieren que las restricciones dietéticas de gluten, azúcar, pectina y alimentos procesados retrasan la progresión de la EM, pero los datos que lo respaldan no son concluyentes[41,42,46]. En general, la investigación sugiere que estos componentes alimenticios particulares no desempeñan papel alguno en el desarrollo de la EM[28]. Sin embargo, un estudio relativamente reciente demostró que la intolerancia a la glucosa era 5,5-11 veces mayor entre los pacientes con EM que en el grupo control[43]. Se necesita más investigación antes de recomendarles que eviten los productos con gluten, a menos que sean diagnosticados específicamente con sensibilidad al gluten.

Las personas con EM se benefician de una dieta equilibrada al igual que la población general. Suelen explicar que se sienten mejor cuando comen alimentos saludables que cumplen con las directrices dietéticas básicas. Mientras sus dietas sean variadas y proporcionen la energía adecuada, las personas con EM no suelen requerir suplemento especial alguno.

RESUMEN

El tipo y la cantidad de ejercicio considerado seguro y efectivo para las personas con EM dependen solo de lo avanzada que esté la EM. Estos enfermos, con EM leve a moderada, generalmente pueden realizar varios ejercicios y, en consecuencia, se benefician del aumento de la actividad física. Aquellos con EM severa, sin embargo, es probable que no puedan realizar ejercicios aeróbicos o de resistencia tradicionales por espasticidad muscular severa, debilidad muscular, ataxia o fatiga. Esto no significa que deban evitar el ejercicio por completo. En cambio, significa que la prescripción de ejercicio debe ser cuidadosamente estructurada para trabajar de acuerdo con las capacidades de cada persona[17].

La buena noticia es que las personas con EM no tienen que evitar la actividad física por temor a empeorar sus síntomas. Los estudios demuestran que el ejercicio de intensidad leve a moderada, como se han descrito en este capítulo, es bien tolerado por los pacientes con EM y proporciona beneficios similares a los que experimenta la población general. Siguiendo las normas de seguridad y prestando atención a sus cuerpos, aquellos con EM pueden desarrollar fuerza muscular, mejorar la densidad ósea y su aptitud cardiorrespiratoria para evitar las complicaciones secundarias asociadas con un estilo de vida sedentario.

ESTUDIO DEL CASO 1

Greg es un hombre de 28 años a quien recientemente se le ha diagnosticado EM recurrente-remitente y que fue derivado al profesional de entrenamiento físico. Era un corredor en la universidad, pero no ha estado muy activo desde que se graduó. Sus principales síntomas son fatiga general y debilidad muscular en la pierna derecha que le producen una leve cojera, aunque su médico lo clasifica como altamente funcional. A pesar de que no ha estado muy activo en los últimos 6 años, Greg todavía está bastante musculoso y le gustaría seguir así.
■ Diseñar un programa de ejercicios para Greg y discutir lo que se puede esperar. Asegurarse de discutir el tipo, la frecuencia, la duración y la intensidad del programa.
■ ¿Se le ofrecería algún consejo nutricional? ¿Cuál sería?

ESTUDIO DEL CASO 2

Deborah es una mujer de 43 años que fue diagnosticada con EM recurrente-remitente hace 10 años. Desde entonces ha aumentado de peso progresivamente y ahora presenta 11 kg de sobrepeso. Su médico la ha animado a hacer ejercicio para ayudarla a controlar su peso, pero debido a que ha luchado con la fatiga desde antes de su diagnóstico, nunca se había sentido físicamente capaz de hacer ejercicio. Su mayor preocupación es que la actividad física la agote por completo.
■ ¿Es legítima la preocupación de Deborah? ¿Cómo se abordaría? ¿Se la animaría a hacer ejercicio o no? Explicar.
■ Describir un programa de ejercicios que se cree que podría beneficiarla.

PENSAMIENTO CRÍTICO

1. Describir algunos de los síntomas de la EM. ¿Estos síntomas sugieren alguna otra afección o enfermedad?
2. ¿Qué es un trastorno autoinmune? ¿Por qué la EM se clasifica como uno?
3. ¿Cuál es la función de la vaina de mielina? Definir desmielinización y remielinización.
4. Enumerar y describir brevemente las cuatro categorías diferentes de la EM. ¿Cuál es la más habitual? ¿Cuál es la menos frecuente?
5. Enumerar cuatro síntomas de la EM que podrían interferir con la capacidad de hacer ejercicio (en este capítulo se enumeran como precauciones). ¿Cómo interfiere cada uno de estos síntomas con la capacidad de hacer ejercicio?
6. ¿Por qué muchas personas con EM desarrollan problemas de la marcha? ¿Cómo afecta su capacidad de hacer ejercicio?
7. ¿Cuáles son las principales dificultades para el ejercicio en esta población particular? Explicar.
8. Describir cuatro beneficios del ejercicio en esta población.
9. Describir los tratamientos disponibles para la EM.
10. Identificar tres nutrientes que se están investigando por su potencial para disminuir el desarrollo y la progresión de la EM. Explicar por qué algunos expertos creen que estos nutrientes podrían tener efectos terapéuticos.

BIBLIOGRAFÍA

1. National Multiple Sclerosis Society. www.nationalmssociety.org
2. Khan F, Pallant J. Use of the international classification of functioning, disability and health to identify preliminary comprehensive and brief core sets for multiple sclerosis. *Disabil Rehabil* 2007;29(3):205–213.
3. National Institute of Neurological Disorders and Stroke. www.ninds.nih.gov/disorders/multiple_sclerosis/multiple_sclerosis.htm
4. Compston A, Coles A. Multiple sclerosis. *Lancet* 2008; 372(9684):1502.
5. White L, Castellano V. Exercise and brain health—implications for multiple sclerosis. Part I. *Sports Med* 2008;38(2):91–100.
6. Dendrou CA, Fugger L, Friese MA. *Nat Rev Immunol* 2015;15(9):545–558.
7. Antel J. Stem cells: understanding their role in treating MS. *MS in Focus* 2008;11:4–6.
8. Franklin R. Remyelination, the next treatment for MS? *MS in Focus* 2008;11:18–20.
9. Dalgas U, Stenager E. Exercise and disease progression in multiple sclerosis: can exercise slow down the progression of multiple sclerosis? *Ther Adv Neurol Disord* 2012;5(2):81–95.
10. Hamler B. Exercise for Multiple Sclerosis. A Safe and Effective Program to Fight Fatigue, Build Strength, and Improve Balance. New York: Hatherleigh Press, 2006.
11. Olenik L. Moving well with multiple sclerosis: PACE model part 1. *Palaestra* 2005;21(3):26–30.
12. Olenik L. Responding to multiple sclerosis: PACE model part 3—movement and the stress response. *Palaestra* 2006;22(3):20–25.
13. Mayo Clinic. www.mayoclinic.org
14. Smith C, Hale L. The effects of non-pharmacological interventions on fatigue in four chronic illness conditions: a critical review. *Phys Ther Rev* 2007;12:324–334.
15. McCullagh R, Fitzgerald P, Murphey R, et al. Long-term benefits on quality of life and fatigue in multiple sclerosis patients with mild disability: a pilot study. *Clin Rehabil* 2008;22:206–214.
16. Pilutti LA, Greenlee TA, Motl RW, Nickrent MS, Petruzzello SJ. Effects of exercise training on fatigue in MS: a meta-analysis. *Psychosom Med* 2013;75(6):575–580.
17. Karpatkin H. Multiple sclerosis and exercise: a review of the evidence. *Int J MS Care* 2005;7:36–41.
18. Dodd K, Taylor N, Denisenko S, et al. A qualitative analysis of a progressive resistance exercise programme for people with multiple sclerosis. *Disabil Rehabil* 2006;28(18):1127–1134.
19. Elsworth C, Dawes H, Sackley C, et al. A study of perceived facilitators to physical activity in neurological conditions. *Int J Ther Rehabil* 2009;16(1):17–42.
20. Costello E, Raivel K, Wilson R. The effects of a twelve-week home walking program on cardiovascular parameters and fatigue perception of individuals with multiple sclerosis: a pilot study. *Cardiopulm Phys Ther J* 2009;20(1):5–12.
21. Smith C, Hale L, Oslon K, et al. How does the experience of fatigue in people with multiple sclerosis change during an eight week exercise programme? *J Physiother* 2008;36(2):92–93.
22. Fragoso Y, Santana D, Pinto R, et al. The positive effects of a physical activity program for multiple sclerosis patients with fatigue. *NeuroRehabilitation* 2008;23:153–157.

23. Taylor N, Dodd K, Prasad D, et al. Progressive resistance exercise for people with multiple sclerosis. *Disabil Rehabil* 2006;28(18):1119–1126.

24. Snook E, Motl R, Gliottoni R, et al. The effects of walking mobility on the measurement of physical activity using accelerometry in multiple sclerosis. *Clin Rehabil* 2009;23:248–258.

25. Rietberg MB, Brooks D, Uitdehaag BMJ, Kwakkel G. Exercise therapy for multiple sclerosis. Cochrane *Database Syst Rev* 2004;3:Art. No.: CD003980. doi: 10.1002/14651858.CD003980.pub2.

26. Petajan J, Gappmaier E, White AT, et al. Impact of aerobic training on fitness and quality of life in multiple sclerosis patients. *Ann Neurol* 1996;39:432–441.

27. National Center on Physical Activity and Disability. www.ncpad.org

28. Multiple Sclerosis Society. www.mssociety.org

29. Harbige L, Sharief M. Polyunsaturated fatty acids in the pathogenesis and treatment of multiple sclerosis. *Br J Nutr* 2007;7:S46–S53.

30. Van Meeteren M, Teunissen C, Dijkstra C, et al. Antioxidants and polyunsaturated fatty acids in multiple sclerosis. *Eur J Clin Nutr* 2005;59:1347–1361.

31. Today's Dietitian. www.todaysdietitian.com

32. Anonymous. Multiple sclerosis therapy. Pain and central nervous system weekly. Atlanta February 9, 2009;358.

33. Kaur C, Ling E. Antioxidants and neuroprotection in the adult and developing central nervous system. *Curr Med Chem* 2008;15(29):3068.

34. Besler H. Serum levels of antioxidant vitamins and lipid peroxidation in multiple sclerosis. *Nutr Neurosci* 2002;5(3):215–220.

35. Reynolds E. Vitamin B$_{12}$, folic acid, and the nervous system. *Lancet* 2006;5(11):949–960.

36. Najafi MR, Shaygannajad V, Mirpourian M, Gholamrezaei A. Vitamin B$_{12}$ deficiency and multiple sclerosis: is there any association? *Int J Prev Med* 2012; 3(4):286–289.

37. Cantorna M. Vitamin D and multiple sclerosis: an update. *Nutr Rev* 2008;66:S135.

38. Kimball S, Ursell M, O'Connor P, et al. Safety of vitamin D$_3$ in adults with multiple sclerosis. *Am J Clin Nutr* 2007;86(3):645.

39. Sotirchos ES, Bhargave P, Eckstein C, van Haren K, Baynes M, Ntranos A, et al. Safety and immunologic effects of high-vs-low-dose cholecalciferol in multiple sclerosis. *Neurology* 2015;(42):51–54.

40. Alharbi FM. Update in vitamin D and multiple sclerosis. *NeuroSciences* 2015;20(4):329–335.

41. Haghighi A, Ansari N, Mokhtari M, et al. Multiple sclerosis and gluten sensitivity. *Clin Neurol Neurosurg* 2007. doi:10.1016/j.clineuro.2007.04.011

42. Tengah C, Lock R, Unsworth D, et al. Multiple sclerosis and occult gluten sensitivity. *Neurology* 2004;62:2326–2327.

43. Shor DB, Barzilai O, Ram M, et al. Gluten sensitivity in multiple sclerosis: experimental myth or clinical truth? *Annals N Y Acad Sci* 2009;1173:343–349.

44. White L, Castellano V. Exercise and brain health—implications for multiple sclerosis. Part II. *Sports Med* 2008;38(3):179–186.

45. American College of Sports Medicine. ACSM's Guidelines for Exercise Testing and Prescription. 10th Ed. Philadelphia, PA: Wolters Kluwer, 2018:298, 339–344.

46. Bhargava P, Mowry EM. Gut microbiome and multiple sclerosis. *Curr Neurol Neurosci Rep* 2014;14:492–495.

47. Marcus JF, Waubant EL. Updates on clinically isolated syndrome and diagnostic criteria for multiple sclerosis. *Neurohospitalist* 2013;3(2):65-80.

LECTURAS SUGERIDAS

Hamler B. Exercises for Multiple Sclerosis: A Safe and Effective Program to Fight Fatigue, Build Strength, and Improve Balance. New York: Hatherleigh Press, 2006.

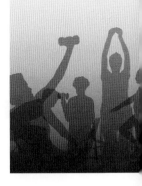

13 EJERCICIO PARA PERSONAS CON FIBROMIALGIA

Según la National Fibromyalgia Association, la fibromialgia (FM) afecta a unos 10 millones de estadounidenses y el 3-6 % de toda la población mundial. Se estima que el 75-90 % de los casos son mujeres, en particular aquellas de edades de 20 a 50 años, pero la FM también afecta al 0,5 % de los hombres[1] y un porcentaje menor de niños[2]. En general, los Centers for Disease Control and Prevention (CDC) estiman una proporción de casos de 7:1 para mujeres frente a hombres, con una prevalencia que aumenta con la edad[3]. Debido a que muchos casos de FM no se informan o se diagnostican de forma errónea, en realidad los datos estadísticos podrían subestimar la prevalencia de esta afección.

La FM no es un trastorno potencialmente mortal, de modo que la tasa de mortalidad asociada directamente con esta es similar a la de la población general. Sin embargo, los datos sugieren que el número de muertes por suicidio y lesiones accidentales son más altas en personas con FM[4]. Un estudio reciente demostró que el riesgo de suicidio podría ser hasta 10 veces mayor para los pacientes con FM que para la población general. Esto es probable porque en la actualidad no hay cura para la FM; el tratamiento del dolor es malo, y la comunidad médica todavía no entiende completamente la FM[5]. Esto también explica por qué las personas con FM tienen una autopercepción de su calidad de vida muy por debajo del promedio[3] y son 3,4 veces más propensas a ser diagnosticadas con depresión que la población general.

REFERENCIA RÁPIDA

Los costes sanitarios promedio anuales son casi tres veces más altos para las personas con FM que para aquellas sin FM[6].

Los investigadores también han notado mayor incidencia de enfermedad hepática y accidente cerebrovascular en mujeres con FM en comparación con sus homólogos sin FM. Esto podría deberse a que los pacientes con FM son relativamente sedentarios debido al dolor constante. Por tanto, un estilo de vida sedentario aumenta el riesgo de obesidad que predispone a las personas tanto al **hígado graso no alcohólico** como a problemas cardíacos[7]. Véase la tabla 13-1 para más información sobre los factores de riesgo de FM.

Curiosamente, los médicos alguna vez consideraron la FM como una afección «imaginaria» porque después de la exploración los pacientes solían tener resultados normales de laboratorio y de imagen sin signos objetivos. De hecho, algunos incluso se negaron a ver a pacientes con un diagnóstico de FM. En cambio, clasificaron a las personas con FM como **hipocondríacos** y creyeron que sus

Hígado graso no alcohólico: afección caracterizada por el almacenamiento excesivo de grasa en el hígado que altera su funcionamiento; la causa no es el consumo de alcohol.

Hipocondríaco: persona que a menudo se preocupa de manera inusual por su salud; a menudo afirma tener síntomas de enfermedades que no están realmente presentes.

TABLA 13-1. Factores de riesgo para desarrollar FM

Factor de riesgo	Descripción
Sexo	Casi el 90% de los casos de FM son mujeres; sin embargo, la investigación no puede explicar el motivo
Antecedentes familiares	Las personas tienen más probabilidades de desarrollar FM si los parientes cercanos tienen el trastorno, probablemente por diferencias en la señalización y la sensibilidad al dolor relacionado, factores genéticamente vinculados
Presencia de otra enfermedad reumática	Aquellos diagnosticados con otras enfermedades reumáticas, como lupus o artritis reumatoide, tienen mayor probabilidad de desarrollar FM
Edad	El riesgo de FM aumenta ligeramente con la edad; afecta al 3-6% de las personas de 20-50 años, pero al 8% de los mayores de 80 años
Trauma	El trauma emocional o físico puede causar síntomas en aquellos predispuestos a la FM

Adaptado del sitio web de los Centers for Disease Control and Prevention. Disponible en: https://www.cdc.gov/arthritis/basics/fibromyalgia.htm

síntomas eran inventados. Además, aquellos médicos que de hecho aceptaron evaluar a los pacientes con FM para descartar otras causas de dolor, negaron la oportunidad de un tratamiento continuo a la mayoría de los pacientes[8]. Esta negativa a validar y proporcionar tratamiento promueve la depresión, la ansiedad y otros problemas relacionados con los trastornos psiquiátricos[5]. Sin embargo, la comunidad médica aún está dividida sobre el tema de la FM. Algunos creen que es una enfermedad real causada por múltiples factores, mientras que otros sostienen que es un diagnóstico erróneo de algún otro trastorno doloroso. Esta división probablemente continuará hasta que la investigación descubra más información sobre la **etiología** de la FM[9].

CAMBIOS ANATÓMICOS Y FISIOLÓGICOS RELACIONADOS CON LA FIBROMIALGIA

La FM, segunda afección musculoesquelética más frecuente después de la **osteoartritis,** suele caracterizarse por dolor muscular y articular general (fig. 13-1), dificultades para dormir y fatiga generalizada. Aunque a menudo se confunde con la artritis, la FM no es en realidad una forma de artritis, ya que no es **progresiva** ni daña las articulaciones. Sin embargo, al igual que la artritis, se clasifica como un **trastorno reumático**[10]. Además, las personas con FM a menudo experimentan hormigueo o entumecimiento en manos y pies, cefaleas importantes y crónicas, **síndrome del intestino irritable,** dolor abdominal, rigidez, mala memoria y «**Fibro Fog**» (niebla cerebral asociada con fibromialgia). El dolor y la fatiga pueden ser tan graves que interfieren significativamente con las actividades de la vida diaria (AVD). En muchos pacientes, esto promueve la depresión y los sentimientos de aislamiento social que reducen de forma drástica la calidad de vida[3]. Puesto que sus signos y síntomas se parecen a los de otras afecciones, como el **síndrome de fatiga crónica,** el síndrome del intestino irritable (fig. 13-2), osteoartritis, **bursitis** y **tendinitis,** con frecuencia la FM se clasifica y diagnostica erróneamente[9]. La tabla 13-2 muestra los síntomas habituales de FM.

REFERENCIA RÁPIDA

La palabra «fibromialgia» proviene de la palabra latina para fibroso *(fibro)* y las palabras griegas para músculo *(mio)* y dolor *(algia),* por lo que literalmente significa «dolor en los tejidos musculofibrosos». Afecta principalmente a los músculos esqueléticos, tendones, ligamentos y tejidos conectivos adicionales en todo el cuerpo[9].

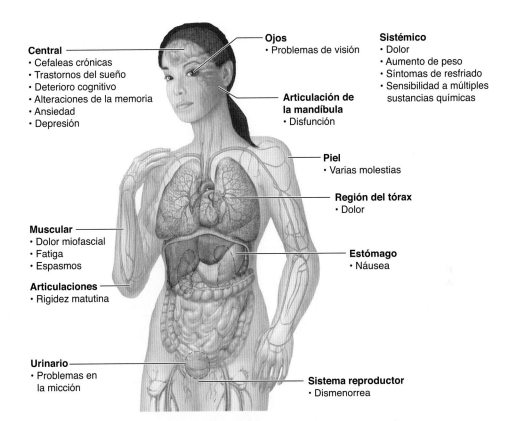

Central
• Cefaleas crónicas
• Trastornos del sueño
• Deterioro cognitivo
• Alteraciones de la memoria
• Ansiedad
• Depresión

Ojos
• Problemas de visión

Sistémico
• Dolor
• Aumento de peso
• Síntomas de resfriado
• Sensibilidad a múltiples
  sustancias químicas

**Articulación de
la mandíbula**
• Disfunción

Piel
• Varias molestias

Región del tórax
• Dolor

Muscular
• Dolor miofascial
• Fatiga
• Espasmos

Articulaciones
• Rigidez matutina

Estómago
• Náusea

Urinario
• Problemas en
  la micción

Sistema reproductor
• Dismenorrea

FIGURA 13-1 ■ La fibromialgia tiene efectos generalizados que pueden causar síntomas en varias áreas del cuerpo. (Reimpreso de Anatomical Chart Company. Internal Organs of the Human Body Anatomical Chart. Baltimore: Lippincott Williams & Wilkins, 2004, con autorización.)

Etiología: causa de una enfermedad o afección.

Osteoartritis: forma más frecuente de artritis; suele desarrollarse debido al desgaste y a los desgarros en el cartílago articular relacionados con la edad.

Progresivo: se desarrolla y empeora gradualmente con el tiempo.

Trastorno reumático: término general que describe afecciones que causan dolor e inflamación articular.

Síndrome del intestino irritable: afección crónica del intestino grueso que produce cólicos fuertes, hinchazón, gases, diarrea y/o estreñimiento.

«Fibro Fog» **(niebla cerebral asociada con FM):** afección que a menudo presentan las personas con FM; los síntomas incluyen confusión y dificultades de memoria y concentración.

Síndrome de fatiga crónica: agotamiento extremo a largo plazo que no puede explicarse por una sola causa y no desaparece con el descanso.

Bursitis: inflamación de un saco de la bolsa, particularmente cerca de la rodilla, el hombro o el codo. Un saco de la bolsa o bursa es un saco lleno de líquido que ayuda a amortiguar y reducir la fricción articular.

Tendinitis: inflamación de un tendón, una estructura que conecta el músculo con el hueso.

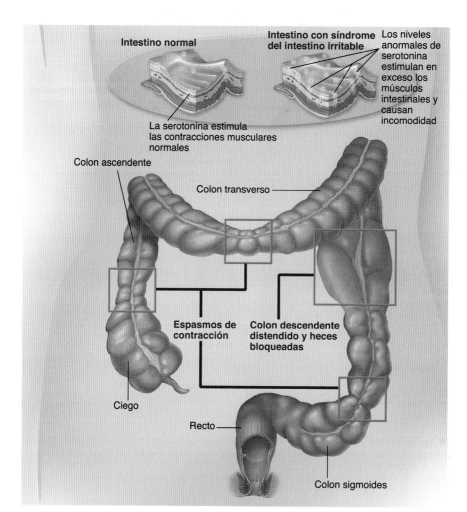

FIGURA 13-2 ■ El síndrome del intestino irritable es un trastorno habitual que afecta al intestino grueso. (Reimpreso de Anatomical Chart Company. Understanding Irritable Bowel Syndrome Anatomical Chart. Baltimore: Lippincott Williams & Wilkins, 2010, con autorización.)

TABLA 13-2. Síntomas de FM

- Dolor musculoesquelético, particularmente en el cuello y la espalda (pero a menudo generalizado)
- Fatiga crónica
- Rigidez, particularmente en la mañana
- Cefalea crónica
- Alteraciones del sueño
- Hormigueo o entumecimiento en las manos y pies **(parestesia)**
- Mareo
- Inestabilidad
- Dolor en la **articulación temporomandibular** (dolor en la mandíbula)
- *«Fibro Fog»* o problemas con la memoria, el razonamiento y la cognición

DESTACADO «*Fibro Fog*»

De acuerdo con la Arthritis Foundation y el grupo de tratamiento de FM, los pacientes con FM describen el «*Fibro Fog*», o niebla cerebral, como una falta ocasional de claridad mental que por lo general dura 30-90 s. Se compara con la sensación nebulosa que tienen cuando se toma jarabe para la tos o el resfriado. La niebla cerebral se manifiesta como la pérdida de memoria a corto plazo, incapacidad para concentrarse, falta de atención, distracción, olvido, dificultad para seguir las conversaciones y la incapacidad para integrar nueva información en el conocimiento preexistente. Una vez considerado un estado imaginado, la niebla cerebral se ha validado en varios estudios, uno muy reciente se realizó en 2015. Curiosamente, un estudio de 2007 sugirió que la pérdida real de tejido cerebral podría ser responsable de los síntomas asociados. En este estudio, los investigadores observaron los cerebros de pacientes con FM y descubrieron que tenían una *pérdida de sustancia gris* 10 veces mayor en comparación con aquellos sin FM[11]. Aunque no hay tratamiento, los expertos sugieren que hacer una cantidad adecuada de ejercicio y dormir profundamente puede ayudar a mantener e incluso mejorar el funcionamiento mental[12].

El dolor muscular crónico es el síntoma cardinal de la FM. La respuesta extrema al dolor experimentada por pacientes con FM se caracteriza por un procesamiento anormal del dolor en el sistema nervioso central (SNC), por lo que la FM se considera un tipo de **síndrome de sensibilidad central** con una base **neurofisiológica.** En general, los pacientes con FM tienen un umbral de estímulo más bajo para el dolor, calor, ruido y olores fuertes; esto significa que se alerta al SNC de un paciente con FM con niveles de estimulación más bajos de lo normal. Esta hipersensibilidad se traduce en una experiencia dolorosa extrema y exagerada[13].

¿Cómo *detecta* el cuerpo el dolor? La **nocicepción** es la capacidad de recibir e interpretar factores potencialmente nocivos, como temperatura extrema, productos químicos tóxicos o estímulos mecánicos. La exposición a los extremos activa una vía neuronal que produce una percepción real del dolor. Los **nociceptores,** neuronas que se encuentran cerca de las superficies de la piel, huesos, articulaciones y órganos, son receptores de dolor diseñados para reaccionar a estímulos dañinos y alertar al SNC del daño inminente (fig. 13-3 para una imagen de la vía de procesamiento del dolor normal). Cada nociceptor tiene una intensidad de estimulación mínima que debe alcanzarse antes de disparar y alertar al SNC. Una vez activada, la señal viaja al SNC donde se integra la información y se produce una respuesta determinada[13,14].

REFERENCIA RÁPIDA

Para una revisión del funcionamiento del sistema nervioso, consúltese el capítulo 2.

Parestesia: sensación anormal, a menudo una sensación de hormigueo o pinchazo.

Articulación temporomandibular: articulación entre el hueso temporal y la mandíbula; es la única articulación móvil del cráneo.

Síndrome de sensibilidad central: afección en la cual el SNC se encuentra en un estado de reactividad alto ante un estímulo doloroso; produce dolor crónico.

Neurofisiología: rama de la ciencia que estudia el funcionamiento del sistema nervioso.

Nocicepción: capacidad de detectar estímulos potencialmente dañinos.

Nociceptores: receptores del dolor.

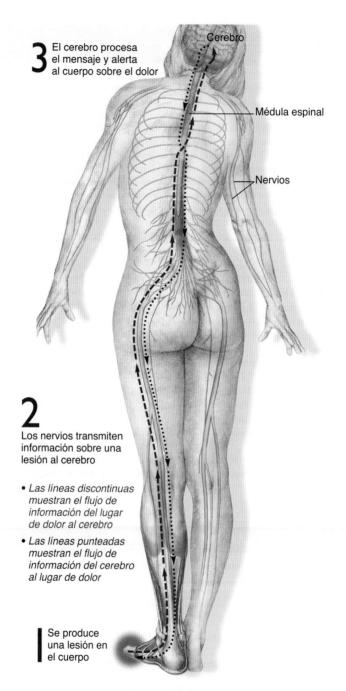

3 El cerebro procesa el mensaje y alerta al cuerpo sobre el dolor

Cerebro

Médula espinal

Nervios

2

Los nervios transmiten información sobre una lesión al cerebro

- *Las líneas discontinuas muestran el flujo de información del lugar de dolor al cerebro*
- *Las líneas punteadas muestran el flujo de información del cerebro al lugar de dolor*

Se produce una lesión en el cuerpo

FIGURA 13-3 ■ Vía del dolor. (Reimpreso de Anatomical Chart Company. Understanding Pain Anatomical Chart. Baltimore: Lippincott Williams & Wilkins, 2006, con autorización.)

Además de recibir información nociceptiva, el SNC también recibe información emocional que influye en la interpretación subjetiva de la intensidad del dolor. El **sistema nervioso simpático** y el **eje hipotalámico-hipófisis-adrenocorticotrópico** (eje HHA) también se activan. Juntos, estos componentes reciben, integran y responden a una variedad de estímulos. La figura 13-4 muestra todo el sistema nervioso autónomo, incluyendo las divisiones simpáticas y parasimpáticas. La figura 13-5 muestra una imagen del eje HHA.

REFERENCIA RÁPIDA

El sistema nervioso simpático, que causa la respuesta de «lucha o huida», reacciona y prepara al cuerpo para los momentos de estrés. El eje HHA describe la relación entre el hipotálamo, la hipófisis y la corteza suprarrenal. Esta relación conecta íntimamente al sistema nervioso con el sistema endocrino.

Varias anormalidades en el procesamiento del dolor son evidentes en las personas con FM[13]. Estos problemas pueden agravar los síntomas de la FM e incluyen:
- Altos niveles de **neurotransmisores pronociceptivos,** como la sustancia P y la glutamina (productos químicos que mejoran la percepción del dolor).
- Bajos niveles de neurotransmisores inhibitorios, como la serotonina y la norepinefrina (que produce un aumento en la estimulación del dolor).
- Desregulación de la dopamina (que interfiere con las habilidades cognitivas, el equilibrio y la coordinación).
- Bajos niveles de hormona del crecimiento (que interrumpen la reparación del tejido).
- Altos niveles de factor de crecimiento nervioso (que dan lugar a un aumento de la producción de sustancia P).

La tabla 13-3 presenta información adicional sobre productos químicos corporales seleccionados y sus efectos en pacientes con FM.

En el pasado, los médicos diagnosticaban la FM midiendo el dolor y la sensibilidad en los puntos sensibles designados ubicados en todo el cuerpo (fig. 13-6 A). Un médico aplicaría presión, y si un paciente experimentaba dolor en al menos 11 de los 18 puntos sensibles, el médico diagnosticaba FM. Sin embargo, los examinadores fueron inconsistentes en la cantidad de presión que aplicaron, por lo que los resultados no eran fiables. Además, el dolor asociado con FM varía de forma significativa de un día a otro; en consecuencia, un paciente puede sentir dolor en 11 puntos un día, pero solo en 6 puntos al día siguiente. Debido a los desafíos relacionados con este método, se desarrollaron nuevos criterios diagnósticos que incluyen los siguientes (fig. 13-6 B y C):
- Dolor generalizado que dura al menos 3 meses.
- Fatiga **debilitante.**
- Dificultad para concentrarse.
- Ninguna otra condición subyacente que pueda explicar los síntomas.

Sistema nervioso simpático: parte del sistema nervioso autónomo que responde ante el estrés físico o emocional; prepara al cuerpo para las amenazas reales o percibidas.

Eje hipotálamo-hipófisis-adrenocorticotrópico (eje HHA): se refiere a la relación entre el hipotálamo, la hipófisis y la corteza suprarrenal; regula muchos procesos corporales y controla las reacciones al estrés.

Neurotransmisores pronociceptivos: sustancias químicas que mejoran la percepción del dolor.

Debilitar: agotar.

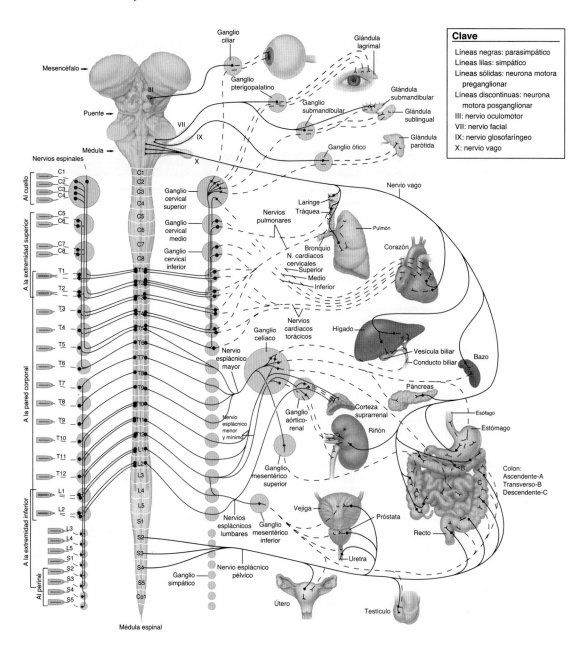

FIGURA 13-4 ■ Sistema nervioso autónomo. (Reimpreso de Anatomical Chart Company. Autonomic Nervous System Anatomical Chart. Baltimore: Lippincott Williams & Wilkins, 2003, con autorización.)

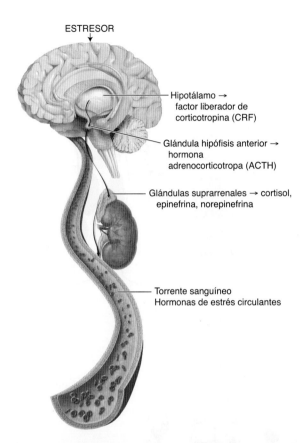

ESTRESOR

Hipotálamo →
factor liberador de
corticotropina (CRF)

Glándula hipófisis anterior →
hormona
adrenocorticotropa (ACTH)

Glándulas suprarrenales → cortisol,
epinefrina, norepinefrina

Torrente sanguíneo
Hormonas de estrés circulantes

FIGURA 13-5 ■ El eje HHA es una interacción compleja entre el hipotálamo, la hipófisis y las glándulas suprarrenales. (Reimpreso de Timby BK. Fundamental Nursing Skills and Concepts. 11th Ed. Baltimore: Lippincott Williams & Wilkins, 2016; Fig. 5-8, con autorización.)

TABLA 13-3. Productos químicos seleccionados y sus efectos en pacientes con FM[13]

Producto químico	Nivel en el paciente con FM	Función
Serotonina	Disminuido	Neurotransmisor necesario para ayudar a regular el sueño, la percepción del dolor y el estado de ánimo; los niveles disminuidos predisponen a los pacientes con FM a trastornos del sueño, aumento de la percepción del dolor y anormalidades del humor
Sustancia P	Elevado	Neurotransmisor que aumenta la sensibilidad de las neuronas al dolor y aumenta la conciencia del dolor; los niveles elevados en pacientes con FM sugieren mayor sensibilidad al dolor
Glutamina	Disminuido	Promueve la reparación y recuperación muscular; los niveles disminuidos en pacientes con FM sugieren una reparación muscular inadecuada por microtraumatismo
Hormona de crecimiento	Disminuido	Se produce durante el sueño delta y estimula la producción del factor de crecimiento similar a la insulina que promueve la reparación de tejidos; los niveles disminuidos en pacientes con FM sugieren una reparación celular y tisular inadecuada
Factor de crecimiento nervioso	Elevado	Aumenta la producción de la sustancia P; los niveles elevados en pacientes con FM promueven la síntesis de la sustancia P, que aumenta la sensibilidad al dolor
Dopamina	Disminuido	Neurotransmisor que ayuda con el enfoque mental, el equilibrio y la coordinación; los niveles disminuidos en pacientes con FM sugieren un enfoque mental, equilibrio y coordinación anormales

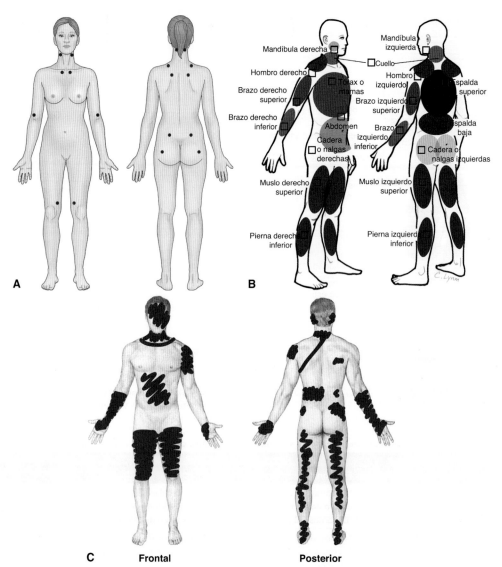

FIGURA 13-6 ■ **A.** El mapa de puntos sensibles, como muestra este diagrama, es la principal herramienta de diagnóstico utilizada por los especialistas de 1990 a 2010. Véase el texto para más explicaciones. (Reimpreso de Pellico LH. *Focus on Adult Health*. Baltimore: Lippincott Williams & Wilkins, 2012; Fig. 39-3, con autorización.) **B.** En 2010, el American College of Rheumatology estableció nuevos criterios de diagnóstico destinados a los médicos generales. Se centra en aspectos más amplios de la FM y considera áreas específicas donde se ha producido dolor la semana previa. Durante la evaluación, el paciente identifica la ubicación del dolor y califica su gravedad en una escala determinada. La FM se diagnostica si se cumple lo siguiente: *1)* el paciente ha experimentado dolor y síntomas durante la última semana, está fatigado, se despierta cansado y experimenta problemas cognitivos; *2)* los síntomas del paciente han mantenido el mismo nivel de intensidad durante 3 meses, y *3)* ningún otro problema de salud puede explicar el dolor. (Reimpreso de Urman RD, Ehrenfeld JM. *Pocket Anesthesia*. 3rd Ed. Baltimore: Lippincott Williams & Wilkins, 2016; Fig. 31-4, con autorización.) **C.** Cuando se les da una imagen de la parte **frontal** y **posterior** del cuerpo y se les pide que indiquen las ubicaciones del dolor, los pacientes con FM expresan dolor generalizado. (Reimpreso de Anatomical Chart Company. *Understanding Pain Anatomical Chart*. Baltimore: Lippincott Williams & Wilkins, 2006, con autorización.)

DESTACADO Fibromialgia y anemia

Como se ha discutido a lo largo de este capítulo, muchos pacientes con FM sufren de otras afecciones (llamadas comorbilidades) que agravan los síntomas de FM. La **anemia** por deficiencia de hierro es una de esas afecciones. Un estudio que analizó los niveles de hierro en mujeres con FM encontró una correlación entre la FM y la disminución de los niveles de hierro en sangre y **líquido cefalorraquídeo**[20]. Esto es importante en pacientes con FM por dos razones principales. Primero, el hierro es el componente de la hemoglobina que se une al oxígeno, la proteína que llena el interior de los eritrocitos. Sin hierro, el cuerpo produce menos eritrocitos y no puede transportar la cantidad adecuada de oxígeno a las células del cuerpo. Esto produce palidez, debilidad, disnea, mareo, sensación de hormigueo en las piernas y fatiga general.

En segundo lugar, el hierro tiene un papel en la formación y el funcionamiento de la serotonina y la dopamina en el SNC. La serotonina y la dopamina son **neurotransmisores,** sustancias químicas utilizadas por las neuronas para comunicarse entre sí. Puesto que los niveles de serotonina y dopamina tienden a ser más bajos de lo normal en personas con FM (tabla 13-3), los investigadores quieren aprender más sobre la relación entre la anemia y el desarrollo de FM. Los neurotransmisores individuales tienen papeles específicos pero, en general, ayudan a regular el dolor, el sueño, el enfoque mental, el equilibrio y la coordinación: síntomas que suelen asociarse con la FM. La investigación ahora necesita responder a las siguientes preguntas: *1)* ¿la deficiencia de hierro disminuye directamente los niveles de serotonina y de dopamina?; *2)* ¿los niveles bajos de estos dos neurotransmisores promueven síntomas asociados con la FM?, y/o *3)* ¿padecer FM altera la capacidad corporal de producir estos dos neurotransmisores?[20-22]

Al no existir una prueba diagnóstica definitiva para la FM, los médicos utilizan el proceso de eliminación para hacer el diagnóstico. Básicamente, deben descartar otras enfermedades reumáticas, trastornos de salud mental y problemas neurológicos con síntomas similares a la FM. Sin embargo, en general se requieren múltiples consultas con diferentes médicos y un promedio de hasta 5 años antes de tener un diagnóstico de FM[15,16]. Varios problemas de salud se asocian a menudo con FM y causan síntomas similares (tabla 13-4).

FACTORES QUE CONTRIBUYEN AL DESARROLLO DE FIBROMIALGIA

Aunque las causas precisas y los factores de riesgo para esta afección son desconocidos, los expertos han notado una correlación entre el inicio de la enfermedad y los siguientes[23,24]:

- Predisposición genética.
- Episodios traumáticos (accidentes automovilísticos, estrés severo).
- Lesiones repetitivas.
- Infecciones virales (en particular con el virus del herpes simple [VHS]).
- Presencia de otras enfermedades reumáticas (p. ej., artritis reumatoide y lupus).
- Género.
- Obesidad.

Anemia: afección marcada por bajos niveles de hemoglobina o bajo recuento de eritrocitos; que producen palidez y debilidad.

Líquido cefalorraquídeo: líquido transparente que rodea, nutre, protege y crea el ambiente químico apropiado para el cerebro y la médula espinal.

Neurotransmisores: sustancias químicas producidas y utilizadas por las neuronas para la comunicación con otras neuronas, músculo esquelético, músculo cardíaco, músculo liso y glándulas.

TABLA 13-4. Problemas de salud frecuentemente asociados con FM

Además de la FM, muchos pacientes tienen **comorbilidades** con síntomas similares[17-19]. Estos son los siguientes:
- Artritis
- **Lupus**
- Síndrome del intestino irritable
- Vejiga irritable y/o incontinencia
- Ansiedad
- Depresión
- Síndrome de fatiga crónica
- Trastornos del sueño
- **Síndrome de piernas inquietas** (fig. 13-7)
- Enfermedad de Lyme
- **Hipotiroidismo**
- Trastorno de la articulación temporomandibular

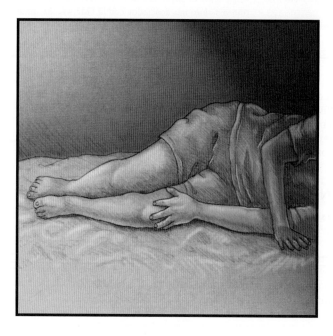

Síndrome de piernas inquietas

El síndrome de piernas inquietas (SPI) es un trastorno que causa una sensación de hormigueo desagradable, sobre todo en las piernas. La respuesta natural es un impulso para moverlas en busca de alivio. En general, es peor por las tardes y cuando se está en reposo. A menudo interfiere con la capacidad de dormir y puede causar patadas involuntarias durante el sueño. Alguien con SPI grave puede sentirse muy incómodo al estar sentado durante un período prolongado en un teatro o al recorrer largas distancias en un automóvil. Los síntomas del SPI pueden empezar a cualquier edad.

FIGURA 13-7 ■ Síndrome de piernas inquietas. (Reimpreso de Anatomical Chart Company. Understanding Sleep Disorders Anatomical Chart. Baltimore: Lippincott Williams & Wilkins, 2005, con autorización.)

Se desconoce exactamente cómo estos factores promueven el desarrollo de FM. Es probable que los genes predispongan a ciertas personas a la FM, pero por sí solos no explican completamente este trastorno. Tal vez alguna serie de episodios «activan» o «disparan» la FM en individuos susceptibles; sin este desencadenante, puede que nunca se desarrolle. Por ejemplo, algunos investigadores sugieren que los episodios traumáticos como los accidentes automovilísticos, las caídas debilitantes, el estrés severo o las lesiones repetitivas desencadenan cambios **bioquímicos** en los músculos y el SNC que producen una percepción anormal del dolor. Otros creen que una lesión cerebral puede alterar las ondas cerebrales y finalmente afectar a la percepción del dolor, que los desencadenantes hormonales hipersensibilizan a las personas al dolor, o que hay un episodio que disminuye las habilidades inhibidoras del cerebro. En cualquier caso, cuando los pacientes con FM están expuestos a estímulos intensos, experimentan niveles mucho más altos de dolor que sus homólogos sin FM[25]. Es casi como si «... [sus] ... señales de dolor [se amplificaran] de forma análoga a un 'ajuste de control de volumen' demasiado alto»[26,27].

Las infecciones virales, particularmente el VHS, también pueden desencadenar los síntomas de FM. Este tipo de virus puede invadir el cuerpo, se vuelve **latente** y reside dentro de las neuronas durante tiempo indefinido. En los momentos de estrés físico o emocional, el virus se reactiva y viaja a lo largo de varias vías nerviosas que desencadenan dolor y otros problemas frecuentes asociados con FM[23,24].

Como se ha mencionado, la FM a menudo se presenta con comorbilidades. De hecho, casi el 25 % de las personas con lupus también tienen FM, una combinación que aumenta la gravedad del dolor y la debilidad[28]. Además, un 10-15 % de las personas con osteoartritis desarrollan FM en algún momento de la vida[17].

Debido a que la mayoría de los pacientes con FM son mujeres, el riesgo de desarrollar FM se considera mayor en mujeres que en hombres. Los investigadores no saben la causa[23,24,29], por lo que se requiere más investigación sobre las causas reales de la FM para resolver este problema.

Las estadísticas muestran que las mujeres con un IMC > 25 son 60-70 % más propensas a desarrollar FM[29] que aquellos con IMC más bajos. Aunque hay una correlación entre la obesidad y la FM, los expertos no saben cuál ocurre primero. ¿Algunos pacientes con FM tienen sobrepeso u obesidad porque su dolor les impide estar activos, o el sobrepeso predispone a las mujeres con sobrepeso/obesidad a desarrollar FM? Se necesita más investigación para responder a esta pregunta.

TRATAMIENTO PARA LA FIBROMIALGIA

Hoy en día no hay cura para la FM; sin embargo, el abordaje en equipo que incluye un **reumatólogo,** un fisioterapeuta y otros profesionales de la salud es probablemente el mejor método para desarrollar un plan de tratamiento que ayudará a controlar la afección. Encontrar una estrategia que satisfaga las necesidades individuales puede tardar tiempo y un ensayo de prueba-error, pero una

---

Comorbilidad: presencia de más de una enfermedad en un paciente determinado.

Lupus: uno de los muchos trastornos autoinmunes provocados por las células de ataque normales del sistema inmunitario del cuerpo; puede afectar a varios sistemas y órganos del cuerpo.

Síndrome de piernas inquietas: trastorno del sistema nervioso que provoca el deseo de mover constantemente las piernas; también se considera un trastorno del sueño porque lo altera.

Hipotiroidismo: disminución anormal de la actividad y la liberación de hormonas tiroideas.

Bioquímica: reacciones químicas en organismos vivos.

Latente: temporalmente inactivo.

Reumatólogo: médico que se especializa en diagnosticar y tratar las enfermedades musculoesqueléticas y autoinmunes llamadas enfermedades reumáticas.

DESTACADO   Enfermedad reumática[19]

Las enfermedades reumáticas son aquellas que afectan a los músculos y articulaciones. Hay más de 100 tipos diferentes de enfermedades reumáticas, pero tres de las más habituales son osteoartritis, gota y lupus.

La osteoartritis, a menudo referida como artritis de desgaste, ocurre cuando se desgasta el cartílago en los extremos de los huesos. A medida que este cartílago se desgasta, los huesos rozan entre sí, lo que causa dolor, hinchazón y rigidez articular. Aunque la artritis es una enfermedad progresiva, ciertos cambios en el estilo de vida y los medicamentos pueden disminuir la tasa de progresión y/o minimizar el dolor. Por ejemplo, el ejercicio ligero a moderado disminuye la rigidez articular, mientras que los antiinflamatorios reducen la hinchazón. En conjunto, estos finalmente pueden reducir el dolor y promover el movimiento. Además, el ejercicio y las modificaciones dietéticas que promueven la pérdida de peso pueden disminuir el estrés en la cadera, la rodilla y las articulaciones del tobillo, lo que reduce el riesgo de lesiones futuras.

La gota es una forma de artritis que ocurre cuando los cristales de ácido úrico se acumulan en las articulaciones, en particular en la articulación del dedo gordo del pie. Un ataque de artritis gotosa causa dolor articular agudo, sensibilidad, hinchazón y rigidez, que a veces dura horas, días o incluso semanas. Es imposible predecir el ciclo de los ataques. De hecho, algunas personas pasan años sin tener un ataque, mientras que otros los experimentan semanalmente. La inyección de corticoesteroides es el tratamiento más frecuente para un brote agudo, pero un médico también puede recetar medicamentos que minimizan la formación de cristales de ácido úrico a largo plazo. Además, suelen recomendarse modificaciones dietéticas.

El lupus es un trastorno autoinmune que puede afectar a varios órganos en todo el cuerpo. Los síntomas incluyen dolor y rigidez articular, fatiga, caída de cabello, problemas renales, anemia, erupciones cutáneas y dedos cianóticos o pálidos en un ambiente frío. Los brotes de lupus son cíclicos y varían de leves a graves. Al igual que otras enfermedades reumáticas, el lupus no tiene cura conocida; sin embargo, hay opciones de tratamiento exitosas. Los tratamientos a menudo incluyen antiinflamatorios, antipalúdicos, corticoesteroides y productos biológicos (una nueva clase de medicamento aprobado para uso en varias enfermedades reumáticas).

combinación de los métodos farmacológicos y no farmacológicos puede minimizar los síntomas de forma bastante efectiva (fig. 13-8).

La Food and Drug Administration de EE.UU. aprobó recientemente tres medicamentos que parecen eficaces para el tratamiento de la FM. La duloxetina y el milnacipran alteran los niveles de serotonina y norepinefrina para ayudar a aliviar el dolor. Además, la pregabalina interfiere con las vías del dolor, disminuyéndolo. Algunos fármacos más antiguos, como la amitriptilina y la ciclobenzaprina, actúan de manera similar a duloxetina y milnacipran con efectos sobre la serotonina y la norepinefrina. Algunos de estos tratamientos también mejoran la calidad del sueño de los pacientes con FM. Por ejemplo, ciclobenzaprina, pregabalina y amitriptilina abordan los síntomas del dolor y las irregularidades del sueño para promover un sueño más reparador, algo que los pacientes con FM a menudo no logran. Además, los pacientes con FM deben evitar la cafeína, los descongestionantes, ciertos antidepresivos, opioides y benzodiazepinas, ya que estos medicamentos pueden alterar el sueño[19].

El National Institutes for Arthritis and Musculoskeletal and Skin Diseases está realizando una serie de estudios en un intento de descubrir nuevos métodos para controlar los síntomas de FM. La **estimulación magnética transcraneal** (EMT) y la **estimulación del nervio vago** (ENV) son dos procedimientos emergentes no invasivos destinados a alterar el funcionamiento cerebral para beneficiar a los pacientes con FM. La EMT pasa una corriente eléctrica a la corteza cerebral a través de una bobina electromagnética en el cuero cabelludo. La ENV utiliza un pequeño dispositivo similar a un marcapasos para suministrar estimulación eléctrica leve al cerebro a través del nervio vago[30-32]. Ambos son prometedores para aliviar la depresión y el dolor, pero se necesita investigación adicional para desarrollar protocolos específicos y determinar los niveles de tolerancia.

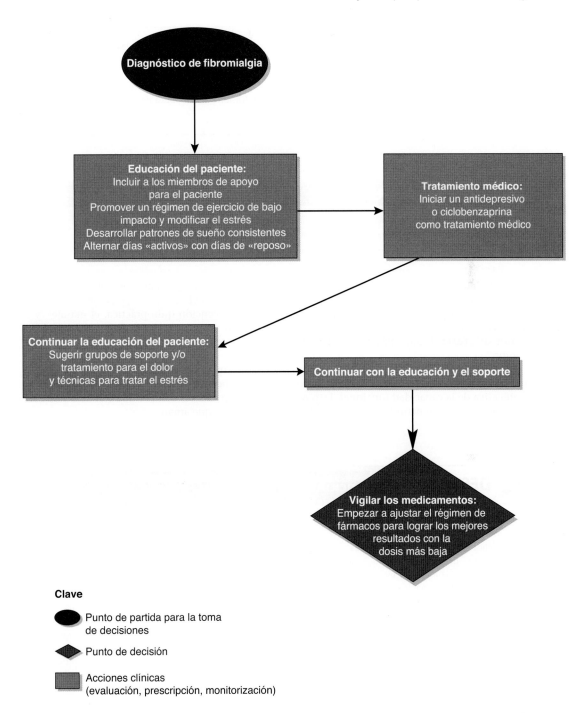

Clave

● Punto de partida para la toma de decisiones

◆ Punto de decisión

▢ Acciones clínicas (evaluación, prescripción, monitorización)

FIGURA 13-8 ■ Toma de decisiones en la FM. (Reimpreso de Arcangelo VP, Peterson AM. Pharmacotherapeutics for Advanced Practice. 3rd Ed. Baltimore: Lippincott Williams & Wilkins, 2011; Fig. 37-1, con autorización.)

Estimulación magnética transcraneal: procedimiento que utiliza campos magnéticos para aliviar la depresión y el dolor.

Estimulación del nervio vago: procedimiento que utiliza un pequeño dispositivo similar a un marcapasos para administrar estimulación eléctrica leve al cerebro a través del nervio vago; destinado a aliviar la depresión y el dolor; el nervio vago es un nervio principal de la división parasimpática del sistema nervioso autónomo.

REFERENCIA RÁPIDA

La serotonina y la norepinefrina son sustancias químicas liberadas por las neuronas que afectan el funcionamiento del cerebro. Juntas influyen en el estado de ánimo, el sueño, el estrés y el dolor.

La actividad física parece ser el método no farmacológico más efectivo para controlar los síntomas de FM. El ejercicio aeróbico es particularmente beneficioso, pero el taichí y el yoga también alivian el dolor asociado con la FM. Además, la acupuntura, la intervención quiropráctica, el masaje[19] y la **punción seca** también parecen manejar de forma eficaz los síntomas de FM[33]. La **terapia de liberación miofascial** también está emergiendo como una técnica posiblemente efectiva para aliviar el dolor.

En general, un plan de tratamiento multifacético que involucra la educación del paciente, las modificaciones del estilo de vida y el uso apropiado de medicamentos puede fomentar una mejoría significativa de la capacidad funcional. Esto puede dar a los pacientes con FM una sensación de control sobre sus vidas al permitirles realizar activamente las cosas que aman.

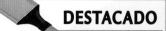

DESTACADO Punción seca[34]

La punción seca es un abordaje terapéutico realizado por fisioterapeutas para ayudar a aliviar el dolor musculoesquelético. Implica la inserción de agujas finas en puntos gatillo miofasciales, que son nódulos o nudos particularmente dolorosos en el músculo. Estimulando una respuesta de contracción local en el área deseada, la punción seca puede iniciar un proceso normal y específico del cuerpo que finalmente ayudará a reducir la percepción de dolor.

Además de ayudar a las personas con FM, la punción seca también podría ayudar a tratar las siguientes condiciones:

- Dolor cervical.
- Dolor de espalda.
- Dolor de hombro.

- Codo de tenista o golfista.
- Síndrome del túnel carpiano.
- Cefaleas por migraña.
- Tensión de isquiotibiales.
- Dolor posquirúrgico.

El alivio suele ocurrir después de un par de tratamientos, pero algunos pacientes notan alivio 1 día después del tratamiento inicial. Los efectos secundarios negativos son raros; sin embargo, un paciente puede sentir algunas molestias durante la contracción muscular. El único efecto secundario notable, que no ocurre con todos los pacientes, es fatiga general durante 24 h tras el procedimiento, sensibilidad leve y hematomas leves en el sitio de punción.

DESTACADO   Terapia de liberación miofascial[35]

La **fascia** consiste en tejido conectivo que envuelve, penetra y une varias partes del cuerpo diferentes, incluidos músculos, huesos, nervios, arterias y venas. Es bastante extenso y rodea a los músculos y otros órganos de forma parecida a una media o jersey ajustado, por lo que es importante para mantener la estructura del cuerpo. Curiosamente, la fascia es una hoja única y continua que en realidad puede estirarse, retroceder, moverse y transmitir fuerza. Los traumatismos, la inflamación, la mala postura crónica, las lesiones repetitivas, la cirugía y las cicatrices pueden tensar la fascia y restringir su movimiento. Puesto que toda la fascia está interconectada, cuando un área del cuerpo se estira, la tensión, la restricción o el dolor pueden aparecer en otra parte del cuerpo. Sin embargo, el dolor no sigue los patrones de dolor referido típico[36].

La terapia de liberación miofascial es una forma de terapia manual que aplica presión suave o estiramiento con baja carga para aflojar la fascia. Durante una sesión de tratamiento, un terapeuta localiza y trata las áreas miofasciales rígidas en un intento por minimizar la presión y el dolor en las terminaciones nerviosas locales. Aunque en realidad pocos estudios de buena calidad han investigado los efectos de la terapia de liberación miofascial, la teoría detrás de ellos es sólida y muchos pacientes han experimentado alivio a corto plazo tras el tratamiento. Véase la figura 13-9 para conocer las posibles opciones adicionales de tratamiento.

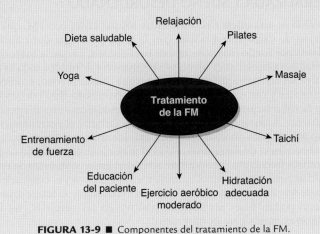

FIGURA 13-9 ■ Componentes del tratamiento de la FM.

Punción seca: inserción de agujas en músculos específicos para tratar los trastornos musculoesqueléticos, realizada por un fisioterapeuta capacitado u otro profesional médico.

Terapia de liberación miofascial: forma de terapia manual que aplica presión suave o estiramiento de baja carga para aflojar la fascia.

Fascia: láminas extensas de tejido conectivo que rodean y protegen los músculos y otros órganos.

PRECAUCIONES DURANTE EL EJERCICIO

Las personas con FM se enfrentan a diversos desafíos físicos a diario, incluido el dolor generalizado, fatiga generalizada combinada con sueño en mala cantidad y calidad, falta de equilibrio, síndrome del intestino irritable e irritabilidad vesical. En consecuencia, deben ser cautelosos cuando realizan una actividad física, ya que la actividad puede exacerbar los síntomas. Esta sección explora las preocupaciones al trabajar con personas con FM.

DOLOR

Como se ha mencionado, el dolor musculoesquelético generalizado es el síntoma más habitual de la FM. En general comienza en el cuello o los hombros, pero luego se extiende gradualmente a otras áreas. El tipo de dolor varía; los pacientes lo han descrito como rigidez, dolor, ardor, punzadas o incluso dolor irradiado. La intensidad del dolor también parece variar según el nivel de actividad, el estado de hidratación, el momento del día y el nivel de estrés. Para algunos, el dolor está siempre presente; para otros es intermitente. Es imperativo que los entrenadores personales y otros profesionales de la salud y el entrenamiento físico sean conscientes de este síntoma y hagan ajustes diarios a la rutina de ejercicios según el nivel de dolor. Además, la moderación en el ejercicio es aún más importante en esta población particular, ya que el esfuerzo excesivo puede desencadenar un dolor debilitante en muchos pacientes con FM.

FATIGA GENERALIZADA Y SUEÑO DESORDENADO

La fatiga generalizada es una queja frecuente entre los pacientes con FM, que a menudo la comparan con la sensación de cansancio asociada con la gripe o trabajar duro durante muchas horas. A menudo está causada por sueño insuficiente y de baja calidad, ya que la mayoría de los pacientes con FM tienen dificultad para conciliar el sueño y/o permanecer dormidos toda la noche[37]. La fatiga que experimentan puede ser agotamiento físico y mental que consume todo, acompañado de **apatía.** Los entrenadores personales y otros profesionales de entrenamiento físico deben considerar los efectos debilitantes de la fatiga relacionada con la FM y hacer modificaciones diarias basadas en los niveles de energía del paciente. Mantener un ritmo apropiado durante el entrenamiento es probablemente el punto más importante para abordar este síntoma. Identificar el límite de una persona y trabajar *dentro* de este límite en lugar de forzar *más allá* es el mejor abordaje cuando se entrena a una persona con FM. Los descansos frecuentes, períodos de actividad breve y alternancia entre las actividades de alta y baja intensidad pueden prevenir el entrenamiento excesivo y el empeoramiento de la fatiga. En algunos casos puede ser necesario posponer el ejercicio hasta que la fatiga disminuya.

Mejorar el sueño podría tener un impacto positivo en las personas con FM. Consúltese la tabla 13-5 para obtener consejos para dormir mejor.

FALTA DE EQUILIBRIO

Numerosos estudios demuestran que las personas con FM tienen problemas de equilibrio que aumentan su riesgo de caídas, sobre todo durante el ejercicio. Los profesionales de entrenamiento físico

TABLA 13-5. Consejos para dormir mejor[10]

- Establecer y mantener un horario de sueño regular
- Hacer ejercicio de manera rutinaria, pero evitar hacer ejercicio en las 3 h previas a acostarse
- Evitar las siestas, que pueden interrumpir un horario de sueño normal
- Evitar la cafeína y el alcohol al final de la tarde o la noche
- Evitar beber líquidos un par de horas antes de acostarse
- Escuchar música relajante, leer un libro o tomar una ducha tibia antes de acostarse

deben considerarlo cuando diseñan y supervisan sesiones de ejercicio, ya que la actividad física segura requiere equilibrio, coordinación y control innatos. Cualquier caída relacionada con el ejercicio podría provocar dolor adicional, lesiones y miedo que evitarían que las personas con FM hagan ejercicio[38]. Mantener el área de ejercicio libre de obstáculos, evitar las superficies resbaladizas y usar un calzado adecuado y protector pueden ayudar a promover la seguridad.

SÍNDROME DEL INTESTINO IRRITABLE, IRRITABILIDAD DE LA VEJIGA URINARIA E INCONTINENCIA

Los períodos impredecibles de estreñimiento y diarrea son frecuentes en pacientes con FM. Sin embargo, cualquiera de estas afecciones puede provocar hinchazón, calambres y gases, que a menudo interfieren con la capacidad de hacer ejercicio. Estos síntomas, junto con la irritabilidad y los espasmos vesicales, pueden alejar a los pacientes con FM. Dado que muchos pacientes con FM intentarán controlar su frecuencia de micción limitando su ingesta de líquidos, tienen mayor riesgo de deshidratación. Animar a las personas a beber agua, ofrecer descansos frecuentes durante el ejercicio y hacer ejercicio cerca de un baño si es posible para promover una hidratación adecuada y permitir que las personas con FM se sientan más seguras. La educación del paciente es clave: hay que asegurarse de que todos los pacientes sepan la importancia de una ingesta adecuada de agua.

Consejo de cambio del estilo de vida: ¡hacer descansos para estirar! Es bueno estirarse porque uno se siente muy bien, pero la mayoría de las personas rara vez invierten el tiempo para hacerlo. Animar a las personas a emplear 1 min más o menos para estirar periódicamente un grupo muscular diferente a lo largo del día. Establecer un horario puede ayudar. Por ejemplo, sugerirles que se estiren al final de cada hora, al final de cada hora par, o cada vez que terminan una conversación telefónica. Incluso podrían configurar un temporizador o una alarma como recordatorio en horas designadas a lo largo del día, lo que sea que funcione con sus horarios.

BARRERAS PARA EL EJERCICIO

Debido al dolor persistente y a la fatiga crónica, y dado que la actividad física a menudo exacerba los síntomas durante los 2 días posteriores a la actividad (en particular cuando el ejercicio aún es nuevo), los pacientes con FM suelen evitar el ejercicio. Esto conduce a un círculo vicioso donde el ejercicio causa dolor y fatiga, estos dificultan el movimiento, la incapacidad para moverse promueve el desacondicionamiento y este causa más dolor y fatiga (conocidos como brotes de FM). Esta es una receta para el desastre porque todos los sistemas del cuerpo se ven afectados negativamente con un estilo de vida sedentario.

El miedo a empeorar el dolor relacionado con la FM y quedarse atrapado en un ciclo de dolor/fatiga probablemente sea la mayor barrera para hacer ejercicio en esta población (fig. 13-10). Sin embargo, muchos pacientes con FM no se dan cuenta de que el ejercicio constante podría reducir el dolor general mientras mejora la tolerancia al dolor. Por supuesto, demasiado ejercicio puede ser perjudicial, por lo que los pacientes con FM deben trabajar dentro de los límites establecidos para evitar el empeoramiento del dolor. Aprender a reconocer la línea delgada entre el esfuerzo suficiente para hacer mejoras y cruzar la línea hacia un esfuerzo excesivo es indispensable para esta población[9]. Si terminan experimentando un brote horas o días después del ejercicio, es probable que los pacientes con FM no vuelvan.

Otra barrera para el ejercicio es que los pacientes con FM previamente sedentarios podrían sentir vergüenza por su mala condición física. Por tanto, podrían evitar la actividad física que implica ser

Apatía: mostrar poco interés en algo.

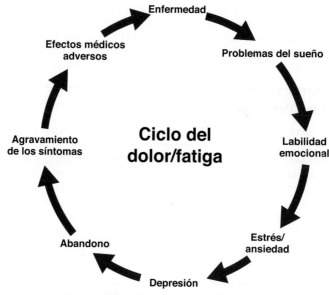

FIGURA 13-10 ■ Ciclo del dolor/fatiga.

visto o interactuar con otros. Esto básicamente les aísla y priva de los beneficios de un posible grupo de apoyo. Es posible que los profesionales de entrenamiento físico quieran abordarlo antes de que se convierta en un problema, y pueden hacerlo compartiendo historias de otras personas que tenían las mismas preocupaciones. En las primeras etapas de un programa de ejercicios, los pacientes con FM pueden mostrarse reacios a indicar que cierto ejercicio es doloroso. Fomentar una relación abierta, honesta y respetuosa puede hacer que las personas tengan la seguridad suficiente para expresarse.

Sin embargo, la mayoría de los pacientes con FM que empiezan un programa de ejercicios lo abandonan pocos meses después de iniciarlo. Los profesionales de entrenamiento físico necesitan minimizarlo al desarrollar un plan para evitar fallos antes de empezar el programa de entrenamiento[9,39].

BENEFICIOS DEL EJERCICIO

Los beneficios del ejercicio para la población general están bien documentados (tablas 13-6 y 13-7). El ejercicio aumenta la densidad ósea, mejora el funcionamiento cardiorrespiratorio, promueve la flexibilidad, mejora el equilibrio, aumenta la fuerza y la resistencia muscular, promueve un peso saludable

TABLA 13-6. El ejercicio ayuda a mejorar[9,40,41]

• Manejo del dolor
• Aptitud general para combatir la fatiga
• Rango de movimiento articular
• Calidad y cantidad del sueño
• Postura y mecánica corporal
• Estabilidad y movilidad
• Capacidad para completar las AVD
• Manejo del estrés
• Estado de ánimo
• Sentido de autoestima

TABLA 13-7. Beneficios del ejercicio[9,40,41]

• Aumento de energía
• Resistencia cardiovascular
• Resistencia y fuerza muscular
• Sentido del bienestar

y mejora el estado de ánimo. Las personas con FM experimentan todos estos beneficios y mucho más; en consecuencia, se les debe animar a realizar de forma regular ejercicios cardiovasculares, de fortalecimiento y flexibilidad[9,40-43].

Como se ha mencionado, el dolor crónico asociado con la FM puede hacer que los pacientes se resistan al ejercicio, un factor que produce desacondicionamiento rápidamente; de hecho, la atrofia muscular notable y el deterioro cardiovascular se dan en las 2 semanas posteriores a suspender el ejercicio, incluso en personas con buena condición. A medida que disminuye el nivel de actividad, aumenta el riesgo de otras afecciones crónicas. El ejercicio regular puede ayudar a mantener o incluso formar tejido muscular mientras mejora la capacidad del sistema cardiovascular para suministrar oxígeno y nutrientes a los músculos activos. Esto ayuda a los pacientes con FM a combatir más eficazmente la fatiga y controlar el estrés. El ejercicio regular podría incluso ayudar a interrumpir el ciclo de dolor/fatiga crónica a menudo asociado con la FM. Una vez que su grado de dolor está controlado, las personas con FM tienen más tendencia a interactuar con los demás y a vivir una vida más plena[9,43].

Las investigaciones actuales de los National Institutes of Arthritis and Musculoskeletal and Skin Diseases están evaluando los efectos del taichí sobre el dolor, el sueño, la fatiga, la ansiedad y la depresión en los pacientes con FM. También están comparando los efectos del ejercicio reglamentado con aumentos sencillos de la actividad física cotidiana (como subir escaleras en lugar del ascensor o aparcar más lejos del trabajo para caminar más) para ver si los pacientes con FM experimentan beneficios similares de cada uno. Se cree que podría ser más fácil mejorar la adherencia a la actividad en este grupo recomendando una actividad física menos estructurada[10,15].

En general, las mejoras fisiológicas y psicológicas del ejercicio no solo permiten controlar mejor los síntomas, también promueven la interacción de los pacientes con FM con otras personas. En general, esto mejora la calidad de vida.

RECOMENDACIONES PARA LAS PRUEBAS Y PRESCRIPCIÓN DE EJERCICIO

Al igual que en otras poblaciones, el ejercicio debe ser individualizado para satisfacer las necesidades de las personas con FM. Debido a que los síntomas, la gravedad de estos, el acondicionamiento general y la respuesta al ejercicio varían ampliamente en esta población, en la actualidad no existen guías específicas que se apliquen a todos, o incluso a la mayoría de las personas con FM. Sin embargo, se pueden hacer varias generalizaciones de acuerdo con las investigaciones actuales.

Además de crear programas de ejercicio para satisfacer la capacidad física individual, los entrenadores físicos que trabajan con este grupo deben considerar los factores de riesgo psicológicos como la tolerancia al dolor, la persistencia del dolor y los patrones para evitarlo. Hay que tener en cuenta que los objetivos múltiples del ejercicio en esta población incluyen lo siguiente[40,41]:

- Promover la aptitud muscular, cardiovascular y esquelética óptima del individuo.
- Aliviar el dolor muscular y articular.
- Optimizar la salud y el bienestar general.
- Evitar el esfuerzo excesivo y el deterioro posterior de los síntomas.
- Fomentar el cumplimiento del ejercicio.
- Facilitar el esfuerzo requerido para las AVD.
- Fomentar la participación activa en sus vidas.

REFERENCIA RÁPIDA

Las personas con FM siempre deben consultar con un médico antes de empezar un programa de ejercicios. De hecho, el médico, el fisioterapeuta o el fisiólogo clínico deportivo deben participar en las pruebas y prescripción del ejercicio para garantizar la seguridad del paciente.

Varias organizaciones, como los National Institutes of Health, Reumatology Network y la National Arthritis Foundation han creado algunas recomendaciones generales sobre el ejercicio en esta población especial. El American College of Sports Medicine (ACSM), *Exercise Therapy for Fibromyalgia,* un artículo de Angela Busch, Sandra Webber, Mary Brachaniec y cols., y *Exercises for Fibromyalgia: The Complete Exercise Guide,* de William Smith, también ofrecen algunas sugerencias de gran utilidad para el ejercicio efectivo. Las siguientes guías son una recopilación de estas fuentes:

- Los profesionales del acondicionamiento físico y las personas con FM que hacen deporte siempre deben consultar con un médico, fisioterapeuta y/o fisiólogo clínico deportivo para obtener orientación sobre el tipo, intensidad, frecuencia y duración del ejercicio. Esto es imprescindible porque el ejercicio óptimo para una persona con FM depende no solo de la condición física actual sino también de la tolerancia general al dolor y el nivel de dolor actual.
- Verificar el nivel de dolor diario (y con frecuencia durante una sesión) para evitar el esfuerzo excesivo.
- Elegir actividades que la persona disfrute y sea capaz de realizar manteniendo una alineación corporal adecuada.
- Un calentamiento de baja intensidad de 5-10 min dirigido a los movimientos de flexión corporal puede ayudar a preparar los músculos y las articulaciones para la actividad. Evitar el estiramiento estático al inicio del calentamiento porque los estiramientos de los músculos y articulaciones no preparadas puede causar lesiones. La cinta rodante o la bicicleta estática son una forma de calentamiento segura y efectiva. Concluir el ejercicio con un enfriamiento de 10 min que permite que la frecuencia cardíaca vuelva a la normalidad.
- Tanto para el ejercicio aeróbico como para el entrenamiento de fuerza, hay que comenzar con una intensidad inferior a la indicada por las normas predichas para la edad. Cualquier progresión debe ser muy lenta y nunca debe superar el nivel moderado. Se puede aumentar la intensidad ligeramente tras 2 semanas si la intensidad actual se tolera bien y no exacerba el dolor.
- Tener en cuenta que el cumplimiento suele ser un problema de las personas con FM.
- No hay literatura disponible que aclare si los entrenamientos aeróbico y de fortalecimiento deben realizarse el mismo día durante la misma sesión de ejercicio.
- La ACSM sugiere que los miembros de esta población empiecen con sesiones de ejercicio aeróbico 1 a 2 veces por semana con una progresión de 2 a 3 sesiones por semana de acuerdo con la tolerancia. La intensidad inicial debería ser muy ligera, a menos del 30% de VO_2R o la FCR, con una progresión gradual del 40-59% de VO_2R o la FCR. La duración inicial puede ser menor a 10 min por sesión con una progresión gradual de 30-60 min. El ejercicio de bajo impacto y sin carga de peso, como el ciclismo, el ejercicio acuático y la natación pueden ayudar a minimizar el dolor. El entrenamiento intervalado puede ser demasiado intenso para esta población.
- La ACSM sugiere el entrenamiento muscular 2-3 días por semana con un intervalo mínimo de 48 h entre sesiones. Las personas deben hacer ejercicio el 40-80% de 1-RM y pueden incrementarlo gradualmente el 60-80% de 1-RM para el fortalecimiento muscular. Para ganar fuerza, progresar de 4 a 5 repeticiones hasta 8 a 12 repeticiones. Asegurarse de programar descansos de 2-3 min entre series. Para la resistencia muscular, mantener la intensidad al 50% o menos. Incluir 15 a 25 repeticiones con períodos de descanso más breves en medio. Las máquinas de pesas, bandas elásticas, pesas, pesos en los tobillos o el peso corporal son apropiados para este grupo.
- El entrenamiento de flexibilidad gradualmente progresivo hasta 5 días por semana también puede beneficiar a esta población. Incluir estiramientos activos y suaves en el rango de movimiento indoloro para todos los grupos musculares. Mantener durante 10-30 s, progresando a 60 s de acuerdo con la tolerancia.

TABLA 13-8. Factores que pueden agravar los síntomas

- Esfuerzo excesivo
- Estrés o ansiedad
- Consumo de alcohol
- Cafeína
- Fatiga
- Cambio de clima
- Entornos fríos o con corrientes de aire
- Fluctuaciones hormonales (durante la premenopausia o la menopausia)

- Puesto que el equilibrio es un problema habitual para los pacientes con FM, aún es más importante evitar superficies resbaladizas y despejar el área de ejercicio de obstáculos. Considerar utilizar una barra corporal, la pared u otro dispositivo de estabilidad para que las personas se sientan más seguras. Evaluar el equilibrio con frecuencia y hacer ajustes para satisfacer las necesidades personales. Incorporar el entrenamiento de equilibrio en el plan de ejercicios. Tener en cuenta que las personas gravemente afectadas pueden necesitar hacer ciertos ejercicios de resistencia en posición sentada para mantener la estabilidad y seguridad.
- Minimizar el componente excéntrico del ejercicio para evitar el microtraumatismo excesivo.
- Evitar el esfuerzo excesivo. Determinar la progresión según los síntomas.
- Promover la hidratación adecuada, ya que la deshidratación puede potenciar el dolor.
- Fomentar períodos de descanso frecuentes para permitir una recuperación adecuada y descansos en la sala de descanso.
- Evaluar a menudo la tasa de esfuerzo percibido de cada persona. Detener el ejercicio si la persona experimenta dolor, fatiga inusual o molestias graves, ya que el esfuerzo excesivo puede desencadenar síntomas (tabla 13-8).
- Los ejercicios de taichí, yoga, Pilates y respiración profunda pueden ser particularmente beneficiosos para aquellos con FM. Los estudios demuestran que un enfoque mente-cuerpo proporciona resultados bastante consistentes cuando se realiza dos veces por semana. Las personas tienen mejor tolerancia al dolor, mejor humor y mejor resistencia central.
- Considerar la posibilidad de animar a fomentar la actividad física en el estilo de vida, también denominada actividad funcional, en lugar del ejercicio reglamentado, ya que el dolor a menudo impide que las personas con FM puedan participar en las sesiones de ejercicio. Las actividades cotidianas incluyen jardinería, subir escaleras en lugar del ascensor, limpiar la casa y ser más activo mientras se realizan otras AVD.
- Recomendar el uso de podómetros, relojes inteligentes u otros dispositivos para monitorizar la actividad y mantener el seguimiento de la actividad diaria. Esto puede ayudar a motivar a cualquier persona que hace deporte.

En general, las personas con FM que se adhieren a un programa de ejercicios suelen desarrollar autoconfianza y **autoeficacia** cuando tienen éxito en completar tareas y lograr los resultados deseados (como mejorar el estado físico, disminuir la fatiga, mejorar el sueño o simplemente lograr un objetivo diario). Con este sentimiento de éxito, podrían actuar como modelos positivos para otras personas con FM.

REFERENCIA RÁPIDA

Si los síntomas son graves, evitar el ejercicio.

Autoeficacia: creencia de una persona en su propia capacidad para realizar una tarea determinada, superar un desafío o tener éxito en ciertas situaciones.

EJERCICIOS

Las personas con FM pueden beneficiarse del entrenamiento muscular si los ejercicios no causan o empeoran el dolor. Las personas deben tener mucho cuidado al usar pesas que pueden sobrecargar fácilmente las articulaciones y los músculos si no se realizan los movimientos correctamente. Sin embargo, si el peso es bajo (2,2-4,5 kg pueden ser apropiados) y los movimientos se ejecutan con lentitud haciendo énfasis en la forma adecuada, su uso puede ser beneficioso. Las máquinas de pesas, las bandas elásticas sin demasiada tensión y el peso corporal son más seguros, especialmente cuando se trabaja con una persona que empieza a hacer ejercicio. Primero, pedir a la persona que haga una serie de 10 a 15 repeticiones de cada ejercicio seleccionado y progresar a 2 series de 10 a 15 repeticiones durante varias semanas según la tolerancia. Tener en cuenta que muchos de los pacientes con FM tienen sobrepeso, aunque no todos, así que considerar las precauciones descritas en el capítulo 6. En general, esta población puede beneficiarse de muchos de los ejercicios presentados en los capítulos anteriores; solo hay que asegurarse de satisfacer las necesidades personales de forma individual. El ejemplo de un programa podría incluir lo siguiente.

Entrenamiento abdominal (elegir 1 o 2 de los siguientes ejercicios)

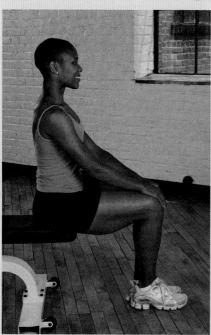 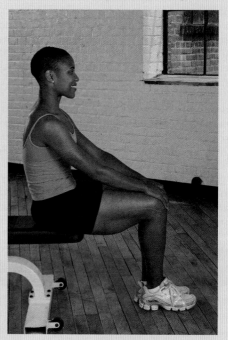

■ **Compresiones abdominales con el paciente sentado** (fig. 13-11)
Sentarse en una silla con el respaldo recto, los pies planos en el suelo y los brazos a los lados o sobre las rodillas. Apretar los abdominales y soltar mientras se respira. Este es un ejercicio efectivo para principiantes.

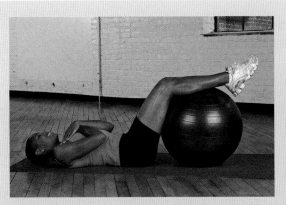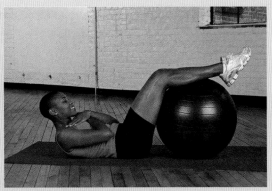

■ Abdominal básico con una pelota de estabilidad (fig. 13-12)

Recostarse sobre la espalda con las piernas apoyadas en la pelota de estabilidad. Mantener las caderas y las rodillas flexionadas 90°. Cruzar los brazos en el pecho. Levantar ligeramente los omóplatos, la cabeza y el cuello del suelo contrayendo los abdominales. Mantener la columna en posición neutra. Bajar lentamente los omóplatos, la cabeza y el cuello mientras mantiene la tensión abdominal. No tocar el suelo con los omóplatos entre las repeticiones.

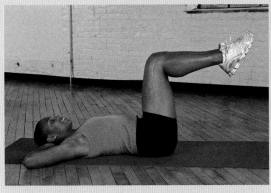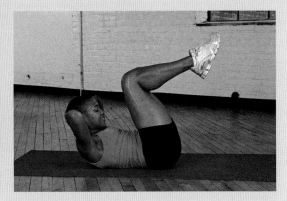

■ Abdominales inversos (fig. 13-13)

Recostarse sobre la espalda con las caderas y las rodillas flexionadas 90°. Las piernas deben estar paralelas al suelo y los brazos planos a cada lado. Alternativamente, entrelazar los dedos detrás de la cabeza para hacer este ejercicio más difícil (como se muestra en la imagen). Mientras se realiza una abdominal básica como se describe en la figura anterior, flexionar las caderas hacia el pecho mientras se contraen los abdominales.

Entrenamiento de la parte inferior del cuerpo (elegir 3 a 4 de los siguientes ejercicios)

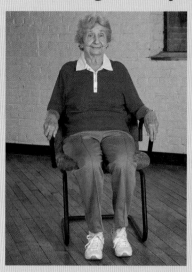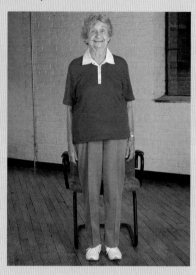

■ **Sentarse para levantarse** (fig. 13-14)

Empezar sentándose en una silla con reposabrazos. Colocar las manos sobre los reposabrazos. Levantarse usando los brazos y las piernas. Evitar empujar hacia arriba con los brazos. Volver a la posición inicial. Repetir 10 a 15 veces, de acuerdo con la tolerancia.

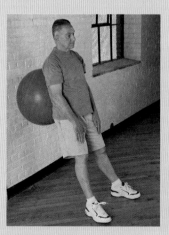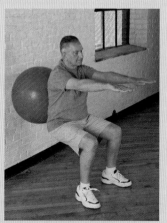

■ **Sentadillas con o sin pelota** (fig. 13-15)

Fortalecer los cuádriceps, los isquiotibiales y las nalgas. Ponerse de pie con los pies separados al ancho de los hombros. Flexionar lentamente las rodillas hasta que los muslos queden paralelos al suelo (como sentarse en una silla). Mantener un ángulo de 90° en las articulaciones de la cadera y la rodilla. Levantar despacio el cuerpo hasta volver a la posición inicial mientras se empuja con los talones. Mantener la columna en posición neutra y contraer los abdominales durante todo el movimiento. Alternativamente, hacer sentadillas con una pelota de estabilidad (en la imagen). Ponerse de pie con la espalda contra la pared. Colocar la pelota de estabilidad entre la columna lumbar y la pared. Flexionar lentamente las rodillas hasta que los muslos queden paralelos al suelo; volver a la posición inicial.

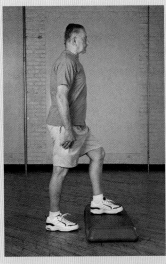
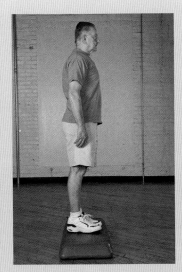
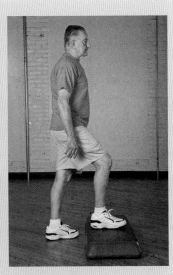

■ Subir escalones (fig. 13-16)

Fortalecer los cuádriceps, los flexores de la cadera y los isquiotibiales. Ponerse frente al *step* (la altura del *step* debe ser similar a la de la población general). Subir el *step* vigilando que todo el pie se apoye mientras se mantiene la columna en posición neutra. Repetir 10 a 15 pasos con la misma pierna. Cambiar de pierna y hacer otros 10 a 15 pasos. Para aumentar la intensidad, pedir que sujete pesas ligeras durante el ejercicio.

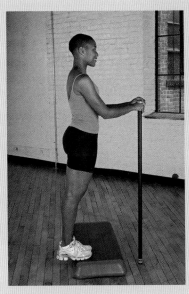
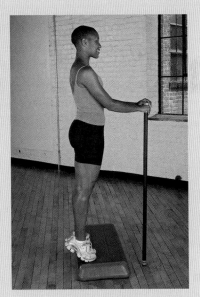

■ Levantar las pantorrillas (fig. 13-17)

Ponerse de pie en un *step* sin apoyar los talones y mantener el equilibrio con una barra corporal, un bastón o una pared cercana, si es necesario. Levantar lentamente ambos talones mientras se contraen los músculos de la pantorrilla. Bajar y repetir el número de veces designado. Para cambiar, ejercitar una pantorrilla a la vez. Si el equilibrio es un problema, sentarse en una silla manteniendo la espalda recta y las rodillas flexionadas 90°. Levantar los talones y bajar. Colocar pesas ligeras sobre los muslos para aumentar la dificultad.

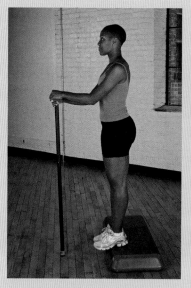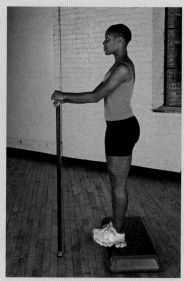

■ Levantar los dedos (fig. 13-18)

Ponerse de pie en el *step* sin apoyar los dedos de los pies. Si es necesario, para mantener el equilibrio usar una pared, una barra corporal o al propio entrenador personal. Empezar con los dedos apuntando hacia abajo. Levantar los dedos hacia el techo y relajar. Repetir el número de veces designado.

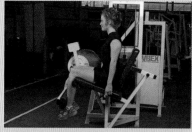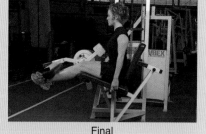

Inicio   Final

■ Extensión de la pierna en una máquina (fig. 13-19)

Sentarse en la máquina apoyando la espalda contra la almohadilla trasera y sujetar las asas laterales. Colocar las piernas debajo de la barra acolchada. Levantar la barra hasta que las piernas queden casi rectas. Volver a la posición inicial para completar la repetición. (Reimpreso de American College of Sports Medicine. ACSM's Resources for the Personal Trainer. 5th Ed. Baltimore: Lippincott Williams & Wilkins, 2017; Fig. 14-5c, con autorización.)

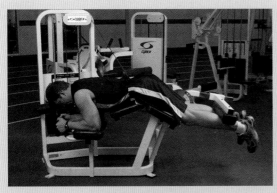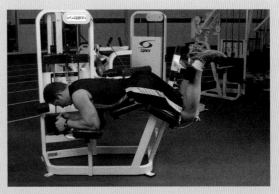

Inicio   Final

■ **Flexión de isquiotibiales (pierna) en la máquina** (fig. 13-20)

Flexiones de piernas: recostado boca abajo, sostener las asas de soporte frente a la máquina manteniendo los talones justo por detrás del borde de las almohadillas de las barras. Levantar la barra flexionando las rodillas hasta que queden rectas. Volver a la posición inicial para completar la repetición. (Reimpreso de American College of Sports Medicine. ACSM's Resources for the Personal Trainer. 5th Ed. Baltimore: Lippincott Williams & Wilkins, 2017; Fig. 14-5c, con autorización.)

Entrenamiento de la parte superior del cuerpo
(elegir 1 a 2 ejercicios para la espalda, 1 a 2 para el pecho,
1 para el hombro, 1 para el bíceps y 1 para el tríceps)

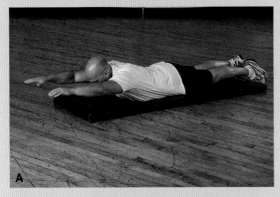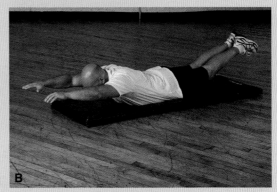

■ **Extensión de la espalda** (fig. 13-21)

Los ejercicios de extensión de la espalda, realizados lentamente y con una alineación neutra, fortalecen los músculos a lo largo de la columna vertebral. Esto puede mejorar la postura y el equilibrio. Recostarse sobre el estómago con la frente en el suelo. Extender los brazos hacia arriba. Levantar la cabeza y los brazos a la vez unos cuantos centímetros separados del suelo como en **A.** Mantener 8 s y volver al suelo. Repetir. Hacer 1 a 2 series de 10 a 15 repeticiones. Una alternativa más avanzada consiste en levantar los brazos, la cabeza y las piernas durante 8 s como en **B.**

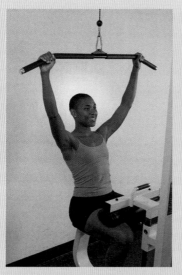 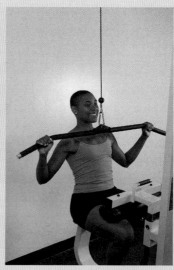

■ Fortalecimiento del dorsal ancho (fig. 13-22)

Sentarse en una máquina para ejercitar el dorsal colocando la almohadilla sobre los muslos. Sostener la barra con las manos colocadas ligeramente más abiertas que los hombros. Mantener una alineación neutra mientras se contraen los abdominales. Tirar de la barra hacia el pecho mientras se retraen las escápulas. No pasar la barra detrás del cuello, ya que esto puede ejercer una presión excesiva sobre la columna y los hombros. No intentar tocar la barra con el tórax, porque presiona demasiado sobre la articulación del hombro; simplemente llevar la barra a la barbilla (o ligeramente por debajo de la barbilla). Hacer una pausa. Volver a la posición inicial y repetir el número de veces designado.

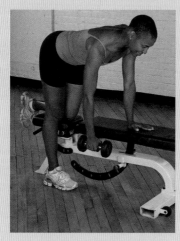 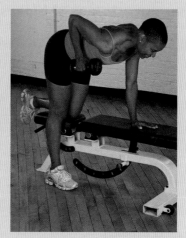

■ Remo inclinado con un solo brazo (fig. 13-23)

Sostener una pesa con la mano derecha. Contraer los abdominales y mantener la columna en posición neutra durante todo el movimiento. Colocar la rodilla izquierda y la mano izquierda en el banco mientras se flexiona la cadera. Extender la mano derecha manteniendo el peso hacia el suelo. Levantar el peso mientras se flexiona el codo derecho. Hacer una pausa. Bajar despacio el peso mientras se extiende el codo. Repetir y cambiar de lado.

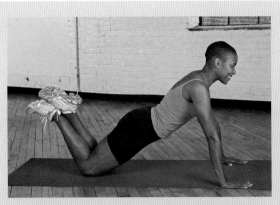
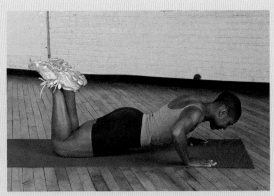

■ Flexiones sobre las rodillas (fig. 13-24)

Empezar con la posición inicial de la flexión con las manos ligeramente más abiertas que el ancho de los hombros y las rodillas sobre el suelo. Mantener la columna neutra y los abdominales contraídos durante los movimientos. Bajar el tronco hasta que los codos queden en un ángulo de 90°. Después extenderlos para empujarse hacia atrás hasta la posición inicial. Hacer 10 a 15 repeticiones. Para hacerlo más difícil, extender las rodillas y hacer una flexión regular.

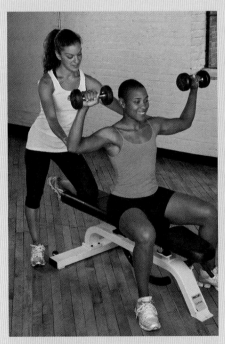
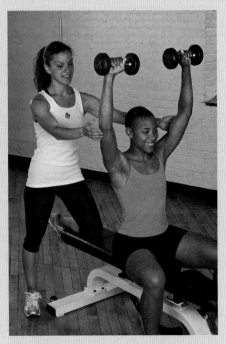

■ Prensa de hombros (fig. 13-25)

Sentarse en un banco con la espalda en alineación neutra y los abdominales contraídos. Sostener una pesa con cada mano, con las palmas hacia delante, los brazos paralelos al suelo y los codos flexionados. Subir las pesas hacia el techo. Hacer una pausa. Volver a la posición inicial. Repetir 10 a 15 veces. *Nota:* hay dos maneras de hacer este ejercicio. Algunos sugieren apuntar a los codos como se muestra, mientras que otros sugieren apuntar hacia las muñecas. La National Strength and Conditioning Association (NSCA) sugiere esto último. Elegir el método que se adapte a cada persona.

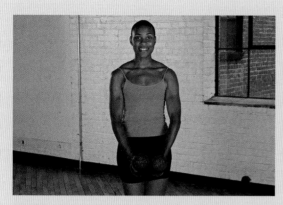
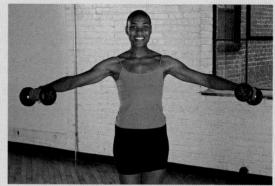

■ **Elevaciones laterales del hombro** (fig. 13-26)

Sentarse en una silla con los brazos a los lados, con o sin pesas ligeras. Flexionar los codos y abducir los brazos 70°. Volver a la posición inicial. Repetir 10 a 15 veces, según la tolerancia. Si sostener las pesas es demasiado difícil, pero el paciente puede vencer un cierto grado de resistencia, el profesional de entrenamiento puede ayudar aplicando manualmente esta resistencia en la mitad de ambos brazos según la fuerza del paciente.

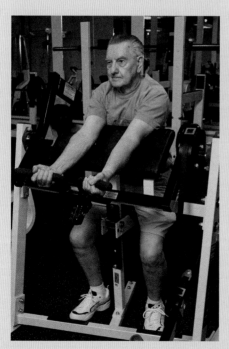
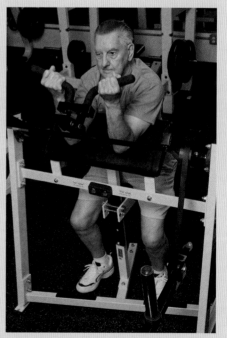

■ **Flexión del bíceps en una máquina** (fig. 13-27)

Sentarse en una máquina de bíceps con la espalda en alineación neutra y los abdominales contraídos. Sujetar las asas y flexionar despacio los codos. Hacer una pausa. Volver a la posición inicial. Repetir 10 a 15 veces.

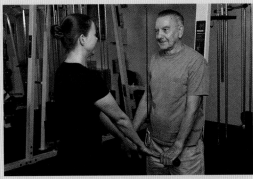

■ Extensión del tríceps en una máquina (fig. 13-28)

Ponerse de pie con los pies separados al ancho de los hombros, la columna vertebral en alineación neutra y los abdominales contraídos. Colocar las manos sobre la barra separadas al ancho de los hombros. Estabilizar los codos sin presionarlos hacia los lados y empujar la barra hacia abajo hasta que los codos estén completamente extendidos. Hacer una pausa. Volver a levantar la barra hasta que los antebrazos queden paralelos al suelo. Repetir 10 a 15 veces.

Ejercicios de flexibilidad

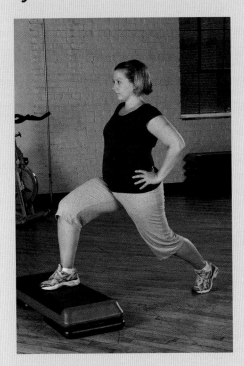

■ Estiramiento del flexor de la cadera (fig. 13-29)

Se puede realizar de pie (como se muestra en la imagen) o modificarlo para tratar los problemas de equilibrio como se describe a continuación. Ponerse de pie al lado derecho o izquierdo de una silla (el lado no importa). Colocar la mano izquierda sobre el asiento. Bajar el cuerpo para que la rodilla derecha quede en el suelo y la izquierda flexionada 90°. La espalda debe estar en posición neutra. Mientras se mantiene la columna en posición neutra, inclinarse hacia delante con una zancada para estirar los flexores de la cadera derecha. Mantener y repetir. Cambiar de lado y ejercitar los flexores de la cadera izquierda.

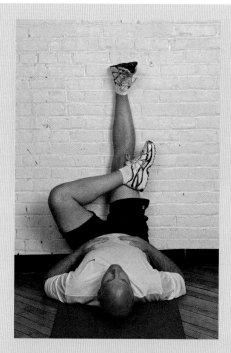

■ Estiramiento del glúteo (fig. 13-30)

Recostarse en el suelo perpendicularmente a una pared con la pierna derecha estirada y plana hacia la pared. La base de la columna debe quedar plana en el suelo. Cruzar y doblar la pierna izquierda sobre la derecha (el tobillo izquierdo descansa sobre la rodilla derecha). Ajustar la posición del tobillo y la distancia entre el tronco y la pared para aumentar o disminuir la intensidad del estiramiento glúteo. Mantener el estiramiento. Cambiar de lado.

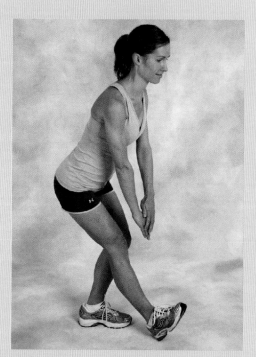

■ Estiramiento de las pantorrillas (fig. 13-31)

Estiramiento de la pantorrilla en posición de pie: cargar el peso corporal sobre la pierna izquierda, con la pierna derecha hacia delante y el talón en el suelo. Sujetar una silla o un soporte si es necesario. Llevar los dedos del pie derecho hacia el cuerpo y apoyarse ligeramente sobre la pierna izquierda. Notar el estiramiento en la pantorrilla derecha y volver despacio a la posición inicial. Repetir con el lado opuesto. Alternativamente, ponerse de pie frente a la pared a una distancia de 15-30 cm con los antebrazos cómodamente contra la pared y los codos flexionados. Dar un paso hacia atrás con el pie derecho. Flexionar ligeramente la rodilla izquierda mientras se mantiene recta la rodilla derecha. Empujar hacia el talón derecho para notar un estiramiento en la pantorrilla derecha. Aguantar y repetir. Cambiar de lado y ejercitar el lado izquierdo.

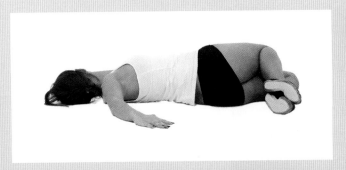

■ Torsión del tronco (fig. 13-32)

Recostarse sobre la espalda con los brazos extendidos a los lados, manteniendo las rodillas flexionadas y planas sobre el suelo. Mientras se relaja el cuello, permitir que la cabeza gire suavemente hacia la izquierda mientras las rodillas (aún flexionadas) giran hacia la izquierda. Asegurarse de que los brazos y los hombros queden en contacto con el suelo. Repetir con el lado opuesto.

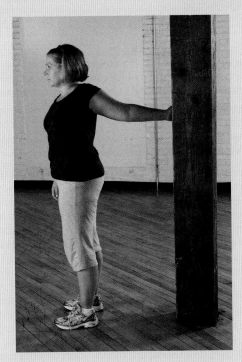

■ Estiramiento del pecho usando una pared (fig. 13-33)

Ponerse de pie al lado de una pared o un poste manteniendo extendido el brazo cerca de la pared. La mano debe tocar la pared. Utilizando la pared como resistencia, pedir a la persona que se gire en la dirección opuesta hasta notar un estiramiento en el pecho.

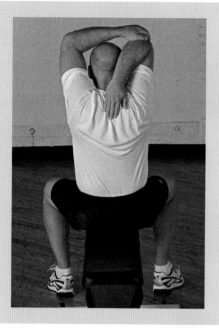

■ **Estiramiento del tríceps** (fig. 13-34)
En posición sentada, levantar el brazo derecho hacia el techo y flexionar el codo para que la mano de este lado se mueva hacia el centro de la espalda superior. Notar el estiramiento en el tríceps derecho. Para profundizar el estiramiento, colocar la mano izquierda sobre el codo derecho y aplicar una pequeña presión hacia abajo. Relajar y repetir. Luego cambiar de lado.

Consejo de cambio del estilo de vida: mantener un peso saludable. Animar a las personas a lograr y luego mantener un peso saludable combinando una buena nutrición y ejercicio regular con el aumento de la actividad física en sus actividades diarias. Disuadir a las personas de «ponerse a dieta»; en su lugar, sugerir que adopten buenos hábitos que mejoren su salud y les den placer.

CONSIDERACIONES NUTRICIONALES

Aunque no hay evidencia concluyente derivada de la investigación que indique que la dieta influye en la progresión de la enfermedad, algunas personas con FM afirman que ciertos componentes de la dieta afectan positiva o negativamente sus síntomas (tabla 13-9). En consecuencia, la intervención dietética se está volviendo una forma de tratamiento más frecuente para la FM.

Los **antioxidantes,** como la vitamina C, la vitamina E y el betacaroteno, son sustancias que ayudan a proteger al cuerpo del **estrés oxidativo** causado por los **radicales libres/oxidantes.** Puesto que algunas investigaciones sugieren que el estrés oxidativo promueve el desarrollo de FM, varios expertos creen que los suplementos antioxidantes podrían ayudar a inhibir el desarrollo de la enfermedad o al menos moderar los síntomas. Un número limitado de estudios apoya esta hipótesis[45-48].

Dado que las personas con FM a menudo se quejan de molestias gastrointestinales, incluido dolor abdominal, distención y diarrea, la FM a menudo se confunde con el síndrome del intestino irritable (SII) o la **enfermedad celíaca** (EC). De hecho, las estadísticas muestran una mayor incidencia de SII y EC en pacientes con FM, pero los médicos no están seguros de lo que ocurrió primero: la FM, el SII o la EC. En consecuencia, algunos recomiendan una dieta sin **gluten,** una modificación dietética común para pacientes con SII y EC. Los resultados preliminares de esta dieta son prometedores, pero aún es demasiado pronto para saberlo[49].

La «dieta de eliminación de excitotoxinas» es otra intervención dietética que se ha probado en pacientes con FM. Las excitotoxinas, que se encuentran en muchos alimentos, incluidos los que contienen glutamato monosódico (GMS) y aspartamo, son sustancias que pueden estimular o excitar

TABLA 13-9. Alimentos que pueden desencadenar brotes de fibromialgia[44]

Aunque no hay evidencia basada en la investigación para vincular la dieta con los síntomas de FM, muchos afirman que ciertos alimentos exacerban los síntomas. Sin embargo, puesto que la información es conflictiva, no existen guías específicas. Cualquier mejora relacionada con los alimentos posiblemente se deba a la presencia de afecciones secundarias. En cualquier caso, ya que las guías generales sugieren moderación, las personas con FM pueden querer eliminar o al menos moderar el consumo de los siguientes alimentos: • Cafeína • Alcohol • Aspartamo • Azúcar • Gluten • Glutamato monosódico

anormalmente las neuronas. Algunos investigadores creen que esta respuesta produce hipersensibilidad en el sistema nervioso que promueve el dolor. En realidad, los resultados de la investigación son contradictorios. Ciertos resultados demuestran que las dietas limitadas en GMS y aspartamo provocan una regresión total de los síntomas de FM, mientras que otros no observaron mejoría alguna en los síntomas clínicos; por tanto, aún es muy pronto para saberlo[47,50].

Puesto que la FM se suele asociar con el sobrepeso y a la obesidad, los investigadores han evaluado esta relación. Parece que el sobrepeso podría contribuir a la gravedad de los síntomas de FM, pero todavía no se sabe si la FM causa sobrepeso u obesidad, o si estos dos factores promueven el desarrollo de la FM. Como con cualquier población, es prudente modificar la dieta y el nivel de actividad para mantener un peso saludable. Aquellos con un peso y una composición corporal apropiados generalmente son más saludables que las personas con sobrepeso[47].

Según la National Fibromyalgia Research Association (NFRA), limitar los alimentos con azúcar refinada, la cafeína, el alcohol, los alimentos fritos, las carnes rojas y los alimentos altamente procesados puede ayudar a controlar el dolor. Sin embargo, la NFRA destaca que los efectos en la dieta son muy variables, por lo que ninguna sugerencia garantiza un beneficio en todos los pacientes con FM[15,16,44].

En general, las recomendaciones nutricionales para las personas con FM incluyen la pérdida de peso, las modificaciones nutricionales según las necesidades individuales y la posible suplementación para garantizar una nutrición adecuada. De lo contrario, no hay evidencia que respalde los beneficios de ningún componente o suplemento dietético sobre otro. Saber cómo los diferentes alimentos afectan a los síntomas hace que las personas con FM controlen mejor su enfermedad. En general, las per-

---

Antioxidantes: sustancias que minimizan los efectos nocivos de los radicales libres al inactivarlos; los ejemplos incluyen vitaminas C y E, betacaroteno y selenio.

Estrés oxidativo: daño a las membranas celulares y al ADN que resulta de los radicales libres.

Radicales libres/oxidantes: molécula inestable y altamente reactiva que daña las membranas celulares y el ADN; se producen como un subproducto del metabolismo; la producción aumenta con la exposición al humo de cigarrillo, el consumo excesivo de alcohol, la radiación UV y muchos otros entornos.

Enfermedad celíaca: trastorno autoinmune en el que el intestino delgado es sensible al gluten; el consumo de diferentes productos a base de cereales estimula una respuesta inmune que daña el endotelio intestinal.

Gluten: proteína que se encuentra en los productos de trigo, cebada y centeno; añade consistencia a muchos productos horneados; es bien tolerado por la mayoría de las personas, pero su ingesta provoca una reacción nociva en personas sensibles al gluten.

Dietista titulado: experto en alimentación y nutrición, con una licenciatura en nutrición, un máster de 1 año y una calificación de aprobado en el examen nacional.

DESTACADO Oxidantes y dolor de FM[26,27]

El estrés oxidativo resulta del daño causado por los radicales libres, también conocidos como oxidantes. Estos oxidantes se forman como subproductos de funciones metabólicas normales, pero su tasa de producción aumenta con la exposición al humo del cigarrillo, la ingesta excesiva de alcohol o ciertos contaminantes. Son moléculas muy reactivas que básicamente destruyen las membranas celulares y dañan el ADN celular a medida que viajan a través del cuerpo. Por último, sus acciones perjudican el funcionamiento normal.

Por lo general, el cuerpo maneja parte del daño oxidativo mediante el uso de antioxidantes para neutralizar los radicales libres. Sin embargo, cuando el número de oxidantes aumenta, su vía de destrucción sobrepasa la capacidad del cuerpo para defenderse. Esto suele causar enfermedades.

Investigaciones recientes sugieren que ciertos oxidantes en realidad alteran las vías del dolor. En otras palabras, cambian la percepción del dolor en el cuerpo; típicamente aumentan la percepción mientras disminuye la inhibición del dolor. Esto ha dado lugar a la hipótesis de que la FM podría ser un trastorno de estrés oxidativo[48]. En la actualidad se desconoce si la suplementación antioxidante podría retrasar la progresión de esta enfermedad[26,27].

sonas con FM deben consumir una dieta con las mismas recomendaciones para la población general. Esto comprende consumir una cantidad apropiada de energía en forma de carbohidratos, proteínas y grasas, incluyendo alimentos ricos en fibra, minerales y vitaminas para garantizar una nutrición adecuada. Al igual que la población general, las personas con FM deben buscar el asesoramiento de un **dietista titulado** si tienen una deficiencia de vitaminas y/o minerales específicos. En estos casos, pueden recomendarse los suplementos. En general, un suplemento multivitamínico/mineral con un 100% de la ingesta diaria recomendada puede ayudar a garantizar que la ingesta diaria cumpla con las demandas aconsejadas.

RESUMEN

Aunque se han hecho grandes avances para comprender la FM, esta enfermedad sigue siendo un desafío. El mejor plan de tratamiento combina medicamentos, ejercicio, terapias alternativas, nutrición y cambios en el estilo de vida que moderan los síntomas. Los medicamentos deben ser recetados por un médico experimentado en el tratamiento de la FM, y las dosis deben ser monitorizadas y ajustadas según sea necesario. El acondicionamiento aeróbico, el entrenamiento muscular y los ejercicios de flexibilidad pueden ayudar a mejorar la calidad de vida al aumentar la resistencia y la autoestima y reducir la rigidez, la fatiga y la grasa corporal. El tipo, frecuencia, duración e intensidad dependerán de la respuesta individual al ejercicio. Aprender a trabajar dentro del límite de tolerancia de cada persona fomentará el cumplimiento y mejorará el funcionamiento muscular, cardiovascular y articular. Las terapias alternativas como la liberación miofascial, la punción seca, la acupuntura, los ejercicios de respiración y las técnicas de meditación pueden ayudar a relajar los músculos y aliviar el dolor y, en última instancia, alivian muchos de los síntomas asociados con esta afección. Un enfoque multidisciplinario que involucra a médicos, enfermeras, profesionales clínicos del deporte, fisioterapeutas, psicólogos y quizás otros profesionales médicos ayuda a garantizar un enfoque más completo e inclusivo del tratamiento.

ESTUDIO DEL CASO 1

Sarah, de 42 años, madre de dos hijos, siempre ha sido muy activa. Sin embargo, los últimos 2 años se siente cansada y dolorida por su rutina de ejercicios, ya no es capaz de lograr un sueño reparador, está ganando mucho peso y simplemente no se siente más como ella misma. De hecho, su esposo ha comentado que incluso ha evitado participar en muchas de las actividades escolares con sus hijos. Finalmente, Sarah accedió a visitar a su médico y, aunque acudió varias veces, este no pudo determinar el origen de sus síntomas. Al final, un amigo que vivió con FM durante los últimos 12 años le sugirió que solicitara una visita con un reumatólogo para saber si ella también podía presentarla.

- ¿Es posible que Sarah tenga FM? ¿Cómo realizaría el reumatólogo este diagnóstico?
- ¿Cómo sugeriría tratar los síntomas de Sarah? ¿Qué consejo se ofrecería con respecto al ejercicio?

ESTUDIO DEL CASO 2

Mark, un hombre de 29 años, fue diagnosticado de FM hace 4 años, después de un accidente automovilístico que requirió una recuperación de 2 semanas en el hospital. Su trabajo lo trasladó recientemente a otra ciudad, por lo que tuvo su primera visita con un nuevo médico. Cuando Mark le explicó al médico su historial de salud, este fue escéptico sobre el diagnóstico de FM y dijo: «Eso es imposible, la FM solo afecta a mujeres de mediana edad. Debes haber sido diagnosticado erróneamente».

- ¿Es correcto lo que cree el nuevo médico de Mark? ¿Por qué sí o no?
- Enumerar y explicar algunos de los factores que desencadenan el desarrollo de FM. Relacionarlos con Mark. Por favor, considerar más factores de los que se presentan en el escenario del caso.

PENSAMIENTO CRÍTICO

1. Describir algunos de los síntomas de FM. ¿Estos sugieren alguna otra afección o enfermedad?
2. ¿Qué es un trastorno reumático? Enumerar y explicar varios ejemplos.
3. ¿Qué es la punción seca y cómo podría ayudar a las personas con FM? ¿Hay algunos efectos secundarios negativos asociados con este tratamiento?
4. Enumerar cuatro síntomas de FM que podrían interferir con la capacidad de hacer ejercicio (estos se enumeran como precauciones en este capítulo). ¿Cómo interfiere cada uno de estos síntomas con la capacidad de hacer ejercicio?
5. ¿Cuáles son los principales obstáculos para el ejercicio de esta población particular? Explicarlas. ¿Cómo debería abordar estas barreras un profesional de entrenamiento físico?
6. Describir cuatro beneficios del ejercicio en esta población.
7. ¿Por qué no hay guías estándar de ejercicio para esta población especial?
8. ¿Cuáles son algunas guías generales de nutrición para esta población?
9. Enumerar cuatro objetivos del ejercicio para esta población.
10. ¿Qué papel tienen los radicales libres en la FM? ¿Qué es un radical libre? ¿Cómo los maneja el cuerpo?

BIBLIOGRAFÍA

1. American College of Sports Medicine. ACSM's Guidelines for Exercise Testing and Prescription. 10th Ed. Philadelphia: Wolters Kluwer, 2018;298:320–325.
2. Prevalence of Fibromyalgia. National Fibromyalgia Association. 2016. http://www.fmaware.org/about-fibromyalgia/prevalence/. Accessed December 11, 2016.
3. Fibromyalgia. Centers for Disease Control and Prevention. 2016. http://www.cdc.gov/arthritis/basics/fibromyalgia.htm. Accessed December 3, 2016.
4. Lawrence RC, Felson DT, Helmick CG, Arnold LM, Choi H, Deyo RA, Gabriel S, Hirsch R, Hochberg MC, Hunder GG, Jordan JM, Katz JN, Kremers HM, Wolfe F. Estimates of the prevalence of arthritis and other rheumatic conditions in the United States, Part II. *Arthritis Rheum* 2008;58(1):26–35.
5. Dreyer L, Kendall S, Danneskiold-Samsøe B, Bartels EM, Bliddal H. Mortality in a cohort of Danish patients with fibromyalgia increased frequency of suicide. *Arthritis Rheum* 2010;62(10):3101–3108. https://www.researchgate.net/profile/Else_Bartels/publication/44804808_Mortality_in_a_Cohort_of_Danish_Patients_With_Fibromyalgia_Increased_Frequency_of_Suicide/links/0deec536f802501248000000.pdf. Accessed December 3, 2016.
6. Berger A, Dukes E, Martin S, Edelsberg J, Oster G. Characteristics and healthcare costs of patients with fibromyalgia syndrome. Int J Clin Pract 2007;61(9):1498–1508.
7. Tsai PS, Fan YC, Huang CJ. Fibromyalgia is associated with coronary heart disease: a population-based cohort study. *Reg Anesth Pain Med* 2015;4(1):37–42.
8. Ehrlich GE. Pain is real; fibromyalgia isn't. *J Rheumatol* 2003;30(8):1666. http://www.jrheum.org/content/30/8/1666.full.pdf. Accessed December 16, 2016.
9. Hyatt G. Exercise and Fibromyalgia: Exercise Programming and Management Strategies for Health and Fitness Professionals. 1st Ed. Tucson: DSW Fitness, 2008:1–69.
10. Questions about fibromyalgia. National Institutes of Health, National Institute of Arthritis and Musculoskeletal and Skin Disease. 2016. https://www.niams.nih.gov/health_info/fibromyalgia/. Accessed December 10, 2016.
11. Fibro Fog: Cognitive issues with fibromyalgia. Fibromyalgia Treatment Group. 2016. http://fibromyalgiatreatmentgroup.com/fibromyalgiatreatment/fibrofog-cognitive-issues-with-fibromyalgia. Accessed December 10, 2016.
12. Etnier JL, Karner WB, Gapin JI, Barella LA, Chang YK, Murphy KJ. Exercise, fibromyalgia, and fibrofog: a pilot study. *J Phys Act Health* 2009;6(2):239–246.
13. Boomershine CS. Fibromyalgia. Medscape. 2016. http://emedicine.medscape.com/article/329838-overview#a4. Accessed December 10, 2016.
14. Rathmell JP, Fields HL. Harrison's Principles of Internal Medicine. 19th Ed. New York: McGraw Hill, 2016: Chapter 11, Pain: Pathophysiology and Management.
15. Fibromyalgia. *Mayo Clin Proc* 2011;86(9):907–911. https://www.ncbi.nlm.nih.gov/pmc/articles/PMC3258006/. Accessed December 3, 2016.
16. Fibromyalgia: does exercise help or hurt? Mayo Clinic. 2016. http://www.mayoclinic.org/diseases-conditions/

fibromyalgia/in-depth/fibromyalgia-and-exercise/art-20093376. Accessed December 13, 2016.
17. Smith W. Exercise for Fibromyalgia: The Complete Exercise Guide E-book. 2013. https://www.amazon.com/Exercises-Fibromyalgia-Complete-Exercise-Lessening/dp/1578263611. Accessed December 14, 2016.
18. Understanding fibromyalgia and its related disorders. *Prim Care Companion J Clin Psychiatry* 2008;10(2):133–144.
19. Fibromyalgia. American College of Rheumatology. 2016. http://www.rheumatology.org/I-Am-A/Patient-Caregiver/Diseases-Conditions/Fibromyalgia. Accessed December 15, 2016.
20. Ortancil O, Sanli A, Eryuksel R, Basaran A, Ankarali H. Association between serum ferritin level and fibromyalgia syndrome. *Eur J Clin Nutr* 2010;64(3):308–312.
21. Lozoff B. Early iron deficiency has brain and behavior effects consistent with dopaminergic dysfunction. *J Nutr* 2011;141(4):740S–746S.
22. Fretham SJ, Carlson ES, Georgieff M. The role of iron in learning and memory. *Adv Nutr* 2011;2(1):112–121.
23. Arnold LM, Hudson JI, Hess EV, Ware AE, Fritz DA, Auchenbach MB, Starck LO, Keck PE. Family study of fibromyalgia. *Arthritis Rheum* 2004;50(3):944–952.
24. Dr. Pridigo on doses, fixing broken bodies, and why the next fibromyalgia trials will be better. Simmaron Research. 2015. http://simmaronresearch.com/2015/04/dr-pridgen-on-doses-broken-bodies-and-the-next-fibromyalgia-trial/. Accessed December 29, 2016.
25. Fibromyalgia. Arthritis Foundation. 2016. http://www.arthritis.org/about-arthritis/types/fibromyalgia/. Accessed December 11, 2016.
26. Wolfe F, Clauw DJ, Fitzcharles MA, Goldenberg DL, Hauser W, Katz RL, Mease PJ, Russell AS, Russell IJ, Walitt B. 2016 Revisions to the 2010/2011 fibromyalgia diagnostic criteria. *Semin Arthritis Rheum* 2016;46(3):319–329.
27. Clauw DJ, Arnold LM, McCarberg BH. The science of fibromyalgia. *Mayo Clinic Proc* 2011;86(9):907–911.
28. Taylor J, Skan, J, Erb, N, Carruthers S, Bowman S, Gordon C, Isenberg D. Lupus patients with fatigue—is there a link with fibromyalgia syndrome? *Rheumatology* 2000;39(1):620–623.
29. Mork PJ, Vasselien O, Nilsen TI. Association between physical exercise, body mass index, and risk of fibromyalgia: longitudinal data from the Norwegian Nord-Trøndelag Health Study. *Arthritis Care Res* 2010;62(5): 611–617.
30. Complete Medical Guide for Disease Volume XI: Fibromyalgia. Washington: MedHealth, 2012:1–75.
31. Knilnik LM, Dussan-Sarria JA, Rozisky JR, Torres IL, Brunoni AR, Freqni F, Caurno W. Repetitive transcranial magnetic stimulation for fibromyalgia: systematic review and meta-analysis. *Pain Pract* 2016;12(9):294–304.
32. Lange G, Janal MN, Maniker A, FitzGibbons J, Fobler M, Cook D, Natelson BH. Safety and efficacy of vagus nerve stimulation in fibromyalgia: a phase I/II proof of concept trial. *Pain Med* 2011;12(9):1406–1413.
33. Casanueva B, Rivas P, Rodero B, Quintial C, Llorca J, González-Gay M. Short-term improvement following

dry needle stimulation of tender points in fibromyalgia. *Rheum Int* 2014;34(6):861–866.

34. Ries E. Dry Needling: Getting to the Point. American Physical Therapy Association. 2015. http://www.apta.org/PTinMotion/2015/5/DryNeedling/. Accessed December 1, 2016.

35. Back pain. MayoClinic. 2015. http://www.mayoclinic.org/diseases-conditions/back-pain/expert-answers/myofascial-release/faq-20058136. Accessed December 9, 2016.

36. McKenney K, Elder AS, Elder C, Hutchins A. Myofascial release as a treatment for orthopedic conditions: a systemic review. *J Athl Train* 2013;48(4):522–527.

37. Choy EH. The role of sleep in pain and fibromyalgia. *Nat Rev Rheumatol* 2015;11(1):513–520.

38. Jones KD, Horak FB, Stone-Winters K, Mores JM, Bennett RM. Fibromyalgia is associated with impaired balance and falls. *J Clin Rheum* 2009;15(1):16–21.

39. Dobkin PL, Abrahamowicz M, Fitzcharels M, Dritsa M, da Costa D. Maintenance of exercise in women with fibromyalgia. *Arthritis Rheum* 2005;53(5):724–731.

40. Busch AJ. Fibromyalgia and exercise training: a systematic review of randomized clinical trials. *Phys Ther Rev* 2001;6(4):16–32.

41. Busch AJ, Webber SC, Brachaniec M, Bidonde J, Bello-Haas, VD, Danyliw AD, Overend TJ, Richards RS, Sawant A, Schachter CL. Exercise therapy for fibromyalgia. *Curr Pain Headache Rep* 2011;15(5):358–367.

42. Wigers SH, Stiles TC, Vogel PA. Effects of aerobic exercise versus stress management on treatment in fibromyalgia. *Scand J Rheum* 1996;25(2):612–625.

43. Fibromyalgia: Exercise as a Treatment. University of Maryland Medical Center. 2012. http://umm.edu/health/medical/reports/articles/fibromyalgia. Accessed December 17, 2016.

44. Fibromyalgia diet. National Fibromyalgia Research Association. http://www.nfra.net/fibromyalgia_diet.php. Accessed December 12, 2016.

45. Donaldson MS, Speight N, Loomis S. Fibromyalgia syndrome improved using a mostly raw vegetarian diet: an observational study. *BMC Complement Altern Med* 2001; 8(1):7.

46. Michalsen Am Riegert M, Ludtke R. Mediterranean diet or extended fasting's influence on changing the intestinal microflora, immunoglobulin A secretion and clinical outcome in patients with rheumatoid arthritis and fibromyalgia: an observational study. *BMC Complement Altern Med* 2005;7(5):22.

47. Rossi A, DiLollo AC, Guzzo MP, Giacomelli C, Atzeni F, Bazzichi L, DiFranco M. Fibromyalgia and nutrition: what news? *Clin Exp Rheum* 2015;33(1):117–125.

48. Bagis S, Tamer L, Sahin G, Bligin R, Guler H, Ercan B, Erdogan C. Free radicals and antioxidants in primary fibromyalgia: an oxidative stress disorder. *Rheum Int* 2005;25(3):188–190.

49. Lim M, Molina-Barea R, and Garcia-Leiva JM. The effects of gluten-free diet versus hypocaloric diet among patients with fibromyalgia experiencing gluten sensitivity symptoms: protocol for a pilot, open-label, randomized clinical trial. *Contem Clin Trials* 2014;40(C):193–198.

50. Holton KF. The effect of dietary glutamate on fibromyalgia and irritable bowel symptoms. *Clin Exp Rheum* 2012;30(1):10–17.

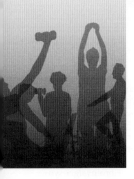

14 | EJERCICIO PARA PERSONAS CON ENFERMEDAD DE PARKINSON

Según la Parkinson's Disease Foundation (PDF), la enfermedad de Parkinson (EP) actualmente afecta a casi 1 millón de estadounidenses y 5 millones de personas en todo el mundo[1,2]. Se estima que cada año se diagnostican 60000 casos adicionales, y la incidencia aumenta con la edad[1]. Aproximadamente, el 96% de las personas con EP tienen más de 50 años y la edad promedio es de 62. Los casos restantes, conocidos como EP juvenil o de inicio temprano, ocurren antes de los 50 años. Algunos creen que el número de pacientes con EP menores de 50 años podría ser más alto de lo estimado, ya que la EP es un diagnóstico que a menudo se pasa por alto en personas más jóvenes[3-5]. La mayoría de los datos indica que la EP afecta por igual a los hombres y a las mujeres, aunque algunos sugieren que los hombres se ven más afectados[4,5].

Los datos recopilados en 2013 estiman que los costes de atención médica asociados con la EP son de al menos 14,4 mil millones de dólares por año solo en EE.UU. Se espera que este coste aumente por el envejecimiento de la población; de hecho, los expertos calculan que se duplicará el año 2040. En 2010, el 15% de los pacientes con EP vivían en residencias de ancianos y aquellos que aún no lo hacían tenían diez veces más probabilidades de necesitar un ingreso frente a personas sin EP. Esto representó unos 5 mil millones de dólares anuales en los costes médicos generales relacionados con la EP. Claramente, la EP también es una gran carga económica tanto para las familias como para la sociedad. Esto enfatiza la necesidad de continuar investigando métodos para prevenir, tratar o al menos retrasar la progresión de esta enfermedad[1-4,6].

En general, la EP es una **enfermedad neurodegenerativa y progresiva** que puede agotar rápidamente los recursos financieros. Los costes físicos, mentales y emocionales son más devastadores para los pacientes y sus seres queridos, ya que la EP afecta a todos los involucrados.

REFERENCIA RÁPIDA

Los costes de los medicamentos para una persona con EP se acercan a 2 500 dólares anuales[3], mientras que los costes médicos individuales adicionales pueden ser de hasta 22 800 dólares anuales. Se gastan 10 000 dólares adicionales por persona cada año en gastos no médicos[1].

CAMBIOS ANATÓMICOS Y FISIOLÓGICOS ASOCIADOS CON LA EP

La EP es un trastorno neurodegenerativo crónico y progresivo causado por el daño y el funcionamiento anormal de neuronas en las áreas del cerebro responsables del movimiento. *Crónico* significa que se desarrolla a largo plazo, mientras que *progresivo* significa que los síntomas empeoran con el tiempo. El hecho de que la muerte celular ocurre en un área específica y confinada del cerebro diferencia la EP de otros trastornos del movimiento. En general causa temblor, **bradicinesia,** rigidez muscular, inestabilidad postural y trastornos de la marcha, los síntomas motores cardinales que se usan para diagnosticar la EP[1,3,4,7].

REGULACIÓN DEL MOVIMIENTO

Como se describe en el capítulo 2, el cerebro está compuesto por cuatro regiones principales que incluyen el cerebro, diencéfalo, tronco encefálico y cerebelo. El tronco encefálico se puede dividir en el mesencéfalo, la protuberancia y el bulbo raquídeo (fig. 14-1). Esta sección se dirigirá a las partes específicas de ciertas regiones del cerebro que regulan el movimiento previsto. Esto incluye los ganglios basales, los núcleos subtalámicos y la sustancia negra. Consúltese el capítulo 2 para revisar más información sobre el sistema nervioso central (SNC), si es necesario.

Los **ganglios basales** pueden describirse como grupos de sustancia gris ubicados en la profundidad de la sustancia blanca. También conocidos como **núcleos basales,** estos núcleos son el **caudado,** el **putamen** y el **globo pálido** (fig. 14-2). Funcionalmente, los núcleos basales están asociados con los **núcleos subtalámicos** ubicados en el diencéfalo y la **sustancia negra** del mesencéfalo (fig. 14-3). Junto con el globo pálido, los núcleos subtalámicos actúan como una especie de marcapasos para los ganglios basales y son esenciales para controlar la estabilidad de las extremidades. La sustancia negra del mesencéfalo contiene la mayoría de las neuronas productoras de dopamina del cerebro. Muchas de estas neuronas se proyectan hacia otras partes de los ganglios basales con el fin de formar una vía crucial para el movimiento. Cuando actúan de manera coordinada, los ganglios basales, los núcleos subtalámicos y la sustancia negra ayudan a iniciar y facilitar los movimientos deseados e inhiben los movimientos competitivos, lo que finalmente produce movimientos más suaves y eficientes[2,8].

REFERENCIA RÁPIDA

Consúltese el capítulo 2 para más información sobre la estructura y función del cerebro. Aunque parte de la información más relevante se presenta en esta sección, se anima a los lectores a revisar el material según sea necesario.

Progresivo: los síntomas empeoran con el tiempo.

Enfermedad neurodegenerativa: deterioro y pérdida de la función en las células del sistema nervioso.

Bradicinesia: lentitud en el movimiento.

Núcleos basales: otro nombre para los **ganglios basales.** Consiste en grupos de materia gris contenidos dentro de la materia blanca del SNC.

Caudado: componente de los núcleos basales; entre otras funciones, se asocia con los procesos motores.

Putamen: componente de los núcleos basales que se conecta a la sustancia negra y al globo pálido; regula el movimiento e influye en varios tipos de aprendizaje.

Globo pálido: componente principal del centro de los núcleos basales; ayuda a regular los movimientos voluntarios.

Núcleos subtalámicos: grupo de materia gris que se encuentra en el diencéfalo; trabaja con los globos pálidos de los ganglios basales; actúa como un «marcapasos» para los ganglios basales.

Sustancia negra: estructura cerebral ubicada en el mesencéfalo; contiene células productoras de dopamina que mueren en la EP.

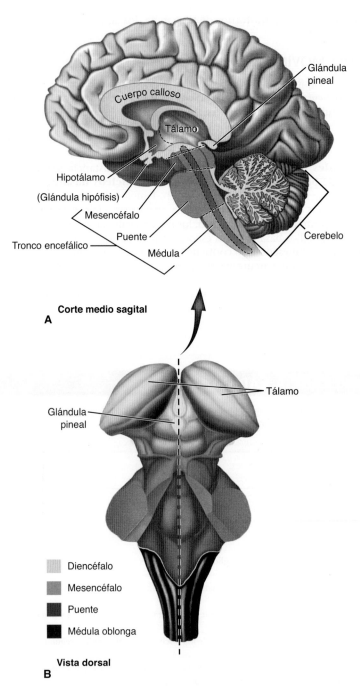

Corte medio sagital

A

Vista dorsal

B

FIGURA 14-1 ■ A. Vista lateral de un corte sagital del cerebro con algunas regiones destacadas. **B.** Vista posterior del diencéfalo, el mesencéfalo, el puente y la médula. (Reimpreso de Archer P, Nelson LA. Applied Anatomy & Physiology for Manual Therapists. Baltimore: Lippincott Williams & Wilkins, 2012; Fig. 7-24, con autorización.)

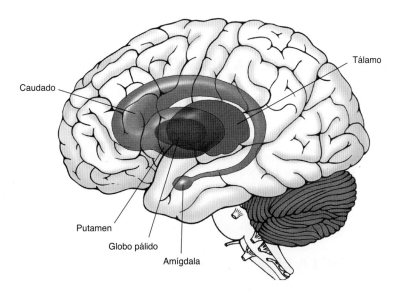

FIGURA 14-2 ■ Ubicación de los ganglios basales (corte sagital, vista medial). Los ganglios basales, situados en la profundidad de los hemisferios cerebrales, son el caudado, el putamen y el globo pálido en el cerebro; la sustancia negra en el mesencéfalo y el núcleo subtalámico en el diencéfalo. Los ganglios basales son importantes para el control motor; facilitan los movimientos deseados e inhiben los movimientos indeseables. (Reimpreso de Siegal A, Sapru HN. Essential Neuroscience. 3rd Ed. Baltimore: Lippincott Williams & Wilkins, 2014; Fig. 12-11, con autorización.)

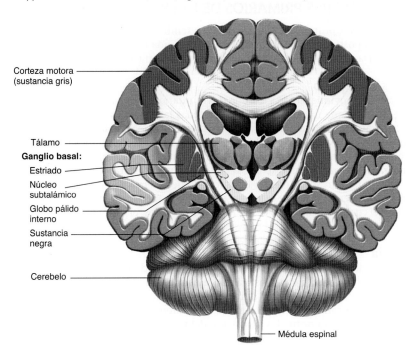

FIGURA 14-3 ■ Sección coronal del cerebro que resalta la sustancia negra, el globo pálido y el núcleo subtalámico. (Reimpreso de Anatomical Chart Company. Understanding Parkinson's Disease Anatomical Chart. Baltimore: Lippincott Williams & Wilkins, 2009, con autorización.)

CAMBIOS EN EL SISTEMA NERVIOSO CENTRAL CON LA EP

La EP es un trastorno neurodegenerativo del SNC causado por anormalidades y daños en las neuronas de los ganglios basales. En particular, la EP afecta principalmente a las neuronas productoras de dopamina de la sustancia negra. A medida que estas neuronas **degeneran**, los niveles de **dopamina** disminuyen. La dopamina es un neurotransmisor que facilita la comunicación entre la sustancia negra y las partes del globo pálido. Cuando los niveles de dopamina disminuyen, esta vía se interrumpe, de manera que los movimientos competitivos indeseables ya no se inhiben y los movimientos reales se vuelven lentos y rígidos[2,9] (figs. 14-4 y 14-5).

La evidencia también sugiere que las neuronas productoras de norepinefrina pierden su capacidad funcional en personas con EP. Estrechamente relacionada con la dopamina, la norepinefrina es un neurotransmisor del sistema nervioso simpático (descrito en el capítulo 2) que ayuda a regular funciones como la presión sanguínea, la frecuencia respiratoria y la frecuencia cardíaca[9].

SÍNTOMAS DE LA EP

Aunque varían significativamente y progresan de forma diferente de un paciente a otro, los síntomas de la EP pueden clasificarse como síntomas motores o no motores. Los síntomas motores afectan al movimiento del cuerpo, mientras que los síntomas no motores afectan a otros órganos o sistemas del cuerpo. La siguiente es una discusión de los síntomas motores y no motores más habituales relacionados con la EP.

SÍNTOMAS MOTORES PRIMARIOS DE LA EP

Los síntomas motores primarios de la EP incluyen temblores en reposo, bradicinesia, rigidez muscular, inestabilidad postural y trastornos de la marcha. Cada uno de estos promueve la postura encorvada, la tendencia a inclinarse hacia delante y la marcha arrastrada que tipifican la EP.

Temblores en reposo

Un temblor es un movimiento de sacudida, involuntario y rítmico que puede interferir con las actividades de la vida diaria normales. Aunque no todas las personas con EP experimentan temblores, casi el 70% desarrolla un ligero temblor en las primeras etapas de la enfermedad, típicamente en la mano o el pie. Debido a que el temblor se produce cuando los músculos están relajados, se conoce como temblor en reposo y es completamente diferente de los temblores no relacionados con la EP, que en general empeoran cuando se usa la parte del cuerpo afectada. Un temblor relacionado con la EP puede empezar en un solo dedo en un solo lado del cuerpo. Sin embargo, a medida que la enfermedad progresa, el temblor puede extenderse a toda la mano o brazo y eventualmente puede afectar a ambos lados del cuerpo. En algunos casos, los medicamentos, el estrés y la excitación excesiva pueden empeorar el temblor[1,3,9,10].

Bradicinesia

La bradicinesia, descrita como movimiento lento y limitado, es otra característica frecuente de la EP. Esta lentitud puede interferir drásticamente con las actividades de la vida diaria normales. Por ejemplo, los pacientes con EP tienen dificultades para levantarse de una posición sentada o incluso darse la vuelta en la cama; dificultad con los movimientos repetitivos, como rascarse; incapacidad para caminar con un paso normal, y alteración del rango de movimiento articular. Algunos de estos síntomas dan como resultado la característica marcha arrastrada que suele asociarse con la EP. La EP también afecta a los músculos de la cara, el cuello y la garganta, lo que interfiere con las expresiones faciales y algunas veces causa lo que se conoce como «cara congelada», un factor que interfiere con las habilidades de comunicación. También puede hacer que la tasa de parpadeo disminuya, la escritura a mano se vuelve lenta y pequeña, y la voz se vuelve suave, monótona, arrastrada o entrecortada[1,3,7,9].

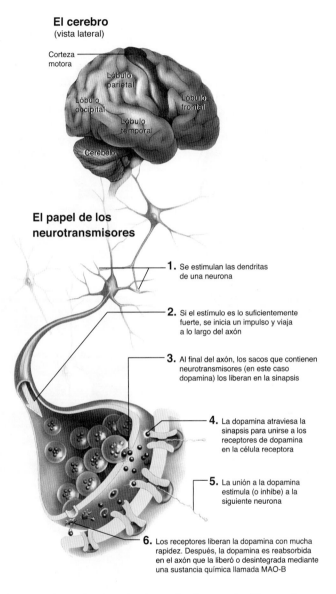

El cerebro
(vista lateral)

Corteza motora

Lóbulo parietal

Lóbulo occipital

Lóbulo frontal

Lóbulo temporal

Cerebelo

El papel de los neurotransmisores

1. Se estimulan las dendritas de una neurona

2. Si el estímulo es lo suficientemente fuerte, se inicia un impulso y viaja a lo largo del axón

3. Al final del axón, los sacos que contienen neurotransmisores (en este caso dopamina) los liberan en la sinapsis

4. La dopamina atraviesa la sinapsis para unirse a los receptores de dopamina en la célula receptora

5. La unión a la dopamina estimula (o inhibe) a la siguiente neurona

6. Los receptores liberan la dopamina con mucha rapidez. Después, la dopamina es reabsorbida en el axón que la liberó o desintegrada mediante una sustancia química llamada MAO-B

FIGURA 14-4 ■ Los neurotransmisores tienen un papel central en la comunicación entre las neuronas. (Reimpreso de Anatomical Chart Company. Understanding Parkinson's Disease Anatomical Chart. Baltimore: Lippincott Williams & Wilkins, 2009, con autorización.)

Degeneración: deterioro o pérdida de la función.
Dopamina: neurotransmisor que estimula o inhibe la actividad de otras neuronas; también es un precursor de la epinefrina y otras sustancias químicas; los niveles bajos se asocian con la EP; inhibe los impulsos nerviosos para suprimir los movimientos involuntarios.

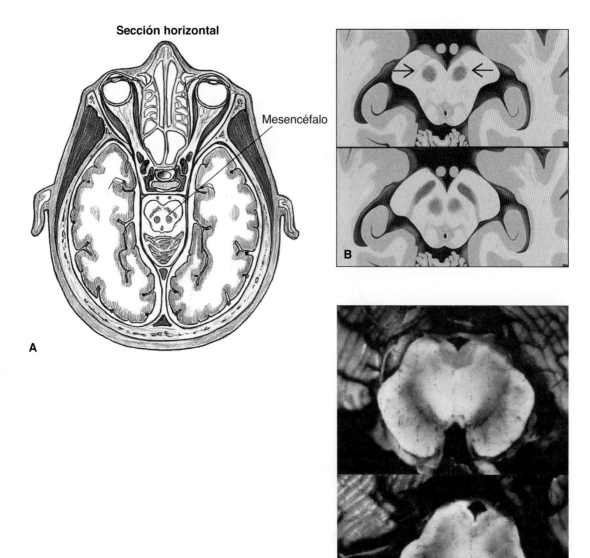

FIGURA 14-5 ■ A. Corte horizontal a través del cerebro que muestra la posición relativa del mesencéfalo. (Reimpreso de Anatomical Chart Company. ACC Atlas of Human Anatomy. Baltimore: Lippincott Williams & Wilkins, 2001, con autorización.) **B** y **C.** Estas imágenes muestran un corte horizontal a través del mesencéfalo que representa la sustancia negra. El diagrama superior en cada par representa la pigmentación significativamente disminuida en un cerebro con EP en comparación con el diagrama inferior que representa un cerebro normal. (Reimpreso de Osborn AG, et al. Diagnostic Imaging Brain. 2nd Ed. Altona, Manitoba, Canada: AMIRSYS, 2010:1-10, 92, con autorización.)

Rigidez muscular

La rigidez muscular, otro indicador común de EP, puede definirse como un tipo de resistencia al movimiento que a menudo causa dolor y rigidez muscular. Si se aplica cierta fuerza a la parte del cuerpo afectada, se producen movimientos cortos y espasmódicos llamados «rigidez de la rueda dentada». Los pacientes con EP suelen experimentar rigidez en cuello, hombros y piernas, pero otras partes del cuerpo también pueden estar afectadas. La rigidez muscular a menudo es dolorosa y suele confundirse con artritis o problemas ortopédicos al inicio de la progresión de la enfermedad. La rigidez junto con la bradicinesia producen la típica falta de balanceo en los brazos al caminar[1,3,7,9,10].

Inestabilidad postural

Otro síntoma frecuente de la EP es la inestabilidad y la pérdida de equilibrio al estar de pie, probablemente por el deterioro de ciertos reflejos protectores. El resultado es una condición llamada **retropulsión** donde el paciente tiende a caer hacia atrás cuando está de pie, cuando tiene los brazos encima de la cabeza o debajo de las rodillas o cuando abre una puerta. Este es un componente importante de las caídas en la EP. Para reducir el riesgo de caídas, las personas con EP necesitan hacer movimientos deliberados y evitar cambios bruscos de dirección[1,3,7,9,11].

Problemas de la marcha

Como se ha mencionado, los pacientes con EP con frecuencia tienen trastornos en la marcha que empeoran a medida que la enfermedad progresa. Una combinación de bradicinesia e inestabilidad postural (fig. 14-6) exacerba los problemas de la marcha. Estos problemas progresan en el orden

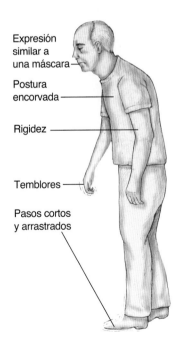

Expresión
similar a
una máscara

Postura
encorvada

Rigidez

Temblores

Pasos cortos
y arrastrados

FIGURA 14-6 ■ Postura típica de la EP. (Reimpreso de Anatomical Chart Company. Understanding Parkinson's Disease Anatomical Chart. Baltimore: Lippincott Williams & Wilkins, 2009, con autorización.)

Retropulsión: tendencia a caminar o a caer hacia atrás al caminar; es frecuente en la EP.

siguiente[1,3,7]: el balanceo del brazo se altera → los pasos se vuelven más lentos → los pasos se vuelven más pequeños → puede aparecer la **festinación** → tendencia a impulsarse hacia delante → se puede desarrollar «**congelación**».

SÍNTOMAS PRIMARIOS NO MOTORES DE LA EP

Además de los principales síntomas motores que se acaban de describir, hay síntomas adicionales bastante habituales en la EP. A continuación se incluye una breve descripción de algunos:

- La **anosmia,** la pérdida total o parcial del sentido del olfato, a veces es un síntoma precoz de la EP. De hecho, puede ocurrir hasta 4 años antes del desarrollo de cualquiera de los síntomas motores antes comentados. Una persona con anosmia puede ser completamente incapaz de oler o puede tener dificultades para distinguir los olores. Aunque se requiere investigación adicional, los expertos creen que es el resultado de la acumulación de **cuerpos de Lewy,** dado que las regiones cerebrales olfativas son las primeras áreas afectadas por estos cuerpos[10,12] (fig. 14-7). Los cuerpos de Lewy, grupos anormales de proteínas que se desarrollan dentro de las neuronas, indican la EP.
- Los trastornos del sueño, como **insomnio, fragmentación del sueño** o **apnea del sueño,** pueden ser síntomas tempranos de EP. Los pacientes con EP también suelen presentar micción nocturna frecuente y alucinaciones. Además, a veces experimentan un **trastorno de la conducta con el movimiento ocular rápido,** un trastorno del sueño donde representan agresivamente sus sueños vívidos, que a veces son sueños desagradables durante el movimiento ocular rápido (REM)[13]. De promedio, las personas con EP duermen solo 5 h por la noche y se despiertan el doble de veces que los que no tienen EP[11] (fig. 14-8).
- La fatiga es otro síntoma mal entendido. La investigación muestra que está relacionada con la depresión y los trastornos del sueño, pero no se sabe si los trastornos del sueño causan fatiga o si la fatiga altera el sueño[7].

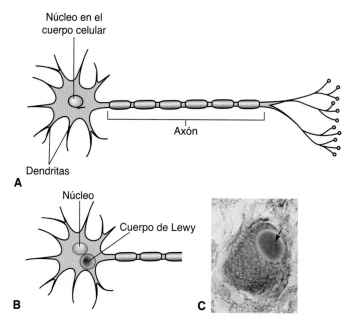

FIGURA 14-7 ■ **A.** Imagen de una neurona normal. **B.** Imagen de una neurona con un cuerpo de Lewy. **C.** Un cuerpo de Lewy *(flecha)* en la sustancia negra de una persona con EP.

- Los trastornos del estado de ánimo, incluida la depresión, son experimentados con frecuencia por personas con EP. Quizás sea en parte debido a la dificultad al tratar de aceptar y lidiar con el diagnóstico. Sin embargo, también es probable que resulte de cambios en la química y estructura cerebral que se producen durante el desarrollo de la EP. Como se ha mencionado, la EP está asociada con niveles más bajos de dopamina, norepinefrina y serotonina, sustancias químicas importantes para regular el estado de ánimo, la energía, la motivación, el apetito y el sueño. La depresión resultante puede intensificar parte de los síntomas motores de la EP[1,3,14] (figs. 14-9 y 14-10).
- La **hipotensión ortostática,** una disminución rápida de la presión arterial al ponerse de pie, es un síntoma frecuente en la EP a mediano y largo plazo. Afecta a un 20 % de los pacientes con EP. Aunque posiblemente sea un efecto secundario de los medicamentos, es probable que la hipotensión ortostática sea secundaria al daño que produce la EP en el mecanismo reflejo que ajusta la presión arterial cuando el cuerpo cambia de posición[15,16].
- La **disfagia,** o las dificultades para tragar, pueden desarrollarse en cualquier etapa de la EP debido a la falta de coordinación de los músculos de la deglución. Aunque los pacientes con EP producen menos saliva en general, el proceso patológico promueve la acumulación de saliva y el babeo subsecuente, tos persistente o aclaramiento de la garganta durante y después de comer o beber, y la sensación de un cuerpo extraño atascado en la garganta. En el peor de los casos, este síntoma puede causar aspiración, una condición donde los alimentos o el líquido realmente entran en el tejido pulmonar[1-3].
- La EP también suele afectar a la voz. La voz de un paciente con EP puede empezar fuerte al iniciar una conversación, pero se vuelve más suave a medida que se habla. Cuando la enfermedad progresa, la voz continúa siendo suave y es más rápida.
- La **micrografía** ocurre cuando la escritura manual se vuelve muy pequeña, tenue, similar a garabatos.

Festinación: patrón de marcha donde la persona se mueve con pasos cortos y acelerados con el tronco hacia delante y la cadera y rodillas rígidamente flexionadas; marcha arrastrada.

«Congelación»: incapacidad repentina pero típicamente breve para iniciar un movimiento; a veces denominado «bloqueo motor».

Anosmia: pérdida parcial o completa del olfato causada por una lesión, infección o medicamentos; a veces es un síntoma de EP.

Cuerpos de Lewy: grupos anormales de proteínas que se desarrollan dentro de las neuronas; son indicadores de la EP.

Insomnio: incapacidad para conciliar el sueño y permanecer dormido.

Fragmentación del sueño: despertar con frecuencia durante la noche.

Apnea del sueño: trastorno caracterizado por pausas o intervalos en la respiración al dormir. Estas pausas duran desde segundos a minutos y ocurren hasta 30 veces por noche. La respiración normal a menudo se reanuda con un ronquido o un sonido ahogado.

Trastorno de la conducta con el movimiento ocular rápido (TC-REM): trastorno del sueño en el que la gente representa sueños vívidos, a veces desagradables, durante los movimientos oculares rápidos en el sueño. Los movimientos a menudo son agresivos. En general, no hay movimientos durante los movimientos oculares rápidos al dormir. La TC-REM está asociada con la EP, demencia de cuerpos de Lewy y la atrofia multisistémica.

Hipotensión ortostática: caída brusca de la presión arterial cuando una persona se levanta de una posición sentada o recostada. Puede causar mareo o pérdida de la conciencia. En un paciente con EP, esto podría deberse al hecho de que la frecuencia cardíaca no siempre aumenta como debería cuando una persona se pone de pie. Sin embargo, los medicamentos para la EP también pueden contribuir.

Disfagia: dificultad o dolor al tragar.

Micrografía: letra pequeña, tenue y apretada; frecuentemente asociada con la EP.

Etapas del sueño

Las personas suelen pasar por diferentes etapas del sueño. El tiempo que utilizan en estas etapas puede variar con la edad

No-REM 75-80 % del sueño **etapas 1 a 4***	A medida que se concilia el sueño, se entra en sueño no REM, que comprende las
Etapa 1*	Somnolencia y sueño ligero
Etapa 2*	Esta etapa ocupa la mayor parte del sueño total de una noche. Se define por un EEG con características únicas
Etapas 3 y 4*	El sueño más profundo y reparador: la presión arterial baja, la respiración se ralentiza y en la juventud se liberan hormonas para el crecimiento y el desarrollo
REM *(movimientos oculares rápidos)* 20-25 % del sueño	Ocurre en episodios que comienzan unos 90 min después del inicio del sueño. Se repite cada 90 min mientras dura el sueño. La mayor parte del sueño REM ocurre durante la última mitad de la noche. El cerebro está activo y se producen sueños cuando los ojos se mueven hacia atrás y hacia delante. El cuerpo se relaja y se inmoviliza. La respiración y la frecuencia cardíaca pueden volverse irregulares

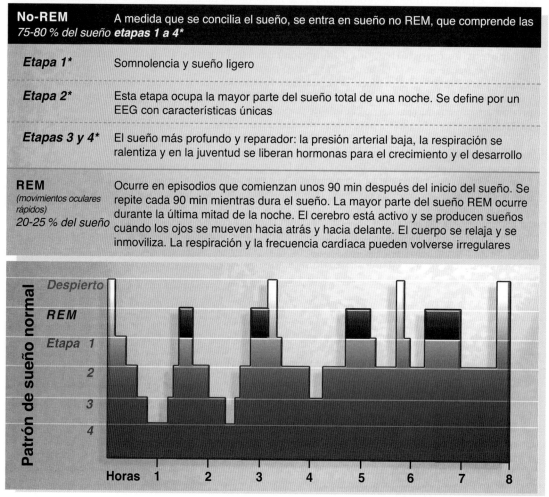

FIGURA 14-8 ■ Etapas del sueño. (Reimpreso de Anatomical Chart Company. Understanding Sleep Disorders Anatomical Chart. Baltimore: Lippincott Williams & Wilkins, 2005, con autorización.)

- Las personas con EP padecen con frecuencia dificultades vesicales y estreñimiento. Estos problemas probablemente están relacionados con el funcionamiento incorrecto de la **división parasimpática** del sistema nervioso autónomo. En general, los problemas urinarios no se desarrollan hasta que la enfermedad está en etapas avanzadas. Los síntomas incluyen la necesidad frecuente de orinar, la incapacidad para controlar esa necesidad una vez que se percibe, **vacilación urinaria** y lentitud al orinar[7]. El estreñimiento suele ocurrir antes de los síntomas motores y está causado

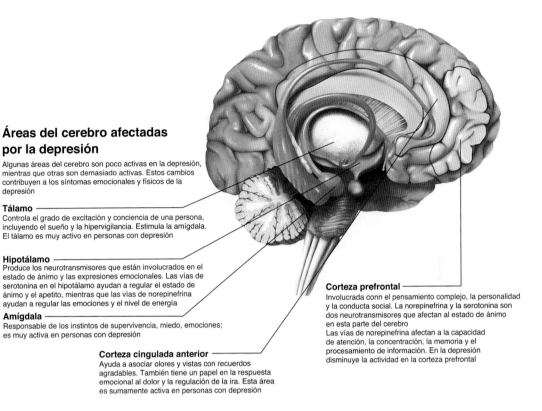

Áreas del cerebro afectadas por la depresión

Algunas áreas del cerebro son poco activas en la depresión, mientras que otras son demasiado activas. Estos cambios contribuyen a los síntomas emocionales y físicos de la depresión

Tálamo
Controla el grado de excitación y conciencia de una persona, incluyendo el sueño y la hipervigilancia. Estimula la amígdala. El tálamo es muy activo en personas con depresión

Hipotálamo
Produce los neurotransmisores que están involucrados en el estado de ánimo y las expresiones emocionales. Las vías de serotonina en el hipotálamo ayudan a regular el estado de ánimo y el apetito, mientras que las vías de norepinefrina ayudan a regular las emociones y el nivel de energía

Amígdala
Responsable de los instintos de supervivencia, miedo, emociones; es muy activa en personas con depresión

Corteza cingulada anterior
Ayuda a asociar olores y vistas con recuerdos agradables. También tiene un papel en la respuesta emocional al dolor y la regulación de la ira. Esta área es sumamente activa en personas con depresión

Corteza prefrontal
Involucrada conn el pensamiento complejo, la personalidad y la conducta social. La norepinefrina y la serotonina son dos neurotransmisores que afectan al estado de ánimo en esta parte del cerebro
Las vías de norepinefrina afectan a la capacidad de atención, la concentración, la memoria y el procesamiento de información. En la depresión disminuye la actividad en la corteza prefrontal

FIGURA 14-9 ■ Áreas del cerebro afectadas por la depresión. (Reimpreso de Anatomical Chart Company. Understanding Depression Anatomical Chart. Baltimore: Lippincott Williams & Wilkins, 2007, con autorización.)

por la disminución de la peristalsis en el tracto digestivo. Un 80% de los pacientes con EP tiene estreñimiento y se puede tratar parcialmente aumentando la ingesta de fibra[1,3] (v. tabla 14-1 para un resumen de los diversos síntomas asociados con la EP).

REFERENCIA RÁPIDA

Los síntomas de la EP no suelen ser aparentes hasta que el 60-80% de las neuronas productoras de dopamina se han destruido.

División parasimpática: parte del sistema nervioso autónomo que regula el cuerpo cuando no está bajo estrés; se conoce como la parte de descanso y digestión del sistema nervioso autónomo; ayuda a controlar la digestión, la respiración y la frecuencia cardíaca.

Vacilación urinaria: dificultad para iniciar la micción.

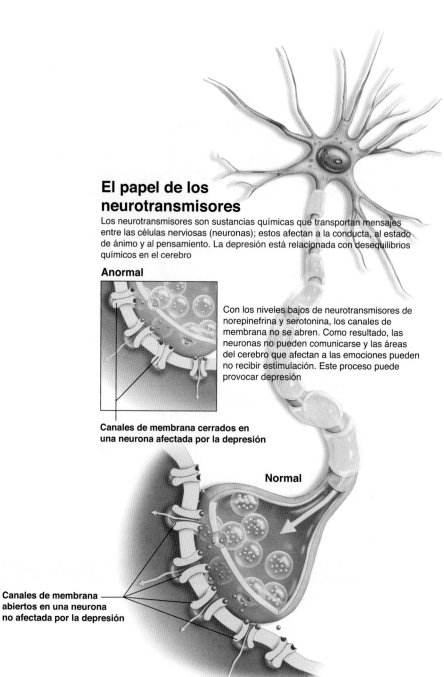

El papel de los neurotransmisores

Los neurotransmisores son sustancias químicas que transportan mensajes entre las células nerviosas (neuronas); estos afectan a la conducta, al estado de ánimo y al pensamiento. La depresión está relacionada con desequilibrios químicos en el cerebro

Anormal

Con los niveles bajos de neurotransmisores de norepinefrina y serotonina, los canales de membrana no se abren. Como resultado, las neuronas no pueden comunicarse y las áreas del cerebro que afectan a las emociones pueden no recibir estimulación. Este proceso puede provocar depresión

Canales de membrana cerrados en una neurona afectada por la depresión

Normal

Canales de membrana abiertos en una neurona no afectada por la depresión

FIGURA 14-10 ■ Papel de los neurotransmisores en la depresión. (Reimpreso de Anatomical Chart Company. Understanding Depression Anatomical Chart. Baltimore: Lippincott Williams & Wilkins, 2007, con autorización.)

TABLA 14-1

Síntomas principales de la EP
• Temblores en reposo • Bradicinesia • Rigidez muscular • Pérdida del equilibrio
Síntomas adicionales de la EP
• Anosmia • Trastornos del sueño • Trastornos del estado de ánimo que incluyen depresión • Hipotensión ortostática • Dificultades para tragar • Problemas vesicales • Estreñimiento
Características de la EP juvenil[3]
• Progresión más lenta de la enfermedad • Aumento de la tasa de **distonía** • Demencia menos penetrante • Aumento de la **discinesia** en respuesta a los tratamientos con L-DOPA

REFERENCIA RÁPIDA

Además de su papel en el movimiento, los ganglios basales probablemente participen en la emoción, la cognición y la conducta habitual, por lo que también se están investigando los efectos del daño en estas funciones.

FACTORES QUE CONTRIBUYEN AL DESARROLLO DE PARKINSON

Los científicos aún no han descubierto la causa precisa de la EP, pero creen que una combinación de factores genéticos y ambientales contribuye a su desarrollo. Aunque menos del 10% de todos los casos de EP se atribuyen solo a causas genéticas[7], los investigadores esperan que saber más de estos genes pueda ayudar a desarrollar un tratamiento que prevenga o retrase el progreso de la enfermedad. La tabla 14-2 contiene información adicional sobre los genes relacionados con la EP[3,17,18].

Varios factores ambientales se han relacionado con la EP. La investigación **epidemiológica** sugiere mayor prevalencia de la EP en países desarrollados que en subdesarrollados, y más en zonas rurales que en las urbanas. Además, aquellos con ciertas ocupaciones tienen mayor riesgo. Esto sugiere que la EP podría ser causada no solo por factores genéticos sino también por factores ambientales. Es

Distonía: tono muscular anormal que puede causar una postura anormal; a menudo resulta del espasmo muscular.

Discinesia: deterioro anormal del movimiento voluntario que causa movimientos espasmódicos.

Epidemiología: ciencia que se ocupa de la incidencia, prevalencia, distribución y control de las enfermedades.

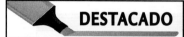

DESTACADO Alteraciones de la marcha en la enfermedad de Parkinson[1,10]

Los pacientes con EP suelen presentar un tipo de patrón de la marcha denominado marcha parkinsoniana. Los cambios en la marcha por lo general no son evidentes al inicio de la enfermedad, pero a los 3 años del diagnóstico se estima que el 85% de las personas con EP desarrollan anormalidades de la marcha.

El patrón de marcha asociado con la EP se caracteriza por disminución de la velocidad, pasos más cortos y cadencia alterada, factores que aumentan el riesgo de caídas y pueden influir de forma negativa en la calidad de vida. Mientras el tiempo pasa y la enfermedad progresa, los pacientes con EP comienzan a dar pasos cada vez más pequeños hasta que acaban arrastrando los pies. Empiezan a extender el cuello, encoger los hombros y encorvarse hacia delante, balanceando los brazos de forma asimétrica (balanceando un brazo más que el otro). Este tipo de patrón de la marcha se conoce como marcha festinada y es bastante ineficiente. En otras palabras, se necesita mucha energía para moverse así. Las alteraciones adicionales de la marcha son falta de golpe del talón, extensión incompleta de la rodilla y la flexión del tobillo, falta de movimiento del tronco y disminución de la separación entre el suelo y los dedos de los pies al caminar. La bradicinesia, la rigidez muscular y la inestabilidad postural, características de la EP, agravan este problema de la marcha.

Periódicamente durante la marcha, algunos pacientes con EP experimentan una «congelación», a veces denominada congelación de la marcha (COM). Aunque es una condición repentina pero temporal, la COM es vista por los pacientes con EP como uno de los síntomas más debilitantes de su enfermedad. Estos pacientes lo describen como una sensación de que sus pies están «pegados al suelo»; no importa cuánto lo intenten, quedan temporalmente impedidos para avanzar. Sin embargo, una vez que da el primer paso, la persona puede continuar desplazándose hacia delante. La COM a menudo ocurre al empezar la marcha, al pasar de una superficie a otra (como de un suelo duro a uno blando), antes de girar o voltear, o al acercarse a espacios estrechos o sillas. En general dura 10-30 s.

La dosificación adecuada de levodopa parece reducir el número de episodios de congelación, de manera es probable que la COM se produzca por la alteración de la producción de dopamina. Para «romper una congelación», los pacientes con EP a menudo están entrenados para suspender lo que están haciendo (en otras palabras, no intentan avanzar), pararse y respirar profundamente, desplazar su peso de lado a lado y luego dar gran paso hacia delante. Al distraerse o hacer algo diferente por un momento, a menudo pueden superar un episodio de congelación más rápido que de costumbre.

TABLA 14-2. Genes vinculados con la EP[3,17,18]

Gen	Características del gen	Requisito genético para el desarrollo de EP
α-sinucleína	Función desconocida; sin embargo, es un componente de los cuerpos de Lewy, acumulaciones de proteína características de la EP	Una sola copia mutada
Parkin2	Entre otras funciones, *parkin2* crea una proteína que marca las proteínas dañadas o excesivas para que sean degradadas y evitar así su acumulación	Una sola copia mutada aumenta el riesgo; dos copias de un gen mutado se correlacionan fuertemente con la EP
Pink1	Su función es incierta, pero se cree que provoca la formación de una proteína que ayuda a proteger la función de las **mitocondrias** en los momentos de estrés celular	Una sola copia mutada aumenta el riesgo; dos copias de un gen mutado se correlacionan fuertemente con la EP
LRRK2	Gen inusualmente grande, activo en el cerebro. Tiene múltiples funciones: cataliza la **fosforilación;** participa en la señalización celular; mantiene el citoesqueleto	Diversas mutaciones aumentan el riesgo

DESTACADO α-sinucleína

Aunque su función precisa es desconocida, la α-sinucleína es una proteína que suele encontrarse en el cerebro humano sano. Sin embargo, en pacientes con EP se acumula y forma la mayor parte de los cuerpos de Lewy, los grupos de proteína que se consideran marcadores de la EP. Los investigadores han centrado sus esfuerzos en determinar cómo se desarrollan estos grupos anormales de proteínas, pero todavía no están seguros[20].

De acuerdo con la Michael J. Fox Foundation para la Investigación, una variación hereditaria en el gen de la α-sinucleína estimula la producción excesiva y/o anormal de esta proteína en un pequeño número de casos de EP[20]. Los investigadores creen que algunos pacientes con EP alcanzan niveles tóxicos y que estos niveles interfieren con la transmisión sináptica y promueven la mayor acumulación de grupos de proteínas. Esta produce un ciclo de autoperpetuación que promueve la acumulación excesiva. Una discusión más detallada está fuera del alcance de este texto, pero véanse las fuentes citadas para obtener información adicional[20-22].

El primer paso crítico para la posible prevención, el retraso del inicio y el desarrollo de tratamientos dirigidos a la α-sinucleína es descubrir su función precisa y su relación con la EP. Curiosamente, algunos investigadores creen que las anormalidades de la α-sinucleína se producen fuera de los ganglios basales. De hecho, se han encontrado cantidades excesivas en otras áreas del cerebro y en otros sistemas corporales que no suelen verse afectados por la EP. Por tanto, descubrir una forma para prevenir la acumulación también podría ayudar a manejar otras condiciones[20,21].

Se han relacionado mutaciones en varios genes con la EP. Para el lector interesado, The National Institute of Neurological Disorders and Stroke tiene información adicional sobre muchos de estos, véase la lista de referencia para la cita específica.

posible que las personas con mayor riesgo sean las que trabajan en el campo, en industrias y como soldadores, quizás porque estos grupos están expuestos a más toxinas ambientales que las personas promedio.

Aunque no está comprobado, se cree que el riesgo aumenta si también incrementa la exposición a toxinas, pesticidas, metales y otros posibles contaminantes. Debido a que los datos existentes no son concluyentes, se requiere más investigación sobre esta relación[1,3,7,19].

FACTORES DE RIESGO ADICIONALES

El factor de riesgo más importante para desarrollar la EP es la edad avanzada, sin embargo, los investigadores no saben exactamente por qué. Es bien sabido que el funcionamiento de la sustancia negra disminuye con la edad, y los estudios han demostrado que esto reduce el metabolismo de la dopamina, altera la capacidad de degradar las proteínas dañadas e interfiere con el funcionamiento mitocondrial. Para una explicación más detallada sobre cómo la alteración de estos procesos promueve el desarrollo de la EP con el envejecimiento, véase la referencia citada[23].

Aunque tanto hombres como mujeres pueden desarrollarla, la EP afecta a los hombres casi en un 50% más. Parte de la investigación sugiere un efecto protector en las mujeres debido al estrógeno. En un estudio particular, los científicos detectaron una EP de inicio tardío en dos grupos de mujeres: aquellas que comenzaron la menopausia a una edad avanzada y las que habían tenido más hijos que otras. El factor común entre estos dos grupos es una mayor exposición al estrógeno. Lo que no se sabe

Mitocondrias: central eléctrica de la célula donde se producen grandes cantidades de ATP, o trifosfato de adenosina, una molécula de alta energía que alimenta los procesos celulares.

Fosforilación: adición de un fosfato o un grupo fosfato en una molécula.

TABLA 14-3. Factores de riesgo para desarrollar EP

- Edad: la probabilidad de desarrollar EP aumenta con la edad y tiende a ser mayor en personas mayores de 50 años
- Antecedentes familiares: tener un familiar cercano con EP aumenta las posibilidades de padecerla
- Factores genéticos: la alta actividad de genes específicos está vinculada con el desarrollo de la EP
- Sexo: los hombres tienen más probabilidades que las mujeres de desarrollar EP

es cómo ofrece protección el estrógeno, pero algunas investigaciones sugieren que en realidad podría preservar la actividad de la dopamina[24-27] (tabla 14-3).

Además, la experiencia de la EP difiere ligeramente entre hombres y mujeres. Las mujeres suelen experimentar temblor como síntoma inicial, mientras que los hombres pueden presentar bradicinesia como su primer síntoma. Las mujeres suelen experimentar la enfermedad al menos 2 años después que los hombres, y su tasa de progresión es más lenta que en los hombres. Las mujeres se suelen someter a cirugía después que los hombres, y sus síntomas tienden a ser más graves en el momento de la cirugía en comparación con los hombres. Además, el grado de afrontamiento es distinto. Las mujeres suelen deprimirse más, mientras que los hombres se vuelven más agresivos con el progreso de la enfermedad. Esto significa que los medicamentos más efectivos en realidad serán diferentes según el sexo. Las mujeres con EP suelen tomar antidepresivos, mientras que los hombres toman antipsicóticos[15,16,24,26,27]. Véase la tabla 14-4 para conocer diferencias adicionales sobre la forma en que los hombres y las mujeres experimentan la EP[24,27]. Sin embargo, hay que considerar que cada individuo experimentará la EP de manera diferente.

ETAPAS DE LA EP

Puesto que la EP es un trastorno progresivo, los síntomas tienden a empeorar con el tiempo; por tanto, los pacientes con EP tienen limitaciones en diferentes grados. En general, la enfermedad a menudo empieza con temblor, seguido por inestabilidad postural y alteración de la marcha, pero la tasa de progresión varía. En otras palabras, algunos pacientes experimentan una progresión drástica y rápida, mientras que otros alcanzan y mantienen un «síntoma en meseta» durante años[9,28,29].

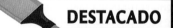 **DESTACADO** Enfermedad de Parkinson de inicio temprano

Como se ha mencionado, la EP suele desarrollarse en personas mayores de 60 años. Si se diagnostica a una edad más temprana, la afección se conoce como EP precoz o juvenil. Aunque los síntomas son similares sin importar la edad de inicio, las personas más jóvenes con EP en general experimentan una enfermedad que progresa más lentamente con menor tasa de demencia. Sus síntomas iniciales a menudo incluyen el arqueamiento anormal del pie y los dedos de los pies y movimientos involuntarios de las extremidades, pero aún podría haber temblores. De acuerdo con la National Parkinson's Foundation y la Parkinson's Disease Foundation, hay dos mutaciones genéticas que aumentan el riesgo de EP de inicio temprano; sin embargo, los investigadores no están seguros de lo que realmente desencadena el inicio de la enfermedad, ya que no todas las personas con estas mutaciones desarrollan EP[1,3]. El tratamiento es similar en todas las formas de EP, pero los pacientes más jóvenes parecen experimentar más efectos secundarios negativos cuando toman levodopa. De forma más específica, la levodopa puede causar movimientos involuntarios adicionales cuando sus niveles aumentan, y promueve la aparición de calambres cuando disminuyen[3].

TABLA 14-4. Diferencias en la forma en que los hombres y las mujeres experimentan la EP[5,13,24,26]

• Los síntomas empiezan 2 años después en las mujeres
• La progresión de la enfermedad es más lenta en las mujeres
• A menudo, el primer síntoma que experimentan las mujeres es temblor, mientras que en los hombres es la bradicinesia
• Las mujeres conservan la fluidez verbal, mientras que los hombres conservan la orientación espacial con la progresión de la enfermedad
• Ambos pierden la capacidad de interpretar la sorpresa y la ira, pero los hombres también pierden la capacidad de interpretar el miedo
• Las mujeres tienen menos probabilidades de desarrollar un trastorno de la conducta con el movimiento ocular rápido

Existen varias escalas de calificación de la gravedad de los síntomas de EP. Una escala con frecuencia utilizada es la que crearon Hoehn y Yahr, que se centra en los síntomas del movimiento. De acuerdo con esta escala, los síntomas en la etapa 1 solo suelen afectar a un lado del cuerpo, en general son leves y no interfieren con las actividades de la vida diaria (AVD). De hecho, el diagnóstico a menudo se retrasa porque los síntomas se pasan por alto. Los medicamentos típicamente pueden minimizar cualquier síntoma aparente[9,29].

La etapa 2 suele afectar a ambos lados del cuerpo y se caracteriza por temblores más evidentes, rigidez y leves dificultades para hablar. Caminar se vuelve algo desafiante y la postura puede cambiar, pero el equilibrio generalmente no se ve afectado. Los pacientes con EP en la etapa 2 de la enfermedad siguen siendo independientes, pero puede llevarles más tiempo completar las tareas[9,29].

En la etapa 3 de la enfermedad, los pacientes con EP experimentan pérdida del equilibrio y disminución de los reflejos, lo que aumenta el riesgo de caída. Todavía pueden realizar las AVD, pero necesitan más tiempo. La terapia ocupacional y/o física, junto con el aumento de la medicación, puede ayudar a controlar los síntomas[9,29,55].

En la etapa 4 de la enfermedad, el movimiento se altera significativamente, por lo que los pacientes con EP requieren algún tipo de dispositivo de asistencia para caminar. En general, ya no son independientes[29].

La etapa más **debilitante** de la enfermedad es la etapa 5, que se caracteriza por rigidez avanzada y muchas veces la incapacidad de estar de pie o caminar. Además, los pacientes con frecuencia experimentan alucinaciones y delirios. Los medicamentos actuales disponibles no son eficaces para aliviar los síntomas de la EP en esta etapa[9,29] (tabla 14-5).

TABLA 14-5. Escala de Hoehn y Yahr: estadificación de la EP[9,28]

Etapa 1	Síntomas en un lado del cuerpo con deterioro funcional mínimo
Etapa 2	Síntomas en ambos lados del cuerpo sin deterioro del equilibrio
Etapa 3	Caracterizada por la pérdida de equilibrio
Etapa 4	Discapacidad severa pero capaz de estar de pie y caminar sin ayuda
Etapa 5	Confinado en cama o silla de ruedas

Adaptado de NINDS. Disponible en: http://www.ninds.nih.gov/disorders/parkinsons_disease/detail_parkinsons_disease.htm#3.

Debilitante: que lo hace muy frágil.

DIAGNÓSTICO DE LA EP

Antes de buscar posibles tratamientos, hay que considerar el diagnóstico de EP. Como se ha mencionado, la EP a menudo se diagnostica mal, particularmente en personas más jóvenes. Sin embargo, incluso las personas mayores no diagnosticadas que están en las primeras etapas de la enfermedad suponen que sus síntomas son en realidad una parte natural del proceso de envejecimiento. Por tanto, no consultan al médico y el diagnóstico se retrasa. Además, debido a que los síntomas de EP son similares a los de muchos otros trastornos, a veces el diagnóstico es difícil. Después de todo, no hay una prueba definitiva para la EP (como un análisis de sangre, imágenes cerebrales, etc.)[1,3,9,10,30].

La mayoría de los diagnósticos los hará un neurólogo, un médico especialmente capacitado para estudiar los antecedentes médicos, evaluar los signos y realizar las exploraciones físicas necesarias para tratar de reducir las posibles causas neurológicas de los síntomas. El diagnóstico adecuado requiere tiempo y suele implicar un proceso de eliminación. En otras palabras, es probable que el médico solicite pruebas (como pruebas de imagen y análisis de sangre) para ayudar a descartar otras posibles causas de los síntomas antes de llegar al diagnóstico de EP. Además, el médico puede recetar carbidopa-levodopa, un medicamento habitual para la EP, para verificar la respuesta del paciente. Si hay EP, y si el medicamento se administra en una cantidad adecuada, los síntomas cederán y probablemente disminuyan. Esto suele ser adecuado para confirmar el diagnóstico.

Una vez que se confirma el diagnóstico, el tratamiento puede incluir medicamentos, cirugía o a veces terapia alternativa[1,3,30].

TRATAMIENTO PARA LA EP

Según el National Institute of Neurological Disorders and Stroke, hay tres categorías de medicamentos que ayudan a controlar la EP. La primera categoría, siendo el más importante la levodopa, aumenta los niveles de dopamina, lo que ayuda a moderar los síntomas de la EP. La segunda categoría, que incluye los anticolinérgicos, básicamente inhibe la recaptación de químicos cerebrales distintos de la dopamina, lo que prolonga los efectos de esta última. Esto puede ayudar a controlar o reducir la incidencia de temblores. La tercera categoría, que incluye antidepresivos o ansiolíticos, ayuda a controlar los síntomas no motores relacionados; estos medicamentos varían mucho. Aunque no es necesario que los profesionales del entrenamiento físico sean expertos en medicamentos, podría ser útil familiarizarse con los nombres de diferentes medicamentos, sus mecanismos de acción y los posibles efectos secundarios (en particular aquellos que podrían interferir con la capacidad de hacer ejercicio). Consúltese la tabla 14-6 para obtener una lista de medicamentos para el tratamiento de los síntomas principales de la EP[9].

En la actualidad, la estimulación cerebral profunda (ECP) es el método quirúrgico preferido para tratar la EP avanzada. El objetivo de la ECP es reducir los temblores, las fluctuaciones motoras, la discinesia y la necesidad de medicamentos alterando la actividad eléctrica del cerebro con implantes de electrodos[31,32]. En general se considera una buena opción para las personas que han tenido EP durante al menos 5 años, que hayan tenido una buena respuesta a los medicamentos para la EP y cuyos síntomas continúan interfiriendo con las actividades diarias. Los pacientes que se someten a la ECP suelen poder reducir de forma significativa su necesidad de medicamentos, lo que reduce sus posibilidades de desarrollar tolerancia (por lo que después podría ser necesario aumentar la dosis). Además, al reducir la exposición de un paciente a los medicamentos para la EP, la ECP puede disminuir la cantidad y la intensidad de los efectos secundarios causados por el uso de medicamentos[33].

La Food and Drug Administration ha aprobado la ECP para tres áreas del cerebro. El globo pálido interno (GPi) y el núcleo subtalámico (NST) son los objetivos más frecuentes, pero también se ha aprobado el tratamiento en el núcleo ventral intermedio del tálamo (Vim). La ECP es más efectiva para la bradicinesia, la rigidez y el temblor. La ECP en el GPi promueve la remisión de la distonía, que a menudo causa calambres dolorosos. La ECP en el Vim es particularmente eficaz cuando el temblor es el síntoma principal de la EP; no ayuda con ningún otro síntoma relacionado con la EP[34].

TABLA 14-6. Medicamentos para controlar los principales síntomas de la EP[9]

Medicamento	Mecanismo de acción	Efectos
Levodopa (a menudo combinada con carbidopa)	Se convierte en dopamina en el cerebro para aumentar los niveles de dopamina	Disminuye los temblores y la rigidez, mejora el control muscular, que permite movimientos corporales más normales. La carbidopa evita la degradación de levodopa para prolongar sus efectos
Apomorfina Pramipexol Ropinirol Rotigotina	Agonistas de los receptores de dopamina	Actúan directamente sobre los receptores de dopamina para imitar sus efectos; pueden retrasar la necesidad de levodopa o disminuir la dosis requerida de levodopa (que reduce la exposición y, por tanto, los posibles efectos negativos)
Rasagilina Selegilina	Inhibe la degradación de dopamina (inhibidor de la MAO-B)	MAO-B es la enzima responsable de degradar la dopamina; los inhibidores de la MAO-B interfieren con esta acción, lo que aumenta la disponibilidad de dopamina para inhibir las deficiencias motoras asociadas con la EP
Entacapona Tolcapona	Inhibe la degradación de dopamina (inhibidores de COMT)	Solo es efectivo cuando se usa con levodopa. COMT es una enzima del cuerpo que inactiva la levodopa. Los inhibidores de COMT interfieren con la acción de COMT, evitando así su efecto sobre la levodopa (y en consecuencia prolonga los efectos de levodopa)
Benztropina Etopropazina Trihexifenidilo	Anticolinérgico; disminuye la acción de acetilcolina	Se usa para controlar el temblor cuando los agonistas de los receptores de dopamina son ineficaces. Es la clase más antigua de medicamentos utilizados para tratar la EP; más útil para los pacientes más jóvenes cuyo síntoma principal es el temblor
Amantadina	Se usa en combinación con levodopa para tratar la discinesia	Se desconoce el mecanismo preciso. En general, solo proporciona alivio leve y rara vez se utiliza en las primeras etapas de la enfermedad

Adaptado del National Institute of Neurological Disorders and Stroke. Parkinson's Disease: Hope Through Research. Disponible en: http://www.ninds.nih.gov/disorders/parkinsons_ disease/detail_parkinsons_disease.htm#3159_2

En un estudio publicado en 2013, los investigadores realizaron un estudio clínico piloto centrado en la efectividad, seguridad y tolerabilidad de la ECP bilateral en pacientes durante las *primeras* etapas de la EP. Después de 2 años, los resultados indicaron que con la estimulación moderada, los pacientes que reciben ECP requirieron menos medicamento que aquellos sin la ECP en cualquier momento de la enfermedad. Además, la función motora no disminuyó a pesar de que se redujeron las dosis de medicamentos. Algunas personas experimentaron efectos adversos menores que incluyeron insomnio, dolor en el pecho e infección en el tracto urinario; sin embargo, la tasa de efectos adversos se consideró insignificante y esperada. En general, este estudio sugiere que en las *primeras etapas* de la EP, los pacientes pueden tratarse con éxito y seguridad con ECP. No solo disminuye los requerimientos de medicamentos, sino que también mejora el movimiento y la calidad de vida[35].

Un segundo tipo de cirugía consiste en insertar una sonda en el intestino delgado para bombear una suspensión continua de carbidopa-levodopa hasta 16 h. Este método de administración suele estar reservado para los casos avanzados de Parkinson y se utiliza para minimizar la cantidad de «tiempo de inactividad» que a menudo experimentan los pacientes cuando toman carbidopa-L-dopa oral durante un período prolongado. Los efectos adversos incluyen sedación, hipotensión ortostática, alucinaciones, debilidad progresiva, infarto de miocardio e impulsos inusuales de comer, apostar, comprar o participar en actividades sexuales[36].

PRECAUCIONES DURANTE EL EJERCICIO

EFECTOS SECUNDARIOS DE LOS MEDICAMENTOS

Debido a que los medicamentos tienen efectos variables que pueden influir en la capacidad de hacer ejercicio, el profesional de entrenamiento físico debe obtener una lista actual de todos los medicamentos recetados para la EP. Investigar los posibles efectos secundarios y aprender a identificar los posibles problemas relacionados con los medicamentos puede ayudar a prevenir las urgencias durante la actividad. Animar a las personas con náuseas, pérdida de peso o cualquier otro problema relacionado con la medicación a hablar con sus médicos para obtener recomendaciones sobre cómo manejar o aliviar estos síntomas. Es probable que una persona constantemente enferma y cansada por la ingesta inadecuada de energía participe poco o evite por completo las sesiones de ejercicio.

PROBLEMAS CAUSADOS POR LA INESTABILIDAD Y ANORMALIDADES DE LA MARCHA

Las personas con EP a menudo tienen deficiencias en el equilibrio y la estabilidad que aumentan su riesgo de caída cuando se sientan sin apoyo en una silla, se levantan de una posición sentada o de pie, o caminan. Usar el apoyo adecuado es crucial para este grupo. Hacer que las personas con EP realicen ejercicios cerca de una pared, una silla estable, un equipo o barras de seguridad para evitar caídas accidentales. También hay que asegurarse de que el área de ejercicio esté despejada y que las personas usen zapatos antiderrapantes para reducir resbalones. Además, las anormalidades de la marcha, que suelen empeorar a medida que la enfermedad progresa, también pueden promover caídas. Incluir caminar como parte del programa de ejercicios, dar indicaciones para ajustar la marcha y recomendar los movimientos en las extremidades superiores e inferiores durante todas las actividades. La investigación muestra que esto puede causar mejorías en la marcha a largo plazo[1,3,20].

FATIGA

Según la National Parkinson's Foundation, muchos pacientes con EP experimentan fatiga física y mental que puede interferir con la capacidad de hacer ejercicio y con las AVD normales. Puesto que muchos pacientes con EP experimentan cambios en sus ciclos de sueño, con frecuencia tienen sueño durante el día. Para obtener la mayor cantidad de beneficios, hay que planificar las sesiones de ejercicio al empezar el día o después de una siesta. Algunos medicamentos, como los agonistas de dopamina, causan somnolencia y fatiga. Tratar de determinar el alcance y el momento en que ocurren estos efectos, y programar los ejercicios según estos. Alrededor del 40% de los pacientes con EP experimentan depresión, que a menudo se asocia con fatiga y falta de energía. Considerarlo y derivar a cualquier persona potencialmente deprimida a su médico. Muchos pacientes con EP tienen temblores, rigidez y congelación, lo que estresa y fatiga los músculos. Animar a las personas a llevar un diario para registrar los patrones de síntomas, de manera que el ejercicio pueda planificarse de acuerdo con ellos.

HIPOTENSIÓN ORTOSTÁTICA

Dado que las personas con EP pueden experimentar una disminución significativa de la presión arterial al pasar de una posición recostada o sentada a una posición de pie, hay que prestar mucha atención siempre que se deba cambiar de posición. Promover los movimientos deliberados mientras se pide al paciente que explique cómo se siente. Hacer los ajustes necesarios. Promover la ingesta adecuada de agua para mantener el volumen sanguíneo y recordar que el propio ejercicio puede ayudar a prevenir la acumulación de sangre que a menudo contribuye a este síntoma. Con suerte, esto podrá tratarse mejor a medida que se continúe con el ejercicio[37].

BARRERAS PARA EL EJERCICIO

Los datos estadísticos muestran que, aunque el ejercicio mejora la calidad de vida de la mayoría de las personas con EP, muchos pacientes con EP todavía lo evitan. Algunas de las barreras «menores» citadas incluyen depresión, malestar con la actividad, sensación de estar fuera de forma y opresión en el pecho, pero las barreras «mayores» para el ejercicio en esta población son la falta de tiempo, el miedo a caerse y la creencia de que el ejercicio no será beneficioso[1,3,38-40,54].

La falta de tiempo, una barrera para el ejercicio en muchas personas, también es un obstáculo importante para los pacientes con EP. Esto podría deberse a que el ejercicio no se considera una prioridad en este grupo; por tanto, pacientes con EP hacen o terminan otras actividades y obligaciones antes del ejercicio. Entonces podrían sentirse demasiado cansados para hacer algo más. Otra explicación se relaciona con el deterioro cognitivo asociado con la enfermedad, lo que podría hacer que el manejo del tiempo y la priorización sean demasiado desafiantes para los pacientes con EP, lo que limita su capacidad de destinar tiempo para la actividad física[1,3,38,41].

Una segunda barrera para hacer ejercicio es el miedo a caerse. Debido a los problemas de postura y equilibrio que a menudo desarrolla esta población, el riesgo de caídas es alto. Sin embargo, incluso si la postura y el equilibrio son normales, se ha demostrado que en realidad el *miedo* aumenta el riesgo en esta población. Esto sugiere que los profesionales de la salud deben abordar algo más que un simple desequilibrio; necesitan proporcionar capacitación que disminuya el miedo, aumente la confianza y mejore la **autoeficacia**[1,3,38,42,43].

La barrera más importante para hacer ejercicio en esta población particular es la creencia de que el ejercicio no tiene beneficio alguno. Este es un factor importante porque las personas que creen que el ejercicio es eficaz tienen el doble de probabilidades de hacer ejercicio. La educación dirigida a expectativas razonables, un cronograma realista y los beneficios específicos de los síntomas podría ser justo lo que estos pacientes necesitan para motivarse a iniciar alguna actividad física. Fomentar la participación activa con el fin de establecer objetivos junto con la **retroalimentación formativa** puede inspirar la identificación y la adherencia con el programa de ejercicios[1,3,38].

El manejo efectivo de las diversas barreras puede ser un desafío, pero los profesionales de entrenamiento físico definitivamente deben abordarlas para alentar a los pacientes con EP a incorporar el ejercicio en su rutina diaria. Abordar y enfatizar los beneficios que se presentan en la siguiente sección podría ayudar a convencer a los escépticos con EP de que realmente pueden hacer ejercicio de manera segura y efectiva para lograr varios beneficios (tabla 14-7).

TABLA 14-7. Barreras para el ejercicio

• Falta de tiempo
• Miedo a las caídas
• Percepción de falta de resultados
• Depresión
• Molestias después del ejercicio
• Sentirse demasiado fuera de forma
• Opresión en el pecho

Autoeficacia: creencia de las personas en su capacidad para tener éxito al realizar una tarea, superar un reto o alcanzar una meta.

Retroalimentación formativa: método para proporcionar comentarios, críticas y sugerencias durante y no después de una experiencia de aprendizaje; ayuda a promover mejorías durante el proceso de aprendizaje.

BENEFICIOS DEL EJERCICIO

Al igual que en otras poblaciones, las personas con EP experimentan numerosos beneficios de un estilo de vida activo, ya sea con sesiones de ejercicio sistematizadas o aumentando las actividades diarias (como lavar platos y doblar la ropa). El ejercicio reglamentado ayuda a mejorar, o al menos mantener, la fuerza, flexibilidad, equilibrio y resistencia, que han demostrado aliviar algunos de los problemas de movimiento asociados con la enfermedad[7,44]. De hecho, la investigación ha demostrado que los pacientes con EP que hacen ejercicio a diario se mueven con mucha más normalidad que aquellos que no lo hacen. Esto podría estar relacionado con los efectos que el ejercicio tiene sobre la **neuroplasticidad**[45,46]. Además, el ejercicio mejora el estado de ánimo y el sueño, y puede aliviar los síntomas de depresión[39,40].

Los pacientes con EP tienen una densidad ósea general más baja en comparación con las personas de la misma edad sin EP, por lo que su riesgo de osteoporosis también aumenta. Estos hallazgos, combinados con el aumento del riesgo de caídas en la EP, aumentan la probabilidad de fractura. El ejercicio puede ayudar a minimizar la pérdida y mantener la densidad ósea, lo que reducirá el riesgo de fractura si se produce una caída. También mejora el equilibrio y la coordinación, lo que reduce el riesgo de caídas[47].

La mayoría de las investigaciones se han centrado en los beneficios del entrenamiento aeróbico en este grupo, pero el entrenamiento de fuerza con pesas ligeras también puede ser beneficioso. Los pacientes con EP deben evitar el entrenamiento con pesas muy pesadas, ya que puede promover o empeorar la rigidez. El entrenamiento que se dirige al desarrollo de habilidades específicas también puede promover la autoeficacia, lo que podría promover la participación futura en el ejercicio. La tabla 14-8 enumera los beneficios del ejercicio para esta población.

REFERENCIA RÁPIDA

Parte de la investigación muestra una disminución significativa en los temblores asociados con la EP y la bradicinesia tras una sola sesión de ejercicio cardiovascular, mientras que semanas de entrenamiento similar mejoran el equilibrio, la marcha y la calidad de vida en general[48].

RECOMENDACIONES PARA LAS PRUEBAS Y PRESCRIPCIÓN DE EJERCICIO

Aunque el ejercicio plantea riesgos potenciales para las personas con EP, puede mejorar el funcionamiento cardiovascular, mantener la fuerza y la resistencia muscular y promover movimientos más eficientes; por tanto, debe considerarse parte del plan de tratamiento para muchos pacientes con EP. Es importante trabajar con el médico, los fisioterapeutas y otros profesionales de la salud familiarizados con la condición de un paciente determinado para desarrollar un programa de ejercicios lo más seguro y efectivo posible. Puesto que la mayoría de las personas con EP son mayores de 60 años, tienen que enfrentarse con los cambios en el funcionamiento relacionados con la EP *y* con el proceso normal de envejecimiento. Los profesionales de la salud y el entrenamiento físico deben tener esto en cuenta.

TABLA 14-8. Beneficios del ejercicio

• Mejora la condición cardiovascular
• Mantiene/aumenta la resistencia y la fuerza muscular
• Mejora el equilibrio
• Disminuye el estrés y la ansiedad
• Preserva la masa ósea y protege contra la osteoporosis
• Controla la presión arterial

DESTACADO Neuroplasticidad y ejercicio

¿Puede el ejercicio realmente mejorar la función cerebral? Los investigadores han descubierto que la actividad física estimula un proceso llamado neuroplasticidad, que es la capacidad del cerebro para adaptarse y mejorar en respuesta a la estimulación repetida y desafiante. Los cambios son causados por varios factores que incluyen un aumento del flujo sanguíneo cerebral, mayor producción de **factores de crecimiento neuronal,** aumento del número de **sinapsis** y mejoría del funcionamiento del sistema inmunitario. El aumento del flujo sanguíneo estimulado por la actividad física aumenta la glucosa, el oxígeno y otros químicos en las neuronas para mejorar su funcionamiento y reparación. La producción y el suministro de factores de crecimiento adicionales estimulan el desarrollo neuronal y la formación de nuevas sinapsis. El aumento del número de sinapsis facilita la comunicación entre neuronas y la mejora del funcionamiento del sistema inmunitario puede aumentar los niveles séricos de anticuerpos y productos químicos antiinflamatorios, que podrían ser protectores contra el daño en el SNC. Por último, estos cambios pueden incrementar la velocidad de procesamiento, el volumen de la materia gris, mejorar la capacidad para lidiar con el estrés, aumentar la función cognitiva y estimular la actividad neuronal[45,46].

Los investigadores han observado mejoras significativas en la capacidad funcional de los pacientes con EP leve a moderada cuando combinan el entrenamiento de habilidades con el ejercicio aeróbico. El entrenamiento de las habilidades motoras incluye instrucciones para realizar diferentes tareas; tiempo para que el paciente practique las habilidades básicas; retroalimentación inmediata sobre el rendimiento; oportunidad para que el paciente ajuste su rendimiento, y ánimo para trabajar más allá de su capacidad autopercibida, lo que mejora los componentes cognitivos y automáticos del control motor. Se requiere investigación adicional para confirmar estos hallazgos, antes de que los resultados puedan ser generalizados a aquellos con formas más avanzadas de EP[45,46].

¿Qué significa esto para los profesionales de la salud y el entrenamiento físico que trabajan con pacientes con EP? Además de las formas tradicionales de ejercicio, los profesionales de entrenamiento físico deben hacer que los pacientes practiquen tareas particularmente desafiantes como escribir a mano, hablar en voz alta y ponerse de pie para ayudar a mejorar la comunicación entre las neuronas del cerebro. En tan solo 10-15 min al día pueden promover mejoras valiosas. Si un lado del cuerpo se ve afectado más que el otro, hay que asegurarse de hacer más ejercicio del lado afectado.

Continuar recomendando 30-60 min de ejercicio aeróbico 3 días a la semana y tener en cuenta que caminar es tan beneficioso como cualquier otro ejercicio para esta población. De hecho, la actividad aeróbica parece tener un efecto protector en las células productoras de dopamina en el cerebro[45,46]. Si es necesario, consúltese el capítulo 2 para aclarar la terminología y una descripción más completa del funcionamiento cerebral.

PRUEBAS DE EJERCICIO

Las pruebas de ejercicio dan información preliminar sobre la condición física inicial para que el profesional de entrenamiento físico pueda desarrollar un programa seguro y efectivo destinado a mejorar la salud cardiovascular, el equilibrio y la salud musculoesquelética de una persona con EP. El American College of Sports Medicine (ACSM) afirma que podría ser necesaria una evaluación del riesgo cardiovas-

---

Neuroplasticidad: capacidad del cerebro para adaptarse y formar nuevas conexiones neuronales cuando es estimulado por desafíos mentales o físicos; también puede ocurrir después de una lesión o enfermedad.

Factores de crecimiento neuronal: ayudan a regular el crecimiento, mantenimiento y proliferación de neuronas específicas.

Sinapsis: punto donde una neurona se encuentra con otra neurona, célula muscular o célula glandular; las dos células no se tocan; en cambio, la neurona se comunica mediante un neurotransmisor.

cular antes de las pruebas de ejercicio en este grupo, ya que muchos pacientes con EP son mayores y no están físicamente activos. Además, deben evaluarse el equilibrio, la marcha y la movilidad para guiar las pruebas y la prescripción de ejercicio. De acuerdo con el National Center on Health, Physical Activity, and Disability, la modalidad de elección para evaluar el estado cardiovascular de una persona con EP es la bicicleta estática reclinada. La prueba submáxima con esta bicicleta es la más segura para esta población porque el asiento tiene un respaldo y asas laterales que ayudan a estabilizar a la persona[49]. El ACSM está de acuerdo en que el ergómetro de la extremidad superior es apropiado para los pacientes con EP con problemas de estabilidad; sin embargo, sugieren usar una prueba de cinta/caminata para evaluar la aptitud cardiovascular de los pacientes con EP sin problemas de equilibrio[50]. Prestar mucha atención al grado de fatiga, la dificultad para respirar, la respuesta anormal de la presión arterial y los cambios generales en la apariencia, y detener la prueba de ejercicio si es necesario.

REFERENCIA RÁPIDA

Pruebas como la prueba de alcance funcional, la postura en tándem, ponerse de pie en una sola pierna, la prueba de avance cronometrada y la prueba de sentarse y levantarse pueden ayudar a medir la capacidad funcional[50].

Se puede probar la resistencia con una prueba de 1-RM o 10-RM. Sin embargo, generalmente se requieren pesas muy ligeras por las razones antes comentadas en este capítulo[49]. Como mínimo, las pruebas de flexibilidad deben evaluar la flexión y extensión del cuello, columna vertebral, hombro, codo y cadera, y la rotación interna y externa de la cadera y el hombro[49]. Los ejercicios de flexibilidad dirigidos a estas articulaciones particulares quizás pueden reducir la rigidez y ayudar a preservar el rango de movimiento activo que promueve mayor independencia.

Consejo de cambio del estilo de vida: animar a las personas a dividir las tareas desafiantes en pasos manejables para minimizar la sobrecarga emocional y física. A veces, la parte más difícil de superar las tareas difíciles es decidir por dónde empezar. Escribir los pasos específicos puede ayudar a superar este desafío.

PRESCRIPCIÓN DE EJERCICIO

Muchas sugerencias de esta sección están adaptadas de la Parkinson's Disease Clinic and Research Center de la University of California (San Francisco) y de la guía *Be Active and Beyond: A Guide to Exercise and Wellness for People with Parkinson's Disease,* de la American Parkinson's Disease Association (APDA), que presenta algunos consejos útiles sobre cómo las personas con EP pueden incorporar mejor el ejercicio en sus estilos de vida. Los recursos adicionales incluyen el *ACSM's Resource Manual for Guidelines for Exercise Testing and Prescription* y el *An Evidence-Based Exercise Regimen for Patients with Mild to Moderate Parkinson's Disease* de Salgado y cols. El National Center on Health, Physical Activity, and Disability también tiene algunos vídeos extremadamente útiles e información adicional sobre los programas de ejercicio para personas con EP al igual que el ACSM[56-57]. Las siguientes sugerencias de ejercicios son una compilación de recomendaciones de estas fuentes.

Tener presente que el objetivo principal del ejercicio en esta población es retrasar la discapacidad y prevenir complicaciones secundarias que a menudo se asocian con la progresión de la enfermedad. En general, se ha demostrado que el ejercicio ayuda en los traslados, promueve el equilibrio y mejora la marcha, el rango de movimiento articular y la fuerza muscular en personas con EP. Actualmente hay poca investigación sobre los efectos del entrenamiento de fuerza en este grupo, pero los resultados preliminares sugieren un beneficio general. Puesto que cada persona con EP tiene una presentación tan diferente, la prescripción de ejercicio debe ser individualizada[50].

- Las personas con EP siempre deben obtener autorización médica antes de iniciar el ejercicio.
- Los profesionales de entrenamiento físico y sus pacientes con EP siempre deben consultar al médico y/o fisioterapeuta para obtener recomendaciones sobre el tipo, intensidad, duración y frecuencia del ejercicio en esta población. Esto es importante porque el tipo de ejercicio más beneficioso para la persona con EP no solo depende del nivel de condición física actual, sino también del tipo y la gravedad de los síntomas. Además, el médico puede orientar sobre las limitaciones físicas y los ejercicios que deberían evitarse.
- Elegir actividades que la persona disfrute y sea capaz de ejecutar manteniendo la alineación corporal adecuada. Las personas más funcionales sin problemas de equilibrio pueden realizar caminatas sin asistencia, natación y bicicleta estática reclinada. Las personas menos funcionales con problemas de estabilidad podrían necesitar dispositivos de asistencia para caminar. La caminata a menudo es el mejor ejercicio porque no solo beneficia al sistema cardiovascular, sino que también ayuda a abordar y tal vez retrasar el deterioro asociado con la EP durante la marcha.
- Según la APDA, las personas con EP deben esforzarse por hacer 2 h y 30 min de ejercicio a la semana. La asignación exacta de este tiempo variará de acuerdo con las diferencias individuales.
- Un calentamiento de baja intensidad de 5-10 min con una progresión muy gradual ayudará a preparar los músculos y las articulaciones potencialmente tensos para la actividad. Los movimientos de calentamiento son mejores que el estiramiento estático para evitar el estiramiento muscular excesivo. Las personas con EP deben tomarse más tiempo para el enfriamiento que las personas sin EP para permitir que la frecuencia cardíaca vuelva a la normalidad y evitar la rigidez muscular y articular.
- Un objetivo para el ejercicio aeróbico podría ser realizar tres sesiones por semana de 30 min; sin embargo, esta solo es una guía general. Cuando una persona empieza por primera vez, tal vez lo haga con 5 min de actividad y progrese lentamente a 30 min. Siempre hay que evaluar los síntomas antes del ejercicio y pedir comentarios constantemente durante y después del ejercicio. Hacer los ajustes convenientes. La mayoría de los estudios muestran que las intensidades de 60-75 % de la frecuencia cardíaca máxima son seguras y efectivas para este grupo. Sin embargo, el ACSM recomienda una intensidad más moderada de 40-59 % VO_2R o frecuencia cardíaca de reserva (o un equivalente de 12 a 13 en una escala de Borg de 6 a 20). Nuevamente hay que prestar atención a los síntomas, respuestas y necesidades individuales de cada persona. Informar a las personas de

---

Prueba de alcance funcional: se puede hacer de pie o sentado. La persona se pone de pie con un lado del cuerpo hacia la pared sin tocarla y flexiona el hombro hacia delante. El entrenador marca la distancia con cinta adhesiva en la pared. Se pide a la persona evaluada que intente llegar lo más lejos posible sin dar un paso. El entrenador marca la distancia con cinta y luego mide la diferencia. Una puntuación menor de 17,5 indica movilidad limitada; menos de 18,5 indica mayor riesgo de caída.

Prueba en tándem: pedir a la persona que se ponga de pie, sin zapatos, con un pie directamente delante del otro, tocándolo. Los brazos se cruzan en el pecho. Hacer la prueba con los ojos abiertos, luego los ojos cerrados. Una persona con buen equilibrio debería poder estar de pie durante 30 s con los ojos abiertos y cerrados; de lo contrario, tendrá mayor riesgo de caída.

Mantenerse de pie en una sola pierna: la persona debe colocar las manos en las caderas, levantar una pierna y mantener el equilibrio. Quienes no pueden hacerlo al menos durante 5 s, tienen mayor riesgo de caerse.

Prueba de avance cronometrada: la persona se sienta en una silla, se le pide que se levante y camine 3 m con un ritmo cómodo y seguro, dé la vuelta y vuelva a sentarse. Quien no puede completar esta tarea en menos de 13,5 s tiene mayor riesgo de caída.

Prueba de sentarse y levantarse: la persona está sentada en una silla y se le pide que se levante y se siente tantas veces como sea posible en 30 s. En cada repetición, debe sentarse por completo. Calcular al inicio y luego nuevamente tras semanas de entrenamiento. Considerar la mejora.

las señales frecuentes sobre cualquier anormalidad en la marcha que deban corregir para mejorar el movimiento. Caminar a paso ligero, utilizar la bicicleta estática y hacer natación son ejercicios excelentes para esta población.

- El entrenamiento muscular puede ser beneficioso y seguro para esta población. Establecer el objetivo de dos sesiones no consecutivas por semana. Incluir una o dos series con 8 a 10 ejercicios cada una dirigidos a los principales grupos musculares. Pedir a la persona que haga de 8 a 12 repeticiones de cada una de la forma adecuada con una intensidad inicial de 40-50% de 1-RM para los principiantes. Progresar de acuerdo con la tolerancia. Para esta población son más seguras las máquinas que las pesas libres por los problemas habituales de equilibrio. Sin embargo, se pueden usar máquinas, bandas, pesas libres ligeras o el propio peso corporal de forma segura.

- Realizar estiramientos estáticos en todos los grupos musculares principales al menos dos o tres veces por semana después del entrenamiento aeróbico o muscular (que garantiza el calentamiento muscular). Mantener cada estiramiento durante 10-30 s y asegurar el movimiento de los músculos a través del rango completo de movimiento. Repetir dos a cuatro veces. Invitar a la persona a realizar ejercicios leves de estiramiento también en casa. Sugerir estiramientos para la región cervical, el tronco, la cadera, los isquiotibiales, los hombros y los brazos.

- Los ejercicios de equilibrio deben realizarse 2 a 3 veces por semana con un máximo de 30 min. El taichí es particularmente eficaz para mejorar el equilibrio en esta población.

- Recomendar el estiramiento facial y los ejercicios vocales, ya que la EP a menudo afecta a los músculos faciales y a la garganta. Hacer que esta actividad sea divertida mostrando una expresión facial o canción simple y pedir a la persona que lo imite. Invitar a las personas a cantar mientras hacen ejercicio.

- Si es necesario, promover períodos de descanso frecuentes para prevenir la rigidez muscular y el esfuerzo excesivo.

- Enseñar a las personas a aprovechar su energía durante las AVD normales, animándolas a realizar movimientos y actividades más desafiantes cuando sientan más energía, que debería ser aproximadamente 1 h después de tomar la medicación prescrita (en general por la mañana). Sugerirles que descansen mientras el efecto del medicamento empieza a desaparecer. Se puede determinar el momento en que suele disminuir el efecto anotándolo en un diario o registro. Aunque hay que sugerirles que hagan todo lo posible con la mayor normalidad posible, hay que animarles a usar dispositivos de asistencia para las tareas más difíciles.

- Animar a las personas a beber mucha agua fría antes, durante y después del ejercicio. Esto ayuda a regular la temperatura corporal central y evita el sobrecalentamiento. También ayuda a prevenir la deshidratación, que puede exacerbar los problemas de estreñimiento. Como se ha mencionado, hay que asegurarse de incluir descansos frecuentes para permitir que el paciente vaya al baño y no se limite la ingesta de agua.

- Considerar los ejercicios aeróbicos acuáticos o la natación, en particular para las personas con problemas de equilibrio. El ejercicio acuático también es útil para quienes no tienen problemas de equilibrio, pero hay que asegurarse de recomendar actividades adicionales centradas en el equilibrio para preservarlo.

- El taichí y el yoga pueden proporcionar beneficios notables para las personas con EP. Ambos implican movimientos controlados y deliberados que enfatizan la flexibilidad, el equilibrio y la fuerza.

- Asegurarse de que las personas continúan respirando y evitan aguantar la respiración. Recomendarles que cuenten sus repeticiones en voz alta para evitar aguantar la respiración.

- Sugerir ejercicios grupales o animar a las personas a encontrar un compañero para hacer ejercicio. Además de hacer el ejercicio más agradable, consigue que el deportista esté más comprometido con el ejercicio.

- Evitar superficies resbaladizas y despejarlas de obstáculos, ya que el equilibrio es un problema frecuente en esta población. Considerar usar una barra corporal, un bastón, la pared u otra estructura estable para promover el equilibrio. Una cinta rodante con soporte de peso corporal, si está disponible, podría minimizar la incomodidad y garantizar la estabilidad, a la vez que facilita el movimiento normal. Evaluar a menudo el equilibrio para hacer modificaciones con el fin de satis-

TABLA 14-9. Consejos para minimizar la marcha arrastrada y superar la congelación[51]

- Balancear los brazos intencionadamente por igual en direcciones opuestas (imaginar que se alcanza algo enfrente)
- Levantar conscientemente los pies mientras camina y dar pasos largos (dar un paso sobre una roca grande o un bloque largo)
- Caminar de la mano con un compañero y levantar cada brazo al mismo nivel
- Aplaudir fuerte y rítmicamente mientras marcha
- Proporcionar indicaciones como «derecha, izquierda, derecha, izquierda»
- Cambiar el peso de un pie a otro si está de pie en un lugar
- Caminar mientras se escucha música o se usa un **metrónomo**

facer las necesidades individuales. Es posible que necesiten hacer un ejercicio sentados en lugar de estar de pie.

- Vigilar la alineación corporal adecuada en todos los ejercicios. Proporcionar señales verbales y físicas para mejorar la postura, la alineación y la marcha, según sea necesario. Las señales se vuelven extremadamente importantes para esta población.
- Elegir ejercicios que se centren en la postura, el equilibrio y la marcha para reducir la incidencia de caídas y mantener la simetría en flexibilidad y fuerza. Entrenar a las personas para que aprendan a superar los episodios de congelación (tabla 14-9).
- Recordar reevaluar con más frecuencia a las personas con EP para garantizar su seguridad y beneficios óptimos.
- Considerar los efectos secundarios de los medicamentos que pueden incluir náusea, pérdida de peso y fatiga. Suele ser mejor programar el ejercicio 1 h después de administrar los medicamentos.
- Detener el ejercicio si la persona tiene náusea, dolor o síntomas intensos.
- Aunque la mayoría de las personas con EP no cumple con la prescripción de ejercicio en casa, animarles a aumentar la actividad física fuera de las sesiones de ejercicio. Sugerirles que suban las escaleras en lugar de utilizar el ascensor, que aparquen más lejos de sus destinos para que caminen más, que procuren no estar tanto tiempo sentados, que se levanten y se sienten repetidamente en una silla cada 30 min, realicen elevaciones de talones sentados o de pie, hagan sentadillas de pared modificadas en sus rutinas diarias al final de cada hora impar (o par), usen pesas en los tobillos o las muñecas de forma periódica y ejecuten varios movimientos, o hagan flexiones de pared o flexiones de rodilla si las toleran.

REFERENCIA RÁPIDA

Los estudios muestran que el ejercicio podría tener un efecto protector contra el desarrollo de la EP. Los hombres y las mujeres que hacen ejercicio moderado a extenuante regularmente parecen tener menor riesgo de desarrollar EP frente a quienes no hacen ejercicio en absoluto o hacen ejercicio ligero[48].

Consejo de cambio del estilo de vida: animar a las personas a desarrollar métodos para tratar situaciones estresantes antes de que se materialicen. Tener un plan puede ayudarles a hacerse cargo (lo mejor que puedan) cuando surgen esas situaciones. Esto podría prevenir grandes contratiempos y sentimientos de fracaso.

Metrónomo: dispositivo utilizado para marcar el tiempo a una velocidad seleccionada; emite un sonido audible a la velocidad programada. En otras palabras, crea un ritmo que puede hacer que el patrón de marcha de un paciente con EP sea más normal y automático.

EJERCICIOS

Las personas con EP pueden beneficiarse del entrenamiento de fuerza si los ejercicios no les causan dolor, empeoran los síntomas, provocan fatiga severa o promueven caídas. Debido a que la mayoría de los pacientes con EP tienen más de 60 años, generalmente pueden realizar la mayoría de los ejercicios presentados en el capítulo 5. El siguiente es un ejemplo de un programa para los miembros de esta población.

Entrenamiento abdominal (elegir 1 a 2 de los siguientes ejercicios)

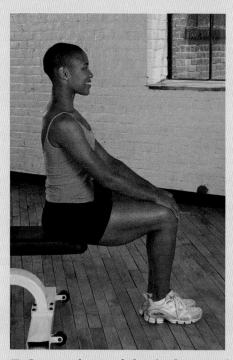 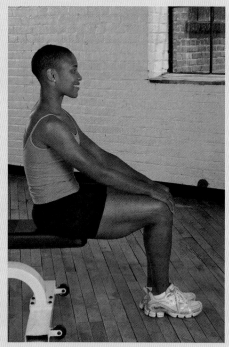

■ **Compresiones abdominales con el paciente sentado** (fig. 14-11)

Sentarse en una silla con el respaldo recto, con los pies planos en el suelo y los brazos a los lados o sobre las rodillas. Apretar los abdominales, mantener 5 s y soltar mientras respira. Hacer 8 a 12 repeticiones.

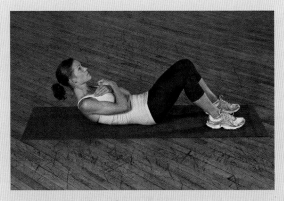

■ Abdominales (fig. 14-12)

Recostarse en el suelo con las manos cruzadas en el pecho. Flexionar las rodillas y colocar los pies planos en el suelo. Mantener la columna neutra mientras se contraen los abdominales y levantan los omóplatos, la cabeza y el cuello del suelo. Hacer una pausa y mantener hasta 5 s. Volver a la posición inicial. Hacer 8 a 12 repeticiones.

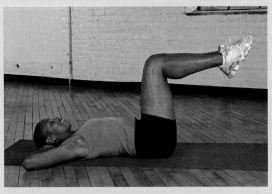
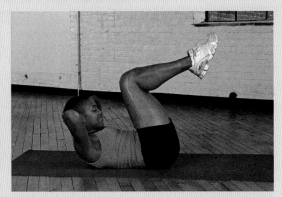

■ Abdominales inversos (fig. 14-13)

Recostarse sobre la espalda con las caderas y las rodillas flexionadas 90°. Las piernas deben estar paralelas al suelo y los brazos planos a cada lado. Para aumentar la dificultad, entrelazar los dedos detrás de la cabeza como se muestra en la imagen. Girar las caderas hacia el pecho mientras se contraen los abdominales. Aflojar y repetir 8 a 12 veces.

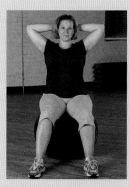
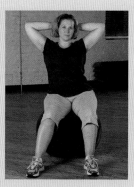
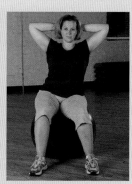

■ **Deslizamientos laterales con el paciente sentado** (fig. 14-14)

Sentarse en la pelota con los pies en el suelo, separados al ancho de los hombros, con los abdominales contraídos y la columna vertebral con alineación neutra. Mover las caderas hacia la derecha y luego hacia la izquierda moviendo poco la pelota. La parte superior del cuerpo debe permanecer en posición vertical. Este ejercicio mejora el equilibrio y la resistencia muscular, y fortalece los abdominales, los glúteos y la columna lumbar. Alternativamente, realizar círculos desde la misma posición. Las manos pueden estar sobre la pelota para aumentar la estabilidad, sobre los muslos para aumentar el desafío o sobre la cabeza (como se muestra) para mayor desafío. Lentamente, girar las caderas en un círculo hacia la derecha haciendo círculos pequeños al inicio. Hacer círculos más grandes cuando mejore el equilibrio. Completar el número de veces designado a la derecha. Después repetir a la izquierda.

Entrenamiento de la parte inferior del cuerpo (elegir 3 a 4 de los siguientes ejercicios)

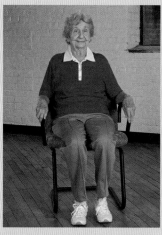
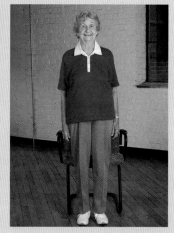

■ **Sentarse y levantarse con o sin reposabrazos** (fig. 14-15)

Sentarse y levantarse versión A modificada: para mayor desafío, realizar el ejercicio con dos modificaciones. *1)* Cruzar los brazos a la altura del pecho para no usar el reposabrazos. *2)* No llegar a la posición sentada completa cuando se bajen los glúteos. En cambio, justo antes de tocar los glúteos, detenerse durante 2 s y luego volver a levantarse. En esta versión modificada, los glúteos nunca tocan el asiento durante una repetición. Sentarse y levantarse versión B modificada: realizar como indica la versión A con una modificación. Colocar los brazos delante del cuerpo en lugar de cruzarlos a la altura del pecho. Los brazos deben estar paralelos al suelo durante todo el movimiento. En la versión A o B ajustar la altura del asiento para variar aún más la dificultad con este ejercicio. Un asiento más alto será más fácil, mientras que uno más bajo será más difícil.

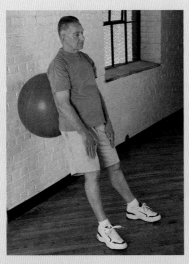
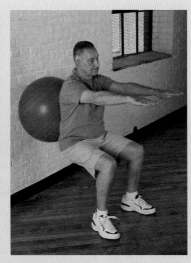

■ Sentadillas de pared con o sin pelota (fig. 14-16)

Fortalecer los cuádriceps, los isquiotibiales y las nalgas. Ponerse de pie con los pies separados al ancho de los hombros. Flexionar lentamente las rodillas hasta que los muslos queden paralelos al suelo (como sentarse en una silla). Mantener un ángulo de 90° en las articulaciones de la cadera y la rodilla. Levantar lentamente el cuerpo hasta volver a la posición inicial mientras se empuja con los talones. Mantener la columna en posición neutra y contraer los abdominales durante todo el movimiento. Alternativamente, hacer sentadillas con una pelota de estabilidad (como se muestra en la imagen).

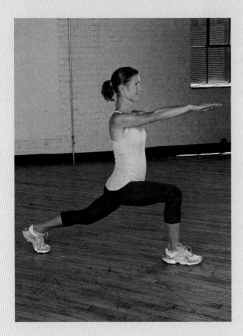

■ Zancada (fig. 14-17)

Ponerse de pie con los pies separados al ancho de los hombros. Dar un paso adelante con la pierna derecha, apoyando primero el talón. La rodilla debe estar a 90° y directamente por encima de los dedos de los pies. Dejar caer la rodilla ligeramente en el suelo. Hacer una pausa. Empujando con el talón, volver a la posición inicial. Repetir del lado izquierdo.

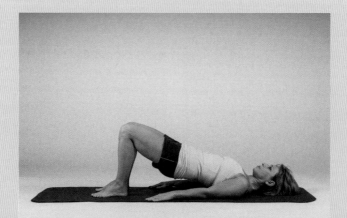

■ Puente (fig. 14-18)

Recostarse en decúbito supino con los brazos a los lados, las rodillas flexionadas y los pies apoyados en el suelo. Mantener los hombros y los pies en su lugar, contraer los glúteos y los abdominales mientras se levanta la cadera. Esto forma un puente. Hacer una pausa de 5 s. Volver a la posición inicial. Asegurarse de mantener la parte superior de la espalda en el suelo durante todo el movimiento. Para hacer este ejercicio más difícil, dirigir los brazos hacia el techo en lugar de mantenerlos a los lados o bien alternar levantando cada rodilla hacia el techo o extendiendo cada rodilla. (Reimpreso de Muscolino JE. Manual Therapy for the Low Back and Pelvis: A Clinical Orthopedic Approach. Baltimore: Lippincott Williams & Wilkins, 2014; Fig. 12-5C, con autorización.)

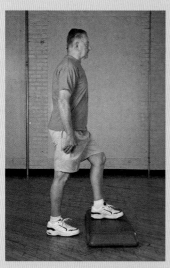
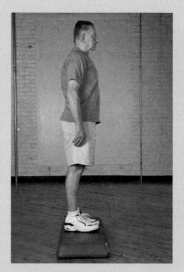
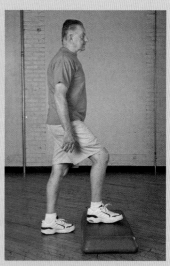

■ Subir escalones (fig. 14-19)

Fortalecer los cuádriceps, los flexores de la cadera y los isquiotibiales. Ponerse frente a un *step* (la altura del *step* debe ser similar a la de la población general). Subir el *step* vigilando que todo el pie se apoye en este mientras se mantiene la columna en posición neutra. Luego bajar, comenzando con el mismo pie con el que subió. Repetir el número designado de veces usando la misma pierna. Cambiar de pierna. Para aumentar la intensidad, sostener pesas ligeras durante el ejercicio.

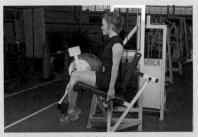
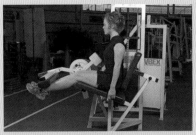

| Inicio | Final |

■ Extensión de la pierna en una máquina (fig. 14-20)

Sentarse en la máquina apoyando la espalda contra la almohadilla trasera y agarrar las asas del lado de la máquina. Colocar las piernas debajo de la barra acolchada. Extender las rodillas hasta que las piernas queden casi rectas. Volver a la posición inicial para completar la repetición. (Reimpreso de American College of Sports Medicine. ACSM's Resources for the Personal Trainer. 5th Ed. Baltimore: Lippincott Williams & Wilkins, 2017; Fig. 14-5C, con autorización.)

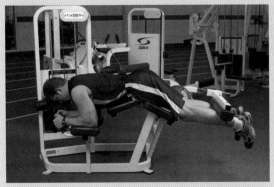
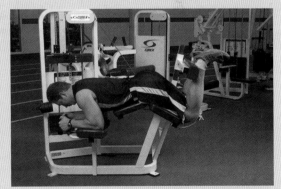

| Inicio | Final |

■ Flexión de isquiotibiales en una máquina (fig. 14-21)

Recostarse boca abajo, sostener las asas de soporte frente a la máquina manteniendo los talones justo por detrás del borde de las almohadillas de las barras. Levantar la barra flexionando las rodillas hasta que queden rectas. Volver a la posición inicial para completar la repetición. (Reimpreso de American College of Sports Medicine. ACSM's Resources for the Personal Trainer. 5th Ed. Baltimore: Lippincott Williams & Wilkins, 2017; Fig. 14-5C, con autorización.)

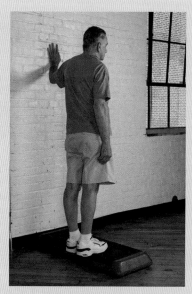
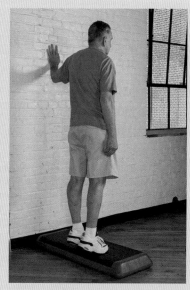

■ **Levantamiento de pantorrillas** (fig. 14-22)

Fortalecer las piernas inferiores. Ponerse de pie sobre un *step* con los dedos de los pies apoyados y los talones ligeramente salidos. Mantener la estabilidad apoyando la mano en la pared si es necesario. Levantar los talones mientras se contraen los músculos de la pantorrilla. Hacer una pausa. Bajar los talones. Para hacer este ejercicio mucho más fácil y seguro para aquellos con problemas graves de equilibrio, eliminar el *step* y pedir a la persona que suba y baje sobre los talones con o sin apoyo de una pared, silla o dispositivo de asistencia, como un andador.

Entrenamiento de la parte superior del cuerpo (elegir 1 a 2 para la espalda, 1 a 2 para el pecho, 1 para el hombro, 1 para el bíceps y 1 para el tríceps)

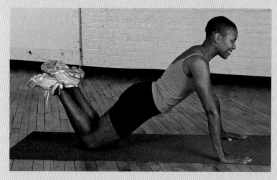
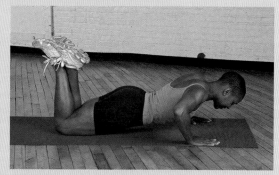

■ **Flexiones sobre las rodillas** (fig. 14-23)

En la imagen se muestra el nivel avanzado para esta población. Para hacer el ejercicio mucho más fácil, ponerse de pie y hacer flexiones de pared. Para hacerlo aún más fácil, hacer flexiones sobre una mesa (donde se empuja hacia arriba desde una mesa de altura normal; asegúrese de que la mesa no se mueva cuando la persona empuje hacia arriba).

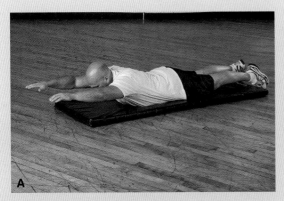
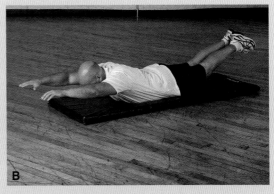

■ Extensión de la espalda (fig. 14-24)

Recostarse sobre el estómago con la frente en el suelo. Extender los brazos por encima de la cabeza. Como una unidad, levantar la cabeza y los brazos algunos centímetros separados del suelo como en **A**. Mantener 5-8 s y volver al suelo. Repetir. Una alternativa más avanzada consiste en levantar los brazos, la cabeza y las piernas como en **B**.

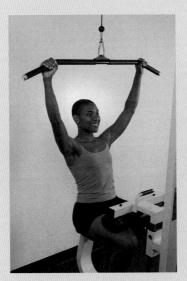
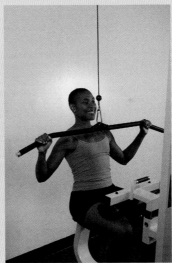

■ Flexiones laterales (fig. 14-25)

Sentarse en una máquina de dorsales colocando la almohadilla sobre los muslos. Sostener la barra con los brazos abiertos ligeramente más ancho que los hombros. Mantener una alineación neutra mientras se contraen los músculos abdominales. Tirar de la barra hacia el pecho mientras se retraen las escápulas. No colocar la barra detrás del cuello, ya que esto puede ejercer una presión excesiva sobre la columna cervical y los hombros. No intentar tocar la barra con el tórax, ya que esto presiona demasiado la articulación del hombro; simplemente llevar la barra a la altura de la barbilla (o ligeramente por debajo de la barbilla). Hacer una pausa. Volver a la posición inicial y repetir.

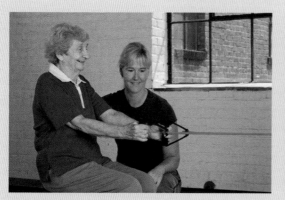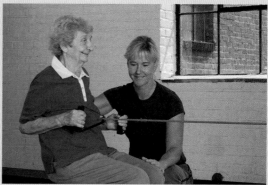

■ Remo con banda elástica (fig. 14-26)

Colocar la banda alrededor de una barra de seguridad o una silla. Sentarse en una silla a 30 cm de distancia de la barra y frente a ella. Sujetar un extremo de la banda con cada mano. Con las palmas hacia abajo, tirar de la banda hacia el pecho. Hacer una pausa. Volver a la posición inicial. Repetir.

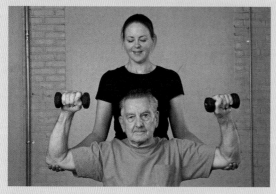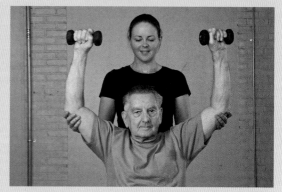

■ Prensa de hombros (fig. 14-27)

Sentarse en un banco con la espalda en alineación neutra y los abdominales contraídos. Sostener una pesa con cada mano, con las palmas hacia el frente, los brazos paralelos al suelo y los codos flexionados. Subir las pesas hacia el techo. Hacer una pausa. Volver a la posición inicial. Repetir. *Nota:* hay dos maneras diferentes de hacer este ejercicio. Algunos sugieren apuntar hacia los codos como se muestra, mientras que otros sugieren apuntar hacia las muñecas. La National Strength and Conditioning Association (NSCA) sugiere esto último. Elegir el método que se adapte a la persona en particular.

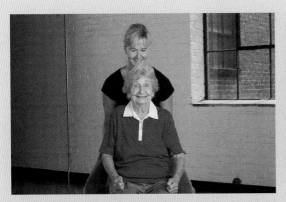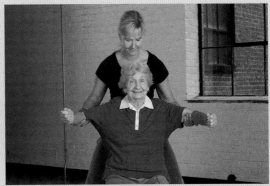

■ Elevaciones laterales del hombro (fig. 14-28)

Sentarse en una silla con los brazos a los lados, con o sin pesas manuales ligeras. Flexionar los codos y abducir los brazos 90°. Volver a la posición inicial. Repetir. Si sostener las pesas manuales es demasiado difícil pero la persona requiere cierta resistencia, el profesional de entrenamiento físico puede aplicar resistencia a la mitad de ambos brazos según la fuerza del paciente.

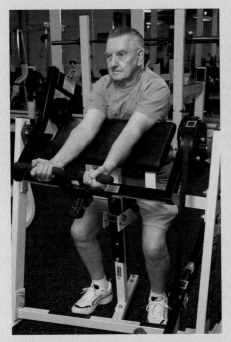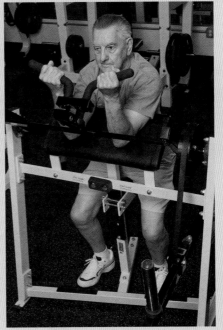

■ Flexión del bíceps en una máquina (fig. 14-29)

Sentarse en una máquina de bíceps con la espalda en alineación neutra y los abdominales contraídos. Sujetar las asas y flexionar lentamente los codos. Hacer una pausa. Volver a la posición inicial. Repetir.

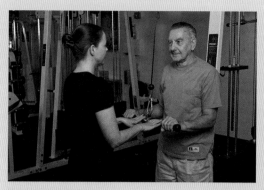
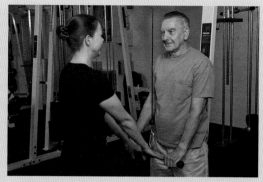

■ Extensión del tríceps en una máquina (fig. 14-30)

Ponerse de pie con los pies separados al ancho de los hombros, la columna vertebral en alineación neutra y los abdominales contraídos. Colocar las manos sobre la barra, separadas al ancho de los hombros. Estabilizar los codos sin presionarlos hacia los lados y empujar la barra hacia abajo hasta que los codos estén completamente extendidos. Hacer una pausa. Volver a levantar la barra hasta que los antebrazos queden paralelos al suelo. Repetir.

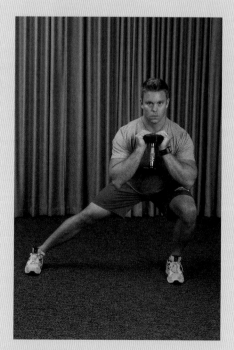

■ Zancadas laterales (fig. 14-31)

Esta imagen representa una versión más difícil de este ejercicio. Para la versión menos difícil, ponerse de pie detrás de una silla. Los pies deben estar ligeramente más abiertos que los hombros. Para tener estabilidad y seguridad, colocar la parte delantera de la silla contra la pared. Sostener el respaldo para apoyarse si es necesario. Manteniendo el tronco en posición neutra, flexionar la rodilla izquierda para permitir una zancada lateral a la izquierda. Mantener. Volver al centro. Después repetir con el lado derecho. (Reimpreso de Brody L, Hall C. Therapeutic Exerciser. 4th Ed. Baltimore: Lippincott Williams & Wilkins, 2017; Fig. 19-11, con autorización.)

Ejercicios faciales

Exagerar las siguientes expresiones faciales. Alternar la velocidad y las pausas.
Reír: con la boca abierta.
Sonreír: alternar con la boca abierta y luego con los labios cerrados.
Levantar las cejas: levantar las cejas como si estuviera sorprendido.
Fruncir el ceño: fruncir el ceño mientras arruga la frente.
Bostezar: muy dramáticamente.
Cara de algo amargo: como si chupara un limón.

Ejercicios de equilibrio

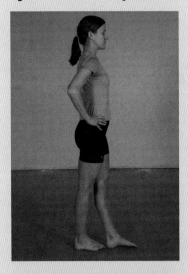

■ Postura en tándem (fig. 14-32)

Ponerse de pie con el lado derecho del cuerpo al lado de una mesa, colocando la mano derecha en la mesa para mantener el equilibrio. Colocar el pie izquierdo directamente delante del derecho (el talón contra los dedos de los pies). Levantar la mano derecha y mantener esta posición durante 10 s. Repetir con el lado opuesto. Tratar de aguantar 30 s en cada lado. Intentar cerrar los ojos para aumentar la dificultad. (Reimpreso de Anderson MK. Foundations of Athletic Training. 5th Ed. Baltimore: Lippincott Williams & Wilkins, 2012; Fig. 10-16, con autorización.)

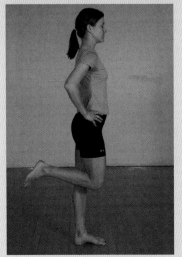

■ Mantenerse de pie en una sola pierna (fig. 14-33)

Ponerse de pie frente a una mesa colocando las manos encima para aguantar el equilibrio. Levantar el pie derecho del suelo. Cuando esté listo, levantar la mano derecha y luego la izquierda de la mesa. Mantener durante al menos 10-15 s. Repetir con el otro lado. Tratar de aguantar 30 s en cada lado. Intentar cerrar los ojos para aumentar el desafío. (Reimpreso de Anderson MK. Foundations of Athletic Training. 5th Ed. Baltimore: Lippincott Williams & Wilkins, 2012; Fig. 10-16, con autorización.)

Ejercicios de flexibilidad

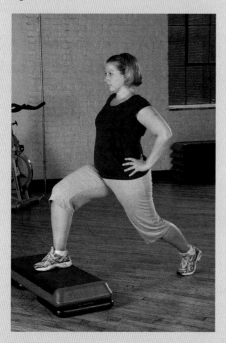

■ Estiramiento del flexor de la cadera (fig. 14-34)

Este estiramiento se puede modificar si la persona tiene poco equilibrio. Ponerse de pie al lado de una silla sin reposabrazos o de un *step*. Bajar el cuerpo para que la rodilla izquierda se dirija hacia el suelo y la rodilla derecha se flexione 90°. Las manos deben colocarse sobre la silla para mantener el equilibrio. La columna debe estar en posición neutra. Mientras se mantiene esta posición, hacer una zancada hacia delante con la pierna derecha hasta sentir un estiramiento en los flexores de la cadera izquierda.

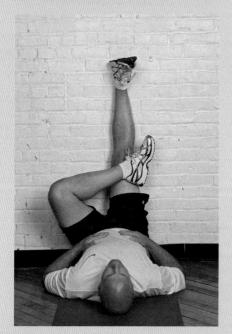

■ Estiramiento del glúteo (fig. 14-35)

Recostarse en el suelo perpendicular a una pared con la pierna derecha extendida hacia la pared. La pierna derecha debe estar plana contra la pared. La parte de la espalda en la base de la columna vertebral debe quedar plana sobre el suelo. Cruzar la pierna izquierda sobre la derecha (el tobillo izquierdo descansa sobre la rodilla derecha). Ajustar la posición del tobillo y la distancia entre el tronco y la pared para aumentar o disminuir la intensidad del estiramiento de glúteos. Sostener el estiramiento y repetir. Cambiar de lado.

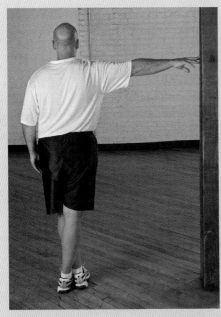
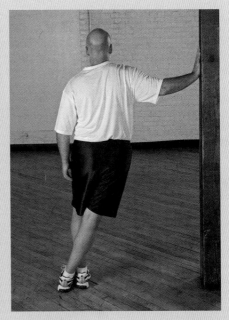

■ Estiramiento del muslo externo (fig. 14-36)

Ponerse de pie a un brazo de distancia de una pared con la pierna y la mano derechas más cerca de la pared. Cruzar la pierna derecha detrás de la izquierda. Flexionar el codo derecho e inclinarse hacia la pared mientras se pone todo el peso sobre la pierna derecha. Se debe notar un estiramiento en la cadera derecha. Cambiar de lado.

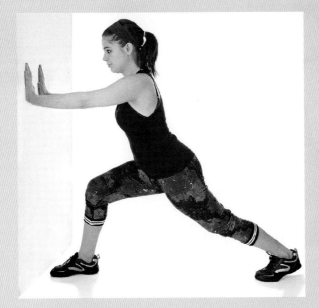

■ Estiramiento de las pantorrillas (fig. 14-37)

Ponerse de pie a una distancia de 15-30 cm frente a una pared colocando las manos cómodamente contra la pared, flexionando los codos. Dar un paso atrás con el pie izquierdo. Flexionar ligeramente la rodilla derecha mientras mantiene la rodilla izquierda recta. Empujar el talón izquierdo para sentir un estiramiento en la pantorrilla izquierda. Mantener y repetir con el lado opuesto.

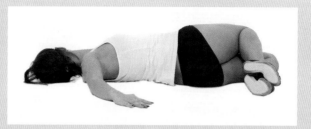

■ Torsión del tronco (fig. 14-38)

Recostarse boca arriba con los brazos en los lados, las rodillas flexionadas y los pies planos en el suelo. Mientras se relaja el cuello, permitir que la cabeza gire suavemente a la izquierda mientras las rodillas, aún flexionadas, giran hacia la izquierda. Asegurarse de que los brazos y el hombro continúen haciendo contacto con el suelo. Repetir con el lado opuesto.

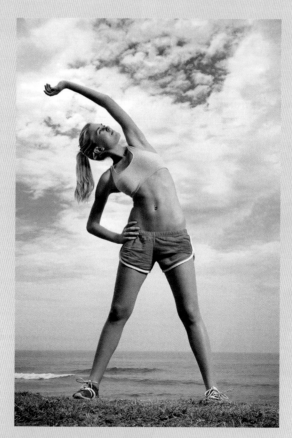

■ Estiramiento del tronco (fig. 14-39)

Sentarse en una silla o ponerse de pie con una postura neutra. Levantar la mano izquierda hacia el techo. Sentir el estiramiento del lado izquierdo. Sostener y repetir en el lado opuesto.

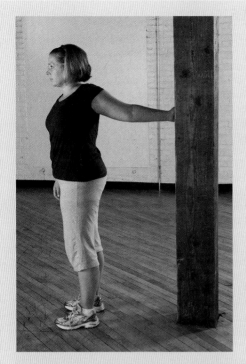

■ Estiramiento del pecho usando una pared (fig. 14-40)

Ponerse de pie al lado de una pared extendiendo el brazo más cercano a esta. La mano debe tocarla. Usando la pared como resistencia, girar en dirección opuesta hasta que se sienta un estiramiento en el pecho. Repetir en cada lado.

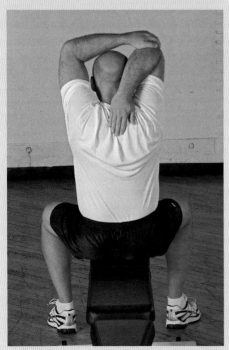

■ Estiramiento del tríceps (fig. 14-41)

En posición sentada, estirar el brazo derecho intentando tocar el techo. Flexionar el codo derecho para permitir que la mano derecha llegue al centro de la parte superior de la columna. Sentir el estiramiento en el tríceps derecho. Para profundizar el estiramiento, colocar la mano izquierda sobre el codo derecho mientras se aplica cierta presión. Relajarse y cambiar de lado.

CONSIDERACIONES NUTRICIONALES

De acuerdo con la Parkinson's Disease Foundation, los pacientes con EP pueden beneficiarse de muchas de las sugerencias nutricionales recomendadas para la población general. En primer lugar, deben tener una dieta que incluya carbohidratos, proteínas y grasas equilibradas y que garantice una ingesta energética adecuada (tabla 14-10). Esto incluye comer variedad de cereales, frutas, verduras, productos lácteos bajos en grasa, carnes magras y otras fuentes de proteínas en cantidades adecuadas para mantener un peso saludable[1]. Además, los pacientes con EP deben limitar las grasas, grasas saturadas, colesterol, sodio y azúcar para reducir el riesgo de enfermedad cardíaca[3].

De forma más específica, las personas con EP a menudo necesitan abordar varios problemas nutricionales relacionados con su enfermedad. Primero, son particularmente susceptibles a la osteoporosis, por tanto deben consumir suficiente calcio y vitamina D para promover la salud ósea. Las personas mayores de 50 años de edad necesitan 1 500 mg de calcio al día y 800 UI de vitamina D al día. Los productos lácteos contienen las mayores cantidades de estos dos nutrientes, pero otras fuentes fiables incluyen vegetales de hoja verde y productos de soja enriquecidos con calcio y vitamina D, zumo de naranja y muchos otros productos. La exposición a la luz solar también puede estimular la producción de vitamina D dentro del cuerpo. Si se exponen poco a la luz solar y no pueden consumir las cantidades mínimas recomendadas de calcio y vitamina D, los pacientes con EP podrían considerar los suplementos vitamínicos y minerales[1,47,52]. Consúltese a un dietista titulado para más información.

La EP también ralentiza el movimiento del tracto digestivo, un factor que aumenta la probabilidad de estreñimiento. En consecuencia, los pacientes con EP deben consumir cantidades adecuadas de fibra. Consumir cereales integrales, panes integrales, arroz integral, frutas, verduras, frijoles y legumbres puede promover la regularidad de las deposiciones y disminuir el riesgo de **impactación intestinal.** También se ha demostrado que incorporar ejercicio regular en la rutina semanal previene el estreñimiento[1,52].

La ingesta adecuada de agua también es crucial para tener deposiciones normales; cuando aumenta la ingesta de fibra, también debería aumentar la de agua. Además, ciertos medicamentos para la EP promueven deshidratación, de manera que los pacientes con EP deben consumir la cantidad adecuada de agua diaria[52]. Entre sus múltiples funciones, el agua es el componente principal de la sangre, por lo que es fundamental para mantener el volumen sanguíneo y la presión arterial en rangos normales. También ayuda a lubricar y amortiguar varias estructuras y mantiene la temperatura corporal normal. La ingesta dietética recomendada de agua es de al menos de 2,7 l (11 tazas) al día para las mujeres y de 3,7 l (15 tazas) para los hombres[53].

Debido a que los medicamentos para la EP a veces causan náusea y falta de apetito, especialmente cuando se recetan por primera vez, a menudo promueven deficiencias nutricionales y pérdida de peso involuntaria. La levodopa, por ejemplo, funciona mejor con el estómago vacío, pero tomarla de esta forma a menudo provoca náusea. Para resolver este problema, los pacientes pueden intentar ingerirla con un pequeño bocadillo basado en carbohidratos; sin embargo, esto solo debe hacerse con la aprobación de un médico o farmacéutico. Para evitar la pérdida de peso involuntaria que a veces acompaña al uso de medicamentos, los pacientes podrían intentar consumir pequeños refrigerios regulares durante el día para ayudar a asegurar una ingesta adecuada sin causar la incómoda plenitud.

TABLA 14-10. Ingesta recomendada de carbohidratos, proteínas y grasas (porcentaje de la ingesta diaria total de kcal)

Carbohidratos	45-65%
Proteínas	10-35%
Grasa	20-35%

Un segundo problema con la levodopa es que tiene que competir con los aminoácidos para ser transportada del tracto digestivo a la sangre. Esto significa que consumir alimentos ricos en proteínas junto con la levodopa en realidad interfiere con su absorción, lo que disminuye la eficacia del medicamento. Si esto sucede, los pacientes deben discutir las opciones con sus médicos o con un dietista titulado. A veces un simple ajuste de los tiempos soluciona estos problemas[1,3]. Por ejemplo, tomar medicamentos 30 min antes o 60 min después de una comida rica en proteínas suele proporcionar un tiempo adecuado para la absorción del fármaco[2].

Aunque hay varias terapias dietéticas que afirman retrasar la progresión de la EP, ninguna está respaldada por investigaciones basadas en la evidencia. Estas incluyen la terapia antioxidante, la coenzima Q10, café, té verde, alimentos ricos en germen de trigo, nueces, semillas y aceite vegetal[1].

En general, consumir una dieta adecuada que incluya una variedad de alimentos ricos en nutrientes puede ayudar a promover la salud y el bienestar. Las modificaciones dietéticas que ayudan a controlar síntomas específicos como dificultades para tragar, estreñimiento, desafíos a la mecánica de la alimentación causados por temblor o rigidez, y cualquier deficiencia nutricional individual son mejores y más seguras cuando son supervisadas por un dietista titulado.

> **Impactación intestinal:** masa sólida e inmóvil de materia fecal que se desarrolla como resultado del estreñimiento.

RESUMEN

Debido a que estudios recientes sugieren que el ejercicio puede beneficiar a las personas con EP, la mayoría de los médicos, enfermeras, fisioterapeutas y otros profesionales de la salud están de acuerdo en que el ejercicio es una forma segura y efectiva de promover la salud y mantener la calidad de vida de las personas con EP. Cuando se ajusta apropiadamente para satisfacer las necesidades individuales, puede ayudar a controlar el estrés y la ansiedad, mantener la flexibilidad de las articulaciones, mejorar el funcionamiento cardiovascular, mejorar o mantener la fuerza y la resistencia muscular, promover el equilibrio para prevenir o disminuir la incidencia de caídas, mantener o mejorar la respiración efectiva y fomentar una mayor participación en actividades agradables. Sin embargo, no hay un consenso sobre los tipos, la intensidad, la duración y la frecuencia más efectivas para el ejercicio en esta población, sobre todo debido a la amplia gama de síntomas presentes en cada individuo. Además, la administración de medicamentos deberá programarse adecuadamente y a veces será necesario ajustar las actividades a diario, pero en general aumentar la actividad física puede ayudar a manejar los problemas de movilidad y movimiento con frecuencia asociados con la EP.

ESTUDIO DEL CASO 1

David es un viudo de 61 años que vive solo en una casa de tres habitaciones con un gran patio trasero. Tiene un perro y dos gatos y le encanta ir de excursión los fines de semana. También es activo en la comunidad y a menudo es el primero en ofrecerse como voluntario para coordinar y participar en los eventos del vecindario. El hijo de David, su nuera y sus dos nietos viven cerca y lo visitan con frecuencia. Últimamente, Josh, el hijo, ha notado que su padre está muy olvidadizo y empieza a abandonar sus actividades normales. Puesto que hay antecedentes de EP en la familia, a Josh le preocupa que su padre pueda estar desarrollando EP.

- ¿Qué otros signos y síntomas debe buscar Josh?
- ¿Qué pasos podrían ser necesarios si David empieza a desarrollar síntomas adicionales?

ESTUDIO DEL CASO 2

Debra, una ejecutiva de márketing de 37 años, fue diagnosticada con la EP de inicio temprano cuando tenía 35 años. Su único síntoma fue un calambre persistente, inusual y doloroso en su pie derecho, algo que su médico de atención primaria pasó por alto sin preocupación. Sin embargo, puesto que a Debra le gusta montar a caballo, y debido a que el calambre comenzó a interferir con su habilidad para hacerlo, buscó una segunda opinión. El segundo médico se tomó el síntoma con mayor seriedad y, después de casi 12 meses, determinó que tenía EP de aparición temprana. Debra estaba destrozada, pero su médico le aseguró que su síntoma leve podría aliviarse con medicación y que su pronóstico era realmente muy bueno.

■ ¿Cuáles son algunas de las posibles causas de la EP de inicio temprano? ¿Es correcto el pronóstico del segundo médico?
■ ¿Qué tratamientos recomendará el médico a Debra? Explicar las respuestas.

PENSAMIENTO CRÍTICO

1. Describir algunos de los síntomas iniciales de la EP. ¿Estos síntomas sugieren alguna otra afección o enfermedad?
2. ¿Qué es un trastorno neurodegenerativo?
3. ¿Cómo se controla normalmente el movimiento? Discutir las partes del cerebro involucradas y sus funciones.
4. Enumerar y explicar los diferentes factores de riesgo para desarrollar EP.
5. Enumerar cuatro síntomas de EP que podrían interferir con la capacidad de realizar ejercicio. ¿Cómo interfieren cada uno de estos síntomas con la capacidad de hacer ejercicio?
6. Describir las diversas anormalidades de la marcha asociadas con la EP. ¿Cómo afecta esto a la capacidad de hacer ejercicio?
7. ¿Cuáles son las principales barreras para el ejercicio en esta población? Explicar.
8. Describir cuatro beneficios del ejercicio en esta población.
9. ¿Por qué es difícil establecer guías estandarizadas de ejercicio para esta población?
10. ¿Cómo interfieren con el estado nutricional los medicamentos utilizados para tratar la EP?

BIBLIOGRAFÍA

1. Statistics on Parkinson's. Parkinson's Disease Foundation. 2016. http://www.pdf.org/en/parkinson_statistics. Accessed December 2, 2016.
2. The Head Trauma and Parkinson's. The Michael J. Fox Foundation for Parkinson's Research. 2016. https://www.michaeljfox.org/foundation/news-detail.php?ask-the-md-head-trauma-and-parkinsons-disease. Accessed December 2, 2016.
3. Parkinson's Disease. National Parkinson Foundation. 2016. http://www.parkinson.org/understanding-par-kinsons/what-is-parkinsons/young-onset-parkinsons. Accessed December 2, 2016.
4. Pringsheim T, Jette N, Frolkis A, Steeves TD. The preva-lence of Parkinson's disease: a systematic review and meta-analysis. *Mov Disord* 2014;29(13):1583–1590.
5. Van Den Eeden SK, Tanner CM, Bernstein AL, Fross RD, Leimpeter A, Bloch DA, Nelson LM. Incidence of Parkinson's disease variation by age, gender, and race/ethnicity. *Am J Epidemiol* 2003;157(11):1015–1022.
6. Gwinn M. Genetics, coffee consumption, and Parkinson's disease. Ctr Dis Control Prev 2011;7:8:e1002237. https://www.cdc.gov/genomics/hugenet/casestudy/parkinson/parkcoffee_view.htm. Accessed December 3, 2016.
7. Parkinson's Disease. American Parkinson's Disease Asso-ciation. 2016. http://www.apdaparkinson.org/parkinsons-disease/information-on-parkinsons-symptoms/. Accessed January 1, 2017.
8. Parkinsonism Pathology. Encyclopedia Britannica. 2016. https://www.britannica.com/science/parkinsonism. Accessed December 10, 2016.

9. Parkinson's Disease: Hope Through Research. National Institute of Neurological Disorders and Stroke. 2016. http://www.ninds.nih.gov/disorders/parkinsons_disease/detail_parkinsons_disease.htm#3159_2. Accessed December 17, 2016.

10. Parkinson's disease: moving forward. Motor symptoms, postural instability, and gait. A Train Education. Continued education for health professionals. 2016. https://www.atrainceu.com/course-module/2441018-143_parkinsons-module-05. Accessed December 16, 2016.

11. Samanta J. Parkinson's and Sleep Problems. American Parkinson Disease Association. 2016. http://www.apdaparkinson.org/parkinsons-and-the-night/. Accessed December 16, 2016.

12. Impaired sense of smell may be early indicator of Parkinson's disease. Science News. 2008. https://www.sciencedaily.com/releases/2008/03/080320155232.htm. Accessed December 9, 2016.

13. Paparrigopoulos TJ. REM sleep behavior disorder: clinical profiles and pathophysiology. *Int Rev Psychiatry* 2005;17(4):293–300.

14. Rickards H. Depression in neurological disorders: Parkinson's disease, multiple sclerosis, and stroke. *J Neurol Neurosurg Psychiatry* 2005;76(1):i48–i52.

15. Miller IN, Cronin-Golomb A. Gender differences in Parkinson's disease: clinical characteristics and cognition. *Mov Disord* 2010;25(16):2695–2703.

16. Miller L. Orthostatic Hypotension in Parkinson's Disease. National Parkinson Foundation. 2016. http://www.parkinson.org/sites/default/files/Low%20Blood%20Pressure%20in%20Parkinson's%20Disease.pdf. Accessed December 9, 2016.

17. Genetics Home Reference. National Institutes of Health. 2016. https://ghr.nlm.nih.gov/gene/PINK1. Accessed December 31, 2016.

18. Li J, Tan L, Yu J. The role of the LRRK2 gene in Parkinsonism. *Mol Neurodegener* 2014;9(1):47–52.

19. Post B, Merkus, MP, de Haan RJ, Speelman, JD. Prognostic factors for the progression of Parkinson's disease: a systematic review. *Mov Disord* 2010;22(13):1839–1851.

20. Alpha-Synuclein and Parkinson's Disease. The Michael J. Fox Foundation for Parkinson's Research. 2016. https://www.michaeljfox.org/understanding-parkinsons/living-with-pd/topic.php?alpha-synuclein. Accessed December 16, 2016.

21. Stefanis L. α-Synuclein in Parkinson's disease. Cold Spring Harb Perspect Med 2012;2(2):a009399.

22. Bousset L, Pieri L, Ruiz-Arlandis G, Gath J, Jensen PH, Habenstein B, Madiona K, Olieric V, Böckmann A, Meier BH, Melki R. Structural and functional characterization of two alpha-synuclein strains. *Nat Commun* 2013;4;2575.

23. Reeve A, Simcox E, Turnbull D. Ageing and Parkinson's disease: why is advancing age the biggest risk factor? *Ageing Res Rev* 2014;14(1):19–30.

24. Case-Lo C. Symptoms of Parkinson's: men vs. women. Healthline. 2016. http://www.healthline.com/health-slideshow/parkinsons-symptoms-men-women#2. Accessed December 9, 2016.

25. Shulman LM. Is there a connection between estrogen and Parkinson's disease? *Parkinsonism Relat Disord* 2002;8(5):289–295.

26. Haaxma CA, Bloem, BR, Borm, GF, Oyen, WJ, Leenders, KL, Eshuis S, Horstink M. Gender differences in Parkinson's disease. *J Neurol Neurosurg Psychiatry* 2007;78(8):819–824.

27. Pavon JM, Whitson HE, Okun MS. Parkinson's disease in women: a call for improved clinical studies and for comparative effectiveness research. *Maturitas* 2010;65(4):352–358.

28. Five stages of Parkinson's. Parkinson's Resource. http://parkinsonsresource.org/wp-content/uploads/2012/01/The-FIVE-Stages-of-Parkinsons-Disease.pdf. Accessed December 9, 2016.

29. Cherney K, Gotter A. The 5 stages of Parkinson's. Healthline. http://www.healthline.com/health/parkinsons/stages#Overview1. Accessed December 8, 2016.

30. Parkinson's. MayoClinic. 2016. http://www.mayoclinic.org/diseases-conditions/parkinsons-disease/basics/definition/con-20028488. Accessed December 8, 2016.

31. Understanding Parkinson's. National Parkinson Foundation. 2017. http://www.parkinson.org/understanding-parkinsons. Accessed January 8, 2017.

32. Parkinson's Disease Information Page. National Institute of Neurological Disorders and Stroke. 2017. http://www.ninds.nih.gov/disorders/parkinsons_disease/detail_parkinsons_disease.htm#3. Accessed January 22, 2017.

33. Deep Brain Stimulation. National Parkinson Foundation. 2017. http://www.parkinson.org/understanding-parkinsons/treatment/surgery-treatment-options/Deep-Brain-Stimulation

34. DBS Targets. University of Virginia Medical Center. 2017. http://people.virginia.edu/~bbs7s/elias/DBS_Targets.html. Accessed September 27, 2017.

35. Charles D, Konrad PE, Neimat JS, et al. Subthalamic nucleus deep brain stimulation in early stage Parkinson's disease. *Parkinsonism Relat Disord* 2014;20(7):731–737.

36. FDA Approves Duopa—Carbidopa/Levodopa Enteral Suspension Method New to U.S. Market. Michael J. Fox Foundation. 2015. https://www.michaeljfox.org/foundation/news-detail.php?fda-approves-duopa-levodopa-carbidopa-intestinal-gel-delivery-method-new-to-market. Accessed September 30, 2017.

37. Figueroa JJ, Basford JR, Low PA. Preventing and treating orthostatic hypotension: as easy as A, B, C Cleveland. *Clin J Med* 2010;77(5):298–306.

38. Ellis T. Barriers to exercise in people with Parkinson's disease. *Phys Ther* 2013;93(5):628–636.

39. Goodwin VA. The effectiveness of exercise interventions for people with Parkinson's disease: a systematic review and meta-analysis. *Mov Disord* 2008;23(1):631–640.

40. Keus SH, Bloem BR, Hendriks EJ. Evidence-based analysis of physical therapy in Parkinson's disease with recommendations for practice and research. *Mov Disord* 2007;22(1):451–460.

41. Koerts J, Van Beilen M, Tucha O. Executive functioning in daily life in Parkinson's disease: initiative, planning and multi-task performance. *PLoS One* 2011;6(1):e29254.

42. Adkin AL, Frank JS, Jog MS. Fear of falling and postural control in Parkinson's disease. *Mov Disord* 2003; 18(1):496–502.
43. Mak MK, Pang MY. Fear of falling is independently associated with recurrent falls in patients with Parkinson's disease: a 1-year prospective study. *J Neurol* 2009;256(1):1689–1695.
44. Be Active and Beyond: A Guide to Exercise and Wellness for People with Parkinson's Disease. American Parkinson's Disease Association. 2016. http://www.apdaparkinson.org/uploads/files/Be-Active-Book_For-Web-90o.pdf. Accessed January 1, 2017.
45. Petzinger GM. Exercise-enhanced neuroplasticityt motor and cognitive circuitry in Parkinson's disease. *Lancet Neurol* 2013;12(7):716–726.
46. Exercise is Medicine—Neuroplasticity. Movement and Neuroperformance Center of Colorado. 2012. https://www.centerformovement.org/2012/06/06/exercise-is-medicine-neuroplasticity/. Accessed December 7, 2016.
47. Raglione LM, Sorbi S, Nacmias B. Osteoporosis and Parkinson's disease. *Clin Cases Miner Bone Metab* 2011; 8(3):16–18.
48. Salgado S. Evidence-based exercise regimen for patients with mild to moderate Parkinson's disease. *Brain Sci* 2013; 3(1):87–100.
49. Parkinson's Disease and Exercise. National Center on Health, Physical Activity, and Disability Parkinson's Disease and Exercise. 2016. http://www.nchpad.org/52/391/Parkinsons~Disease~and~Exercise. Accessed December 26, 2016.
50. American College of Sports Medicine. ACSM's Resource Manual for Guidelines for Exercise Testing and Prescription. 10th Ed. Philadelphia: Wolters-Kluwer/Lippincott Williams & Wilkins, 2018:348–355.
51. Walking, freezing, and falling. Parkinson's Victoria. 2016. http://www.parkinsonsvic.org.au/parkinsons-and-you/walking-freezing-and-falling/. Accessed December 31, 2016.
52. Holden K. Parkinson's Disease: Nutrition Matters. National Parkinson's Foundation. http://www.parkinson.org/sites/default/files/Nutrition_Matters.pdf. Accessed December 27, 2016.
53. Dietary Reference Intakes. National Institutes of Health. 2012. https://ods.od.nih.gov/Health_Information/Dietary_Reference_Intakes.aspx. Accessed December 27, 2016.
54. Barriers to Exercise in People with Parkinson's Point to Potential Solutions. Parkinson's Disease Foundation. 2013. http://www.pdf.org/en/science_news/release/pr_1364580876. Accessed December 9, 2016.
55. Exercise and Physical Therapy for PD. Parkinson's Disease Clinic and Research Center, University of California, San Francisco. 2012. http://pdcenter.neurology.ucsf.edu/patients-guide/exercise-and-physical-therapy. Accessed December 26, 2016.
56. Swain D. ACSM's Resource Manual for Guidelines for Exercise Prescription. Philadelphia: Wolters-Kluwer/Lippincott Williams & Wilkins, 2014.
57. ACSM's Resource Manual for Registered Clinical Exercise Physiologists. 2nd Ed. Philadelphia: Wolters-Kluwer/Lippincott Williams & Wilkins, 2009.

Apéndice A

CALIFICACIÓN DE LA ESCALA DE ESFUERZO PERCIBIDO DE BORG

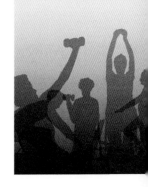

E l «esfuerzo percibido» es una medida subjetiva de la intensidad basada en cómo se siente una persona durante la actividad física. Hay varias escalas de «calificación del esfuerzo percibido» (RPE, *rating of perceived exertion*), pero las dos más frecuentes son la escala de 9 puntos y la de 15 puntos. La primera, que va de 0 a 10, a menudo se usa para la investigación. La segunda, que va de 6 a 20, es habitual en los gimnasios y se puede traducir fácilmente a una frecuencia cardíaca estimada multiplicando el nivel en la escala por 10. Por ejemplo, si una persona presenta una RPE de 15 (difícil), su frecuencia cardíaca aproximada es de 150 lpm (15 × 10). Los estudios sugieren que existe una correlación positiva entre la RPE y la frecuencia cardíaca, la captación máxima de oxígeno y los niveles de lactato[1].

Escala 0-10	
0	Ningún esfuerzo
1	Muy ligero
2	Bastante ligero
3	Moderado
4	Algo fuerte
5	Fuerte
6	
7	Muy fuerte
8	
9	
10	Muy, muy fuerte
Escala 6-20	
6	
7	Muy, muy ligero
8	
9	Muy ligero
10	
11	Bastante ligero
12	

(Continúa)

Escala 6-20 *(cont.)*	
13	Algo fuerte
14	
15	Fuerte
16	
17	Muy fuerte
18	Muy, muy fuerte
19	
20	Esfuerzo máximo

BIBLIOGRAFÍA

1.   Chen M, Fan X, Moe S. Criterion-related validity of the Borg ratings of perceived exertion scale in healthy individuals: a meta-analysis. *J Sports Sci* 2002;20:873–899.

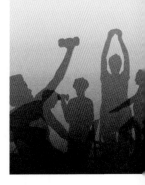

Apéndice

B | ÍNDICE DE MASA CORPORAL

- Índice de masa corporal (IMC) para adultos (fig. B-1).

    El IMC es una medida de peso en relación con la estatura de una persona. Para la mayoría de las personas, el IMC tiene una fuerte correlación positiva con el riesgo de enfermedad crónica. En otras palabras, cuanto mayor sea el IMC, mayor será el riesgo. Este gráfico puede ayudar a determinar el riesgo relativo de enfermedad crónica. Para usar la tabla de IMC, primero hay que encontrar el peso en la parte inferior del gráfico. Desplazarse hacia arriba desde ese punto hasta alcanzar la línea que coincida con la altura. Después identificar el grupo en el que se encuentra.

- Índice de masa corporal para niñas, de 2 a 20 años de edad (fig. B-2).

- Índice de masa corporal para niños, de 2 a 20 años de edad (fig. B-3).

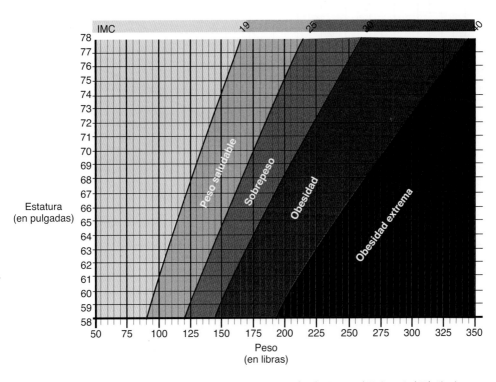

FIGURA B-1 ■ Reimpreso de Thompson W. ACSM's Resources for the Personal Trainer. 3rd Ed. Lippincott Williams & Wilkins, 2010; Figura 14-5.

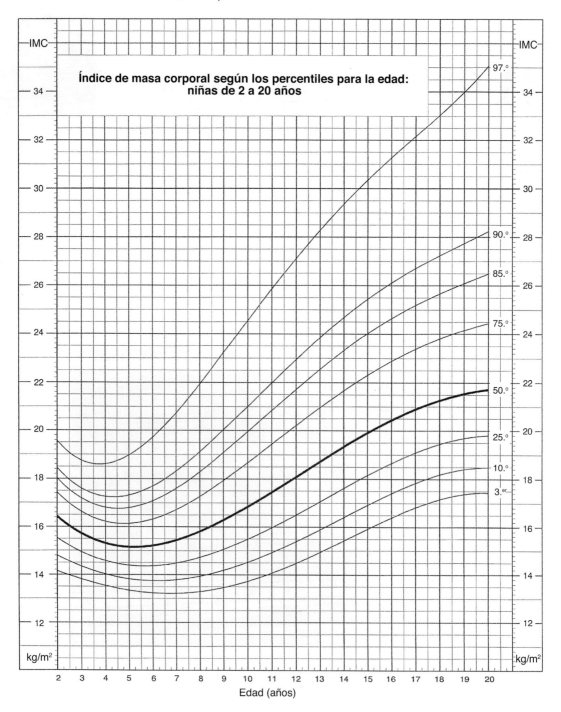

FIGURA B-2 ■ Reimpreso de Plowman SA, Smith DL. Exercise Physiology for Health Fitness and Performance. 4th Ed. Baltimore: Lippincott Williams & Wilkins, 2013; Figura 7-8B.

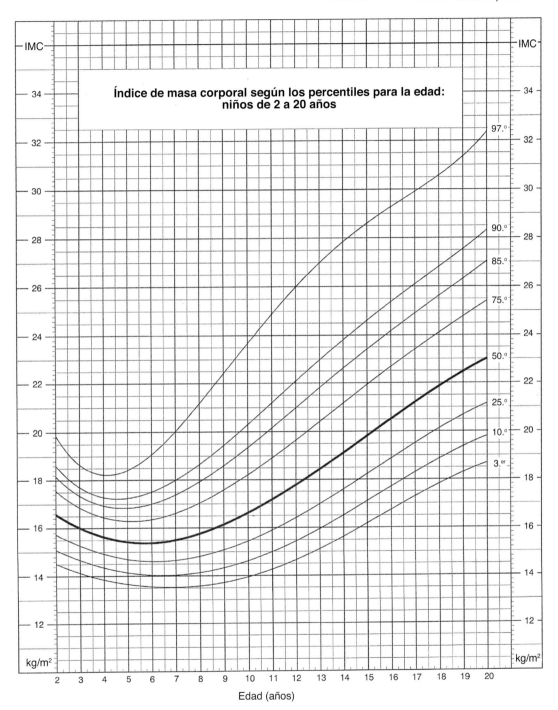

FIGURA B-3 ■ Reimpreso de Plowman SA, Smith DL. Exercise Physiology for Health Fitness and Performance. 4th Ed. Baltimore: Lippincott Williams & Wilkins, 2013; Figura 7-7A.

ÍNDICE ALFABÉTICO DE MATERIAS

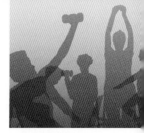

Nota: los números de página seguidos de *f* denotan figuras; los seguidos de *t* denotan tablas, y los seguidos de *c* denotan cuadros.